现代儿科学与儿童保健

主编　刘　崴　刘　娜　林光温　曾凡梅
　　　齐英征　郭　锐　孙莉芳　张　娜

中国海洋大学出版社

·青岛·

图书在版编目（CIP）数据

现代儿科学与儿童保健 / 刘葳等主编. —青岛：
中国海洋大学出版社，2023.8
ISBN 978-7-5670-3411-2

Ⅰ．①现… Ⅱ．①刘… Ⅲ．①儿科学②儿童－保健
Ⅳ.①R72②R179

中国国家版本馆CIP数据核字（2023）第158391号

出版发行	中国海洋大学出版社			
社　　址	青岛市香港东路23号		**邮政编码**	266071
出 版 人	刘文菁			
网　　址	http://pub.ouc.edu.cn			
电子信箱	369839221@qq.com			
订购电话	0532-82032573（传真）			
责任编辑	韩玉堂		**电　　话**	0532-85902349
印　　制	日照报业印刷有限公司			
版　　次	2023年8月第1版			
印　　次	2023年8月第1次印刷			
成品尺寸	185 mm×260 mm			
印　　张	32			
字　　数	810千			
印　　数	1～1000			
定　　价	198.00元			

编委会

◎ **主　编**　刘　葳　刘　娜　林光温　曾凡梅
　　　　　　齐英征　郭　锐　孙莉芳　张　娜

◎ **副主编**　鲁　曼　郭红霞　熊　平　郝荣真
　　　　　　陈　静　郝晓翠

◎ **编　委**（按姓氏笔画排序）
　　　　　刘　娜　金乡县人民医院
　　　　　刘　葳　新泰市中医医院
　　　　　齐英征　新疆医科大学第五附属医院
　　　　　孙莉芳　建始县人民医院
　　　　　张　娜　青岛市妇女儿童医院
　　　　　张艳莉　寿光市妇幼保健院
　　　　　陈　静　武汉市第四医院
　　　　　林光温　安丘市人民医院
　　　　　郝荣真　枣庄市立医院
　　　　　郝晓翠　梁山县人民医院
　　　　　侯　珊　山东省郓城诚信医院
　　　　　郭　锐　重庆市梁平区人民医院
　　　　　郭红霞　邹城市妇幼保健计划生育服务中心
　　　　　鲁　曼　泰安市中心医院/青岛大学附属泰安市中心医院
　　　　　曾凡梅　曹县人民医院
　　　　　熊　平　泸州市妇幼保健院（泸州市第二人民医院）

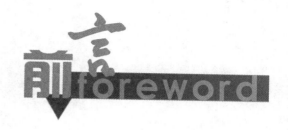

前言 foreword

　　儿科学主要研究胎儿至青春期儿童的生长发育、疾病预防、疾病诊疗、保健等方面的基本知识和技能，进行儿童健康的保障与小儿疾病的预防、诊治等。儿童保健的主要内容就是要让儿童身体、心理都健康成长，实现全面发展。儿童健康是每一位家长都十分关心的问题。近年来，儿科疾病的防治问题与儿童保健问题引起了社会的广泛重视，保护儿童健康、防治儿科疾病已经成为医学领域的重大攻坚任务。作为奋战在儿科临床一线的医务工作人员，只有不断学习前沿知识，才能与时俱进，跟上儿科学发展的潮流，从而更好地为患儿解除痛苦。因此，为了反映当前儿科疾病诊疗与儿童保健的最新研究成果，我们特地组织部分国内经验丰富的儿科学专家精心编写了《现代儿科学与儿童保健》一书。

　　本书从临床实际出发，内容汇集了儿科专业理论和编者多年的临床实践经验。诊疗篇详细介绍了儿童呼吸系统、循环系统、消化系统、泌尿系统、神经系统等的常见病和多发病，重点论述了疾病的病因、发病机制、临床表现、辅助检查、诊断和治疗；保健篇主要讲解了儿童生长发育及障碍、儿童预防接种及各年龄期儿童的保健。本书资料翔实、风格新颖，结构合理、条理清晰，内容简明扼要、深入浅出，体现了儿科学的专业特点，有很强的实用性。期望本书能够对规范儿科诊疗策略、减少临床实际工作中的失误，提高年轻医师的诊疗技巧、思维能力及临床实践能力等方面有所助益。

　　本书虽有特点，但难博众长，为了进一步提高质量，诚恳地希望各位专家和读者提出宝贵意见，不胜感谢。

《现代儿科学与儿童保健》编委会

2023 年 5 月

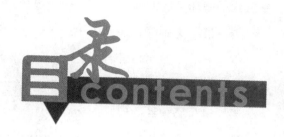

目录 contents

诊 疗 篇

保　健　篇

诊疗篇

第一章

儿科疾病常用治疗方法

第一节 退 热 疗 法

一、发热

(一)发热的原因

可分为 4 种。

(1)发热物质作用于体温中枢引起,如感染、恶性肿瘤、变态反应等。

(2)不适当的保育环境,如室温过高、衣着过多等影响热的散发。

(3)热散发障碍,如无汗症、热射病等。

(4)体温中枢异常,如中枢神经系统疾病等。

在这些发热原因中,婴幼儿以感染、恶性肿瘤、不适当的保育环境为主。

(二)热型

在儿科,大多数发热为短期内容易治愈的感染性疾病所致(以上呼吸道感染为甚),少数患儿发热可持续较长时间,发热持续达 2 周称为长期发热。对原因不明的发热应明确热型,必要时可暂时停止某些治疗以观察热型。一天中体温差在 1 ℃以上,最低体温在 37 ℃以上的发热叫弛张热,多见于败血症、心内膜炎、尿道感染等;日体温差在 1 ℃以下的持续性高热叫稽留热,多见于川崎病、恶性肿瘤等;体温下降后热度又升高称双峰热,多见于麻疹、脊髓灰质炎、病毒性脑膜炎等。

(三)发热的病理生理

发热通常作为机体对感染微生物、免疫复合物或其他炎症因子反应的结果,急性呼吸道感染(ARI)患儿发热常见于病毒或细菌感染时。机体对入侵的病毒或细菌的反应,是通过微循环血液中的单核细胞、淋巴细胞和组织中的巨噬细胞释放的化学物质细胞因子来完成的,这些细胞因子具有"内源性致热原"的作用,包括白细胞介素-1(IL-1)、白细胞介素-6(IL-6)、肿瘤坏死因子、(TNF-α)及干扰素。在这些致热原刺激下,丘脑前区产生前列腺素 E_2,通过各种生理机制,使体温调控点升高。

(四)发热对机体的影响

发热是机体的适应性反应,是机体的抗感染机制之一。许多研究显示,发热时机体各种特异和非特异的免疫成分均增加,活性增强,如中性粒细胞的移行增加并产生抗菌物质,干扰素的抗病毒及抗肿瘤活性增加,T 细胞繁殖旺盛。

发热也存在有害的一面,如发热可产生头痛、肌肉疼痛、厌食及全身不适等;在一些难以控制的炎症反应中(如内毒素休克),发热还可加剧炎症反应;身体衰弱或有重症肺炎或心力衰竭的患儿,发热可增加氧耗量和心排血量,并可加重病情;5 岁以下小儿有引起高热惊厥的危险,体温高于 42 ℃能导致神经系统永久损害。

二、退热疗法

(一)退热治疗的指征

退热治疗的主要功用是改善患儿身体舒适度,原则上对于极度不适的患儿使用退热治疗会对病情改善大有帮助。是否给予退热治疗,需要在权衡其可能的利、弊而决定。一般在 38.5～39.0 ℃之间可给予中成药退热,39 ℃以上患儿应用解热抗炎药,有多次高热惊厥史者,应控制体温并应用镇静剂。同一种解热剂反复应用时,原则上应间隔 4～6 h,在 4～6 h 之内需再度使用解热剂时应改用其他的解热剂;解热剂起效时间为 20～40 min。

(二)物理降温

物理降温是指采用物理方法如冷敷、温水浴或酒精浴等方法使体表温度降低的一种手段。世界卫生组织曾专门对 ARI 伴发热的患儿做了专门研究,证明这些传统的物理降温方法不仅无效,反而可导致全身发抖,且酒精还可经儿童皮肤吸收产生中毒症状。显然,这样做违反了热调定的生理机制。只有用药来降低下丘脑的调定点,才能使体温下降。但在某些特定条件下,如体温高于 41 ℃时,急需迅速降低体温,此时温水浴可作为退热治疗的辅助措施。

(三)药物退热

退热药物即应用非甾体抗炎药(NSAIDs)退热。NSAIDs 是一类非同质且具有不同药理作用机制的化合物。其临床药理学特征:起效迅速,可减轻炎症反应,缓解疼痛和改善机体功能,但无病因性治疗作用,也不能防止疾病的再发展及并发症的发生。NSAIDs 主要药理作用为抑制环氧化酶活性,阻断前列腺素类物质(PGs)的生物合成,某些 NSAIDs 对中性粒细胞的聚集、激活、趋化及氧自由基的产生有抑制作用,这亦为其发挥抗炎作用机制之一。根据化学特点NSAIDs 分为水杨酸类(阿司匹林、阿司匹林精氨酸等)、丙酸类(萘普生、布洛芬等)、乙酸类(双氯芬酸、托美丁等)、氯芬那酸(氯芬那酸、氟芬那酸等)、喜康类(吡罗昔康、湿痛喜康等)、吡唑酮类(保泰松、对乙酰氨基酚等)。下面将儿科常用的几种解热抗炎药介绍如下。

1.乙酰水杨酸

乙酰水杨酸又名阿司匹林。它可抑制前列腺素合成酶,减少 PGs 的生成,因而具有抗炎作用。此外,尚可通过抑制白细胞凝聚、减少激肽形成,抑制透明质酸酶、抑制血小板聚集及钙的移动而发挥抗炎作用。生理剂量的 PGs 可抑制绝大部分与 T 细胞有关联的细胞免疫功能。NSAIDs 抑制 PGs 的产生,故可促进淋巴细胞的转化与增殖,刺激淋巴因子的产生,激活 NK 细胞和 K 细胞的活性,增加迟发型变态反应。内热原可使中枢合成和释放 PGs 增多,PGs 再作用于体温调节中枢而引起发热。阿司匹林由于抑制中枢 PGs 合成而发挥解热作用;PGs 具有痛觉增敏作用,增加痛觉感受器对缓激肽等致痛物质的敏感性,且前列腺素 E_2(PGE$_2$)等也有致敏作用,阿司匹林由于减少炎症部位 PGs 的生成,故有明显镇痛作用。

阿司匹林口服后小部分在胃、大部分在小肠迅速吸收,服后 30 min 血药浓度明显上升,2 h

达高峰。剂量:解热时每次 5～10 mg/kg,发热时服 1 次,必要时每天 3～4 次;抗风湿时用80～100 mg/(kg·d);川崎病急性期时用 30～50 mg/(kg·d),退热后用 10～30 mg/(kg·d),每 1 个疗程 2～3 个月,有冠状动脉瘤应持续服至冠状动脉瘤消失,剂量为 5 mg/(kg·d)。

短期应用不良反应较少,用量较大时,可致消化道出血;流感和水痘患儿应用阿司匹林可发生 Reye 综合征,故 WHO 对急性呼吸道感染引起发热患儿不主张应用此药。此药尚有赖氨酸阿司匹林可供肌内或静脉注射,剂量每次 10～15 mg/kg。

2.对乙酰氨基酚

对乙酰氨基酚又名扑热息痛,为非那西丁的代谢产物,解热作用与阿司匹林相似,但很安全,因此,WHO 推荐作为儿童急性呼吸道感染所致发热的首选药。临床上一般剂量无抗炎作用,因它只可抑制 PGs 在脑中合成,而很难抑制其在外周血中的合成。口服后 30～60 min 血中浓度在高峰,作用快而安全。剂量为每次 10～15 mg/kg。

3.萘普生

此药可抑制花生四烯酸中的环氧酶,减少 PGs 的形成,具有抗炎、解热、镇痛作用,并影响血小板的功能,其抗炎作用是阿司匹林的 5.5 倍,镇痛作用为阿司匹林的 5 倍,解热作用为阿司匹林的 22 倍,是一种高效低毒的消炎、镇痛及解热药物。口服后 2～4 h 血药浓度达高峰,半衰期为 3～14 h,对各种疾病引起的发热和疼痛均有较好的解热镇痛作用,用于类风湿性关节炎,其有效率可达 86% 以上。尤其适用于贫血、胃肠疾病或其他原因不能耐受阿司匹林、布洛芬等疾病患儿,剂量为每次 5～10 mg/kg,每天2次;学龄儿童每天最大剂量不得超过 1 000 mg。

4.布洛芬

布洛芬是目前唯一能安全用于临床的抗炎症介质药物。布洛芬为环氧化酶抑制剂,既抑制前列腺素合成,又可抑制肿瘤细胞因子的释放;既可解热、镇痛,又有明显抗炎作用。可防治急性肺损伤,减少急性呼吸窘迫综合征产生,可用于急性感染及感染性休克的治疗;同时影响免疫功能。口服后 1～2 h 血浆浓度达高峰,血浆半衰期 2 h;常用剂量每次 5～10 mg/kg。长期应用亦可致胃溃疡、胃出血等。

5.双氯芬酸

双氯芬酸为强效消炎、镇痛、解热药。其消炎、镇痛、解热作用较阿司匹林强 20～50 倍。口服后 1～2 h 血中浓度达高峰,口服每次 0.5～1.0 mg/kg,儿童一次剂量不超过 25 mg,每天3次;肌内注射同口服剂量,每天 1 次。

6.尼美舒利

化学名为 4-硝基-2-苯氧基甲烷磺酰苯胺,具有明显的抗炎、解热和镇痛作用。其机制:①选择性抑制环氧化酶的活性;②抑制白三烯产生;③抑制蛋白酶活性;④抑制炎症细胞因子介导的组织损伤;⑤抑制自由基产生。该药对发热、呼吸道感染、类风湿性关节炎等具有明显的治疗作用,不良反应发生率低。剂量为每次 2～5 mg/kg,每天 2 次,儿童最大剂量 1 次不超过 100 mg。

7.氨基比林

20 世纪 80 年代以来国内外已将其淘汰,但其复方制剂如复方氨基比林、阿尼利定在我国仍在应用。氨基比林注射,其解热镇痛作用甚为显著,但过量易致虚脱,甚至休克,且应用后有可能导致颗粒白细胞减少,有致命危险,其发生率远远高于氯霉素。安替比林除过量引起休克外,易产生皮疹、发绀,故两者在儿童不宜应用。

(曾凡梅)

第二节 氧 气 疗 法

氧气疗法(简称氧疗)是儿科临床的重要治疗措施,正确的应用可有效地提高血氧分压改善机体的缺氧,而应用不当不仅影响其效果,还可能带来各种危害。现将小儿氧疗的有关问题介绍如下。

一、氧疗的适应证

凡可引起低氧血症或有组织缺氧者均为氧疗的适应证。如:①各种原因所致的呼吸功能不全,包括呼吸系统疾病所引起的和其他系统疾病影响呼吸中枢者;②循环功能不全,包括各种原因所致的心力衰竭及休克;③严重贫血;④循环血量不足,由于急性失血或脱水所致。

(一)临床指征
(1)发绀。
(2)烦躁不安:是严重缺氧的重要表现,常伴有心率加快。
(3)呼吸异常:包括呼吸过快、过缓、费力或新生儿期出现的呼吸暂停。
(4)休克、心力衰竭、颅内高压综合征。
(5)严重高热或伴有意识障碍。
(6)严重贫血。

(二)血气指标
(1)动脉血氧分压(PaO_2)<8.0 kPa(60 mmHg)[①]。
(2)动脉血氧饱和度(SaO_2)<90%。

(三)氧疗的作用
氧疗的作用是提高氧分压,改善人体的氧气供应,减轻因代偿缺氧所增加的呼吸和循环的负担。缺氧改善的指标为发绀消失,面色好转,患儿由烦躁转为安静、心率减慢,呼吸情况改善;血气指标为:PaO_2维持在8.0~11.3 kPa(60~85 mmHg)之间,SaO_2>90%。新生儿、早产儿易有中毒倾向,PaO_2以不超过10.7 kPa(80 mmHg)为宜;而循环不良患儿组织缺氧明显,应尽量维持在10.7 kPa(80 mmHg)以上。

二、常用氧疗方法

(一)鼻导管给氧
其多用于中度缺氧的患儿。一般将鼻导管放入鼻内约1 cm,氧流量一般按:婴儿每分钟0.5 L,学龄前儿童每分钟1.0 L,学龄儿童每分钟1.5 L,可使吸入氧浓度达30%左右。

优点:简便、易行、舒适。

缺点:吸入氧浓度不高(≤30%),双侧鼻导管或双侧鼻塞,可使吸入氧浓度明显升高,但缺点是鼻腔堵塞,不易让患儿接受,而且患儿张口呼吸,使吸氧效果受影响。

(二)面罩给氧
分开放式面罩和闭式面罩两种,小儿一般用开放式面罩,使用时将面罩置于口鼻前略加固

---

① 临床上习惯用毫米汞柱(mmHg)作为压力单位,1 mmHg≈0.133 kPa,1 kPa=7.5 mmHg。全文同。

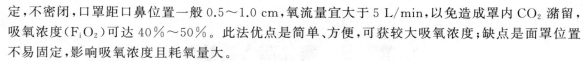

定,不密闭,口罩距口鼻位置一般 0.5～1.0 cm,氧流量宜大于 5 L/min,以免造成罩内 CO_2 潴留,吸氧浓度(F_iO_2)可达 40%～50%。此法优点是简单、方便,可获较大吸氧浓度;缺点是面罩位置不易固定,影响吸氧浓度且耗氧量大。

(三)头罩给氧

用有机玻璃制成,整个头部放在匣内。用于婴幼儿或不合作的患儿,应注意防止患儿皮肤受损。氧流量为 4～6 L/min,F_iO_2 可达 50%～60%。

优点:舒适、氧浓度可依病情调节,并可保持一定湿度。

缺点:不适宜发热或炎热季节使用,耗氧量大。

(四)持续呼吸道正压给氧(CPAP)

CPAP 是在自主呼吸的前提下给予呼气末正压,目的是防止肺内分流(动静脉短路),纠正严重的低氧血症。应用指征是当严重的低氧血症用普通吸氧方式且 $FIO_2>60\%$ 而仍不能达到氧疗目标时。临床用于 RDS、ARDS、肺出血、肺水肿以及机械呼吸停机前的过渡。

三、氧疗的注意事项

(一)解决小儿的缺氧不能只靠供氧

除原发病的治疗外,在给氧的同时,还应特别注意改善循环功能和纠正贫血。

(二)氧气需湿化

不论何种方式给氧,氧气均需湿化,即吸入前必须经过湿化水瓶。

(三)慢性呼吸功能不全患儿

长期的二氧化碳潴留已不能刺激呼吸,缺氧是刺激呼吸的主要因素。要防止给氧后由于缺氧刺激的解除而引起呼吸抑制,故一般只给小流量、低浓度氧气吸入,必要时检查血液 $PaCO_2$,以防二氧化碳潴留加重引起的昏迷。

(四)预防氧疗的不良反应发生

当患儿缺氧情况好转后,应及时停止吸氧。不恰当的过高浓度(60%以上)、过长时间(24 h以上)吸氧,特别是应用呼吸机时,要注意氧中毒。

(五)氧气治疗应特别注意安全

治疗环境内要防火、防油,平时要检查氧气开关,勿使漏气。

四、氧疗的不良反应

(一)氧中毒肺损害

长期高浓度吸氧($FIO_2>60\%$)可造成中毒性肺损害。临床表现为呼吸困难、胸闷、咳嗽、咯血、呼吸窘迫等。病理改变为肺泡壁增厚、肺间质水肿、炎性细胞浸润,肺泡上皮增生,黏膜纤毛功能抑制,肺透明膜形成等。此种损害在大儿童是一种可逆性的,降低 FIO_2 可恢复。但在新生儿和早产儿则是不可逆的肺损害,导致"支气管肺发育不良"。故一般主张吸氧浓度:轻、中度缺氧为 30%～40%,严重缺氧为 50%～60%,$FIO_2>60\%$ 的高浓度吸氧不超过 24 h,纯氧吸氧不超过 6 h,病情好转后及时减低吸氧浓度。

(二)晶状体后纤维增生

动脉血氧分压持续高于正常($PaO_2>13.3$ kPa)致视网膜动脉 PO_2 持续增高,对体质量小于 2 000 g的早产儿可造成晶体后纤维增生症。

(曾凡梅)

第三节　雾化吸入疗法

雾化吸入疗法是通过特定方式将药物溶液或粉末分散成微小的雾滴微粒,使其悬浮于气体中,然后吸入呼吸道以达到治疗的目的。近年来,雾化疗法进展很快,特别是对呼吸道感染、哮喘的治疗,疗效明显。

一、影响雾化吸入效果的主要因素

雾化吸入的理想效果是药物雾化微粒能沉着在需治疗的各级支气管而产生药理作用,而药物雾化微粒的沉着与以下因素有关。

(一)药物雾化微粒的大小

药物微粒的气体动力学直径(即微粒的物理直径与密度平方根的乘积)是影响其沉着部位的重要因素。直径在$1\sim5~\mu m$的气雾微粒最容易在下呼吸道沉着。直径小于$1~\mu m$时,易随呼吸运动呼出,而直径大于$5~\mu m$时,则易沉着在上呼吸道。

(二)患者呼吸的模式

快而浅的呼吸,气体吸入速度快(如哮喘急性发作时),药物雾化微粒沉着在上呼吸道的数量增多,沉着在下呼吸道的数量减少,故治疗效果不佳。相反,缓慢而深的呼吸能使沉着肺泡和终末细支气管的药物雾化微粒数量增多,在吸气末做短暂屏气$1\sim2~s$后,可使沉着量增多,从而提高雾化吸入治疗效果。因此,理想的呼吸模式应该是在功能残气位(即平静呼气后)缓慢深吸气,并在吸气末做屏气,以增加药物微粒由于自身重力沉着于下呼吸道的量。在做雾化吸入时,特别是使用定量雾化吸入时,应教会患者这种呼吸形式。

(三)雾化药物的理化性状

气管和支气管黏膜表面覆盖着假复层柱状纤毛上皮细胞,纤毛运动可将气道内的异物或分泌物运动至气道管口咳出,使呼吸道始终保持清洁通畅,对肺起着积极的防御作用。因此,用作雾化的药物除无刺激性外,还必须要有适合的温度和pH,如果药液的pH小于6.5,纤毛运动会停止。

二、雾化吸入的优点

(一)起效快、疗效好

药物随气体直接进入呼吸道,很快作用于气管内的各种神经受体,解除呼吸道痉挛;同时由于是局部用药,使局部药物浓度大,疗效迅速,缩短治疗时间。

(二)用药量小,不良反应少

雾化吸入疗法的药物剂量,仅是全身用药量的$1/5\sim1/2$,有利于节省药物减少对全身的毒性反应。

(三)湿化、清洁呼吸道

使用药物溶液经雾化后吸入,可保持呼吸道应有的湿度和湿化的程度,解除支气管痉挛,减少气道阻力,清洁呼吸道分泌物,有利于分泌物的排出。

三、雾化吸入器的类型及使用方法

(一)超声雾化吸入器

由振荡器和雾化装置两部分组成,振荡器产生电磁振荡,经电缆接到雾化装置中的压电晶片上,在高频电压作用下,产生同频率的轴向振动,使电磁能转变为机械能,产生超声波。由于超声波在液体表面的空化作用,破坏液体表面的张力和惯性而产生雾滴,其雾滴大小与振荡频率成反比,频率越高,雾滴越小。频率在 1.5 Hz 时,超声雾化器产生雾滴的直径约 25% 在 2.5 μm 以下,65% 在 2.5～5.0 μm,即 90% 左右的雾滴直径在 5 μm 以下,能直接吸入到终末细支气管和肺泡,因此该频率最适合临床雾化吸入治疗的要求。

(二)气动雾化器

利用压缩空气作为动力,当气体向一个方向高速运动时,在其后方或四周形成负压,在其前方由于空气阻力而产生正压,使药液在通过喷射器的细管成雾状喷出,雾粒运动的速度行程与气源压力成正比,雾粒的粗细、雾量的大小与气源压力、喷射器细管的直径、前方受阻物质的表面形态、粗细的过滤程度、液体的黏稠度等因素有关。气源压力:一般气体需 3～5 kg,若用氧气作气源则氧流量需每分钟 8～10 L。此类雾化器的优点是仅要求患者用潮气量呼吸,不需特殊的训练,对儿童较适合,对 3 岁以下的婴幼儿可辅以面罩吸入。缺点为耗氧量大,且雾滴的大小受气源量的影响较大。

(三)手压式定量雾化器(metered-dose inhaler,MDI)

药物溶解或悬浮在液体混合推进剂内,放在密封的气筒内,内腔高压,当按压雾化器顶部时,利用其氯氟碳引发正压力,药物即由喷嘴喷出。一般雾滴直径为 2.8～4.3 μm。目前临床上主要用于哮喘患儿,常用的有必可酮、喘乐宁等。但此雾化需用手操作,且需熟练掌握使用技巧,故婴幼儿使用时,往往达不到理想的效果,现特设计了一种贮雾器,可弥补这一不足。

(四)碟式吸纳器

这是一种用以装有干粉末吸入药物,帮助其被吸入呼吸道的干粉雾化吸入器,临床常用的产品为"旋达碟",常用于治疗哮喘,其他常用药物有必酮碟、喘宁碟等,适用于儿童。

(五)呼吸激动定量干粉吸入器

此为 Astra 公司最近推出的新吸入器,商品名为"都保"。将药物放在有一特殊开口的药瓶中,药物通过开口在患儿吸气时进入呼吸道。3 岁以下儿童使用较困难。

四、雾化治疗的常用药物

(一)平喘药

目前世界上哮喘治疗方案都采用吸入治疗。比较常用的药物有必可酮、喘乐宁气雾剂和特布他林气雾剂等。

(二)抗微生物药物

1.抗生素

目前普遍认为,多数抗生素制剂本身对气道有刺激作用,可导致气管痉挛;而且,其抗菌效果不佳并容易产生耐药性等。临床上普遍认同的抗生素有庆大霉素、卡那霉素、新霉素等。亦可用青霉素、苯唑西林、异烟肼等,其雾化剂量以常用肌内或静脉注射剂量的 1/4～1/2 计算。

2.抗真菌药

这是雾化吸入治疗呼吸道真菌感染值得研究的一个方面,可减少全身应用抗真菌药所致的毒性反应,如心、肝、肾的损害等。常用抗真菌药:两性霉素($0.25\sim0.50$ mg/d,浓度为$0.025\%\sim0.1\%$)、制霉菌素(5 万单位/次)等。

3.抗病毒药

临床上常用的抗病毒药有利巴韦林和干扰素等。剂量:利巴韦林,每天 $10\sim20$ mg/kg,分 $2\sim4$ 次,共 5 d;干扰素,2 万单位/次,每天 2 次。

(三)祛痰药

祛痰药经雾化吸入有局部刺激作用,且长期吸入可溶解肺组织,故应尽量少用。对一般黏稠痰液,可用生理盐水或 $2\%\sim4\%$ 碳酸氢钠雾化,利用其高渗性吸收水分,使痰液变稀,利于咳出或吸收。如果无效,可试用糜蛋白酶,每次 $1\sim2$ mg。

(四)其他药物

除上述药物外,临床上还应用了许多药物治疗疾病均有一定的疗效。如酚妥拉明、硝普钠、呋塞米等吸入治疗哮喘;雾化吸入维生素 K_3、肝素、利多卡因等治疗毛细支气管炎;板蓝根、鱼腥草治疗上呼吸道感染;雾化吸入初乳分泌型蛋白 A 可治疗病毒性肺炎等。总之,雾化吸入的药物应根据病情加以选择。

五、雾化吸入的不良反应

(1)支气管痉挛引起的低氧血症。

(2)雾化器的污染和交叉感染:雾化吸入时的过度增湿和体温调节障碍。其他如口腔干燥、咽痛、声嘶及霉菌感染等,一般不影响治疗。

（刘　葳）

第四节　机　械　通　气

机械通气的工作原理是建立气道口与肺泡间的压力差。根据呼吸的设计特点,加压方式分为呼吸道直接加压和胸腔加压。呼吸道直接加压是在呼吸道开口直接施加压力,吸气时气体被正压压入肺泡,呼气时气体随肺脏和胸廓被动回缩而排出体外。胸腔加压指简状或壳状外壳围绕胸腹部,通过外壳的扩张产生负压,导致胸廓和肺的扩张,产生吸气,外壳的被动回缩或合并外壳内正压产生呼气。吸气末,气体可由病变轻的高压区向病变重的低压区扩散引起气体质量新分布;机械通气取代或部分取代自主呼吸,可缓解呼吸肌疲劳。

本文主要讨论呼吸道直接加压呼吸机,简称呼吸机。

一、呼吸机的类型和选择

(一)体外免压呼吸机

体外免压呼吸机包括胸甲式、体套式,现已采用。

(二)常规还压呼吸机

1.简单型呼吸器

手工控制,携带方便。必要时用于机械呼吸机使用前,或用于更换导管而停用呼吸机或呼吸机发生故障时临时使用。手捏频率一般为16～20次/分钟。单手挤压潮气量约600 mL,双手挤压潮气量约900 mL。

2.定容(容量切换)型

定容型以吸气时呼吸机向肺内输入预定容量的气体呼吸机转换条件,优点是通气量稳定,不受胸肺顺应性及气道阻力变化的影响。适用于无自主呼吸、肺顺应性差的患者。

3.定压(压力切换)型

定压型以呼吸道内预定的压力峰值为呼吸相转换条件,机械简单轻便、同步性能好,但呼吸频率、潮气量,吸/呼比值不能直接调节,同时受胸肺顺应性和气道阻力影响较大。故用于病情垂危、有自主呼吸的患者。

4.定时(时间切换)型

定时型以预定的吸气时间作为呼吸相转换条件。同步或控制呼吸可随患者情况转换,潮气量可调节,但通气压力受呼吸道阻力影响。

5.新型多功能呼吸机

目前许多新型呼吸机具有多种功能,可调压力,容量、吸/呼比、频率,辅助呼吸或控制呼吸,以及各种通气方式等。并有自动报警和监制系统,由电脑控制,已广泛应用。

(三)高频通气型呼吸机

可分为高频正压通气,高频喷射通气,高频震荡通气。通气频率60～5 000次/分钟,潮气量小。通气时气道压力、胸内压低,对血管影响很小,可用于新生儿或成人呼吸窘迫综合征,支气管胸膜瘘和气胸的患者。

二、机械通气的适应证和禁忌证

呼吸机作为支持呼吸的一种重要手段,有助于缓解严重缺氧和CO_2潴留,可为治疗引起呼吸衰竭的基础疾病及诱发因素争取宝贵的时间和条件。但必须在全面有效的医疗护理基础上,才能发挥作用。使用原则是宜早用。最好在低氧血症和酸中毒尚未引起机体质量要器官严重损伤前使用,否则患儿已濒临死亡状态再用,效果不佳。

(一)适应证

(1)心肺复苏。

(2)各种呼吸功能不全的治疗:至于何时应用机械通气,应结合动脉血气、残存肺功能、原发病,患儿一般情况等综合考虑。总趋势是应用指征逐渐扩大。

(3)预防性机械通气:呼吸功能减退的患者做胸部或腹部手术,严重感染或创伤,慢性肺功能损害并发感染,估计短时间内可能发生呼吸衰竭,可应用预防性通气。

(4)康复治疗:应用逐渐增多,多采用无创伤性通气方式。

(5)新生儿疾病:如呼吸系统疾病,特发性呼吸窘迫综合征,吸入性肺炎,各种感染所致肺炎等出现呼吸衰竭;神经系统损害,颅内出血,早产儿呼吸暂停,药物等引起呼吸抑制;预防性应用,如新生儿持续肺动脉高压。

儿童疾病如呼吸系统疾病,各种肺炎所致呼吸衰竭,重症哮喘,成人呼吸窘迫综合征,上气道梗阻,神经肌肉疾病,中枢性呼吸衰竭,感染性多发性神经根炎,进行性脊髓性肌营养不良等,心肺大手术后,循环衰竭;颅内高压,如创伤感染、溺水、中毒等所致颅内高压,可用过度通气治疗。

(二)禁忌证

肺大疱未经引流,排气功能差、纵隔气肿、大咯血急性期。多发性肋骨骨折,支气管异物取出之前,肺炎合并感染,心肌梗死,低容量性休克未补足血容量前。在出现致命的换气与氧合障碍时,使用呼吸机无绝对禁忌证。

三、机械呼吸的建立方式

(一)间歇正压通气(IPPV)

IPPV 为最常用的人工通气法。呼吸机在吸气时以正压将气体压入患者肺内,肺内气相压力降至大气压时,可借胸廓和肺泡弹性回缩将气体排出。用于心肺复苏及中枢呼吸衰竭等。此外尚有间歇正、负压通气(CINEEP)和呼气负压通气(CINPV)。

(二)持续气道内正压(CPAP)

呼吸机在各个呼吸周期中提供一恒定的压力,各个通气过程由自主呼吸完成。实质是以零压为基础的自主呼吸上移。其作用相当于呼气末正压。

(三)呼气末正压通气(PEEP)

呼吸机在吸气相产生正压,将气体压入肺脏,保持呼吸运动压力高于大气压,在呼气相中保持一定正压。其作用机制、适宜病症、供气方法与 CPAP 相同。新生儿肺透明膜病(HMD)、肺水肿、重症肺炎合并呼吸衰竭及弥漫性肺不张等是 PEEP 的主要适应证。

(四)间歇指令通气(IMV)

IMV 是相对地控制通气,就持续指令通气(CMV)而言。无论自主呼吸次数多少和强弱,呼吸机按呼吸频率给予通气辅助,其压力变化相当于间断 IPPV,每两次机械通气之间是自主呼吸,此时呼吸机只提供气量。可加用各种"自主通气模式"。分容积控制间歇指令通气(VC-IMV)和压力控制间歇指令通气(PC-IMV)。VC-IMV 是传统意义上的间歇指令通气,每次呼吸机输送的潮气量是恒定的。PC-IMV 的自变量则是压力。

(五)同步间歇指令通气(SIMV)

SIMV 即 IMV 同步化,同步时间一般为呼吸周期时间的后 25%。在这段时间内,自主吸气动作可触发呼吸机送气,若无自主呼吸,在下一呼吸周期开始时,呼吸机按 IMV 的设置要求自动送气。

(六)控制通气(CV)

通气全部由呼吸机提供,与自主呼吸无关。

1.容量控制通气(VCV)

VCV 即传统意义上的控制通气。潮气量、呼吸频率、呼吸比完全由呼吸机控制。其压力变化为间歇正压,现多加用吸气末正压,可为容量或时间转移式。

2.压力控制通气(PCV)

PCV 分两种基本类型。一是传统意义上的通气模式,即压力转换式。一是时间转换式,压力为梯形波,流量为递减波。后者已取代前者。

(七)辅助通气

通气量由呼吸机提供,但由自主呼吸触发,呼吸频率和呼吸比值随自主呼吸变化,可理解为

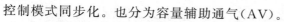

控制模式同步化。也分为容量辅助通气(AV)。

(八)辅助/控制通气(A/C)

A/C 是上述 CV 和 AV 的结合,自主呼吸能力超过预防呼吸频率为辅助通气,低于预防呼吸频率则为控制通气。预防呼吸频率起"安全阀"作用,有利于防止通气过度或不足,也有利于人机的配合。现代呼吸机多用此方法取代单纯控制通气和辅助通气,如 SC-5 型呼吸机。

(九)压力支持通气(PSV)

在自主呼吸前提下,呼吸机给予一定的压力辅助,以提高患者每分通气量、潮气量、呼吸频率,吸气、呼气时间由患者自己调节至符合呼吸生理,是目前最常用的通气模式。但呼吸中枢兴奋性显著降低,神经肌肉严重病变,呼吸肌极度疲劳的患者不宜应用。气道阻力显著过高,胸肺顺应性显著降低的情况下易导致通气不足。

(十)叹气样通气(SIGN)

相当于自然呼吸中叹气样呼吸,潮气量大小增加 0.5～1.5 倍,其作用是扩张陷闭的肺泡。多能容量辅助,控制通气时发挥作用。

以上为常用通气方式。

(十一)指令分钟通气(MMV)

呼吸机按照预定的每分通气量送气,若患者自主呼吸气量低于预防值,不足部分由呼吸机提供,若自主呼吸气量已大于或等于预防值,呼吸机则停止呼吸辅助。MMV 期间的通气辅助可用各种正压通气的形式提供,现趋向于用 PSV。MMV 可保证给呼吸肌无力或其他呼吸功能不稳定的患者提供足够的每分通气量,主要缺点,呼吸频率快时,因潮气量小,VD/VP 增大,导致肺泡通气量不足。

(十二)反比通气(IRV)

常规通气和自然呼吸时,吸气时间(Ti)小于呼气时间(Te),若设置 Ti/Te 大于 1 即为 IRV。因完全背离自然呼吸的特点,需在控制通气模式下设置,临床上常用压力控制反比通气(PC-IRV)。

主要优点:①延长气体均匀分布时间,气体交换时间延长,气道峰压和平台压也相应下降,可预防气压伤。②缩短气道产生 PEEP,增加功能残气量(FRC),有利于萎缩的肺泡复张。

缺点是:①与自主呼吸不能协调,需要安定剂或眼松弛剂打断自主呼吸。②肺泡扩张时间延长,与 PEEP 综合作用,可加重对心血管系统的抑制和减少重要脏器的血供。

(十三)气道压力释放通气(APRV)

以周期性气道压力释放来增加肺泡通气量,属定压型通气模式,实质是 PEEP 的周期性降低。如果压力释放与自然呼吸同步,并按指令间歇进行,则为间歇指令压力性释放通气(IM-PRV)。APRV 时肺泡通气量的增加取决于释放容量和释放频率。释放容量由释放压力、释放时间决定,也与胸肺顺应性,气道阻力直接相关。

主要优点:①通气辅助取决于自主呼吸频率,呼吸频率越快,释放频率也越快;②多发性损伤的连枷胸患者,应用 APRV 可逆转胸壁的部分矛盾运动;③降低吸气相肺泡内压。

主要缺点:在 PEEP 的基础上进行,对心血管系统有一定影响。APRV 为一新型通气模式,尚待更多临床验证。

以上为少用的通气方式。

(十四)压力调节容积控制通气(PRVCV)

压力切换时,预防一定压力值,呼吸机根据容量压力自动调节压力水平,使潮气量保持相对稳定,其压力控制通气的调节交由微电脑完成。故其在具有压力控制通气的特点上,又兼有定容通气模式的优点。

(十五)容积支持通气(VSV)

实质是压力支持容积保证通气,即在 PSV 基础上,由微处理机测定压力容积关系,自动调节 PS 水平,以保证潮气量的相对稳定。随着自主呼吸能力的增强,PS 自动降低,直至转换成自主呼吸。如呼吸暂停时间超过一定数值(一般为 20 s),自动转换为 PRVCV。故在具有 PSV 优点的基础上又兼有定容通气的优点。

(十六)容积保障压力支持通气(VAPSV)

实质是容量辅助通气和压力支持通气的复合,故兼有两种通气模式的优点。以上实质是容积控制通气和压力支持通气的调节向电脑化发展。

(十七)成比例通气

成比例通气指吸气时,呼吸机提供与吸气气道压成比例的辅助通气,而不控制患者的呼吸方式。例如,PAV1:1 指吸气气道压 1/2 由呼吸肌收缩产生,另 1/2 由呼吸机给予,故无论何种通气水平,患者和呼吸机各分担 1/2 的呼吸功。PAV 为崭新通气模式,是自主呼吸控制和可调机械通气,使通气反应更符合呼吸生理的一种尝试。

(十八)双水平(相)气道正压通气(BIPAP)

其通气原理是患者在不同高低的正压水平自主呼吸,实际可认为是压力支持加肺动脉压(PAP),同时也可加 PEEP 用压力控制通气。如果是带有患者自己触发的气道内高正压时,可形成同步的压力控制通气加 PEEP。主要适用于阻塞性睡眠呼吸暂停综合征,亦用于面罩将患者与 BIPAP 机连接。对一些只需短时间进行呼吸支持者方便有效。

四、呼吸机参数的设定

(一)潮气量(TV)

正常人的生理潮气量为 6～8 mL/kg,在使用呼吸机时,由于存在呼吸机管道的无效腔及管道顺应性,气管导管或气管切开套管与气管之间存在间隙,因此预设的潮气量往往比生理潮气量大 1.5～2.0 倍。一般情况下呼吸机预设的潮气量为 10～15 mL/kg,特别是在新生儿及婴儿期,气管套管为无气囊套管,气管套管与气管壁之间有较大间隙存在,其漏气量很难准确估计,因此要通过观察胸部的起伏,听诊两肺的呼吸音,观察压力表的压力变化及血气分析后来确定潮气量是否充足。

新生儿及幼婴儿只适合使用压力切换型呼吸机,而小儿适合使用容量切换型呼吸机。对于压力切换型呼吸机,预设高峰吸入(PIP),相当于预设潮气量。对无呼吸道疾病患者,其预设峰压常为 15～20 cmH_2O(1.47～1.96 kPa),轻度肺顺应性改变时为 20～25 cmH_2O(1.96～2.45 kPa),中度为 25～30 cmH_2O(2.45～2.49 kPa),重度为 30 cmH_2O(2.94 kPa)以上。增加潮气量或增加高峰吸入压可增加每分通气量,但同时增加气道压,可增加 PaO_2 并降低 $PaCO_2$,但也可增加肺的压力性损伤的危险。

(二)呼吸频率

呼吸机的预设频率依疾病的种类、患者自主呼吸的强弱、治疗的目的而异。阻塞性通气障碍时如哮喘、毛细支气管炎(毛支)、新生儿胎粪吸入综合征等选用较慢的频率;限制性通气障碍时如 ARDS、肺水肿、肺纤维化和 IRDS 等应选用较快的频率,肺部病变不明显的呼吸衰竭时,呼吸机频率同正常同龄儿。

(三)呼吸比(I∶E)

原则上应既能使吸气时气体在肺内分布均匀,呼气时气体充分排出,又不增加心脏负担。对于有限制性通气障碍的患者如 ARDS 可使用较大 I∶E 比值,如 1∶(1~1.5);对于有阻塞性肺部疾病及气道阻力明显增加的患者如支气管哮喘,胎粪吸入综合征等则可用较小的 I∶E 如 1∶(2~3)。对于心功能不全时用 1∶5。

(四)氧浓度

提高吸氧浓度,可提高血氧分压,纠正低氧血症。使用呼吸机时氧浓度应根据疾病种类、严重程度即 PaO_2 来决定。一般临床经验表明,除新生儿外,吸入 50% 的氧浓度长达数周亦有严重危险,氧浓度＞50% 时应限制其作用时间在数小时内。一般在 40%~50% 内,使 PaO_2 维持在 7~8 kPa 左右前提下,尽量降低吸氧的浓度。

(五)呼气末正压

呼气末正压是指呼吸机在呼气相结束之前,气道压下降到一定预设值时提前关闭呼吸机之呼气阀,使各个呼吸周期气道压都保持在 0 cmH_2O 以上,即呼气末气道压力＞0。小婴儿和新生儿插管时对肺容量的影响较年长儿显著。因此机械通气时要常规用 2~3 cmH_2O 的 PEEP。年长儿因肺炎、肺不张、肺水肿,RDS 等 PaO_2 明显降低时,若呼吸机调至 FIO_2 至 0.6~0.7,PaO_2 仍＜8 kPa,考虑用 PEEP,通常 2~5 cmH_2O 并相应提高吸气峰压(PIP)。因压力型呼吸机的潮气量大小与 PIP 和 PEEP 之差成反比。

(六)吸气平台压力

调节呼吸机的呼气阀,使其在吸气末继续关闭极短时间然后再开放,从而使这段时间内气道压保持在固定水平上,这段固定在一定水平上的气道压称为吸气平台压力,这段时间称为吸气平台时间。吸气平台时间应设在呼吸周期的 5% 之内,呼气平台可增加平均气道压,使气体在肺内均匀分布,提高 PaO_2 及 SaO_2。

(七)吸气

吸气是呼吸机的一部分特殊功能。它能定时地自动将这段潮气量增加一倍,如正常人的叹气一般。例如,每 100 次呼吸周期中预设 1~2 次叹气。这样能使部分扩张不足的肺泡复张,有助于防止肺不张及改善低氧血症。

五、呼吸机参数的调整

呼吸机参数预设后,应对血氧饱和度作连续监测,然后在 1 h 左右做 1 次血气分析以了解患儿的 pH、PaO_2 等参数。调整时必须先充分了解呼吸机的各种参数对 PaO_2、$PaCO_2$、平均气道压的影响,然后根据呼吸各参数如 PaO_2、$PaCO_2$ 平均气道压,每分通气量的影响来调整各参数,使 PaO_2、$PaCO_2$ 达到理想水平。调整呼吸参数时,每次最好只调一两种参数,每个参数只能做较小幅度的调整,如频率每次调整 1~2 次/分钟,潮气量每次调整 50 mL,氧浓度调整 5% 左右,PEEP 不超过 2 cmH_2O。

六、镇静剂的应用

当患者不安、有躁动时常与呼吸机发生对抗,此时,可用镇静剂,如安定、吗啡等,当用镇静剂烦躁不能解除时,也可用短时作用的肌肉松弛剂。

七、呼吸机湿化

使用呼吸机后,上呼吸道的加湿和湿润作用消失,故应注意湿化。应注意吸入气体的温度不超过 32 ℃;常用生理盐水常规加入抗生素作为湿化液,应加温至 32 ℃～37 ℃,并使湿化瓶水蒸气达 70％以上。

八、呼吸机的管道清洁

管道消毒可根据管道的性能用高压消毒法、药物清洗法、甲醛熏蒸法。

九、呼吸机并发症

(1)气压性损伤:在用呼吸机时由于压力过高或持续时间较长,可因肺泡破裂致不同程度气压伤,如间质性气肿、纵隔气肿、自发性或张力性气胸。预防办法为尽量以较低压力维持血气在正常范围,流量不要过大。

(2)持续的高气道压尤其高 PEEP 可影响回心血量。使心排血量减少,内脏血流量灌注减少。

(3)呼吸道感染:气管插管本身可将上气道的正常菌群带入下气道造成感染,污染的吸痰管、器械,不清洁的手等均可将病原菌带入下呼吸道。病原菌多是耐药性和毒性非常强的杆菌、链球菌或其他革兰阴性杆菌。当发生感染时应使用抗生素。预防方面最重要的是无菌操作,预防性使用抗生素并不能降低或延缓感染的发生反而会导致多种耐抗生素的菌株感染。

(4)喉损伤:最重要的并发症,插管超过 72 h 即可发生轻度水肿,可静脉滴注或局部雾化吸入皮质激素,重者拔管困难时可行气管切开。

(5)肺-支气管发育不良:新生儿及婴幼儿长期使用呼吸机,特别是长期使用高浓度的氧吸入时可发生。

十、呼吸机撤离

呼吸机撤离的主要指征是患儿病情改善,呼吸运动恢复、原发病减轻或具有维持气道通畅的条件,如分泌物的减少、咳嗽有力、感染已控制、心血管功能稳定。一般从吸氧浓度、PEEP 或 SIMV 的频率三方面分别逐渐降低,呼吸机撤离与呼吸机调整的方法相似,每次只能调整一两个参数,每个参数只能做轻微的改动。在调整参数后如患者一般状况仍良好,血 PaO_2、$PaCO_2$ 保持在满意值就可继续减低机械通气的参数。一般来说,当 SIMV 频率降至 6 次,FiO_2 降至0.3时就可改用肺动脉压(PAP)。若在 PAP 方式下经一段时间后 PaO_2、$PaCO_2$ 仍满意便可撤机。

在撤离呼吸机过程中,如遇患者出现烦躁不安,自主呼吸频率加快,心动过速,SaO_2、PaO_2 下降,$PaCO_2$ 升高都是不能耐受的表现,应当停止或减慢撤机过程,或及时采用鼻塞 PAP 或提高吸氧浓度。

（齐英征）

第五节　液 体 疗 法

一、液体疗法常用溶液及其配制

张力一般指溶液中电解质所产生的渗透压,与正常血浆渗透压相等为 1 个张力,即等张,高于血浆渗透压为高张,低于血浆渗透压为低张。常用的溶液包括非电解质和电解质溶液。

(一)非电解质溶液

常用的 5% 的葡萄糖溶液为等渗液,10% 的葡萄糖溶液为高渗溶液。但葡萄糖输入体内后,逐渐被氧化成二氧化碳和水,或转变成糖原而储存在肝内,失去其渗透压的作用,因此在液体疗法时视各种浓度的葡萄糖为无张力溶液。5% 或 10% 的葡萄糖溶液,主要用以补充水分和部分热量,不能起到维持血浆渗透压的作用。

(二)电解质溶液

电解质溶液主要用以补充所丢失的体液、所需的电解质,纠正体液的渗透压和酸碱平衡失调。

1.等张液

0.9% 的氯化钠溶液(生理盐水)和复方氯化钠溶液(Ringer 溶液)均为等张液。在生理盐水中含 Na^+ 和 Cl^- 均为 154 mmol/L,其产生的渗透压与血浆相近,为等渗液。但与血浆中的 Na^+(142 mmol/L)和 Cl^-(103 mmol/L)相比 Cl^- 含量相对较多,故大量输入体内可致血氯升高,血浆 HCO_3^- 被稀释,造成高氯性及稀释性酸中毒(尤其在肾功能不佳时)。复方氯化钠溶液除氯化钠外尚含与血浆含量相同的 K^+ 和 Ca^{2+},其作用及缺点与生理盐水基本相同,但大量输入不会发生稀释性低血钾和低血钙。

2.碱性溶液

主要用于纠正酸中毒。常用的有以下几种。

(1)碳酸氢钠溶液:可直接增加缓冲碱,纠正酸中毒的作用迅速。市售的 5% 的碳酸氢钠为高渗溶液,可用 5% 或 10% 的葡萄糖溶液稀释 3.5 倍,配制成 1.4% 的碳酸氢钠溶液,即为等渗溶液。在抢救重度酸中毒时,可不稀释直接静脉注射,但不宜多用。

(2)乳酸钠溶液:须在有氧条件下,经肝脏代谢产生 HCO_3^- 而起作用,显效较缓慢。在肝功能不全、缺氧、休克、新生儿期及乳酸潴留性酸中毒时,不宜使用。市售的 11.2% 的乳酸钠溶液,稀释 6 倍配制成 1.87% 的乳酸钠溶液,即为等渗液。

3.氯化钾溶液

用于纠正低钾血症。制剂为 10% 的溶液,静脉滴注稀释成 0.2%~0.3% 浓度。不可静脉直接推注,以免发生心肌抑制而死亡。

4.氯化铵

制剂为 0.9% 的等张液。NH_4^+ 在肝内与二氧化碳结合成尿素,释出 H^+ 及 Cl^-,使 pH 下降。心、肺、肝、肾功能障碍者禁用,可用于纠正低氯性碱中毒。

(三)混合溶液

将各种不同渗透压的溶液按不同比例配成混合溶液,目的是减少或避免各自的缺点,而更适合于不同情况液体疗法所需要。几种常用混合溶液简便配制方法(表1-1)。

表 1-1　几种常用混合溶液简便配制方法

混合溶液种类	张力	加入溶液(mL)			
		5%或10%的葡萄糖	10%的氯化钠	5%的碳酸氢钠	或11.2%的乳酸钠
等张糖盐溶液	1	500	45	—	—
1:1糖盐溶液	1/2	500	22.5	—	—
1:2糖盐溶液	1/3	500	15	—	—
1:3糖盐溶液	1/4	500	11	—	—
1:4糖盐溶液	1/5	500	9	—	—
2:1液	1	500	30	47	30
3:4:2液	2/3	500	20	33	20
3:2:1液	1/2	500	15	24	15
6:2:1液	1/3	500	10	17	10

(四)口服补液盐(ORS)

口服补液盐是世界卫生组织(WHO)推荐用来治疗急性腹泻合并脱水的一种溶液,经临床应用取得了良好效果。其理论基础是基于小肠的Na^+-葡萄糖耦联转运吸收机制,小肠上皮细胞刷状缘的膜上存在着Na^+-葡萄糖共同载体,此载体上有Na^+-葡萄糖两个结合位点,当Na^+-葡萄糖同时与结合位点相结合时即能运转、并显著增加钠和水的吸收。

其配方为:氯化钠3.5 g,碳酸氢钠2.5 g,枸橼酸钾1.5 g,葡萄糖20.0 g,加水1 000 mL溶解之。此溶液为2/3张。总渗透压为310。其中葡萄糖浓度为2%,有利于Na^+和水的吸收,Na^+的浓度为90 mmol/L,适用于纠正累积损失量和粪便中的电解质丢失量,亦可补充钾和纠正酸中毒。

二、液体疗法

液体疗法是儿科医学的重要组成部分,其目的是通过补充不同种类的液体来纠正电解质和酸碱平衡紊乱,以恢复机体的正常的生理功能。具体实施时要充分考虑机体的调节功能,不宜过于繁杂,根据病情变化及时调整治疗方案。制订液体疗法的原则应简单化、个体化。补充体液的方法包括口服补液法和静脉输液法两种。

(一)口服补液法

口服补液法适用于轻度或中度脱水无严重呕吐的患儿。有明显休克、心肾功能不全或其他严重并发症以及新生儿不宜口服补液。口服补液主要用于补充累积损失量和继续损失量。补充累积损失量轻度脱水50~80 mL/kg,中度脱水80~100 mL/kg,每5~10分钟喂1次,每次10~20 mL,在8~12 h内喂完。继续损失量按实际损失补给。口服补液盐含电解质较多,脱水纠正后宜加入等量水稀释使用,一旦脱水纠正即停服。口服补液过程中要密切观察病情变化,如病情加重则随时改用静脉补液。

(二)静脉补液

静脉补液适用于中、重度脱水伴严重呕吐的患儿。主要用于快速纠正水、电解质平衡紊乱。以小儿腹泻为例,入院后第一天补液量包括累计损失量、继续损失量、生理需要量3个部分,具体实施时应做到"三定"(定量、定性、定速)、"三先"(先盐后糖、先浓后淡、先快后慢)及"两补"(见尿补钾、惊跳补钙)。

1.累积损失量

累积损失量即发病后水和电解质总的损失量。

(1)补液量:根据脱水程度决定,轻度脱水为30～50 mL/kg,中度脱水为50～100 mL/kg,重度脱水100～120 mL/kg,先按2/3量给予,学龄前及学龄小儿补液量应酌减1/4～1/3。

(2)输液种类:根据脱水的性质决定,低渗性脱水补给2/3张含钠液,等渗性脱水补给1/2张含钠液,高渗性脱水补给1/5～1/3张含钠液。若临床上判断脱水性质有困难时,可先按等渗性脱水处理。

(3)补液速度:累计损失量应于8～12 h补足,每小时8～10 mL/kg。伴有明显周围循环障碍者开始应快速输入等渗含钠液(生理盐水或2:1液),按20 mL/kg(总量不超过300 mL)于30 min至1 h内静脉输入。低渗性脱水输液速度可稍快,高渗性脱水输液速度宜稍慢,否则易引起脑细胞水肿,发生惊厥。

2.继续损失量

在液体疗法实施过程中,腹泻和呕吐可继续存在,使机体继续丢失体液,此部分按实际损失量及性质予以补充,腹泻患儿一般按10～40 mL/(kg·d)计算,用1/3～1/2张含钠液于24 h内均匀静脉输液,同时应注意钾的补充。

3.生理需要量

要满足基础代谢的能量需要,婴幼儿按230.12～251.04 kJ/(kg·d)计算。液体量按每代谢418 kJ(100 kcal)热量需要120～150 mL水计算,禁食情况下为满足基础代谢需要,供应液量60～80 mL/(kg·d)。可用生理维持补液补充(1:4液加0.15%的氯化钾)。

液体总量包括以上3个方面,即累积损失量、生理需要量和继续损失量,也是第一天补液量。根据脱水程度确定补液量(表1-2),根据脱水性质确定液体的成分和张力(表1-3)。

表1-2　不同程度脱水的补液量 (单位 mL/kg·d)

脱水程度	累积损失2/3的量	继续损失量	生理需要量	总量
轻度脱水	30	10	60～80	90～120
中度脱水	50	20	60～80	120～150
重度脱水	70	30	60～80	150～180

表1-3　不同性质脱水所补液体的张力

脱水性质	累积损失量	继续损失量	生理需要量
低渗性脱水	2/3	1/2	1/4～1/5
等渗性脱水	1/2	1/2～1/3	1/4～1/5
高渗性脱水	1/3	1/3～1/4	1/4～1/5

第2天及以后的补液主要是补充继续损失量和生理需要量,继续补钾,供给热量。一般能够

口服者尽量口服补液。若仍需静脉补液者将这两部分量相加于 12～24 h 内均匀输入。

三、几种特殊情况的液体疗法原则

(一)婴幼儿肺炎液体疗法

1.体液、代谢特点

婴幼儿重症肺炎常有不同程度水、电解质和酸碱平衡紊乱。①高热、退热后大量出汗、呼吸增快或伴有吐泻均可引起脱水,一般为高渗性或等渗性脱水。②通气换气障碍,CO_2 排出减少可引起呼吸性酸中毒,呼吸增快、过度通气可引起呼吸性碱中毒,组织缺氧,酸性代谢产物增加有可引起代谢酸中毒,故常表现为混合性酸碱平衡紊乱。③肺炎常伴有心力衰竭、水钠潴留。

2.补液的方法

(1)一般情况下,尽量口服补液,适当勤给水,可起湿润口腔、咽喉黏膜作用,对稀释呼吸道分泌物有利。

(2)静脉补液:①婴幼儿肺炎如无明显体液紊乱表现,只需要静脉滴注给药时,可用 10％的葡萄糖溶液,20～30 mL/(kg·d)。②如不能进食或进食不足者总量应按生理需要量补给,为60～80 mL/(kg·d),有发热、呼吸增快者适当增加,用生理维持液于 12～24 h 均匀静脉滴注。③呼吸性酸中毒或碱中毒重点是原发疾病的治疗,改善肺的通气与换气功能,病情严重发生失代偿性呼吸性酸中毒或合并代谢性酸中毒时,可酌情使用碳酸氢钠,一般先给总量的 1/2,再根据病情变化、化验结果调整使用。④肺炎合并腹泻、脱水时补液量按总量的 3/4 给予,速度稍慢。⑤有心力衰竭者,除强心利尿外,应适当减少液体量和含钠量。

(二)新生儿液体疗法

1.体液、代谢特点

新生儿肾脏发育尚不完全成熟,调节水、电解质和酸碱平衡能力较差,容易发生水、电解质平衡紊乱,而脱水、代谢性酸中毒临床表现却不明显,故应密切观察病情变化。新生儿体液代谢的特点:①体液总量高,占体质量的 70％～80％;②新生儿生后头 2 d 内水的需要量较少,第 3～5 天为 60～80 mL/(kg·d),1 周时达约 100 mL/(kg·d),1 周后 120～150 mL/(kg·d);③生后头几天血钾、氯、乳酸、有机物均稍高,血钠偏低,且波动范围大;④新生儿所需能量生后第一周251 kJ/(kg·d)[60 kcal/(kg·d)],第 2 周后逐渐增至 418～502 kJ/(kg·d)[100～120 kcal/(kg·d)]。

2.补液的方法

(1)尽量不静脉补液。

(2)新生儿补液时可按体温每升高 1 ℃,不显性失水增加 10 mL/kg,光疗时水的需要量每天增加14～20 mL/kg计算。

(3)新生儿腹泻脱水时,输入液量按婴儿腹泻量的 2/3,给予 1/3～2/3 张液体,一般全日量宜在 24 h 内匀速滴注以免引起心力衰竭。

(4)有明显代谢性酸中毒时宜选用 1.4％的碳酸氢钠。

(5)生后 10 d 内新生儿由于红细胞破坏多通常不必补钾。新生儿宜发生低钙血症、低镁血症,应及时补充。

(三)营养不良液体疗法

1.体液、代谢的特点

营养不良时患儿皮下脂肪少,脱水估计程度易于偏高;腹泻脱水时多为低渗性脱水;大多有低钾、低钙、低镁、肝糖原贮存不足,易致低血糖;细胞外液相对较多,心、肾功能差。输液量不宜过多,输液速度不宜过快。

2.补液的方法

(1)营养不良多有血糖、血浆蛋白偏低,故补液时应注意补充热量和蛋白质。

(2)合并腹泻脱水时补液总量比一般腹泻减少 1/3,以等张或 2/3 张含钠液为宜,以 24 h 内均匀输入为妥,一般为 $3\sim5$ mL/(kg·h)。

(3)扩充血容量后宜及时补钾,给钾时间约持续 1 周,同时早期补钙,尤其是合并佝偻病的患儿。

(4)缺镁时,可给 25% 的硫酸镁每次 0.2 mL/kg,每天 2 次,深部肌内注射 $1\sim3$ d。还可用维生素 B_1 $50\sim100$ mg 肌内注射,每天 1 次。

(郭　锐)

第六节　造血干细胞移植

造血干细胞移植(hematopoietic stem cell transplantation,HSCT)已广泛用于许多难治性疾病,特别是白血病、肿瘤、遗传性血液病、再生障碍性贫血及难治性免疫性疾病的治疗,取得了显著的效果。到 1997 年 5 月,国际上已有五万多患者成功地进行了骨髓干细胞移植,其中两万多人已生存 5 年以上。全世界共有 450 万人登记志愿献骨髓,其中 170 万人已做了 HLA 配型。自体移植、脐血移植(UCBT)因疗效确切,HSC 来源广泛而备受推崇,欧洲 1995 年自体移植病例数占该地区全年所有的移植病例数的 68%。

造血干细胞移植技术主要包括干细胞的鉴别,活性测定,干细胞的采集,分离纯化,动员,干细胞保存,肿瘤细胞的净化。

一、造血干细胞移植的来源和分类

HSCT 一般指将各种来源的正常造血干细胞在患者接受超剂量的放、化疗后,通过静脉输注移植入受体内,以替代原有的病理性造血干细胞,从而使得患者的造血与免疫功能得以重建达到治疗目的。HSCT 已成为治愈一些恶性血液病、实体瘤、再生障碍性贫血及某些遗传性疾病的重要方法,同时也为基因治疗发展奠定了基础。

(一)分类

根据移植的造血干细胞来源不同,HSCT 可分为以下几种类型。

1.异基因骨髓移植(allo-BMT)

干细胞来源于 HLA 相同的同胞,HLA 表型相同的供者。其特点有复发率较低,具有 GVL 效应,但供者极少,移植物抗宿主病(GVHD)等并发症较重。

2.异基因外周血干细胞移植(allo-PBSCT)

HLA 相合同胞。造血功能恢复较快,GVHD 发生率高。

3.自体骨髓移植(ABMT)

取自自体骨髓,不受供者限制,一般无 GVHD,但移植物中可能残留肿瘤细胞,复发率较高。

4.自体外周血干细胞移植(APBSCT)

干细胞含量较少,需多次动员和采集,但移植后造血恢复较快,肿瘤残留物较少。

5.同基因骨髓移植(syn-BMT)

干细胞来源于同卵同胞骨髓,无 GVHD,并发症较轻。供者甚少,用于白血病时易复发。

6.脐血造血干细胞移植(UBCT)

干细胞来源广泛,造血重建能力强,而 GVHD 少且轻。

(二)不同来源干细胞的特点

HSC 主要来源于骨髓、成人外周血和脐血。

(1)脐血有如下特点:造血干细胞含量丰富,虽然 $CD34^+$ 细胞数低于骨髓,但 $CD34^+CD38^-$ 细胞数高于骨髓,且脐血 $CD34^+CD38^-$ 细胞增殖分化能力高于骨髓,尤其是加入各种细胞因子后混合细胞系集落形成单位(CFU-GEMM)、爆式红细胞集落形成单位(BFU-E)集落数明显高于骨髓;研究端粒时发现随着年龄增长,其长度逐渐减少,每一次细胞分裂约丢失50个碱基对,纯化的成人 $CD34^+CD38^{low}$ 和 $CD34^+CD38^{low}CD45Ra^{low}$ 细胞端粒较脐血及胎肝细胞短,脐血具有很强增殖潜能;淋巴系统抗原表达弱,淋巴细胞功能不成熟,脐血干细胞移植(UCBT)后移植物抗宿主病(GVHD)的发生率较低;-196 ℃直接冻存脐血 6 个月以上,CFU-GEMM、BFU-E、CFU-GM 回收率为 80%~87%,经分离的多核细胞(MNC)冻存后长期培养起始细胞(LTC-IC)、CFU-GEMM、BFU-E、CFU-GM 回收率为 82%~91%。

(2)正常状态下,外周血中的干/祖细胞含量占 MNC 的 0.01%~0.1%,相当于骨髓的 1%~10%,动员出的外周血 MNC 中 $CD34^+$ 细胞数及 CFU-GM 数均明显高于骨髓。

二、临床适应证

造血干细胞移植广泛用于恶性疾病、骨髓功能衰竭性疾病和部分遗传性疾病。随着分子生物学的发展,造血干细胞作为基因治疗的靶细胞,已成为基因治疗的主要方法。

(一)恶性疾病

急性非淋巴细胞白血病、急性淋巴细胞白血病、慢性髓性白血病、毛细胞白血病、骨髓增生异常综合征、多发性骨髓瘤、非霍奇金淋巴瘤、霍奇金病、神经母细胞瘤等。

(二)非恶性疾病

再生障碍性贫血、阵发性血红蛋白尿、骨髓纤维化。

(三)遗传性疾病

遗传性免疫缺陷病、遗传性造血异常、遗传性红细胞异常症、异常血红蛋白症、黏多糖病等。

对于骨髓造血功能衰竭和部分遗传性疾病,由于其造血干细胞本身有缺陷,只能采用异基因骨髓移植方法纠正。PBSC 移植已广泛用于临床,自体 APBSCT 病例数已超过自体骨髓移植(ABMT),它具有造血恢复快,术后并发症少等优点,治疗白血病 3 年无病生存率(DFS)及复发率(RI)与 ABMT 相当,适合于实体瘤的治疗。异体 PBSCT 近年也发展较快,以往人们担心异体 PBSCT 所输入的 PBSC 中含有大量淋巴细胞会引起严重 GVHD,但实践证明,急性 GVHD 发生率不比异体 BMT 高,但慢性 GVHD 发生率则高于异体 BMT。

三、HLA 系统与供者的选择

HSCT 成败的关键之一是 HLA(人类白细胞抗原)配型问题,如果骨髓供者与患者(受者)

的 HLA 不同,会发生严重的排斥反应,甚至危及患者的生命。HLA 是组织细胞膜上受遗传控制的个体特异性抗原,其基因系统包括三个区域,称Ⅰ、Ⅱ、Ⅲ抗原,与骨髓移植相关的主要是Ⅰ、Ⅱ类基因及其产物。HLA 分型要比 ABO 血型复杂得多,每个人不是从父母分别得到一个基因,而是得到一串基因(HLA 单倍型)。每人遗传到二串"冰糖葫芦","冰糖葫芦"上的"红果"(基因)以 A、B、C、D、DR、DQ 和 DP 为序。如 A 有 28 种红果(分别记为 A1、A2、A3、A9…),B 有 61 种(记为 B5、B7、B8、B12…),DR 有 24 种(记为 DR1、DR2、DR3、DR4…)等。七彩红果共有 164 种编号,如不同遗传排列的红果随机组合,按理论推算,"冰糖葫芦"有五亿多种变化,能组合 33 亿多种 HLA 分型。理论推测的 HLA 分型数量巨大,但对一个具体的民族来说并非如此。如黄种人的某些 HLA 抗原,白人和黑人是没有的,白人、黑人所独有的 HLA 抗原,中国人也没有。同时,HLA 各遗传的基因,并非随机搭配,而是有一定的规律。因为上述原因实际的 HLA 分型数量就大大减少。

　　HLA 分型有常见、少见、罕见之分。常见的 HLA 分型,在 300～500 人就可以找到相同者,少见的 HLA 分型可能是万分之一的概率,而罕见的就要到几万甚至几十万的人群中寻找。不同人种的 HLA 分型有很大的差异。HLA 血型的一个重要特点是各座位遗传基因间的非随机搭配,比如 A2 基因和 B46 基因总是联系在一起,作为一个单位遗传;于是就形成了上述 A2～B46、A30～B13、A11～B60 等常见单倍型。分别来自父母的两条 HLA 单倍型便组成一个子女的 HLA 遗传型。如 A2,-;B46,-型,尽管理论上的遗传背景可能为:A2;B46,46、A2,-;B46,46 和 A2,2;B46,-等("-"代表与前一个相同的基因、空白基因或未被检出的新基因),但最有可能的遗传方式是 A2,2;B46,46,即两条相同的 A2～B46 单倍型组成的 HLA 型。

　　骨髓移植要求患者和供髓者之间的 HLA 血型相匹配,即要求 HLA-A、B、DR 3 个座位的6 个基因完全相同。目前先对志愿者做 HLA-A、B 两个座位 4 个基因的检测,当患者从骨髓库中找到 HLA-A、B 相匹配的志愿者后,再进一步做 HLA-DR 分型,这也是国际惯例。

四、供者造血干细胞采集、处理和回输

(一)骨髓液

　　为更多地从供者体内采集骨髓有核细胞,可在采集前 1～2 h 给予地塞米松 10 mg 静脉注射,或前一天给粒细胞刺激因子(G-CSF)或粒-单细胞刺激因子(GM-CSF)。骨髓采集应在手术室内全身和硬脑膜外麻醉下进行。采髓部位常选择为左右前后髂棘和胫骨,可多位点、多部位穿刺,每次抽髓 5～10 mL,注射器内先注入含肝素的灭菌保养液。肝素浓度为 10～20 U/mL。采集的骨髓应过滤除去凝块和碎片。近来有用封闭骨髓抽吸一步法连续抽吸、过滤和收集骨髓细胞,操作简便安全。

(二)外周血干细胞(PBSC)

　　PBSC 动员和采集。PBSC 动员的方式有 3 种,即大剂量化疗、单用造血生长因子(HGF)和二者合用。异体供者单用 HGF 动员,肿瘤患者则采用大剂量化疗和/或 HGF。HGF 较常用的是 G-CSF 或 GM-CSF,G-CSF 效果优于 GM-CSF,后者不良反应明显多于前者。

　　(1)大剂量化疗多采用环磷酰胺(CTX)4～7 g/m² 静脉滴注,可使外周血 CFU-GM 提高50 倍以上,化疗与 HGF 合用可使 CFU-GM 提高百倍以上,最高可达 1 000 倍左右。

　　(2)临床及实验研究发现,IL-1、IL-3、IL-6、IL-11、促红细胞生成素(EPO)、SCF、PIXY321、MIP-1α虽也有动员作用,但单用效果不佳,一般两个或两个以上 HGF 联合或与化疗联用效果

较好;IL-8 动员作用尤其快速;有关外周血干细胞动员的机制尚不清楚,可能与化疗及细胞因子对骨髓微环境和 HSC 生物学功能(黏附能力、通透性)的改变有关。

(3)PBSC 的采集采用 CS 3 000 或 Cobe Spectra 血细胞分离仪分离 MNC,前者启动后形成稳定白细胞层所需时间明显较短,而收集 CD34$^+$ 细胞及 MNC 的效率明显高于后者。

(三)肿瘤细胞的净化

ABMT 与 APBSCT 主要存在的问题是复发率高,移植物中残留的肿瘤细胞是其原因之一,因此,有必要对移植物体外净化。体外净化移植物的方法较多,主要有物理学、化学、生物学、免疫学等方法。

1.环磷酰胺衍生物 Asta-Z、4-HC、Mafosfamide 等是公认有效的净化药

Laporate 等总结 1983—1993 年 10 年间 125 例 Asta-Z 净化后 ABMT 的 AL 患者,84 例 AML8 年长期生存率(LFS)及 RI 分别为 58% 和 25%;41 例 ALL 的 8 年 LFS 及 RI 分别为 (CR1)56% 和 37%、(CR2)34% 和 48%。

2.用单克隆抗体进行免疫净化

主要有两种形式,其一是用针对白血病免疫表型的单抗与相应的抗原结合,借助补体依赖的细胞毒作用、免疫磁珠或免疫毒素等二步效应机制达到净化目的,一般可达到 3~6 个对数级的杀伤效果;另一种方法是 CD34$^+$ 细胞选择,经一次纯化后 CD34$^+$ 细胞的纯度可达 60%,并可使肿瘤细胞减少约 3 个对数级,多次纯化后 CD34$^+$ 细胞的纯度可达 99%,但反复纯化后将会丢失大量干/祖细胞,因此,进行 1~2 次纯化比较合适,这适合于乳腺癌、淋巴瘤、多发性骨髓瘤 (MM)等瘤细胞不表达 CD34 的疾病。

3.单抗阳选法

可利用白血病祖细胞表达 CD38,而早期阶段正常造血干细胞(HSC)不表达 CD38 的特点,阳性选择 CD34$^+$CD38$^-$ 的细胞或先纯化 CD34$^+$ 细胞,再用白血病细胞特异性抗体借助补体造成对白血病细胞杀伤,达到净化的目的。Schiller 等对 55 例 MM 患者采用 CD34$^+$ 细胞阳性选择后行自体外周血干细胞移植(APBSCT),采用 PCR 检测动员后分离的白细胞及净化后的移植物中患者特异性的免疫球蛋白基因的表达,结果发现移植物中残留瘤细胞可降低 2.7~4.5 个对数级,但 3 年无进展生存率为 29%,与未净化者没有差别。阳性选择 Ph 阴性干细胞用于大剂量化疗后选择 CD34$^+$ 细胞用于 MDS 患者自体移植也在研究中。有关 CD34$^+$ 细胞纯化的净化意义有待进一步评价。

4.采用反义技术

针对 *bcr/abl*、*PML-RARα*、*c-myb*、*c-myc* 等癌基因设计反义寡核苷酸序列,使与靶基因结合,终止癌基因表达。体外实验研究发现对 bcr/abl 断裂点行反义寡核苷酸净化,明显抑制 CML 细胞克隆生长,但临床疗效尚不肯定。

(四)脐血干细胞移植

UCBT 成为异体 BMT 的一种有效替代手段。UCBT 具有脐血来源丰富易于采集与冻存,移植后能够长期稳定重建造血,GVHD 发生率低等特点,但造血恢复慢。由于脐血干细胞数有限,因此主要用于儿童移植。脐血的采集应在新生儿娩出后立即进行,在距脐 5~7 cm 处结扎脐带并切断,5 min 内从脐静脉抽取血液置于含有肝素保养液的血袋中,留少许做病原学和 HLA 检查,然后低温保存待用。

（五）HSC 可以采用程控降温

－196 ℃液氮保存及－80 ℃长期保存。两种方法均有良好的回收率，尤其是－80 ℃保存简单易行适合于我国基层单位。4 ℃保存 HSC 只适合于 72 h 内移植用。一般所需的回输骨髓有核细胞数最低阈值为$(0.5\sim2.0)\times10^8/kg$，因此，骨髓采集量一般为 $7\sim14$ mL/kg。骨髓的植入一般采用静脉输入的方法，输注时间不宜超过 3 h。

五、预处理方案

预处理的目的是尽可能地清除残留在体内的肿瘤细胞和骨髓中异常细胞群，以减少恶性疾病的复发。抑制或摧毁体内的免疫细胞，以减轻宿主抗移植物反应，使骨髓容易植活。

在制定组织预处理方案时，应根据移植的目的不同，选择可有所侧重。如用于重型再生障碍性贫血时以免疫抑制剂为主，而恶性疾病应选择抗肿瘤方案。常用的预处理方法有以下几种。

（一）抗肿瘤细胞为主

抗肿瘤化学药物：环磷酰胺（CY）、白消安（Bu）、氮芥（Melp）、卡莫司汀（BCNU）、环己基亚硝脲（CCNU）、阿糖胞苷、鬼臼叉已甙（VP-16）等。全身大剂量放疗照射（TBI）。

（二）以免疫抑制为主

抗淋巴细胞球蛋白（ATG）及全身淋巴系统照射（TLI）。

（三）抗肿瘤细胞及免疫抑制功能双重作用

其包括 TBI 和 CY、CCNU、美法仑等。

常用的治疗白血病的预处理方案有 CY＋TBI 和 CY＋Bu。

六、并发症及治疗

（一）感染并发症的防治

1.保护性隔离

移植前一周，将患者转至单间隔离病室或空气层流病室，能明显减少移植后感染，特别是败血症的发生率。

2.抗生素的运用

HSCT 患者一旦发生感染，病情多较凶险，尤其是革兰阴性杆菌。注意查找感染病灶，取送各种培养。

对细菌感染，可选择氨基糖苷类药物，如阿米卡星、妥布霉素、庆大霉素、奈替米星。氨基糖苷类与第三代头孢菌素或其他β-内酰胺类抗生素联合应用可起协同作用。其中主要包括头孢塞肟、先锋铋、头孢他啶、头孢曲松等，这类抗生素对革兰阴性杆菌有较强的抗菌作用。喹诺酮类抗生素如诺氟沙星、氧氟沙星及环丙沙星等也可选择使用。

真菌感染可选择两性霉素 B、克霉唑、咪康唑、酮康唑及氟康唑等。氟康唑是新型抗真菌唑类，可口服或静脉滴注，半衰期为 $24\sim30$ h，口服一天一次即可。对霉菌、白念珠菌、新型隐球菌感染均有效，并能通过血-脑屏障。

阿昔洛韦和干扰素用于防治病毒感染取得了较好的效果，可缩短单纯疱疹病毒感染的病程，促进疱疹的愈合，对其他病毒感染也有预防和治疗作用。

3.细胞因子

粒-巨细胞集落刺激因子、粒细胞集落刺激因子和白细胞介素-2 等在预防移植后感染方面应用广泛。可缩短粒细胞恢复时间,减少因粒细胞减少而发生的严重感染。静脉输注大剂量的丙种球蛋白对巨细胞病毒(CMV)感染有一定的作用。

(二)移植物抗宿主病的防治

1.急性 GVHD

急性 GVHD 的发生与主要组织相容性抗原不合密切相关,其差异越大,发生率越高,程度越重。如 HLA 1～3 个位点不合者,Ⅱ～Ⅲ度 GVHD 的发生率约为 50%,HLA 1～6 个位点不合者,发生率为 70% 以上,HLA 2～3 个位点不合者,则在 80% 以上。

急性 GVHD 的临床表现主要表现为皮疹、肝脏受损以及胃肠道反应。一般发生在移植后2～5 周造血功能开始恢复时。如果发生在移植后 10 d 内,称为超急性 GVHD,病情较凶险。一般认为 GVHD 发生越早,预后越差。防治措施有以下几方面。

(1)甲氨蝶呤(MTX):+1 d (15 mg/m²)、+3 d、+6 d、+11 d (10 mg/m²),以后每周一次,10 mg/m²,直至+102 d。

(2)环孢菌素 A(CSA):选择性抑制细胞毒性 T 淋巴细胞的活化而起作用。具体用法:1 d 3～5 mg/(kg·d),或 7 mg/(kg·d)静脉滴注,直至患者能口服,改为 12.5 mg/(kg·d),每天 2 次,+50 d 按每周 5% 量递减。一般用药时间半年。主要不良反应为肾脏、心血管和中枢神经系统毒性反应。

(3)肾上腺皮质激素:主要为甲泼尼龙,1 000 mg/(m²·d),分 2 次静脉滴注,连用 3 d,以后每 3 天减半量,直至有效维持量。

(4)T 淋巴细胞清除(TCD)异基因 HSCT 时,体外清除移植物中 T 细胞是预防急性 GVHD的最有效方法,但易导致移植失败及白血病复发。

(5)免疫抑制剂联合应用:联合应用 CSA/MTX 或 MTX/泼尼松或抗淋巴细胞球蛋白(ALG)效果较单独使用佳。

2.慢性 GVHD

一般发生在移植后 3～4 个月,可独立出现,也可由急性 GVHD 发展而来。临床上可分为局限性和全身性,前者只累及皮肤和肝脏,后者则为多器官受损;主要临床表现有皮肤色素沉积,丘疹性红斑或苔藓样变。后期出现皮下和表皮组织纤维化,皮肤变薄呈硬皮样变。也可出现脱发、肝功能异常、口腔溃疡、干燥综合征。也可发生造血系统异常,嗜酸性粒细胞增多,血小板减少,溶血性贫血或全血细胞减少等。由于慢性 GVHD 多由急性转化而来,因此主要是预防急性GVHD。可使用免疫抑制剂(如强的松和 CSA)。

(三)肝静脉闭塞病(HVOD)

HVOD 是大剂量放化疗后常见症状,在恶性疾病 BMT 后,约半数患者有不同程度的HVOD。临床主要特征表现为肝脏肿大或肝区疼痛、黄疸和腹水。目前尚没有特异性治疗方法,主要是保守治疗,如支持疗法,输入血浆扩容,改善肾血量灌注,保持水、电解质平衡等。有报道使用前列腺素(PG)E1 预防 HVOD,移植前 8 d 静脉滴注 PGE,500 μg/kg,连续 6 周,可明显减低 HVOD 的发生率。

(四)间质性肺炎

尚无有效的预防措施。采用低照射剂量的照射率,或肺部屏障的 TBI、TLI 等照射,可明显地降低间质性肺炎的发生率。

七、移植物植活的判断

检测植入的造血干细胞是否被植活,应测定患者移植前后供体血细胞及免疫学的一系列特异性标志。这些标志在移植前应为供者型,而移植后则为患者型。

(一)红细胞抗原

ABO、Rh、MNS、Lewis、Kell、Duffy 及 P 系统。

(二)红细胞和白细胞同工酶

酸性磷酸酶(ACP)、磷酸葡萄糖变位酶(PGM)、酯酶 D(ESD)、腺苷脱氨酶(ADA)、磷酸葡萄糖脱氢酶(PGD)。

(三)HLA 抗原

Ⅰ、Ⅱ、Ⅲ类抗原。

(四)细胞遗传学标志

Y 染色体、标记染色体、异常染色体。

(五)免疫球蛋白

Gm、Am、Km 等因子。

其中遗传学证据更为重要。此外,临床也可观察到间接证据。

(1)移植后成活三周以上。

(2)造血系统恢复正常。

(3)临床发生急性/慢性 GVHD 等。

（刘　娜）

第二章

呼吸系统疾病

第一节 反复呼吸道感染

一、定义和诊断标准

呼吸道感染是儿童尤其婴幼儿最常见的疾病,据统计发展中国家每年每个儿童患 4.2～8.7 次的呼吸道感染,其中多数是上呼吸道感染,肺炎的发生率则为每年每 100 个儿童 10 次。反复呼吸道感染是指一年内发生呼吸道感染次数过于频繁,超过一定范围。根据反复感染的部位可分为反复上呼吸道感染和反复下呼吸道感染(支气管炎和肺炎),对于反复上呼吸道感染或反复支气管炎国外文献未见有明确的定义或标准,反复肺炎国内外较为一致的标准是 1 年内患 2 次或 2 次以上肺炎或在任一时间框架内患 3 次或 3 次以上肺炎,每次肺炎的诊断需要有胸部 X 线的证据。我国儿科学会呼吸学组于 1987 年制订了反复呼吸道感染的诊断标准,并于 2007 年进行了修订,如表 2-1。

表 2-1 反复呼吸道感染诊断标准

年龄(岁)	反复上呼吸道感染(次/年)	反复下呼吸道感染(次/年)	
		反复气管支气管炎	反复肺炎
0～2	7	3	2
3～5	6	2	2
6～14	5	2	2

注:①两次感染间隔时间至少 7 d 以上。②若上呼吸道感染次数不够,可以将上、下呼吸道感染次数相加,反之则不能。但若反复感染是以下呼吸道为主,则应定义为反复下呼吸道感染。③确定次数须连续观察 1 年。④反复肺炎指 1 年内反复患肺炎≥2 次,肺炎须由肺部体征和影像学证实,两次肺炎诊断期间肺炎体征和影像学改变应完全消失。

二、病因和基础疾病

小儿反复呼吸道感染病因复杂,除了与小儿时期本身的呼吸系统解剖生理特点以及免疫功能尚不成熟有关外,微量元素和维生素缺乏、环境因素、慢性上气道病灶等是反复上呼吸道感染常见原因。对于反复下呼吸道感染尤其是反复肺炎患儿,多数存在基础疾病,我们对北京儿童医院 106 例反复肺炎患儿回顾性分析发现其中88.7%存在基础病变,先天性或获得性呼吸系统解剖异常是最常见的原因,其次为呼吸道吸入、先天性心脏病、哮喘、免疫缺陷病和原发纤毛不动综合征等。

(一)小儿呼吸系统解剖生理特点

小儿鼻腔短,后鼻道狭窄,没有鼻毛,对空气中吸入的尘埃及微生物过滤作用差,同时鼻黏膜嫩弱又富于血管,极易受到损伤或感染,由于鼻道狭窄经常引起鼻塞而张口呼吸。鼻窦黏膜与鼻腔黏膜相连续,鼻窦口相对比较大,鼻炎常累及鼻窦。小儿鼻咽部较狭小,喉狭窄而且垂直,其周围的淋巴组织发育不完善,防御功能较弱。婴幼儿的气管、支气管较狭小,软骨柔软,缺乏弹力组织,支撑作用薄弱,黏膜血管丰富,纤毛运动较差,清除能力薄弱,易引起感染,并引起充血、水肿、分泌物增加,易导致呼吸道阻塞。小儿肺的弹力纤维发育较差,血管丰富,间质发育旺盛,肺泡数量较少,造成肺含血量丰富而含气量相对较少,故易感染,并易引起间质性炎症或肺不张等。同时,小儿胸廓较短,前后径相对较大呈桶状,肋骨呈水平位,膈肌位置较高,使心脏呈横位,胸腔较小而肺相对较大,呼吸肌发育不完善,呼吸时胸廓活动范围小,肺不能充分地扩张、通气和换气,易因缺氧和 CO_2 潴留而出现面色青紫。以上特点容易引起小儿呼吸道感染,分泌物容易堵塞且感染容易扩散。

(二)小儿反复呼吸道感染的基础病变

1.免疫功能低下或免疫缺陷病

小儿免疫系统在出生时发育尚未完善,随着年龄增长逐渐达到成人水平,故小儿特别是婴幼儿处于生理性免疫低下状态,是易患呼吸道感染的重要因素。新生儿外周血 T 细胞数量已达成人水平,其中 CD4 细胞数较多,但 CD4 辅助功能较低且具有较高的抑制活性,一般 6 个月时 CD4 的辅助功能趋于正常。与细胞免疫相比,体液免疫的发育较为迟缓,新生儿 B 细胞能分化产生 IgM 的浆细胞,但不能分化为产生 IgG 和 IgA 的浆细胞,有效的 IgG 类抗体应答需在生后 3 个月后才出现,2 岁时分泌 IgG 的 B 细胞才达成人水平,而分泌 IgA 的 B 细胞 5 岁时才达成人水平。婴儿自身产生的 IgG 从 3 个月开始增多,1 岁时达成人的 60%,6~7 岁时接近成人水平。IgG 有 IgG1、IgG2、IgG3 和 IgG4 四个亚类,在正常成人血清中比率为 70%、20%、6% 和 4%,其中 IgG1、IgG3 为针对蛋白质抗原的主要抗体,而 IgG2、IgG4 为抗多糖抗原的重要抗体成分,IgG1 在 5~6 岁,IgG3 在 10 岁左右,IgG2 和 IgG4 在 14 岁达成人水平。新生儿 IgA 量极微,1 岁时仅为成人的 20%,12 岁达成人水平。另外,婴儿期非特异免疫如吞噬细胞功能不足,铁蛋白、溶菌酶、干扰素、补体等的数量和活性不足。

除了小儿时期本身特异性和非特异性免疫功能较差外,许多研究表明反复呼吸道感染患儿(复感儿)与健康对照组相比多存在细胞免疫、体液免疫或补体某种程度的降低,尤其是细胞免疫功能异常在小儿反复呼吸道感染中起重要作用,复感儿外周血 $CD3^+$ 细胞、$CD4^+$ 细胞百分率及 $CD4^+/CD8^+$ 比值降低,这种异常标志着辅助性 T 细胞功能相对不足,不利于对病毒等细胞内微生物的清除,也不利于抗体产生,因只有在抗原和辅助性 T 细胞信号的协同作用下,B 细胞才得以进入增殖周期。在 B 细胞应答过程中,辅助性 T 细胞(Th)除提供膜接触信号外,还分泌多种细胞因子,影响 B 细胞的分化和应答特征。活化的 Th_1 细胞可通过分泌白细胞介素 2(IL-2),使 B 细胞分化为以分泌 IgG 抗体为主的浆细胞;而活化的 Th_2 细胞则通过分泌白细胞介素 4(IL-4),使 B 细胞分化为以分泌 IgE 抗体为主的浆细胞。活化的抑制性 T 细胞(Ts)可通过分泌白细胞介素 10(IL-10)而抑制 B 细胞应答,就功能分类而言,CD8 T 细胞属于抑制性 T 细胞。反复呼吸道感染患儿 CD8 细胞百分率相对升高必然会对体液免疫反应产生不利影响,有报道复感儿对肺炎链球菌多糖抗原产生抗体的能力不足。分泌型 IgA（SIgA）是呼吸道的第一道免疫屏障，能抑制细菌在气道上皮的黏附及定植，直接刺激杀伤细胞的活性，可特异性或非特异性地防御呼吸道细菌及病毒的侵袭，因此对反复呼吸道感染患儿注意 SIgA 的检测。IgM 在早期感染中发挥重要的免疫防御作用，且 IgM 是通过激活补体来杀死微生物的。补体系统活化后可通过溶解细胞、细菌和病毒发挥抗感染免疫作用，补体成分降低或缺陷时，机体的吞噬和杀菌作用明显减弱。

呼吸系统是免疫缺陷病最易累及的器官，因此需要特别注意部分反复呼吸道感染患儿不是免疫功能低下或紊乱，而是存在各种类型的原发免疫缺陷病，最常见的是 B 细胞功能异常导致体液免疫缺陷病，如 X 连锁无丙种球蛋白血症（XLA），常见变异型免疫缺陷病（CVID）、IgG 亚类缺乏症和选择性 IgA 缺乏症等。106 例反复肺炎患儿发现 6 例原发免疫缺陷病，其中 5 例为体液免疫缺陷病，年龄均在 8 岁以上，反复肺炎病程在 2～9 年，均在 2 岁后发病，表现间断发热、咳嗽和咳痰，肝脾大 3 例，胸部 X 线合并支气管扩张 3 例，诊断根据血清免疫球蛋白的检查，2 例常见变异性免疫缺陷病反复检查血 IgG、IgM 和 IgA 测不出或明显降低。1 例 X 链锁无丙种球蛋白血症为 11 岁男孩，2 岁起每年肺炎 4～5 次，其兄 3 岁时死于多发性骨结核；查体扁桃体未发育，多次测血 IgG、IgM 和 IgA 含量极低，外周血 B 细胞明显减少，细胞免疫功能正常。1 例选择性 IgA 缺乏和 1 例 IgG 亚类缺陷年龄分别为 10 岁和 15 岁，经检测免疫球蛋白和 IgG 亚类诊断，这例 IgG 亚类缺陷患儿反复发热、咳嗽 6 年半，每年患肺炎住院 7～8 次。查体：双肺可闻及大量中等水泡音，杵状指（趾）。免疫功能检查 IgG 略低于正常低限，IgG2，IgG4 未测出。肺 CT 提示两下肺广泛支气管扩张。慢性肉芽肿病是一种原发吞噬细胞功能缺陷病，由于遗传缺陷导致吞噬细胞杀菌能力低下，临床表现为婴幼儿期反复细菌或真菌感染（以肺炎为主）及感染部位肉芽肿形成，四唑氮蓝（NBT）试验可协助诊断，近年来我们发现多例反复肺炎和曲霉菌肺炎患儿存在吞噬细胞功能缺陷。

继发性免疫缺陷多考虑恶性肿瘤、免疫抑制剂治疗和营养不良，目前 HIV 感染已成为获得性免疫缺陷的常见原因，2 例艾滋病患儿年龄分别为 4 岁和 6 岁，病程分别为 3 月和 2 年，均表现间断发热、咳嗽，1 例伴腹泻和营养不良，2 例均有输血史，X 线表现为两肺间质性肺炎，经查血清 HIV 抗体阳性确诊。

2.先天气道和肺发育畸形

气道发育异常包括喉气管支气管软化、气管性支气管、支气管狭窄和支气管扩张，其中以喉气管支气管软化症最为常见，软化可发生于局部或整个气道，气道内径正常，但由于缺乏足够的软骨支撑这些患儿在呼气时气道发生内陷，气道阻力增加，气道分泌物排出不畅，易于感染，41 例反复肺炎患儿中 16 例经纤维支气管镜诊断为气管支气管软化症，其中 1 例 2 岁男孩，1 年内患"肺炎"5 次，纤维支气管镜检查提示左总支气管软化症。气管性支气管是指气管内额外的或异常的支气管分支，通常来自气管右侧壁，这种异常损害了右上肺叶分泌物的排出或造成气管的严重狭窄。先天性支气管狭窄导致的肺部感染可发生于主干支气管或中叶支气管，而肺炎和肺不张后的支气管扩张发生于受累支气管狭窄部位的远端。

支气管扩张是先天或获得性损害。获得性支气管扩张多是由于肺的严重细菌感染后导致的局部气道损害，麻疹病毒、腺病毒、百日咳杆菌、结核分枝杆菌是最常见的病原，近年发现支原体感染也是支气管扩张的常见病原。支气管扩张分为柱状和囊状扩张，早期柱状扩张损害仅涉及弹性和气道肌肉支撑组织，积极治疗可部分或完全恢复。晚期囊状扩张损害涉及气道软骨，这时

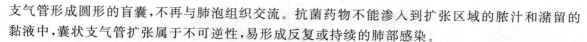

支气管形成圆形的盲囊,不再与肺泡组织交流。抗菌药物不能渗入到扩张区域的脓汁和潴留的黏液中,囊状支气管扩张属于不可逆性,易形成反复或持续的肺部感染。

肺发育异常包括左或右肺发育不良、肺隔离症、肺囊肿和先天性囊性腺瘤畸形均可引起反复肺炎。肺隔离症是一块囊实性成分组成的非功能性肺组织团块异常连接到正常肺,其血供来自主动脉而不是肺血管,通常表现为学龄儿童反复肺炎。支气管源性肺囊肿常位于气管周围或隆突下,囊肿被覆纤毛柱状上皮、平滑肌、黏液腺和软骨,感染可发生于囊肿本身或被囊肿压迫的周围肺。很多患者在婴儿期表现呼吸困难,这些患儿肺炎的发生往往是邻近正常肺蔓延而来,而一旦感染发生由于与正常的支气管树缺乏连接使感染难于清除。先天性囊性腺瘤样畸形约80%出生前经超声诊断,表现为生后不久出现的呼吸窘迫,一小部分表现为由于支气管压迫和分泌物清除障碍引起的反复肺炎。

3.原发纤毛不动综合征

本病是由于纤毛先天结构异常导致纤毛运动不良,气道黏液纤毛清除功能障碍,表现反复呼吸道感染及支气管扩张,可同时合并鼻窦炎、中耳炎。部分病例有右位心或内脏转位称为Kartagener综合征。

4.囊性纤维化

囊性纤维化属遗传性疾病,遗传缺陷引起跨膜传导调节蛋白功能障碍,气道和外分泌腺液体及电解质转运失衡,呼吸道分泌稠厚的黏液并清除障碍,在儿童典型表现为反复肺炎、慢性鼻窦炎、脂肪痢和生长落后。囊性纤维化是欧洲和美洲白人儿童反复肺炎的常见原因,在我国则很少见。

5.先天性心脏病

先心病的患儿易患反复肺炎有几个原因:扩大的心脏血管或房室压迫气管,引起支气管阻塞和肺段分泌物的排出受损,导致肺不张和继发感染;左向右分流和肺血流量的增多增加了反复呼吸道感染的易感性,其机制尚不清楚;长期肺水肿伴肺静脉充血使小气道直径变小,肺泡通气减少和分泌物排出减少易于继发感染等。

(三)反复呼吸道感染的原因

1.反复呼吸道吸入

许多原因可以造成反复呼吸道吸入,可能是由于结构或功能的原因不能保护气道,或由于不能把口腔分泌物(食物、液体和口腔分泌物)传送到胃,或由于不能防止胃内容物反流。肺浸润的部位取决于吸入发生时患儿的体位,立位时多发生于中叶或肺底,而仰卧位时则易累及上叶。

吞咽功能障碍可由中枢神经系统疾病、神经肌肉疾病或环咽部的解剖异常引起。闭合性脑损伤或缺氧性脑损伤形成的完全性中枢神经系统功能障碍经常发生口咽分泌物控制不良,通常伴有严重的智能落后和脑性瘫痪。慢性反复发作的癫痫也可导致反复吸入发生。外伤、肿瘤、血管炎、神经变性等引起的脑神经损伤或功能障碍也与吞咽功能受损有关。某些婴儿吞咽反射成熟延迟可以引起环咽肌肉不协调导致反复吸入。神经肌肉疾病如肌营养不良可以有吞咽功能异常,气道保护反射如咳嗽呕吐反射减弱或缺乏,易于反复的微量吸入和感染。上气道的先天性或获得性的解剖损害如腭裂、喉裂和黏膜下裂引起吸入与吞咽反射不协调、气道清除能力下降和喂养困难有关。

食管阻塞或动力障碍也可引起呼吸道反复的微量吸入,血管环是外源性的食管阻塞最常见的原因,经肺增强CT和血管重建可确诊。其他较少见原因有肠源性的重复畸形、纵隔囊肿、畸胎瘤、心包囊肿、淋巴瘤和神经母细胞瘤等。食管异物是内源性食管阻塞的最常见原因,最重要的主诉是吞咽困难、吞咽痛和口腔分泌物潴留,部分患儿表现为反复喘鸣和胸部感染。食管蹼和食管狭窄也可引起食管内容物的吸入,表现为反复下呼吸道感染。

气管食管瘘与修复前和修复后的食管运动障碍有关,多数的气管食管瘘在出生后不久诊断,但小的 H 型的瘘可引起慢性吸入导致儿童期反复下呼吸道感染。许多儿童在气管食管瘘修复后仍有吸入是由于残留的问题如食管狭窄、食管动力障碍、胃食管反流和气管食管软化持续存在。胃食管反流的儿童可表现出慢性反应性气道疾病或反复肺炎。

2.支气管腔内阻塞或腔外压迫

(1)腔内阻塞:异物吸入是儿科患者腔内气道阻塞最常见的原因,常发生于 6 个月至 3 岁的小儿。窒息史或异物吸入史仅见于 40% 的患者,肺炎可发生于异物吸入数天或数周,延迟诊断或异物长期滞留于气道是肺炎反复或持续的原因。例如,1 例 2 岁女孩,临床表现反复发热、咳嗽 4 个月,家长否认异物吸入史,外院反复诊断左下肺炎。查体左肺背部可闻及管状呼吸音及细湿罗音,杵状指(趾)。胸片显示左肺广泛蜂窝肺改变,右肺大叶气肿,纤维支气管镜检查为左下肺支气管异物(瓜子壳)。造成腔内阻塞的其他原因有支气管结核、支气管腺瘤和支气管内脂肪瘤等。

(2)腔外压迫:肿大的淋巴结是腔外气道压迫最常见的原因。感染发生是由于管外压迫导致局部气道狭窄引起黏液纤毛清除下降,气道分泌物在气道远端至阻塞部位的潴留,这些分泌物充当了感染的根源,同时反复抗生素治疗可引起耐药病原菌的感染。

气道压迫最常见原因是结核分枝杆菌感染引起的淋巴结肿大,肿大淋巴结可以发生在支气管旁、隆突下和肺门周围区域。在某些地区真菌感染如组织胞浆菌病或球孢子菌病也可引起气道压迫和继发细菌性肺炎。

非感染原因引起的肺淋巴结肿大也可导致外源性气道压迫。结节病可引起淋巴组织慢性非干酪性肉芽肿样损害,往往涉及纵隔淋巴结。纵隔的恶性疾病如淋巴瘤偶然引起腔外气道压迫,但以反复肺炎为主要表现并不常见。

心脏和大血管的先天异常也可导致大气道的管外压迫,压迫导致气道狭窄或引起局部的支气管软化,感染的部位取决于血管压迫的区域。这些异常包括双主动脉弓、由右主动脉弓组成的血管环、左锁骨下动脉来源异常、动脉韧带、无名动脉压迫和肺动脉索,其中最常见的是双主动脉弓包围气管和食管,症状通常始于婴儿早期,除了感染并发症外,可能包括喘息、咳嗽和吞咽困难。肺动脉索为一实体,左肺动脉缺如,供应左肺的异常血管来自右肺动脉,这一血管压迫了右支气管。

3.支气管哮喘

支气管肺炎是哮喘的一个常见并发症,同时也有部分反复肺炎患儿实际上是未诊断的哮喘,这在临床并不少见。造成哮喘误诊为肺炎原因是部分哮喘患儿急性发作时,临床表现不典型,如以咳嗽为主要表现,无明显的喘息症状,由于黏液栓阻塞胸部 X 线表现为肺不张,也有部分原因是对哮喘的认识不够。

4.营养不良、微量元素及维生素缺乏

营养不良能引起广泛免疫功能损伤,由于蛋白质合成减少,胸腺、淋巴结萎缩,各种免疫激活剂缺乏,免疫功能全面降低,尤其是细胞免疫异常,营养不良引起免疫功能低下容易导致感染;反复感染又可引起营养吸收障碍而加重营养不良,造成恶性循环。

钙剂能增强气管、支气管纤毛运动,使呼吸道清除功能增强,同时又可提高肺巨噬细胞的吞噬能力,加强呼吸道防御功能。因此血钙降低必然会影响机体免疫状态导致机体抵抗力下降以及易致呼吸道感染。当患维生素 D 缺乏性佝偻病时,患儿可出现肋骨串珠样改变、赫氏沟、肋骨外翻、鸡胸等骨骼的改变,能使胸廓的生理活动受到限制而影响小儿呼吸,并加重呼吸肌的负担。

微量元素锌、铁缺乏可影响机体的免疫功能与反复呼吸道感染有关。锌对免疫系统的发育和免疫功能的正常会产生一定的影响。锌参与体内 40 多种酶的合成,并与 200 多种酶活性有关。缺锌可引起体内相关酶的活性下降,导致核酸、蛋白、糖、脂肪等多种代谢障碍。同时缺锌可使机体的免疫器官胸腺、脾脏和全身淋巴器官重量减轻甚至萎缩,致使 T 细胞功能下降,体液免疫功能受损而削弱机体免疫力,导致反复呼吸道感染。

铁是人体中最丰富的微量元素,婴幼儿正处在生长发育的黄金时期,对铁的需要相对增多,如体内储蓄铁减少,不及时补充,可导致铁缺乏。铁也与多种酶的活性有关,如过氧化氢酶、过氧化物酶、单氨氧化酶等。缺铁时这些酶的活性降低,影响机体的代谢过程及肝内 DNA 的合成,儿茶酚胺的代谢受抑制,并且铁能直接影响淋巴组织的发育和对感染的抵抗力。缺铁性贫血或铁缺乏症儿童的特异性免疫功能(包括细胞和体液免疫功能)和非特异性免疫功能均有一定程度的损害,故易发生反复呼吸道感染。有研究表明反复呼吸道感染患儿急性期血清铁水平明显低于正常,感染发生频度与血清铁下降程度有关,补充铁剂后感染次数明显减少,再感染症状也明显减轻。

铅暴露对儿童及青少年健康可产生多方面危害,除了对神经系统、精神记忆功能、智商及行为能力等方面的影响外,铅暴露对幼儿免疫系统功能也有影响,且随着血铅水平的增高,这种影响越显著;有研究表明铅能抑制某些免疫细胞的生长和分化,削弱机体的抵抗力,使机体对细菌、病毒感染的易感性增加;血铅含量与血 IgA、IgG 水平存在较明显的负相关,因此血铅升高也是反复呼吸道感染的一个原因。

维生素 A 对维持呼吸道上皮细胞的分化及保持上皮细胞的完整性具有重要的作用。正常水平的维生素 A 对维持小儿的免疫功能具有重要的作用。而当维生素 A 缺乏时,呼吸道黏膜上皮细胞的生长和组织修复发生障碍,带纤毛的柱状上皮细胞的纤毛消失,上皮细胞出现角化、脱落阻塞气道管腔,而且腺体细胞功能丧失、分泌减少,呼吸道局部的防御功能下降。此时病毒和细菌等微生物易于侵入造成感染。有研究表明反复呼吸道感染患儿血维生素 A 的水平降低,且降低水平与疾病严重程度呈正相关,回升情况与疾病的恢复水平平行,补充维生素 A 可降低呼吸道感染的发生率。

5.环境因素

环境的变化与呼吸道的防卫有密切关系,尤其是小儿对较大的气候变化的调节能力较差,在北方多见于冬春时,南方多见于夏秋两季气温波动较大时。当白天与夜间温差加大、气温多变、忽冷忽热时,小儿机体内环境不稳定,对外界适应力差,很易患呼吸道感染。此外,空气污染程度与小儿的呼吸道感染密切相关,居住在城镇比在农村儿童发病率高,与城镇内汽车尾气、工业污水、废气等对空气污染有关,家庭内化纤地毯、室内装修、油漆和被动吸烟等,有害气体吸入呼吸道,直接破坏支气管黏膜的纤毛上皮,降低呼吸道黏膜抵抗力,易患呼吸道感染。居住人口密集、人员流动多,空气流动差,也会增加发病率。

家庭中有呼吸系统病患者、入托、家里饲养宠物也是易患反复呼吸道感染的环境因素,原因是这些情况下儿童易受生活环境中病原体的传染、变应原刺激以及脱离家庭进入陌生的环境(托儿所)发生心理、生理、免疫方面的改变和缺少了家里父母的悉心照顾。

6.上呼吸道慢性病灶

小儿上呼吸道感染如治疗不及时,可形成慢性病灶如慢性扁桃体炎、鼻炎和鼻窦炎,细菌长期处于隐伏状态,一旦受凉、过劳或抵抗力下降时,就会引起反复发病。小儿鼻窦炎症状表现不典型,常因鼻涕倒流入咽以致流涕症状不明显,而以咳嗽为主要症状。脓性分泌物流入咽部或吸入支气管导致咽炎、腺样体炎、支气管炎等疾病。因此慢性扁桃体炎,慢性鼻-鼻窦炎和过敏性鼻炎是部分患儿反复呼吸道感染的原因。

三、诊断

对于反复呼吸道感染患儿首先是根据我国儿科呼吸组制订的标准确定诊断,然后区分该患儿是反复上呼吸道感染,还是反复下呼吸道感染(支气管炎、肺炎),或者是二者皆有。

对于反复上呼吸道感染患儿,多与免疫功能不成熟或低下、护理不当、入托幼机构的起始阶段、环境因素(居室污染和被动吸烟)、营养因素(微量元素缺乏,营养不良)有关,部分儿童与慢性病灶有关,如慢性扁桃体炎、慢性鼻窦炎和过敏性鼻炎等,进一步检查包括血常规、微量元素和免疫功能检查,摄鼻窦片,请五官科会诊等。

对于反复支气管炎的学龄前儿童,多由于反复上呼吸道感染治疗不当,使病情向下蔓延,少数有潜在基础疾病,如先天性喉气管支气管软化症,伴有反复喘息的患儿尤其应与婴幼儿哮喘、支气管异物相鉴别。反复支气管炎的学龄儿童,多与反复上呼吸道感染治疗不当、鼻咽部慢性病灶、咳嗽变应性哮喘和免疫功能低下引起一些病原体反复感染有关;进一步的检查包括血常规、免疫功能、变应原筛查、病原学检查(咽培养,支原体抗体等)、肺功能、五官科检查(纤维喉镜),必要时行支气管镜检查。

对于反复肺炎患儿多数存在基础疾病,应进行详细检查,首先根据胸部 X 线平片表现区分是反复或持续的单一部位肺炎还是多部位肺炎,在此基础上结合病史和体征选择必要的辅助检查。对于反复单一部位的肺炎,诊断第一步应进行支气管镜检查,对于支气管异物可达到诊断和治疗目的。也可发现其他的腔内阻塞如结核性肉芽肿、支气管腺瘤或某些支气管先天异常如支气管软化、狭窄,开口异常或变异。如果支气管镜正常或不能显示,胸部 CT 增强和气管血管重建可以明确腔外压迫造成支气管阻塞(纵隔肿物、淋巴结或血管环),支气管扩张和支气管镜不能发现的远端支气管腔阻塞以及先天性肺发育异常如肺发育不良、肺隔离症、先天性肺囊肿和先天囊腺瘤样畸形等。

对于反复或持续的多部位的肺炎,如果患儿为婴幼儿,以呛奶、溢奶或呕吐为主要表现,考虑呼吸道吸入为反复肺炎的基础原因,应进行消化道造影、24 h 食管 pH 检测。心脏彩超检查可以排除有无先天性心脏病。免疫功能检查除了常规的 CD 系列和 Ig 系列外,应进行 IgG 亚类、SIgA、补体以及硝基四氮唑蓝 NBT 试验检查。年长儿自幼反复肺炎伴慢性鼻窦炎或中耳炎,应考虑免疫缺陷病、原发纤毛不动综合征或囊性纤维化,应进行免疫功能检查、纤毛活检电镜超微结构检查或汗液试验。反复肺炎伴右肺中叶不张,应考虑哮喘,应进行变应原筛查、气道可逆性试验或支气管激发试验有助于诊断。有输血史,反复间质性肺炎应考虑 HIV 感染进行血 HIV 抗体检测。反复肺炎伴贫血应怀疑特发性肺含铁血黄素沉着症,应进行胃液或支气管肺泡灌洗液含铁血黄素细胞检查。

四、鉴别诊断

(一)支气管哮喘

哮喘常因呼吸道感染诱发,因此常被误诊为反复支气管炎或肺炎。鉴别主要是哮喘往往有家族史、患儿多为特应性体质如易患湿疹、过敏性鼻炎,肺部可多次闻及喘鸣音,变应原筛查阳性,肺功能检查可协助诊断。

(二)特发性肺含铁血黄素沉着症

急性出血等易误诊为反复肺炎,特点为反复发作的小量咯血,往往为痰中带血,同时伴有小细胞低色素性贫血,咯血和贫血不成比例,胸片双肺浸润病灶短期内消失。慢性反复发作后胸片呈网点状或粟粒状阴影,易误诊为粟粒型肺结核。

(三)闭塞性毛细支气管炎和/或机化性肺炎

闭塞性毛细支气管炎(BO)、闭塞性毛细支气管炎并机化性肺炎(BOOP)多为特发性,感染、有毒气体或化学物质吸入等也可诱发,临床表现为反复咳嗽、喘息、肺部听诊可闻及喘鸣音和固定的中小水泡音。肺功能提示严重阻塞和限制性通气障碍。肺片和高分辨CT表现为过度充气,细支气管阻塞及支气管扩张。BOOP并发肺实变,有时呈游走性。

(四)肺结核

小儿肺结核临床多以咳嗽和发热为主要表现,如纵隔淋巴结明显肿大可压迫气管、支气管出现喘息症状,易于误诊为反复肺炎和肺不张。鉴别主要通过结核接触史、卡介苗接种史和结核菌素试验以及肺CT上有无纵隔和肺门淋巴结肿大等。

五、治疗

小儿反复呼吸道感染病因复杂,因此积极寻找病因,进行针对性的病因治疗是这类患儿的基本的治疗原则。

(一)免疫调节治疗

当免疫功能检查,发现患儿存在免疫功能低下时,可使用免疫调节剂进行免疫调节治疗。所谓免疫调节剂泛指调节、增强和恢复机体免疫功能的药物。此类药物能激活一种或多种免疫活性细胞,增强机体的非特异性和特异性免疫功能,包括增强淋巴细胞对抗原的免疫应答能力,提高机体内IgA、IgG水平,从而使患儿低下的免疫功能好转或恢复正常,以达到减少呼吸道感染的次数。目前常用的免疫调节剂有以下几种,在临床中可以根据经验和患儿具体情况选用。

1.细菌提取物

(1)必思添:含有两个从克雷伯肺炎杆菌中提取的糖蛋白,能增强巨噬细胞的趋化作用和使白细胞介素-1(IL-1)分泌增加,从而提高特异性和非特异性细胞免疫及体液免疫,增加T细胞、B细胞活性,提高NK细胞、多核细胞、单核细胞的吞噬功能。用法为每月服用8 d,停22 d,第1个月为1 mg,2次/天;第2、3个月为1 mg,1次/天,空腹口服,连续3个月为1个疗程。这种疗法是通过反复刺激机体免疫系统,使淋巴细胞活化,并产生免疫回忆反应,达到增强免疫功能的作用。

(2)泛福舒:自8种呼吸道常见致病菌(流感嗜血杆菌、肺炎链球菌、肺炎和臭鼻克雷伯杆菌、金黄色葡萄球菌、化脓性和绿色链球菌、脑膜炎奈瑟菌)提取,具有特异和非特异免疫刺激作用,能提高反复呼吸道感染患儿T细胞反应性及抗病毒活性,能激活黏膜源性淋巴细胞,刺激补体与细胞活素生成及促进气管黏膜分泌免疫球蛋白。实验表明,口服泛福舒后能提高 IgA 在小鼠血清中的浓度及肠、肺中的分泌。用法为每天早晨空腹口服 1 粒胶囊(3.5 mg/cap),连服 10 d,停 20 d,3 个月为 1 个疗程。

(3)兰菌净(Lantigen B):为呼吸道常见的 6 种致病菌(肺炎链球菌、流感嗜血杆菌 b 型、卡他布兰汉姆菌、金黄色葡萄球菌、A 组化脓性链球菌和肺炎克雷伯菌)经特殊处理而制成的含有细菌溶解物和核糖体提取物的混悬液,抗原可透过口腔黏膜,进入白细胞丰富的黏膜下层,通过刺激巨噬细胞,释放淋巴因子,激活 T 细胞和促进 B 细胞成熟,并向浆细胞转化产生 IgA。研究证实,舌下滴入兰菌净可提高唾液分泌型 IgA(SIgA)水平,尤适用于婴幼儿 RRI。用法为将药液滴于舌下或唇与牙龈之间,<10 岁 7 滴/次,早晚各 1 次,直至用完 1 瓶(18 mL);≥10 岁 15 滴/次,早晚各 1 次,直至用完 2 瓶(36 mL)。用完上述剂量后停药 2 周,不限年龄再用 1 瓶。

(4)卡介苗:系减毒的卡介苗及其膜成分的提取物,能调节体内细胞免疫、体液免疫、刺激单核-吞噬细胞系统,激活单核-吞噬细胞功能,增强 NK 细胞活性,诱生白细胞介素、干扰素来增强机体抗病毒能力,可用于 RRI 治疗。2～3 次/周,每次 0.5 mL(每支 0.5 mg),肌内注射,3 个月为 1 个疗程。

2.生物制剂

(1)丙种球蛋白(IVIG):其成分 95% 为 IgG 及微量 IgA、IgM。IgG 除能防止某些细菌(金葡菌、白喉杆菌、链球菌)感染外,对呼吸道合胞病毒(RSV)、腺病毒(ADV)、埃可病毒引起的感染也有效。IVIG 的生物功能主要是识别、清除抗原和参与免疫反应的调节。用于替代治疗性连锁低丙种球蛋白血症或 IgG 亚类缺陷症,血清 IgG<2.5 g/L 者,常用剂量为每次 0.2～0.4 g/kg,1 次/月,静脉滴注。也可短期应用于继发性免疫缺陷患儿,补充多种抗体,防治感染或控制已发生的感染。但选择性 IgA 缺乏者禁用。另外,需注意掌握适应证,避免滥用。

(2)干扰素(IFN):能诱导靶器官的细胞转录出翻译抑制蛋白(TIP)-mRNA 蛋白,它能指导合成 TIP,TIP 与核蛋白体结合使病毒的 mRNA 与宿主细胞核蛋白体的结合受到抑制,因而妨碍病毒蛋白、病毒核酸以及复制病毒所需要的酶合成,使病毒的繁殖受到抑制。其还具有明显的免疫调节活性及增强巨噬细胞功能。1 次/天,10 万～50 万 U/次,肌内注射,3～5 d 为 1 个疗程。

(3)转移因子:是从健康人白细胞、脾、扁桃体提取的小分子肽类物质,作用机制可能是诱导无活性的淋巴细胞合成细胞膜上的特异性受体,使之成为活性淋巴细胞,这种致敏淋巴细胞遇到相应抗原后能识别自己,排斥异己而引起一系列细胞反应,致敏的小淋巴细胞变为淋巴母细胞,并进一步增殖、分裂,并释放出多种免疫活性介质,以提高和触发机体的免疫防御功能,改善机体免疫状态。用法为 1～2 次/周,每次 2 mL,肌内注射或皮下注射,3 个月为 1 个疗程。转移因子口服液含有多种免疫调节因子,与注射制剂有相似作用,且无明显不良反应,更易被患儿接受。

(4)胸腺素:从动物(小牛或猪)或人胚胸腺提取纯化而得。可使由骨髓产生的干细胞转变成 T 细胞,它可诱导 T 细胞分化发育,使之成为效应 T 细胞,也能调节 T 细胞各亚群的平衡,并对白细胞介素、干扰素、集落刺激因子等生物合成起调节作用,从而增强人体细胞免疫功能,用于原发或继发细胞免疫缺陷病的辅助治疗。

(5)分泌型 IgA(SIgA):对侵入黏膜中的多种微生物有局部防御作用,当不足时,可补充 SIgA 制剂。临床应用的 SIgA 制剂如乳清液,为人乳初乳所制成,富含 SIgA。SIgA 可防止细菌、病毒吸附、繁殖,对侵入黏膜中的细菌、病毒、真菌、毒素等具有抗侵袭的局部防御作用。每次

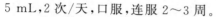

5 mL,2 次/天,口服,连服 2～3 周。

3.其他免疫调节剂

(1)西咪替丁:为 H₂ 受体阻断剂,近年发现其有抗病毒及免疫增强作用。15～20 mg/(kg·d),分 2～3 次口服,每 2 周连服 5 d,3 个月为 1 个疗程。

(2)左旋咪唑:为小分子免疫调节剂,可激活免疫活性细胞,促进 T 细胞有丝分裂,长期服用可使 IgA 分泌增加,增强网状内皮系统的吞噬能力,因此能预防 RRI。2～3 mg/(kg·d),分 1～2 次口服,每周连服 2～3 d,3 个月为 1 个疗程。

(3)卡慢舒:又名羧甲基淀粉,可使胸腺增大,胸腺细胞增多,选择性刺激 T 细胞,提高细胞免疫功能,增加血清 IgG、IgA 浓度。3 岁以下每次 5 mL;3～6 岁每次 10 mL;7 岁以上每次 15 mL,口服,3 次/天,3 个月为 1 个疗程。

(4)匹多莫德:是一种人工合成的高纯度二肽,能促进非特异性和特异性免疫反应,可作用于免疫反应的不同阶段,在快反应期,它可刺激非特异性自然免疫,增强自然杀伤细胞的细胞毒作用,增强多形性中性粒细胞和巨噬细胞的趋化作用、吞噬作用及杀伤作用;在免疫反应中期,它可调节细胞免疫,促进白介素-2 和 γ-干扰素的产生;诱导 T 细胞母细胞化,调节 Th/Ts 的比例使之正常化;在慢反应期,可调节体液免疫,刺激 B 细胞增殖和抗体产生。该药本身不具有抗菌活性,但与抗生素治疗相结合,可有效地改善感染的症状和体征,缩短住院日,因此该药不仅可用于预防感染,也可用于急性感染发作的控制。

4.中药制剂

黄芪是一种常用的扶正中药,具有增强机体和非特异免疫功能的作用,能使脾脏重量及其细胞数量增加,促进抗体生成,增加 NK 细胞活性和单核细胞吞噬功能。其他常用的中成药有玉屏风散(生黄芪、白术、防风等)、黄芪防风散(生黄芪、生牡蛎、山药、白术、陈皮、防风)、健脾粉(黄芪、党参、茯苓、白术、甘草)等。

(二)补充微量元素和各种维生素

铁、锌、钙,以及维生素 A、B 族维生素、维生素 C、维生素 D 等,可促进体内各种酶及蛋白的合成,促进淋巴组织发育,维持体内正常营养状态和生理功能,增强机体的抗病能力。

(三)去除环境因素,注意加强营养

合理饮食;避免被动吸烟及异味刺激,保持室内空气新鲜,适当安排户外活动及身体锻炼;治疗慢性鼻窦炎和过敏性鼻炎,手术治疗先天性肺囊性病和先心病等。

(四)合理使用抗病毒药以及抗菌药物

应严格掌握各种抗菌和抗病毒药的适应证、应用剂量和方法,防止产生耐药性或混合感染。避免滥用激素导致患儿免疫功能下降继发新的感染。

(郝晓翠)

第二节　急性支气管炎

急性支气管炎为儿科常见病,常继发于上呼吸道感染之后,也为肺炎的早期表现。气管常同时受累,故诊断应为急性气管、支气管炎。是某些急性传染病如麻疹、百日咳、白喉等的常见并发症。

一、病因

病原体多为病毒、细菌,临床多见为细菌和病毒混合感染。凡能引起上呼吸道感染的病原体均可引起支气管炎。

二、临床表现

起病可急可缓。发病早期常有上呼吸道症状,最常见的症状是发热、咳嗽。体温多波动在38.5 ℃左右,可持续3~5 d。咳嗽初为干咳,以后随分泌物增多而出现咳痰,初期为白色黏痰,随着病情进展渐转成脓痰。婴幼儿晨起时或兴奋时咳嗽加剧,偶有百日咳样阵咳。全身症状表现为精神不振,食欲低下,呼吸急促,呕吐、腹泻等,年长儿全身症状较轻,但可诉有头痛、乏力、咽部不适、胸痛等。体征可有咽部充血,肺部听诊早期为呼吸音粗糙,随病情进展可闻及散在干啰音及粗湿啰音,但啰音的部位多不固定,随着咳嗽及体位改变啰音可减少或消失。

婴幼儿时期有一种特殊类型的支气管炎,称为哮喘性支气管炎,是指婴幼儿时期有哮喘表现的支气管炎。多发生在2岁以下,体质虚胖以及有湿疹或过敏史的小儿。患儿除有急性支气管炎临床表现外,往往伴有哮喘症状及体征,如呼气性呼吸困难,三凹征阳性,口唇发绀,双肺可闻及哮鸣音及少量湿啰音,以哮鸣音为主,肺部叩诊呈鼓音。本病有反复发作倾向,每次发作症状、体征类同,但一般随年龄增长而发作减少,仅有少数至年长后发展为支气管哮喘。

三、辅助检查

胸片显示正常,或者肺纹理增强,肺门阴影增深。病毒感染者周围血白细胞总数正常或偏低,细菌感染或混合感染者周围血白细胞总数及中性粒细胞均可增高。

四、诊断与鉴别诊断

根据临床症状与体征主要为发热、咳嗽及肺部不固定粗的干、湿啰音,诊断不难。婴幼儿急性支气管炎病情较重时与肺炎早期不易鉴别,应按肺炎处理。哮喘性支气管炎应与支气管哮喘鉴别,后者多见于年长儿,起病急骤,反复发作,用皮质激素等气雾剂可迅速缓解或用肾上腺素皮下注射有效。

五、治疗

(一)一般治疗

需经常改变体位,使呼吸道分泌物易于排出。

(二)控制感染

对考虑为细菌感染或混合感染者可使用抗生素,首选青霉素类抗生素,如青霉素、氨苄西林、阿莫西林(羟氨苄青霉素),病原菌明确为百日咳杆菌或肺炎支原体、衣原体者选用大环内酯类,如红霉素、罗红霉素、阿奇霉素等。

(三)对症治疗

对频繁干咳者可给镇咳药,而呼吸道分泌物多者一般尽量不用镇咳剂或镇静剂,以免抑制咳嗽反射,影响黏痰咳出。常用止咳祛痰药有复方甘草合剂、急支糖浆、川贝枇杷露。对痰液黏稠者可予吸入乙酰半胱氨酸,用法用量:雾化吸入,每次300 mg(3 mL),每天雾化吸入1~2次,持续 5～10 d。对哮喘性支气管炎,可雾化吸入糖皮质激素及支气管舒张剂,常用的药物:布地奈德和 β_2 受体激动剂如沙丁胺醇、硫酸特布他林;也可口服氨茶碱,每次 2～4 mg/kg,每 6 小时 1 次,伴有烦躁不安者可与异丙嗪合用,每次 1 mg/kg,每 6 小时 1 次,哮喘严重者可口服泼尼松或用氢化可的松(或地塞米松)加入 10% 葡萄糖溶液中静脉滴注,疗程 1～3 d。

六、预防

与上呼吸道感染的预防相同。对反复发作者可用气管炎疫苗,在发作间歇期开始注射,每周 1 次,每次 0.1 mL,若无不良反应,以后每次递增 0.1 mL,至每次 0.5 mL 为最大量,10 次为 1 个疗程。效果显著者可再用几个疗程。

(郝晓翠)

第三节 急性毛细支气管炎

急性毛细支气管炎是 2 岁以下婴幼儿特有的一种呼吸道感染性疾病,尤其以 6 个月内的婴儿最为多见,是此年龄最常见的一种严重的急性下呼吸道感染。以呼吸急促、三凹征和喘鸣为主要临床表现。主要为病毒感染,50% 以上为呼吸道合胞病毒(RSV),其他副流感病毒、腺病毒亦可引起,RSV 是本病流行时唯一的病原。寒冷季节发病率较高,多为散发性,也可成为流行性。发病率男女相似,但男婴重症较多。早产儿、慢性肺疾病及先天性心脏病患儿为高危人群。

一、诊断

(一)表现

1.症状

(1)2 岁以内婴幼儿,急性发病。

(2)上呼吸道感染后 2～3 d 出现持续性干咳和发作性喘憋,咳嗽和喘憋同时发生,症状轻重不等。

(3)无热、低热、中度发热,少见高热。

2.体征

(1)呼吸浅快,60～80 次/分钟,甚至 100 次/分钟以上;脉搏快而细,常达 160～200 次/分钟。

(2)鼻翼翕动明显,有三凹征;重症面色苍白或发绀。

(3)胸廓饱满呈桶状胸,叩诊过清音,听诊呼气相呼吸音延长,呼气性喘鸣。毛细支气管梗阻严重时,呼吸音明显减低或消失,喘憋稍缓解时,可闻及弥漫性中、细湿啰音。

(4)因肺气肿的存在,肝脾被推向下方,肋缘下可触及,合并心力衰竭时肝脏可进行性增大。

(5)因不显性失水量增加和液体摄入量不足,部分患儿可出现脱水症状。

(二)辅助检查

1.胸部 X 线检查

可见不同程度的梗阻性肺气肿(肺野清晰,透亮度增加),约 1/3 的患儿有肺纹理增粗及散在的小点片状实变影(肺不张或肺泡炎症)。

2.病原学检查

可取鼻咽部洗液做病毒分离检查,呼吸道病毒抗原的特异性快速诊断,呼吸道合胞病毒感染的血清学诊断,都可对临床诊断提供有力佐证。

二、鉴别诊断

患儿年龄偏小,在发病初期即出现明显的发作性喘憋,体检及 X 线检查在初期即出现明显肺气肿,故与其他急性肺炎较易区别。但本病还需与以下疾病鉴别。

(一)婴幼儿哮喘

婴儿的第一次感染性喘息发作,多数是毛细支气管炎。毛细支气管炎当喘憋严重时,毛细支气管接近于完全梗阻,呼吸音明显降低,此时湿啰音也不易听到,不应误认为是婴幼儿哮喘发作。如有反复多次喘息发作,亲属有变态反应史,则有婴幼儿哮喘的可能。婴幼儿哮喘一般不发热,表现为突发突止的喘憋,可闻及大量哮鸣音,对支气管扩张药及皮下注射小剂量肾上腺素效果明显。

(二)喘息性支气管炎

发病年龄多见于 1～3 岁幼儿,常继发于上感之后,多为低至中等度发热,肺部可闻及较多不固定的中等湿啰音、喘鸣音。病情多不重,呼吸困难、缺氧不明显。

(三)粟粒性肺结核

有时呈发作性喘憋,发绀明显,多无啰音。有结核接触史或家庭病史,结核中毒症状,PPD试验阳性,可与急性毛细支气管炎鉴别。

(四)可发生喘憋的其他疾病

如百日咳、充血性心力衰竭、心内膜弹力纤维增生症、吸入异物等。

(1)因肺脏过度充气,肝脏被推向下方,可在肋缘下触及,且患儿的心率与呼吸频率均较快,应与充血性心力衰竭鉴别。

(2)急性毛细支气管炎一般多以上呼吸道感染症状开始,此点可与充血性心力衰竭、心内膜弹力纤维增生症、吸入异物等鉴别。

(3)百日咳为百日咳鲍特杆菌引起的急性呼吸道传染病,人群对百日咳普遍易感。目前我国百日咳疫苗为计划免疫接种,发病率明显下降。百日咳典型表现为阵发、痉挛性咳嗽,痉咳后伴1 次深长吸气,发出特殊的高调鸡鸣样吸气性吼声,俗称"回勾"。咳嗽一般持续 2～6 周。发病早期外周血白细胞计数增高,以淋巴细胞为主。采用鼻咽拭子法培养阳性率较高,第 1 周可达90%。百日咳发生喘憋时需与急性毛细支气管炎鉴别,典型的痉咳、鸡鸣样吸气性吼声、白细胞计数增高以淋巴细胞为主、细菌培养百日咳鲍特杆菌阳性可鉴别。

三、治疗

该病最危险的时期是咳嗽及呼吸困难发生后的 48～72 h。主要死因是过长的呼吸暂停、严重的失代偿性呼吸性酸中毒、严重脱水。病死率为 1%～3%。

(一)对症治疗

吸氧、补液、湿化气道、镇静、控制喘憋。

(二)抗生素治疗

考虑有继发细菌感染时,应想到金黄色葡萄球菌、大肠埃希菌或其他院内感染病菌的可能。

对继发细菌感染的重症患儿,应根据细菌培养结果选用敏感抗生素。

(三)并发症的治疗

及时发现和处理代谢性酸中毒、呼吸性酸中毒、心力衰竭及呼吸衰竭。并发心力衰竭时应及时采用快速洋地黄药物,如毛花苷 C。对疑似心力衰竭的患儿,也可及早试用洋地黄药物观察病情变化。

(1)监测心电图、呼吸和血氧饱和度,通过监测及时发现低氧血症、呼吸暂停及呼吸衰竭的发生。一般吸入氧气浓度在 40% 以上即可纠正大多数低氧血症。当患儿出现吸气时呼吸音消失,严重三凹征,吸入氧气浓度在 40% 仍有发绀,对刺激反应减弱或消失,血二氧化碳分压升高,应考虑做辅助通气治疗。病情较重的小婴儿可有代谢性酸中毒,需做血气分析。约 1/10 的患者有呼吸性酸中毒。

(2)毛细支气管炎患儿因缺氧、烦躁而导致呼吸、心跳增快,需特别注意观察肝脏有无在短期内进行性增大,从而判断有无心力衰竭的发生。小婴儿和有先天性心脏病的患儿发生心力衰竭的机会较多。

(3)过度换气及液体摄入量不足的患儿要考虑脱水的可能。观察患儿哭时有无眼泪,皮肤及口唇黏膜是否干燥,皮肤弹性及尿量多少等,以判断脱水程度。

(四)抗病毒药物治疗

主要药物有利巴韦林、中药双黄连。

1.利巴韦林

常用剂量为每天 10~15 mg/kg,分 3~4 次。利巴韦林是于 1972 年首次合成的核苷类广谱抗病毒药,最初的研究认为,它在体外有抗 RSV 作用,但进一步的试验却未能得到证实。目前美国儿科协会不再推荐常规应用这种药物,但强调对某些高危、病情严重患儿可以用利巴韦林治疗。

2.中药双黄连

北京儿童医院采用双盲随机对照方法的研究表明,双黄连雾化吸入治疗 RSV 引起的下呼吸道感染是安全有效的方法。

(五)呼吸道合胞病毒(RSV)特异治疗

1.静脉用呼吸道合胞病毒免疫球蛋白(RSV-IVIG)

在治疗 RSV 感染时,RSV-IVIG 有两种用法:①一次性静脉滴注 RSV-IVIG 1 500 mg/kg;②吸入疗法,只在住院第 1 天 给予 RSV-IVIG 制剂吸入,共 2 次,每次 50 mg/kg,约 20 min,间隔 30~60 min。两种用法均能有效改善临床症状,明显降低鼻咽分泌物中的病毒含量。

2.RSV 单克隆抗体

用法为每月肌内注射 1 次,每次 15 mg/kg,用于整个 RSV 感染季节,在 RSV 感染开始的季节提前应用效果更佳。

(六)支气管扩张药及肾上腺糖皮质激素

1.支气管扩张药

过去认为支气管扩张药对毛细支气管炎无效,目前多数学者认为,用 β 受体兴奋药治疗毛细支气管炎有一定的效果。综合多个研究表明,肾上腺素为支气管扩张药中的首选药。

2.肾上腺糖皮质激素

长期以来对糖皮质激素治疗急性毛细支气管炎的争议仍然存在,目前尚无定论。但有研究表明,糖皮质激素对毛细支气管炎的复发有一定的抑制作用。

四、疗效分析

(一)病程

一般为5～15 d。恰当的治疗可缩短病程。

(二)病情加重

如果经过合理治疗病情无明显缓解,应考虑以下方面:①有无并发症出现,如合并心力衰竭者病程可延长;②有无先天性免疫缺陷或使用免疫抑制剂;③小婴儿是否输液过多,加重喘憋症状。

五、预后

预后大多良好。婴儿期患毛细支气管炎的患儿易于在病后半年内反复咳喘,随访2～7年有20%～50%发生哮喘。其危险因素为过敏体质、哮喘家族史、先天小气道等。

(郝晓翠)

第四节 肺 炎

肺炎为小儿时期的常见病。引起肺炎的病因是细菌和病毒感染,病毒以呼吸道合胞病毒、腺病毒、流感病毒、副流感病毒为常见,细菌以肺炎链球菌、金黄色葡萄球菌、溶血性链球菌、B型流感杆菌为常见。此外,霉菌、肺炎支原体、原虫、误吸异物及机体变态反应也是引起肺炎的病因。

目前临床上尚无统一的肺炎分类方法,按病理分类可分为大叶性肺炎、支气管肺炎、间质性肺炎;按病原分类分为细菌性、病毒性、真菌性、肺炎支原体性肺炎等。实际应用中若病原确定,即按确诊的病原分类,不能肯定病原时按病理形态分类。对上述两种分类方法诊断的肺炎还可按病程分类,病程在1～3个月为迁延性肺炎,3个月以上为慢性肺炎。

不同病因引起的肺炎,其临床表现的共同点为发热、咳嗽、呼吸急促或呼吸困难、肺部啰音,而其病程、病理特点、病变部位及体征、X线检查表现各有特点,现分述如下。

一、支气管肺炎

支气管肺炎是婴幼儿期最常见的肺炎,全年均可发病,以冬春寒冷季节多发,华南地区夏季发病为数亦不少。先天性心脏病、营养不良、佝偻病患儿及居住条件差、缺少户外活动或空气污染较严重地区的小儿均较易发生支气管肺炎。

(一)病因

支气管肺炎的病原微生物为细菌和病毒。细菌感染中大部分为肺炎链球菌感染,其他如葡萄球菌、溶血性链球菌、流感嗜血杆菌、大肠埃希菌、绿脓杆菌亦可致病,但杆菌类较为少见;病毒感染主要为腺病毒、呼吸道合胞病毒、流感病毒、副流感病毒的感染。此外,亦可继发于麻疹、百日咳等急性传染病。

（二）病理

支气管肺炎的病理改变因病原微生物不同可表现为两种类型。

1.细菌性肺炎

以肺泡炎症为主要表现。肺泡毛细血管充血，肺泡壁水肿，炎性渗出物中含有中性粒细胞、红细胞、细菌。病变侵袭邻近的肺泡呈小点片状灶性炎症，故又称为小叶性肺炎，此时间质病变往往不明显。

2.病毒性肺炎

以支气管壁、细支气管壁及肺泡间隔的炎症和水肿为主，局部可见单核细胞浸润。细支气管上皮细胞坏死，管腔被黏液和脱落的细胞、纤维渗出物堵塞，形成病变部位的肺泡气肿或不张。

上述两类病变可同时存在，见于细菌和病毒混合感染的肺炎。

（三）病理生理

由于病原体产生的毒素为机体所吸收，因而存在全身性毒血症。

（1）肺泡间质炎症使通气和换气功能均受到影响，导致缺氧和二氧化碳潴留。若肺部炎症广泛，机体的代偿功能不能缓解缺氧和二氧化碳潴留，则病情加重，血氧分压及氧饱和度下降，二氧化碳潴留加剧，出现呼吸功能衰竭。

（2）心肌对缺氧敏感，缺氧及病原体毒素两者作用可导致心肌劳损及中毒性心肌炎，使心肌收缩力减弱，又因缺氧、二氧化碳潴留引起肺小动脉收缩、右心排血阻力增加，可导致心力衰竭。

（3）中枢神经系统对缺氧十分敏感，缺氧和二氧化碳潴留致脑血管扩张、血管通透性增高，脑组织水肿、颅内压增高，表现有神态改变和精神症状，重症者可出现中枢性呼吸衰竭。

（4）缺氧可使胃肠道血管通透性增加，病原体毒素又可影响胃肠道功能，出现消化道症状，重症者可有消化道出血。

（5）肺炎早期由于缺氧，反射性地增加通气，可出现呼吸性碱中毒。机体有氧代谢障碍，酸性代谢产物堆积，加之高热，摄入水分和食物不足，均可导致代谢性酸中毒。二氧化碳潴留、血中 H^+ 浓度不断增加，pH 降低，产生呼吸性酸中毒。在酸中毒纠正时二氧化碳潴留改善，pH 上升，钾离子进入细胞内，血清钾下降，可出现低钾血症。

（四）临床表现

肺炎为全身性疾病，各系统均有症状。病情轻重不一，病初均有急性上呼吸道感染症状。

主要表现为发热、咳嗽、气急。发热多数为不规则型，热程短者数天，长者可持续 1～2 周；咳嗽频繁，婴幼儿常咳不出痰液，每在吃乳时呛咳，易引起乳汁误吸而加重病情；气急、呼吸频率增加至每分钟 40～60 次，鼻翼翕动、呻吟并有三凹征，口唇、鼻唇周围及指、趾端发绀，新生儿常口吐泡沫。肺部听诊早期仅为呼吸音粗糙，继而可闻及中、细湿啰音，哭闹时及吸气末期较为明显。病灶融合、肺实变时出现管状呼吸音。若一侧呼吸音降低伴有叩诊浊音时应考虑胸腔积液。体弱婴儿及新生儿的临床表现不典型，可无发热、咳嗽，早期肺部体征亦不明显，但常有呛乳及呼吸频率增快，鼻唇区轻度发绀。重症患儿可表现呼吸浅速，继而呼吸节律不齐，潮式呼吸或叹息样、抽泣样呼吸，呼吸暂停，发绀加剧等呼吸衰竭的症状。

1.循环系统

轻症出现心率增快，重症者心率增快可达 140～160 次/分钟以上，心音低钝，面色苍白且发灰，呼吸困难和发绀加剧。若患儿明显烦躁不安，肝脏短期内进行性增大，上述症状不能以体温升高或肺部病变进展解释，应考虑心功能不全。此外，重症肺炎尚有中毒性心肌炎、心肌损害的表现,或由于微循环障碍引起弥散性血管内凝血(DIC)的症状。

2.中枢神经系统

轻者可表现烦躁不安或精神萎靡,重者由于存在脑水肿及中毒性脑病,可发生痉挛、嗜睡、昏迷,重度缺氧和二氧化碳潴留可导致眼球结膜及视神经盘水肿、呼吸不规则、呼吸暂停等中枢性呼吸衰竭的表现。

3.消化系统

轻者胃纳减退、轻微呕吐和腹泻,重症者出现中毒性肠麻痹、腹胀,听诊肠鸣音消失,伴有消化道出血症状(呕吐咖啡样物并有黑便)。

(五)辅助检查

血白细胞总数及中性粒细胞百分比增高提示细菌性肺炎,病毒性肺炎时白细胞计数大多正常。

1.病原学检查

疑为细菌性肺炎,早期可做血培养,同时吸取鼻咽腔分泌物做细菌培养,若有胸腔积液可做穿刺液培养,这有助于细菌病原体的确定。疑病毒性肺炎可取鼻咽腔洗液做免疫荧光检查、免疫酶检测、病毒分离或双份血清抗体测定以确定病原体。

2.血气分析

对气急显著伴有轻度中毒症状的患儿,均应做血气分析。病程中还需进行监测,有助于及时给予适当处理,并及早发现呼吸衰竭的患儿。肺炎患儿常见的变化为低氧血症、呼吸性酸中毒或混合性酸中毒。

3.X线检查

多见于双肺内带及心膈角区、脊柱两旁小斑片状密度增深影,其边缘模糊,中间密度较深,病灶互相融合成片,其中可见透亮、规则的支气管充气影,伴有广泛或局限性肺气肿。间质改变则表现两肺各叶纤细条状密度增深影,行径僵直,线条可互相交错或呈两条平行而中间透亮影称为双轨征;肺门区可见厚壁透亮的环状影为袖口征,并有间质气肿,在病变区内可见分布不均的小圆形薄壁透亮区。

(六)诊断与鉴别诊断

根据临床表现有发热、咳嗽、气急,体格检查肺部闻及中、细水泡音即可做出诊断,还可根据病程、热程、全身症状以及有无心功能不全、呼吸衰竭、神经系统的症状来判别病情轻重,结合X线摄片结果及辅助检查资料初步做出病因诊断。免疫荧光抗体快速诊断法可及时做出腺病毒、呼吸道合胞病毒等病原学诊断。

支气管肺炎应与肺结核及支气管异物相鉴别。肺结核与肺炎临床表现有相似之处,均有发热、咳嗽,粟粒性肺结核患者尚有气促、轻微发绀,但一般起病不如肺炎急,且肺部啰音不明显,X线摄片有结核的特征性表现,结核菌素试验及结核接触史亦有助于鉴别。气道异物患儿有呛咳史,有继发感染或病程迁延时亦可有发热及气促,X线摄片在异物堵塞部位出现肺不张及肺气肿,若有不透光异物影则可明确诊断。此外,尚需与较少见的肺含铁血黄素沉着症等相鉴别。

(七)并发症

以脓胸、脓气胸、心包炎及败血症(包括葡萄球菌脑膜炎、肝脓疡)为多见,常由金黄色葡萄球菌引起,肺炎链球菌、大肠埃希菌亦可引起化脓性并发症。患儿体温持续不降,呼吸急促且伴中毒症状,应摄胸片及做其他相应检查以了解并发症存在情况。

（八）治疗

1.护理

患儿应置于温暖舒适的环境中,室温保持在 20 ℃左右,湿度以 60％为佳,并保持室内空气流通。做好呼吸道护理,清除鼻腔分泌物、吸出痰液,每天 2 次做超声雾化使痰液稀释便于吸出,以防气道堵塞影响通气。配置营养适当的饮食并补充足够的维生素和液体,经常给患儿翻身、叩背、变换体位或抱起活动以利分泌物排出及炎症吸收。

2.抗生素治疗

根据临床诊断考虑引起肺炎的可能病原体,选择敏感的抗菌药物进行治疗。抗生素主要用于细菌性肺炎或疑为病毒性肺炎但难以排除细菌感染者。根据病情轻重和患儿的年龄决定给药途径,对病情较轻的肺炎链球菌性肺炎和溶血性链球菌性肺炎、病原体未明的肺炎可选用青霉素肌内注射,对年龄小而病情较重的婴幼儿应选用两种抗生素静脉用药。疑为金黄色葡萄球菌感染的患儿选用青霉素 P_{12}、头孢菌素、红霉素,革兰阴性杆菌感染选用第三代头孢菌素或庆大霉素、阿米卡星、氨苄西林,绿脓杆菌肺炎选用羧苄西林、阿米卡星或头孢类抗生素,支原体肺炎选用大环内酯类抗生素。一般宜在热降、症状好转、肺炎体征基本消失或 X 线摄片、胸透病变明显好转后 2～7 d 才能停药。病毒性肺炎应用抗生素治疗无效,但合并或继发细菌感染需应用抗生素治疗。

3.对症处理

(1)氧疗:无明显气促和发绀的轻症患儿可不予氧疗,但需保持安静。烦躁不安、气促明显伴有口唇发绀的患儿应给予氧气吸入,经鼻导管或面罩、头罩给氧,一般氧浓度不宜超过 40％,氧流量 1～2 L/min。

(2)心力衰竭的治疗:对重症肺炎出现心力衰竭时,除即给吸氧、镇静剂及适当应用利尿剂外,应给快速洋地黄制剂,可选用:①地高辛口服饱和量＜2 岁为 0.04～0.05 mg/kg,＞2 岁为0.03～0.04 mg/kg,新生儿、早产儿为 0.02～0.03 mg/kg;静脉注射量为口服量的 2/3～3/4。首次用饱和量的 1/3～1/2 量,余量分 2～3 次给予,每 4～8 小时 1 次。对先天性心脏病及心力衰竭严重者,在末次给药后 12 h 可使用维持量,为饱和量的 1/5～1/4,分 2 次用,每 12 小时 1 次。应用洋地黄制剂时应慎用钙剂。②毛花苷 C,剂量为每次 0.01～0.015 mg/kg,加入 10％葡萄糖液 5～10 mL 中静脉推注,必要时间隔 2～3 h 可重复使用,一般用 1～2 次后改用地高辛静脉饱和量法,24 h 饱和。此外,亦可选用毒毛花苷 K,饱和量0.007～0.01 mg/kg,加入 10％葡萄糖10～20 mL 中缓慢静脉注射。

(3)降温与镇静:对高热患儿应用物理降温,不推荐乙醇擦浴,也不推荐安乃近。对乙酰氨基酚10～15 mg/kg或布洛芬 5～10 mg/kg 口服,烦躁不安者应用镇静剂,氯丙嗪和异丙嗪各 0.5～1.0 mg/kg,或用苯巴比妥 5 mg/kg,肌内注射,亦可用地西泮每次0.2～0.3 mg/kg(呼吸衰竭者应慎用)。

(4)祛痰平喘:婴幼儿咳嗽及排痰能力较差,除及时清除鼻腔分泌物及吸出痰液外,用祛痰剂稀释痰液,用沐舒坦口服或乙酰半胱氨酸雾化吸入,亦可选用中药。对咳嗽伴气喘者应用氨茶碱、复方氯丙那林溴已新(复方氯喘)、硫酸沙丁胺醇缓释胶囊(爱纳灵)等解除支气管痉挛。

(5)对因低钾血症引起腹胀患儿应纠正低钾,必要时可应用胃肠减压。

4.肾上腺皮质激素的应用

一般肺炎不需应用肾上腺皮质激素,尤其疑为金黄色葡萄球菌感染时不应使用,以防止感染播散。重症肺炎、有明显中毒症状或喘憋较甚者,可短期使用,选用地塞米松或氢化可的松,疗程为 3～5 d。

5.维持液体和电解质平衡

肺炎患儿应适当补液,按每天 60～80 mL/kg 计算,发热、气促或入液量少的患儿应适当增加入液量,采用生理维持液(1:4)均匀静脉滴注,适当限制钠盐。肺炎伴腹泻有重度脱水者应按纠正脱水计算量的 3/4 补液,速度宜稍慢。对电解质失衡的患儿亦应适当补充。

6.脑水肿的治疗

纠正缺氧,使用脱水剂减轻脑水肿,减低颅内压。可采用 20% 甘露醇每次 1.0～1.5 g/kg,每 4～6 小时静脉注射,或酌情短程使用地塞米松,一般疗程不超过 3 天。

7.支持治疗

对重症肺炎、营养不良、体弱患儿应用少量血或血浆做支持疗法。

8.物理疗法

病程迁延不愈者使用理疗,帮助炎症吸收。局部使用微波、超短波或红外线照射,每天 1 次,7～10 d 为 1 个疗程,或根据肺部炎症部位不同采用不同的体位拍击背部亦有利于痰液引流和分泌物排出。

9.并发症的治疗

并发脓胸及脓气胸时应给予适当抗生素,供给足够的营养,加强支持治疗,胸腔穿刺排脓,脓液多或稠厚时应作闭合引流。并发气胸时应做闭合引流,发生高压气胸情况紧急时可在第二肋间乳线处直接用空针抽出气体以免危及生命。

(九)预后

轻症肺炎经治疗都能较快痊愈。重症肺炎处理及时,大部分患儿可获痊愈。体弱、营养不良、先天性心脏病、麻疹、百日咳等急性传染病合并肺炎或腺病毒及葡萄球菌肺炎者病情往往危重。肺炎病死者大部分为重症肺炎。

(十)预防

首先应加强护理和体格锻炼,增强小儿的体质,防止呼吸道感染,按时进行计划免疫接种,预防呼吸道传染病,均可减少肺炎的发病。

二、腺病毒肺炎

腺病毒肺炎是小儿发病率较高的病毒性肺炎之一,其特点为重症患者多,病程长,部分患儿可留有后遗症。腺病毒上呼吸道感染及肺炎可在集体儿童机构中流行,6 个月至 2 岁小儿易发生本病,我国北方发病率高于南方,病情亦较南方为重。

(一)病因

病原体为腺病毒,我国流行的腺病毒肺炎多数由 3 型及 7 型引起,但 11、5、9、10、21 型亦有报道。临床上 7 型重于 3 型。

(二)病理

腺病毒肺炎病变广泛,表现为灶性或融合性、坏死性肺浸润和支气管炎,两肺均可有大片实变坏死,以两下叶为主,实变以外的肺组织可有明显气肿。支气管、毛细支气管及肺泡有单核细胞及淋巴细胞浸润,上皮细胞损伤,管壁有坏死、出血,肺泡上皮细胞显著增生,细胞核内有包涵体。

(三)临床表现

潜伏期为 3～8 d,起病急骤,体温在 1～2 d 内升高至39 ℃～40 ℃,呈稽留不规则高热,轻症者7～10 d退热,重者持续 2～3 周。咳嗽频繁,多为干咳;同时出现不同程度的呼吸困难及阵发性喘憋。疾病早期即可呈现面色灰白、精神萎靡、嗜睡,伴有纳呆、恶心、呕吐、腹泻等症状,疾病到第1～2周可并发心力衰竭,重症者晚期可出现昏迷及惊厥。

肺部体征常在高热 4～7 d 后才出现,病变部位出现湿啰音,有肺实变者出现呼吸音减低,叩诊呈浊音,明显实变期闻及管状呼吸音。肺部体征一般在病程第3～4周渐渐减少或消失,重症者至第 4～6 周才消失,少数病例可有胸膜炎表现,出现胸膜摩擦音。

部分患儿皮肤出现淡红色斑丘疹,肝、脾大,DIC 时表现皮肤、黏膜、消化道出血症状。

(四)辅助检查

早期胸部 X 线摄片无变化,一般在 2～6 d 出现,轻者为肺纹理增粗或斑片状炎症影,重症可见大片状融合影,累及节段或整个肺叶,以两下肺为多见,轻者 3～6 周,重者 4～12 周病变才逐渐消失。部分患儿可留有支气管扩张、肺不张、肺气肿、肺纤维化等后遗症。

周围血常规在病变初期白细胞总数大多减少或正常,以淋巴细胞为主,后期有继发感染时白细胞及中性粒细胞可增多。

(五)诊断

主要根据典型的临床表现、抗生素治疗无效、肺部 X 线摄片显示典型病变来诊断。病原学确诊要依据鼻咽洗液病毒检测、双份血清抗体测定,目前采用免疫荧光法及免疫酶技术作快速诊断有助于及时确诊。

(六)治疗

对腺病毒肺炎尚无特效治疗方法,以综合治疗为主。对症治疗、支持疗法有镇静、退热、吸氧、雾化吸入,纠正心力衰竭,维持水、电解质平衡。若发生呼吸衰竭应及早进行气管插管,并使用人工呼吸机。有继发感染时应适当使用抗生素,早期患者可使用利巴韦林。

腺病毒肺炎病死率为 5%～15%,部分患者易遗留迁延性肺炎、肺不张、支气管扩张等后遗症。

三、金黄色葡萄球菌肺炎

金黄色葡萄球菌肺炎是儿科临床常见的细菌性肺炎之一,病情重,易发生并发症。由于耐药菌株的出现,治疗亦较为困难。全年均可发病,以冬春季为多。近年来发病率有所下降。

(一)病因与发病机制

病原菌为金黄色葡萄球菌,具有很强的毒力,能产生溶血毒素、血浆凝固酶、去氧核糖核酸分解酶、杀白细胞素。病原菌由人体体表或黏膜进入体内,由于上述毒素和酶的作用,使其不易被杀灭,并随血液循环播散至全身,肺脏极易被累及。尚可有其他迁徙病灶,亦可由呼吸道感染后直接累及肺脏导致肺部炎症。

(二)病理

金黄色葡萄球菌肺炎好发于胸膜下组织,以广泛的出血坏死及多个脓肿形成特点。细支气管及其周围肺泡发生的坏死使气道内气体进入坏死区周围肺间质和肺泡,由于脓性分泌物充塞细支气管,成为活瓣样堵塞,使张力渐增加而形成肺大疱(肺气囊肿)。邻近胸膜的脓肿破裂出现脓胸、气胸或脓气胸。

（三）临床表现

本病多见于婴幼儿，病初有急性上呼吸道感染的症状，或有皮肤化脓性感染。数天后突然高热，呈弛张型，新生儿或体弱婴儿可低热或无热。病情发展迅速，有较明显的中毒症状，面色苍白，烦躁不安或嗜睡，呼吸急促，咳嗽频繁伴气喘，伴有消化道症状如纳呆、腹泻、腹胀，重者可发生惊厥或休克。

患儿有发绀、心率增快。肺部体征出现较早，早期有呼吸音减低或散在湿啰音，并发脓胸、脓气胸时表现呼吸音减低，叩诊浊音，语颤减弱。伴有全身感染时因播散的部位不同而出现相应的体征。部分患者皮肤有红色斑丘疹或猩红热样皮疹。

（四）辅助检查

实验室检查白细胞总数及中性粒细胞均增高，部分婴幼儿白细胞总数可偏低，但中性粒细胞百分比仍高。痰液、气管吸出物及脓液细菌培养获得阳性结果，有助于诊断。

X线摄片早期仅为肺纹理增多，一侧或两侧出现大小不等、斑片状密度增深影，边缘模糊。随着病情进展可迅速出现肺大疱、肺脓肿、胸腔积脓、气胸、脓气胸。重者可有纵隔积气、皮下积气、支气管胸膜瘘。病变持续时间较支气管肺炎为长。

（五）诊断与鉴别诊断

根据病史起病急骤、有中毒症状及肺部X线检查显示，一般均可做出诊断，脓液培养阳性可确诊病原菌。临床上需与肺炎链球菌、溶血性链球菌及其他革兰阴性杆菌引起的肺部化脓性病变相鉴别，主要依据病情和病程及病原菌培养阳性结果。

（六）治疗

金黄色葡萄球菌肺炎一般的治疗原则与支气管肺炎相同，但由于病情均较重，耐药菌株增多，应选用适当的抗生素积极控制感染并辅以支持疗法。及早、足量使用敏感的抗生素，采用静脉滴注以维持适当的血浓度，选用青霉素 P_{12} 或头孢菌素如头孢唑啉加用氨基糖苷类药物，用药后应观察 3～5 d，无效再改用其他药物。对耐甲氧西林或耐其他药物的菌株（MRSA）宜选用万古霉素。经治疗症状改善者，需在热降、胸片显示病变吸收后再巩固治疗 1～2 周才能停药。

并发脓胸需进行胸腔闭合引流，并发气胸当积气量少者可严密观察，积气量多或发生高压气胸应即进行穿刺排出气体或闭合引流。肺大疱常随病情好转而吸收，一般不需外科治疗。

（七）预后

由于近年来新的抗生素在临床应用，病死率已有所下降，但仍是儿科严重的疾病，体弱儿及新生儿预后较差。

四、衣原体肺炎

衣原体是一类专一细胞内寄生的微生物，能在细胞中繁殖，有独特的发育周期及独特的酶系统，是迄今为止最小的细菌，包括沙眼衣原体、鹦鹉热衣原体、肺炎衣原体和猪衣原体四个种。其中，肺炎衣原体和沙眼衣原体是主要的人类致病原。鹦鹉热衣原体偶可从动物传给人，而猪衣原体仅能使动物致病。衣原体肺炎主要是指由沙眼衣原体和肺炎衣原体引起的肺炎，目前也有鹦鹉热衣原体引起肺炎的报道，但较为少见。

衣原体都能通过细菌滤器，均含有 DNA、RNA 两种核酸，具有细胞壁，含有核糖体，有独特的酶系统，许多抗生素能抑制其繁殖。衣原体的细胞壁结构与其他的革兰阴性杆菌相同，有内膜和外膜，但都缺乏肽聚糖或胞壁酸。衣原体种都有共同抗原成分脂多糖（LPS）和独特的发育周期,包括具有感染性、细胞外无代谢活性的原体(EB)和无感染性、细胞内有代谢活性的网状体(RB)。具有感染性的原体可通过静电吸引特异性的受体蛋白黏附于宿主易感细胞表面,被宿主细胞通过吞噬作用摄入胞质。宿主细胞膜通过空泡将 EB 包裹,接受环境信号转化为 RB。EB 经摄入 9～12 h 后,即分化为 RB,后者进行二分裂,形成特征性的包涵体,约 36 h 后,RB 又分化为 EB,整个生活周期为 48～72 h。释放过程可通过细胞溶解或细胞排粒作用或挤出整个包涵体而离开完整的细胞。RB 在营养不足、抗生素抑制等不良条件下并不转化为 EB,从而不易感染细胞,这可能与衣原体感染不易清除有关。这一过程在不同衣原体种间存在着差异,是衣原体长期感染及亚临床感染的生物学基础。

衣原体在人类致病是与免疫相关的病理过程。人类感染衣原体后,诱发机体产生细胞和体液免疫应答,但这些免疫应答的保护作用不强,因此常造成持续感染、隐性感染及反复感染。衣原体在人类致病是与迟发型超敏反应相关的病理过程。有关衣原体感染所造成的免疫病理损伤,现认为至少存在两种情况:①衣原体繁殖的同时合并反复感染,对免疫应答持续刺激,最终表现为迟发型超敏反应(DTH);②衣原体进入一种特殊的持续体(PB),PB 形态变大,其内病原体的应激反应基因表达增加,产生应激反应蛋白,而应激蛋白可参与迟发型超敏反应,且在这些病原体中可持续检到多种基因组。当应激条件去除,PB 可转换为正常的生长周期,如 EB。现发现宿主细胞感染愈合后,可像正常未感染细胞一样,当给予适当的环境条件,EB 可再度生长。有关这一衣原体感染的隐匿过程,尚待阐明。

(一)沙眼衣原体肺炎

沙眼衣原体(CT)用免疫荧光法可分为 12 个血清型,即 A～K 加 B_a 型,A、B、B_a、C 型称眼型,主要引起沙眼,D～K 型称眼-泌尿生殖型,可引起成人及新生儿包涵体结膜炎(副沙眼)、男性及女性生殖器官炎症、非细菌性膀胱炎、胃肠炎、心肌炎及新生儿肺炎、中耳炎、鼻咽炎和女婴阴道炎。

1.发病机制

所有沙眼衣原体感染均可趋向于持续性、慢性和不显性的形式。CT 主要是人类沙眼和生殖系统感染的病原,偶可引起新生儿、小婴儿和成人免疫抑制者的肺部感染。分娩时胎儿通过 CT 感染的宫颈可出现新生儿包涵体性结膜炎和新生儿肺炎。CT 主要经直接接触感染,使易感的无纤毛立方柱状或移行的上皮细胞(如结膜、后鼻咽部、尿道、子宫内膜和直肠黏膜)发生感染。常引起上皮细胞的淋巴细胞浸润性急性炎症反应。一次感染不能产生防止再感染的免疫力。

2.临床表现

活动性 CT 感染妇女分娩的婴儿有 10%～20% 出现肺炎。出生时 CT 可直接感染鼻咽部,以后下行至肺引起肺炎,也可由感染结膜的 CT 经鼻泪管下行到鼻咽部,再到下呼吸道。大多数 CT 感染表现为轻度上呼吸道症状,而症状类似流行性感冒,而肺炎症状相对较轻,某些患者表现为急性起病伴一过性的肺炎症状和体征,但大多数起病缓慢。上呼吸道症状可自行消退,咳嗽伴下呼吸道症状、感染体征可在首发症状后数天或数周出现,使本病有一个双病程的表现。CT 肺炎有非常特征性的表现,常见于 6 个月以内的婴儿,往往发生在 1～3 个月龄,通常在生后 2～4 周发病。但目前已经发现有生后 2 周即发病者。常起病隐匿,大多数无发热,起始症状通常是鼻炎,伴鼻腔黏液分泌物和鼻塞。随后发展为断续的咳嗽,也可表现为持续性咳嗽、呼吸急促,听诊可闻及湿啰音,喘息较少见。一些 CT 肺炎病例主要表现为呼吸增快和阵发性单声咳嗽。有时呼吸增快为唯一线索,约半数患儿可有急性包涵体结膜炎,可同时有中耳炎、心肌炎和胸腔积液。

与成熟儿比较,极低出生体质量儿的 CT 肺炎更严重,甚至是致死性的,需要长期辅以机械通气,易产生慢性肺部疾病,从免疫力低下的 CT 下呼吸道感染患者体内,可在感染后相当一段时间仍能分离到 CT,现发现毛细支气管炎患者 CT 感染比例较多,CT 是启动抑或加重了毛细支气管炎症状尚待研究。已发现新生儿 CT 感染后,在学龄期发展为哮喘。对婴幼儿 CT 感染 7～8 年再进行肺功能测试,发现大多数表现为阻塞性肺功能异常。CT 与慢性肺部疾病间的关系有待阐明。

3.实验室检查

CT 肺炎患儿外周血的白细胞总数正常或升高,嗜酸性粒细胞计数增多。

CT 感染的诊断为从结膜或鼻咽部等病损部位取材涂片或刮片(取材要带柱状上皮细胞,而不是分泌物)发现 CT 或通过血清学检查确诊。新生儿沙眼衣原体肺炎可同时取眼结膜刮屑物培养和/或涂片直接荧光法检测沙眼衣原体。经吉姆萨染色能确定患者有否特殊的胞质内包涵体,其阳性率分别为:婴儿中可高达 90%,成人包涵体结膜炎为 50%,但在活动性沙眼患者中仅有 10%～30%。对轻症患者做细胞检查无帮助。

早在 20 世纪 60 年代已经开展了 CT 的组织细胞培养,采用组织培养进行病原分离是衣原体感染诊断的金标准。一般都是将传代细胞悬液接种在底部放有玻片的培养瓶中,待细胞长成单层后,将待分离的标本种入。经在 CO_2 温箱中孵育并进行适当干预后再用异硫氰酸荧光素标记的 CT 特异性单克隆抗体进行鉴定。常用来观察细胞内形成特异的包涵体及其数目、CT 感染细胞占细胞总数的百分率或折算成使 50% 的组织细胞出现感染病变的 CT 量(TCID50)等指标。研究发现,因为取材木杆中的可溶性物质可能对细胞培养有毒性作用。用以取样的拭子应该是塑料或金属杆,如果在 24 h 内不可能将标本接种在细胞上,应保存在 4 ℃ 或置于 −70 ℃ 环境下储存待用。用有抗生素的培养基作为衣原体转运培养基能最大限度地提高衣原体的阳性率和减少其他细菌过度生长。培养 CT 最常用的细胞为用亚胺环己酮处理的 McCoy 或 Hela 细胞。离心法能促进衣原体吸附到细胞上。培养 48～72 h 用 CT 种特异性免疫荧光单克隆抗体和姬姆萨或碘染色可查到胞质内包涵体。

血清抗体水平的测定是目前应用最广泛的诊断衣原体感染的依据。

(1)衣原体微量免疫荧光法(MIF):是衣原体最敏感的血清学检测方法,最常作为回顾性诊断。该试验先用鸡胚或组织细胞培养衣原体,并进一步纯化抗原,将浓缩的抗原悬液加在一块载玻片上,按特定模式用抗原进行微量滴样。将患者的血清进行系列倍比稀释后加在抗原上,然后用间接免疫荧光方法测定每一种衣原体的特异抗原抗体反应。

通用的诊断标准:①急性期和恢复期的两次血清抗体滴度相差 4 倍,或单次血清标本的 IgM 抗体滴度≥1∶16 和/或单次血清标本的 IgG 抗体滴度>1∶512 为急性衣原体感染。②IgM 滴度>1∶16 且 1∶512<IgG<1∶16 为既往有衣原体感染。③单次或双次血清抗体滴度<1∶16 为从未感染过衣原体。

(2)补体结合试验:可检测患者血清中的衣原体补体结合抗体,恢复期血清抗体效价较急性期增高 4 倍以上有确诊意义。

(3)酶联免疫吸附法(ELISA):可用于血清中 CT 抗体的检测,由于衣原体种间有交叉反应,不主张单独应用该方法检测血清标本。

微量免疫荧光法(MIF)检查衣原体类抗体是目前国际上标准的且最常用的衣原体血清学诊

断方法,由于可检测出患儿血清中存在的高水平的非母体 IgM 抗体,尤其适用于新生儿和婴儿沙眼衣原体肺炎的诊断。由于不同的衣原体种间可能存在着血清学交叉反应,血清标本应同时检测三种衣原体的抗体并比较抗体滴度,以滴度最高的作为感染的衣原体种,但是不能广泛采用这种检查法。新生儿肺炎患者 IgM 增高,而结膜炎患儿则无 IgM 抗体增高。

分子生物学方法正成为诊断 CT 感染的主要技术手段之一,采用荧光定量聚合酶链反应技术(real time PCR)和巢式聚合酶链反应技术(nested PCR)是诊断 CT 感染的新途径,可早期快速、特异地检测出标本中的 CT 核酸。

4.影像学表现

胸片和肺 CT 表现为肺气肿伴间质或肺泡浸润影,多为间质浸润和肺过度充气,也可见支气管肺炎或网状、结节样阴影,偶见肺不张(图 2-1)。

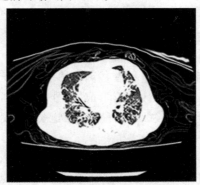

图 2-1 双肺广泛间、实质浸润

5.诊断

根据患儿的年龄、相对特异的临床症状以及 X 线非特异性征象,并有赖于从结膜或鼻咽部等分离到 CT 或通过血清学检查等实验室手段确定诊断。

6.鉴别诊断

(1)RSV 肺炎:多见于婴幼儿,大多数病例伴有中高热,持续 4～10 d,初期咳嗽、鼻塞,常出现气促、呼吸困难和喘憋,肺部听诊多有细小或粗、中啰音。少数重症病例可并发心力衰竭。胸片多数有小点片状阴影,可有不同程度的肺气肿。

(2)粟粒性肺结核:多见于婴幼儿初染后 6 个月内,特别是 3 个月内,起病可急可缓,缓者只有低热和结核中毒症状,多数急性起病,症状以高热和严重中毒症状为主,常无明显的呼吸道症状,肺部缺乏阳性体征,但 X 线检查变化明显,可见在浓密的网状阴影上密度均匀一致的粟粒结节,婴幼儿病灶周围反应显著及易于融合,点状阴影边缘模糊,大小不一而呈雪花状,病变急剧进展可形成空洞。

(3)白念珠菌肺炎:多发生在早产儿、新生儿、营养不良儿童、先天性免疫功能缺陷及长期应用抗生素、激素以及静脉高营养患者,常表现为低热、咳嗽、气促、发绀、精神萎靡或烦躁不安,胸部体征包括叩诊浊音和听诊呼吸音增强,可有管音和中小水泡音。X 线检查有点状阴影、大片实变,少数有胸腔积液和心包积液,同时有口腔鹅口疮,皮肤或消化道等部位的真菌病。可同时与大肠埃希菌、葡萄球菌等共同致病。

7.治疗

治疗药物主要为红霉素,新生儿和婴儿的用量为红霉素每天40 mg/kg,疗程 2～3 周,或琥乙红霉素每天 40～50 mg/kg,分 4 次口服,连续 14 d;如果对红霉素不能耐受,度过新生儿期的小婴儿应立即口服磺胺类药物,可用磺胺异噁唑每天 100 mg/kg,疗程 2～3 周;有报道应用阿莫西林、多西环素治疗,疗程1～2 周;或有报道用氧氟沙星,疗程 1 周。但国内目前不主张此类药物用于小儿。

现发现,红霉素疗程太短或剂量太小,常使全身不适、咳嗽等症状持续数天。单用红霉素治疗的失败率是 10%～20%,一些婴儿需要第 2 个疗程的治疗。有研究发现阿奇霉素短疗程 20 mg/(kg·d),每天顿服连续 3 d 与红霉素连续应用 14 d 的疗效是相同的。

此外,要强调呼吸道管理和对症支持治疗也很重要。

由于局部治疗不能消灭鼻咽部的衣原体,不主张对包涵体结膜炎进行局部治疗,这种婴儿仍有发生肺炎或反复发生结膜炎的危险。对 CT 引起的小婴儿结膜炎或肺炎均可用红霉素治疗 10～14 d,红霉素用量为每天 50 mg/kg,分 4 次口服。

对确诊为衣原体感染患儿的母亲(及其性伴)也应进行确定诊断和治疗。

8.并发症

衣原体能在宿主细胞内长期处于静止状态。因此多数患者无症状,如果未治疗或治疗不恰当,衣原体结膜炎能持续数月,且发生轻的瘢痕形成,但能完全吸收。慢性结膜炎可以单独发生,也可作为赖特尔综合征的一部分,赖特尔综合征包括尿道炎、结膜炎、黏膜病和反应性关节炎。

9.预防

为了防止孕妇产后并发症和胎儿感染应在妊娠后 3 个月做衣原体感染筛查,以便在分娩前完成治疗。对孕妇 CT 生殖道感染应进行治疗。产前进行治疗是预防新生儿感染的最佳方法。红霉素对胎儿无毒性,可用于治疗。新生儿出生后,立即涂红霉素眼膏,可有效预防结膜炎。

美国 CDC 推荐对于 CT 感染孕妇可阿奇霉素 1 次 1 g;或口服阿莫西林 500 mg,3 次/天,连续 7 d 作为一线用药;也可红霉素 250 mg,1 次/天,连续 14 d;或乙酰红霉素 800 mg,3 次/天,连续 14 d 是一种可行的治疗手段。

(二)肺炎衣原体肺炎

肺炎衣原体(CP)仅有一个血清型,称 TWAR 型,是 1986 年从患急性呼吸道疾病的大学生呼吸道中分离到的。目前认为 CP 是一个主要的呼吸道病原,CP 感染与哮喘及冠心病的发生存在着一定的关系。CP 在体内的代谢与 CT 相同,在微生物学特征上与 CT 不同的是,其原体为梨形,原体内没有糖原,主要外膜蛋白上没有种特异抗原。

CP 可感染各年龄组人群,不同地区 CP 感染社区获得性肺炎(CAP)的比例是不同的,在 2%～19%波动,与不同人群和选用的检测方法不同有关。大多数研究选用的是血清学方法,儿童下呼吸道感染率的报道波动在0～18%,一个对 3～12 岁采用培养方法的 CAP 多中心研究发现的 CP 感染率为 14%,而肺炎支原体(MP)感染率是 22%,其中小于 6 岁组 CP 感染率是 15%。大于6 岁组 CP 感染率是 18%,有 20%的儿童同时存在 CP 和 MP 感染,有报道 CP 感染镰状细胞贫血患者 10%～20%出现急性胸部综合征,10%支气管炎症和5%～10%儿童出现咽炎。

1.发病机制

CP 广泛存在于自然界,但迄今感染仅见于人类。这种微生物能在外界环境生存 20～30 h,动物实验证明,要直接植入才能传播,空气飞沫传播不是 CP 有效的传播方式。临床研究报道发现,呼吸道分泌物传播是其主要的感染途径,无症状携带者和长期排菌状态可能促进这种传播。其潜伏期较长,传播比较缓慢,平均潜伏期为 30 d,最长可达 3 个月。感染没有明显的季节性,儿童时期其感染的性别差异不明显。现已发现,在军队、养老院等同一居住环境中出现人之间的 CP 传播和 CP 感染暴发流行。在某些家庭内 CP 的暴发流行中,婴幼儿往往首先发病,并占患者数中的多数,甚至有时感染仅在幼儿间传播。初次感染多见于 5～12 岁小儿,但从抗体检查证明整个青少年期和成人期可以又有新的或反复感染,老年期达到顶峰,其中70%～80%血清为阳性反应。血清学流行病学调查显示学龄儿童抗体阳性率开始增加,青少年达30%～45%,提示存在无症状感染。大约在 15 岁前感染率无性别差异。15 岁以后男性多于女性。流行周期为 6 个月到 2～3 年,有少数地方性流行报道。大概成年期感染多数是再感染,同时可能有多种感染。也有研究发现,多数家庭或集体成员中仅有一人出现 CP 感染,这说明不易发生传播。

在 CP 感染的症状期及无症状期均可由呼吸道检出 CP。已经证明在症状性感染后培养阳性的时间可长达 1 年,无症状性感染时常见抗体反应阳性。尚不清楚症状的存在是否会影响病原的传播。

与 CT 仅侵犯黏膜上皮细胞不同,CP 可感染包括巨噬细胞、外周血细胞、动脉血管壁内皮细胞及平滑肌在内的几种不同的细胞。CP 可在外周血细胞中存活并可通过血液循环及淋巴循环到达全身各部位。CP 感染后,细胞中有关炎细胞因子 IL-1、IL-8、IFN-α 等以及黏附因子 ICAM-1 表达增多,并可诱导白细胞向炎症部位趋化,既可有利于炎症反应的局部清除,同时也会造成组织的损伤。

2.临床表现

青少年和年轻成人 CP 感染可以为流行性,也可为散发性,CP 以肺炎最常见。青少年中约 10% 的肺炎、5% 的支气管炎、5% 的鼻窦炎和 1% 的喉炎和 CP 感染有关。Saikku 等在菲律宾 318 名 5 岁以下的急性下呼吸道感染患者中,发现 6.4% 为急性 CP 感染,3.2% 为既往感染。Hammerschlag 等对下呼吸道感染的患者,经培养确定 5 岁以下小儿 CP 感染率为 24%,5～ 18 岁为 41%,最小的培养阳性者仅为 14 个月大。CP 感染起病较缓慢,早期多为上呼吸道感染症状,类似流行性感冒,常合并咽喉炎、声音嘶哑和鼻窦炎,无特异性临床表现。1～2 周后上感症状逐渐减轻而咳嗽逐渐加重,并出现下呼吸道感染征象,肺炎患者症状轻到中等,包括发热、不适、头痛、咳嗽,常有咽炎,多数表现为咽痛、发热、咳嗽,以干咳为主,可出现胸痛、头痛、不适和疲劳。听诊可闻及湿啰音并常有喘鸣音。CP 肺炎临床表现相差悬殊,可从无症状到致死性肺炎。儿童和青少年感染大部分为轻型病例,多表现为上呼吸道感染和支气管炎,肺炎患者较少。而成人则肺炎较多,尤其是在已有慢性疾病或 CP(TWAR)重复感染的老年患者。CP 在免疫力低下的人群可引起重症感染,甚至呼吸衰竭。

CP 感染的潜伏期为 15～23 d,再感染的患者呼吸道症状往往较轻,且较少发展为肺炎。

与支原体感染一样,CP 感染也可引起肺外的表现,如结节性红斑、甲状腺炎、脑炎和 Gullain-Barre 综合征等。

CP 可激发哮喘患者喘息发作,囊性纤维化患者病情加重,有报道从急性中耳炎患者的渗液中分离出 CP,CP 往往与细菌同时致病。有 2%～5% 的儿童和成人可表现为无症状呼吸道感染,持续 1 年或 1 年以上。

3.实验室检查

诊断 CP 感染的特异性诊断依据组织培养的病原分离和血清学检查。CP 在经亚胺环己酮处理的 HEP-2 和 HL 细胞培养基上生长最佳。标本的最佳取材部位为鼻咽后部,如检查 CT 那样用金属丝从胸腔积液中也分离到该病原。有报道经胰酶和/或乙二胺四乙酸钠(EDTA)处理后的标本 CP 培养的阳性率高。已有从胸腔积液中分离到 CP 的报道。

用荧光抗体染色可能直接查出临床标本中的衣原体,但不是非常敏感和特异。用 EIA 法可检测一些临床标本中的衣原体抗原,因 EIAs 采用的是多克隆抗体或属特异单克隆抗体,可同时检测 CP 和 CT。而微量免疫荧光法(MIF),可使用 CP 单一抗原,而不出现同时检测其他衣原体种。急性 CP 感染的血清学诊断标准如下。

(1)患者 MIF 法双份血清 IgG 滴度 4 倍或 4 倍以上升高或单份血清 IgG 滴度≥1∶512;和/或 IgM 滴度≥1∶16 或以上,在排除类风湿因子所致的假阳性后可诊断为近期感染;如果 IgG≥1∶16 但≤1∶512 提示曾经感染。这一标准主要根据成人资料而定。肺炎和哮喘患者的 CP 感染研究显示有 50% 测不到 MIF 抗体。不主张单独应用 IgG 进行诊断。IgG 滴度 1∶16 或以上仅提示既往感染。IgA 或其他抗体水平需双份血清进行回顾分析才能进行诊断,不能提示既往持续感染。

(2)MIF 和补体结合试验方法敏感性在各种方法不一致,CDC 建议应严格掌握诊断标准。

由于与培养的结果不一致,不主张血清酶联免疫方法进行 CP 感染诊断,有关 CP 儿童肺炎和哮喘儿童 CP 感染的研究发现,有 50% 儿童培养证实为 CP 感染,而并无血清学抗体发现。而且,单纯应用血清学方法不能进行临床微生物评价。

采用各种聚合酶链反应技术(PCR)如荧光定量 PCR 和 Nested PCR 等可早期快速并特异地进行 CP 感染的诊断,已有不少关于其应用并与培养和血清学方法进行对比的研究,有研究报道以 16SrRNA 特异靶序列为目的基因的荧光定量 PCR 方法诊断 CP 感染具有较好的特异性,操作较为简单,且能将标本中的病原体核酸量化,但目前尚无此 PCR 商品药盒。

4.影像学表现

开始主要表现为单侧肺泡浸润,位于肺段和亚段,可见于两肺的任何部位,下叶及肺的周边部多见。以后可进展为双侧间质和肺泡浸润。胸部 X 线表现多较临床症状重。胸片示肺叶浸润影,并可有胸腔积液。

5.诊断及鉴别诊断

临床表现上不能与 MP 等引起的非典型肺炎区分开来,听诊可发现啰音和喘鸣音,胸部影像常较患儿的临床表现重,可表现为轻度、广泛的或小叶浸润,可出现胸腔积液,可出现白细胞稍高和核左移,也可无明显的变化。培养是诊断 CP 感染的特异方法,最佳的取材部位是咽后壁标本,也可从痰、咽拭子、支气管灌洗液、胸腔积液等标本中取材进行培养。

CP 感染的表现与 MP 不好区分,CP 肺炎患者常表现为轻到中度的全身症状,如发热、乏力、头痛、咳嗽、持续咽炎,也可出现胸腔积液和肺气肿,重症患者常出现肺气肿。

MP 肺炎多见于学龄儿童及青少年,婴幼儿也不少见,潜伏期 2～3 周,症状轻重不等,主要特点是持续剧烈咳嗽,婴幼儿可出现喘息,全身中毒症状相对较轻,可伴发多系统、多器官损害,X 线所见远较体征显著,外周血白细胞数大多数正常或增高,红细胞沉降率增快,血清特异性抗体测定有诊断价值。

6.治疗

与肺炎支原体肺炎相似,但不同之处在于治疗的时间要长,以防止复发和清除存在于呼吸道的病原体。体外药物敏感试验显示四环素、红霉素及一些新的大环丙酯类(阿奇霉素和克拉霉素)和喹诺酮类抗生素有活性。对磺胺类耐药。首选治疗为红霉素,新生儿和婴儿的用量为红霉素每天 40 mg/kg,疗程 2～3 周,一般用药 24～48 h 体温下降,症状开始缓解。有报道单纯应用

1个疗程,部分病例仍可复发,如果无禁忌,可进行第二疗程治疗。也可采用克拉霉素和阿奇霉素治疗,其中阿奇霉素的疗效要优于克拉霉素,用法为克拉霉素疗程21 d,阿奇霉素疗程5 d,也可应用利福平、罗红霉素、多西环素进行治疗。

有研究发现,选用红霉素治疗2周,甚至四环素或多西环素治疗30 d者仍有复发病例。可能需要2周以上长期的治疗,初步资料显示CP肺炎患儿服用红霉素悬液40~50 mg/(kg·24 h),连续10~14 d,可清除鼻咽部病原的有效率达80%以上。克拉霉素每天10 mg/kg,分2次口服,连续10 d,或阿奇霉素每天10 mg/kg,口服1 d,第2~5天阿奇霉素每天5 mg/kg,对肺炎患者的鼻咽部病原的清除率达80%以上。

7.预后

CP感染的复发较为常见,尤其抗生素治疗不充分时,但较少累及呼吸系统以外的器官。

8.预防

CP肺炎按一般呼吸道感染预防即可。

(三)鹦鹉热衣原体肺炎

鹦鹉热衣原体(CPs),CPs和CT沙眼衣原体仅有10%的DNA同源。可通过CPs包涵体不含糖原、包涵体形态和对磺胺类药物的敏感性与CT沙眼衣原体相鉴别。CPs有多个不同的种,可感染大多数的鸟类和包括人在内的哺乳动物,目前认为CPs株至少有5个生物变种,单克隆抗体测定显示鸟生物变种至少有4个血清型,其中鹦鹉和火鸡血清型是美国鸟类感染的最重要血清型。

1.发病机制

虽然原先命名为鹦鹉热,实际上所有的鸟类,包括家鸟和野鸟均是CPs的天然宿主。对人类威胁最大的是家禽加工厂(特别是火鸡加工厂)、饲养鸽子和笼中宠鸟。近几年在美国通过对家禽喂含四环素的饲料和对进口鸟在检疫期用四环素治疗,这种感染率已经降低。这种病原体可存在于鸟排泄物、血、腹腔脏器和羽毛内。引起人类感染的主要机制大概是由于吸入干的排泄物;吸入粪便气溶胶、粪尘和含病原的动物分泌物是感染的主要途径。作为感染源的鸟类可无症状或表现拒食、羽毛竖立、无精打采和排绿水样便。受染的鸟类可以是无症状或仅有轻微症状,但在感染后仍能排菌数月。易患鹦鹉热的高危人群包括养鸟者、鸟的爱好者、宠物店的工作人员。人类感染常见于长期或密切接触者,但据报道约20%的鹦鹉热患者无鸟类接触史。但是在家禽饲养场发生鹦鹉热流行时,也有仅接触死家禽、切除死禽内脏者发病。已有报道人类发生反复感染者可持续携带病原体达10年之久。

鹦鹉热几乎只是成人的疾病,可能因为小儿接触鸟类或加工厂或在家庭内接触的可能性较少。

病原体吸入呼吸道,经血液循环侵入肝、脾等单核-吞噬细胞系统,在单核吞噬细胞内繁殖后,再血行播散至肺和其他器官。肺内病变常开始于肺门区域,血管周围有炎症反应,并向周围扩散小叶性和间质性肺炎,以肺叶或肺段的下垂部位最为明显,细支气管及支气管上皮引起脱屑和坏死。早期肺泡内充满中性粒细胞及水肿渗出液,不久即被多核细胞所代替,病变部位可产生实变及少量出血,肺实变有淋巴细胞浸润,可出现肺门淋巴结肿大。有时产生胸膜炎症反应。肝脏可出现局部坏死,脾常肿大,心、肾、神经系统以及消化道均可受累产生病变。

有猜测存在人与人之间的传播,但尚未证实。

2.临床表现

鹦鹉热既可以是呼吸道感染,也可以是以呼吸系统为主的全身性感染。儿童鹦鹉热的临床表现可从无症状感染到出现肺炎、多脏器感染不等。潜伏期平均为 15 d,一般为 5～21 d,也可长达 4 周。起病多隐匿,病情轻时如流感样,也可突然发病,出现发热、寒战、头痛、出汗和其他许多常见的全身和呼吸道症状,如不适无力、关节痛、肌痛、咯血和咽炎。发热第一周可达 40 ℃以上,伴寒战和相对缓脉,常有乏力,肌肉关节痛,畏光,鼻出血,可出现类似伤寒的玫瑰疹,常于病程 1 周左右出现咳嗽,咳嗽多为干咳,咳少量黏痰或痰中带血等。肺部很少有阳性体征,偶可闻及细湿啰音和胸膜摩擦音,双肺广泛受累者可有呼吸困难和发绀。躯干部皮肤可见一过性玫瑰疹。严重肺炎可发展为谵妄、低氧血症甚至死亡。头痛剧烈,可伴有呕吐,常被疑诊为脑膜炎。

3.实验室检查

血白细胞常不升高,可出现轻度白细胞升高,同时可有门冬氨酸氨基转移酶(谷丙转氨酶)、碱性磷酸酶和胆红素增高。

有报道 25% 鹦鹉热患者存在脑膜炎,其中半数脑脊液蛋白增高(400～1 135 mg/L),未见脑脊液中白细胞增加。

4.影像学表现

CPs 肺炎胸片常有异常发现,肺部主要表现为不同程度的肺部浸润,如弥漫性支气管肺炎或间质性肺炎,可见由肺门向外周放射的网状或斑片状浸润影,多累及下叶,但无特异性。单侧病变多见,也可双侧受累,肺内病变吸收缓慢,偶见大叶实变或粟粒样结节影及胸膜渗出。可出现胸腔积液。肺内病变吸收缓慢,有报道治疗 7 周后有 50% 的患者病灶不能完全吸收。

5.诊断

由于临床表现各异,鹦鹉热的诊断困难。与鸟类的接触史非常重要,但 20% 的鹦鹉热患者接触史不详。尚无人与人之间传播的证据。出现高热、严重头痛和肌痛症状的肺炎患者,结合患者有鸟接触史等阳性流行病学资料和血清学检查确定诊断。

从胸腔积液和痰中可培养出病原体,CPs 与 CP、CT 的培养条件是相同的,由于其潜在的危险,鹦鹉热衣原体除研究性实验室外一般不能培养。

实验室检查诊断多数是靠特异性补体结合性抗体检测。特异性补体结合试验或微量免疫荧光试验阳性,恢复期(发病第 2～3 周)血清抗体效价比急性期增高 4 倍或单次效价为 1∶32 或以上即可确定诊断。诊断的主要方法是血清补体结合试验,是种特异性的。

补体结合(CF)抗体试验不能区别是 CP 还是 CPs,如小儿抗体效价增高,更多可能是 CP 感染的血清学反应。

CDC 认为鹦鹉热确诊病例需要符合临床疾病过程、鸟类接触病史,采用以下三种方法之一进行确定:呼吸道分泌物病原学培养阳性;相隔 2 周血 CF 抗体 4 倍上升或 MIF 抗体 4 倍以上升高;MIF 单份血清 IgM 抗体滴度大于或等于 16。

可疑病例必须在流行病学上与确诊病例密切相关,或症状出现后单份 CF 或 MIF 抗体在 1∶32 以上。

由于 MIF 也用于诊断 CP 感染,用 MIF 检测可能存在与其他衣原体种或细菌感染间的交叉反应,早期针对鹦鹉热采用四环素进行治疗,可减少抗体反应。

6.鉴别诊断

(1)MP 肺炎:多见于学龄儿童及青少年,婴幼儿也不少见,潜伏期 2～3 周,症状轻重不等,主要特点是持续剧烈咳嗽,婴幼儿可出现喘息,全身中毒症状相对较轻,可伴发多系统、多器官损害,X线所见远较体征显著,外周血白细胞数大多数正常或增高,红细胞沉降率增快,血清特异性抗体测定有诊断价值。

(2)结核病:小儿多有结核病接触史,起病隐匿或呈现慢性病程,有结核中毒症状,肺部体征相对较少,X线所见远较体征显著,不同类型结核有不同特征性影像学特点,结核菌素试验阳性、结核菌检查阳性,可较早出现全身结核播散病灶等明确诊断。

(3)真菌感染:不同的真菌感染的临床表现多样,根据患者有无免疫缺陷等基础疾病、长期应用抗生素、激素等病史、肺部影像学特征、病原学组织培养、病理等检查,经试验和诊断性治疗明确诊断。

7.治疗

CPs对四环素、氯霉素和红霉素敏感,但不主张四环素在8岁以下小儿应用。新生儿和婴儿的用量为红霉素每天40 mg/kg,疗程2～3周。也有采用新型大环内酯类抗生素,应注意鹦鹉热的治疗显效较慢,发热等临床症状一般要在48～72 h方可控制,有报道红霉素和四环素这两种抗生素对青少年的用量为每天2 g,用7～10 d或热退后继续服用10 d。复发者可进行第2个疗程,发生呼吸衰竭者,需氧疗和进一步机械呼吸治疗。

多西环素100 mg,一天2次,或四环素500 mg,一天1次,在体温正常后再继续服用10～14 d,对危重患者可用多西环素4.4 mg/(kg·d)每12小时口服1次,每天最大量是100 mg。对9岁以下不能用四环素的小儿,可选用红霉素500 mg,口服,一天1次。由于初次感染往往并不能产生长久的免疫力,有治疗2个月后病情仍复发的报道。

8.预后

鹦鹉热患者应予隔离,痰液应进行消毒;应避免接触感染的鹦鹉等鸟类或禽类可预防感染;加强国际进口检疫和玩赏鸟类的管理。未经治疗的病死率是15%～20%,若经适当治疗的病死率可降至1%以下,严重感染病例可出现呼吸衰竭,有报道孕妇感染后可出现胎死宫内。

9.预防

病原体对大多数消毒剂、热等敏感,对酸和碱抵抗。严格鸟类管理,应用鸟笼,并避免与病鸟接触;对可疑鸟类分泌物应进行消毒处理,并对可疑鸟隔离观察30～45 d;对眼部分泌物多、排绿色水样便或体质量减轻的鸟类应隔离;避免与其他鸟类接触,不能买卖。接触的人应严格防护,穿隔离衣,并戴N95型口罩。

(林光温)

第五节　急性上呼吸道梗阻

呼吸道梗阻包括发生于呼吸道任何部位的正常气流被阻断。阻断的部位如果位于呼吸道隆突以上,往往会迅速引起窒息,危及生命。阻断的部位如果位于呼吸道隆突以下,影响支气管或小气道的气流,但不致立刻危及生命。急性上呼吸道梗阻不仅包括上呼吸道,也包括隆突以上所有气道的梗阻。上呼吸道梗阻危及患儿的情况取决于多方面的因素,包括梗阻的部位、梗阻的程度、梗阻发展的速度以及患儿心脏和肺的功能状态。

一、病因

(一)引起急性上呼吸道梗阻病因的解剖分布

1.鼻咽和口咽

其包括：①严重的面部创伤、骨折；②咽部异物；③扁桃体周围脓肿；④咽旁脓肿；⑤腭垂肿胀伴血管神经性水肿；⑥黏膜天疱疮。

2.咽后壁软组织

其包括：①咽后壁脓肿；②咽后壁出血；③颈椎损伤后水肿；④烫伤和化学性损伤。

3.颈部软组织

其包括：①创伤及医源性血肿；②颌下蜂窝织炎。

4.会厌

其包括：①急性会厌炎；②外伤性会厌肿胀；③过敏性会厌肿胀。

5.声门

其包括：①创伤性声门损伤(常为医源性)；②手术引起的声带麻痹。

6.喉

其包括：①急性喉炎；②血管神经性水肿,喉痉挛；③异物；④手足抽搐伴发的喉痉挛、喉软化症；⑤外伤、骨折、水肿、局部血肿；⑥白喉的膜性渗出；⑦传染性单核细胞增多症的膜性渗出；⑧喉脓肿；⑨软骨炎。

7.声门下区和气管

其包括：①喉气管炎；②喉气管软化；③异物；④插管、器械、手术引起的医源性水肿；⑤膜性喉气管炎。

8.食管

其包括：①食管异物；②呕吐物急性吸入。

(二)引起急性上呼吸道梗阻病因的年龄分布

1.新生儿及小婴儿

其包括喉软化、声门下狭窄、声带麻痹、气管软化、血管畸形、血管瘤等。

2.新生儿至1岁

其包括先天性畸形(同上)、喉气管炎、咽后壁脓肿、异物等。

3.1~2岁

其包括如喉气管炎、异物、会厌炎等。

4.3~6岁

有肿大的扁桃体及腺样体、鼻充血、会厌炎和异物等。

二、临床表现

气道部分梗阻时可听到喘鸣音,可见到呼吸困难、呼吸费力,辅助呼吸肌参加呼吸活动。肋间隙、锁骨上窝、胸骨上窝凹陷。严重病例呼吸极度困难,头向后仰、发绀并窒息,如瞪眼、口唇凸出和流涎。患儿欲咳嗽,但咳不出。辅助呼吸肌剧烈运动,呈矛盾呼吸运动,吸气时胸壁下陷,而腹部却隆起,呼气时则相反。虽然拼命用力呼吸,但仍无气流,旋即呼吸停止,继而出现心律失常,最终发生致命的室性心律失常,可因低氧和迷走神经反射引起心跳停止而迅速死亡。

三、鉴别诊断

临床上常以喘鸣音作为鉴别诊断的依据。喘鸣是由鼻和气管之间的上呼吸道因部分梗阻而部分中断了气体的通道,由一股或多股湍流的气体所产生。喘鸣的重要意义在于反映部分性的气道梗阻。儿童患者的气道并非一固定的管道,而为一相当软的管道,其管腔的横断面积随压力的不同而发生变化。在正常呼吸时其变化较小,当有阻塞性病变时则表现得相当重要。正常呼吸时,作用于气道的压力变化在胸腔内外是完全相反的。吸气时,在胸腔内,作用于气道壁的外周压力降低,因此,胸内气道趋于增宽;呼气时,外周压力升高使胸内气道变窄;胸外气道在吸气时,其周围软组织的压力保持近于不变,而胸腔内压力降低,使气道变窄。呼气时,胸腔内压力升高使胸外气道变宽。部分梗阻如果发生在气道内径能发生变化的部位,当气道变为最小时,梗阻将是最严重的。气道内径变小会使气流变慢并分裂,从而产生喘鸣。因此,胸外气道梗阻会产生吸气性喘鸣,胸内气道梗阻会产生呼气性喘鸣。较大的病变会产生吸气性和呼气性双相气流梗阻,从而引起双相(往返)喘鸣,双相喘鸣比单相喘鸣有更紧急的临床严重性。

喉是一固定性结构,其内径不随呼吸发生明显变化,婴儿喉腔最窄部位在声带处,横断面积为 $14\sim15\ mm^2$。该部黏膜水肿仅 1 mm 时,即可使气道面积减少 65%。喉部病变多产生双相喘鸣。

不同病变引起的喘鸣的呼吸时相如下。

(一)倾向于产生吸气性喘鸣的病变

其包括:①先天性声带麻痹;②喉软化;③插管后喘鸣;④急性喉炎;⑤小颌、巨舌;⑥甲状舌骨囊肿;⑦声门上及声门蹼;⑧声门下血管瘤;⑨喉气管炎;⑩会厌炎;⑪咽后壁脓肿;⑫白喉。

(二)常产生双期喘鸣的病变

其包括:①先天性声门下狭窄;②气管狭窄;③血管环、血管悬带;④声门下血管瘤;⑤声门下蹼。

(三)倾向产生呼气性喘鸣的病变

其包括:①气管软化;②气管异物;③纵隔肿瘤。

喘鸣的听觉特征可能对诊断有帮助,如喉软化症的喘鸣为高调、鸡鸣样、吸气性。声门梗阻亦产生高调喘鸣;而声门上病变通常产生低调、浑厚的喘鸣。粗糙的鼾声是咽部梗阻的表现。

发音的特征对上呼吸道梗阻的病因也可能提供诊断线索。如声音嘶哑,常见于急性喉炎、喉气管炎、白喉和喉乳头状瘤病;声音低沉或无声,常见于喉蹼、会厌炎和喉部异物。

咳嗽的声音也有一定诊断意义。犬吠样咳嗽高度提示声门下腔病变;"钢管乐样"咳嗽常提示气管内异物。

由于上呼吸道与食管相毗邻,因此,上呼吸道梗阻也可引起进食困难。在婴儿,鼻咽梗阻时,由于鼻呼吸障碍,其所引起的进食困难常伴有窒息和吸入性呼吸困难;口咽梗阻,特别是舌根部病变以及声门上喉部病变,均影响吞咽;咽后壁脓肿及声门上腔炎症,如会厌炎,不仅极不愿吞咽而且引起流涎。

X线诊断:上呼吸道的梗阻在 X 线下有些疾病有特异性改变,有些则不具有特异性改变。在胸片上,上呼吸道梗阻的其他表现包括:①肺充气量趋于正常或减少,这与其他原因引起的呼吸困难所见的肺过度膨胀相反;②气道可见狭窄的部分;③若下咽腔包括在 X 线片内,则可见扩张。

四、治疗

(一)恢复气道通畅

急性上呼吸道梗阻患儿应立即设法使其气道通畅,尽量使患儿头向后仰。让患儿仰卧,抢救人员将一手置于患儿颈部,将颈部抬高,另一手置于额部,并向下压,使头和颈部呈过度伸展状态,此时舌可自咽后部推向前,使气道梗阻缓解。若气道仍未能恢复通畅,抢救者可改变手法,将一手指置于患儿下颌之后,然后尽力把下颌骨推向前;同时使头向后仰,用拇指使患儿下唇回缩,以便恢复通过口、鼻呼吸。如气道恢复通畅后,患儿仍无呼吸,应即刻进行人工机械通气。

(二)迅速寻找并取出异物

如果气道已经通畅,患儿仍无自主呼吸,通过人工机械通气肺仍不能扩张,应立即用手指清除咽喉部的分泌物或异物。患儿宜侧卧,医师用拇指和示指使患儿张口,用另一只手清除患儿口、咽部的分泌物或异物,以排出堵塞物。亦可用一长塑料钳,自口腔置入,深入患儿咽后部,探取异物,切勿使软组织损伤。亦可通过突然增加胸膜腔内压的方法,以形成足够的呼出气压力和流量,使气管内异物排出。具体做法是用力拍其肩胛间区或自患儿后方将手置于患儿的腹部,两手交叉,向上腹部施加压力。较安全的方法是手臂围绕于胸廓中部,婴儿围绕于下胸廓,用力向内挤压或用力拍击中背部,亦可得到类似结果。因为大部分吸入异物位于咽部稍下方的狭窄处,不易进一步深入,患儿因无足够的潮气量而无法将阻塞的异物排出。但此时患儿肺内尚有足够的残气量,故对胸或腹部迅速加压,排出的气量足以将异物排出。如有条件可在气管镜下取异物。

(三)气管插管、气管切开或环甲膜穿刺通气

来不及用上述方法或用上述方法失败的病例,以及其他情况紧急窒息时,如手足搐搦症喉痉挛、咽后壁脓肿、甲状舌骨囊肿等,可先做气管插管,必要时可做气管切开。来不及做气管切开时,可先用大号针头做环甲膜穿刺,或连接高频通气,以缓解患儿缺氧。然后再做气管插管或做气管切开,并置入套管。

(四)病因治疗

引起上呼吸道梗阻的病因除了异物按上述方法抢救外,由其他病因所引起者,应分别按照病因进行处理。

(林光温)

第六节 支气管哮喘

支气管哮喘是一种以嗜酸性粒细胞、肥大细胞、T细胞等多种炎性细胞参与的气道慢性炎症性疾病,患者气道具有对各种激发因子刺激的高反应性。临床以反复发作性喘息、呼吸困难、胸闷或咳嗽为特点。常在夜间和/或清晨发作或加剧,多数患者可自行缓解或治疗后缓解。

一、病因

（一）遗传因素

遗传过敏体质（特异反应性体质、Atopy-特应质）对本病的形成关系很大，多数患儿有婴儿湿疹、过敏性鼻炎和/或食物（药物）过敏史。本病多数属于多基因遗传病，遗传度70%～80%，家族成员中气道的高反应性普遍存在，双亲均有遗传基因者哮喘患病率明显增高。国内报道约20%的哮喘患儿家族中有哮喘患者。

（二）环境因素

1.感染

最常见的是呼吸道感染。其中主要是病毒感染，如呼吸道合胞病毒、腺病毒、副流感病毒等。此外，支原体、衣原体以及细菌感染都可引起。

2.吸入变应原

如灰尘、花粉、尘螨、烟雾、真菌、宠物、蟑螂等。

3.食入变应原

主要是摄入异类蛋白质，如牛奶、鸡蛋、鱼、虾等。

4.气候变化

气温突然下降或气压降低，刺激呼吸道，可激发哮喘。

5.运动

运动性哮喘多见于学龄儿童，运动后突然发病，持续时间较短。病因尚未完全明了。

6.情绪因素

情绪过于激动，如大笑、大哭引起深吸气，过度吸入冷而干燥的空气可激发哮喘。另外，情绪紧张时也可通过神经因素激发哮喘。

7.药物

如阿司匹林可诱发儿童哮喘。

二、发病机制

20世纪70年代和80年代初的"痉挛学说"，认为支气管平滑肌痉挛导致气道狭窄是引起哮喘的唯一原因，因而治疗的宗旨是解除支气管痉挛。80年代和90年代初的"炎症学说"，认为哮喘发作的重要机制是炎性细胞浸润，炎性递质引起黏膜水肿，腺体分泌亢进，气道阻塞。因此，在治疗时除强调解除支气管平滑肌痉挛外，还要针对气道的变应性炎症，应用抗炎药物。这是对发病机制认识的一个重大进展。变应原进入机体可引发两种类型的哮喘反应。

（一）速发型哮喘反应（IAR）

进入机体的抗原与肥大细胞膜上的特异性IgE抗体结合，而后激活肥大细胞内的一系列酶促反应，释放多种递质，引起支气管平滑肌痉挛而发病。患儿接触抗原后10 min内产生反应，10～30分钟达高峰，1～3 h变应原被机体清除，自行缓解，往往表现为突发突止。

（二）迟发型哮喘反应（LAR）

变应原进入机体后引起变应性炎症，嗜酸性粒细胞、中性粒细胞、巨噬细胞等浸润，炎性递质释放，一方面使支气管黏膜上皮细胞受损、脱落，神经末梢暴露，另一方面使肺部的微血管通透性增加、黏液分泌增加，阻塞气道，使呼吸道狭窄，导致哮喘发作。患儿在接触抗原后一般3 h发病,数小时达高峰。24 h 后变应原才能被清除。

此外,无论轻患者或是急性发作的患者,其气道反应性均高,都可有炎症存在,而且这种炎症在急性发作期和无症状的缓解期均存在。

三、临床表现

起病可急可缓。婴幼儿常有 1~2 d 的上呼吸道感染表现,年长儿起病较急。发作时患儿主要表现为严重的呼气性呼吸困难,严重时端坐呼吸,患儿焦躁不安,大汗淋漓,可出现发绀。肺部检查可有肺气肿的体征:两肺满布哮鸣音(有时不用听诊器即可听到),呼吸音减低。部分患儿可闻及不同程度的湿啰音,且多在发作好转时出现。

根据年龄及临床特点分为婴幼儿哮喘、儿童哮喘和咳嗽变异性哮喘。

哮喘持续发作超过 24 h,经合理使用拟交感神经药物和茶碱类药物,呼吸困难不能缓解者,称之为哮喘持续状态。但需要指出,小儿的哮喘持续状态不应过分强调时间的限制,而应以临床症状持续严重为主要依据。

四、辅助检查

(一)血常规

白细胞大多正常,若合并细菌感染可增高,嗜酸性粒细胞增高。

(二)血气分析

一般为轻度低氧血症,严重患者伴有二氧化碳潴留。

(三)肺功能检查

呼气峰流速(PEF)减低,指肺在最大充满状态下,用力呼气时所产生的最大流速;1 s最大呼气量降低。

(四)变应原测定

可作为发作诱因的参考。

(五)X 线检查

在发作期间可见肺气肿及肺纹理增强。

五、诊断

支气管哮喘可通过详细询问病史做出诊断。不同类型的哮喘诊断条件如下。

(一)婴幼儿哮喘

(1)年龄小于 3 岁,喘憋发作不低于 3 次。

(2)发作时双肺闻及以呼气相为主的哮鸣音,呼气相延长。

(3)具有特异性体质,如湿疹、过敏性鼻炎等。

(4)父母有哮喘病等过敏史。

(5)除外其他疾病引起的哮喘。

符合 1、2、5 条即可诊断哮喘;如喘息发作 2 次,并具有 2、5 条诊断可疑哮喘或喘息性支气管炎;若同时有 3 和/或 4 条者,给予哮喘诊断性治疗。

(二)儿童哮喘

(1)年龄不低于 3 岁,喘息反复发作。

（2）发作时双肺闻及以呼气相为主的哮鸣音,呼气相延长。

（3）支气管舒张剂有明显疗效。

（4）除外其他可致喘息、胸闷和咳嗽的疾病。

疑似病例可选用 1‰肾上腺素皮下注射,0.01 mL/kg,最大量不超过每次 0.3 mL,或用沙丁胺醇雾化吸入,15 min 后观察,若肺部哮鸣音明显减少,或 FEV 上升不低于 15%,即为支气管舒张试验阳性,可诊断支气管哮喘。

（三）咳嗽变异性哮喘

各年龄均可发病。①咳嗽持续或反复发作超过 1 个月,特点为夜间（或清晨）发作性的咳嗽,痰少,运动后加重,临床无感染征象,或经较长时间的抗生素治疗无效;②支气管扩张剂可使咳嗽发作缓解（基本诊断条件）;③有个人或家族过敏史,变应原皮试可阳性（辅助诊断条件）;④气道呈高反应性,支气管舒张试验阳性（辅助诊断条件）;⑤除外其他原因引起的慢性咳嗽。

六、鉴别诊断

（一）毛细支气管炎

此病多见于 1 岁以内的婴儿,病原体为呼吸道合胞病毒或副流感病毒,也有呼吸困难和喘鸣,但其呼吸困难发生较慢,对支气管扩张剂反应差。

（二）支气管淋巴结核

可引起顽固性咳嗽和哮喘样发作,但阵发性发作的特点不明显,结核菌素试验阳性,X 线检查有助于诊断。

（三）支气管异物

患儿会出现哮喘样呼吸困难,但患儿有异物吸入或呛咳史,肺部 X 线检查有助于诊断,纤维支气管镜检可确诊。

七、治疗

（一）治疗原则

坚持长期、持续、规范、个体化的治疗原则。

1.发作期

快速缓解症状、抗感染、平喘。

2.持续期

长期控制症状、抗炎、降低气道高反应性、避免触发因素、自我保健。

（二）发作期治疗

1.一般治疗

注意休息,去除可能的诱因及致敏物。保持室内环境清洁,适宜的空气湿度和温度,良好的通风换气和日照。

2.平喘治疗

（1）肾上腺素能 β_2 受体激动剂:松弛气道平滑肌,扩张支气管,稳定肥大细胞膜,增加气道的黏液纤毛清除力,改善呼吸肌的收缩力。①沙丁胺醇气雾剂:每撤 100 μg,每次 1～2 撤,每天 3～4 次。0.5%水溶液每次 0.01～0.03 mL/kg,最大量 1 mL,用 2～3 mL 生理盐水稀释后雾化吸入,重症患儿每 4～6 小时 1 次。片剂每次 0.10～0.15 mg/kg,每天 2～3 次。或 5 岁以下小儿每次

0.5～1.0 mg,5～14 岁每次 2 mg,每天 3 次。②特布他林:每片 2.5 mg,1～2 岁每次 1/4～1/3 片,3～5 岁每次 1/3～2/3 片,6～14 岁每次2/3～1 片,每天 3 次。③其他 β_2 受体激动剂,如丙卡特罗等。

(2)茶碱类:氨茶碱口服每次 4～5 mg/kg,每 6～8 小时一次,严重者可静脉给药,应用时间长者,应监测血药浓度。

(3)抗胆碱类药:可抑制支气管平滑肌的 M 样受体,引起支气管扩张,也能抑制迷走神经反射所致的支气管平滑肌收缩。以 β_2 受体阻滞剂更为有效。可用溴化羟异丙托品,对心血管系统作用弱,用药后峰值出现在 30～60 min,其作用部位以大中气道为主,而 β_2 受体激动剂主要作用于小气道,故两种药物有协同作用。气雾剂每撤20 μg,每次 1～2 撤,每天 3～4 次。

3.肾上腺皮质激素的应用

肾上腺皮质激素可以抑制特应性炎症反应,减低毛细血管通透性,减少渗出及黏膜水肿,降低气道的高反应性,故在哮喘治疗中的地位受到高度重视。除在严重发作或持续状态时可予短期静脉应用地塞米松或氢化可的松外,多主张吸入治疗。常用的吸入制剂有:①丙酸倍氯米松气雾剂(BDP),每撤 200 μg;②丙酸氟替卡松气雾剂(FP),每撤 125 μg。以上药物根据病情每天 1～3次,每次 1～2 撤。现认为每天200～400 μg是很安全的剂量,重度年长儿可达到 600～800 μg,病情一旦控制,可逐渐减少剂量,疗程要长。

4.抗过敏治疗

(1)色甘酸钠(SOG):能稳定肥大细胞膜,抑制释放炎性递质,阻止迟发性变态反应,抑制气道高反应性。气雾剂每撤 2 mg,每次 2 撤,每天 3～4 次。

(2)酮替芬:为碱性抗过敏药,抑制炎性递质释放和拮抗递质,改善 β 受体功能。对儿童哮喘疗效较成人好,对已发作的哮喘无即刻止喘作用。每片 1 mg。小儿每次 0.25～0.50 mg,1～5 岁0.5 mg,5～7 岁0.5～1.0 mg,7 岁以上 1 mg,每天 2 次。

5.哮喘持续状态的治疗

哮喘持续状态是支气管哮喘的危症,需要积极抢救治疗,否则会因呼吸衰竭导致死亡。

(1)一般治疗:保证液体入量。因机体脱水时呼吸道分泌物黏稠,阻塞呼吸道使病情加重。一般补1/5～1/4张液即可,补液的量根据病情决定,一般 24 h 液体需要量为 1 000～1 200 mL/m^2。如有代谢性酸中毒,应及时纠正,注意保持电解质平衡。如患儿烦躁不安,可适当应用镇静剂,但应避免使用抑制呼吸的镇静剂(如吗啡、哌替啶)。如合并细菌感染,应用抗生素。

(2)吸氧:保证组织细胞不发生严重缺氧。

(3)迅速解除支气管平滑肌痉挛:静脉应用氨茶碱,肾上腺皮质激素超声雾化吸入。若经上述治疗仍无效,可用异丙肾上腺素静脉滴注,剂量为 0.5 mg 加入 10% 葡萄糖 100 mL 中(5 μg/mL),开始以每分钟 0.1 μg/kg 缓慢静脉滴注,在心电图及血气监测下,每 15～20 分钟增加0.1 μg/kg,直到氧分压及通气功能改善,或达 6 μg/(kg·min),症状减轻后,逐渐减量维持用药 24 h。如用药过程中心率达到或超过200 次/分钟,或有心律失常应停药。

(4)机械通气:严重患者应用呼吸机辅助呼吸。

(三)缓解期治疗及预防

(1)增强抵抗力,预防呼吸道感染,可减少哮喘发病的机会。

(2)避免接触变应原。

(3)根据不同情况选用适当的免疫疗法,如转移因子、胸腺肽、脱敏疗法、气管炎菌苗、死卡介苗。

（4）可用丙酸培氯松吸入，每天不超过 400 μg，长期吸入，疗程达 1 年以上；酮替芬用量同前所述，疗程 3 个月；色甘酸钠长期吸入。

总之，哮喘是一种慢性疾病，仅在发作期治疗是不够的，需进行长期的管理，提高对疾病的认识，配合防治、控制哮喘发作、维持长期稳定、提高患者生活质量，这是一个非常复杂的系统工程。

（林光温）

第七节　支气管扩张

支气管扩张是以感染及支气管阻塞为根本病因的慢性支气管病患，分为先天性与后天性两种。前者因支气管发育不良，后者常继发于麻疹、百日咳、毛细支气管炎、腺病毒肺炎、支气管哮喘、局部异物堵塞或肿块压迫。

一、诊断要点

（一）临床表现

慢性咳嗽，痰多，多见于清晨起床后或变换体位时，痰量或多或少，含稠厚脓液，臭味不重，痰液呈脓性，静置后可分层，反复咳血，时有发热。患儿发育差，发绀，消瘦，贫血。病久可有杵状指（趾）、胸廓畸形，最终可致肺源性心脏病。

（二）实验室检查

1.血常规

血红蛋白降低，急性感染时白细胞总数及中性粒细胞增高。可见核左移。

2.痰培养

可获致病菌，多为混合感染。

3.X 线胸部平片

早期见肺纹理增多、粗而紊乱。典型后期变化为两中下肺野蜂窝状阴影，常伴肺不张、心脏及纵隔移位。继发感染时可见支气管周围炎症改变，必要时可行肺部 CT 检查。

4.支气管造影

示支气管呈柱状、梭状、囊状扩张，是确诊及决定是否手术与手术范围的重要手段，宜在感染控制后进行。

二、鉴别诊断

本病与慢性肺结核、慢性支气管炎、肺脓肿、先天性肺囊肿、肺隔离症、肺吸虫病等的鉴别主要在于X 线表现不同。此外，痰液检查、结核菌素试验、肺吸虫抗原皮试等亦可帮助诊断。

三、治疗

（一）一般治疗

多晒太阳，呼吸新鲜空气，注意休息，加强营养。

(二)排除支气管分泌物

(1)顺位排痰法每天进行 2 次,每次 20 min。

(2)痰稠者可服氯化铵,30～60 mg/(kg·d),分 3 次口服。

(3)雾化吸入:在雾化液中加入异丙肾上腺素有利于痰液排出。

(三)控制感染

急性发作期选用有效抗生素,针对肺炎链球菌及流感嗜血杆菌有效的抗生素,如阿莫西林、磺胺二甲嘧啶、新的大环内酯类药物、二代头孢菌素是合理的选择。疗程不定,至少 7～10 d。

(四)人免疫球蛋白

对于低丙种球蛋白血症的患儿,人免疫球蛋白替代治疗能够防止支气管扩张病变的进展。

(五)咳血的处理

一般可予止血药,如酚磺乙胺、卡巴克络等。大量咳血可用垂体后叶激素 0.3 U/kg,溶于 10% 葡萄糖注射液内缓慢静脉滴注。

(六)手术治疗

切除病肺为根本疗法。手术指征:病肺不超过一叶或一侧,反复咳血或反复感染用药物不易控制,体位引流不合作,小儿内科治疗 9～12 个月无效,患儿一般情况日趋恶化者。

(齐英征)

第八节　脓胸和脓气胸

脓胸指胸膜急性感染并胸膜腔内有脓液积聚。若同时有气体进入脓腔则形成脓气胸。脓胸多继发于肺部感染、邻近器官感染和败血症,少数为原发性。多见于 2 岁以下的小儿,年长儿也较常见。最常见的病原是葡萄球菌和大肠埃希菌,其他如肺炎球菌、链球菌也可引起;厌氧菌也为重要致病菌;偶可见结核菌、阿米巴及真菌感染。

一、临床表现

(一)病史采集要点

1.起病情况

多数患者急性起病,持续高热不退。因肺炎引起的脓胸表现为肺炎持久不愈,体温持续不退或下降后复升,年长儿常诉胸痛。慢性脓胸者起病可较缓。

2.主要临床表现

除发热及胸痛表现外,大部分患儿呈轻度呼吸困难,少数患儿呼吸困难明显,可有发绀、鼻翼翕动甚至端坐呼吸。晚期则见苍白、出汗、消瘦、无力等慢性消耗病容。发生张力性气胸时,可突然出现呼吸急促、鼻翼翕动,发绀、烦躁、持续性咳嗽甚至休克。

3.既往病史

引起脓胸或脓气胸的疾病大致可分为两类:一类为胸膜腔周围的组织和器官炎症蔓延引起;另一类为血源性感染引起。因此要仔细询问患者有无这方面的病史。

(1)肺部感染病:如细菌性肺炎、肺脓肿、支气管扩张继发感染等。

（2）纵隔感染：如纵隔炎、食管炎、淋巴结破溃。

（3）膈下感染：如膈下脓肿、肝脓肿、腹膜炎等。

（4）胸壁的感染及创伤。

（二）体格检查

1.一般情况

急性起病者呈急性病容，面色灰白、精神萎靡，可见呼吸困难、发绀。晚期多见贫血、消瘦。病程长者可有营养不良及生长发育迟缓。

2.肺部体征

肺部体征与积液多少有关。大量胸腔积液时患侧胸廓饱满，肋间隙增宽，呼吸运动减弱，气管和心脏向健侧移位，纵隔向健侧和心尖冲动移位。叩诊浊音或实音，语颤减低，呼吸音减低或完全消失。少量胸腔积液时仅叩诊浊音、呼吸音减低或无明显体征。继发于肺炎者可闻及干、湿啰音。伴脓气胸时，胸上部叩诊为鼓音。脓胸病程超过2周以上可出现胸廓塌陷，肋间隙变窄，胸段脊柱凸向对侧或侧弯，这些畸形在感染完全控制后可逐渐恢复。

3.其他

可见杵状指（趾）。

（三）辅助检查

1.血常规

白细胞总数及中性粒细胞增多，可有核左移，严重者可见中毒颗粒。

2.血碱性磷酸酶和血清C反应蛋白

可升高。

3.X线检查

积液少者肋膈角消失或膈肌运动受限。有时胸腔下部积液处可见弧形阴影；积液较多则患侧呈一片致密阴影，肋间隙增宽，严重者可见纵隔和心脏移位。有脓气胸时可见液平面。包裹性脓胸可见较固定的圆形或卵圆形密度均匀阴影，不随体位移动。不同体位摄片或透视有助于判断胸膜积液量的多少、积液位置、有无包裹等。

（四）进一步检查项目

（1）胸腔穿刺：若抽出脓液为诊断重要依据。脓液性状与病原菌有关。金黄色葡萄球菌引起者，常为黄绿色或黄褐色黏稠脓液；肺炎双球菌、链球菌引起者脓液稀薄呈淡黄色；大肠埃希菌引起者，脓液为黄绿色，有腐败臭味；厌氧菌引起者，脓液有恶臭。胸腔积液比重常高于1.018，蛋白质高于3.0 g，李凡他试验阳性。

（2）脓液培养和直接涂片：有助于病原学诊断。

（3）超声波检查：可确定胸腔积液的有无、部位及多少、胸膜的厚度及有无气体存在。在超声引导下进行诊断性和治疗性穿刺可提高准确性。

（4）必要时也可做CT协助诊断。

二、诊断与鉴别诊断

（一）诊断

临床上出现高热、胸痛、咳嗽、呼吸困难表现，体检胸廓饱满、肋间隙增宽，叩诊浊音或实音，X线、B超有胸腔积液等表现，结合诊断性穿刺结果可确诊。

(二)鉴别诊断

常需与以下疾病鉴别。

1.大范围肺萎缩

脓胸肋间隙扩张,气管向对侧偏移;而肺萎缩肋间隙缩窄,气管向患侧偏,穿刺无脓液。

2.巨大肺大疱及肺脓肿

较难与本病鉴别。可根据穿刺减压后,肺组织复张分布情况进行鉴别。脓胸肺组织集中压缩在肺门,而肺大疱则外围有肺组织张开,并出现呼吸音。

3.膈疝

小肠疝入胸腔时胸片见多发气液影、胃疝入时见大液面易误为脓气胸,胸腔穿刺若为混浊或黏液、粪汁可资鉴别。

4.巨大膈下脓肿

胸腔可产生反应性积液,但肺组织无病变。穿刺放脓后无负压,或负压进气后 X 线拍片显示脓肿在膈下,B 超检查可进一步鉴别。

5.结缔组织病并发胸膜炎

胸腔积液外观似渗出液或稀薄脓液,白细胞主要为多形核中性粒细胞。肾上腺皮质激素治疗后很快吸收有助于鉴别。

(三)临床类型

(1)根据起病急缓可分为急性或慢性脓胸。急性脓胸一般起病急骤,病程不超过 3 个月。急性脓胸经过 4～6 周治疗后脓腔未见消失,脓液稠厚并有大量沉积物,提示脓胸已进入慢性期。

(2)按病变累积的范围可分为全脓胸或局限性脓胸:全脓胸是指脓液占据整个胸膜腔,局限性脓胸是指脓液积存于肺与胸壁或横膈或纵隔之间,或肺叶与肺叶之间,也称包裹性脓胸。

(3)根据感染的病原体分为化脓菌、结核菌、真菌及阿米巴脓胸。①化脓菌引起的脓胸一般起病急,中毒症状明显,脓液培养可明确致病菌,一般以葡萄球菌多见。②结核性脓胸:由结核菌从原发复合征的淋巴结经淋巴管到达胸膜,或胸膜下的结核病灶蔓延至胸膜所致,常有胸痛、气急及结核中毒症状。③真菌性脓胸:多由放线菌、白念珠菌累及胸膜所致。④阿米巴脓胸:多由于阿米巴肝脓肿破入胸腔所致。脓肿破入胸腔时可发生剧烈胸痛和呼吸困难,甚至发生胸膜休克。

三、治疗

(一)治疗原则

包括:①尽可能在短时间内有效控制原发感染,迅速排出胸腔积脓、消除脓腔,促使肺复张,以减少并发症和后遗症;②应加强支持疗法,改善全身状况。

(二)治疗方法

1.一般治疗

脓胸时蛋白渗出量大,且感染本身对机体损害较大,患儿可很快出现营养不良,抵抗力低下及贫血,故应注意休息,加强营养,如给高蛋白高热量饮食,补充多种维生素,必要时配合静脉高营养及肠道营养,需要时可输血、血浆、多种氨基酸或静脉用丙种球蛋白等。咳嗽剧烈者给予镇咳剂。呼吸困难者氧气吸入。

2.抗感染治疗

根据脓液细菌培养及药物敏感试验,适当选用两种有效的抗生素联合应用。细菌培养结果未知之前,可选用广谱抗生素。一般抗生素治疗应持续3～4周,体温正常后应再给药2～3周。疑有厌氧菌感染者可用甲硝唑治疗,疗程4～6周。待体温、血白细胞正常,脓液吸收后再渐停药。结核菌感染者应抗结核治疗,真菌感染者抗真菌治疗。

3.胸腔抽液

应及早反复进行,可每天或隔天一次。每次尽量将脓液抽尽,穿刺排脓后的次日,应行胸部透视,脓液增长较快的应每天一次将脓抽尽,否则可隔天一次,直到脓液消失为止。脓液黏稠可注入生理盐水冲洗,每次穿刺冲洗后可适当注入少量抗生素,一般常用青霉素20万单位或庆大霉素1万～2万单位,加生理盐水10～20 mL稀释后注入。

4.胸膜腔闭式引流

(1)适应证:①患儿年龄小,中毒症状重;②脓液黏稠,反复穿刺排脓不畅或包裹性不易穿刺引流;③张力性脓气胸;④有支气管胸膜瘘或内科治疗1个月,临床症状未见好转或胸壁已并发较严重感染者。

(2)方法:①发生张力性气胸时,引流部位一般在锁骨中线外2～3肋间。在局麻下切开皮肤1 cm,用套管针将引流管送入胸腔内2～3 cm,套管针或导管外端连接水封瓶,导管在水中深度2 cm,使胸内气体只能单方向引流出体外。直至引流管不再排气,胸腔内积液很少,肺大部分复张膨起时可将引流管夹住,再观察1～2 d无其他变化时即可拔管。②引流是为了排脓,则引流部位应选择胸腔的偏下后方。患儿半仰卧位,患儿手术一侧的手臂上举,取腋中线右侧第6肋间,左侧第7～8肋间做引流,在局麻下切开皮层1～2 cm,用止血钳穿通肌层放引流管入胸腔,引流管远端接水封瓶。直到脓液残留很少量或无时可于引流后3～7 d拔管,拔管前可试夹管观察一天,若体温正常,症状无加重即可拔管。拔管后应立即封闭切口,以免气体进入胸腔,引流期宜每天或隔天用生理盐水冲洗脓腔并注入适当抗生素。

5.电视辅助胸腔镜(VATS)

可分离包裹性脓胸使脓胸引流完全;也可清除肺表面的纤维素,直视下准确地放置引流管,达到促使肺复张和消灭脓腔的目的。

(三)治疗方案的选择

(1)急性脓胸应尽早选择敏感抗生素,积极排除脓液,渗出期内用大号针头胸穿抽脓或胸腔闭式引流治疗,脓胸进入到纤维脓性期,适合于胸腔镜处理。同时应加强支持疗法。

(2)慢性脓胸应改进原有脓腔的引流,根据情况选择开胸纤维板剥脱术,胸膜肺切除或胸廓成形术等。

（齐英征）

第九节 肺 水 肿

肺水肿是一种肺血管外液体增多的病理状态,浆液从肺循环中漏出或渗出,当超过淋巴引流时,多余的液体即进入肺间质或肺泡腔内,形成肺水肿。

一、临床表现

起病或急或缓。胸部不适,或有局部痛感。呼吸困难和咳嗽为主要症状。常见苍白、青紫及惶恐神情,咳嗽时往往吐出泡沫性痰液,并可见少量血液。初起时,胸部体征主要见于后下胸,如轻度浊音及多数粗大水泡音,逐渐发展到全肺。心音一般微弱,脉搏速而微弱,当病变进展可出现倒气样呼吸,呼吸暂停,周围血管收缩,心搏过缓。

二、病理生理

基本原因是肺毛细血管及间质的静水压力差(跨壁压力差)和胶体渗透压差间的平衡遭到破坏所致。肺水肿常见病因如下。

(1)肺毛细血管静水压升高:即血液动力性肺水肿。①血容量过多。②左室功能不全、排血不足,致左房舒张压增高。③肺毛细血管跨壁压力梯度增加。

(2)血浆蛋白渗透压降低。

(3)肺毛细血管通透性增加,亦称中毒性肺水肿或非心源性肺水肿。

(4)淋巴管阻塞,淋巴回流障碍也是肺水肿的原因之一。

(5)肺泡毛细血管膜气液界面表面张力增高。

(6)其他原因形成肺水肿:①神经源性肺水肿;②高原性肺水肿;③革兰阴性菌败血症;④呼吸道梗阻,如毛细支气管炎和哮喘。

间质性肺水肿及肺泡角新月状积液时,多不影响气体交换,但可能引起轻度肺顺应性下降。肺泡大量积液时可出现下列变化:①肺容量包括肺总量、肺活量及残气量减少;②肺顺应性下降,气道阻力及呼吸功能增加;③弥散功能障碍;④气体交换障碍导致动静脉分流,结果动脉血氧分压减低。气道出现泡沫状液体时,上述通气障碍及换气障碍更进一步加重,大量肺内分流出现,低氧血症加剧。当通气严重不足时,动脉血二氧化碳分压升高,血液氢离子浓度增加,出现呼吸性酸中毒。若缺氧严重,心排血量减低,组织血灌注不足,无氧代谢造成乳酸蓄积,可并发代谢性酸中毒。

三、诊断

间质肺水肿多无临床症状及体征。肺泡水肿时,肺顺应性减低,首先出现症状为呼吸增快,动脉血氧降低,$PaCO_2$ 由于通气过度可下降,表现为呼吸性碱中毒。肺泡水肿极期时,上述症状及体征进展,缺氧加重,如抢救不及时可因呼吸循环衰竭而死亡。

X 线检查间质肺水肿可见索条阴影;淋巴管扩张和小叶间隔积液各表现为肺门区斜直线条和肺底水平条状的 Kerley A 和 B 线影。肺泡水肿则可见小斑片状阴影。随病程进展,阴影多融合在肺门附近及肺底部,形成典型的蝴蝶状阴影或双侧弥漫片絮状阴影,致心影模糊不清。可伴叶间及胸腔积液。

四、鉴别诊断

肺水肿需与急性肺炎、肺不张及成人呼吸窘迫综合征等相鉴别。

五、治疗

治疗的目的是改善气体交换,迅速减少液体蓄积和去除病因。

（一）改善肺脏通气及换气功能、缓解缺氧

首先抽吸痰液保持气道通畅，对轻度肺水肿缺氧不严重者可给鼻导管低流量氧。如肺水肿严重，缺氧显著，可相应提高吸氧浓度，甚至开始时用100％氧吸入。在下列情况用机械通气治疗：①有大量泡沫痰、呼吸窘迫。②动静脉分流增多时，当吸氧浓度虽增至50％～60％而动脉血氧分压仍低于8.0 kPa(60 mmHg)时，表示肺内动静脉分流量超过30％。③动脉血二氧化碳分压升高。应用人工通气前，应尽量将泡沫吸干净。如间歇正压通气用50％氧吸入而动脉氧分压仍低于8.0 kPa(60 mmHg)时，则应用呼气末正压呼吸。

（二）采取措施，将水肿液驱回血循环

（1）快速作用的利尿剂如呋塞米（速尿）对肺水肿有良效，在利尿前症状即可有好转，这是由于肾外效应，血重新分布，血从肺循环到体循环去。注射呋塞米（速尿）5～15 min后，肺毛细血管压可降低，然后较慢出现肾效应：利尿及排出钠、钾，大量利尿后，肺血量减少。

（2）终末正压通气，提高了平均肺泡压，使肺毛细血管跨壁压力差减少，使水肿液回流入毛细血管。

（3）肢体缚止血带及头高位以减少静脉回心血量，可将增多的肺血量重新分布到周身。

（4）吗啡引起周围血管扩张，减少静脉回心血量，降低前负荷。又可减少焦虑，降低基础代谢。

（三）针对病因治疗

如针对高血容量采取脱水疗法；针对左心衰竭应用强心剂，用α受体阻滞剂如酚妥拉明5 mg静脉注射，使血管扩张，减少周围循环阻力及肺血容量，效果很好。近年来有用静脉滴注硝普钠以减轻心脏前后负荷，加强心肌收缩能力，降低高血压。

（四）降低肺毛细血管通透性

激素对毛细血管通透性增加所致的非心源性肺水肿，如吸入化学气体、呼吸窘迫综合征及感染性休克的肺水肿有良效。可用氢化可的松5～10 mg/(kg·d)静脉滴注。病情好转后及早停用。使用抗生素对因感染中毒引起的肺毛细血管通透性增高所致肺水肿有效。

（五）其他治疗

严重酸中毒若适当给予碳酸氢钠或三羟甲基氨基甲烷（THAM）等碱性药物，酸中毒纠正后收缩的肺血管可舒张，肺毛细血管静水压降低，肺水肿减轻。

当肺损伤可能因有毒性的氧自由基引起时可用抗氧化剂治疗，以清除氧自由基，减轻肺水肿。

（齐英征）

第十节　肺　脓　肿

肺脓肿是肺实质由于炎性病变坏死，液化形成脓肿之谓。可见于任何年龄。

一、临床表现

起病多隐匿，发热无定型，有持续或弛张型高热，可伴寒战。咳嗽可为阵发性。有时出现呼吸增快或喘憋,胸痛或腹痛,常见盗汗、乏力、体质量下降,婴幼儿多伴呕吐与腹泻。如脓肿与呼吸道相通,咳出臭味脓痰,则与厌氧菌感染有关,可咯血痰,甚至大咯血。如脓肿破溃,与胸腔相通,则成脓胸及支气管胸膜瘘。痰量多时,收集起来静置后可分3层:上层为黏液或泡沫,中层为浆液,下层为脓块或坏死组织。个别可伴有血痰或咯血。婴儿不会吐痰,常导致呕吐、腹泻,症状可随大量脓痰排出而减轻。肺部体征因病变部位、范围和周围炎症程度而异,一般局部叩诊浊音,呼吸音减低。如脓腔较大,并与支气管相通,咳出较多痰液后,局部叩诊可呈空瓮音,并可闻管状呼吸音或干湿啰音,语音传导增强。严重者可有呼吸困难及发绀,数周后有的还可出现杵状指(趾)。

二、分型

临床上常分为吸入性肺脓肿、血原性肺脓肿与继发性肺脓肿3类。

三、病理生理

主要继发于肺炎,其次并发脓毒血症或败血症引起的血源性肺脓肿。偶自邻近组织化脓病灶,如肝脓肿、膈下脓肿或脓胸蔓延到肺部。此外,异物吸入(包括神志不清时吸入上呼吸道分泌物或呕吐物)、肿瘤或异物压迫可使支气管阻塞而继发化脓性感染,肺吸虫、蛔虫及阿米巴原虫等也可引起肺脓肿。病原菌以金黄色葡萄球菌、厌氧菌为多见,其次为肺炎链球菌、各型链球菌、流感嗜血杆菌及大肠埃希菌、克雷伯杆菌和绿脓杆菌等。原发性或继发性免疫功能低下和免疫抑制剂应用均可促其发生。

早期肺组织炎症和细支气管阻塞,继之有血管栓塞、肺组织坏死和液化形成脓腔,最后可破溃到支气管内,致脓痰和坏死组织排出,脓腔消失后病灶愈合。如脓肿靠近胸膜,可发生局限性纤维素性胸膜炎。周围健全的肺组织显示代偿性膨胀。若治疗不充分或支气管引流不畅,坏死组织留在脓腔内,炎症持续存在则转为慢性,脓腔周围肉芽组织和纤维组织增生,腔壁变厚,引流支气管上皮向内增生,覆盖于脓腔壁上,周围的细支气管受累变形或发生程度不等的扩张。少数患者脓毒栓子可经体循环或椎前静脉丛逆行至脑,引起脑脓肿。

四、诊断

(1)有原发病病史。

(2)发病急剧,寒战、高热、胸痛、咳嗽,伴全身乏力、食欲减退,1~2周后当脓肿破溃与支气管相通后痰量突然增多,为脓痰或脓血痰。若为厌氧菌感染,则痰有恶臭味。

(3)如病变范围小且位于肺的深处,离胸部表面较远,体检时可无异常体征。如病变范围较大且距胸部表面较近,相应局部叩诊浊音,语颤增强,呼吸音减低,或可闻及湿啰音。

(4)血白细胞计数增多,中性粒细胞增高。病程较长可出现贫血,脓痰可多至数百毫升。镜检时见弹力纤维,证明肺组织有破坏,脓痰或气管吸取分泌物培养可得病原菌。

(5)胸部X线检查:早期可见大片浓密模糊的炎性浸润阴影,脓腔形成后出现圆形透亮区,内有液平面,其周围有浓密的炎性浸润阴影,脓肿可单发或多发。病变好发于上叶后段,下叶背段及后基底段,右肺多于左肺。异物吸入引起者,以两肺下叶多见。金黄色葡萄球菌败血症引起者,常见两肺多发性小脓肿及泡性肺气肿。治疗后可残留少许纤维索条阴影。慢性肺脓肿腔壁增厚,周围有纤维组织增生,可伴支气管扩张、胸膜增厚。

(6)痰涂片或痰培养可检出致病菌。

(7)纤维支气管镜检查:对病因诊断不能肯定的肺脓肿,纤维支气管镜检查是鉴别单纯肺脓肿和肺结核的重要方法。可获取与病因诊断有关的细菌学和细胞学证据,又可对吸出痰液、帮助引流起一定的治疗作用。

五、鉴别诊断

(一)肺大疱

在胸部 X 线片上肺大疱壁薄,形成迅速,并可在短时间内自然消失。

(二)支气管扩张继发感染

根据既往严重肺炎或结核病等病史,典型的清晨起床后大量咳痰,以及胸部 X 线片、CT 检查及支气管造影所见,可以鉴别。

(三)肺结核

肺脓肿可与结核瘤、空洞型肺结核和干酪性肺炎相混。应做结核菌素试验、痰液涂片或培养寻找结核菌。在胸部 X 线片上,肺结核空洞周围有浸润影,一般无液平面,常有同侧或对侧结核播散病灶。

(四)先天性肺囊肿

其周围肺组织无浸润,液性囊肿呈界限清晰的圆形或椭圆形阴影。

(五)肺隔离症

叶内型与支气管相通的囊肿型肺隔离症继发感染时,胸部 X 线片上可显示带有液平面的类似肺脓肿征象。病灶常位于左下叶后段,胸部 CT、纤维支气管镜检查、主动脉造影可证实。

(六)肺包虫囊肿

肺包虫病多见于牧区,患者常有犬、牛、羊密切接触史,临床症状较轻。胸部 X 线片上可见单个或多个圆形囊肿,边缘清楚、密度均匀,多位于肺下部,典型者可呈现双弓征、半月征、水上浮莲征等。

(七)肺吸虫病

肺吸虫病是以肺部病变为主要改变的全身性疾病,早期表现为低热、乏力、盗汗、消瘦。肺型患者咳黏稠腥臭痰,反复咯血,伴胸痛或沉重感。胸部 X 线片开始表现为边缘模糊的云雾状浸润影,内部密度不均,形成脓肿时呈圆形、椭圆形阴影,密度较高,多位于中下肺野。囊肿成熟期表现为大小不等的片状、结节状阴影,边缘清楚,内部有多发性蜂窝状透光区,痰中可查到虫卵。此外,还可进行皮肤试验和补体结合试验。

(八)阿米巴肺脓肿

可有肠道、肝脏阿米巴病史。本病主要表现为发热、乏力、盗汗、食欲缺乏、胸痛,咳少量黏液痰或脓性痰、血痰、脓血痰。肝原性阿米巴肺脓肿患者典型痰为巧克力样脓痰。胸部 X 线片上显示右肺中、下野中心区密度浓厚,而周围呈云雾状浸润阴影。如与支气管相通,内容物被排出则会出现液平面。

六、治疗

(一)抗生素治疗

在一般抗细菌感染经验用药基础上,根据痰液细菌培养及敏感试验选用抗生素。对革兰阳性菌选用半合成青霉素、一代或二代头孢素类、大环内酯类及万古霉素等;对阴性杆菌则选用氨基糖苷类及广谱青霉素、第二代或第三代头孢菌素。甲硝唑(灭滴灵)对各种专性厌氧菌有强大的杀菌作用,但对需氧菌、兼性厌氧菌及微量需氧菌无作用。甲硝唑常用剂量为 20～50 mg/(kg·d),分 3～4 次口服。对重症或不能口服者,应静脉滴注,10～15 mg/(kg·d),分 2 次静脉滴注。一般疗程较长,为 4～6 周。停药要根据临床症状、体温、胸部 X 线检查,待脓腔关闭、周围炎症吸收好转,应逐渐减药至停药。

(二)痰液引流

保证引流通畅,是治疗成败的关键。①体位引流:根据脓肿部位和支气管位置采用不同体位,每次20 分钟,每天 2～3 次。引流前可先作雾化吸入,再协助拍背,使痰液易于排出。但对脓痰量极多,而体格衰弱的患儿宜慎重,以免大量脓痰涌出,窒息气道。②抗生素治疗:效果不佳或引流不畅者,可进行支气管镜检查,吸出痰液和腔内注入药物。③脓腔较大,与胸腔壁有粘连,亦可经胸壁穿刺排脓。④通过支气管肺泡灌洗法排脓,术前充分给氧。可在内镜下将吸引管插入支气管镜,直达需灌洗的支气管或脓腔;也可直接将吸引管经气管插管插入,将吸引管前端缓缓推进到目的支气管。⑤鼓励咳嗽和加用祛痰剂。

(三)镇静剂和镇咳剂

原则上不使用镇静剂和镇咳剂,以免妨碍痰液的排出。对咯血者应酌情给予镇静剂,如苯巴比妥或水合氯醛等,并给予止血药物。此外,给予支气管扩张剂、气道湿化、肺部理疗等均有利于痰液排出。

(四)支持疗法

注意高蛋白、高维生素饮食,少量多次输血及氨基酸或脂肪乳等。

(五)外科手术治疗

在经内科治疗 2 个月以上无效者,可考虑外科手术治疗。但术前后仍需用抗生素治疗。

(六)局部治疗

对急性肺脓肿,采用气管穿刺或留置肺导管滴入抗生素进行局部治疗,可望脓腔愈合而避免手术治疗。一般采用环甲膜穿刺法,穿刺部位在环状软骨与甲状软骨之间,常规消毒及局麻后,用 7 号血浆抽取针以垂直方向刺入气管,先滴入 4% 普鲁卡因 1～2 mL 麻醉气管黏膜,在 X 线透视下将聚乙烯塑料导管经针孔插至病变部位,其外端口部用消毒纱布包好,胶布固定,滴药前先取适当体位排出脓液,然后缓慢滴入药液,再静卧 1～2 h。通过留置导管,每天可注药 3～4 次。除婴儿外,2 岁以上小儿均可作为治疗对象。

七、预后

一般预后良好。吸入异物所致者,在取出异物后迅速痊愈。有时脓肿经支气管排脓,偶可自愈。并发支气管扩张症、迁徙性脓肿或脓胸时预后较差。

八、临床护理及预防

对急性肺炎和败血症应及时彻底治疗。有呼吸道异物吸入时,需迅速取出异物。在扁桃体切除及其他口腔手术过程中,应避免组织吸入肺部。病菌有葡萄球菌、链球菌、肺炎双球菌等。病菌可由呼吸道侵入,也可由血行播散,偶由邻近组织化脓后向肺组织浸润所致。病变与支气管沟通或损伤毛细血管,则引起咳脓痰、咯血。

患儿最好住单间病室,室内要空气新鲜、舒适、安静。定期消毒病室。急性期卧床休息,恢复期可以适当活动。给高蛋白、高热量、高维生素半流食或软饭,鼓励患儿多进食,以补充疾病的消耗。记出入量,必要时按医嘱由静脉输液补充入量。痰液排出不畅,可作体位引流,每天 1～2 次,每次 15～20 min,饭前、睡前进行。根据病变部位选择引流的体位。口腔护理:早晚刷牙漱口,饭前、饭后漱口。高热患儿按高热护理常规进行护理,汗多者用温水擦浴,更换内衣。指导家长为患儿安排好锻炼、休息和治疗。定期返院复查。

(齐英征)

第三章

循环系统疾病

第一节 高 血 压

小儿血压超过该年龄组平均血压的 2 个标准差以上,即在安静情况下,若动脉血压高于以下限值并确定无人为因素所致,应视为高血压(表 3-1)。

表 3-1 各年龄组血压正常值

年龄组	正常值 kPa(mmHg)	限值 kPa(mmHg)
新生儿	10.7/6.7(80/50)	13.4/8(100/60)
婴儿	12.1/8(90/60)	14.7/9.4(110/70)
≤8 岁	(12.1~13.4)/(8~9.4)[(90~100)/(60~70)]	16.1/10.2(120/70)
>8 岁	(13.4~14.7)/(9.4~10.2)[(100~110)/(70~80)]	17.4/12.1(130/90)

小儿高血压主要为继发性,肾脏实质病变最常见。其中尤以各种类型的急慢性肾小球肾炎多见,其次为慢性肾盂肾炎、肾脏血管疾病。此外,皮质醇增多症、嗜铬细胞瘤、神经母细胞瘤及肾动脉狭窄等亦是小儿高血压常见的病因。高血压急症指血压(特别是舒张压)急速升高引起的心、脑、肾等器官严重功能障碍甚至衰竭,又称高血压危象。高血压危象发生的决定因素与血压增高的程度、血压上升的速度及是否存在并发症有关,而与高血压的病因无关。危象多发生于急进性高血压和血压控制不好的慢性高血压患儿。如既往血压正常者出现高血压危象往往提示有急性肾小球肾炎,而且血压无须上升太高水平即可发生。如高血压合并急性左心衰竭,颅内出血时即使血压只有中度升高,也会严重威胁患儿生命。

一、病因

根据高血压的病因,分为原发性高血压和继发性高血压。小儿高血压 80% 以上为继发性高血压。

(一)继发性高血压

小儿高血压继发于其他病因者为继发性高血压。继发性高血压中 80% 可能与肾脏疾病有关,如急性和慢性肾功能不全、肾小球肾炎、肾病综合征、肾盂肾炎。其他涉及心血管疾病,如主动脉缩窄、大动脉炎;内分泌疾病,如原发性醛固酮增多症、库欣综合征、嗜铬细胞瘤、神经母细胞

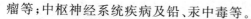

瘤等；中枢神经系统疾病及铅、汞中毒等。

（二）原发性高血压

病因不明者为原发性高血压，与下列因素有关。

1.遗传

根据国内外有关资料统计，高血压的遗传度在 60%～80%，随着年龄增长，遗传效果更明显。检测双亲均患原发性高血压的正常血压子女的去甲肾上腺素、多巴胺浓度明显高于无高血压家族史的相应对照组，表明原发性高血压可能存在有遗传性交感功能亢进。

2.性格

具有 A 型性格（A 型性格行为的主要表现是具有极端竞争性、时间紧迫性、易被激怒或易对他人怀有进攻倾向）行为类型的青少年心血管系统疾病的发生率高于其他类型者。

3.饮食

钠离子具有一定的升压作用，而食鱼多者较少患高血压病。因此，对高危人群应限制高钠盐饮食，鼓励多食鱼。

4.肥胖

肥胖者由于脂肪组织的堆积，使毛细血管床增加，引起循环血量和心排血量增加，心脏负担加重，日久易引起高血压和心脏肥大。另外，高血压的肥胖儿童，通过减少体质量可使血压下降，亦证明肥胖对血压升高有明显影响。

5.运动

对少儿运动员的研究表明，体育锻炼使心排血量增加、心率减慢、消耗多余的热量，从而有效地控制肥胖、高血脂、心血管适应能力低下等与心脑血管疾病有关的危险因素的形成与发展，为成人期心脑血管疾病的早期预防提供良好的基础。

二、临床表现

轻度高血压患儿常无明显症状，仅于体格检查时发现。血压明显增高时可有头晕、头痛、恶心、呕吐等，随着病情发展可出现脑、心脏、肾脏、眼底血管改变的症状。脑部表现以头痛、头晕常见，血压急剧升高常发生脑血管痉挛而导致脑缺血，出现头痛、失语、肢体瘫痪；严重时引起脑水肿、颅内压增高，此时头痛剧烈，并有呕吐、抽搐或昏迷，这种情况称为高血压脑病。心脏表现有左心室增大，心尖部可闻及收缩期杂音，出现心力衰竭时可听到舒张期奔马律。肾脏表现有夜尿增多、蛋白尿、管型尿，晚期可出现氮质血症及尿毒症。眼底变化，早期见视网膜动脉痉挛、变细，以后发展为狭窄，甚至眼底出血和视盘水肿。某些疾病有特殊症状：主动脉缩窄，发病较早，婴儿期即可出现充血性心力衰竭，股动脉搏动明显减弱或消失，下肢血压低于上肢血压；大动脉炎多见于年长儿，有发热、乏力、消瘦等全身表现，体检时腹部可闻及血管性杂音；嗜铬细胞瘤有多汗、心悸、血糖升高、体质量减轻、发作性严重高血压等症状。

三、实验室检查

（1）尿常规、尿培养、尿儿茶酚胺定性。

（2）血常规和心电图、胸部正侧位照片。

（3）血清电解质测定，特别是钾、钠、钙、磷。

（4）血脂测定：总胆固醇、甘油三酯、高密度脂蛋白胆固醇、低密度脂蛋白胆固醇、载脂蛋白 A、载脂蛋白 B。

(5)血浆肌酐、尿素氮、尿酸、空腹血糖测定。

(6)肾脏超声检查。如血压治疗未能控制,或有继发性高血压的相应特殊症状、体征,经综合分析,可选择性进行下列特殊检查。

(一)静脉肾盂造影

快速序列法,可见一侧肾排泄造影剂迟于对侧,肾轮廓不规则或显著小于对侧(直径相差1.5 cm以上),造影剂密度大于对侧,或输尿管上段和肾盂有压迹(扩张的输尿管动脉压迫所致)。由于仅能半定量估测肾脏大小和位置,且有假阳性和假阴性,目前已多不用。

(二)放射性核素肾图

^{131}I-Hippuran(^{131}I-马尿酸钠)肾图,测^{131}I-Hippuran 从尿中排泄率,反映有效肾血流量。^{99m}Tc-DTPA(^{99m}锝-二乙烯三胺戊乙酸)肾扫描,反映肾小球滤过率。肾动脉狭窄时双肾血流量不对称,一侧大于对侧 40%～60%;一侧同位素延迟出现;双肾同位素浓度一致,排泄一致。

(三)卡托普利-放射性核素肾图

卡托普利为血管紧张素转换酶(ACEI)抑制剂,由于阻止血管紧张素Ⅱ介导的肾小球后出球小动脉的收缩,因此服用卡托普利后行放射性核素肾图检查,可发现患侧肾小球滤过率急剧降低,而血浆流量无明显改变。

(四)肾动脉造影

可明确狭窄是双侧或单侧,狭窄部位在肾动脉或分支,并可同时行球囊扩张肾动脉成形术。如患儿肌酐超过 119 mmol/L,则造影剂总量应限制,并予适当水化和扩充容量。

(五)肾静脉血浆肾素活性比测定

手术前准备:口服呋塞米,成人每次 40 mg,每天 2 次,小儿每次 1 mg/kg,每天 2 次,共1～2 d,并给予低钠饮食,停用 β 受体阻滞剂,30 min 前给予单剂卡托普利,口服。结果患侧肾静脉肾素活性大于对侧1.5 倍以上。

(六)血浆肾素活性测定

口服单剂卡托普利 60 min 后测定血浆肾素活性,如果在 12 mg/(mL·h)以上,可诊断肾血管性高血压,注意不能服用利尿剂等降压药物。

(七)内分泌检查

血浆去甲肾上腺素、肾上腺素和甲状腺功能测定。

四、诊断

目前我国小儿血压尚缺乏统一的标准,判断儿童高血压的标准常有 3 种。

(1)国内沿用的标准:学龄前期高于 14.6/9.3 kPa(110/70 mmHg),学龄期高于16.0/10.7 kPa(120/80 mmHg),13 岁及以上则 18.7/12.0 kPa(140/90 mmHg)。

(2)WHO 标准:13 岁以下者为高于 15.96/10.64 kPa(120/80 mmHg),13 岁及以上者为18.7/12.0 kPa(140/90 mmHg)。

(3)按 Londe 建议,收缩压和舒张压超过各年龄性别组的第 95 百分位数。目前倾向于应用百分位数。百分位是 1996 年美国小儿血压监控工作组推荐的,根据平均身高、年龄、性别组的标准,凡超过第95 百分位为高血压。具体标准见表3-2。

表 3-2 小儿高血压的诊断标准 kPa(mmHg)

年龄(岁)	男	女
3	14.5/8.7(109/65)	14.2/9.1(107/68)
5	14.9/9.5(112/71)	14.7/9.5(110/71)
7	15.3/10.1(115/76)	15.1/9.9(113/74)
9	15.3/10.5(115/79)	15.6/10.3(117/77)
11	16.1/10.7(121/80)	16.2/10.5(121/79)
15	17.4/11.1(131/83)	17.1/11.1(128/83)
17	18.1/11.6(136/87)	17.2/11.2(129/84)

诊断高血压后进一步寻找病因,小儿高血压多数为继发性。通过详细询问病史,仔细体格检查,结合常规检查和特殊检查,常能做出明确诊断。经过各种检查均正常,找不出原因者可诊断为原发性高血压。

五、高血压急症处理原则

(1)处理高血压急症时,治疗措施应该先于复杂的诊断检查。

(2)对高血压脑病、高血压合并急性左心衰竭等高血压危象应快速降压,旨在立即解除过高血压对靶器官的进行性损害。恶性高血压等长期严重高血压者需比正常略高的血压方可保证靶器官最低限度的血流灌注,过快过度地降低血压可导致心、脑、肾及视网膜的血流急剧减少而发生失明、昏迷、抽搐、心绞痛或肾小管坏死等严重持久的并发症。故对这类疾病患儿降压幅度及速度均应适度。

(3)高血压危象系因全身细小动脉发生暂时性强烈痉挛引起的血压急骤升高所致。因此,血管扩张剂如钙通道阻滞剂、血管紧张素转换酶抑制剂及 α 受体阻滞剂、β 受体阻滞剂的临床应用,是治疗的重点。这些药物不仅给药方便(含化或口服),起效迅速,而且在降压同时,还可改善心、肾的血流灌注。尤其是降压作用的强度随血压下降而减弱,无过度降低血压之虑。

(4)高血压危象常用药物及高血压危象药物的选择参考,见表 3-3 和表 3-4。

表 3-3 高血压危象常用药物

药物	剂量及用法	起效时间	持续时间	不良反应	相对禁忌
硝苯地平	0.3～0.5 mg/kg	含化 5 min；口服 30 min	6～8 h	心动过速,颜面潮红	
卡托普利	1～2 mg/(kg·d)	口服 30 min	4～6 h	皮疹、高钾血症、发热	肾动脉狭窄
柳胺苄心定	20～80 mg 加入葡萄糖注射液中,2 mg/min 静脉滴注(成人剂量)	5～10 min		充血性心力衰竭、哮喘、心动过速、AVB 二度以上	
硝普钠	1 μg/(kg·min)开始静脉滴注,无效可渐增至 8 μg/(kg·min)	即时	停后 2 min	恶心,精神症状,肌肉痉挛	高血压、脑病
氯苯甲噻二臻	每次 5 mg/kg 静脉注射,无效 30 min 可重复	1～2 min	4～24 h	高血糖呕吐	

续表

药物	剂量及用法	起效时间	持续时间	不良反应	相对禁忌
肼屈嗪(HD)	每次 0.1～0.2 mg/kg 静脉注射或肌内注射	10 min	2～6 h	心动过速,恶心呕吐	充血性心力衰竭,夹层主动脉瘤

表 3-4　高血压急症药物选择

高血压危象	药物选择	高血压危象	药物选择
高血压脑病	NF、CP、LB、Diazoxide、NP	急性左心衰竭	NP、CP、NF
脑出血	LB、CP、NF	急进性高血压	CP、NF、HD
蛛网膜下腔出血	NF、LB、CP、diazoxide	嗜铬细胞瘤	PM(酚妥拉明)、LB

六、高血压急症的表现

在儿童期高血压急症的主要表现:①高血压脑病;②急性左心衰竭;③颅内出血;④嗜铬细胞瘤危象等。现分析如下。

(一)高血压脑病

高血压脑病为一种综合征,其特征为血压突然升高伴有急性神经系统症状。虽任何原因引起的高血压均发生本病,但最常见为急性肾炎。

1.临床表现

头痛并伴有恶心、呕吐,出现精神错乱,定向障碍、谵妄、痴呆;亦可出现烦躁不安,肌肉阵挛性颤动,反复惊厥甚而呈癫痫持续状态。也可发生一过性偏瘫,意识障碍如嗜睡、昏迷;严重者可因颅内压明显增高发生脑疝。眼底检查可见视网膜动脉痉挛或视网膜出血。脑脊液压力可正常亦可增高,蛋白含量增加。

本症应与蛛网膜下腔出血、脑肿瘤、癫痫大发作等疾病鉴别。蛛网膜下腔出血常有脑膜刺激症状,脑脊液为血性而无严重高血压。脑肿瘤、癫痫大发作亦无显著的血压升高及眼底出血。临床确诊高血压脑病最简捷的办法是给予降压药治疗后病情迅速好转。

2.急症处理

一旦确诊高血压脑病,应迅速将血压降至安全范围之内为宜[17.3/12.1 kPa (130/91 mmHg)左右],降压治疗应在严密的观察下进行。

(1)降压治疗。①常用的静脉注射药物为柳胺苄心定,是目前唯一能同时阻滞 α、β 受体的药物,不影响心排血量和脑血流量。因此,即使合并心脑肾严重病变亦可取得满意疗效。本品因独具 α 和 β 受体阻滞作用,故可有效地治疗中毒性甲亢和嗜铬细胞瘤所致的高血压危象。二氮嗪:因该药物可引起水钠潴留,可与呋塞米并用增强降压作用。又因本品溶液呈碱性,注射时勿溢到血管外。硝普钠:也颇为有效,但对高血压脑病不做首选。该药降压作用迅速,维持时间短,应根据血压水平调节滴注速度。使用时应避光并新鲜配制,溶解后使用时间不宜超过 6 h,连续使用不要超过 3 d,当心硫氰酸盐中毒。②常用口服或含化药物为硝苯地平。通过阻塞细胞膜钙离子通道,减少钙内流,从而松弛血管平滑肌使血压下降。神志清醒,合作患儿可舌下含服,意识障碍或不合作者可将药片碾碎加水 0.5～1 mL 制成混悬剂抽入注射器中缓慢注入舌下。硫甲丙脯酸为血管紧张素转换酶抑制剂,对于高肾素恶性高血压和肾血管性高血压降压作用特别明显,对非高肾素性高血压亦有降压作用。

(2)保持呼吸道通畅,镇静,制止抽搐。可用苯巴比妥钠(8～10 mg/kg,肌内注射,必要时6 h后可重复)、地西泮(0.3～0.5 mg/kg肌肉或静脉缓注,注射速度在3 mg/min以下,必要时30 min后可重复)等止惊药物,但须注意呼吸。

(3)降低颅内压:可选用20%甘露醇(每次1 g/kg,每4小时或6小时,1次)、呋塞米(每次1 mg/kg)以及25%血清蛋白(20 mL,每天1～2次)等,减轻脑水肿。

(二)颅内出血(蛛网膜下腔出血或脑实质出血)

1.临床表现及诊断

蛛网膜下腔出血起病突然,伴有严重头疼、恶心呕吐及不同程度意识障碍。若出血量不大,意识可在几分钟到几小时内恢复,但最后仍可逐渐昏睡或谵妄。若出血严重,可以很快出现颅内压增高的表现,有时可出现全身抽搐,颈项强直是很常见的体征,甚至是唯一的体征,伴有脑膜刺激征。眼底检查可发现新鲜出血灶。腰椎穿刺脑脊液呈均匀的血性,但发病后立即腰椎穿刺不会发现红细胞,要等数小时以后红细胞才到达腰部的蛛网膜下腔。1～3 d后可由于无菌性脑膜炎而发热,白细胞增高似与蛛网膜下腔出血的严重程度呈平行关系,因此,不要将诊断引向感染性疾病。CT脑扫描检查无改变。

脑实质出血起病时常伴头痛呕吐,昏迷较为常见,腰椎穿刺脑脊液压力增高,血性者占80%以上。除此之外,可因出血部位不同伴有如下不同的神经系统症状。

(1)壳核-内囊出血:典型者出现"三偏征",出血对侧肢体瘫痪和中枢性面瘫;出血对侧偏身感觉障碍;出血对侧的偏盲。

(2)脑桥出血:初期表现为交叉性瘫痪,即出血侧面瘫和对侧上、下肢瘫痪,头眼转向出血侧。后迅速波及两侧,出现双侧面瘫痪和四肢瘫痪,头眼位置恢复正中,双侧瞳孔呈针尖大小,双侧锥体束征。早期出现呼吸困难且不规则,常迅速进入深昏迷,多于24～48 h死亡。

(3)脑室出血:表现为剧烈头痛呕吐,迅速进入深昏迷,瞳孔缩小,体温升高,可呈去大脑强直,双侧锥体束征。四肢软瘫,腱反射常引不出。

(4)小脑出血:临床变化多样,但是走路不稳是常见的症状。常出现眼震颤和肢体共济失调症状。

颅内出血可因颅内压增高发生心动过缓,呼吸不规则,严重者可发生脑疝。多数颅内出血的患儿心电图可出现巨大倒置T波,QT间期延长。血常规可见白细胞升高,尿常规可见蛋白、红细胞和管型,血中尿素氮亦可见升高。在诊断中尚需注意,颅内出血本身可引起急性高血压,即使患儿以前并无高血压史。此外,尚需与癫痫发作、高血压脑病以及代谢障碍所致昏迷相区别。

2.急症处理

(1)一般治疗:绝对卧床,头部降温,保持气道通畅,必要时做气管内插管。

(2)控制高血压:对于高血压性颅内出血的患儿,应及时控制高血压。但由于颅内出血常伴颅内压增高,因此,投予降压药物应避免短时间内血压下降速度过快和幅度过大,否则脑灌注压将受到明显影响。一般血压不宜低于出血前水平。舒张压较低,脉压过大者不宜用降压药物。降压药物的选择以硝苯地平、卡托普利和柳胺苄心定较为合适。

(3)减轻脑水肿:脑出血后多伴脑水肿并逐渐加重,严重者可引起脑疝。故降低颅内压,控制脑水肿是颅内出血急性期处理的重要环节。疑有继续出血者可先采用人工控制性过度通气、静脉注射呋塞米等措施降低颅内压,也可给予渗透性脱水剂如 20％甘露醇(1 g/kg,每 4～6 小时1 次)以及 25％的血清蛋白(20 mL,每天 1～2 次)。短程大剂量激素有助于减轻脑水肿,但对高血压不利,故必须慎用,更不宜长期使用。治疗中注意水、电解质平衡。

(4)止血药和凝血药:止血药对脑出血治疗尚有争议,但对蛛网膜下腔出血,对羧基苄胺及6-氨基己酸能控制纤维蛋白原的形成,有一定疗效,在急性期可短时间使用。

(5)其他:经检查颅内有占位性病灶者,条件允许时可手术清除血肿,尤其对小脑出血、大脑半球出血疗效较好。

(三)高血压合并急性左心衰竭

1.临床表现及诊断

儿童期血压急剧升高时,造成心脏后负荷急剧升高。当血压升高到超过左心室所能代偿的限度时就出现左心衰竭及急性水肿。急性左心衰竭时,动脉血压,尤其是舒张压显著升高,左室舒张末期压力、肺静脉压力、肺毛细血管压和肺小动脉楔压均升高,并与肺淤血的严重程度呈正相关。当肺小动脉楔压超过4.0 kPa(30 mmHg)时,血浆自肺毛细血管大量渗入肺泡,引起急性肺水肿。急性肺水肿是左心衰竭最重要的表现形式。患儿往往面色苍白、口唇青紫、皮肤湿冷多汗、烦躁、极度呼吸困难,咯大量白色或粉红色泡沫痰,大多被迫采取前倾坐位,双肺听诊可闻大量水泡音或哮鸣音,心尖区特别在左侧卧位和心率较快时常可闻及心室舒张期奔马律等。在诊断中应注意的是,即使无高血压危象的患儿,急性肺水肿本身可伴有收缩压及舒张压升高,但升高幅度不会太大,且肺水肿一旦控制,血压则自行下降。而急性左心衰竭肺水肿患儿眼底检查如有出血或渗出时,考虑合并高血压危象。

2.急症处理

(1)体位:患儿取前倾坐位,双腿下垂(休克时除外),四肢结扎止血带。止血带压力以低于动脉压又能阻碍静脉回流为度,相当于收缩压及舒张压之间,每 15 分钟轮流将一肢体的止血带放松。该体位亦可使痰较易咳出。

(2)吗啡:吗啡可减轻左心衰竭时交感系统兴奋引起的小静脉和小动脉收缩,降低前、后负荷。对烦躁不安、高度气急的急性肺水肿患儿,吗啡是首选药物,可皮下注射盐酸吗啡 0.1～0.2 mg/kg,但休克、昏迷及呼吸衰竭者忌用。

(3)给氧:单纯缺氧而无二氧化碳潴留时,应给予较高浓度氧气吸入,活瓣型面罩的供氧效果比鼻导管法好,提供的 FiO_2 可达 0.3～0.6。肺水肿时肺部空气与水分混合,形成泡沫,妨碍换气。可使氧通过含有乙醇的雾化器,口罩给氧者乙醇浓度为 30％～40％,鼻导管给氧者乙醇浓度为 70％,1 次不宜超过20 min。但乙醇的去泡沫作用较弱且有刺激性。近年有报道用二甲硅油消泡气雾剂治疗,效果良好。应用时将瓶倒转,在距离患儿口腔 8～10 cm 处,于吸气时对准咽喉或鼻孔喷雾20～40 次。一般 5 min 内生效,最大作用在15～30 min。必要时可重复使用。如低氧血症明显,又伴有二氧化碳潴留,应使用间歇正压呼吸配合氧疗。间歇正压呼吸改善急性肺水肿的原理,可能由于它增加肺泡压与肺组织间隙压,降低右心房充盈压与胸腔内血容量;增加肺泡通气量,有利于清除支气管分泌物,减轻呼吸肌工作,减少组织氧耗量。

(4)利尿剂:宜选用速效强效利尿剂,可静脉注射呋塞米(每次 1～2 mg/kg)或依他尼酸钠(1 mg/kg,20 mL液体稀释后静脉注射),必要时 2 h 后重复。对肺水肿的治疗首先由于呋塞米等药物有直接扩张静脉作用,增加静脉容量,使静脉血自肺部向周围分布,从而降低肺静脉压力,这一重要特点在给药 5 min 内即出现,其后才发挥利尿作用,减少静脉容量,缓解肺淤血。

（5）洋地黄及其他正性肌力药物：对急性左心衰竭患儿几乎都有指征应用洋地黄。应采用作用迅速的强心剂（如毛花苷 C）静脉注射,1 次注入洋地黄化量的 1/2,余 1/2 分为 2 次,每隔 4～6 h 1 次。如需维持疗效,可于 24 h 后口服地高辛维持量。如仍需继续静脉给药,每 6 小时注射1 次 1/4 洋地黄化量。毒毛花苷 K,1 次静脉注射 0.007～0.010 mg/kg,如需静脉维持给药,可8～12 h 重复 1 次。使用中注意监护,以防洋地黄中毒。

多巴酚丁胺为较新、作用较强、不良反应较小的正性肌力药物。用法:静脉滴注 2.5～10 μg/(kg·min)。

（6）降压治疗:应采用快速降压药物使血压速降至正常水平以减轻左心室负荷。硝普钠为一种强力短效血管扩张剂,直接使动脉和静脉平滑肌松弛,降低周围血管阻力和静脉贮血。因此,硝普钠不仅降压迅速,还能减低左心室前、后负荷,改善心脏功能,为高血压危象并急性左心衰竭较理想的首选药物。一般从 1 μg/(kg·min)开始静脉滴注,在监测血压的条件下,无效时每 3～5 分钟调整速度渐增至 8 μg/(kg·min)。此外,也可选用硝苯地平或卡托普利,但忌用柳胺苄心定和肼屈嗪,因柳胺苄心定对心肌有负性肌力作用,而后者可反射性增快心率和心排血量,加重心肌损害。

（陈　静）

第二节　原发性心肌病

原发性心肌病分为扩张（充血）型心肌病、肥厚型心肌病和限制型心肌病。扩张型以心肌细胞肥大、纤维化为主,心脏和心腔扩大,心肌收缩无力。肥厚型以心肌肥厚为主,心室腔变小,舒张期容量减少。若以心室壁肥厚为主,为非梗阻性肥厚型心肌病;以室间隔肥厚为主,左心室流出道梗阻,为梗阻性肥厚型心肌病。限制型以心内膜及心内膜下心肌增厚、纤维化,心室以舒张障碍为主,此型小儿少见。

一、诊断要点

（一）扩张（充血）型心肌病

1.临床表现

多见于学龄前及学龄儿童,部分病例可能是病毒性心肌炎发展而来。缓慢起病,早期活动时感乏力,头晕,进而出现呼吸困难、咳嗽、心慌、胸闷、水肿、肝大等心力衰竭症状。心动过速,心律失常,心尖部第一心音减弱,有奔马律,脉压低。易出现脑、肺及肾栓塞。

2.X 线检查

心影增大如球形,心搏减弱,肺淤血。

3.心电图

左心室肥大最多,ST 段、T 波改变,可有室性期前收缩、房室传导阻滞等。

4.超声心动图

心腔普遍扩大,左心室为著。左心室壁运动幅度减低。

(二)肥厚型心肌病

1.临床表现

可有家族史,缓慢起病,非梗阻型症状较少,以活动后气喘为主。梗阻型则有气促、乏力、头晕、心绞痛或昏厥,可致猝死。心脏向左扩大,胸骨左缘2～4肋间有收缩期杂音。

2.X线检查

心影稍大,以左心室增大为主。

3.心电图

左心室肥厚及ST段、T波改变,Ⅰ、aVL及V_5、V_6导联可出现Q波(室间隔肥厚所致),室性期前收缩等心律失常。

4.超声心动图

心肌非对称性肥厚,向心腔突出;室间隔厚度与左心室后壁厚度的比值大于1.3∶1;左心室流出道狭窄,左心室内径变小;收缩期二尖瓣前叶贴近增厚的室间隔。

(三)限制型心肌病

1.临床表现

缓慢起病,活动后气促。以右心室病变为主者,出现类似缩窄性心包炎表现,如肝大、腹水、颈静脉怒张及水肿;以左心室病变为主者,有咳嗽、咳血、端坐呼吸等。

2.X线检查

心影扩大,肺淤血。

3.心电图

P波高尖,心房肥大,房性期前收缩,心房颤动,ST-T改变,PR间期延长及低电压。

4.超声心动图

示左、右心房扩大;心室腔正常或略变小;室间隔与左心室后壁有向心性增厚;心内膜回声增粗;左心室舒张功能异常。

二、鉴别诊断

(1)扩张(充血)型心肌病应与风湿性心脏病、先天性心脏病、心包积液相鉴别。风心病有风湿热及瓣膜性杂音;先心病常较早出现症状,心脏杂音大多较响;心包积液在超声心动图检查时可见积液。

(2)肥厚型心肌病应与主动脉瓣狭窄相鉴别。主动脉瓣狭窄有主动脉瓣区收缩期喷射性杂音,第二心音减弱,X线升主动脉可见主动脉瓣狭窄后扩张,超声心动图检查示主动脉瓣开口小。

(3)限制型心肌病应与缩窄性心包炎相鉴别。缩窄性心包炎有急性心包炎病史,X线心包膜钙化,超声心动图示心包膜增厚。

三、治疗

(1)有感染时应积极控制感染。

(2)有心律失常时,治疗心律失常。

(3)促进心肌能量代谢药,如三磷酸腺苷、辅酶A、细胞色素C、辅酶Q_{10}、维生素C、极化液(10%葡萄糖注射液250 mL、胰岛素6 U、10%氯化钾5 mL),有辅助治疗作用。

(4)心力衰竭时按心力衰竭处理,但洋地黄类药剂量宜偏小(用一般量的1/2～2/3),并宜长期服用维持量。

（5）对发病时间较短的早期患儿，或并发心源性休克、严重心律失常或严重心力衰竭者，可用泼尼松开始量 2 mg/(kg·d)，分 3 次口服，维持 1～2 周逐渐减量，至 8 周左右减量至 0.3 mg/(kg·d)，并维持此量至 16～20 周，然后逐渐减量至停药，疗程半年以上。

（6）梗阻性肥厚型心肌病，可用 β-受体阻滞药降低心肌收缩力，以减轻流出道梗阻，并有抗心律失常作用，可选用普萘洛尔 3～4 mg/(kg·d)，分 3 次口服，根据症状及心律调节剂量，可增加到每天 120 mg，分 3 次服。一旦确诊，调节适当剂量后，应长期服用。因洋地黄类药及异丙肾上腺素等可加重流出道梗阻，应避免使用，利尿药和血管扩张药物均不宜用。流出道梗阻严重的可行手术治疗或心脏移植。

（陈　静）

第三节　病毒性心肌炎

病毒性心肌炎是病毒侵犯心脏所致的以心肌炎性病变为主要表现的疾病，可伴有心包或心内膜炎症改变。近年来国内发病有增多趋势，是小儿常见的心脏疾病。本病临床表现轻重不一，预后大多良好，少数可发生心力衰竭、心源性休克，甚至猝死。

一、病因

近年来动物试验及临床观察表明，可引起心肌炎的病毒有 20 余种，其中以柯萨奇 B 组病毒（1～6 型）最常见。另外，柯萨奇 A 组病毒、埃可病毒、脊髓灰质炎病毒、腺病毒、传染性肝炎病毒、流感和副流感病毒、麻疹病毒、单纯疱疹病毒及流行性腮腺炎病毒等也可引起本病。

二、发病机制

本病的发病机制尚不完全清楚。一般认为与病毒直接侵犯心脏和免疫反应有关。①疾病早期，病毒及其毒素可经血液循环直接侵犯心肌细胞，产生变性、坏死。临床上可从心肌炎患者的鼻咽分泌物或粪便中分离出病毒，并在恢复期血清中检出相应的病毒中和抗体有 4 倍以上升高；从心肌炎死亡病例的心肌组织中可直接分离出病毒，用荧光抗体染色技术可在心肌组织中找到特异性病毒抗原，电镜检查可发现心肌细胞有病毒颗粒。这些均强有力地支持病毒直接侵犯心脏的学说。②病毒感染后可通过免疫反应造成心肌损伤。临床观察，往往在病毒感染后经过一定潜伏期才出现心脏受累征象，符合变态反应规律；患者血清中可测到抗心肌抗体增加；部分患者表现为慢性心肌炎，部分可转成扩张性心肌病，符合自身免疫反应；尸体解剖病例免疫荧光检查在心肌组织中有免疫球蛋白(IgG)及补体沉积。以上现象说明本病的发病机制中还有变态反应或自身免疫参与。

三、临床表现

发病前 1～3 周常有呼吸道或消化道病毒感染史，患者多有轻重不等的前驱症状，如发热、咽痛、肌痛等。

临床表现轻重不一,轻型患儿一般无明显自觉症状,仅表现心电图异常,可见期前收缩或ST-T 改变。心肌受累明显时,可有心前区不适、胸闷、气短、心悸、头晕及乏力等症状,心脏有轻度扩大,伴心动过速、心音低钝或奔马律,心电图可出现频发期前收缩、阵发性心动过速或二度以上房室传导阻滞,可导致心力衰竭及昏厥等。反复心力衰竭者,心脏明显扩大,可并发严重心律失常。重症患儿可突然发生心源性休克,表现为烦躁不安、面色苍白、皮肤发花、四肢湿冷、末梢发绀、脉搏细弱、血压下降、闻及奔马律等,可在数小时或数天内死亡。

体征主要为心尖区第一音低钝,心动过速,部分有奔马律,一般无明显器质性杂音,伴心包炎者可听到心包摩擦音,心界扩大。危重病例可有脉搏微弱、血压下降、两肺出现啰音及肝脏肿大,提示循环衰竭。

四、辅助检查

(一)心电图检查

常有以下几种改变:①ST 段偏移,T 波低平、双向或倒置;②QRS 低电压;③房室传导阻滞或窦房传导阻滞、束支传导阻滞;④各种期前收缩,以室性期前收缩最常见,也可见阵发性心动过速、房性扑动等。

(二)X 线检查

轻者心脏大小正常,重者心脏向两侧扩大,以左侧为主,搏动减弱,可有肺淤血或肺水肿。

(三)心肌酶测定

血清肌酸磷酸激酶(CK)早期多有增高,其中以来自心肌的同工酶(CK-MB)特异性强,且较敏感。血清谷草转氨酶(AST)、d-羟丁酸脱氢酶(d-HBDH)、乳酸脱氢酶(LDH)在急性期也可升高,但恢复较快,其中乳酸脱氢酶特异性较差。

(四)病原学诊断

疾病早期可从咽拭子、咽冲洗液、粪便、血液、心包液中分离出病毒,但需结合血清抗体测定才有意义。恢复期血清抗体滴度比急性期增高 4 倍以上或病程早期血中特异性 IgM 抗体滴度在 1:128 以上均有诊断意义。应用聚合酶链反应(PCR)或病毒核酸探针原位杂交法自血液中查到病毒核酸可作为某一型病毒存在的依据。

五、诊断

全国小儿心肌炎心肌病学术会议对病毒性心肌炎诊断标准进行了重新修订。

(一)临床诊断依据

(1)心功能不全、心源性休克或心脑综合征。

(2)心脏扩大(X 线、超声心动图检查具有表现之一)。

(3)心电图改变:以 R 波为主的 2 个或 2 个以上主要导联(I、II、aVF、V_5)ST-T 改变持续4周以上伴动态变化,出现窦房、房室传导阻滞,完全性右束支或左束支传导阻滞,成联律、多形、多源、成对或并行期前收缩,非房室结及房室折返引起的异位心动过速,低电压(新生儿除外)及异常 Q 波。

(4)血清 CK-MB 升高或心肌肌钙蛋白(cTnI 或 cTnT)阳性。

(二)病原学诊断依据

1.确诊指标

自患儿心内膜、心肌、心包(活检、病理)或心包穿刺液中发现以下之一者可确诊为病毒性心

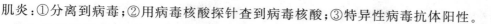

肌炎:①分离到病毒;②用病毒核酸探针查到病毒核酸;③特异性病毒抗体阳性。

2.参考指标

有以下之一者结合临床可考虑心肌炎系病毒引起:①自患儿粪便、咽拭子或血液中分离到病毒,且恢复期血清同型抗体滴度较第 1 份血清升高或降低 4 倍以上;②病程早期患儿血清型特异性 IgM 抗体阳性;③用病毒核酸探针自患儿血中查到病毒核酸。

如具备临床诊断依据 2 项,可临床诊断。发病同时或发病前 2～3 周有病毒感染的证据支持诊断:①同时具备病原学确诊依据之一者,可确诊为病毒性心肌炎;②具备病原学参考依据之一者,可临床诊断为病毒性心肌炎;③凡不具备确诊依据,应给予必要的治疗或随诊,根据病情变化,确诊或除外心肌炎;④应除外风湿性心肌炎、中毒性心肌炎、先天性心脏病、结缔组织病,以及代谢性疾病的心肌损害、甲状腺功能亢进症、原发性心肌病、原发性心内膜弹力纤维增生症、先天性房室传导阻滞、心脏自主神经功能异常、β受体功能亢进及药物引起的心电图改变。

六、治疗

本病目前尚无特效疗法,可结合病情选择下列处理措施。

(一)休息

急性期至少应休息到热退后 3～4 周,有心功能不全及心脏扩大者应绝对卧床休息,以减轻心脏负担。

(二)营养心肌及改善心肌代谢药物

1.大剂量维生素 C 和能量合剂

维生素 C 能清除氧自由基,增加冠状动脉血流量,增加心肌对葡萄糖的利用及糖原合成,改善心肌代谢,有利于心肌炎恢复,一般每次 100～150 mg/kg 加入 10% 葡萄糖液静脉滴注,1 次/天,连用 15 d。能量合剂有加强心肌营养、改善心肌功能的作用,常用三磷酸腺苷(ATP)、辅酶 A、维生素 B_6 与维生素 C 加入 10% 葡萄糖液中一同静脉滴注。因 ATP 能抑制窦房结的自律性,抑制房室传导,故心动过缓、房室传导阻滞时禁用。

2.泛癸利酮(辅酶 Q_{10})

有保护心肌作用,每次 10 mg,3 岁以下 1 次/天,3 岁以上 2 次/天,肥胖年长儿 3 次/天,疗程 3 个月。部分患者长期服用可致皮疹,停药后可消失。

3.1,6-二磷酸果糖(FDP)

FDP 是一种有效的心肌代谢酶活性剂,有明显保护心肌代谢作用。150～250 mg/(kg·d)静脉滴注,1 次/天,10～15 d 为 1 个疗程。

(三)维生素 E

维生素 E 为抗氧化剂,小剂量短疗程应用,每次 5 mg,3 岁以下 1 次/天,3 岁以上 2 次/天,疗程1个月。

(四)抗生素

急性期应用青霉素清除体内潜在细菌感染病灶,20×10^4 U/(kg·d)静脉滴注,疗程7～10 d。

(五)肾上腺皮质激素

在病程早期(2 周内),一般病例及轻型病例不主张应用,因其可抑制体内干扰素的合成,促进病毒增殖及病变加剧。对合并心源性休克、心功能不全、心脏明显扩大、严重心律失常(高度房室传导阻滞、室性心动过速）等重症病例仍需应用,有抗炎、抗休克作用,可用地塞米松 0.2～1.0 mg/kg 或氢化可的松 15～20 mg/kg 静脉滴注,症状减轻后改用泼尼松口服, 1.0～1.5 mg/(kg·d),逐渐减量停药,疗程 3～4 周。对常规治疗后心肌酶持续不降的病例可试用小剂量泼尼松治疗,0.5～1.0 mg/(kg·d),每 2 周减量 1 次,共 6 周。

(六)积极控制心力衰竭

由于心肌炎患者对洋地黄制剂极为敏感,易出现中毒现象,故多选用快速或中速制剂,如毛花苷 C 或地高辛等,剂量应偏小,饱和量一般用常规量的 1/2～2/3,洋地黄化量时间不能短于 24 h,并需注意补充氯化钾,因低钾时易发生洋地黄中毒和心律失常。

(七)抢救心源性休克

静脉推注大剂量地塞米松 0.5～1.0 mg/kg 或大剂量维生素 C 200～300 mg/kg 常可获得较好效果。及时应用血管活性药物,如多巴胺[1 mg/kg 加入葡萄糖液中用微泵 3～4 h 输完,相当于 5～8 μg/(kg·min)]、间羟胺等可加强心肌收缩力、维持血压及改善微循环。持续氧气吸入, 烦躁者给予苯巴比妥、地西泮或水合氯醛等镇静剂。适当输液,维持血液循环。

(八)纠正心律失常

对严重心律失常除上述治疗外,应针对不同情况及时处理。①房性或室性期前收缩:可口服普罗帕酮每次 5～7 mg/kg,每隔 6～8 小时服用 1 次,足量用 2～4 周。无效者可选用胺碘酮, 5～10 mg/(kg·d),分 3 次口服。②室上性心动过速:普罗帕酮每次 1.0～1.5 mg/kg 加入葡萄糖液中缓慢静脉推注,无效者 10～15 min 后可重复应用,总量不超过 5 mg/kg。③室性心动过速:多采用利多卡因静脉滴注或推注,每次 0.5～1.0 mg/kg,10～30 min 后可重复使用,总量不超过 5 mg/kg。对病情危重,药物治疗无效者,可采用同步直流电击复律。④房室传导阻滞:可应用肾上腺皮质激素消除局部水肿,改善传导功能,地塞米松 0.2～0.5 mg/kg,静脉注射或静脉滴注。心率慢者口服山莨菪碱(654-2)、阿托品或静脉注射异丙肾上腺素。

(陈 静)

第四节 感染性心内膜炎

一、病因及发病机制

(一)病因

1.心脏的原发病变

感染性心内膜炎患儿中绝大多数均有原发性心脏病,其中以先天性心脏病最为多见。室间隔缺损最易罹患心内膜炎,其他依次为法洛四联症、主动脉瓣狭窄、主动脉瓣二叶畸形,动脉导管未闭、肺动脉瓣狭窄等。后天性心脏病中,风湿性瓣膜病占 14%,通常为主动脉瓣及二尖瓣关闭不全。二尖瓣脱垂综合征也可并发感染性心内膜炎。发生心内膜炎的心脏病变常因心室或血管内有较大的压力阶差,产生高速的血液激流,而经常冲击心内膜面使之遭受损伤所致。心内膜下胶原组织暴露,血小板及纤维蛋白在此凝聚、沉积,形成无菌性赘生物。当菌血症时,细菌在上述部位黏附、定居并繁殖,形成有菌赘生物,受累部位多在压力低的一侧,如室间隔缺损感染性赘生物在缺损的右缘，三尖瓣的隔叶与肺动脉瓣、动脉导管未闭在肺动脉侧，主动脉关闭不全在左心室等。约8%的患儿无原发性心脏病变，通常由于毒力较强的细菌或真菌感染引起，如金黄色葡萄状球菌、念珠菌等，见于2岁以下婴儿及长期应用免疫抑制剂者。

2.病原体

过去以草绿色（即溶血性）链球菌最多见，占半数以上。近年来，葡萄球菌有增多趋势；其次为肠球菌、肺炎双球菌、β溶血性链球菌，还有大肠埃希菌、绿脓杆菌及嗜血杆菌。真菌性心内膜炎的病原体以念珠菌属、曲霉菌属及组织胞浆菌属较多见。人工瓣膜及静脉注射麻醉剂的药瘾者，以金黄色葡萄球菌、绿脓杆菌及念珠菌属感染多见。

3.致病因素

在约1/3的患儿的病史中可追查到致病因素，主要为纠治牙病及扁桃体摘除术。口腔及上呼吸道手术后发生的心内膜炎多为草绿色链球菌感染；脓皮病、甲沟炎、导管检查及心脏手术之后的心内膜炎，常为金黄色或白色葡萄球菌感染；而肠道手术后的心内膜炎，则多为肠球菌或大肠埃希菌感染。

（二）发病机制

1.喷射和文丘里效应

机械和流体力学原理在发病机制中似乎很重要。试验证明，将细菌气溶胶通过文丘里管喷至气流中，可见高压源将感染性液体推向低压槽中，形成具有特征性的菌落分布。在喷出高压源小孔后的低压槽中总是出现最大的沉淀环。这一模型有助于解释发生在不同心瓣膜和室间隔病损分布，亦可解释二尖瓣关闭不全发生感染性心内膜炎时瓣膜心房面邻近部位的特征性改变。当血流从左心室通过关闭不全的二尖瓣膜时，可发生文丘里效应，即血流通过狭窄的瓣膜孔后，压强降低，射流两侧产生涡流，悬浮物沉积两侧，使心房壁受到损害。主动脉瓣关闭不全时赘生物易发生在主动脉小叶心室面或腱索处。小型室间隔缺损，损害常发生右室面缺损处周围或与缺损相对的心室壁，后者为高速血流喷射冲击引起的损伤。其他如三尖瓣关闭不全、动静脉瘘、动脉导管未闭亦可根据文丘里效应预测其心内膜受损的部位。心脏先天性缺损血液分流量小或充血性心力衰竭时，因缺损两侧压力阶差不大，故不易发生心内膜炎，这可能就是为什么单纯性房间隔缺损罕见心内膜炎，而小型室间隔缺损较易发生的原因。

2.血小板-纤维素栓

喷射文丘里效应损伤心脏心内膜面。在此基础上发生血小板-纤维素栓，而形成无菌性赘生物。

3.菌血症和凝集抗体

正常人可发生一过性菌血症，多无临床意义。但当侵入细菌的侵袭力强，如有循环抗体凝集素可有大量细菌黏附于已有的血小板-纤维素血栓上定居、繁殖，即可发病。

4.免疫学因素

感染性心内膜炎的发病与免疫学因素有关。许多感染性心内膜患者血液中IgG、IgM、巨球蛋白、冷球蛋白升高，类风湿因子阳性。肾脏损害，动脉内膜炎均支持免疫发病机制。有人对该症的淤血、条纹状出血、皮下小结作镜检，发现血管周围有细胞浸润及其他血管炎的表现，认为可能是过敏性血管炎。

二、临床表现及辅助检查

(一)临床表现

1.病史

大多数患者有器质性心脏病,部分患者发病前有龋齿、扁桃体炎、静脉插管或心内手术史。

2.临床症状

可归纳为三方面:①全身感染症状;②心脏症状;③栓塞及血管症状。

(1)一般起病缓慢,开始时仅有不规则发热,患者逐渐感觉疲乏、食欲减退,体质量减轻,关节痛及肤色苍白。病情进展较慢,数天或数周后出现栓塞征象,淤点见于皮肤与黏膜,指甲下偶尔见线状出血,或偶尔在指、趾的腹面皮下组织发生小动脉血栓,可摸到隆起的紫红色小结节,略有触痛,称欧氏小结。病程较长者则见杵状指、趾,故非青紫型先天性心脏病患儿出现杵状指、趾时,应考虑本病。

(2)心脏方面若原有杂音的,其性质可因心瓣膜的赘生物而有所改变,变为较响较粗;原无杂音者此时可出现杂音,杂音特征为乐音性且易多变。约一半患者由于心瓣膜病变、中毒性心肌炎、心肌脓肿等而导致充血性心力衰竭。

(3)其他症状:视栓塞累及的器官而异,一般为脾脏增大、腹痛、便血、血尿等,脾增大有时很显著,但肝的增大则不明显。并发于先天性心脏病时,容易发生肺栓塞,则有胸部剧痛、频咳与咯血,叩诊有实音或浊音,听诊时呼吸音减弱,须与肺炎鉴别。往往出现胸腔积液,可呈血色,并在短期内屡次发作上述肺部症状,约 30% 的患者发生脑动脉栓塞,出现头痛、呕吐,甚至偏瘫、失语、抽搐及昏迷等。由脑栓塞引起的脑膜炎,脑脊液细菌培养往往阴性,糖及氯化物也可正常,与结核性或病毒性脑膜炎要仔细鉴别。神经症状的出现一般表示患者垂危。

(4)毒力较强的病原体如金黄色葡萄球菌感染,起病多急骤,有寒战、高热、盗汗及虚弱等全身症状,以脓毒败血症为主:肝、肾、脾、脑及深部组织可发生脓疡,或并发肺炎、心包炎、脑膜炎、腹膜炎及骨髓炎等,累及心瓣膜时可出现新杂音、心脏扩大及充血性心力衰竭,栓塞现象较多见。病情进展急剧时,可在数天或数周危及生命。如早期抢救,可在数周内恢复健康。心瓣膜损伤严重者,恢复后可遗留慢性心脏瓣膜病。

(二)辅助检查

1.一般血液检查

常见的血常规结果为进行性贫血与白细胞增多,中性粒细胞升高。红细胞沉降率增快,C 反应蛋白阳性。血清球蛋白常常增多,甚至清蛋白、球蛋白比例倒置,免疫球蛋白升高,循环免疫复合物及类风湿因子阳性。

2.血培养

血液培养是确诊的关键,对疑诊者不应急于用药,宜于早期重复地做血培养,并保留标本至 2 周之久,从而提高培养的阳性率,并做药敏试验。有人认为,在体温上升前 $1 \sim 2$ h,$10 \sim 15$ min 采血 1 次,连续6次,2 d 内多次血培养的阳性率较分散于数天做血培养为高。血培养阳性率可达 90%,如已用抗生素治疗,宜停用抗生素 3 d 后采取血标本做培养。

3.超声心动图

能检出赘生物的额外回波,大于 2 mm 的赘生物可被检出。应用 M 型超声心动图仪或心脏超声切面实时显像可探查赘生物的大小及有关瓣膜的功能状态,后者显示更佳。超声检查为无

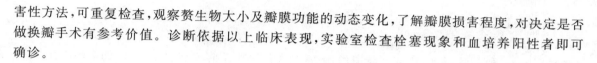

害性方法,可重复检查,观察赘生物大小及瓣膜功能的动态变化,了解瓣膜损害程度,对决定是否做换瓣手术有参考价值。诊断依据以上临床表现,实验室检查栓塞现象和血培养阳性者即可确诊。

三、治疗

(一)抗生素

应争取及早应用大剂量抗生素治疗,不可因等待血培养结果而延期治疗,但在治疗之前必先做几次血培养,因培养出的病原菌及其药物敏感试验的结果,对选用抗生素及剂量有指导意义;抗生素选用杀菌力强,应两种抗生素联合使用,一般疗程为 4～6 周。对不同的病原菌感染应选用不同的抗生素,参考如下。

1.草绿色链球菌

首选青霉素 G(20～30)×10⁴U/(kg·d),最大量 20×10⁶U/d,分 4 次静脉滴注,6 h 1 次,疗程 4～6 周。并加用庆大霉素 4～6 mg/(kg·d),静脉滴注,8 h 1 次,疗程 2 周。疗效不佳,可于 5 d 后加大青霉素用量。对青霉素过敏者,可换用头孢菌素类或万古霉素。

2.金黄色葡萄球菌

对青霉素敏感者选用青霉素 20×10⁶U/d,加庆大霉素,用法同草绿色链球菌治疗,青霉素疗程 6～8 周。耐药者用新青霉素 B 或新青霉素Ⅲ200～300 mg/(kg·d),分 4 次静脉滴注,6 h 1 次,疗程 6～8 周,加用庆大霉素静脉滴注 2 周;或再加利福平口服 15～30 mg/(kg·d),分 2 次,疗程 6 周。治疗不满意或对青霉素过敏者可用头孢菌素类,选用头孢菌素Ⅰ(头孢噻吩)、头孢菌素Ⅴ(头孢唑啉)或头孢菌素Ⅵ(头孢拉定)200 mg/(kg·d),分 4 次,每 6 小时静脉滴注,疗程 6～9 周;或用万古霉素 40～60 mg/(kg·d),每天总量不超过 2 g,1 次/(8～12 h),分 2～3 次静脉滴注,疗程 6～8 周。表皮葡萄球菌感染治疗同金黄色葡萄球菌。

3.革兰阴性杆菌或大肠埃希菌

用氨苄西林 300 mg/(kg·d),分 4 次静脉滴注,6 h 1 次,疗程 4～6 周;或用第 3 代头孢菌素类,选用头孢哌酮或头孢曲松 200 mg/(kg·d),分 4 次静脉滴注,6 h 1 次,头孢曲松可分 2 次注射,疗程 4～6 周;并加用庆大霉素 2 周,绿脓杆菌感染也可加用羟苄西林 200～400 mg/(kg·d),分 4 次静脉滴注。

4.肠球菌

用青霉素 20×10⁶U/d,或氨苄西林 300 mg/(kg·d),分 4 次,6 h 1 次静脉滴注,疗程 6～8 周,并加用庆大霉素。对青霉素过敏者,可换用万古霉素或头孢菌素类。

5.真菌

用两性霉素 B,开始用量 0.1～0.25 mg/(kg·d),以后每天逐渐增加至 1 mg/(kg·d),静脉滴注 1 次。可合用 5-氟胞嘧啶 50～150 mg/(kg·d),分 3～4 次服用。

6.病菌不明或术后者

用新青霉素Ⅲ加氨苄西林及庆大霉素;或头孢菌素类头孢曲松或头孢哌酮;或用万古霉素。

(二)其他治疗

其他治疗包括休息、营养丰富的饮食、铁剂等,必要时可输血。并发心力衰竭时,应用洋地黄、利尿剂等。并发于动脉导管未闭的感染性动脉内膜炎病例,经抗生素治疗仍难以控制者,手术矫正畸形后,继续抗生素治疗常可迅速控制并发动脉内膜炎。

在治疗过程中,发热先退,自觉症状好转,瘀斑消退,尿中红细胞消失较慢,约需 1 个月或更久;白细胞恢复也较慢,红细胞沉降率恢复需 1.5 个月左右。终止治疗的依据:体温、脉搏正常,自觉情况良好,体质量增加,栓塞现象消失,血常规及红细胞沉降率恢复正常等,如血培养屡得阴性,则更可靠。停止治疗后,应随访 2 年。以便对复发者及时治疗。

(陈　静)

第五节　心律失常

一、窦性心动过速

(一)临床要点

窦性心动过速指窦房结发出激动的频率超过正常心率范围的上限。其原因有生理性,如哭闹、运动、情绪紧张等;病理性主要有发热、贫血、甲状腺功能亢进症、心肌炎、风湿热、心力衰竭等。一般无临床症状,年长儿有时可诉心悸。

(二)心电图特征

窦性心律,心率超过该年龄正常心率范围。婴儿心率每分钟大于 140 次,1~6 岁心率每分钟大于120 次,6 岁以上心率每分钟大于 100 次。

(三)治疗

心律失常主要针对病因。有症状者可用 β 受体阻滞剂或镇静剂。

二、窦性心动过缓

(一)临床要点

窦性心动过缓指窦房结发出激动的频率低于正常心率。多由于迷走神经张力过高、颅内压增高、甲状腺功能减退、β 受体阻滞剂作用所致,少数为窦房结本身的病变。一般无症状,心率显著缓慢时可有头晕、胸闷,甚至晕厥。

(二)心电图特征

窦性心律,心率低于该年龄正常心率范围;1 岁以内(婴儿)心率每分钟小于 100 次,1~4 岁每分钟<80 次,3~8 岁每分钟<70 次,8 岁以上每分钟<60 次。

(三)治疗

主要针对病因。心率明显缓慢或有症状者,可口服阿托品,剂量每次 0.01~0.02 mg/kg,每天3~4 次。

三、期前收缩

按其搏动起源部位的不同分为房性、房室交界区性及室性期前收缩。期前收缩既可见于明确病因,如各种感染、器质性心脏病、缺氧、药物作用及自主神经功能不稳定等,也可见于健康小儿。

(一)临床特点

多数小儿无症状,少数有心悸、胸闷、心前区不适。心脏听诊可听到心跳提早搏动之后有较长的间歇,脉搏短绌。期前收缩于运动后增多,提示同时有器质性心脏病。

(二)心电图特征

1.房性期前收缩

(1)提前出现的房性 P 波(P′波),P′波形态与窦性 P 波略有不同。P′R>0.10 s。

(2)P′波后有 QRS 波,一般形态正常,P′引起 QRS 波有时增宽变形,似右束支传导阻滞图形称房性期前收缩伴室内差异性传导。

(3)P′波后无 QRS 波时称房性期前收缩未下传,P′波可出现在前一个窦性 T 波中,T 波形态轻度异常。

(4)期前收缩后代偿间歇多为不完全性。

2.房室交界区性期前收缩

(1)提前出现的 QRS 波,形态正常。

(2)在 QRS 波之前、中或后有逆行 P′波,但 P′R<0.10 s,QRS 波之后则 RP′<0.20 s。

(3)代偿间期往往为不完全性。

3.室性期前收缩

(1)提前出现的宽大畸形 QRS-T 波群,期前收缩前无 P′波;T 波与 QRS 主波方向相反。

(2)代偿间歇常为完全性。

(3)同一导联出现两种或两种以上形态的期前收缩,而配对间期固定者称多形性期前收缩。

(4)若同一导联出现两种或两种以上形态的期前收缩,且配对间期也不相等者称多源性期前收缩。

室性期前收缩有以下情况应视为器质性期前收缩:①先天性或后天性心脏病基础上出现期前收缩或心功能不全出现期前收缩;②室性期前收缩、房性期前收缩或房室交界性期前收缩同时存在;③心电图同时有 QT 间期延长或 RONT 现象(提前的 QRS 波落在 T 波上);④有症状的多源、频发期前收缩,特别是心肌炎、心肌病等患者。对判断器质性室性期前收缩有困难时,应进行24 h 动态心电图检测。

(三)治疗

包括病因治疗和应用抗心律失常药。

1.房性期前收缩

大多数偶发、无症状者属良性,不需药物治疗。如频发者可给予普罗帕酮或 β 受体阻滞剂。1 岁以内的婴儿频发房性期前收缩,易发生心房扑动和室上性心动过速,可用地高辛,无效时可加用普萘洛尔。

2.房室交界区性期前收缩

不需特殊治疗。

3.室性期前收缩

未发现器质性心脏病又无症状者不需用抗心律失常药。有器质性期前收缩应予治疗。可选用美西律口服,每天 2～5 mg/kg,每 8 小时一次。普罗帕酮每次 5～7 mg/kg,每 6～8 小时一次口服。胺碘酮每天 5～10 mg/kg,分 3 次,口服 1～2 周后逐渐减量至原来的 1/3,每天 1 次,服5 d,停 2 d。普萘洛尔每天1～3 mg/kg,分 3 次。洋地黄中毒和心脏手术后发生的室性期前收缩,选用苯妥英钠每次 2～4 mg/kg,缓慢静脉注射,可于 15～20 min 后重复一次,总量为 15 mg/kg。肥厚型心肌病的室性期前收缩,用钙通道阻滞剂维拉帕米,每天1～3 mg/kg,分 3 次口服。

四、阵发性室上性心动过速

阵发性室上性心动过速,其发生机制多数为折返激动,其次为心房或房室结自律性增高。室上性心动过速多见于无器质性心脏病者,可因呼吸道感染、疲劳、情绪激动等诱发。室上性心动过速也可发生于某些器质性心脏病、心肌炎、洋地黄中毒、电解质紊乱、心导管检查及心脏手术后。预激综合征的患儿50%～90%可发生阵发性室上性心动过速。

(一)临床要点

1.症状

阵发性室上性心动过速突然发生突然停止,婴儿常烦躁不安、拒食、呕吐、面色灰白、呼吸急速,肺部有啰音,心率每分钟 200～300 次,一次发作数秒钟或数小时,如发作时间长达 24 h 以上可导致心力衰竭或休克,易误诊为重症肺炎。儿童常诉心悸、头晕、疲乏、烦躁,伴有恶心、呕吐、腹痛,少数可有短暂昏厥,但较少发生心力衰竭和休克。

2.心电图特征

(1)心室率快而匀齐,婴儿常为每分钟 230～300 次,儿童常为每分钟 160～200 次,R-R 间期绝对匀齐。

(2)P′波可与 QRS 波重叠,若见到 P′波形态异常,为逆行 P′波。

(3)QRS 波群绝大多数形态正常,少数合并室内差异传导或逆向型房室折返心动过速时 QRS 波增宽。

(4)可有继发 ST-T 改变。

(二)治疗

包括终止发作和预防复发。

1.终止发作

(1)用兴奋迷走神经的方法:小婴儿用冰水毛巾敷面部,每次 10～15 s。儿童可深吸气屏住呼吸;刺激咽后壁,使作呕;或压迫一侧颈动脉窦。

(2)抗心律失常药。①普罗帕酮:对折返性心动过速和自律性增高均有效,剂量为 1～2 mg/kg加入 10%葡萄糖溶液 10 mL 中缓慢静脉注射。首剂未转复者,隔 10 min 可重复,不可超过 3 次。有心力衰竭或传导阻滞者忌用。②维拉帕米:为钙通道阻滞剂,通过延长房室结不应期而阻断折返。若年龄＞1 岁,未并发心力衰竭者可选用。剂量为 0.1～0.2 mg/kg,一次量不超过 5 mg,加入葡萄糖溶液中缓慢静脉注射。未转复者隔15～20 min 可重复一次,有心力衰竭、低血压、房室传导阻滞者忌用。③三磷酸腺苷(ATP):婴儿每次 3～5 mg,儿童每次 7～15 mg,加入 10%葡萄糖 1～5 mL 中于 2 s 内快速静脉推注。有时此药伴严重不良反应,如心脏停搏。④地高辛:有心力衰竭者宜选用,用量与治疗急性心力衰竭相同。⑤普萘洛尔:剂量为 0.1 mg/kg加 10%葡萄糖溶液稀释,缓慢静脉注射。

(3)同步直流电击复律。

(4)射频消融术:对上述药物治疗难奏效或频繁复发者可用射频消融术治疗。

2.预防复发

在终止发作后继续口服药物,常用药物有地高辛、普萘洛尔、普罗帕酮、胺碘酮等,口服维持量6～12个月。

五、阵发性室性心动过速

阵发性室性心动过速(ventricular tachycardia,VT)是一种严重的快速心律失常,可导致血流动力学障碍。根据波形特征,分单形和多形性室性心动过速。每次发作时间30 s内自行终止为非持续性室性心动过速;大于30 s或患者发生晕厥者为持续性室性心动过速。

(一)临床意义

室性心动过速急性多见于缺氧、酸中毒、感染、药物、高(低)血钾,慢性多见于有器质性心脏病者,如心肌炎、心肌病、二尖瓣脱垂、原发心脏肿瘤、Q-T间期延长、心导管检查及心脏手术后、冠状动脉起源异常、右心室发育不全。少数小儿原因不明。特发性室性心动过速无器质性心脏病的临床证据,用射频消融治疗有效。

(二)诊断

1.临床表现

临床表现有突发、突止的特点,症状常有发作性头晕、心悸、疲乏、心前区疼痛,严重者可晕厥、抽搐或猝死。婴儿易出现心力衰竭或休克。

2.心电图特征

(1)连续3次或3次以上的期前QRS波群,时限增宽,形态畸形,心室率每分钟150～250次,R-R间期可略有不齐。

(2)房室分离,可见窦性P′波与QRS波各自独立,无固定时间关系,呈干扰性房室脱节,心室率快于心房率。

(3)常出现心室夺获及室性融合波。

3.治疗

包括终止室性心动过速发作,预防室性心动过速复发。

(1)消除病因:如药物不良反应、电解质紊乱等。

(2)危重患儿首选同步直流电击复律,用量为2～5 ws/kg,婴儿每次＜50 ws,儿童每次＜100 ws,无效者隔20～30 min重复一次。洋地黄中毒者忌电击治疗。

(3)抗心律失常药物。①利多卡因:首选,剂量1 mg/kg,稀释后缓慢静脉注射。无效者隔5～10 min可重复一次,总量3～5 mg/kg。室性心动过速纠正后每分钟20～30 μg/kg静脉滴注维持。②普罗帕酮:1～2 mg/kg,稀释后缓慢静脉注射。无效可重复1～3次。③苯妥英钠:2～4 mg/kg加生理盐水稀释后缓慢静脉注射,无效可重复1～3次,总量为15 mg/kg。其对洋地黄中毒及心脏手术者效果较好。④胺碘酮:对上述药物无效的顽固性室性心动过速可采用胺碘酮,每次1 mg/kg,静脉注射10 min,无效隔5～10 min重复同样剂量,总量24 h＜10 mg/kg。或用负荷量2.5～5 mg/kg,静脉注射30～60分钟,可重复1次,总量24 h≤10 mg/kg。

(4)射频消融术:对顽固病例并被证实为折返激动所致,尤其是特发性室性心动过速可用射频消融治疗。

(5)预防复发:对有复发倾向者可口服普罗帕酮、普萘洛尔、胺碘酮等有效药物。

六、房室传导阻滞

房室传导阻滞(atrial-ventricular block,AVB)是小儿较常见的缓慢性心律失常,按房室传导阻滞的程度可分为一、二、三度房室传导阻滞。病因有急性感染、心肌炎、心肌病、电解质紊乱、洋地黄或其他药物中毒及心脏手术等。少数为先天性房室结发育畸形或胎儿期房室结病变所致,称先天性完全性房室传导阻滞。一度和二度Ⅰ型可为迷走神经张力增高所致。

(一)一度房室传导阻滞

1.临床要点

一度房室传导阻滞临床一般无症状,听诊第一心音低钝。有时健康小儿亦可出现一度房室传导阻滞。

2.心电图特征

PR间期超过正常最高值,即1岁内PR>0.14 s,学龄前PR>0.16 s,学龄期PR>0.18 s,青春期PR>0.20秒。其正常值与心率有关。

3.治疗

针对病因治疗,不需用抗心律失常药。随着病因的消除,一度房室传导阻滞可消失。

(二)二度房室传导阻滞

1.临床要点

二度房室传导阻滞的临床症状视传导阻滞的严重程度及心室率的快慢而定,可无症状或有心悸、头晕等。

2.心电图特征

二度房室传导阻滞分为Ⅰ型(莫氏Ⅰ型)和Ⅱ型(莫氏Ⅱ型)。

(1)二度Ⅰ型:①PR间期随每次心搏逐次延长,直至P波后脱落一个QRS波群(心室漏搏),周而复始,呈规律性改变;②PR间期逐次延长的同时,R-R间期逐次缩短,继以一个较长的R-R间期;③伴有心室漏搏的长R-R间期小于任何2个R-R间期之和。

(2)二度Ⅱ型:①PR间期正常或稍延长,但固定不变;②P波按规律出现,QRS波呈周期性脱落,伴有心室漏搏的长R-R为短R-R间隔的倍数;③房室间传导比例多为2∶1或3∶1下传。

3.治疗

主要针对病因治疗,二度Ⅰ型是暂时的,多可恢复,而二度Ⅱ型可逐渐演变为三度房室传导阻滞。

(三)三度(完全性)房室传导阻滞

1.临床特征

三度(完全性)房室传导阻滞除有原发病如病毒性心肌炎、先天性心脏病等的表现外,婴儿心率每分钟<80次,儿童每分钟<60次。当心室率每分钟<40次时有疲乏、无力、眩晕,严重者可发生阿-斯综合征或心力衰竭。

2.心电图特征

(1)P波与QRS波无固定关系,心室率慢于心房率。

(2)QRS波群形态与阻滞部位有关。若起搏点在房室束分支以上,QRS波群不宽。若起搏点在希氏束以下,QRS波群增宽。

3.治疗

(1)无症状先天性者不需治疗。

(2)病因治疗:如心肌炎或手术暂时损伤者,用肾上腺皮质激素治疗。

(3)提高心率:阿托品每次 0.01~0.03 mg/kg,每天 3~4 次,口服或皮下注射。异丙基肾上腺素加入 5% 葡萄糖溶液按每分钟 0.1~0.25 μg/kg,静脉滴注,或用 5~10 mg 舌下含服。

(4)放置人工起搏器的适应证:①阿-斯综合征或伴心力衰竭;②心室率持续显著缓慢,新生儿每分钟<55 次,婴儿每分钟<50 次,儿童每分钟<45 次;③室性心动过速心律失常,阻滞部位在希氏束以下;④对运动耐受量低的患儿。

(陈　静)

第六节　心　肌　梗　死

小儿心肌梗死(myocardial infarction,MI)由 Stryker 于 1946 年首先描述。近年来,小儿 MI 实际发病率及检出率均较前显著增加,已成为小儿猝死的重要病种之一。从出生后第一天至青少年期,健康儿或有基础疾病者,均可发生 MI。有资料表明,未经手术的先天性心脏病患儿尸解证实近 75% 有 MI 的证据,无先天性心脏病小儿尸解发现冠状动脉病变为主要死因者占总数的 2% 以上。

一、病因

病因与年龄相关。

(一)新生儿期

先天性心脏病,特别是冠状动脉起源异常是此期致 MI 最重要的因素。冠状动脉起源异常发生率为 1%~2%,多数患儿无临床表现。有学者分析 7 857 例重要冠状动脉异常(ACAS)死亡小儿后指出,最常见的 ACAS 为冠状动脉异位起源于主动脉(43%)与冠状动脉左前降支发自肺主动脉(ALCAPA,Bland-White-Garland 综合征)(40%),ALCAPA 小儿常在出生后第 1 年内发生充血性心力衰竭,多于出生后 14 年内死亡。ACAS 死亡病例中 45% 为猝死,部分存活至青少年期者遗留陈旧性 MI,全部病例均有前外侧壁近端的 ^{201}铊(^{201}Tl)灌注异常。右冠状动脉异常以先天性瘘管多见。

次常见原因有肺动脉闭锁而室间隔完整者、永存动脉干、大动脉转位及修复后等;少见原因如心内膜弹力纤维增生症、冠状动脉中层钙质沉着。日本 1970—1995 年全国 105 755 例川崎病患儿中 1%~2% 猝死,猝死主要原因为 MI,尸检证明为冠状动脉血栓性脉管炎和动脉瘤破裂,年龄≤30 d 龄者 6 例,最小发病日龄为 20 d。

(二)一岁至青春期前

川崎病很可能是此期 MI 的最重要病因,亚裔小儿更易罹患。发病的第 7 d 起即可检出冠状动脉异常扩张,其中的 15%~25% 的患儿发展为冠状动脉瘤,近 70% 小儿的动脉瘤在 1~2 年消退。MI 发生率为 1.9%,通常发生于患病后第一年(72.8%),其中 39.5% 发生在患病后 3 个月内。63% 于休息或睡眠时发病,14% 于玩耍、活动、走路时发病。22% 的患者在第一次 MI 期间死亡。发病 10 d 内大剂量免疫球蛋白联合阿司匹林治疗较单用阿司匹林使冠状动脉病变发生率由 20％降至 4％,10％的个体对该方案无效应。日本全国范围的调查发现,本病复发率约 3％,12.2％的复发者伴心脏并发症,以男性、首次发病有心脏并发症者为主,但复发者无一例为 MI。

其他非外科病因常见有心肌病、心肌炎(含风湿性心肌炎)、胶原血管性疾病(特别是系统性红斑狼疮、高安病、结节性动脉炎);次常见者包括肾病综合征、隐伏的恶性肿瘤(尤其是淋巴瘤纵隔放疗后)、败血症、William 综合征(主动脉瓣上狭窄)、感染性心内膜炎、同型半胱氨酸血症,以及甲型血友病以凝血酶原复合物浓缩剂或Ⅷ因子抑制物旁路活性(FEIBA)治疗者、特发性心内膜下 MI。某些非常罕见的病因有遗传性疾病如早老症、弹性纤维假黄瘤、黏多糖病、Fabry 病、尿黑尿酸症、Hurler 综合征、糖原贮积症Ⅱ型及冠状动脉肌纤维发育不良、主动脉瓣乳头肌弹性纤维瘤继发 MI、衣原体肺炎、幽门螺杆菌感染,有报道一名 11 岁西班牙裔男童因痉挛性喉炎吸入消旋肾上腺素后 20 min 发生 MI。

部分手术或创伤后导致 MI 的原因包括在体外循环时冠状动脉灌注不良、心脏移植并发症如排异、钝性胸部创伤。曾报告一接受骨髓移植的 7 岁小儿发生曲菌性全心炎,其冠状动脉见曲菌栓塞而继发急性大面积 MI。

(三)青少年

MI 的病因除下列三点外与儿童类似:①川崎病在该年龄组发病较少;②应考虑有无吸食可卡因或嗅吸胶水的可能;③冠状动脉粥样硬化是否致小儿 MI 仍有争议,但已知纯合子型家族性高胆固醇血症(发病率为 1/100 万)、家族性混合性高脂血症、低脂蛋白血症、高载脂 B 脂蛋白血症者,其冠状动脉病变早发,并在 20 岁前即可发生 MI。对青少年(平均 16 岁)杂合子型高胆固醇血症(发病率 1/500)患者以 ^{201}Tl 扫描提示 22％的病例伴 MI。某些烟雾病患儿也可发生 MI。

二、临床表现

常见症状:哭闹、难以哺喂、呼吸困难、呕吐、绞痛、易激惹、休克等。4 岁以下患儿 17％、而 4 岁以上 83％主诉有胸痛、胸部压榨感。研究发现小儿胸痛部位及其放射部位与疼痛性质对心绞痛诊断有帮助,因为小儿往往将疼痛描述为锐痛,且对此复述时有出入。疼痛放射至左肩者则更可能是心源性。摩擦音、颈静脉扩张被认为是有高度特异性的体征,而发绀、大汗、灌注不良、心动过速、啰音、焦虑等提示 MI 的敏感程度尚难确定。MI 小儿常伴发心律失常,可有上腹痛、腹部压痛、晕厥及易疲劳等不同的表现形式。由于移植后的心脏已失去神经支配,故缺血不表现为胸痛,而是咳嗽、充血性心力衰竭、心律失常或猝死。

三、辅助检查

(一)心电图(ECG)检查

小儿 MI 的 ECG 表现与成人并无大异,但正常变异时的 T 波改变、先天性心脏病者的 ECG 可类似于 MI。小儿 MI 的 ECG 诊断指标:①除 aVR 外任一导联,尤其是Ⅰ、aVL、V_5、V_6 导联,ST 段改变>2 mV,ST 在任一导联抬高,其对应导联 ST 段压低;②异常 Q 波;③异常 T 波倒置;④室性心律失常,特别是室性心动过速;⑤QTc>0.48 s;⑥心肌肥厚可能提示先天性心脏病,且是 MI 的一个危险因子。

川崎病小儿 MI 的 Q 波振幅和持续时间(≥0.04 s)对诊断特异性为 97％～100％,Q 波振幅单项指标有 86% 的特异性，Q 波间期因 MI 发生部位不同其灵敏度及特异性有差异，如下壁者较低，前壁则可高达 88%。但要与非缺血的病理状态时的 Q 波改变相鉴别，如"容量负荷过重"所致左心室肥厚者的 $V_5 \sim V_6$ 导联、所致右心室肥厚者的 $V_1 \sim V_2$ 导联均可有宽大 Q 波。婴幼儿 Ⅰ、aVL 或 $V_5 \sim V_7$ 任一导联出现宽大 Q 波均提示左冠状动脉的起源异常，其他 Q 波 >0.12 s 者尚须考虑心肌炎、心肌纤维化、肥厚型心肌病、Duchenne 肌营养不良性心肌病、心内膜弹力纤维增生症，尤其是特发性主动脉下闭锁等。

ST 段除 aVR 导联抬高 >2 mV 应考虑急性 MI。小儿急性 MI。ST 段与 T 波前肢形成弓背向上抬高。ST 段压低通常特异性较低，但出现与对应导联呈近乎 180° 相反方向"镜像"关系时对确定梗死部位有重要意义，强烈提示 MI。后壁心肌梗死可无 ST 段抬高，而仅有 $V_{4R} \sim V_2$ 导联的 ST 段压低。

Ⅱ、Ⅲ、aVF 导联 T 波倒置对下壁心梗诊断有很高的特异性和敏感性，如在同时见深的 Q 波，伴或不伴 T 波倒置，亦能提示 MI。

小儿 MI 室性心律失常较之成人并发症的发生更为常见，以室性心动过速、心室颤动为主，死亡率为 80%。

应用信号平均心电图后电位技术评价小儿心肌缺血及 MI，应用 VCM-3000 系统，用一频带为 $40 \sim 300$ Hz 的滤波器，将 200 次电位叠加、平均与记录，检查经放射性铊^{201}Tl 心脏扫描证实的有无心肌缺血及 MI 的滤波后 QRS 间期（f-QRSd，ms）、滤波后均方根电压（RMS，μV）和 QRS 终末 40 μV 以下低振幅的间期（LAS，ms），按体表面积（BSA，m^2）分成 4 组。发现当 BSA<0.3 m^2 时如 f-QRSd>95 ms，RMS<30 μV，LAS>25 ms；当 BSA$0.3 \sim 0.5$ m^2 时 f-QRSd>110 ms，RMS<251 μV，LAS>30 ms；当 BSA$0.5 \sim 1.2$ m^2 时 f-QRSd>115 ms，RMS<20 μV，LAS>30 ms；当 BSA$\geqslant 1.2$ m^2 时 f-QRSd>125 ms，RMS<20 μV，LAS>30 ms 时，均可认为是阳性后电位。其阳性率在无冠脉损害组为 0，缺血组为 56.3%，陈旧性 MI 组为 69.2%，特异性及灵敏度远高于以成人标准用于小儿者，且重复性为 100%。对难以行心血管造影检查的婴幼儿患者不失为替代方法之一。

（二）实验室检查

1.心肌酶谱（CK-MB、SGOT、LDH）

CK-MB 在评估 MI 有一定参考价值。有报道 CK-MM3/MM1 异构体在 MI 胸痛发作时即升高，$2 \sim 6$ 小时达峰值，且易于检测。

2.心肌肌钙蛋白 Ⅰ 及肌钙蛋白 T

均有显著升高，尤以前者更特异、更灵敏（两者均近乎 100%）、窗口期更长。

（三）器械检查

（1）^{201}Tl 闪烁照相或^{201}Tl 单光子发射体层成像（SPECT）即使在小婴儿亦能提示心脏某部位的灌注或摄取缺欠、心肌坏死，且可鉴别充血性心肌病的病因。若由 AL-CAPA 所致者，则有灌注异常；若为其他因素所致，则灌注正常或造影剂不规则广泛分布。宫川等提出双嘧达莫-^{201}Tl SPECT 对川崎病心脏并发症（含 MI）的诊断与长期随访安全、有效。

（2）电影磁共振通过快速连续放映，可了解心脏及瓣膜的活动情况。MRI 亦可作出 MI 诊断。

（3）二维/三维心脏超声：借以了解心室壁的运动情况及是否存在室壁瘤、二尖瓣反流。仔细观察也可发现冠状动脉的异常和乳头肌梗死。

（4）心血管造影能提示冠状动脉有无栓塞、闭锁、扩张及冠状动脉瘤和心脏的情况,儿科尤其是婴幼儿应用有一定局限性。

四、诊断与鉴别诊断

目前尚无小儿 MI 统一的诊断标准,根据文献,宜从以下诸方面考虑本病的诊断。①病史:有无提示 MI 的基础疾病,如既往有心力衰竭样表现,既往如有胸部创伤及创伤后 ECG 表现,免疫紊乱及是否服用肾上腺皮质激素或免疫抑制剂,是否接受过雄激素治疗,有无相关手术史(如房室分流术后引流管闭塞致颅内压增高),有无毒蜘蛛(如黑寡妇蜘蛛或棕色寡妇蜘蛛)叮咬史;②家族史:有无心血管病危险因素(脂蛋白异常、高血压、肥胖、Ⅰ级亲属心绞痛、MI 病史等);③症状、体征;④相关检查:ECG、心肌酶谱、心肌钙蛋白、心脏超声、^{201}Tl 及心血管造影。

符合 1～3 者可拟诊,结合 4 中至少 2 项以上阳性可确诊,注意排除假性 MI。

屡有报告病毒性心肌炎临床、ECG 甚至 ^{201}Tl 结果与 MI 近似而误诊为 MI。但前者胸痛较轻,心血管造影无异常。其他假性 MI 有肥厚型心肌病、Duchenne 型肌营养不良等。

五、治疗

对小儿治疗的研究不多,故治疗多模仿成人,包括静脉补液及多巴酚丁胺、保证心排血量、给氧、纠正电解质紊乱、缓解疼痛、溶栓(华法林、链激酶)。及时处理呼吸衰竭、心律失常、心源性休克、充血性心力衰竭等并发症。有人对 15 例川崎病并发巨大冠状动脉血管瘤患儿,以尿激酶 8 000～10 000 U/kg 行冠脉内插管溶栓治疗,10 min 给药完毕,结果 3 例完全、5 例部分溶栓,最快者给药完毕即部分溶栓。15 例中 4 例再栓,随访 2～8 年(平均 3.3 年)无一例再发 MI 及死亡。禁食以保护缺血肠管。治疗中,尚应探寻小儿的病因以便针对性治疗。

六、预后

小儿 MI 后康复的概率大于成人,预后与心肌损伤及治疗措施、治疗效果有关。小儿 MI 尚难确定与基础心脏疾病类型的关系。John Srude 对 96 例心脏病伴发 MI 的存活者,平均随访 4.9 年,无一例表现严重的复发性室性心律失常及猝死。

再梗死的死亡率很高,加藤对 152 例 MI 存活者观察,24 例再发 MI,再发死亡 15 例(死亡率 62.5%),再发后存活的 9 例中又有 6 例第三次发 MI,仅 1 例幸存(死亡率 83.3%)。提示预防再梗死是 MI 后长期存活的关键。治疗与小儿 MI 相关的基础疾病可能更有效地预防 MI。

（张　娜）

第七节　心力衰竭

心力衰竭是由于多种病因所致的综合征。正常心脏不断收缩和舒张以维持血液循环的动态平衡,由于某些因素破坏了这种平衡,同时心脏负荷过重,超越了心脏代偿功能时,出现体循环、肺循环淤血,心排血量降低,则产生一系列临床症状和体征,称之为心力衰竭。是儿科的急症之一,如不及时诊断和处理,可危及患儿的生命。

一、病因

引起心力衰竭的原因很多,分类如下。

(一)心源性

各种先天性心脏病及后天的风湿性心脏病、心肌炎、心肌病、心包炎及各种心律失常等。

(二)肺源性

重症肺炎、毛细支气管炎、喘息性支气管炎、哮喘、支气管扩张等。

(三)肾源性

急性肾炎、慢性肾炎与肾血管畸形等所致的高血压。

(四)其他

大量输血、输液、电解质紊乱、维生素 B_1 缺乏症、严重贫血、甲状腺功能亢进症、缺氧等皆可引起心力衰竭。

二、病理生理

(一)心肌收缩力减低

在心肌有病变、缺血、肥厚、炎症等时,使心肌收缩力减低,则心室排血量减少。

(二)心前负荷过重

心前负荷又称容量负荷,是指心肌收缩前所承受的负荷,与心室开始收缩前的血容量有关。心前负荷过重,如房间隔缺损、动脉导管未闭等。

(三)心后负荷过重

心后负荷亦称压力负荷或阻力负荷,是指心室收缩时所遇到的阻力。心后负荷过重,如肺动脉瓣狭窄、主动脉缩窄、梗阻型心肌病、高血压、肺动脉高压等。

(四)心律失常

心率加快(如甲状腺功能亢进症);心动过缓、节律不齐等。

三、临床表现

由于发生心力衰竭的部位不同,临床表现亦有差别,为便于叙述,常分为左心衰竭、右心衰竭。临床上婴幼儿全心衰竭多见,年长儿可左心、右心单独发生,但左心衰竭终将导致右心衰竭。

(一)左心衰竭

以肺循环淤血为主而产生肺水肿。

1.咳嗽

先干咳后有泡沫样痰,年长儿可有血痰。

2.呼吸困难

表现为呼吸急促、短而快,每分钟可达 60 次以上,平卧时加重,直抱或俯肩上则好转。年长儿可有端坐呼吸及心源性喘息。

3.发绀

发绀为肺水肿、氧交换量降低所致,有些先天性心脏病为右向左分流,属于中心性发绀。

4.体征

有哮鸣音,晚期可有各种湿啰音,以肺底明显。

5.其他

面色苍白、四肢发凉、血压下降等。

(二)右心衰竭

以体循环淤血为主的表现。

1.肝大

短期内较前增大 1.5 cm 以上,边缘钝,常有触痛。

2.颈静脉怒张

婴幼儿颈短,皮下脂肪丰满,多不易见到,年长儿较易发现。

3.水肿

婴幼儿血管床容量大而分布均匀,皮下脂肪丰满,皮肤弹性好,常不易见到指凹性水肿。有时可见到面部、手背、足背部水肿。婴幼儿以体质量迅速增加、尿量减少作为水肿的指标。年长儿可有下肢及骶尾部水肿,重症可有胸腔积液、腹水及心包积液。

4.发绀

因血流淤滞于末梢,组织摄氧量增加,还原血红蛋白增加所致,属周围性发绀。唇、指、趾、鼻尖等处明显。

(三)心脏体征

心界大,心率快,有奔马律、心音低钝及其他原发病的相应杂音或脉搏细弱、血压下降等。

(四)新生儿及小婴儿心力衰竭特点

起病急、病情重、进展快,左、右心同时衰竭。有烦躁不安、面色苍白、面色发灰或发绀、呻吟、拒乳、多汗、呼吸急促、喘息、心率快、奔马律及肝大等。

四、辅助检查

(一)胸部 X 线

心影扩大,搏动弱,肺纹理增多及肺淤血。

(二)心电图

可提示心房、心室有肥大劳损、心律的变化及洋地黄作用等。

(三)超声心动图

可见心室及心房的扩大,心室收缩时间延长,射血分数降低,另外对确定心力衰竭的病因也有帮助。

五、诊断标准

(一)具备以下 4 项可考虑心力衰竭

(1)呼吸急促:婴儿>60 次/分钟,幼儿>50 次/分钟,儿童>40 次/分钟。

(2)心动过速:婴儿>180 次/分钟,幼儿>160 次/分钟,儿童>120 次/分钟。

(3)心扩大(体检,X 线或超声心动图)。

(4)烦躁、喂哺困难、体质量增加、尿少、水肿、发绀、呛咳、阵发性呼吸困难(2 项以上)。

(二)确诊心力衰竭

具备以上 4 项加以下 1 项或具备以上 2 项加以下 2 项,即可确诊心力衰竭。

(1)肝大:婴幼儿肋下≥3 cm,儿童>1 cm;进行性肝大或伴有触痛者更有意义。

（2）肺水肿。

（3）奔马律。

六、治疗

（一）一般治疗

1.休息

卧床休息可减轻心脏负担和减少心肌耗氧量，年长儿可取半卧位，小婴儿可抱起，使下肢下垂，减少静脉回流。

2.镇静

对烦躁和哭闹的患儿，可适当应用巴比妥类、氯丙嗪、地西泮等镇静剂。

3.吸氧

有气急和青紫者应给予吸氧，采用 $40\%\sim50\%$ 氧气湿化后经鼻导管或面罩吸入。

4.饮食

应限制盐量，一般每天饮食中的钠量应减至 $0.5\sim1.0$ g。给予容易消化及富于营养的食物，宜少量多餐。

5.限制液体入量

每天总液量不应超过 60 mL/kg，以 10% 葡萄糖溶液为主，电解质入量应根据生理需要及血液电解质浓度而定。有酸中毒者，碱性药一般用常规计算量的一半。

（二）洋地黄类药物

洋地黄通过抑制心力衰竭心肌细胞膜 Na^+-K^+-ATP 酶的活性，使心肌细胞内钠水平增高，促进 Na^+/Ca^{2+} 交换，使细胞内 Ca^{2+} 水平增高，发挥正性肌力作用。使心排血量增加，心室舒张末期压力下降，尿量增加，从而改善心排血量不足和静脉瘀血，同时副交感传入神经、Na^+-K^+-ATP 酶受抑制，使中枢神经下达的兴奋性减弱，使心率减慢。

1.剂型选择及用法

小儿时期以急性心力衰竭常见，应选用快速洋地黄制剂，使迅速洋地黄化。首选地高辛，急救用毛花苷 C 静脉注射，但毒毛花苷 K 更方便，适用于基层，用法简单，一次静脉注射即可达全效量。小儿常用剂量及用法（表 3-5）。

表 3-5　洋地黄药物的临床应用

洋地黄类制剂	给药方法	洋地黄化总量（mg/kg）	每天维持剂量	显效时间（分钟）	效力最大时间	中毒作用消失时间	药力完全消失时间
地高辛	口服	<2 岁 0.05～0.06；>2 岁 0.03～0.05（总量不超过 1.5 mg）	1/5 化量	120	4～8 h	1～2 d	4～7 d
	静脉	口服量 1/2～2/3		10	1～2 h		
毛花苷 C	静脉	<2 岁 0.03～0.04；>2 岁 0.02～0.03	1/4 化量	10～30	1～2 h	1 d	2～4 d
毒毛花苷 K	静脉	0.007～0.01					

用药的基本原则是首先达到洋地黄化量，然后根据病情需要继续用维持量。小儿心力衰竭大多急而重，故一般采用快速饱和量法，即首次给洋地黄化量的 1/2，余量分成两次，每隔 4～6 h 一次，多数患儿可于 8～12 h 达到洋地黄化。通常从首次给药 24 h 后（或洋地黄化后 12 h）给维

持量,维持量为饱和量的 1/4～1/5。对轻度或慢性心力衰竭患儿,也可开始就采用地高辛每天维持量法,经 5～7 d 以后缓慢洋地黄化。

2.心力衰竭获得基本控制的临床表现

(1)心率、呼吸减慢。

(2)肝脏缩小,边缘变锐。

(3)尿量增加,水肿消退或体质量减轻。

(4)食欲、精神好转。

3.使用洋地黄的注意事项

(1)了解患儿在 2～3 周内洋地黄使用情况,所有剂型、用量及用法等,以防药物过量中毒。

(2)各种病因引起的心肌炎患儿对洋地黄耐受性差,一般按常规剂量减去 1/3,且饱和时间不宜过快。

(3)未成熟儿及<2 周的新生儿,因肝、肾功能发育尚未完全,洋地黄剂量应减小,可按婴儿量的1/3～1/2计算。

(4)钙对洋地黄有协同作用,故在用药过程中不应与钙剂同时应用。

(5)低血钾可促使洋地黄中毒,应予注意。

4.洋地黄的毒性反应如下

(1)心律失常:心率过缓、节律不齐、传导阻滞、二联律等。

(2)胃肠道反应:恶心、呕吐及腹泻。

(3)神经系统症状:嗜睡、头晕、色视等。发现洋地黄中毒时应立即停用洋地黄及利尿剂,同时补充钾盐,小剂量的钾盐能控制洋地黄引起的多种快速型心律失常。但肾功能不全及传导阻滞禁用静脉补钾。

(三)利尿剂

水钠潴留为心力衰竭的一个重要病理生理改变,故合理应用利尿剂为治疗心力衰竭的一项重要措施。在应用一般治疗及洋地黄类药后心力衰竭仍未控制时,或对严重水肿、急性肺水肿的病例,应在使用洋地黄类药物的同时兼用快速利尿剂如呋塞米或依他尼酸,其作用快而强,可排除较多的 Na^+,而 K^+ 的损失相对较少。

(四)血管扩张剂

其机制是扩张小动脉,使外周阻力下降,以减轻心脏后负荷,增加心排血量;同时扩张小静脉使回心血量减少,以减轻心脏的前负荷,从而达到改善心功能,治疗心力衰竭的目的。目前较常用的有酚妥拉明、哌唑嗪、硝普钠、卡托普利等,均有一定疗效。与正性心肌收缩力作用药物配伍如多巴胺、间羟胺等能提高疗效。目前认为血管扩张药物无正性心肌收缩力作用,所以单用血管扩张药物不能代替洋地黄类药物对心力衰竭的治疗。

(五)β 受体激动剂

此类药物通过作用于 β 交感神经受体而产生强烈正性肌力作用,使心肌收缩力加强,心排血量增加。多用于紧急情况,尤其是心力衰竭伴有低血压时。常用药物有多巴胺,每分钟5～10 μg/kg。必要时剂量可适量增加,一般不超过每分钟 30 μg/kg。

(六)其他

能量合剂及极化液、激素、大剂量维生素 C 等,可改善心肌代谢,可作为辅助治疗。近年应

用辅酶 Q_{10} 治疗充血性心力衰竭有一定效果。

(七)病因治疗

心力衰竭为急症,首先是治疗的同时要查出心力衰竭的原因和诱因,如治疗肺炎、风湿热、心肌炎等。有些先天性心脏病心力衰竭好转后应做外科手术解除病因,否则难以避免心力衰竭再发。

（张　娜）

第四章

消化系统疾病

第一节 口 炎

口炎是指口腔黏膜的炎症,如病变仅限于舌、齿龈或口角亦可称为舌炎、齿龈炎或口角炎。本病在小儿时期较多见,尤其是婴幼儿,可单独发生,亦可继发于全身性疾病,如急性感染、腹泻和营养不良。多由病毒、细菌、真菌或螺旋体等引起。

一、鹅口疮

鹅口疮又名雪口疮,为白念珠菌引起的慢性炎症,多见于新生儿、营养不良、腹泻、长期使用广谱抗生素或激素的患儿,使用污染的喂乳器具以及新生儿在出生时经产道亦可污染。

(一)临床表现

本病特征是在口腔黏膜上出现白色或灰白色乳凝块样物,此物略高于黏膜表面,粗糙无光,最常见于颊黏膜,亦可蔓延至口腔其他部位。干燥、不红、不流涎是本病不同于其他口炎的特点,有时灰白色物融合成片,很像乳块。若有怀疑,可用棉签蘸水轻轻拭揩,鹅口疮不易揩去。本病一般无全身症状,若累及食管、肠道、气管、肺等,出现呕吐、吞咽困难、声音嘶哑或呼吸困难。

(二)治疗

局部涂 1‰龙胆紫溶液,每天 1～2 次。病变广泛者,可用制霉菌素每次 100 000 U 加水 1～2 mL 涂患处,每天 3～4 次,或口服制霉菌素 50 000～100 000 U,每天 3 次。

(三)预防

预防以口腔卫生为主,注意乳瓶、乳头、玩具等的清洁消毒。不要经常为小儿揩洗口腔,因为易揩伤口腔黏膜,并将致病菌带入。

二、疱疹性口炎

疱疹性口炎为单纯疱疹病毒所致,多见于 1～3 岁小儿,全年均可发生,无季节性,传染性较强,在集体托幼机构可引起小流行。

(一)临床表现

有低热或高热达 40 ℃,齿龈红肿,舌、腭等处散布黄白色小溃疡,周围黏膜充血。口唇可红肿裂开,近唇黏膜的皮肤可有疱疹,颈淋巴结肿大。病程较长,发热常在 3 d 以上,可持续

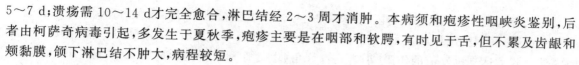

5～7 d;溃疡需 10～14 d才完全愈合,淋巴结经 2～3 周才消肿。本病须和疱疹性咽峡炎鉴别,后者由柯萨奇病毒引起,多发生于夏秋季,疱疹主要是在咽部和软腭,有时见于舌,但不累及齿龈和颊黏膜,颌下淋巴结不肿大,病程较短。

(二)治疗

保持口腔清洁,勤喂水,局部可撒冰硼散或锡类散等中药,为预防感染可涂 2.5%～5%金霉素甘油。疼痛重者,在食前用 2%利多卡因涂局部,食物以微温或凉的流质为宜。对发热者可给退热剂,对体弱者需补充营养和复合维生素 B 及维生素 C,后期疑有继发细菌感染者,选用抗菌药物。

三、溃疡性口炎

溃疡性口炎主要致病菌有链球菌、金黄色葡萄球菌、肺炎双球菌、绿脓杆菌、大肠埃希菌等,多见于婴幼儿,常发生于急性感染,长期腹泻等机体抵抗力降低时,口腔不洁更利于细菌繁殖而致病。

(一)临床表现

口腔各部位均可发生,常见于舌、唇内侧及颊黏膜等处,可蔓延到咽喉部。开始时口腔黏膜充血水肿,随后发生大小不等的糜烂或溃疡,可融合成片,表面有较厚的纤维素性炎性渗出物形成的假膜,呈灰白色,边界清楚,易拭去,涂片染色可见大量细菌。局部疼痛、流涎、拒食、烦躁,常有发热,高达 39 ℃～40 ℃,局部淋巴结肿大,血白细胞增高,饮食少者可出现失水和酸中毒。

(二)治疗

及时控制感染,加强口腔护理。用 3%过氧化氢清洗溃疡面后涂 1%龙胆紫或 2.5%～5%金霉素甘油,局部止痛用 2%利多卡因涂抹。较大儿童可用含漱剂如 0.1%雷凡奴尔溶液。一般需用抗菌药物。高热者给药物或物理降温,注意热量和液体的补充;宜用微温或凉的流质饮食,出现失水和酸中毒者应及时纠正。

(侯 珊)

第二节 胃食管反流

胃食管反流(GER)是指胃内容物反流入食管,分生理性和病理性两种。生理情况下,由于小婴儿食管下端括约肌(LES)发育不成熟或神经肌肉协调功能差,可出现反流,往往出现于日间餐时或餐后,又称"溢乳"。病理性反流是由于 LES 的功能障碍和/或与其功能有关的组织结构异常,以致 LES 压力低下而出现的反流,常常发生于睡眠、仰卧及空腹时,引起一系列临床症状和并发症,即胃食管反流病(GERD)。

一、病因和发病机制

(一)食管下端括约肌(LES)

(1)LES 压力降低是引起 GER 的主要原因。LES 是食管下端平滑肌形成的功能高压区,是最主要的抗反流屏障。正常吞咽时 LES 反射性松弛,静息状态保持一定的压力使食管下端关闭,如因某种因素使上述正常功能发生紊乱时,LES 短暂性松弛即可导致胃内容物反流入食管。

(2)LES 周围组织作用减弱。例如,缺少腹腔段食管,致使腹内压增高时不能将其传导至 LES 使之收缩达到抗反流的作用;小婴儿食管角(由食管和胃贲门形成的夹角,即 His 角)较大(正常为 30°～50°);膈肌食管裂孔钳夹作用减弱;膈食管韧带和食管下端黏膜瓣解剖结构存在器质性或功能性病变时以及胃内压、腹内压增高等,均可破坏正常的抗反流功能。

(二)食管与胃的夹角(His 角)

由胃肌层悬带形成,正常是锐角,胃底扩张时悬带紧张使角度变锐起瓣膜作用,可防止反流。新生儿 His 角较钝,易反流。

(三)食管廓清能力降低

正常情况下,食管廓清能力是依靠食管的推动性蠕动、唾液的冲洗、对酸的中和作用、食物的重力和食管黏膜细胞分泌的碳酸氢盐等多种因素发挥作用。当食管蠕动减弱、消失或出现病理性蠕动时,食管清除反流物的能力下降,这样就延长了有害的反流物质在食管内停留时间,增加了对黏膜的损伤。

(四)食管黏膜的屏障功能破坏

屏障作用是由黏液层、细胞内的缓冲液、细胞代谢及血液供应共同构成的。反流物中的某些物质,如胃酸、胃蛋白酶以及十二指肠反流入胃的胆盐和胰酶使食管黏膜的屏障功能受损,引起食管黏膜炎症(图 4-1)。

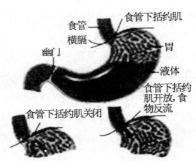

图 4-1　胃食管反流模式图

(五)胃、十二指肠功能失常

胃排空能力低下,使胃内容物及其压力增加,当胃内压增高超过 LES 压力时可使 LES 开放。胃容量增加又导致胃扩张,致使贲门食管段缩短,使其抗反流屏障功能降低。十二指肠病变时,幽门括约肌关闭不全则导致十二指肠胃反流。

二、临床表现

(一)呕吐

新生儿和婴幼儿以呕吐为主要表现。多数发生在进食后,呕吐物为胃内容物,有时含少量胆汁,也有表现为漾奶、反刍或吐泡沫。年长儿以反胃、反酸、嗳气等症状多见。

(二)反流性食管炎常见症状

1.胃灼热

胃灼热见于有表达能力的年长儿,位于胸骨下端,饮用酸性饮料可使症状加重,服用抗酸剂症状减轻。

2.咽下疼痛

婴幼儿表现为喂奶困难、烦躁、拒食,年长儿诉咽下疼痛,如并发食管狭窄则出现严重呕吐和持续性咽下困难。

3.呕血和便血

食管炎严重者可发生糜烂或溃疡,出现呕血或黑便症状。严重的反流性食管炎可发生缺铁性贫血。

(三)Barrett 食管

由于慢性 GER,食管下端的鳞状上皮被增生的柱状上皮所替代,抗酸能力增强,但更易发生食管溃疡、狭窄和腺癌。症状为咽下困难、胸痛、营养不良和贫血。

(四)其他全身症状

1.呼吸系统疾病

反流物直接或间接可引发反复呼吸道感染、吸入性肺炎、难治性哮喘,早产儿窒息或呼吸暂停及婴儿猝死综合征等。

2.营养不良

主要表现为体质量不增和生长发育迟缓、贫血。

3.其他

如声音嘶哑、中耳炎、鼻窦炎、反复口腔溃疡、龋齿等。部分患儿可出现精神神经症状。①Sandifer 综合征:是指病理性 GER 患儿呈现类似斜颈样的一种特殊"公鸡头样"的姿势。此为一种保护性机制,以期保持气道通畅或减轻酸反流所致的疼痛,同时伴有杵状指、蛋白丢失性肠病及贫血。②婴儿哭吵综合征:表现为易激惹、夜惊、进食时哭闹等。

三、诊断

GER 临床表现复杂且缺乏特异性,单一检查方法都有局限性,故诊断需采用综合技术。凡临床发现不明原因反复呕吐、咽下困难、反复发作的慢性呼吸道感染、难治性哮喘、生长发育迟缓、营养不良、贫血、反复出现窒息、呼吸暂停等症状时都应考虑到 GER 的可能以及严重病例的食管黏膜炎症改变。

四、辅助检查

(一)食管钡餐造影

适用于任何年龄,但对胃滞留的早产儿应慎重。可对食管的形态、运动状况、钡剂的反流和食管与胃连接部的组织结构做出判断,并能观察到食管裂孔疝等先天性疾病,检查前禁食 3～4 h,分次给予相当于正常摄食量的钡剂(表 4-1)。

表 4-1　GER X 射线分级

分级	表现
0 级	无胃内容物反流入食管下端
1 级	少量胃内容物反流入食管下端
2 级	反流至食管,相当于主动脉弓部位
3 级	反流至咽部

续表

分级	表现
4 级	频繁反流至咽部，且伴有食管运动障碍
5 级	反流至咽部，且有钡剂吸入

(二)食管 pH 动态监测

将微电极放置在食管括约肌的上方，24 h 连续监测食管下端 pH，如有酸性 ER 发生则 pH 下降。通过计算机分析可反映 GER 的发生频率、时间，反流物在食管内停留的状况以及反流与起居活动、临床症状之间的关系，借助一些评分标准，可区分生理性和病理性反流，是目前最可靠的诊断方法。

(三)食管动力功能检查

应用低顺应性灌注导管系统和腔内微型传感器导管系统等测压设备，了解食管运动情况及 LES 功能。对于 LES 压力正常患儿应连续测压，动态观察食管运动功能。

(四)食管内镜检查及黏膜活检

可确定是否存在食管炎病变及 Barrett 食管。内镜下食管炎可分为 3 度：Ⅰ 度为充血；Ⅱ 度为糜烂和/或浅溃疡；Ⅲ 度为溃疡和/或狭窄。

(五)胃-食管同位素闪烁扫描

口服或胃管内注入含有 ^{99m}Tc 标记的液体，并测定食管反流量，可了解食管运动功能，明确呼吸道症状与 GER 的关系。

(六)超声学检查

B 型超声可检测食管腹段的长度、黏膜纹理状况、食管黏膜的抗反流作用，同时可探查有无食管裂孔疝。

五、鉴别诊断

(1)以呕吐为主要表现的新生儿、小婴儿应排除消化道器质性病变，如肠旋转不良、肠梗阻、先天性幽门肥厚性狭窄、胃扭转等。

(2)对反流性食管炎伴并发症的患儿，必须排除由于物理性、化学性、生物性等致病因素引起组织损伤而出现的类似症状。

六、治疗

治疗的目的是缓解症状，改善生活质量，防治并发症。

(一)一般治疗

1.体位治疗

将床头抬高 15°～30°，婴儿采用仰卧位，年长儿左侧卧位。

2.饮食治疗

适当增加饮食的稠厚度，少量多餐，睡前避免进食。低脂、低糖饮食，避免过饱。肥胖患儿应控制体质量。避免食用辛辣食品、巧克力、酸性饮料、高脂饮食。

(二)药物治疗

包括三类，即促胃肠动力药、抑酸药、黏膜保护剂。

1.促胃肠动力药

能提高 LES 张力,增加食管和胃蠕动,促进胃排空,从而减少反流。①多巴胺受体阻滞剂:多潘立酮(吗丁啉)为选择性、周围性多巴胺受体阻滞剂,促进胃排空,但对食管动力改善不明显。常用剂量为每次 0.2～0.3 mg/kg,每天 3 次,饭前半小时及睡前口服。②通过乙酰胆碱起作用的药物:西沙必利(普瑞博思),为新型全胃肠动力剂,是一种非胆碱能非多巴胺拮抗剂。主要作用于消化道壁肌间神经丛运动神经元的 5-羟色胺受体,增加乙酰胆碱释放,从而诱导和加强胃肠道生理运动。常用剂量为每次 0.1～0.2 mg/kg,3 次/天口服。

2.抗酸和抑酸药

主要作用为抑制酸分泌以减少反流物对食管黏膜的损伤,提高 LES 张力。①抑酸药:H_2 受体阻滞剂,常用西咪替丁、雷尼替丁;质子泵抑制剂,奥美拉唑(洛赛克)。②中和胃酸药:如氢氧化铝凝胶,多用于年长儿。

3.黏膜保护剂

如硫酸铝、硅酸铝盐、磷酸铝等。

4.外科治疗

采用上述治疗后,大多数患儿症状能明显改善和痊愈。具有下列指征可考虑外科手术:①内科治疗6～8周无效,有严重并发症(消化道出血、营养不良、生长发育迟缓);②严重食管炎伴溃疡、狭窄或发现有食管裂孔疝者;③有严重的呼吸道并发症,如呼吸道梗阻、反复发作吸入性肺炎或窒息、伴支气管肺发育不良者;④合并严重神经系统疾病。

(侯　珊)

第三节　胃　炎

胃炎是指由各种物理性、化学性或生物性有害因子引起的胃黏膜或胃壁炎症性改变的一种疾病。在我国小儿人群中胃炎的确切患病率不清。根据病程分为急性和慢性两种,后者发病率高。

一、诊断依据

(一)病史

1.发病诱因

对于急性胃炎应首先了解患儿近期有无急性严重感染、中毒、创伤及精神过度紧张等,有无误服强酸、强碱及其他腐蚀剂或毒性物质等。对于慢性胃炎而言不良的饮食习惯是主要原因,应了解患儿饮食有无规律、有无偏食、挑食;了解患儿有无过冷、过热饮食,有无食用辣椒、咖啡、浓茶等刺激性调味品,有无食用粗糙的难以消化的食物;了解患儿有无服用非甾体抗炎药或肾上腺皮质激素类药物等;还要了解患儿有无对牛奶或其他奶制品过敏等。

2.既往史

有无慢性疾病史,如慢性肾炎、尿毒症、重症糖尿病、肝胆系统疾病、儿童结缔组织疾病等;有无家族性消化系统疾病史;有无十二指肠-胃反流病史等。

(二)临床表现

1.急性胃炎

多急性起病,表现为上腹饱胀、疼痛、嗳气、恶心及呕吐,呕吐物可带血呈咖啡色,也可发生较多出血,表现为呕血及黑便。呕吐严重者可引起脱水、电解质及酸碱平衡紊乱。失血量多者可出现休克表现。有细菌感染者常伴有发热等全身中毒症状。

2.慢性胃炎

常见症状有腹痛、腹胀、呃逆、反酸、恶心、呕吐、食欲缺乏、腹泻、无力、消瘦等。反复腹痛是小儿就诊的常见原因,年长儿多可指出上腹痛,幼儿及学龄前儿童多指脐周不适。

(三)体格检查

1.急性胃炎

可表现为上腹部或脐周压痛。呕吐严重者可出现脱水、酸中毒体征,如呼吸深快、口渴、口唇黏膜干燥且呈樱红色、皮肤弹性差、尿少等。并发较大量消化道出血时可有贫血或休克表现。

2.慢性胃炎

一般无明显特殊体征,部分患儿可表现为消瘦、面色苍黄、舌苔厚腻、腹胀、上腹部或脐周轻度压痛等。

(四)并发症

长期慢性呕吐、食欲缺乏可引起消瘦或营养不良,严重呕吐可引起脱水、酸中毒和电解质紊乱,长期慢性小量失血可引起贫血,大量失血可引起休克。

(五)辅助检查

1.胃镜检查

可见黏膜广泛充血、水肿、糜烂、出血,有时可见黏膜表面的黏液斑或反流的胆汁。幽门螺杆菌(Hp)感染性胃炎时,可见到胃黏膜微小结节形成(又称胃窦小结节或淋巴细胞样小结节增生)。同时可取病变部位组织进行 Hp 或病理学检查。

2.X 线上消化道钡餐造影

胃窦部有浅表炎症者有时可呈胃窦部激惹征,黏膜纹理增粗、迂曲、锯齿状,幽门前区呈半收缩状态,可见不规则痉挛收缩。气、钡双重造影效果较好。

3.实验室检查

(1)幽门螺杆菌检测方法有胃黏膜组织切片染色与培养、尿素酶试验、血清学检测、核素标记尿素呼吸试验。

(2)胃酸测定:多数浅表性胃炎患儿胃酸水平与胃黏膜正常小儿相近,少数慢性浅表性胃炎患儿胃酸降低。

(3)胃蛋白酶原测定:一般萎缩性胃炎中影响其分泌的程度不如盐酸明显。

(4)内因子测定:检测内因子水平有助于萎缩性胃炎和恶性贫血的诊断。

二、诊断中的临床思维

典型的胃炎根据病史、临床表现、体检、X 线钡餐造影、纤维胃镜及病理学检查基本可确诊。但由于引起小儿腹痛的病因很多,急性发作的腹痛必须与外科急腹症、肝、胆、胰、肠等腹内脏器的器质性疾病以及腹型过敏性紫癜等鉴别。慢性反复发作的腹痛应与肠道寄生虫、肠痉挛等鉴别。

（一）急性阑尾炎

该病疼痛开始可在上腹部,常伴有发热,部分患儿呕吐,典型疼痛部位以右下腹为主,呈持续性,有固定压痛点、反跳痛及腹肌紧张、腰大肌试验阳性等体征,血白细胞总数及中性粒细胞增高。

（二）过敏性紫癜

腹型过敏性紫癜由于肠壁水肿、出血、坏死等可引起阵发性剧烈腹痛,常位于脐周或下腹部,可伴有呕吐或吐咖啡色物,部分患儿可有黑便或血便。但该病患儿可出现典型的皮肤紫癜、关节肿痛、血尿及蛋白尿等。

（三）肠蛔虫症

常有不固定腹痛、偏食、异食癖、恶心、呕吐等消化道功能紊乱症状,有时出现全身过敏症状。往往有吐、排虫史,粪便查找虫卵,驱虫治疗有效等可协助诊断。

（四）肠痉挛

婴儿多见,可出现反复发作的阵发性腹痛,腹部无特异性体征,排气、排便后可缓解。

（五）心理因素所致非特异性腹痛

心理因素所致非特异性腹痛是一种常见的儿童期身心疾病。病因不明,与情绪改变、生活事件、精神紧张、过度焦虑等有关。表现为弥漫性、发作性腹痛,持续数十分钟或数小时而自行缓解,可伴有恶心、呕吐等症状。临床及辅助检查往往无阳性发现。

三、治疗

（一）急性胃炎

1.一般治疗

患者应注意休息,进食清淡流质或半流质饮食,必要时停食1～2餐。药物所致急性胃炎首先停用相关药物,避免服用一切刺激性食物。及时纠正水、电解质紊乱。有上消化道出血者应卧床休息,保持安静,检测生命体征及呕吐与黑便情况。

2.药物治疗

分4类。

(1)H_2受体拮抗药:常用西咪替丁,每天10～15 mg/kg,分1～2次静脉滴注或分3～4次每餐前或睡前口服;或雷尼替丁,每天3～5 mg/kg,分2次或睡前1次口服。

(2)质子泵抑制剂:常用奥美拉唑(洛赛克),每天0.6～0.8 mg/kg,清晨顿服。

(3)胃黏膜保护药:可选用硫糖铝、十六角蒙脱石粉、麦滋林-S颗粒剂等。

(4)抗生素:合并细菌感染者应用有效抗生素。

3.对症治疗

主要针对腹痛、呕吐和消化道出血的情况。

(1)腹痛:腹痛严重且除外外科急腹症者可酌情给予抗胆碱能药,如10%颠茄合剂、溴丙胺太林、山莨菪碱、阿托品等。

(2)呕吐:呕吐严重者可给予普鲁卡因、甲氧氯普胺、多潘立酮等药物止吐。注意纠正脱水、酸中毒和电解质紊乱。

(3)消化道出血:可给予卡巴克洛或凝血酶等口服或灌胃局部止血,必要时内镜止血。注意补充血容量,纠正电解质紊乱等。有休克表现者,按失血性休克处理。

(二)慢性胃炎

1.一般治疗

慢性胃炎又称特发性胃炎,缺乏特殊治疗方法,以对症治疗为主。养成良好的饮食习惯及生活规律,少吃生冷及刺激性食物。停用能损伤胃黏膜的药物。

2.病因治疗

对感染性胃炎应使用敏感的抗生素。确诊为 Hp 感染者可给予阿莫西林、庆大霉素等口服治疗。

3.药物治疗

分 4 类。

(1)对症治疗:有餐后腹痛、腹胀、恶心、呕吐者,用胃肠动力药。如多潘立酮(吗丁啉),每次 0.1 mg/kg,每天 3～4 次,餐前 15～30 min 服用。腹痛明显者给予抗胆碱能药,以缓解胃肠平滑肌痉挛。可用硫酸阿托品,每次 0.01 mg/kg,皮下注射。或溴丙胺太林,每次 0.5 mg/kg,口服。

(2)黏膜保护药:枸橼酸铋钾,6～8 mg/(kg·d),分 2 次服用。大剂量铋剂对肝、肾和中枢神经系统有损伤,故连续使用本剂一般限制在 4～6 周之内为妥。硫糖铝(胃溃宁),10～25 mg/(kg·d),分 3 次餐前 2 h 服用,疗程 4～8 周,肾功能不全者慎用。麦滋林-S,每次 30～40 mg/kg,口服,每天 3 次,餐前服用。

(3)抗酸药:一般慢性胃炎伴有反酸者可给予中和胃酸药,如氢氧化铝凝胶、复方氢氧化铝片(胃舒平),于餐后 1 h 服用。

(4)抑酸药:仅用于慢性胃炎伴有溃疡病、严重反酸或出血时,疗程不超过 2 周。H_2 受体拮抗药,西咪替丁 10～15 mg/(kg·d),分 2 次口服,或睡前一次服用。雷尼替丁 4～6 mg/(kg·d),分 2 次服或睡前一次服用。质子泵抑制药,如奥美拉唑(洛赛克)0.6～0.8 mg/kg,清晨顿服。

四、治疗中的临床思维

(1)绝大多数急性胃炎患儿经治疗在 1 周左右症状消失。

(2)急性胃炎治愈后若不注意规律饮食和卫生习惯,或在服用能损伤胃黏膜的药物时仍可急性发作。在有严重感染等应急状态下更易复发,此时可短期给予 H_2 受体拮抗药预防应急性胃炎的发生。

(3)慢性胃炎患儿因缺乏特异性治疗,消化系统症状可反复出现,造成患儿贫血、消瘦、营养不良、免疫力低下等。可酌情给予免疫调节药治疗。

(4)小儿慢性胃炎胃酸分泌过多者不多见,因此要慎用抗酸药。主要选用饮食治疗。避免医源性因素,如频繁使用糖皮质激素或非甾体抗炎药等。

(齐英征)

第四节　上消化道出血

上消化道出血指十二指肠悬韧带以上的消化道,包括食管、胃、十二指肠、上段空肠及肝、胆、

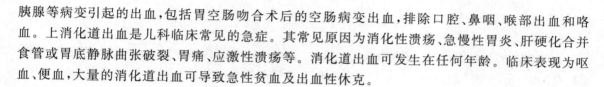

胰腺等病变引起的出血,包括胃空肠吻合术后的空肠病变出血,排除口腔、鼻咽、喉部出血和咯血。上消化道出血是儿科临床常见的急症。其常见原因为消化性溃疡、急慢性胃炎、肝硬化合并食管或胃底静脉曲张破裂、胃痛、应激性溃疡等。消化道出血可发生在任何年龄。临床表现为呕血、便血,大量的消化道出血可导致急性贫血及出血性休克。

一、诊断步骤

(一)病史采集要点

上消化道出血可以是显性出血,也可以是隐性出血。其主要症状是呕血。呕血是指上消化道疾病(十二指肠悬韧带以上的消化器官,包括食管、胃、十二指肠、肝、胆、胰疾病)或全身性疾病所致的急性上消化道出血,血液经口腔呕出。呕血或呕红色血液提示上消化道出血常为急性出血,通常来源于动脉血管或曲张静脉。呕咖啡样血是因出血缓慢或停止,红色的血红蛋白受胃酸作用变成褐色的正铁血红素所致。便血常提示下消化道出血,也可因活动性上消化道出血迅速经肠道排出所致。黑便通常提示上消化道出血,但小肠或右半结肠的出血也可有黑便。通常上消化道出血量达 $100 \sim 200$ mL 时才会出现黑便,在一次严重的出血后黑便可持续数天之久,不一定表示持续性出血。隐血试验阴性的黑色粪便可能因摄入铁剂、铋剂或各种食物所致,不应误认为出血所致的黑便。长期隐性出血可发生于消化道的任何部位。

小儿各年龄组消化道出血的常见病因有所不同。新生儿期出血多为出生时咽下母血或新生儿出血症、新生儿败血症、新生儿坏死性小肠结肠炎、新生儿血小板计数减少性紫癜、胃坏死出血以及严重的酸中毒等。1 个月至 2 岁多为消化性溃疡、反流性食管炎等。2 岁以上多为消化道溃疡、胆管出血。此外,还见于血小板计数减少性紫癜、过敏性紫癜、血友病以及白血病、胃肠道畸形等,可发生于任何年龄。

有进食或服用制酸剂可缓解的上腹部疼痛史的患者,提示消化性溃疡病。然而许多溃疡病出血的患者并无疼痛史。出血前有呕吐或干呕提示食管的 Mallory-Weiss 撕裂(胃贲门黏膜撕裂综合征),然而有 50% 的撕裂症患者并无这种病史。出血史(如紫癜、瘀斑、血尿)可能表明是一种出血素质(如血友病)。服药史可揭示曾使用过破坏胃屏障和损害胃黏膜的药物(如阿司匹林,非甾体抗炎药),服用这些药物的数量和持续时间是重要的。

(二)体格检查

在对患者的生命体征作出评估后,体格检查应包括检查鼻咽部以排除来自鼻和咽部的出血。应寻找外伤的证据,特别是头、胸及腹部。蜘蛛痣、肝脾大和腹水是慢性肝病的表现。动静脉畸形尤其是胃肠黏膜的动静脉畸形可能与遗传性出血性毛细血管扩张症(Rendu-Osler-Weber 综合征)有关,其中消化道多发性血管瘤是反复发作性血管瘤的原因。皮肤指甲床和消化道的毛细血管扩张可能与硬皮病或混合性结缔组织病有关。

(三)门诊资料分析

急性消化道出血时,门诊化验应包括血常规、血型、出凝血时间、大便或呕吐物的隐血试验,肝功能及血肌酐、尿素氮等。

对疑有上消化道出血的患者应做鼻胃吸引和灌洗,血性鼻胃吸引物提示上消化道出血,但约 10% 的患者鼻胃吸引物阴性;咖啡样吸引物表明出血缓慢或停止;持续的鲜红色吸引物提示活动性大量出血。鼻胃吸引还有助于监测出血状况。

(四)进一步检查项目

1.内镜检查

在急性上消化道出血时,胃镜检查安全可靠,是当前首选的诊断方法,其诊断价值比 X 线钡剂检查为高,阳性率一般达 90% 以上。对一些 X 线钡剂检查不易发现的贲门黏膜撕裂症、糜烂性胃炎、浅溃疡,内镜可迅速做出诊断。X 线检查所发现的病灶(尤其存在两个病灶时),难以辨别该病灶是否为出血原因。而胃镜直接观察,即能确定,并可根据病灶情况作相应的止血治疗。

做纤维胃镜检查时应注意以下问题。

(1)胃镜检查的最好时机是在出血后 24～48 h 内进行。如若延误时间,一些浅表性黏膜损害部分或全部修复,从而使诊断的阳性率大大下降。

(2)处于失血性休克的患者,应首先补充血容量,待血压有所平稳后做胃镜较为安全。

(3)事先一般不必洗胃准备,但若出血过多,估计血块会影响观察时,可用冰水洗胃后进行检查。

2.X 线钡剂造影

尽管内镜检查的诊断价值比 X 线钡剂造影优越,但并不能取而代之。对已确定有上消化道出血而全视式内镜检查阴性或不明确的患者,也可考虑进行上消化道钡餐检查,因为一些肠道的解剖部位不能被一般的内镜窥见,而且由于某些内镜医师经验不足,有时会遗漏病变,这些都可通过 X 线钡剂检查得以补救。但在活动性出血后不宜过早进行钡剂造影,否则会引起再出血或加重出血。一般主张在出血停止、病情稳定 3 d 后谨慎操作。注意残留钡剂可干扰选择性动脉造影及内镜的检查。

3.放射性核素扫描

经内镜及 X 线检查阴性的病例,可做放射性核素扫描。其方法是采用核素(如 ^{99m}Tc)标记患者的红细胞后,再从静脉注入患者体内。当有活动性出血,而出血速度能达到 0.1 mL/min,核素便可以显示出血部位。注射一次 ^{99m}Tc 标记的红细胞,可以监视患者消化道出血达 24 h。经验证明,若该项检查阴性,则选择性动脉造影检查亦往往阴性。

4.选择性动脉造影

当消化道出血经内镜和 X 线检查未能发现病变时,应做选择性动脉造影。若造影剂外渗,能显示出血部位,则出血速度至少在 0.5～1.0 mL/min(750～1 500 mL/d)。故最适宜于活动性出血时做检查,阳性率可达 50%～77%。而且,尚可通过导管滴注血管收缩剂或注入人工栓子止血。禁忌证是碘过敏或肾衰竭等。

二、诊断对策

(一)诊断要点

1.首先鉴别是否消化道出血

临床上常须鉴别呕血与咯血(表 4-2)。

2.失血量的估计

对进一步处理极为重要。一般每天出血量在 5 mL 以上,大便色不变,但隐血试验就可以为阳性,50～100 mL 以上出现黑便。以呕血、便血的数量作为估计失血量的资料,往往不太精确。因为呕血与便血常分别混有胃内容与粪便,另一方面部分血液尚贮留在胃肠道内,仍未排出体外。因此可以根据血容量减少导致周围循环的改变,做出判断。

表 4-2 呕血与咯血的鉴别

鉴别要点	咯血	呕血
病因	TB、支扩、肺炎、肺脓肿、肺癌、心脏病	消化性溃疡、肝硬化、胃癌
出血前症状	喉部痒感、胸闷、咳嗽	上腹不适、恶心、呕吐等
颜色	鲜红	棕黑、暗红、有时鲜红
出血方式	咯出	呕出
血中混合物	痰，泡沫	食物残渣、胃液
反应	碱性	酸性
黑便	除非咽下，否则没有	有，可为柏油便、呕血停止后仍持续数天
出血后痰性状	常有血痰数天	无痰

（1）一般状况：失血量少，血容量轻度减少，可由组织液及脾贮血所补偿，循环血量在 1 h 内即得改善，故可无自觉症状。当出现头晕、心慌、冷汗、乏力、口干等症状时，表示急性失血量较大；如果有晕厥、四肢冰凉、尿少、烦躁不安时，表示出血量大，若出血仍然继续，除晕厥外，尚有气短、无尿。

（2）脉搏：脉搏的改变是失血程度的重要指标。急性消化道出血时血容量锐减，最初的机体代偿功能是心率加快。小血管反射性痉挛，使肝、脾、皮肤血窦内的储血进入循环，增加回心血量，调整体内有效循环量，以保证心、肾、脑等重要器官的供血。一旦由于失血量过大，机体代偿功能不足以维持有效血容量时，就可能进入休克状态。所以，当大量出血时，脉搏快而弱（或脉细弱），脉搏每分钟增至 120 次以上，再继续失血则脉搏细微，甚至扪不清。有些患者出血后，在平卧时脉搏、血压都可接近正常，但让患者坐或半卧位时，脉搏会马上增快，出现头晕、冷汗，表示失血量大。如果经改变体位无上述变化，测中心静脉压又正常，则可以排除有过大出血。

（3）血压：血压的变化同脉搏一样，是估计失血量的可靠指标。当急性失血占总血量的 20% 以上时，收缩压可正常或稍升高，脉压缩小。尽管此时血压尚正常，但已进入休克早期，应密切观察血压的动态改变。急性失血占总血量的 20%～40% 时，收缩压可降至 9.3～10.7 kPa（70～80 mmHg），脉压小。急性失血占总血量的 40% 时，收缩压可降至 6.7～9.3 kPa（50～70 mmHg），更严重的出血，血压可降至零。

（4）血常规：血红蛋白测定、红细胞计数、血细胞压积可以帮助估计失血的程度。但在急性失血的初期，由于血浓缩及血液重新分布等代偿机制，上述数值可以暂时无变化。一般需组织液渗入血管内补充血容量，即 3～4 h 后才会出现血红蛋白下降，平均在出血后 32 h，血红蛋白可被稀释到最大限度。如果患者出血前无贫血，血红蛋白在短时间内下降至 7 g 以下，表示出血量大。大出血后 2～5 h，白细胞计数可增高，但通常不超过 $15 \times 10^9/L$。然而在肝硬化、脾功能亢进时，白细胞计数可以不增加。

（5）尿素氮：上消化道大出血后数小时，血尿素氮增高，1～2 d 达高峰，3～4 d 内降至正常。如再次出血，尿素氮可再次增高。尿素氮增高是由于大量血液进入小肠，含氮产物被吸收。而血容量减少导致肾血流量及肾小球滤过率下降，则不仅尿素氮增高，肌酐亦可同时增高。如果肌酐在133 $\mu mol/L$ 以下，而尿素氮 >14.28 mmol/L，则提示上消化道出血量大。

3.失血恢复的评价

绝大多数消化道出血患者可自动停止（如约80%无门脉高压的上消化道出血患者可自行停

117

止）。大量出血常表现为脉率＞110次/分钟,收缩压＜13.3 kPa(100 mmHg),直立位血压下降≥2.1 kPa(16 mmHg),少尿、四肢湿冷和由于脑血流灌注减少所致的精神状态的改变(精神错乱、定向力障碍、嗜睡、意识丧失、昏迷)。白细胞比容是失血的有价值指标,但若出血在几小时前发生,则不一定准确,因为通过血液稀释完全恢复血容量需要数小时。若有进一步出血的危险、血管并发症、合并其他病态或严重疾病者,通常需要输血使白细胞比容维持在30左右。在血容量适量恢复后,还需严密观察继续出血的征象(如脉搏加快、血压下降、呕新鲜血液、再次出现稀便或柏油样便等)。

(二)临床类型

消化道出血病因大致可归纳为4类。

1.出血性疾病

新生儿自然出血、过敏性出血(特别是过敏性紫癜)、血友病、白血病等。

2.感染性疾病

新生儿败血症、出血性肠炎、肠伤寒出血、胆管感染出血等。

3.胃肠道局部病变出血

常见病因有食管静脉曲张(门静脉压增高症)、婴幼儿溃疡病出血、异位或迷生胰、胃肠道血管瘤等。

(三)鉴别诊断要点

1.有严重消化道出血的患者

胃肠道内的血液尚未排出体外,仅表现为休克,此时应注意排除心源性休克(急性心肌梗死)、感染性或过敏性休克,以及非消化道的内出血(宫外孕或主动脉瘤破裂)。若发现肠鸣音活跃,肛检有血便,则提示为消化道出血。

2.出血的病因诊断

对消化道大出血的患者,应首先治疗休克,然后努力查找出血的部位和病因,以决定进一步的治疗方针和判断预后。上消化道出血的原因很多,大多数是上消化道本身病变所致,少数是全身疾病的局部表现。常见的病因包括溃疡病、肝硬化所致的食管、胃底静脉曲张破裂和急性胃黏膜损害。其他少见的病因有食管裂孔疝、食管炎、贲门黏膜撕裂症、十二指肠球炎、胃平滑肌瘤、胃黏膜脱垂、胆管出血等。

(1)消化性溃疡病:出血是溃疡病的常见并发症。溃疡病出血约占上消化道出血病例的50％,其中尤以十二指肠球部溃疡居多。致命性出血多属十二指肠球部后壁或胃小弯穿透溃疡腐蚀黏膜下小动脉或静脉所致。部分病例可有典型的周期性、节律性上腹疼痛,出血前数天疼痛加剧,出血后疼痛减轻或缓解。这些症状,对溃疡病的诊断很有帮助。但有30％溃疡病合并出血的病例并无上述临床症状。溃疡病除上腹压痛外,无其他特异体征,尽管如此,该体征仍有助于鉴别诊断。

(2)食管、胃底静脉曲张破裂:绝大部分病例是由于肝硬化、门静脉高压所致。临床上往往出血量大,呕出鲜血伴血块,病情凶险,病死率高。如若体检发现有黄疸、肝掌、蜘蛛痣、脾大、腹壁静脉怒张、腹水等体征,诊断肝硬化不难。但确定出血原因并非容易。一方面大出血后,原先肿大的脾脏可以缩小,甚至扪不到,造成诊断困难;另一方面肝硬化并发出血并不完全是由于食管、胃底静脉曲张破裂,有1/3病例合并溃疡病或糜烂性胃炎出血。肝硬化合并溃疡病的发生率颇高。肝硬化合并急性糜烂性胃炎,可能与慢性门静脉淤血造成缺氧有关。因此,当临床不能肯定出血病因时,应尽快做胃镜检查,以便及时做出判断。

(3)急性胃黏膜损害:急性胃黏膜损害包括急性应激性溃疡病和急性糜烂性胃炎两种疾病。而两者主要区别在于病理学,前者病变可穿透黏膜层,以致胃壁穿孔;后者病变表浅,不穿透黏膜肌层。以前的上消化道出血病例中,诊断急性胃黏膜损害仅有 5%。自从开展纤维胃镜检查,使急性胃黏膜损害的发现占上消化道出血病例的 15%～30%。①急性糜烂性胃炎:应激反应、酗酒或服用某些药物(如阿司匹林、吲哚美辛、利血平、肾上腺皮质激素等)可引起糜烂性胃炎。病灶表浅,呈多发点、片状糜烂和渗血。②急性应激性溃疡:这是指在应激状态下,胃和十二指肠以及偶尔在食管下端发生的急性溃疡。应激因素常见有烧伤、外伤或大手术、休克、败血症、中枢神经系统疾病以及心、肺、肝、肾衰竭等严重疾病。严重烧伤所致的应激性溃疡称柯林溃疡,颅脑外伤、脑肿瘤及颅内神经外科手术所引起的溃疡称库兴溃疡,应激性溃疡的发生机制是复杂的。严重而持久的应激会引起交感神经强烈兴奋,血中儿茶酚胺水平增高,导致胃、十二指肠黏膜缺血。在许多严重应激反应的疾病中,尤其是中枢神经系统损伤时,可观察到胃酸和胃蛋白酶分泌增高(可能是通过丘脑下部-垂体-肾上腺皮质系统兴奋或因颅内压增高直接刺激迷走神经核所致)从而使胃黏膜自身消化。至于应激反应时出现的胃黏膜屏障受损和胃酸的 H^+ 回渗,亦在应激性溃疡的发病中起一定作用。归结起来是由于应激反应造成神经-内分泌失调,造成胃、十二指肠黏膜局部微循环障碍,胃酸、胃蛋白酶、黏液分泌紊乱,结果形成黏膜糜烂和溃疡。溃疡面常较浅,多发,边缘不规则,基底干净。临床主要表现是难以控制的出血,多数发生在疾病的第2～15天。因患者已有严重的原发疾病,故预后多不良。

(4)食管-贲门黏膜撕裂症:本症是引起上消化道出血的重要病因,约占 8%。有食管裂孔疝的患者更易并发本症。多数发生在剧烈干呕或呕吐后,造成贲门或食管下端黏膜下层的纵行性裂伤,有时可深达肌层。常为单发,亦可多发,裂伤长度一般 0.3～2.0 cm。出血量有时较大甚至发生休克。

(5)食管裂孔疝:多属食管裂孔滑动疝,食管胃连接处经横膈上的食管裂孔进入胸腔。由于食管下段、贲门部抗反流的保护机制丧失,易并发食管黏膜水肿、充血、糜烂甚至形成溃疡。食管炎以及疝囊的胃出现炎症可出血。以慢性渗血多见,有时大量出血。

(6)胆管出血:肝化脓性感染、肝外伤、胆管结石及出血性胆囊炎等可引起胆管出血。临床表现特点是出血前有右上腹绞痛,若同时出现发热、黄疸,则常可明确为胆管出血。出血后血凝块可阻塞胆管,使出血暂停。待胆汁自溶作用,逐渐增加胆管内压,遂把血凝块排出胆管,结果再度出血。因此,胆管出血有间歇发作倾向。此时有可能触及因积血而肿大的胆囊,积血排出后,疼痛缓解,肿大的胆囊包块亦随之消失。

三、治疗对策

(一)治疗原则

呕血、黑便或便血在被否定前应被视为急症。在进行诊断性检查之前或同时,应采用输血和其他治疗方法以稳定病情。所有患者需要有完整的病史和体格检查、血液学检查包括凝血功能检查(血小板计数、凝血酶原时间及部分凝血酶原时间),肝功能试验(胆红素、碱性磷酸酶、白蛋白、谷丙转氨酶、谷草转氨酶)以及血红蛋白和白细胞比容的反复监测。

1.一般治疗

加强护理,密切观察,安静休息,大出血者禁食。

2.补充有效循环血量

(1)补充晶体液及胶体液。

(2)中度以上出血,根据病情需要适量输血。

3.根据出血原因和性质选用止血药物

(1)炎症性疾病引起的出血:可用 H_2 受体阻滞剂,质子泵抑制剂。

(2)亦可用冰水加去甲肾上腺素洗胃。

(3)食管静脉曲张破裂出血:用三腔管压迫止血;同时以垂体后叶素静脉注射,再静脉滴注维持直至止血。

(4)凝血酶原时间延长者:可以静脉注射维生素 K_1,每天 1 次,连续使用 3~6 d;卡巴克洛,肌内注射或经胃管注入胃腔内,每 2~4 小时用 1 次。以适量的生理盐水溶解凝血酶,使成每毫升含 50~500 单位的溶液,口服或经胃镜局部喷洒,每 1~6 小时用 1 次。

4.内镜下止血

(1)食管静脉曲张硬化剂注射。

(2)喷洒止血剂。

(3)高频电凝止血。

(4)激光止血。

(5)微波组织凝固止血。

(6)热凝止血。

5.外科治疗

经保守治疗,活动性出血未能控制,宜及早考虑手术治疗。

(二)治疗计划

上消化道大出血的治疗原则是在积极抢救休克的同时进一步查明出血原因,随时按可能存在的病因做必要的检查和化验。一般是尽可能以非手术方法控制出血,纠正休克,争取条件确定病因诊断及出血部位,为必要的手术做好准备。在活动性消化道出血,特别是有咽反射功能不全和反应迟钝或意识丧失的患者中,由吸入血液所致的呼吸道并发症常可成为该病发病率和病死率的主要原因。为了防止意识改变患者的这种并发症,应考虑作气管内插管以保证呼吸道畅通。

除按照一般原则抢救休克外,大出血的抢救尚须从下列四方面考虑。

1.镇静疗法

巴比妥类为最常用的镇静剂。吗啡类药物对出血效果较好,但需注意对小儿有抑制呼吸中枢的危险性。应用冬眠合剂(降温或不降温方法),对严重出血患儿有保护性作用。但应特别注意对休克或休克前期患儿的特殊抑制作用,一般镇静剂均可使休克患儿中枢衰竭而致死亡,因此应先输液、输血、纠正血容量后,再给镇静剂。使用冬眠快速降温常可停止出血,延长生命,有利于抢救。

2.输液、输血疗法

等量快速输液、输血为抢救大出血的根本措施。一般靠估计失血量,以半小时内 30~50 mL/kg速度加压输入。输完第一步血后测量血压如不升,可再重复半量为第二步,以后可再重复半量(20~30 mL/kg),直至血压稳定为止。一般早期无休克之出血,可以输浓缩红细胞,有利于预防继续出血;晚期有休克时,应先输碱性等渗液及右旋糖酐-40 后再输浓缩红细胞,以免增加血管内凝血的机会。血红蛋白低于60 g/L则需输浓缩红细胞。一般输血输液后即可纠正休克,稳定血压;如仍不能升压,则应考虑出血不止而进行必要的止血手术。大量出血有时较难衡量继续出血的速度、肠腔内存血情况及休克引起心脏变化等。血容量是否已恢复,是否仍需输血输液,可借助于中心静脉压的测定。静脉压低,就可大量快速加压输血(液)每次20~30 mL/kg,以后再测静脉压,如仍低则再输血或输液,直至动脉压上升,中心静脉压正常为止。如果动脉压上升而中心静脉压仍低,则需再输一份,以防血压再降,休克复发。如静脉压过高,则立刻停止静脉输血,此时如估计血容量仍未补足,动脉压不升,则应改行动脉输血或输液,一份血(液)量仍为20~30 mL/kg。同时根据周围循环情况使用多巴胺、山莨菪碱等血管舒张药,根据心脏功能迅速使用速效强心剂,如毛花苷 C 或毒毛花苷等,使心脏迅速洋地黄化。这样可以比较合理地控制输血量、心脏与动静脉活动情况。

3.止血药的应用

一般是从促进凝血方面用药。大出血,特别是曾使用大量羧甲淀粉或枸橼酸血者,同时给予6-氨基己酸为宜(小儿一次剂量为 1~2 g,静脉滴注时浓度为 6-氨基己酸 2 g 溶于 50 mL 葡萄糖或生理盐水中);也可用氨甲苯酸,其止血作用与前药相同,但作用较强,每次 100 mg 可与生理盐水或葡萄糖液混合滴入。新生儿出血宜使用维生素 K_1 肌内注射。出血患儿准备进行可能导致一些损伤的检查或手术以前,注射酚磺乙胺可减少出血。疑有其他凝血病或出血病者,按情况使用相应药物如凝血酶原。疑为门静脉高压而出血者,可注射垂体后叶素,以葡萄糖水稀释滴入。疑为幽门溃疡出血者,可静脉注射阿托品 0.05 mg/kg,或山莨菪碱等类似药物。局部用药如凝血酶等,中药云南白药等均可口服或随洗胃注入胃内;引起呕吐者,则应避免口服。

4.止血术

对有局限出血病灶者,首先考虑内镜检查同时止血,一般食管、胃、十二指肠及胆管出血均可鉴别,并能进行必要的处理。如无内镜条件,或患儿不能耐受内镜,最可靠的止血术是外科手术止血。但外科手术需要一定的条件,最起码的条件是出血部位的大致确定,从而决定手术途径及切口的选择。至少要区别食管出血或胃肠出血,以决定进行开胸或开腹探查。使用气囊导尿管或三腔气囊管,成人用管也可用于小儿,但需根据食管的长度,适当减短食管气囊上方的长度,以防压迫气管。在止血的同时还可对出血部位进行鉴别。经鼻(婴儿可经口)插入胃中,吹起气囊,拉紧后将管粘在鼻翼上或加牵引,使压住贲门,而把胃与食管分隔成两室。然后以另一鼻孔将另一导尿管插入食管,用盐水冲洗(注意小量冲洗,以免水呛入气管)。如果食管内无出血,则可很快洗清。如果冲洗时仍有不同程度的出血,则可判断为食管(静脉曲张)出血。查完食管后,还可再经过该管的胃管冲洗,如能很快冲洗成清水,则可说明胃内无出血。如始终有鲜血洗出,则不能排除胃、十二指肠段出血,则需开腹探查胃、十二指肠(切开探查)、胆管、胰腺。屈氏韧带下用肠钳闭合空肠后冲洗。如果洗胃证明出血不在胃、十二指肠,则可直接探查小肠。小肠出血一般透过肠壁可以看到,但大量出血时,常不易看出原出血灶,则需采取分段夹住肠管后穿刺冲洗肠腔的办法。

一般消化道大出血,绝大多数可经非手术治疗而止血,当呕血、便血停止,排出正常黄色大便,或留置胃管的吸出物已无血时,应立即检查大便及胃液有无潜血。出血停止后,一般情况恢复,条件许可时,应再做如下检查。①钡餐 X 线检查:若怀疑为上消化道出血,如食管静脉曲张、胃及十二指肠溃疡,可行上消化道钡餐 X 线检查。②纤维内镜检查:胃、十二指肠镜可诊断与治疗胃、十二指肠病变及逆行胆管造影诊断肝胆病变。不少大出血患儿一次出血后,查不出任何原因,并且也不再发生出血。即使有过一两次大出血发作,而无明确的局部出血灶病变者,均不宜

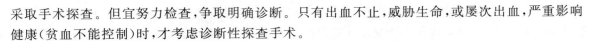

采取手术探查。但宜努力检查,争取明确诊断。只有出血不止,威胁生命,或屡次出血,严重影响健康(贫血不能控制)时,才考虑诊断性探查手术。

（三）治疗方案的选择

1.迅速补充血容量

大出血后,患者血容量不足,可处于休克状态,此时应首先补充血容量。在着手准备输血时,立即静脉输液。强调不要一开始单独输血而不输液,因为患者急性失血后血液浓缩,血较黏稠,此时输血并不能更有效地改善微循环的缺血、缺氧状态。因此主张先输液,或者紧急时输液、输血同时进行。当收缩压在6.7 kPa(50 mmHg)以下时,输液、输血速度要适当加快,甚至需加压输血,以尽快把收缩压升高至10.7～12.0 kPa(80～90 mmHg)水平,血压能稳住则减慢输液速度。输入库存血较多时,每600 mL血应静脉补充葡萄糖酸钙10 mL。对肝硬化或急性胃黏膜损害的患者,尽可能采用新鲜血。对于有心、肺、肾疾患者,要防止因输液、输血量过多、过快引起的急性肺水肿。因此,必须密切观察患者的一般状况及生命体征变化,尤其要注意颈静脉的充盈情况,最好通过测定中心静脉压来监测输入量。血容量已补足的指征有下列几点:四肢末端由湿冷、青紫转为温暖、红润;脉搏由快、弱转为正常、有力;收缩压接近正常,脉压＞4.0 kPa(30 mmHg);肛温与皮温差从＞3 ℃转为＜1 ℃;尿量＞30 mL/h;中心静脉压恢复正常[0.49～1.27 kPa(5～13 cmH$_2$O)]。

2.止血

应针对不同的病因,采取相应的止血措施。

(1)非食管静脉曲张出血的治疗。①组胺 H$_2$ 受体阻滞剂和抗酸剂:胃酸在上消化道出血发病中起重要作用,因此抑制胃酸分泌及中和胃酸可达到止血的效果。消化性溃疡、急性胃黏膜损害、食管裂孔疝、食管炎等引起的出血,用该法止血效果较好。组胺 H$_2$ 受体阻滞剂有西咪替丁及雷尼替丁等,已在临床广泛应用。西咪替丁口服后小肠吸收快,1～2 h血浓度达高峰,抑酸分泌6 h。一般用口服,禁食者用静脉制剂。雷尼替丁抑酸作用比西咪替丁强 6 倍。抑酸作用最强的药是质子泵阻滞剂奥美拉唑。②灌注去甲肾上腺素:去甲肾上腺素可以刺激 α-肾上腺素能受体,使血管收缩而止血。胃出血时可用去甲肾上腺素8 mg,加入冷生理盐水 100～200 mL,经胃管灌注或口服,每0.5～1 小时灌注1 次,必要时可重复3～4 次。应激性溃疡或出血性胃炎避免使用。③内镜下止血法:内镜下直接对出血灶喷洒止血药物;高频电凝止血:电凝止血必须确定出血的血管方能进行,决不能盲目操作。因此,要求病灶周围干净。如若胃出血,电凝止血前先用冰水洗胃。对出血凶猛的食管静脉曲张出血,电凝并不适宜。操作方法是用凝固电流在出血灶周围电凝,使黏膜下层或肌层的血管凝缩,最后电凝出血血管。单极电凝比双极电凝效果好,首次止血率为88％,第二次应用止血率为94％。激光止血:近年可用作止血的激光有氩激光及石榴石激光(Nd∶YAG)两种。止血原理是由于光凝作用,使照射局部组织蛋白质凝固,小血管内血栓形成。止血成功率在80％～90％,对治疗食管静脉曲张出血的疗效意见尚有争议。激光治疗出血的并发症不多,有报道个别发生穿孔、气腹以及照射后形成溃疡,导致迟发性大出血等。局部注射血管收缩药或硬化剂:经内镜用稀浓度即1/10 000 肾上腺素做出血灶周围黏膜下注射,使局部血管收缩,周围组织肿胀压迫血管,起暂时止血作用。继之局部注射硬化剂(如1％十四烃基硫酸钠)使血管闭塞。有学者用纯酒精做局部注射止血。该法可用于不能耐受手术的患者。放置缝合夹子:内镜直视下放置缝合夹子:把出血的血管缝夹止血,伤口愈合后金属夹子会自行脱落,随粪便排出体外。该法安全、简便、有效,可用于消化性溃疡或应激性溃疡出血,特别对小动脉出血效果更满意。动脉内灌注血管收缩药或人工栓子经选择性血管造影导管,向动脉内灌注垂体后叶素,0.1~0.2 U/min 连续 20 min,仍出血不止时,浓度加大至0.4 U/min。止血后8~24 h减量。注入人工栓子一般用吸收性明胶海绵,使出血的血管被堵塞而止血。

(2)食管静脉曲张出血的治疗。①气囊填塞,一般用三腔二囊管或四腔二囊管填塞胃底及食管中、下段止血。其中四腔二囊管专有一管腔用于吸取食管囊以上的分泌物,以减少吸入性肺炎的发生。食管囊和胃囊注气后的压力要求在 4.7~5.3 kPa(35~40 mmHg),使之足以克服门脉压。初压可维持12~24 h,以后每 4~6 h 放气一次,视出血活动程度,每次放气 5~30 min,然后再注气,以防止黏膜受压过久发生缺血性坏死。另外要注意每 1~2 小时用水冲洗胃腔管,以免血凝块堵塞孔洞,影响胃腔管的使用。止血24 h后,放气观察 1~2 d才拔管。拔管前先喝些花生油,以便减少气囊与食管壁的摩擦。气囊填塞对中、小量食管静脉曲张出血效果较佳,对大出血可作为临时应急措施。止血有效率在 40%~90%不等。②垂体后叶素,该药使内脏小血管收缩,从而降低门静脉压力以达到止血的目的。对中、小量出血有效,大出血时需配合气囊填塞。近年采用周围静脉持续性低流量滴注法,剂量 0.2~0.3 U/min,止血后减为0.1~0.2 U/min维持8~12 h后停药,当有腹痛出现时可减慢速度。③内镜硬化治疗,近年不少报道用硬化治疗食管静脉曲张出血,止血率86%~95%。有主张在急性出血时做,但多数意见主张先用其他止血措施,待止血 12 h 或1~5 d 后进行。硬化剂有1%十四烃基硫酸钠、5%鱼肝油酸钠及 5%油酸乙醇胺等多种。每周注射 1 次,4~6 周为 1 个疗程。并发症主要有食管穿孔、狭窄、出血、发热、胸骨后疼痛等。一般适用于对手术不能耐受的患者。胃底静脉曲张出血治疗较难,有使用血管黏合剂止血成功。④抑制胃酸及其他止血药,虽然控制胃酸不能直接对食管静脉曲张出血起止血作用,但严重肝病时常合并应激性溃疡或糜烂性胃炎,故肝硬化发生上消化道出血时可给予控制胃酸的药物。雷尼替丁对肝功能无明显影响,较西咪替丁为好。

3.手术治疗

在消化道大出血时做急症手术往往并发症及病死率比择期手术高,所以尽可能先采取内科止血治疗。只有当内科止血治疗无效,而出血部位明确时,才考虑手术治疗止血。手术疗法在上消化道出血的治疗中仍占重要的地位,尤其是胃十二指肠溃疡引起的出血,如经上述非手术疗法不能控制止血,患者的病情稳定,手术治疗的效果是令人满意的。凡对出血部位及其病因已基本弄清的上消化道出血病例,经非手术治疗未能奏效者,可改用手术治疗。手术的目的是首先控制出血,然后根据病情许可对病变部位做彻底的手术治疗。如经各种检查仍未能明确诊断而出血仍不停止者,可考虑剖腹探查,找出病因,针对处理。

(齐英征)

第五节　消化性溃疡

消化性溃疡是指胃和十二指肠的慢性溃疡。各年龄均可发病,学龄儿童多见,婴幼儿多为继发性溃疡,胃溃疡和十二指肠溃疡发病率相近;年长儿多为原发性十二指肠溃疡,男孩多于女孩。

一、病因和发病机制

原发性消化性溃疡的病因复杂,与诸多因素有关,确切发病机制至今尚未完全阐明,目前认为溃疡的形成是由于对胃和十二指肠黏膜有损害作用的侵袭因子(酸、胃蛋白酶、胆盐、药物、微生物及其他有害物质)与黏膜自身的防御因素(黏膜屏障、黏液重碳酸盐屏障、黏膜血流量、细胞更新、前列腺素、表皮生长因子等)之间失去平衡的结果。

(一)胃酸和胃蛋白酶

胃酸和胃蛋白酶是胃液的主要成分,也是对胃和十二指肠黏膜有侵袭作用的主要因素。十二指肠溃疡患者基础胃酸、壁细胞数量及壁细胞对刺激物质的敏感性均高于正常人,且胃酸分泌的正常反馈抑制亦发生缺陷,故酸度增高是形成溃疡的重要原因。因胃酸分泌随年龄而增加,因此年长儿消化性溃疡发病率较婴幼儿为高。胃蛋白酶不仅能水解食物蛋白质的肽链,也能裂解胃液中的糖蛋白、脂蛋白及结缔组织、破坏黏膜屏障。消化性溃疡患者胃液中蛋白酶及血清胃蛋白酶原水平均高于正常人。

(二)胃和十二指肠黏膜屏障

胃和十二指肠黏膜在正常情况下,被其上皮所分泌的黏液覆盖,黏液与完整的上皮细胞膜及细胞间连接形成一道防线,称黏液-黏膜屏障,能防止食物的机械摩擦,阻抑和中和腔内 H^+ 反渗至黏膜,上皮细胞分泌黏液和 HCO_3^-,可中和弥散来的 H^+。在各种攻击因子的作用下,这一屏障功能受损,即可影响黏膜血循环及上皮细胞的更新,使黏膜缺血、坏死而形成溃疡。

(三)幽门螺杆菌(helicobacter pylori,Hp)感染

小儿十二指肠溃疡幽门螺杆菌检出率为 $52.6\%\sim62.9\%$,被根除后复发率即下降,说明幽门螺杆菌在溃疡病发病机制中起重要作用。

(四)遗传因素

消化性溃疡属常染色体显性遗传病,$20\%\sim60\%$ 的患儿有家族史,O 型血的人十二指肠溃疡或胃溃疡发病率较其他型的人高,$2/3$ 的十二指肠溃疡患者家族血清胃蛋白酶原升高。

(五)其他

外伤、手术后、精神刺激或创伤;暴饮暴食,过冷、油炸食品;对胃黏膜有刺激性的药物如非甾体抗炎药、肾上腺皮质激素等。继发性溃疡是由于全身疾病引起的胃、十二指肠黏膜局部损害,见于各种危重疾病所致的应激反应。

二、病理

新生儿和婴儿多为急性溃疡,溃疡为多发性,易穿孔,亦易愈合。年长儿多为慢性,单发。十二指肠溃疡好发于球部,胃溃疡多发生在胃窦、胃体交界的弯侧。溃疡大小不等,胃镜下观察呈圆形或不规则圆形,也有呈椭圆形或线形,底部有灰白苔,周围黏膜充血、水肿。球部因黏膜充血、水肿,或因多次复发后,纤维组织增生和收缩而导致球部变形,有时出现假憩室。胃和十二指肠同时有溃疡存在时称复合溃疡。

三、临床表现

年龄不同,临床表现多样,年龄越小,越不典型。

（一）年长儿

以原发性十二指肠溃疡多见，主要表现为反复发作脐周及上腹部胀痛、烧灼感，饥饿时或夜间多发；严重者可出现呕血、便血、贫血；部分病例可有穿孔，穿孔时疼痛剧烈并放射至背部。也有仅表现为贫血、粪便潜血试验阳性者。

（二）学龄前期

多数为十二指肠溃疡。上腹部疼痛不如年长儿典型，常为不典型的脐周围疼痛，多为间歇性。进食后疼痛加重，呕吐后减轻。消化道出血亦常见。

（三）婴幼儿期

十二指肠溃疡略多于胃溃疡。发病急，首发症状可为消化道出血或穿孔。主要表现为食欲差，进食后呕吐。腹痛较为明显，不很剧烈。多在夜间发作，吐后减轻，腹痛与进食关系不密切。可发生呕血、便血。

（四）新生儿期

应激性溃疡多见，常见原发病有早产儿窒息缺氧、败血症、低血糖、呼吸窘迫综合征和中枢神经系统疾病等。多数为急性起病，呕血、黑便。生后24～48 h亦可发生原发性溃疡，突然出现消化道出血、穿孔或两者兼有。

四、并发症

主要为出血、穿孔和幽门梗阻。常可伴发缺铁性贫血。重症可出现失血性休克。如溃疡穿孔至腹腔或邻近器官，可出现腹膜炎、胰腺炎等。

五、实验室及辅助检查

（一）粪便隐血试验

素食3 d后检查，阳性者提示溃疡有活动性。

（二）胃液分析

用五肽胃泌素法观察基础酸排量和酸的最大分泌量，十二指肠溃疡患儿明显增高。但有的胃溃疡患者胃酸正常或偏低。

（三）幽门螺杆菌检测方法

可通过胃黏膜组织切片染色与培养，尿素酶试验，核素标记尿素呼吸试验检测 Hp。或通过血清学检测抗 Hp 的 IgG～IgA 抗体，PCR 法检测 Hp 的 DNA。

（四）胃肠 X 线钡餐造影

发现胃和十二指肠壁龛影可确诊；溃疡对侧切迹，十二指肠球部痉挛、畸形对本病有诊断参考价值。

（五）纤维胃镜检查

纤维胃镜检查是当前公认诊断溃疡病准确率最高的方法。内窥镜观察可估计溃疡灶大小、溃疡周围炎症的轻重、溃疡表面有无血管暴露和评估药物治疗的效果，同时又可采取黏膜活检做病理组织学和细菌学检查。

六、诊断和鉴别诊断

诊断主要依靠症状、体征、X 线检查及纤维胃镜检查。由于小儿消化性溃疡的症状和体征不如成人典型,常易误诊和漏诊,对有临床症状的患儿应及时进行胃镜检查,尽早明确诊断。有腹痛者应与肠痉挛、蛔虫症、结石等鉴别;有呕血者在新生儿和小婴儿与新生儿出血症、食管裂孔疝、败血症鉴别;年长儿与食管静脉曲张破裂及全身出血性疾病鉴别。便血者与肠套叠、憩室、息肉、过敏性紫癜鉴别。

七、治疗

原则是消除症状,促进溃疡愈合,防止并发症的发生。

(一)一般治疗

饮食定时定量,避免过饥、过饱、过冷,避免过度疲劳及精神紧张。注意饮食,禁忌吃刺激性强的食物。

(二)药物治疗

1.抗酸和抑酸剂

目的是减低胃、十二指肠液的酸度,缓解疼痛,促进溃疡愈合。

(1)H_2受体阻滞剂:可直接抑制组织胺、阻滞乙酰胆碱和胃泌素分泌,达到抑酸和加速溃疡愈合的目的。常用西咪替丁,$10\sim15$ mg/(kg·d),分4次于饭前10 min至30 min口服;雷尼替丁,$3\sim5$ mg/(kg·d),每12小时一次,或每晚一次口服;或将上述剂量分$2\sim3$次,用$5\%\sim10\%$葡萄糖液稀释后静脉滴注,肾功能不全者剂量减半。疗程均为$4\sim8$周。

(2)质子泵抑制剂:作用于胃黏膜壁细胞,降低壁细胞中的H^+,K^+-ATP酶活性,阻抑H^+从细胞质内转移到胃腔而抑制胃酸分泌。常用奥美拉唑,剂量为0.7 mg/(kg·d),清晨顿服,疗程$2\sim4$周。

2.胃黏膜保护剂

(1)硫糖铝:常用剂量为$10\sim25$ mg/(kg·d),分4次口服,疗程$4\sim8$周。肾功能不全者禁用。

(2)枸橼酸铋钾:剂量$6\sim8$ mg/(kg·d),分3次口服,疗程$4\sim6$周。本药有导致神经系统不可逆损害和急性肾衰竭等不良反应,长期大剂量应用时应谨慎,最好有血铋监测。

(3)呋喃唑酮:剂量$5\sim10$ mg/(kg·d),分3次口服,连用2周。

(4)蒙脱石粉:麦滋林-S颗粒剂亦具有保护胃黏膜、促进溃疡愈合的作用。

3.抗幽门螺杆菌治疗

幽门螺杆菌与小儿消化性溃疡的发病密切相关,根除幽门螺杆菌可显著地降低消化性溃疡的复发率和并发症的发生率。临床上常用的药物有:枸橼酸铋钾$6\sim8$ mg/(kg·d);阿莫西林50 mg/(kg·d);克拉霉素$15\sim30$ mg/(kg·d);甲硝唑$25\sim30$ mg/(kg·d)。

由于幽门螺杆菌栖居部位环境的特殊性,不易被根除,目前多主张联合用药(二联或三联)。以铋剂为中心药物的治疗方案为:枸橼酸铋钾6周+阿莫西林4周,或+甲硝唑$2\sim4$周,或+呋喃唑酮2周。亦有主张使用短程低剂量二联或三联疗法者,即奥美拉唑+阿莫西林或克拉霉素2周,或奥美拉唑+克拉霉素+甲硝唑2周,根除率可达95%以上。

(三)外科治疗

外科治疗的指征:①急性大出血;②急性穿孔;③器质性幽门梗阻。

(齐英征)

第六节　肝　脓　肿

肝脓肿是溶组织阿米巴原虫或细菌感染所引起的肝组织内单个或多发的化脓性病变。本病是一种继发性病变,由细菌感染者称为细菌性肝脓肿,常见病原菌为大肠埃希菌和葡萄球菌,链球菌和产酸杆菌等少见。多继发于胆管系统、门静脉系统、肝动脉、腹内邻近器官的感染以及肝外伤后继发感染;由阿米巴原虫引起者称为阿米巴肝脓肿,多继发于阿米巴肠病。

一、诊断

(一)阿米巴肝脓肿

1.病史

常伴有阿米巴痢疾或慢性腹泻史。

2.临床表现

不规则的长期发热,伴有恶寒、大汗、右上腹或右下胸疼痛,局部可有饱满及压痛,肝大而有压痛。

3.辅助检查

(1)实验室检查:血白细胞数增加,嗜酸性粒细胞增加较明显,粪便检查半数以上患儿可发现阿米巴滋养体或包裹。

(2)X线检查:病侧膈肌升高,运动度受限,膈肌局部隆起者尤具诊断意义。

(3)超声检查:肝大,脓肿区出现液平段。

(4)肝脏放射性核素扫描:可见局限性放射性缺损或密度减低。

(5)肝脓肿穿刺液呈红棕色(有继发感染时脓液呈黄白色)。

(二)细菌性肝脓肿

1.病史

可曾有疖肿或外伤感染致菌血症或败血症,或胆系感染,急性阑尾炎、肠炎所致门静脉系统感染,以及膈下脓肿等邻近器官炎症直接蔓延到肝脏。

2.临床表现

(1)寒战、高热,呈弛张热型,右上腹痛,伴食欲缺乏、乏力。

(2)肝大,有明显触痛、叩击痛,有时可见右下胸肋间隙水肿。

3.辅助检查

(1)血白细胞总数及中性粒细胞计数均增多。

(2)超声波检查显肝内液平段。

(3)X线检查右叶脓肿可见右膈升高,活动度受限,肝影增大,有时伴有反应性胸腔积液,左叶脓肿则常有胃小弯受压征象。

(4)肝穿刺有脓液,多为黄灰色或黄色,有臭味,做细菌学检查可确定致病菌。

二、治疗

(一)一般治疗

卧床休息,加强营养,补充热量、蛋白质及维生素等,必要时可少量输血。

(二)病因治疗

1.抗生素治疗

对细菌性肝脓肿,选用敏感抗生素治疗,对病原未明者,可选用两种抗生素联合应用,再根据药敏结果进行调整。往往需要多种有效药物交替长时间使用,一般用到 8 周,或热退后 2～3 周。

2.抗阿米巴原虫治疗

阿米巴肝脓肿应使用抗阿米巴原虫药物,如甲硝唑,剂量 35～50 mg/(kg·d),分 3 次口服,10 d 为 1 个疗程。也可选用磷酸氯喹,剂量为 20 mg/(kg·d),分 2 次口服,连服 2 d,以后减为 10 mg/(kg·d),1 次服,连服 2 周以上。在排脓之前也应全身应用抗阿米巴原虫药治疗。

(三)外科治疗

1.穿刺引流

脓肿较大者应穿刺引流,尤其适用于单个脓肿。穿刺点应选择肋间隙饱满、压痛最明显的部位,或根据超声波定位。如脓液黏稠,可注入生理盐水冲洗,以利排脓。如引流不畅或无效,可切开引流。

2.切开引流

对于巨大脓肿、反复积脓的脓肿、局部胀痛明显或全身中毒症状严重的脓肿,脓肿已破或有穿破可能者,应进行切开引流。

(齐英征)

第七节　功能性消化不良

功能性消化不良(functional dyspepsia,FD)是一组无器质性原因的慢性或间歇性消化道症候群,患病率高,易反复发作,严重影响患儿的生长发育和身心健康。临床症状主要有上腹痛、腹胀、早饱、嗳气、厌食、胃灼热、反酸、恶心和呕吐等。

一、病因和发病机制

小儿 FD 多发于学龄前及学龄儿童,其病因、发病机制、病理生理仍不清楚,可能与多种因素综合作用有关,如精神心理因素、胃肠运动障碍、内脏高敏感、胃酸分泌等原因相关。特别是胃排空延缓与停滞以及十二指肠反流有密切关系。动力学检查,50%～60%的患者存在胃近端和远端收缩和舒张障碍。某些人口学特征,如家庭居住拥挤,居住条件恶劣,社会经济状况差或家庭内幽门螺杆菌(Hp)感染史,应考虑消化不良的症状可能与 Hp 感染有关。持续的消化不良症状可继发于病毒性感染或腹泻发作,即使原发病已经缓解后也可发生,对这些患者要怀疑病毒感染后的胃轻瘫。

二、临床表现

功能性消化不良患儿可有不同的临床症状,某些患儿主要表现为上腹部疼痛,另一部分患儿可以表现为上腹部不适,伴有恶心、早饱、腹胀或饱胀感为主。餐后饱胀是指正常餐量即出现饱胀感。早饱是指有饥饿感但进食后不久即有饱感,导致摄入食物明显减少。

三、诊断和鉴别诊断

必须包括以下所有条件。

(1)持续或反复发作的上腹部(脐上)疼痛或不适。

(2)排便后不能缓解,或症状发作与排便频率或粪便性状的改变无关(即除外肠易激综合征)。

(3)无炎症性、解剖学、代谢性或肿瘤性疾病的证据可以解释患儿的症状,诊断前至少两个月内,症状出现至少每周一次,符合上述标准。

对于主诉表达清楚的年长儿童(>4岁),可以参考罗马Ⅲ标准,并根据主要症状的不同将FD分为餐后不适综合征(表现为餐后饱胀或早饱)和上腹痛综合征(表现为上腹痛或烧灼感)两个亚型。与成人相比,儿童功能性消化不良难以归入溃疡样或动力障碍样消化不良中的任何一型,因此在儿童功能性消化不良的诊断标准中摒弃了这种分型。同时摒弃了为了诊断功能性消化不良强制性进行胃镜检查这条标准。因儿童存在症状描述困难,定位体征不典型等因素为诊断增加了困难。对于消化不良患儿,需详细询问病史和全面体格检查。要了解症状的严重程度与出现频率,其与进餐、排便的关系,尤其注意有否消化不良的报警症状。对有报警症状者要及时行相关检查以排除器质性疾病。

四、实验室检查

应做血常规、肝功能、肾功能、血糖、甲状腺功能、粪隐血试验和胃食管 24 h pH 监测。其他辅助检查:应做上消化道内镜、肝胆胰脾肾超声、胸部 X 线检查。超声或放射性核素胃排空检查、胃肠道压力测定等多种胃肠道动力检查手段在 FD 的诊断与鉴别诊断上起到了十分重要的作用。

检查目的:内镜检查主要除外食管、胃十二指肠炎症、溃疡、糜烂、肿瘤等器质性病变。超声检查除外肝、胆、胰、肾等疾病。

五、治疗

罗马Ⅲ儿童标准认为,在儿童功能性消化不良的治疗方面,通常经验性治疗多针对主要症状:疼痛、恶心、腹胀、饱胀或早饱。对于临床表现各不相同的 FD 患儿,依据其可能存在的发病机制进行整体治疗,选择个体化方案,旨在迅速缓解症状,提高生活质量。

(一)一般治疗

帮助患儿的家长认识、理解病情,指导其改善患儿生活方式,调整饮食结构和习惯,去除与症状相关的可能发病因素,提高缓解症状的能力。应避免可加重症状的食物(如咖啡、辛辣以及油腻食物)和非甾体抗炎药。

(二)药物治疗

根据患儿的临床表现及其与进餐的关系,可选用促动力药、抗酸药和抑酸药,一般疗程 2~4 周,治疗无效者可适当延长疗程,并可进一步检查,明确诊断后再进行治疗。新近一项 meta 分析,提示 Hp 根除治疗对 FD 患者症状的改善是有益的。所以有 Hp 感染者,需行 Hp 的根除治疗。

1.促动力药

目前小儿常用促进胃肠排空的药物主要有:①多巴胺受体阻滞剂,甲氧氯普胺,它具有较明显的中枢止吐作用,可增强胃肠动力。可因其有导致椎体外系反应的可能,因而限制了其在婴幼儿的使用及长期大剂量使用。多潘立酮是选择性外周多巴胺 D_2 受体阻滞剂,不能透过血-脑屏障,因而无椎体外系不良反应,主要作用是增加胃窦和十二指肠动力,促进胃肠排空,可明显改善 FD 患儿餐后腹胀、早饱等症状。但需要引起注意的是此类药的长期使用可导致血催乳素升高,个别患者可能出现乳房胀痛或泌乳现象。②5-羟色胺 4(5-HT_4)受体激动剂,如枸橼酸莫沙必利,可明显改善 FD 患者腹胀、早饱等症状。

2.抗酸及抑酸药

现在已广泛应用于功能性消化不良的治疗。目前在临床上常用的抗酸药有铝碳酸镁、复方氢氧化铝、碳酸钙口服混悬液等,在一定程度上可以缓解症状。常用的抑酸药有质子泵抑制剂(PPI),如奥美拉唑;H_2受体阻滞剂(H_2RA),如西咪替丁、雷尼替丁、法莫替丁等。这类药对于缓解腹痛、腹胀、反酸、嗳气、胃灼热等症状有较显著的作用。

3.根除 Hp 感染

新近一项 meta 分析,提示 Hp 根除治疗对 FD 患者症状的改善是有益的。因此,对于伴 Hp 感染的 FD 患儿建议进行根除 Hp 的治疗。同时有研究表明对于 Hp 阳性的 FD 患儿,使用奥美拉唑及抗生素根除 Hp 治疗后,部分患儿的症状可以得到长期改善,比单一使用奥美拉唑的患儿疗效显著。

(三)精神心理调整

心理因素在 FD 发病中已越来越受到重视。临床医师应该具备足够的同情心及耐心,给予患儿一定的行为治疗、认知疗法或心理干预,同时可以配合使用一些安慰剂,随着时间的推移大部分症状都会改善。对于促动力药和抑酸药治疗无效且伴有明显精神心理障碍的患儿,可以在心理科医师协助诊治的情况下,适当给予抗焦虑、抗抑郁药,以此来改善症状。

六、预防

并非所有的功能性消化不良的病儿均需接受药物治疗,有些病儿根据医师诊断得知无病及检查结果亦属正常后,可通过改变生活方式与调整食物种类来预防。如建立良好的生活习惯,避免心理紧张因素和刺激性食物,避免服用非甾体抗炎药,对于无法停药者应同时应用胃黏膜保护剂或 H_2 受体拮抗药。

(齐英征)

第八节　急性胰腺炎

急性胰腺炎(acute pancreatitis,AP)是由于胰液消化酶在胰腺内被激活而引起胰腺自身消化,是一种以化学性炎症为主的疾病,在儿童时期较少见。临床表现为上腹部的剧痛、呕吐以及血清淀粉酶增高。

一、病因

小儿急性胰腺炎发病因素较多，与成人不同，成人最常见病因以胆道疾病（如胆结石、炎症所致梗阻、肿瘤等）以及饮食因素为主。

（一）感染

引起儿童胰腺炎最常见的原因为各种感染，往往继发于身体其他部位的细菌或病毒感染。如流行性腮腺炎病毒、风疹病毒、EB病毒、HIV病毒等病毒感染以及伤寒杆菌、大肠埃希菌及各种败血症均可能引起急性胰腺炎。在儿童，还需注意的是寄生虫感染如胆道蛔虫也可引起。

（二）先天发育畸形

上消化道疾病或胆胰交界部位畸形，胆汁反流入胰腺，引起胰腺炎。

（三）药物诱发

肾上腺皮质激素的大量应用，免疫抑制剂、吗啡以及在治疗急性淋巴细胞白血病时应用门冬酰胺酶均可引起急性胰腺炎。

（四）手术及外伤

腹部外伤是儿童胰腺炎的常见病因，儿童胃、胆道及脾相关手术术后亦有发生急性胰腺炎的可能。

（五）可并发于全身性系统性疾病

如系统性红斑狼疮、过敏性紫癜、甲状旁腺功能亢进、尿毒症、过度饥饿后重新进食均可导致胰腺炎的发生。

二、病理

急性胰腺炎按病理变化分为2型。

（一）水肿型胰腺炎

胰腺部分或全部充血水肿、体积增大，血液及尿中淀粉酶增高，临床以此型多见，占85%～95%。

（二）出血坏死性胰腺炎

胰腺出血坏死，大量胰液流到腹腔引起弥散性腹膜炎。作用于脂肪组织，造成广泛脂肪坏死，脂肪分解为甘油和脂肪酸。脂肪酸摄取血中钙质形成灰白色钙化灶，并导致血钙显著降低而出现手足抽搐。部分严重病例胰岛大量破坏，可影响糖代谢。

三、临床表现

（一）水肿型胰腺炎

主要症状为上腹部疼痛，多数患儿腹痛为首发症状，常突然起病，逐渐加重至持续性剧痛。多位于中上腹，性质为钝痛、钻痛或刀割样疼痛，可向腰背部放射。进食后腹痛加重，前倾坐位或屈膝侧卧位可部分减轻疼痛。多呈持续性，并常伴恶心、呕吐。呕吐物为食物与胃十二指肠分泌液。较重者伴有腹胀，上腹压痛为腹部唯一体征，部分患儿伴局部肌紧张。

（二）出血坏死型胰腺炎

全身症状危重，开始烦躁不安，继之低血压、休克、呼吸困难、少尿或无尿，自觉腹痛剧烈，与腹痛体征不一致，延续时间较长。如渗液流入腹腔，则出现急性腹膜炎体征，腹水往往呈血性或紫褐色,淀粉酶含量高。如透过腹膜后进入皮下组织,可分解皮下脂肪,引起毛细血管出血,使局部皮肤出现青紫块,在脐部表现为 Cullen 征,腰背部表现为 Grey-Turner 征。

(三)并发症

早期可并发水、电解质紊乱,低钙血症和手足抽搐期可并发胰腺脓肿,假性囊肿形成,亦可遗留慢性胰腺炎及糖尿病。

四、辅助检查

(一)血尿淀粉酶测定

急性胰腺炎时血清淀粉酶升高,早期达正常的 3～5 倍以上。血淀粉酶在发病后 2～6 h 开始升高,12～24 h 达高峰,轻型 24～72 h 可恢复正常,一般不超过 3～5 d。如持续增高超过1 周,常提示存在胰管阻塞或胰腺假性囊肿形成。为区分唾液腺疾病所导致的淀粉酶增高,可检测同工酶,胰腺淀粉酶(P 型),唾液腺淀粉酶(S 型)。

尿淀粉酶升高较慢,一般于 12～24 h 开始升高,但可持续达 1～2 周。

需注意的是,肝胆疾病、肾脏疾病等均可使血淀粉酶轻度升高,尿淀粉酶则受肾功能和尿浓度影响,可测定尿淀粉酶/肌酐清除率比值=尿淀粉酶/血清淀粉酶×血肌酐/尿肌酐×100%,正常比值为 1%～4%,>6% 提示为急性胰腺炎。

(二)血清脂肪酶及电解质测定

血清脂肪酶在发病 24 h 后开始升高,持续时间较长,可作为晚期患儿的诊断方法。急性胰腺炎患儿常发生低血钙,如血钙<1.87 mmol/L 可致手足抽搐。

(三)超声影像学检查

水肿型急性胰腺炎时可见胰腺轻度弥漫增大,呈均匀低回声。出血坏死型可见胰腺重度肿大,边缘模糊不清,呈不规则回声和混合回声。假性囊肿时超声可见边界清楚的无回声区。

(四)CT 检查

对判断胰腺有否坏死及坏死的范围、大小具有诊断价值。水肿型胰腺炎时 CT 显示胰腺呈弥散性肿大。出血时局部呈高密度,坏死时可出现低密度区。

(五)磁共振胰胆管造影术(MRCP)

MRCP 也可显示 CT 所提示的信息,其对原发或手术创伤等造成的胰胆管解剖异常及胰胆管梗阻等疾病的诊断价值与 ERCP 相似。如 MRCP 正常,可不必进行 ERCP 和胰胆管造影等有创检查。

五、诊断

急性胰腺炎诊断标准如下。

(1)急性腹痛发作伴有上腹部压痛或腹膜刺激征。

(2)血、尿或腹水中淀粉酶增高。

(3)影像学检查或病理见到胰腺炎症、坏死、出血改变。

(4)除外其他急腹症。

六、治疗

(一)内科治疗

主要目的在于减少胰液分泌、使胰腺休息。

1.一般治疗

胰腺炎患儿均应禁食、重症者需胃肠减压,以减少胰液分泌,并有助于减轻呕吐、腹胀等症状。

2.抑制胃酸分泌

应用西咪替丁、奥美拉唑等,减少胃酸分泌,从而减少促胰液素分泌,同时可防止应激性胃黏膜病变的发生。

3.生长抑素

主要有 8 肽的奥曲肽及 14 肽的生长抑素,其主要作用为抑制胰腺外分泌,阻止血小板活化因子引起的毛细血管渗漏以及保护胰腺细胞。其在儿童应用经验不多,0.1 mg 皮下注射,每 8 h 1 次,疗程 5～6 d。急性水肿型胰腺炎一般无须给予生长抑素。

4.镇痛解痉

阿托品每次 0.01 mg/kg,最大不超过 0.4 mg,必要时可 4～6 h 重复 1 次。吗啡因可导致 Oddi 括约肌痉挛,为禁忌。

5.控制感染

急性胰腺炎由胆道疾病引起者或坏死胰腺组织有继发感染者,应给予广谱抗生素控制感染,并兼顾抗厌氧菌治疗。

6.连续性血液净化

出血坏死性胰腺炎早期行连续性血液净化可以非选择性清除多种促炎因子,可清除血浆中存在的可溶性炎症介质,并能迅速降低血胰酶水平,减轻胰液对组织器官的直接化学损伤,从而减少对组织器官的损害。

7.营养支持治疗

急性胰腺炎患儿的营养支持对疾病恢复尤为重要。既往认为给予全胃肠外营养(TNF),使肠道得到充分休息有利于疾病的恢复。但现有研究认为长期 TNF 易产生肠道细菌移位,增加胰腺感染概率,而合适的肠内营养(EN)能减少急性胰腺炎患儿肠源性感染和多器官功能障碍综合征的发生率。对于何时引入 EN 最合适、最有益于疾病恢复目前尚无定论,认为在早期腹痛、腹胀明显时应完全禁食,采用 TNF,待腹痛缓解、病情稳定后应尽早予 EN。急性胰腺炎患儿 EN 的途径包括有空肠置管、经胃造口或空肠造口置管以及手术空肠造口置管空肠喂养,其中鼻空肠置管为首选方法,可采用盲插、pH 监测、透视、内镜引导等方法插入,导管均放置 Treiz 韧带以下。手术空肠造口置管适应于需要手术治疗的急性胰腺炎患儿。

(二)手术治疗

急性胰腺炎大部分不需要手术治疗,急性重症胰腺炎伴有胰腺坏死、化脓者需手术,以引流清创为主。部分病例可采用 ERCP 手段治疗。

手术适应证如下。

(1)诊断为胰腺炎,经内科治疗,症状及体征进一步恶化,出现并发症者。

(2)胆源性急性胰腺炎处于急性状态,需外科手术解除梗阻。

(3)考虑为出血坏死性胰腺炎,病程呈进行性加重,短时间治疗无缓解。

(4)假性囊肿形成者待病情缓解后可行引流术。

(5)不能除外其他急腹症需探查者。

（郭　锐）

第九节　急性胆囊炎

儿童急性胆囊炎(acute cholecystitis,AC)是由于胆囊管阻塞和细菌侵袭而引起胆囊发生的急性化学性和/或细菌性炎症,好发年龄为8～12岁。可与胆石症合并存在。发病急骤,主要表现为右上腹剧痛或绞痛,常伴有呕吐、发热、寒战。

一、病因

急性胆囊炎的主要病因是胆汁滞留和细菌感染。急性胆囊炎的危险因素有蛔虫、肥胖、胆石症等。短期服用纤维素类、噻嗪类、第三代头孢菌素类、红霉素、氨苄西林等药物,长期应用奥曲肽、激素替代治疗均可能诱发急性胆囊炎。

(一)胆囊管梗阻

胆囊管常因结石、寄生虫、先天性狭窄、先天性胆总管畸形而形成梗阻。梗阻导致大量胆汁淤积于胆囊内,部分水分被囊壁吸收,胆汁浓缩,胆盐浓度增加,刺激胆囊黏膜,引起胆囊的化学性炎症;同时磷脂酶作用于胆汁内的卵磷脂,产生溶血卵磷脂,产生化学性炎症。急性胆囊炎有结石性和非结石性之分。儿童结石性胆囊炎少见,但有上升趋势。非结石性胆囊炎的病因尚不清楚,如胆囊管过长、扭曲,管腔被蛔虫、黏液、胆囊带蒂息肉等阻塞,或胆道系统功能失调,胆囊管痉挛或梗阻均可能导致胆囊炎。国内农村地区胆道蛔虫症及所致的胆道感染呈减少趋势。

(二)细菌感染

细菌感染是儿童急性胆囊炎的重要病因,致病菌多为肠源性细菌。革兰阴性细菌约占2/3,为大肠埃希菌、铜绿假单胞菌、肺炎克雷伯杆菌;其次为革兰阳性细菌,多为粪肠球菌、表皮葡萄球菌。部分患儿可合并厌氧菌感染的混合感染。胆汁淤积利于细菌繁殖。细菌侵入的主要途径:①由十二指肠经胆总管上行侵入,最常见的有蛔虫钻入胆管,携带细菌进入;②经门静脉血入肝和胆囊,见于危重症时肠道菌群移位;③经淋巴管入肝及胆囊;④经动脉血入胆囊动脉至胆囊,少见。

(三)其他

胰液反流、胆汁成分改变、胆囊供血不足、创伤、精神因素等均可影响胆囊功能。急性胆囊炎发病与胆汁淤滞密切相关。严重创伤、烧伤、长期静脉营养等易发生胆汁淤积诱发急性胆囊炎。免疫抑制的患儿可发生机会性微生物感染导致急性胆囊炎。

二、病理变化

初始胆囊黏膜充血、水肿,继而波及胆囊壁各层,囊壁增厚,纤维蛋白渗出。严重感染时,囊壁有化脓灶。胆囊管或胆总管口括约肌痉挛,胆囊或胆总管膨胀,可发生局限性缺血和坏疽而引起穿孔、胆汁性腹膜炎。

三、临床表现

急性胆囊炎起病多与饱食、吃油腻食物、劳累及精神因素等有关,常突然发病。

(1)腹痛:起病急,主要表现为上腹痛,初为阵发性疼痛,后呈持续性胀痛,右上腹明显;出现胆囊管梗阻,呈阵发性绞痛。大龄儿童可述疼痛向右肩背部放射。患儿呈急性病容,腹式呼吸减弱,右上腹明显压痛,Murphy征阳性,有时可触及肿大的胆囊伴有触痛。合并腹膜炎可出现右上腹腹肌紧张或全腹压痛和腹肌紧张。个别重症患儿以脓毒性休克为起病,治疗后出现腹胀、全腹压痛和肌紧张等腹膜炎体征。

(2)大多数病儿伴有恶心、呕吐。多因结石或蛔虫阻塞胆囊管或胆总管扩张所致。恶心呕吐严重者可引起水、电解质紊乱。

(3)常伴有高热、寒战。其程度与炎症严重程度有关。轻型病例常有畏寒和低热。重型病例则可有寒战和高热,体温可达39 ℃以上,并可出现谵妄,甚至休克、昏迷。

(4)少数患儿出现黄疸,为炎症和水肿、膨胀的胆囊直接压迫胆管或并发胆管炎、胰腺炎所致。

四、检查

(一)血常规

显示白细胞总数和中性粒细胞计数增高,CRP升高(≥30 mg/L)。应进行胆汁和血液培养。一般血清胆红素无明显变化,或轻度升高。转氨酶轻度升高。可有血清淀粉酶轻微升高。

(二)影像学检查

B超可见胆囊明显增大,胆囊壁水肿增厚呈"双边征",胆囊腔内有絮状物或胆泥样沉积,胆囊颈部结石嵌顿,胆囊周围积液,B超检查的Murphy征阳性具有诊断意义。CT显示胆囊周围液体聚集、胆囊增大、胆囊壁增厚。MRI检查:胆囊增大、胆囊壁增厚、胆囊周围脂肪组织出现条索状高信号。放射性核素检查对诊断急性胆囊炎的敏感性为100%,特异性为95%,具有诊断价值,儿童应用较少。

五、诊断

一般根据上腹或右上腹疼痛及右上腹压痛的病史及体征,结合发热,CRP升高,血白细胞升高,以及影像学检查(超声、CT、MBI)发现胆囊增大,胆囊壁增厚,胆囊颈部结石嵌顿、胆囊周围积液等表现,即可诊断。

急性胆囊炎的严重程度不同,治疗方法和预后也不同。

急性胆囊炎的并发症主要有胆囊穿孔、胆汁性腹膜炎、胆囊周围脓肿、急性胰腺炎、胆囊十二指肠瘘或胆囊结肠瘘等。急性胆囊炎患儿一旦出现并发症,往往提示预后不佳。

鉴别诊断应与引起腹痛(特别是右上腹痛)的疾病进行鉴别,主要有急性胰腺炎、右下肺炎、急性膈胸膜炎、胸腹部带状疱疹早期、急性阑尾炎等。

六、治疗

(一)非手术治疗

主要措施有解痉、止痛、利胆、抗感染治疗和维持体液平衡。

急性胆囊炎抗菌药物治疗,轻度急性胆囊炎常为单一的肠道致病菌感染,应使用单一抗菌药物,首选第一代或二代头孢菌素;中重度急性胆囊炎可使用含 β-内酰胺酶抑制剂的复合制剂、第三代及四代头孢菌素。应根据药敏试验结果选择合适的抗菌药物进行目标治疗。

解痉止痛阿托品每次 0.01 mg/kg,最大不超过 0.4 mg。止痛治疗可适当使用非甾体抗炎药物,可逆转胆囊炎症和胆囊收缩功能的失调。

急性胆囊炎抗菌治疗 3～5 d 后,如果急性感染症状、体征消失,体温和白细胞计数正常可以考虑停药。若出现体温持续不降、腹痛加重或患儿一般情况不改善或恶化,应立即手术治疗。

(二)手术治疗

1.适应证

化脓性坏疽性胆囊炎;单纯性胆囊炎经非手术治疗病情恶化者;有并发症出现;急性腹膜炎,高度怀疑胆囊病变,经非手术治疗无好转者。

2.手术方式

手术方式可根据患儿一般情况及局部情况决定。

(1)腹腔镜胆囊切除术:主要适应于合并有胆囊结石的单纯性胆囊炎或反复发作的非结石性单纯性胆囊炎。该方式患儿痛苦小,恢复快。

(2)B超引导下经皮穿刺胆囊置管引流术:主要适应于化脓性坏疽性胆囊炎、病变局限并且患儿一般情况较差时。引流通畅后,病情会很快得到改善。对婴幼儿,应在全身麻醉下进行。

(3)胆囊切除术:胆囊周围的水肿和粘连,手术中应仔细操作。当胆囊切除难以进行,应及时改行简单有效的胆囊造瘘术。胆囊穿孔合并有胆汁性腹膜炎者应行胆囊造瘘和腹腔引流术。伴有胆总管梗阻炎症或穿孔时则需行胆总管引流,同时行腹腔引流。

(郭　锐)

第十节　腹　泻　病

腹泻病是一组由多病原、多因素引起的以腹泻为主要临床表现的消化道疾病。近年来本病发病率及病死率已明显降低,但仍是婴幼儿的重要常见病和死亡病因。2 岁以下多见,半数为 1 岁以内。

一、病因

(一)易感因素

(1)婴幼儿期生长发育快,所需营养物质相对较多,胃肠道负担重,经常处于紧张的工作状态,易发生消化功能紊乱。

(2)消化系统发育不成熟,胃酸和消化酶分泌少,消化酶活性低,对食物质和量的变化耐受力差;胃内酸度低,胃排空较快,对进入胃内的细菌杀灭能力弱。

(3)血清免疫球蛋白(尤以 IgM 和 IgA)和肠道分泌型 IgA 均较低。

(4)正常肠道菌群对入侵的病原体有拮抗作用,而新生儿正常肠道菌群尚未建立,或因使用抗生素等引起肠道菌群失调,易患肠道感染。

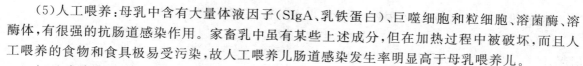

（5）人工喂养：母乳中含有大量体液因子（SIgA、乳铁蛋白）、巨噬细胞和粒细胞、溶菌酶、溶酶体，有很强的抗肠道感染作用。家畜乳中虽有某些上述成分，但在加热过程中被破坏，而且人工喂养的食物和食具极易受污染，故人工喂养儿肠道感染发生率明显高于母乳喂养儿。

（二）感染因素

1.肠道内感染

肠道内感染可由病毒、细菌、真菌、寄生虫引起，以前两者多见，尤其是病毒。

（1）病毒感染：人类轮状病毒是婴幼儿秋冬季腹泻的最常见的病原；诺沃克病毒多侵犯儿童及成人；其他如埃可病毒、柯萨奇病毒、腺病毒、冠状病毒等都可引起肠道内感染。

（2）细菌感染（不包括法定传染病）。

大肠埃希菌：①致病性大肠埃希菌，近年来由此菌引起的肠炎已较少见，但仍可在新生儿室流行；②产毒性大肠埃希菌，是较常见的引起肠炎的病原；③出血性大肠埃希菌，可产生与志贺菌相似的肠毒素而致病；④侵袭性大肠埃希菌，可侵入结肠黏膜引起细菌性痢疾样病变和临床症状；⑤黏附-集聚性大肠埃希菌，黏附于下段小肠和结肠黏膜而致病。

空肠弯曲菌：又名螺旋菌或螺杆菌，是肠炎的重要病原菌，可侵入空肠、回肠、结肠。有些菌株可产生肠毒素。

耶尔森菌：为引起肠炎较常见的致病菌。

其他细菌和真菌：鼠伤寒杆菌、变形杆菌、绿脓杆菌和克雷伯杆菌等有时可引起腹泻，在新生儿较易发病。长期应用广谱抗生素引起肠道菌群失调，可诱发白念珠菌、金葡菌、难辨梭状芽孢杆菌、变形杆菌、绿脓杆菌等引起的肠炎。长期用肾上腺皮质激素使机体免疫功能下降，易发生白念珠菌或其他机会致病菌肠炎。

（3）寄生虫感染：如梨形鞭毛虫、结肠小袋虫等。

2.肠道外感染

患中耳炎、上呼吸道感染、肺炎、肾盂肾炎、皮肤感染、急性传染病等可出现腹泻。肠道外感染的某些病原体（主要是病毒）也可同时感染肠道引起腹泻。

（三）非感染因素

1.饮食因素

（1）喂养不当可引起腹泻，多为人工喂养儿。

（2）过敏性腹泻，如对牛奶或大豆过敏而引起腹泻。

（3）原发性或继发性双糖酶（主要为乳糖酶）缺乏或活性降低，肠道对糖的消化吸收不良而引起腹泻。

2.气候因素

腹部受凉使肠蠕动增加，天气过热使消化液分泌减少，而由于口渴、吃奶过多，增加消化道负担而致腹泻。

3.精神因素

精神紧张致胃肠道功能紊乱，也可引起腹泻。

二、发病机制

（1）渗透性腹泻：因肠腔内存在大量不能吸收的具有渗透活性的物质而引起的腹泻。

（2）分泌性腹泻：肠腔内电解质分泌过多而引起的腹泻。

(3)渗出性腹泻:炎症所致的液体大量渗出而引起的腹泻。

(4)动力性腹泻:肠道运动功能异常而引起的腹泻。但临床上不少腹泻并非由某种单一机制引起,而是在多种机制共同作用下发生的。

(一)非感染性腹泻

由于饮食量和质不恰当,食物消化、吸收不良,积滞于小肠上部,致酸度减低,肠道下部细菌上窜并繁殖(即内源性感染),使消化功能更加紊乱。在肠内可产生小分子短链有机酸,使肠腔内渗透压增高,加之食物分解后腐败性毒性产物刺激肠道,使肠蠕动增加,而致腹泻。

(二)感染性腹泻

1.细菌肠毒素作用

有些肠道致病菌分泌肠毒素,细菌不侵入肠黏膜组织,仅接触肠道表面,一般不造成肠黏膜组织学损伤。肠毒素抑制小肠绒毛上皮细胞吸收 Na^+、Cl^- 及水,促进肠腺分泌 Cl^-,使肠液中 Na^+、Cl^-、水分增加,超过结肠的吸收限度而导致腹泻,排大量无脓血的水样便,并可导致脱水、电解质紊乱。

2.细菌侵袭肠黏膜作用

有些细菌可侵入肠黏膜组织,造成广泛的炎症反应,如充血、水肿、炎症细胞浸润、溃疡、渗出。大便初为水样,后以血便或黏冻状大便为主。大便常规检查与菌痢同。可有高热、腹痛、呕吐、里急后重等症状。

3.病毒性肠炎

轮状病毒颗粒侵入小肠绒毛的上皮细胞,小肠绒毛肿胀缩短、脱落,绒毛细胞毁坏后其修复功能不全,使水、电解质吸收减少,而导致腹泻。肠腔内的碳水化合物分解吸收障碍,又被肠道内细菌分解,产生有机酸,增加肠内渗透压,使水分进入肠腔而加重腹泻。轮状病毒感染仅有肠绒毛破坏,故粪便镜检阴性或仅有少量白细胞。

三、临床表现

(一)各类腹泻的临床表现

1.轻型腹泻

多为饮食因素或肠道外感染引起。每天大便多在 10 次以下,呈黄色或黄绿色,稀糊状或蛋花汤样,有酸臭味,可有少量黏液及未消化的奶瓣。大便镜检可见大量脂肪球。无中毒症状,精神尚好,无明显脱水、电解质紊乱。多在数天内痊愈。

2.重型腹泻

多由肠道内感染所致。有以下 3 组症状。

(1)严重的胃肠道症状:腹泻频繁,每天大便 10 次以上,多者可达数十次。大便水样或蛋花汤样,有黏液,量多,倾泻而出。粪便镜检有少量白细胞。伴有呕吐,甚至吐出咖啡渣样物。

(2)全身中毒症状:发热,食欲低下,烦躁不安,精神萎靡,嗜睡,甚至昏迷、惊厥。

(3)水、电解质、酸碱平衡紊乱症状。

脱水:由于吐泻丧失体液和摄入量减少所致。由于体液丢失量的不同及水与电解质丢失的比例不同,可造成不同程度、不同性质的脱水。

代谢性酸中毒:重型腹泻都有代谢性酸中毒,脱水越重酸中毒也越重,原因:①腹泻时,大量碱性物质如 Na^+、K^+ 随大便丢失;②进食少和肠吸收不良,使脂肪分解增加,产生大量中间代谢产物——酮体。③失水时血液变稠,血流缓慢,组织缺氧引起乳酸堆积和肾血流量不足,排酸保碱功能低下。

低钾血症:胃肠道分泌液中含钾较多,呕吐和腹泻可致大量失钾;腹泻时进食少,钾的入量不足;肾脏保留钾的功能比保留钠差,在缺钾时,尿中仍有一定量的钾排出;由于以上原因,腹泻患儿都有不同程度的缺钾,尤其是久泻和营养不良者。但在脱水、酸中毒未纠正前,体内钾的总量虽然减少,而血钾多数正常。其主要原因:①血液浓缩;②酸中毒时钾从细胞内向细胞外转移;③尿少使钾排出量减少。随着脱水、酸中毒的纠正,血钾被稀释,输入的葡萄糖合成糖原使钾从细胞外向细胞内转移;同时由于利尿后钾排出增加,腹泻不止时从大便继续失钾,因此血钾继续降低。

低钙和低镁血症:进食少,吸收不良,由大便丢失钙、镁,使体内钙、镁减少,但一般为轻度缺乏。久泻或有活动性佝偻病者血钙低。但在脱水时,由于血液浓缩,体内钙总量虽低,而血钙浓度不低;酸中毒可使钙离子增加,故可不出现低钙症状。脱水和酸中毒被纠正后,血液稀释,离子钙减少,可出现手足搐搦和惊厥。极少数久泻和营养不良者,偶见低镁症状,故当输液后出现震颤、手足搐搦或惊厥,用钙治疗无效时,应想到可能有低镁血症。

3.迁延性和慢性腹泻

病程连续超过2周者称迁延性腹泻,超过2个月者称慢性腹泻。多与营养不良和急性期未彻底治疗有关,以人工喂养儿多见。凡迁延性腹泻,应注意检查大便中有无真菌孢子和菌丝及梨形鞭毛虫。应仔细查找引起病程迁延和转为慢性的原因。

(二)不同病因所致肠炎的临床特点

1.轮状病毒肠炎

轮状病毒肠炎又称秋季腹泻。多发生在秋冬季节。多见于6个月至2岁小儿,起病急,常伴发热和上呼吸道感染症状,多先有呕吐,每天大便10次以上甚至数十次,量多,水样或蛋花汤样,黄色或黄绿色,无腥臭味,常出现水及电解质紊乱。近年报道,轮状病毒感染亦可侵犯多个脏器,偶可产生神经系统症状,如惊厥等;50%左右的患儿血清心肌酶谱异常,提示心肌受累。本病为自限性疾病,病程多为3～8 d。大便镜检偶见少量白细胞。血清抗体一般在感染后3周上升。

2.3种类型大肠埃希菌肠炎

(1)致病性大肠埃希菌肠炎:以5～8月份多见。年龄多小于1岁,起病较缓,大便每天5～10次,黄绿色蛋花汤样,量中等,有霉臭味和较多黏液。镜检有少量白细胞。常有呕吐,多无发热和全身症状。重者可有脱水、酸中毒及电解质紊乱。病程1～2周。

(2)产毒性大肠埃希菌肠炎:起病较急。重者腹泻频繁,大便量多,呈蛋花汤样或水样,有黏液,镜检偶见白细胞。可发生脱水、电解质紊乱、酸中毒。也有轻症者。一般病程为5～10 d。

(3)侵袭性大肠埃希菌肠炎:起病急,高热,腹泻频繁,大便黏冻状,含脓血。常有恶心、呕吐、腹痛,可伴里急后重。全身中毒症状严重,甚至休克。临床症状与大便常规化验不能与菌痢区别,需做大便细菌培养加以鉴别。

3.鼠伤寒沙门菌小肠结肠炎

鼠伤寒沙门菌小肠结肠炎是小儿沙门菌感染中最常见者。全年均有发生,以6～9月发病率最高。年龄多为2岁以下,小于1岁者占1/3～1/2。很多家禽、家畜、鼠、鸟、冷血动物是自然宿主。蝇、蚤可带菌传播。经口感染。起病较急,主要症状为腹泻,有发热、厌食、呕吐、腹痛等。大便一般每天6～10次,重者每天可达30次以上。大便初为黄绿色稀水便或黏液便,病程迁延时

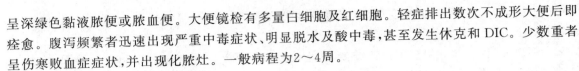

呈深绿色黏液脓便或脓血便。大便镜检有多量白细胞及红细胞。轻症排出数次不成形大便后即痊愈。腹泻频繁者迅速出现严重中毒症状、明显脱水及酸中毒,甚至发生休克和DIC。少数重者呈伤寒败血症症状,并出现化脓灶。一般病程为2~4周。

4.金黄色葡萄球菌肠炎

多因长期应用广谱抗生素引起肠道菌群失调,使耐药的金葡菌在肠道大量繁殖,侵袭肠壁而致病。腹泻为主要症状,轻症日泻数次,停药后即逐渐恢复。重症腹泻频繁,大便有腥臭味,水样,黄或暗绿似海水色,黏液较多,有假膜出现,少数有血便,伴有腹痛和中毒症状,如发热、恶心、呕吐、乏力、谵妄,甚至休克。大便镜检有大量脓细胞和成簇的革兰阳性球菌。大便培养有金葡菌生长,凝固酶阳性。

5.真菌性肠炎

多见于2岁以下,常为白念珠菌所致。主要症状为腹泻,大便稀黄,有发酵气味,泡沫较多,含黏液,有时可见豆腐渣样细块(菌落),偶见血便。大便镜检可见真菌孢子和假菌丝,真菌培养阳性,常伴鹅口疮。

四、实验室检查

(一)轮状病毒检测

1.电镜检查

采集急性期(起病3 d以内)粪便的滤液或离心上清液染色后电镜检查,可查见该病毒。

2.抗体检查

(1)补体结合反应:以轮状病毒阳性大便做抗原,做补体结合试验,阳性率较高。

(2)酶联免疫吸附试验(ELISA):能检出血清中IgM抗体。较补体结合法更敏感。

(二)细菌培养

可从粪便中培养出致病菌。

(三)真菌检测

(1)涂片检查:从大便中找真菌,发现念珠菌孢子及假菌丝则对诊断有帮助。

(2)可做培养和病理组织检查。

(3)免疫学检查。

五、诊断和鉴别诊断

根据发病季节、病史(包括喂养史和流行病学资料)、临床表现和大便性状可以作出临床诊断。必须判定有无脱水(程度和性质)、电解质紊乱和酸碱失衡。积极寻找病因。需要和以下疾病鉴别。

(一)生理性腹泻

多见于6个月以下婴儿,外观虚胖,常有湿疹。生后不久即腹泻,但除大便次数增多外,无其他症状,食欲好,生长发育正常,到添加辅食后便逐渐转为正常。

(二)细菌性痢疾

常有接触史,发热、腹痛、脓血便、里急后重等症状及大便培养可资鉴别。

(三)坏死性肠炎

中毒症状严重,腹痛、腹胀、频繁呕吐、高热。大便初为稀水黏液状或蛋花汤样,后为血便或

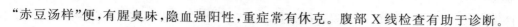

"赤豆汤样"便,有腥臭味,隐血强阳性,重症常有休克。腹部 X 线检查有助于诊断。

六、治疗

治疗原则:调整饮食,预防和纠正脱水,合理用药,加强护理,防治并发症。

(一)饮食疗法

应强调继续饮食,满足生理需要。轻型腹泻停止喂不易消化的食物和脂肪类食物。吐泻严重者应暂时禁食,一般不禁水。禁食时间一般不超过 4~6 h。母乳喂养者继续哺乳,暂停辅食。人工喂养者可先给米汤、稀释牛奶、脱脂奶等。

(二)护理

勤换尿布,冲洗臀部,预防上行性泌尿道感染和红臀。感染性腹泻注意消毒隔离。

(三)控制感染

病毒性肠炎不用抗生素,以饮食疗法和支持疗法为主。非侵袭性细菌所致急性肠炎除对新生儿、婴儿、衰弱儿和重症者使用抗生素外,一般也不用抗生素。侵袭性细菌所致肠炎一般需用抗生素治疗。

水样便腹泻患儿多为病毒及非侵袭性细菌所致,一般不用抗生素,应合理使用液体疗法,选用微生态制剂和黏膜保护剂。如伴有明显中毒症状不能用脱水解释者,尤其是对重症患儿、新生儿、小婴儿和衰弱患儿(免疫功能低下)应选用抗生素治疗。

黏液、脓血便患者多为侵袭性细菌感染,应根据临床特点,针对病原经验性选用抗菌药物,再根据大便细菌培养和药敏试验结果进行调整。针对大肠埃希菌、空肠弯曲菌、耶尔森菌、鼠伤寒沙门菌所致感染选用庆大霉素、卡那霉素、氨苄西林、红霉素、氯霉素、头孢霉菌素、诺氟沙星、环丙沙星、呋喃唑酮、复方新诺明等。均可有疗效,但有些药如诺氟沙星、环丙沙星等喹诺酮类抗生素小儿一般禁用,卡那霉素、庆大霉素等氨基糖苷类抗生素又可致耳聋或肾损害,故 6 岁以下小儿禁用。金黄色葡萄球菌肠炎、假膜性肠炎、真菌性肠炎应立即停用原使用的抗生素,根据症状可选用万古霉素、新青霉素、利福平、甲硝唑或抗真菌药物治疗。

(四)液体疗法

1.口服补液

世界卫生组织推荐的口服补液盐(ORS)可用于腹泻时预防脱水以及纠正轻、中度患儿的脱水。新生儿和频繁呕吐、腹胀、休克、心功能及肾功能不全等患儿不宜口服补液。补液步骤除无扩容阶段外,与静脉补液基本相同。

(1)补充累积损失:轻度脱水约为 50 mL/kg,中度脱水为 80~100 mL/kg,在 8~12 h 内服完。

(2)维持补液阶段:脱水纠正后将 ORS 溶液加等量水稀释后使用。口服液量和速度根据大便量适当增减。

2.静脉补液

中度以上脱水或吐泻严重或腹胀者需静脉补液。

(1)第一天(24 h)补液。

1)输液总量:包括补充累积损失量、继续损失量及生理需要量。按脱水程度定累积损失量,按腹泻轻重定继续损失量,将 3 项加在一起概括为以下总量,可适用于大多数病例,轻度脱水 90~120 mL/kg,中度脱水 120~150 mg/kg,重度脱水 150~180 mL/kg。

2)溶液种类:按脱水性质而定。补充累积损失量等渗性脱水用 1/2～2/3 张含钠液,低渗性脱水用 2/3 张含钠液,高渗性脱水用 1/3 张含钠液,补充继续损失量用 1/3～1/2 张含钠液,补充生理需要量用 1/5～1/4 张含钠液。根据临床表现判断脱水性质有困难时,可先按等渗性脱水处理。

3)补液步骤及速度:主要取决于脱水程度和继续损失的量及速度。

4)扩容阶段:重度脱水有明显周围循环障碍者首先用 2∶1 等张含钠液(2 份生理盐水＋1 份 1.4％NaHCO₃液)20 mg/kg(总量不超过 300 mL),于 30～60 min 内静脉注射或快速点滴,以迅速增加血容量,改善循环功能和肾功能。

5)以补充累积损失量为主的阶段:在扩容后根据脱水性质选用不同溶液(扣除扩容液量)继续静脉补液。中度脱水无明显周围循环障碍者不需扩容,可直接从本阶段开始。本阶段(8～12 h)滴速宜稍快,一般为每小时 8～10 mL/kg。

6)维持补液阶段:经上述治疗,脱水基本纠正后尚需补充继续损失量和生理需要量。输液速度稍放慢,将余量于 12～16 h 内滴完,一般约每小时 5 mL/kg。

7)各例病情不同,进水量不等,尤其是大便量难以准确估算,故需在补液过程中密切观察治疗后的反应,随时调整液体的成分、量和滴速。

8)纠正酸中毒:轻、中度酸中毒一般无需另行纠正,因在输入的溶液中已有一部分碱性液,而且经过输液后循环和肾功能改善,酸中毒随即纠正。对重度酸中毒可另加碳酸氢钠等碱性液进行纠正。

9)钾的补充:一般患儿按 3～4 mmol/(kg·d)[相当于氯化钾 200～300 mg/(kg·d)],缺钾症状明显者可增至 4～6 mmol/(kg·d)[相当于氯化钾 300～450 mg/(kg·d)]。必须在肾功能恢复较好(有尿)后开始补钾。含钾液体绝对不能静脉推注。若患儿已进食,食量达正常一半时,一般不会缺钾。

10)钙和镁的补充:一般患儿无须常规服用钙剂。对有营养不良或佝偻病者应早给钙。在输液过程中如出现抽搐,可给 10％葡萄糖酸钙 5～10 mL 静脉缓注,必要时重复使用。若抽搐患儿用钙剂无效,应考虑低血镁的可能,可测血清镁,用 25％硫酸镁每次 0.1 mL/kg,深部肌内注射,每 6 小时一次,每天 3～4 次,症状缓解后停用。

(2)第二天以后(24 h 后)的补液:经过 24 h 左右的补液后,脱水、酸中毒、电解质紊乱已基本纠正。以后的补液主要是补充生理需要量和继续损失量,防止发生新的累积损失,继续补钾,供给热量。一般生理需要量按 60～80 mL/(kg·d),用 1/5 张含钠液补充;继续损失量原则上丢多少补多少,如大便量一般,可在 30 mL/(kg·d)以下,用 1/3～1/2 张含钠液补充。生理需要量和继续损失量可加在一起于 12～24 h 内匀速静脉滴注。无呕吐者可改为口服补液。

(五)对症治疗

1.腹泻

对一般腹泻患儿不宜用止泻剂,应着重病因治疗和液体疗法。仅在经过治疗后一般状态好转、中毒症状消失、而腹泻仍频者,可用鞣酸蛋白、碱式碳酸铋、氢氧化铝等收敛剂。微生态疗法有助于肠道正常菌群的生态平衡,有利于控制腹泻。常用制剂有双歧杆菌、嗜酸乳酸杆菌和粪链球菌制剂。肠黏膜保护剂如蒙脱石粉能吸附病原体和毒素,维持肠细胞的吸收和分泌功能,增强肠道屏障功能,阻止病原微生物的攻击。

2.腹胀

腹胀多由肠道细菌分解糖产气而引起,可肌内注射新斯的明,肛管排气。晚期腹胀多因缺钾,宜及早补钾预防。若因中毒性肠麻痹所致腹胀除治疗原发病外可用酚妥拉明。

3.呕吐

呕吐多为酸中毒或全身中毒症状,随着病情好转可逐渐恢复。必要时可肌内注射氯丙嗪。

(六)迁延性和慢性腹泻的治疗

迁延性腹泻常伴有营养不良等症,应仔细寻找引起病程迁延的原因,针对病因治疗。

(1)对于肠道内细菌感染,应根据大便细菌培养和药敏试验选用抗生素,切忌滥用,以免引起肠道菌群失调。

(2)调整饮食不宜过快,母乳喂养儿暂停辅食,人工喂养儿可喂酸乳或脱脂乳,口服助消化剂如胃蛋白酶、胰酶等。应用微生态调节剂和肠黏膜保护剂。或辅以静脉营养,补充各种维生素。

(3)有双糖酶缺乏时,暂停乳类,改喂豆浆或发酵奶加葡萄糖。

(4)中医辨证论治,并可配合中药、推拿、捏脊、针灸等。

（郭　锐）

第五章

泌尿系统疾病

第一节　急性肾小球肾炎

急性肾小球肾炎(acute glomerulo nephritis,AGN)简称急性肾炎,是指一组病因不一,临床表现为急性起病,多有前期感染,以血尿为主,伴不同程度蛋白尿,可有水肿、高血压或肾功能不全等特点的肾小球疾病。可分为急性链球菌感染后肾小球肾炎(acute poststreptococcal glomerulonephritis,APSGN)和非链球菌感染后肾小球肾炎。本节急性肾炎主要是指 APSGN。

APSGN 可以散发或流行的形式出现,2005 年,发展中国家儿童 APSGN 年发病率为2.43/10 万,发达国家为 0.6/10 万。本病多见于儿童和青少年,以 5～14 岁多见,小于 2 岁少见,男女之比为 2:1。

一、病因

尽管本病有多种病因,但绝大多数的病例属急性链球菌感染后引起的免疫复合物性肾小球肾炎。溶血性链球菌感染后,肾炎的发病率一般低于 20%。急性咽炎感染后肾炎发生率为10%～15%,脓皮病与猩红热后发生肾炎者占 1%～2%。

呼吸道及皮肤感染为主要前期感染。国内 105 所医院资料表明,各地区均以上呼吸道感染或扁桃体炎感染最常见,占 51%,脓皮病或皮肤感染次之,占 25.8%。

除乙型溶血性链球菌之外,其他细菌如绿色链球菌、肺炎双球菌、金黄色葡萄球菌、伤寒杆菌、流感杆菌等,病毒如柯萨奇病毒 B4 型、ECHO 病毒 9 型、麻疹病毒、腮腺炎病毒、乙型肝炎病毒、巨细胞病毒、EB 病毒、流感病毒等,还有疟原虫、肺炎支原体、白念珠菌、丝虫、钩虫、血吸虫、弓形虫、梅毒螺旋体、钩端螺旋体等也可导致急性肾炎。

二、发病机制

目前,学者认为急性肾炎主要与可溶血性链球菌 A 组中的致肾炎菌株感染有关,是通过抗原抗体免疫复合物所引起的一种肾小球毛细血管炎症病变,包括循环免疫复合物和原位免疫复合物形成致病学说。此外,某些链球菌株可通过神经氨酸苷酶的作用或其产物如某些菌株产生的唾液酸酶,与机体的 IgG 结合,脱出免疫球蛋白上的涎酸,从而改变了 IgG 的化学组成或其免疫原性,经过自家源性免疫复合物而致病。

所有致肾炎菌株均有共同的致肾炎抗原性,过去认为菌体细胞壁上的 M 蛋白是引起肾炎的主要抗原。1976 年后相继提出由内链球菌素和肾炎菌株协同蛋白(nephritis strain associated protein,NSAP)引起。

另外,在抗原抗体复合物导致组织损伤中,局部炎症介质也起了重要作用。补体具有白细胞趋化作用,通过使肥大细胞释放血管活性胺改变毛细血管通透性,还具有细胞毒直接作用。血管活性物质包括色胺、5-羟色胺、血管紧张素Ⅱ和多种花生四烯酸的前列腺素样代谢产物均可因其血管运动效应,在局部炎症中起重要作用。

三、病理

在疾病早期,肾脏病变典型,呈毛细血管内增生性肾小球肾炎改变。在疾病恢复期可见系膜增生性肾炎表现。

四、临床表现

急性肾炎临床表现轻重悬殊,轻者全无临床症状而检查时发现无症状镜下血尿,重者可呈急进性过程,短期内出现肾功能不全。

(一)前期感染

90%的病例有链球菌的前期感染,以呼吸道及皮肤感染为主。在前期感染后经 1～3 周无症状的间歇期而急性起病。咽炎引起者6～12 d,平均 10 d,多表现有发热、颈淋巴结大及咽部渗出。皮肤感染引起者 14～28 d,平均 20 d。

(二)典型表现

急性期常有全身不适、乏力、食欲缺乏、发热、头痛、头晕、咳嗽、气急、恶心、呕吐、腹痛及鼻出血等。约 70%的病例有水肿,一般仅累及眼睑及颜面部,严重的 2～3 d 遍及全身,呈非凹陷性。50%～70%的患者有肉眼血尿,持续 1～2 周即转为镜下血尿。蛋白尿程度不等,约 20%的病例可达肾病水平蛋白尿。部分病例有血压增高。尿量减少,肉眼血尿严重者可伴有排尿困难。

(三)严重表现

少数患儿在疾病早期(指 2 周之内)可出现下列严重症状。

1.严重循环充血

常发生在起病后第一周内,由于水、钠潴留,血浆容量增加而出现循环充血。当肾炎患儿出现呼吸急促和肺部出现湿啰音时,应警惕循环充血的可能性,严重者可出现呼吸困难,端坐呼吸、颈静脉怒张、频咳、吐粉红色泡沫痰、两肺布满湿啰音、心脏扩大等症状,甚至出现奔马律、肝大而硬、水肿加剧。少数可突然发生,病情急剧恶化。

2.高血压脑病

由于脑血管痉挛,导致缺血、缺氧、血管渗透性增高而发生脑水肿。近年来也有人认为是脑血管扩张所致。常发生在疾病早期,血压突然上升之后,血压往往＞21.3/14.7 kPa(160/110 mmHg),年长儿会主诉剧烈头痛、呕吐、复视或一过性失明,严重者突然出现惊厥、昏迷。

3.急性肾功能不全

常发生于疾病初期,出现尿少、尿闭等症状,引起暂时性氮质血症、电解质紊乱和代谢性酸中毒,一般持续 3～5 d,不超过 10 d。

(四)非典型表现

1.无症状性急性肾炎

患儿仅有镜下血尿而无其他临床表现。

2.肾外症状性急性肾炎

有的患儿水肿、高血压明显,甚至有严重循环充血及高血压脑病,此时尿改变轻微或尿常规检查正常,但有链球菌前期感染和血 C_3 水平明显降低。

3.以肾病综合征表现的急性肾炎

少数患儿以急性肾炎起病,但水肿和蛋白尿突出,伴轻度高胆固醇血症和低白蛋白血症,临床表现似肾病综合征。

五、辅助检查

尿蛋白可在＋～＋＋＋之间,且与血尿的程度相平行,尿镜检除多少不等的红细胞外,可有透明颗粒或红细胞管型,疾病早期可见较多的白细胞和上皮细胞,并非感染。血白细胞一般轻度升高或正常,红细胞沉降率加快。咽炎的病例抗链球菌溶血素 O(ASO)往往增加,10～14 d 开始升高,3～5 周达高峰,3～6 个月恢复正常。另外,咽炎后 APSGN 者抗双磷酸吡啶核苷酸酶滴度升高。皮肤感染的患者 ASO 升高不明显,抗脱氧核糖核酸酶的阳性率高于 ASO,可达 92%。另外,皮肤感染后 APSGN 者抗透明质酸酶滴度升高。80%～90% 的患者血清 C_3 下降,至第 8 周,94% 的病例血 C_3 已恢复正常。明显少尿时血尿素氮和肌酐可升高。肾小管功能正常。持续少尿或无尿者,血肌酐升高,内生肌酐清除率降低,尿浓缩功能也受损。

肾穿刺活检指征:①需与急进性肾炎鉴别时;②临床、化验不典型者;③病情迁延者进行肾穿刺活检,以确定诊断。

六、诊断

临床上在前期感染后急性起病,尿检有红细胞、蛋白和管型,或有水肿、尿少、高血压者,均可诊断急性肾炎。

APSGN 诊断依据:①血尿伴(或不伴)蛋白尿伴(或不伴)管型尿;②水肿,一般先累及眼睑及颜面部,继而下行性累及躯干和双下肢,呈非凹陷性;③高血压;④血清 C_3 短暂性降低,到病程第 8 周 94% 的患者恢复正常;⑤3 个月内链球菌感染证据(感染部位细菌培养)或链球菌感染后的血清学证据;⑥临床考虑不典型的急性肾炎,或临床表现或检验不典型,或病情迁延者应考虑肾组织病理检查,典型病理表现为毛细血管内增生性肾小球肾炎。

APSGN 满足上文第①、④、⑤三条即可诊断,如伴有②、③、⑥的任一条或多条则诊断依据更加充分。

七、鉴别诊断

根据有 1～3 周的前驱感染史,且有血尿、蛋白尿、水肿、少尿、高血压等临床表现,ASO 效价增高,C_3 浓度降低,B 超双肾体积增大,可做出诊断。急性肾炎主要与下列疾病相鉴别。

(一)急进性肾小球肾炎

与急性肾小球肾炎起病过程相似,但多病情发展快,早期迅速出现少尿、无尿、进行性肾功能恶化、贫血等,血清 C_3 正常,血清抗基膜性肾小球肾炎抗体或抗中性粒细胞胞浆抗体阳性。肾脏体积正常或增大,肾活检证实肾小球有大量新月体形成,可明确诊断。按免疫病理学分类可分为3型。

(1)Ⅰ型为抗肾小球基膜抗体型,肾小球基膜可见 IgG 呈线状均匀沉积,新月体形成数量多,血清中可检测到抗基膜性肾小球肾炎抗体,预后很差。

(2)Ⅱ型为免疫复合物型,IgG 及 C_3 呈颗粒状沉积在肾小球基膜和系膜区,血清免疫复合物阳性,预后较Ⅰ型为好。

(3)Ⅲ型为血管炎型,血清抗中性粒细胞胞质抗体阳性,肾小球有局灶性节段性纤维素样坏死,是急进性肾小球肾炎中最多见的类型,预后较Ⅰ型为好。

治疗上主张积极行糖皮质激素和 CTX 冲击治疗,应用抗凝、抗血小板解聚药,有条件可行血浆置换疗法,应早期进行血液透析治疗,为免疫抑制剂的使用创造条件。

(二)慢性肾小球肾炎

发作时症状同本病,但有慢性肾炎史,诱发因素较多,如感染诱发者临床症状(多在 1 周内,缺乏间歇期)迅速出现,常有明显贫血、低蛋白血症、肾功能损害等,B超检查有的显示双肾缩小,急性症状控制后,贫血仍存在,肾功能不能恢复正常,对鉴别有困难的除了肾穿刺进行病理分析之外,还可根据病程和症状、体征及化验结果的动态变化来加以判断。

(三)IgA 肾病

好发于青少年,男性多见。典型患者常在呼吸道、消化道或泌尿系统感染后 $24\sim72$ h 出现肉眼血尿,持续数小时至数天。肉眼血尿有反复发作的特点。还有一部分患者起病隐匿,主要表现为无症状镜下血尿,可伴或不伴有轻度蛋白尿。免疫病理学检查:肾小球系膜区或伴毛细血管壁以 IgA 为主的免疫球蛋白呈颗粒样或团块状沉积。临床表现多样化,治疗方案各不一样。

八、治疗

本病无特异治疗。

(一)休息

急性期需卧床 $2\sim3$ 周,直到肉眼血尿消失,水肿减退,血压正常,即可下床做轻微活动。红细胞沉降率正常可上学,但仅限于完成课堂学业。3 个月内应避免重体力活动。尿沉渣细胞绝对计数正常后方可恢复体力活动。

(二)饮食

对有水肿高血压者应限盐及水。食盐以 60 mg/(kg·d)为宜。水分一般以不显性失水加尿量计算。有氮质血症者应限蛋白,可给优质动物蛋白 0.5 g/(kg·d)。尿量增多、氮质血症消除后应尽早恢复蛋白质供应,以保证小儿生长发育的需要。

(三)抗感染治疗

有感染灶时应给予青霉素类或其他敏感抗生素治疗 $10\sim14$ d。经常反复发生的慢性感染灶如扁桃体炎、龋齿等应予以清除,但须在肾炎基本恢复后进行。本症不同于风湿热,不需要长期使用药物预防链球菌感染。

(四)对症治疗

1.利尿

经控制水盐入量仍水肿少尿者可用氢氯噻嗪 $1\sim2$ mg/(kg·d)分 $2\sim3$ 次口服。尿量增多时可加用螺内酯 2 mg/(kg·d)口服。无效时需用呋塞米,注射剂量每次 $1\sim2$ mg/kg,每天 $1\sim$

2 次,静脉注射剂量过大时可有一过性耳聋。

2.降压

凡经休息,控制水盐、利尿而血压仍高者均应给予降压药。可根据病情选择钙通道阻滞剂(硝苯地平)和血管紧张素转换酶抑制剂等。

3.激素治疗

APSGN 表现为肾病综合征或肾病水平的蛋白尿时,给予糖皮质激素治疗有效。

(五)严重循环充血治疗

(1)矫正水钠潴留,恢复正常血容量,可使用呋塞米注射。

(2)表现有肺水肿者除一般对症治疗外可加用硝普钠,5~20 mg 加入 5% 葡萄糖液 100 mL 中,以 1 μg/(kg·min)速度静脉滴注,用药时严密监测血压,随时调节药液滴速,每分钟不宜超过 8 μg/kg,以防发生低血压。滴注时针筒、输液管等须用黑纸覆盖,以免药物遇光分解。

(3)对难治病例可采用腹膜透析或血液滤过治疗。

(六)高血压脑病的治疗原则

高血压脑病的治疗原则为选用降压效力强而迅速的药物。

(1)首选硝普钠,通常用药后 1~5 min 内可使血压明显下降,抽搐立即停止,并同时每次静脉推注呋塞米 2 mg/kg。

(2)有惊厥者应及时止痉。持续抽搐者首选地西泮,按每次0.3 mg/kg,总量不大于 10 mg,缓慢静脉注射。

九、预防

防治感染是预防急性肾炎的根本。减少呼吸道及皮肤感染,对急性扁桃体炎、猩红热及脓疱患儿应尽早地、彻底地用青霉素类或其他敏感抗生素治疗。另外,感染后 1~3 周内应随访尿常规,及时发现和治疗本病。

十、预后

急性肾炎急性期预后好。95% APSGN 病例能完全恢复,小于 5% 的病例可有持续尿异常,死亡病例在 1% 以下。目前主要死因是急性肾衰竭。远期预后小儿比成人好,一般认为 80%~95% 终将痊愈。转入慢性者多呈自身免疫反应参与的进行性肾损害。

影响预后的可能因素:①与病因有关的一般病毒所致者预后较好;②散发者较流行性者差;③成人比儿童差,老年人更差;④急性期伴有重度蛋白尿且持续时间久,肾功能受累者预后差;⑤组织形态学上呈系膜显著增生者,40% 以上肾小球有新月体形成者,"驼峰"不典型(如过大或融合)者预后差。

(郭　锐)

第二节　急进性肾小球肾炎

急进性肾小球肾炎(RPGN)简称急进性肾炎,是一个综合征,临床呈急性起病,以大量血尿和蛋白尿等肾炎综合征或肾病综合征为临床表现,病情迅速发展到少尿及肾衰竭,可在几个月内死亡。主要病理改变是以广泛的肾小球新月体形成为其特点。

急进性肾炎可见于多种疾病:①继发于全身性疾病,如系统性红斑狼疮、肺出血肾炎综合征、结节性多动脉炎、过敏性紫癜、溶血尿毒综合征等;②严重链球菌感染后肾炎或其他细菌感染所致者;③原发性急进性肾炎,只限于排除链球菌后肾炎及全身性疾病后才能诊断。发病机制尚不清楚,目前认为主要是免疫性损害和凝血障碍两方面引起,免疫损害是关键,凝血障碍是病变持续发展和肾功能进行性减退的重要原因。

一、临床表现及诊断

(一)临床表现

(1)本病在儿科常见于较大儿童及青春期,年龄最小者5岁,男多于女。

(2)病前2～3周内可有疲乏、无力、发热、关节痛等症状。约一半患者有上呼吸道前驱感染。

(3)起病多与急性肾小球肾炎相似,一般多在起病后数天至2～3个月内发生进行性肾功能不全。

(4)全身水肿,可出现各种水、电解质紊乱。

(5)少数病例也可具有肾病综合征特征。

(二)实验室检查

(1)尿比重低且恒定,大量蛋白尿,血尿、管型尿。血尿持续是本病重要特点。血红蛋白和红细胞数呈进行性下降,血小板可减少。

(2)肾功能检查有尿素氮上升,肌酐清除率明显降低,血肌酐明显升高。

(3)部分患者约5%血抗基膜抗体可阳性。血清免疫复合物可阳性。补体 C_3 多正常,但由于链球菌感染所致者可有一过性补体降低。冷球蛋白可阳性。血纤维蛋白原增高,凝血时间延长,血纤维蛋白裂解产物(FDP)增高。并可出现低钠血症、高钾血症、高镁血症、低氯血症、低钙血症、高磷血症及代谢性酸中毒。红细胞沉降率增快。

(4)约30%的患者抗中性粒细胞胞浆抗体(ANCA)阳性。

(5)除血纤维蛋白原增高外,尿FDP可持续阳性。

(三)诊断与鉴别诊断

目前较公认的急进性肾炎诊断标准:①发病3个月内肾功能急剧恶化;②少尿或无尿;③肾实质受累表现为大量蛋白尿和血尿;④既往无肾脏病史;⑤肾脏大小正常或轻度大;⑥病理改变为50%以上肾小球呈新月体病变。对诊断有困难者,应做肾活组织检查。

本病主要需与急性链球菌后肾炎及溶血尿毒综合征鉴别。

二、治疗

急进性肾炎治疗原则是保护残余肾功能,针对急性肾功能不全的病理生理改变及其并发症及时采取对症治疗的综合治疗。并根据急进性肾炎发病的可能机制采取免疫抑制和抗凝治疗。

(一)肾上腺皮质激素冲击疗法

甲泼尼龙15～30 mg/kg,溶于5%葡萄糖溶液150～250 mL中,在1～2 h内静脉滴入,每天1次,连续3 d为1个疗程。继以泼尼松2 mg/(kg·d),隔天顿服,减量同肾病综合征。

(二)抗凝疗法

1.肝素

1 mg/(kg·d),静脉滴注,具体剂量可根据凝血时间或部分凝血活酶时间加以调整,使凝血时间保持在正常值的 2～3 倍或介于 20～30 min 之间,部分凝血活酶时间比正常对照组高 1.5～3.0 倍。疗程5～10 d。如病情好转可改用口服华法林 1～2 mg/d,持续 6 个月。肝素一般在无尿前应用效果较好。

2.双嘧达莫

5～10 mg/(kg·d),分 3 次饭后服,6 个月为 1 个疗程。

(三)血浆置换疗法

可降低血浆中免疫活性物质,清除损害之递质,即抗原抗体复合物、抗肾抗体、补体、纤维蛋白原及其他凝血因子等,因此阻止和减少免疫反应,中断或减轻病理变化。

(四)透析疗法

本病临床突出症状为进行性肾衰竭,故主张早期进行透析治疗。一般可先做腹膜透析。不满意时可考虑做血透析。

(五)四联疗法

采用泼尼松 2 mg/(kg·d),环磷酰胺 1.5～2.5 mg/(kg·d)或硫唑嘌呤 2 mg/(kg·d),肝素或华法林及双嘧达莫等联合治疗可取得一定疗效。

(六)肾移植

肾移植须等待至血中抗肾抗体阴转后才能进行,否则效果不好。一般需经透析治疗维持半年后再行肾移植。

(郭 锐)

第三节 慢性肾小球肾炎

慢性肾小球肾炎是指各种原发性或继发性肾炎病程超过 1 年,伴有不同程度的肾功能不全和/或持续性高血压、预后较差的肾小球肾炎。其病理类型复杂,常见有膜性增殖性肾炎、局灶节段性肾小球硬化、膜性肾病等。此病在儿科少见,为慢性肾功能不全最常见的原因。

一、临床表现

慢性肾小球肾炎起病缓慢,病情轻重不一,临床一般可分为普通型、肾病型、高血压型、急性发作型。

(一)共同表现

1.水肿

均有不同程度的水肿。轻者仅见于颜面部、眼睑及组织松弛部位,重者则全身普遍水肿。

2.高血压

部分患者有不同程度的高血压。血压升高为持续性或间歇性,以舒张压中度以上升高为特点。

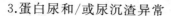

3.蛋白尿和/或尿沉渣异常

持续性中等量的蛋白尿和/或尿沉渣异常,尿量改变,夜尿增多,尿比重偏低或固定在1.010左右。

4.贫血

中-重度贫血,乏力,生长发育迟缓,易合并感染、低蛋白血症或心功能不全。

5.其他

不同程度的肾功能不全、电解质紊乱。

(二)分型

凡具备上述各临床表现均可诊断为慢性肾小球肾炎。

1.普通型

无突出特点者。

2.高血压型

高血压明显且持续升高者。

3.肾病型

突出具备肾病综合征特点者。

4.急性发作型

感染劳累后短期急性尿改变加重和急剧肾功能恶化,经过一段时期后,恢复至原来的状态者。

二、实验室检查

(一)尿常规

尿蛋白可从＋～＋＋＋＋,镜检有红细胞及各类管型,尿比重低且固定。

(二)血常规

呈正色素、正细胞性贫血。

(三)肾功能检查

肾小球滤过率下降,内生肌酐清除率、酚红排泄试验均降低;尿素氮及肌酐升高,尿浓缩功能减退。

(四)其他

部分患者尿FDP升高,血清补体下降,红细胞沉降率增快,肾病型可示低蛋白血症、高胆固醇血症。

三、诊断

肾小球肾炎病程超过1年,尿变化包括不同程度的蛋白尿、血尿和管型尿,伴有不同程度的肾功能不全和/或高血压者,临床诊断为慢性肾炎。尚需排除引起小儿慢性肾功能不全的其他疾病,如泌尿系统先天发育异常或畸形、慢性肾盂肾炎、溶血尿毒综合征、肾结核、遗传性肾病等。

四、治疗

目前尚无特异治疗,治疗原则为去除已知病因,预防诱发因素,对症治疗和中西医结合的综合治疗。有条件的最好根据肾组织病理检查结果制订其具体治疗方案。

（一）一般措施

加强护理，根据病情合理安排生活制度。

（二）调整饮食

适当限制蛋白的摄入，以减轻氮质血症。蛋白质以每天 1 g/kg 为宜，供给优质的动物蛋白如牛奶、鸡蛋、鸡、鱼等。根据水肿及高血压的程度，调整水和盐的摄入。

（三）防治感染

清除体内慢性病灶。

（四）慎重用药

必须严格掌握各种用药的剂量及间隔时间，勿用肾毒性药物。

（五）激素及免疫抑制剂

尚无肯定疗效。常规剂量的激素和免疫抑制剂治疗无效。但大剂量的激素可加重高血压和肾功能不全，应慎用。

有报道用：①甲泼尼龙冲击疗法；②长程大剂量泼尼松治疗，每天 1.5～2.0 mg/kg，每天晨服，持续5～23 个月以后减量至 0.4～1.0 mg/kg，隔天顿服，间断加用免疫抑制剂或双嘧达莫，抗凝治疗，经 3～9 年的长程持续治疗，使部分患儿症状减轻、病情进展缓慢，以延长生命。

（六）透析治疗

病情发展至尿毒症时，可以进行透析治疗，等待肾移植。

（郭　锐）

第四节　肾病综合征

肾病综合征（nephrotic syndrome，NS）是一组由多种原因引起的肾小球基膜通透性增加，导致血浆内大量蛋白质从尿中丢失的临床综合征。临床有以下四大特点：①大量蛋白尿；②低白蛋白血症；③高脂血症；④明显水肿。以上第①、②两项为必备条件。

NS 在小儿肾脏疾病中发病率仅次于急性肾炎。NS 按病因可分为原发性、继发性和先天遗传性 3 种类型。

本节主要叙述原发性肾病综合征（primary nephritic syndrome，PNS）。PNS 约占小儿时期 NS 总数的 90%，是儿童常见的肾小球疾病。国外报道儿童 NS 年发病率为（2～4）/10 万，患病率为 16/10 万，我国部分省、市医院住院患儿统计资料显示，PNS 占儿科住院泌尿系统疾病患儿的 21%～31%。男女比例约为 3.7∶1.0。发病年龄多为学龄前儿童，3～5 岁为发病高峰。

一、病因及发病机制

PNS 肾脏损害使肾小球通透性增加导致蛋白尿，而低蛋白血症、水肿和高胆固醇血症是继发的病理生理改变。PNS 的病因及发病机制目前尚不明确。但近年来的研究已证实下列事实。

（1）肾小球毛细血管壁结构或电化学的改变可导致蛋白尿。实验动物模型及人类肾病的研究看到微小病变时肾小球滤过膜多阴离子的丢失，致静电屏障破坏，使大量带阴电荷的中分子血浆清蛋白滤出，形成高选择性蛋白尿。分子滤过屏障的损伤，则尿中丢失大中分子量的多种蛋白,而形成低选择性蛋白尿。

（2）非微小病变型肾内常见免疫球蛋白和/或补体成分沉积,局部免疫病理过程可损伤滤过膜的正常屏障作用而发生蛋白尿。

（3）微小病变型肾小球未见以上沉积,其滤过膜静电屏障损伤原因可能与细胞免疫失调有关。肾病患者外周血淋巴细胞培养上清液经尾静脉注射可致小鼠发生大量蛋白尿和肾病综合征的病理改变,表明 T 细胞异常参与本病的发病。

二、病理

PNS 可见于各种病理类型。最主要的病理变化是微小病变型占大多数。少数为非微小病变型,包括系膜增生性肾小球肾炎、局灶性节段性肾小球硬化、膜增生性肾小球肾炎、膜性肾病等。

疾病发展过程中微小病变型可进展为系膜增生性肾小球肾炎和局灶性节段性肾小球硬化。

三、临床表现

水肿最常见,开始见于眼睑,以后逐渐遍及全身。未治疗或时间长的病例可有腹水或胸腔积液。一般起病隐匿,常无明显诱因。大约 30% 有病毒感染或细菌感染发病史,上呼吸道感染也可导致微小病变型 NS 复发。70% 肾病复发与病毒感染有关。尿量减少,颜色变深,无并发症的患者无肉眼血尿,而短暂的镜下血尿可见于大约 15% 的患者。大多数血压正常,但轻度高血压也见于约 15% 的患者,严重的高血压通常不支持微小病变型 NS 的诊断。由于血容量减少而出现短暂的肌酐清除率下降约占 30%,一般肾功能正常,急性肾衰竭少见。部分病例晚期可有肾小管功能障碍,出现低血磷性佝偻病、肾性糖尿、氨基酸尿和酸中毒等。

四、并发症

（一）感染

肾病患儿极易罹患各种感染。常见的感染有呼吸道、皮肤、泌尿道等处的感染和原发性腹膜炎等,其中尤以上呼吸道感染最多见,占 50% 以上。呼吸道感染中病毒感染常见。结核分枝杆菌感染亦应引起重视。另外,肾病患儿的医院感染不容忽视,以呼吸道感染和泌尿系统感染最多见,致病菌以机会致病菌为主。

（二）电解质紊乱和低血容量

常见的电解质紊乱有低钠血症、低钾血症、低钙血症。患儿可因不恰当长期禁盐或长期食用不含钠的食盐代用品,过多使用利尿剂,以及感染、呕吐、腹泻等因素均可致低钠血症。在上述诱因下可出现厌食、乏力、懒言、嗜睡、血压下降甚至出现休克、抽搐等。另外由于低蛋白血症,血浆胶体渗透压下降、显著水肿而常有血容量不足,尤在各种诱因引起低钠血症时易出现低血容量性休克。

（三）血栓形成和栓塞

NS 高凝状态易致各种动、静脉血栓形成。①肾静脉血栓形成常见,表现为突发腰痛、出现血尿或血尿加重,少尿甚至发生肾衰竭。②下肢深静脉血栓形成,两侧肢体水肿程度差别固定,不随体位改变而变化。③皮肤血管血栓形成,表现为皮肤突发紫斑并迅速扩大。④阴囊水肿呈紫色。⑤顽固性腹水。⑥下肢动脉血栓形成,出现下肢疼痛伴足背动脉搏动消失等症状体征。

股动脉血栓形成是小儿 NS 并发的急症状态之一,如不及时溶栓治疗可导致肢端坏死而需截肢。⑦肺栓塞时可出现不明原因的咳嗽、咯血或呼吸困难而无明显肺部阳性体征,其半数可无临床症状。⑧脑栓塞时出现突发的偏瘫、面瘫、失语或神志改变等神经系统症状在排除高血压脑病、颅内感染性疾病时要考虑颅内血管栓塞。血栓缓慢形成者其临床症状多不明显。

(四)急性肾衰竭

5%微小病变型肾病可并发急性肾衰竭。当 NS 临床上出现急性肾衰竭时,要考虑以下原因:①急性间质性肾炎,可由使用合成青霉素、呋塞米、非甾体抗炎药引起;②严重肾间质水肿或大量蛋白管型致肾内梗阻;③在原病理基础上并发大量新月体形成;④血容量减少致肾前性氮质血症或合并肾静脉血栓形成。

(五)肾小管功能障碍

NS 时除了原有肾小球的基础病可引起肾小管功能损害外,由于大量尿蛋白的重吸收,可导致肾小管,主要是近曲小管功能损害。临床上可见肾性糖尿或氨基酸尿,严重者可出现 Fanconi 综合征。

(六)生长延迟

肾病患儿的生长延迟多见于频繁复发和接受长期大剂量糖皮质激素治疗的病例。

五、辅助检查

(一)尿液分析

(1)尿常规检查尿蛋白定性多在+++以上,大约有 15%有短暂的镜下血尿,大多数可见到透明管型、颗粒管型和卵圆脂肪小体。

(2)尿蛋白定量:24 h 尿蛋白定量检查>50 mg/(kg·d)为肾病范围的蛋白尿。尿蛋白/尿肌酐,正常儿童上限为 0.2,肾病范围的蛋白尿>3.5 g/L。

(二)血清蛋白、胆固醇和肾功能测定

血清白蛋白浓度为 25 g/L(或更少)可诊断为 NS 的低白蛋白血症。由于肝脏合成增加,α_2、β 球蛋白浓度增高,IgG 减低,IgM、IgE 增加。胆固醇>5.7 mmol/L 和甘油三酯升高,LDL 和 VLDL 增高,HDL 多正常。BUN、Cr 可升高,晚期患儿可有肾小管功能损害。

(三)血清补体测定

微小病变型 NS 血清补体水平正常,降低可见于其他病理类型及继发性 NS 与部分脂肪代谢障碍的患者。

(四)感染依据的检查

对新诊断病例应进行血清学检查寻找链球菌感染的证据,及其他病原学的检查,如乙肝病毒感染等。

(五)系统性疾病的血清学检查

对新诊断的肾病患者需检测抗核抗体、抗-dsDNA 抗体、抗 Smith 抗体等。对具有血尿、补体减少并有临床表现的患者尤其重要。

(六)高凝状态和血栓形成的检查

大多数原发性肾病患儿都存在不同程度的高凝状态,血小板增多,血小板聚集率增加,血浆纤维蛋白原增加,D-二聚体增加,尿纤维蛋白裂解产物增高。对疑及血栓形成者可行彩色多普勒 B 型超声检查以明确诊断,有条件者可行数字减影血管造影。

（七）经皮肾穿刺组织病理学检查

大多数儿童 NS 不需要进行诊断性肾活检。NS 肾活检指征：①对糖皮质激素治疗耐药、频繁复发者；②对临床或实验室证据支持肾炎性肾病、慢性肾小球肾炎者。

六、诊断与鉴别诊断

临床上根据血尿、高血压、氮质血症、低补体血症的有无将原发性肾病综合征分为单纯性和肾炎性。PNS 还需与继发于全身性疾病的肾病综合征鉴别。儿科临床上部分非典型的链球菌感染后肾炎、系统性红斑狼疮性肾炎、紫癜性肾炎、乙型肝炎病毒相关性肾炎及药源性肾炎等均可有 NS 样表现。临床上须排除继发性 NS 后方可诊断 PNS。

有条件的医疗单位应开展肾活体组织检查以确定病理诊断。

七、治疗

（一）一般治疗

1.休息

水肿显著或大量蛋白尿，或严重高血压者均需卧床休息。病情缓解后逐渐增加活动量。在校儿童肾病活动期应休学。

2.饮食

显著水肿和严重高血压时应短期限制水钠摄入，病情缓解后不必继续限盐。活动期病例供盐 1～2 g/d。蛋白质摄入 1.5～2.0 g/(kg·d)，以高生物价的动物蛋白（乳、鱼、蛋、禽、牛肉等）为宜。在应用激素过程中食欲增加者应控制食量，足量激素时每天应给予维生素 D 400 U 及钙 800～1 200 mg。

3.防治感染

及时控制感染：小儿原发性肾病综合征患儿在起病前常有上呼吸道感染史，比如感冒、扁桃体炎、急性咽炎等，如果不及时治疗，1～4 周易患肾病综合征，所以及时控制感染很重要。

4.利尿

对激素耐药或使用激素之前，水肿较重伴尿少者可配合使用利尿剂，但需密切观察出入水量、体质量变化及电解质紊乱。

5.对家属的教育

应使父母及患儿很好地了解肾病的有关知识，并且应该教给用试纸检验尿蛋白的方法。

6.心理治疗

肾病患儿多具有内向、情绪不稳定性或神经质个性倾向，出现明显的焦急、抑郁、恐惧等心理障碍，应配合相应心理治疗。

（二）激素敏感型 NS 的治疗

根据中华医学会儿科学分会肾脏病学组制定的激素敏感、复发/依赖肾病综合征诊治循证指南（试行）。

1.初发 NS 的激素治疗分两个阶段

（1）诱导缓解阶段：足量泼尼松（或泼尼松龙）60 mg/(m²·d)或 2 mg/(kg·d)（按身高的标准体质量计算），最大剂量 80 mg/d，先分次口服，尿蛋白转阴后改为每晨顿服，疗程 6 周。

（2）巩固维持阶段：隔天晨顿服 1.5 mg 或 40 mg/m²（最大剂量 60 mg/d），共 6 周，然后逐渐减量。这里进入巩固维持阶段是隔天晨顿服 1.5 mg,一下子就把泼尼松剂量每 2 天总量减少了 5/8,是否对维持缓解有力,尚缺乏临床证据。

2.激素治疗的不良反应

长期超生理剂量使用糖皮质激素可见以下不良反应。

(1)代谢紊乱,可出现明显库欣综合征貌、肌肉萎缩无力、伤口愈合不良、蛋白质营养不良、高血糖、尿糖、水钠潴留、高血压、尿中失钾、高尿钙、骨质疏松等;还可发生白内障、无菌性股骨头坏死、高凝状态、生长停滞等。

(2)消化性溃疡和精神欣快感、兴奋、失眠甚至呈精神病、癫痫发作等;还可发生白内障、无菌性股骨头坏死、高凝状态、生长停滞等。

(3)易发生感染或诱发结核灶的活动。

(4)急性肾上腺皮质功能不全,戒断综合征。

(三)非频复发 NS 的治疗

1.寻找诱因

积极寻找复发诱因,积极控制感染,少数患儿控制感染后可自发缓解。

2.激素治疗

(1)重新诱导缓解:足量泼尼松(或泼尼松龙)每天分次或晨顿服,直至尿蛋白连续转阴 3 d 后改 40 mg/m² 或 1.5 mg/(kg·d)隔天晨顿服 4 周,然后用 4 周以上的时间逐渐减量。

(2)在感染时增加激素维持量:患儿在巩固维持阶段患上呼吸道感染时改隔天口服激素治疗为同剂量每天口服,可降低复发率。

(四)频复型 NS/激素依赖型 NS(FRNS/SDNS)的治疗

1.激素的使用

(1)拖尾疗法:同上诱导缓解后泼尼松每 4 周减量 0.25 mg/kg,给予能维持缓解的最小有效激素量(0.5～0.25 mg/kg),隔天口服,连用 9～18 个月。

(2)在感染时增加激素维持量:患儿在隔天口服泼尼松 0.5 mg/kg 时出现上呼吸道感染改隔天口服激素治疗为同剂量每天口服,连用 7 d,可降低 2 年后的复发率。

(3)改善肾上腺皮质功能:因肾上腺皮质功能减退患儿复发率显著增高,对这部分患儿可用促肾上腺皮质激素静脉滴注来预防复发。对 SDNS 患儿可予 ACTH 0.4 U/(kg·d)(总量不超过25 U)静脉滴注 3～5 d,然后激素减量。每次激素减量均按上述处理,直至停激素。

(4)更换激素种类:对泼尼松疗效较差的病例,可换用其他糖皮质激素制剂。

2.免疫抑制剂治疗

(1)环磷酰胺剂量:2～3 mg/(kg·d)分次口服 8 周,或 8～12 mg/(kg·d)静脉冲击疗法,每 2 周连用 2 d,总剂量≤200 mg/kg,或每月 1 次静脉推注,每次 500 mg/m²,共 6 次。

不良反应:白细胞减少,秃发,肝功能损害,出血性膀胱炎等,少数可发生肺纤维化。最令人瞩目的是其远期性腺损害。病情需要者可小剂量、短疗程,间断用药,避免青春期前和青春期用药。

(2)其他免疫抑制剂:可根据相关指南分别选用环孢素 A、他克莫司、利妥昔布、长春新碱。

3.免疫调节剂

左旋咪唑:一般作为激素辅助治疗。剂量:2.5 mg/kg,隔天服用 12～24 个月。左旋咪唑在治疗期间和治疗后均可降低复发率,减少激素用量,在某些患儿可诱导长期缓解。

不良反应可有胃肠不适、流感样症状、皮疹、中性粒细胞下降,停药即可恢复。

（五）SRNS 的治疗

1.缺乏肾脏病理诊断的治疗

在缺乏肾脏病理检查的情况下，国内外学者将环磷酰胺作为 SRNS 的首选治疗药物。中华医学会儿科学分会肾脏病学组制定的激素耐药型肾病综合征（SRNS）诊治循证指南推荐采用激素序贯疗法：泼尼松 2 mg/(kg·d)治疗 4 周后尿蛋白仍阳性时，可考虑以大剂量甲泼尼龙 15～30 mg/(kg·d)，每天 1 次，连用 3 d 为 1 个疗程，最大剂量不超过 1 g。冲击治疗 1 个疗程后如果尿蛋白转阴，泼尼松按激素敏感方案减量；如尿蛋白仍阳性者，应加用免疫抑制剂，同时隔天晨顿服泼尼松 2 mg/kg，随后每 2～4 周减 5～10 mg，随后以一较小剂量长期隔天顿服维持，少数可停用。

注意事项：建议甲泼尼龙治疗时进行心电监护。下列情况慎用甲泼尼龙治疗：①伴活动性感染；②高血压；③有胃肠道溃疡或活动性出血者；④原有心律失常者。

2.重视辅助治疗

ACEI 和/或 ARB 是重要的辅助治疗药物，不仅可以控制高血压，而且可以降低蛋白尿和维持肾功能；有高凝状态或静脉血栓形成的患者应尽早使用抗凝药物如普通肝素或低分子量肝素；有高脂血症者重在调整饮食，10 岁以上儿童可考虑使用降脂药物如他汀类药物；有肾小管与间质病变的患儿可加用冬虫夏草制剂，其作用能改善肾功能，减轻毒性物质对肾脏的损害，同时可以降低血液中的胆固醇和甘油三酯，减轻动脉粥样硬化；伴有肾功能不全可应用大黄制剂。

（六）抗凝及纤溶药物疗法

由于肾病往往存在高凝状态和纤溶障碍，易并发血栓形成，需加用抗凝和溶栓治疗。

1.肝素

1 mg/(kg·d)，加入 10% 葡萄糖液 50～100 mL 中静脉滴注，每天 1 次，2～4 周为 1 个疗程。亦可选用低分子量肝素。病情好转后改口服抗凝药维持治疗。

2.尿激酶

有直接激活纤溶酶溶解血栓的作用。一般剂量 3 万～6 万 U/d，加入 10% 葡萄糖液 100～200 mL 中，静脉滴注，1～2 周为 1 个疗程。症状严重者可使用尿激酶冲击治疗。

3.口服抗凝药

双嘧达莫，5～10 mg/(kg·d)，分 3 次饭后服，6 个月为 1 个疗程。

（七）血管紧张素转换酶抑制剂治疗

对改善肾小球局部血流动力学，减少尿蛋白，延缓肾小球硬化有良好作用。尤其适用于伴有高血压的 NS。常用制剂有卡托普利、依那普利、福辛普利等。

（八）中医药治疗

NS 属中医"水肿""阴水""虚劳"的范畴。可根据辨证施治原则立方治疗。

八、预后

肾病综合征的预后转归与其病理变化关系密切。微小病变型预后最好，灶性肾小球硬化和系膜毛细血管性肾小球肾炎预后最差。微小病变型 90%～95% 的患儿对首次应用糖皮质激素有效。其中 85% 可有复发，复发在第一年比以后更常见。如果一个小儿 3～4 年还没有复发，其后有 95% 的机会不复发。微小病变型发展成尿毒症者极少，绝大多数患儿死于感染或激素严重不良反应等。对于 SRNS 经久不愈者应尽可能检查有否相关基因突变，以避免长期无效的药物治疗。

（郭　锐）

第五节　泌尿系统感染

泌尿系统感染(urinary tract infection,UTI)是指病原体直接侵入尿路,在尿液中生长繁殖,并侵犯尿路黏膜或组织而引起损伤。按病原体侵袭的部位不同,一般将其分为肾盂肾炎、膀胱炎、尿道炎。肾盂肾炎又称上尿路感染,膀胱炎和尿道炎合称下尿路感染。由于小儿时期感染局限在尿路某一部位者较少,且临床上又难以准确定位,故常不加区别统称为UTI。UTI患者临床上可根据有无症状,分为症状性泌尿系统感染和无症状性菌尿。尿路感染是小儿时期常见疾病之一,尿路感染是继慢性肾炎之后,引起儿童期慢性肾功能不全的主要原因之一。儿童期症状性尿路感染的年发病率男孩为0.17%~0.38%,女孩为0.31%~0.71%,发病年龄多在2~5岁;无症状性菌尿则多见于学龄期女童。据我国1982年全国105家医院儿童住院患者调查显示,UTI占泌尿系统疾病的8.5%;1987年全国21省市儿童尿过筛检查统计,UTI占儿童泌尿系统疾病的12.5%。无论在成人或儿童,女性UTI的发病率普遍高于男性,但在新生儿或婴幼儿早期,男性的发病率却高于女性。

无症状性菌尿也是儿童UTI的一个重要组成部分,它可见于所有年龄、性别的儿童中,甚至包括3个月以下的小婴儿,但以学龄女孩更常见。

一、病因

任何致病菌均可引起UTI,但绝大多数为革兰阴性杆菌,如大肠埃希菌、副大肠埃希菌、变形杆菌、克雷伯杆菌、铜绿假单胞菌,少数为肠球菌和葡萄球菌。大肠埃希菌是UTI中最常见的致病菌,占60%~80%。初次患UTI的新生儿、所有年龄的女孩和1岁以下的男孩,主要的致病菌仍是大肠埃希菌,而在1岁以上男孩主要致病菌多是变形杆菌。对于10~16岁的女孩,白色葡萄球菌亦常见;至于克雷伯杆菌和肠球菌,则多见于新生儿UTI。

二、发病机制

细菌引起UTI的发病机制是错综复杂的,其发生是个体因素与细菌致病性相互作用的结果。

(一)感染途径

1.血源性感染

现已证实,经血源途径侵袭尿路的致病菌主要是金黄色葡萄球菌。

2.上行性感染

致病菌从尿道口上行并进入膀胱,引起膀胱炎,膀胱内的致病菌再经输尿管移行至肾脏,引起肾盂肾炎,这是UTI最主要的途径。引起上行性感染的致病菌主要是大肠埃希菌,其次是变形杆菌或其他肠杆菌。膀胱输尿管反流是细菌上行性感染的重要原因。

3.淋巴感染和直接蔓延

结肠内的细菌和盆腔感染可通过淋巴管感染肾脏,肾脏周围邻近器官和组织的感染也可直接蔓延。

（二）个体因素

（1）婴幼儿输尿管长而弯曲,管壁肌肉和弹力纤维发育不良,蠕动力差,容易扩张或受压及扭曲而导致梗阻,易发生尿流不畅或尿潴留而诱发感染。

（2）尿道菌种的改变及尿液性状的变化,为致病菌入侵和繁殖创造了条件。

（3）细菌在尿路上皮细胞黏附是其在泌尿道增殖引起 UTI 的先决条件。

（4）某些患儿分泌型 IgA 的产生缺陷,尿中的 sIgA 减低。

（5）先天性或获得性尿路畸形,增加尿路感染的危险性。

（6）新生儿和小婴儿易患尿路感染是因为其机体抗菌能力差。婴儿使用尿布,尿道口常受细菌污染,且局部防卫能力差,易致上行感染。

（7）糖尿病、高钙血症、高血压、慢性肾脏疾病、镰刀状贫血及长期使用糖皮质激素或免疫抑制剂的患儿,其 UTI 的发病率可增高。

（8）基因多态性:发生机制与 ACE 活性增高致使血管紧张素 I 向 II 转化增多有关。后者通过引发局部血管收缩、刺激 TGF-β 产生和胶原合成导致间质纤维化和肾小球硬化。

（9）细胞因子:急性肾盂肾炎患儿尿中 IL-1、IL-6 和 IL-8 增高,且 IL-6 水平与肾瘢痕的严重程度呈正相关。

（三）细菌毒力

除了以上个体因素所起的作用外,对没有泌尿系统结构异常的尿路感染儿童,感染细菌的毒力是决定其能否引起 UTI 的主要因素。

三、临床表现

（一）急性 UTI

随着患儿年龄组的不同存在着较大差异。

1.新生儿

新生儿临床症状极不典型,多以全身症状为主,如发热或体温不升,苍白、吃奶差、呕吐、腹泻、黄疸等较多见,部分患儿可有嗜睡、烦躁甚至惊厥等神经系统症状。新生儿 UTI 常伴有败血症,但尿路刺激症状多不明显,在 30% 的患儿血和尿培养出的致病菌一致。

2.婴幼儿

婴幼儿 UTI 的临床症状常不典型,常以发热最突出。此外,拒食、呕吐、腹泻等全身症状也较明显。有时也可出现黄疸和神经系统症状如精神萎靡、昏睡、激惹甚至惊厥。在 3 个月龄以上的儿童可出现尿频、排尿困难、血尿、脓血尿、尿液混浊等。细心观察可发现排尿时哭闹不安,尿布有臭味和顽固性尿布疹等。

3.年长儿

以发热、寒战、腹痛等全身症状突出,常伴有腰痛和肾区叩击痛,肋脊角压痛等。同时尿路刺激症状明显,患儿可出现尿频、尿急、尿痛、尿液浑浊,偶见肉眼血尿。

（二）慢性 UTI

慢性 UTI 是指病程迁延或反复发作持续一年以上者。常伴有贫血、消瘦、生长迟缓、高血压或肾功能不全。

（三）无症状性菌尿

在常规的尿过筛检查中,可以发现健康儿童存在着有意义的菌尿,但无任何尿路感染症状。

这种现象可见于各年龄组,在儿童中以学龄女孩常见。无症状性菌尿患儿常同时伴有尿路畸形和既往症状尿路感染史。病原体多数是大肠埃希菌。

四、辅助检查

(一)尿常规检查及尿细胞计数

(1)尿常规检查:如清洁中段尿离心沉渣中白细胞>10/HPF,即可怀疑为尿路感染;血尿也很常见。肾盂肾炎患者有中等蛋白尿、白细胞管型尿及晨尿的比重和渗透压减低。

(2)1 h尿白细胞排泄率测定,白细胞计数>30×10^4/h为阳性,可怀疑尿路感染;白细胞计数<20×10^4/h为阴性,可排除尿路感染。

(二)尿培养细菌学检查(尿细菌培养)及菌落计数

细菌培养及菌落计数是诊断尿路感染的主要依据。通常认为中段尿培养菌落数≥10^5/mL可确诊。$10^4 \sim 10^5$/mL为可疑,<10^4/mL为污染。应结合患儿性别、有无症状、细菌种类及繁殖力综合分析评价临床意义。由于粪链球菌一个链含有32个细菌,一般认为菌落数在$10^3 \sim 10^4$/mL间即可诊断。通过耻骨上膀胱穿刺获取的尿培养,只要发现有细菌生长,即有诊断意义。至于伴有严重尿路刺激症状的女孩,如果尿中有较多白细胞,中段尿细菌定量培养≥10^2/mL,且致病菌为大肠埃希菌类或腐物寄生球菌等,也可诊断为UTI,临床高度怀疑UTI而尿普通细菌培养阴性的,应做L-型细菌和厌氧菌培养。

(三)尿液直接涂片法

油镜下找细菌,如每个视野都能找到一个细菌,表明尿内细菌数>10^5/mL。

(四)亚硝酸盐试纸条试验和尿白细胞酯酶检测

大肠埃希菌、副大肠埃希菌和克雷伯杆菌试纸条亚硝酸盐试验呈阳性,产气杆菌、变形杆菌、铜绿假单胞菌和葡萄球菌亚硝酸盐试验呈弱阳性,而粪链球菌、结核菌为阴性。

(五)影像学检查

目的在于:①检查泌尿系统有无先天性或获得性畸形;②了解以前由于漏诊或治疗不当所引起的慢性肾损害或瘢痕进展情况;③辅助上尿路感染的诊断。

常用的影像学检查有B型超声检查、静脉肾盂造影加断层摄片(检查肾瘢痕形成)、排泄性膀胱尿路造影、动态、静态肾核素造影、CT扫描等。

1.年龄<2岁的患儿

UTI伴有发热症状者,无论男孩或女孩,在行尿路B超检查后无论超声检查是否异常,均建议在感染控制后行膀胱输尿管返流(MCU)检查。家属对MCU有顾虑者,宜尽早行放射性核素肾扫描检查。

2.年龄>4岁的患儿

B超显像泌尿系统异常者需在感染控制后进行MCU检查。

3.年龄2～4岁的患儿

可根据病情而定。

五、诊断与鉴别诊断

UTI的诊断年长儿症状与成人相似,尿路刺激症状明显,常是就诊的主诉。如能结合实验室检查,可立即得以确诊。但对于婴幼儿、特别是新生儿,由于排尿刺激症状不明显或阙如,而常以全身表现较为突出,易致漏诊。故对病因不明的发热患儿都应反复做尿液检查,争取在用抗生素治疗之前进行尿培养,菌落计数和药敏试验;凡具有真性菌尿者,即清洁中段尿定量培养菌落数≥10^5/mL,或耻骨上膀胱穿刺尿定性培养有细菌生长,即可确立诊断。

完整的UTI的诊断除了评定泌尿系统被细菌感染外,还应包括以下内容:①本次感染系初染、复发或再感;②确定致病菌的类型并做药敏试验;③有无尿路畸形如膀胱输尿管反流、尿路梗阻等,如有膀胱输尿管反流,还要进一步了解"反流"的严重程度和有无肾脏瘢痕形成;④感染的定位诊断,即是上尿路感染还是下尿路感染。

UTI需与肾小球肾炎、肾结核及急性尿道综合征鉴别。急性尿道综合征的临床表现为尿频、尿急、尿痛、排尿困难等尿路刺激症状,但清洁中段尿培养无细菌生长或为无意义性菌尿。

六、治疗

治疗目的是控制症状,根除病原体,去除诱发因素,预测和防止再发。

(一)一般处理

(1)急性期需卧床休息,鼓励患儿多饮水以增加尿量,女孩还应注意外阴部的清洁卫生。

(2)鼓励患儿进食,供给足够的热量、丰富的蛋白质和维生素,以增强机体的抵抗力。

(3)对症治疗,对高热、头痛、腰痛的患儿应给予解热镇痛剂缓解症状。对尿路刺激症状明显者,可用阿托品、山莨菪碱等抗胆碱药物治疗或口服碳酸氢钠碱化尿液,减轻尿路刺激症状。有便秘者改善便秘。

(二)抗菌药物治疗选用抗生素的原则

(1)感染部位:对肾盂肾炎应选择血浓度高的药物,对膀胱炎应选择尿浓度高的药物。

(2)感染途径:对上行性感染,首选磺胺类药物治疗。如发热等全身症状明显或属血源性感染,多选用青霉素类、氨基糖苷类或头孢菌素类单独或联合治疗。

(3)根据尿培养及药敏试验结果,同时结合临床疗效选用抗生素。

(4)药物在肾组织、尿液、血液中都应有较高的浓度。

(5)药物的抗菌能力强,抗菌谱广。

(6)对肾功能损害小的药物。

(三)治疗措施

1.上尿路感染/急性肾盂肾炎的治疗

(1)<3个月婴儿:静脉敏感抗生素治疗10～14 d。

(2)>3个月:口服敏感抗生素7～14 d(若没有药敏试验结果,推荐使用头孢菌素或氨苄西林);可先静脉治疗2～4 d后改用口服抗生素治疗,总疗程7～14 d。

(3)在抗生素治疗48 h后需评估治疗效果,包括临床症状、尿检指标等。若抗生素治疗48 h后未能达到预期的治疗效果,需重新留取尿液进行尿培养细菌学检查。

2.下尿路感染/膀胱炎的治疗

(1)口服抗生素治疗7～14 d(标准疗程)。

(2)口服抗生素2～4 d(短疗程):短疗程(2～4 d)口服抗生素治疗和标准疗程(7～14 d)口服抗生素治疗相比,两组在临床症状持续时间、菌尿持续时间、UTI复发、药物依从性和耐药发生率方面均无明显差别。

(3)在抗生素治疗48 h后也需评估治疗效果。

3.无症状菌尿的治疗

单纯无症状菌尿一般无须治疗。但若合并尿路梗阻、膀胱输尿管反流或其他尿路畸形存在，或既往感染使肾脏留有陈旧性瘢痕者，则应积极选用上述抗菌药物治疗。疗程7～14 d，继之给予小剂量抗菌药物预防，直至尿路畸形被矫治为止。

4.复发性泌尿系统感染的治疗

复发性UTI包括：①UTI发作2次及以上且均为急性肾盂肾炎；②1次急性肾盂肾炎且伴有1次及以上的下尿路感染；③3次及以上的下尿路感染。

复发性UTI者在进行尿细菌培养后选用2种抗菌药物治疗，疗程10～14 d为宜，然后需考虑使用预防性抗生素治疗以防复发。预防用药期间，选择敏感抗生素治疗剂量的1/3睡前顿服，首选呋喃妥因或磺胺甲基异噁唑。若小婴儿服用呋喃妥因出现消化道不良反应严重者，可选择阿莫西林-克拉维酸钾或头孢克洛类药物口服。如果患儿在接受预防性抗生素治疗期间出现了尿路感染，需换用其他抗生素而非增加原抗生素的剂量。

(四)积极矫治尿路畸形

小儿UTI约半数可伴有各种诱因，特别在慢性或反复复发的患者，多同时伴有尿路畸形。其中以膀胱输尿管反流最常见，其次是尿路梗阻和膀胱憩室。一经证实，应及时予以矫治。否则，UTI难被控制。

(五)UTI的局部治疗

常采用膀胱内药液灌注治疗，主要治疗顽固性慢性膀胱炎经全身给药治疗无效者。灌注药液可根据致病菌特性或药敏试验结果选择。

七、预后

急性UTI经合理抗菌治疗，多数于数天内症状消失、治愈，但有近50%患者可复发。复发病例多伴有尿路畸形，其中以膀胱输尿管反流最常见，而膀胱输尿管反流与肾瘢痕关系密切，肾瘢痕的形成是影响儿童UTI预后的最重要因素。由于肾瘢痕在学龄期儿童最易形成，10岁后进展不明显。一旦肾瘢痕引起高血压，如不能被有效控制，最终发展至慢性肾衰竭。

八、预防

UTI是可以预防的，可从以下几方面入手。

(1)注意个人卫生，勤洗外阴以防止细菌入侵。

(2)及时发现和处理男孩包茎、女孩处女膜伞、蛲虫感染等。

(3)及时矫治尿路畸形，防止尿路梗阻和肾瘢痕形成。

（郭　锐）

第六章

神经系统疾病

第一节 惊 厥

惊厥是小儿时期常见的症状,小儿惊厥的发生率是成人的 10~15 倍,是儿科重要的急症。其发生是由于大脑神经元的异常放电引起。临床上多表现为突然意识丧失,全身骨骼肌群阵挛性或强直性或局限性抽搐,一般经数秒至数分钟后缓解,若惊厥时间超过 30 min 或频繁惊厥中间无清醒者,称之为惊厥持续状态。50%惊厥持续状态发生于 3 岁以内,特别在第一年内最常见。惊厥性癫痫持续所致的惊厥性脑损伤发生率为 4%~40%。

一、病因

(一)有热惊厥(感染性惊厥)

感染性惊厥多数伴有发热,但严重感染及某些寄生虫脑病可以不伴发热。感染性病因又分为颅内感染与颅外感染。

1.颅内感染

各种病原如细菌、病毒、隐球菌、原虫和寄生虫等所致的脑膜炎、脑炎。惊厥反复发作,年龄越小,越易发生惊厥。常有发热与感染伴随症状、颅内压增高或脑实质受损症状。细菌性脑膜炎、病毒性脑膜炎及病毒性脑炎常急性起病;结核性脑膜炎多亚急性起病,但婴幼儿时期可急性起病,进展迅速,脑神经常常受累;隐球菌脑膜炎慢性起病,头痛明显并逐渐加重;脑寄生虫病特别是脑囊虫病往往以反复惊厥为主要表现。体格检查可发现脑膜刺激征及锥体束征阳性。脑脊液及脑电图等检查异常帮助诊断,特别是脑脊液检查、病原学检测、免疫学及分子生物学检查帮助明确可能的病原。

2.颅外感染

(1)热性惊厥:为小儿惊厥最常见的原因,其发生率为 4%~8%。热性惊厥是指婴幼儿时期发热 38 ℃以上的惊厥,而无中枢神经系统感染、水及电解质紊乱等异常病因所致者。目前仍使用 1983 年全国小儿神经病学专题讨论会诊断标准:好发年龄为 4 个月~3 岁,复发年龄不超过 6 岁;惊厥发作在体温骤升 24 h 内,发作次数为 1 次;表现为全身性抽搐,持续时间在 10~15 min内;可伴有呼吸道或消化道等急性感染,热性惊厥也可发生在预防接种后。神经系统无异常体征,脑脊液检查无异常,脑电图 2 周内恢复正常,精神运动发育史正常,多有家族病史。以上典型发作又称之为单纯性热性惊厥。部分高热惊厥临床呈不典型发作表现,称之为复杂性高热惊厥:24 h 内反复多次发作;发作惊厥持续时间超过 15 min 以上;发作呈局限性,或左右明显不对称。清醒后可能有神经系统异常体征。惊厥停止 7 d 后脑电图明显异常。某一患儿具有复杂性高热惊厥发作的次数越多,今后转为无热惊厥及癫痫的危险性越大。

自贡会议明确指出凡发生以下疾病中的发热惊厥均不要诊断为高热惊厥:①中枢神经系统感染;②中枢神经系统疾病(颅脑外伤、出血、占位性病变、脑水肿和癫痫发作);③严重的全身性代谢紊乱,如缺氧、水和电解质紊乱、内分泌紊乱、低血糖、低血钙、低血镁、维生素缺乏及中毒等;④明显的遗传性疾病、出生缺陷、神经皮肤综合征(如结节性硬化)、先天性代谢异常(如苯丙酮尿症)及神经节苷脂沉积病;⑤新生儿期惊厥。

(2)中毒性脑病:颅外感染所致中毒性脑病常见于重症肺炎、中毒性菌痢,以及败血症等急性感染过程中出现类似脑炎的表现,但并非病原体直接侵入脑组织。惊厥的发生为脑缺氧、缺血、水肿或细菌毒素直接作用等多因素所致。这种惊厥的特点是能找到原发病症,且发生在原发病的极期,惊厥发生次数多,持续时间长,常有意识障碍,脑脊液检查基本正常。

(二)无热惊厥(非感染性惊厥)

1.颅内疾病

小儿时期原发性癫痫最为多见。其他还有颅内出血(产伤、窒息、外伤或维生素缺乏史),颅脑损伤(外伤史),脑血管畸形,颅内肿瘤,脑发育异常(脑积水、颅脑畸形),神经皮肤综合征,脑炎后遗症及脑水肿等。

2.颅外疾病

(1)代谢异常:如低血钙、低血糖、低血镁、低血钠、高血钠、维生素 B_1 和维生素 B_6 缺乏症,均是引起代谢紊乱的病因并有原发疾病表现。

(2)遗传代谢疾病:如苯丙酮尿症、半乳糖血症、肝豆状核变性及黏多糖病等,较为少见。多有不同疾病的临床特征。

(3)中毒性因素:如药物中毒(中枢兴奋药、氨茶碱、抗组胺类药物、山道年、异烟肼、阿司匹林、安乃近及氯丙嗪)、植物中毒(发芽马铃薯、白果、核仁、蓖麻子及地瓜子等)、农药中毒(有机磷农药如 1605、1509、敌敌畏、敌百虫、乐果、666 及 DDT 等)、杀鼠药及有害气体中毒等。接触毒物史及血液毒物鉴定可明确诊断。

(4)其他:全身性疾病如高血压脑病、阿-斯综合征和尿毒症等,抗癫痫药物撤退,预防接种如百白破三联疫苗等均可发生惊厥。

二、临床表现

小儿惊厥多表现为全身性发作,患儿意识丧失,全身骨骼肌不自主、持续地强直收缩,或有节律地阵挛性收缩;也可表现为部分性发作,神志清楚或意识丧失,局限于单个肢体、单侧肢体半身性惊厥,有时半身性惊厥后产生暂时性肢体瘫痪,称为 Todd 麻痹。小婴儿,特别是新生儿惊厥表现不典型,可表现为阵发性眨眼、眼球转动、斜视、凝视或上翻、面肌抽动似咀嚼、吸吮动作,口角抽动,也可以表现为阵发性面部发红、发绀或呼吸暂停而无明显的抽搐。

三、诊断

惊厥是一个症状,通过仔细的病史资料、全面的体格检查及必要的实验室检查,以尽快明确惊厥的病因是感染性或非感染性,原发病在颅内还是在颅外。

(一)病史

有无发热及感染伴随症状,了解惊厥的特点,惊厥发作是全身性还是局限性、惊厥持续时间、有否意识障碍及大小便失禁,有否误服毒物或药物史。出生时有否窒息抢救史或新生儿期疾病史。既往有否类似发作史。家族中有否惊厥患者。联系发病年龄及发病季节综合考虑。①新生儿时期惊厥发作常见于缺氧缺血性脑病、颅内出血、颅脑畸形、低血糖、低血钙、低血镁、低血钠、高血钠、化脓性脑膜炎、破伤风及高胆红素血症等;②婴儿时期惊厥常见于低血钙、化脓性脑膜炎、热性惊厥(4个月后)、中毒性脑病、低血糖及头部跌伤等;③幼儿及年长儿惊厥常见于癫痫、颅内感染、中毒性脑病及头部外伤等。

(二)体格检查

惊厥发生时注意生命体征体温(T)、呼吸(R)、心率(HR)、血压(BP)、意识状态及神经系统异常体征、头围测量。检查有否颅内压增高征(前囟是否紧张与饱满,颅缝是否增宽)、脑膜刺激征和阳性神经征,以及全身详细的体格检查,如皮肤有无瘀点、瘀斑,肝、脾是否肿大。有否咖啡牛奶斑、皮肤脱失斑或面部血管瘤;有否毛发或头部畸形;并观察患儿发育进程是否迟缓以帮助明确病因。

(三)实验室检查

(1)血、尿、粪三大常规,有助于中毒性菌痢及尿路感染等感染性疾病诊断。

(2)血生化检查,如钙、磷、钠、钾、肝、肾功能帮助了解有否代谢异常,所有惊厥病例均检查血糖,了解有否低血糖。

(3)选择血、尿、粪及脑脊液等标本培养明确感染病原。

(4)毒物及抗癫痫药物浓度测定。

(5)疑颅内病变,选择腰椎穿刺、眼底检查、头颅B超及脑电图等检查。神经影像学检查的指征为局灶性发作、异常神经系统体征及怀疑颅内病变时;疑外伤颅内出血时,首选头颅CT;疑颅内肿瘤、颞叶病变、脑干及小脑病变和陈旧性出血时,首选MRI。

四、治疗

(一)一般治疗

保持气道通畅,及时清除咽喉部分泌物;头部侧向一侧,避免呕吐物及分泌物吸入呼吸道;吸氧以减少缺氧性脑损伤发生;退热,应用物理降温或药物降温;保持安静,避免过多的刺激。要注意安全,以免外伤。

(二)止痉药物

首选静脉或肌内注射途径。

1.地西泮

地西泮为惊厥首选用药,1~3 min起效,每次0.2~0.5 mg/kg(最大剂量10 mg),静脉推注,注入速度为1.0~1.5 mg/min,作用时间5~15 min,必要时每15~30分钟可重复使用2~3次。过量可致呼吸抑制及低血压;勿肌内注射,因吸收慢,难以迅速止惊。

2.劳拉西泮

劳拉西泮与蛋白结合含量仅为地西泮的1/6,入脑量随之增大,止惊作用显著加强。因外周组织摄取少,2~3 min起效,止惊作用可维持12~24 h。首量0.05~0.1 mg/kg,静脉注射,注速

1 mg/min(每次极量 4 mg),必要时可 15 min 后重复一次。降低血压及抑制呼吸的不良反应比地西泮小而轻,为惊厥持续状态首选药。国内尚未广泛临床应用。

3.氯硝西泮

惊厥持续状态首选用药,起效快,作用比地西泮强 5～10 倍,维持时间长达 24～48 h。剂量为每次 0.03～0.10 mg/kg,每次极量 10 mg,用原液或生理盐水稀释静脉推注,也可肌内注射。12～24 h 可重复。呼吸抑制发生较少,但有支气管分泌物增多和血压下降等不良反应。

4.苯巴比妥

脂溶性低,半衰期长,起效慢,静脉注射 15～20 min 开始见效,作用时间 24～72 h。多在地西泮用药后,首次剂量 10 mg/kg,若首选止惊用药时,应尽快饱和用药,即首次剂量 15～20 mg/kg,在 12 h 后给维持量每天 4～5 mg/kg,静脉(注速为每分钟 0.5～1.0 mg/kg)或肌内注射。较易出现呼吸抑制和心血管系统异常,尤其是在合用地西泮时。新生儿惊厥常常首选苯巴比妥,起效较快,疗效可靠,不良反应也较少。

5.苯妥英钠

苯妥英钠为惊厥持续状态的常用药,可单用,或一开始就与地西泮合用,或作为地西泮奏效后的维持用药,或继用于地西泮无效后,效果均好。宜用于部分性发作惊厥持续状态或脑外伤惊厥持续状态。对婴儿安全性也较大。负荷量 15～20 mg/kg(注速每分钟 0.5～1.0 mg/kg),10～30 min 起效,2～3 h 后方能止惊,必要时,2～3 h 后可重复一次,作用维持 12～24 h,12 h 后给维持量每天 5 mg/kg,静脉注射,应密切注意心率、心律及血压,最好用药同时进行心电监护。Fosphenytoin 为新的水溶性苯妥英钠药物,在体内转化成苯妥英钠,两药剂量可换算,血压及心血管不良反应相近,但局部注射的反应如静脉炎和软组织损伤在应用 Fosphenytoin 时较少见。

6.丙戊酸

目前常用为丙戊酸钠。对各种惊厥发作均有效,脂溶性高,迅速入脑,首剂 10～15 mg/kg,静脉推注,以后每小时 0.6～1.0 mg/kg 滴注,可维持 24 h,注意肝功能随访。

7.灌肠药物

当静脉用药及肌内注射无效或无条件注射时选用直肠保留灌肠:5%三聚乙醛每次 0.3～0.4 mL/kg;10%水合氯醛每次 0.3～0.6 mL/kg;其他脂溶性药物如地西泮和氯硝西泮、丙戊酸钠均可使用。

8.严重惊厥不止者考虑其他药物或全身麻醉药物

(1)咪达唑仑静脉注射每次 0.05～0.2 mg/kg,1.5～5.0 min 起效,作用持续 2～6 h,不良反应同地西泮。

(2)硫喷妥钠每次 10～20 mg/kg,配制成 1.25%～2.5%溶液,先按 5 mg/kg 静脉缓注、余者静脉滴速为 2 mg/min,惊厥控制后递减滴速,应用时需严密监制呼吸、脉搏、瞳孔、意识水平及血压等生命体征。

(3)异丙酚负荷量为 3 mg/kg,维持量为每分钟 100 μg/kg,近年来治疗难治性惊厥获得成功。

(4)对难治性惊厥持续状态,还可持续静脉滴注苯巴比妥 0.5～3.0 mg/(kg·h),或地西泮 2 mg/(kg·h),或咪达唑仑,开始 0.15 mg/kg,然后 0.5～1.0 μg/(kg·min)。

(三)惊厥持续状态的处理

惊厥持续状态的预后不仅取决于不同的病因、年龄及惊厥状态本身的过程,还取决于可能出现的危及生命的病理生理改变,故治疗除有效选择抗惊厥药物外,还强调综合性治疗措施:①20%甘露醇每次 0.5~1.0 g/kg 静脉推注,每 4~6 小时 1 次;或复方甘油 10~15 mL/kg 静脉滴注,每天 2 次,纠正脑水肿。②25%葡萄糖 1~2 g/kg,静脉推注或 10%葡萄糖静脉注射,纠正低血糖,保证氧和葡萄糖的充分供应,是治疗惊厥持续状态成功的基础。③5%NaHCO₃ 5 mL/kg,纠正酸中毒。④防止多系统损害:如心肌损害、肾衰竭、急性肺水肿及肺部感染。⑤常规给予抗癫痫药物治疗 2 年以上。

(四)病因治疗

尽快找出病因,采取相应的治疗。积极治疗颅内感染;纠正代谢失常;对复杂性热性惊厥可预防性用药,每天口服苯巴比妥 3 mg/kg,或口服丙戊酸钠每天 20~40 mg/kg,疗程数月至 1~2 年,以免复发;对于癫痫患者强调规范用药。

(张 娜)

第二节 先天性脑积水

先天性脑积水是儿科常见疾病,因脑脊液(CSF)容量过多导致脑室扩大、皮层变薄,颅内压升高。其发病率为(0.9~1.8)/1 000,每年病死率约为 1%。

一、CSF 产生、吸收和循环

脑脊液的形成是一个能量依赖性的,而非颅内压力依赖性的过程,每天产生 450~500 mL,或每分钟产生 0.3~0.4 mL。50%到 80%的脑脊液由侧脑室、第三脑室和第四脑室里的脉络丛产生,其余的 20%到 50%的脑脊液由脑室的室管膜和脑实质作为脑的代谢产物而产生。

与脑脊液的形成相反,脑脊液的吸收是非能量依赖性的过程,以大流量的方式进入位于蛛网膜下腔和硬脑膜内静脉窦之间的蛛网膜颗粒内。脑脊液的吸收依赖于从蛛网膜下腔通过蛛网膜颗粒到硬脑膜静脉窦之间的压力梯度。当颅内压力正常时[如小于 7 cmH₂O 或 0.7 kPa(5 mmHg)],脑脊液以 0.3 mL/min 的速率产生,此时脑脊液还没有被吸收。颅内压增高,脑脊液吸收开始,其吸收率与颅内压成比例。此外,还有一些其他的可能存在的脑脊液吸收途径,如淋巴系统、鼻黏膜、鼻旁窦以及颅内和脊神经的神经根梢,当颅内压升高时,它们也可能参与脑脊液的吸收。

脑脊液的流向是从头端向尾端,流经脑室系统,通过正中孔(Luschka 孔)和左右侧孔(Mágendie 孔)流至枕大池、桥小脑池和脑桥,最后,CSF 向上流至小脑蛛网膜下腔,经环池、四叠体池、脚间池和交叉池,至大脑表面的蛛网膜下腔;向下流至脊髓的蛛网膜下腔;最后被大脑表面的蛛网膜颗粒吸收入静脉系统。

二、发病机制

脑脊液的产生与吸收失平衡可造成脑积水,脑积水的产生多数情况下是由于脑脊液吸收功能障碍引起。只有脉络丛乳头状瘤,至少部分原因是脑脊液分泌过多引起。脑脊液容量增加引起继发性脑脊液吸收功能损伤,和/或脑脊液产生过多,导致脑室进行性扩张。在部分儿童,脑脊液可通过旁路吸收,从而使得脑室不再进行性扩大,形成静止性或代偿性脑积水。

三、病理表现

脑室通路的阻塞或者吸收障碍使得颅内压力增高,梗阻近端以上的脑室进行性扩张。其病理表现为脑室扩张,通常以枕角最先扩张,皮层变薄,室管膜破裂,脑脊液渗入到脑室旁的白质内,白质受损瘢痕增生,颅内压升高,脑疝,昏迷,最终死亡。

四、病因与分类

脑积水的分类是根据阻塞的部位而定。如果阻塞部位是在蛛网膜颗粒以上,则阻塞部位以上的脑室扩大,此时称阻塞性脑积水或非交通性脑积水。例如,导水管阻塞引起侧脑室和第三脑室扩大,第四脑室没有成比例扩大。相反,如果是蛛网膜颗粒水平阻塞,引起脑脊液吸收障碍,侧脑室、第三脑室和第四脑室均扩张,蛛网膜下腔脑脊液容量增多,此时的脑积水称为非阻塞性脑积水或交通性脑积水。

(一)阻塞性或非交通性脑积水阻塞部位及病因

1.侧脑室受阻

见于出生前的室管膜下或脑室内出血;出生前、后的脑室内或侧脑室外肿瘤压迫。

2.孟氏孔受阻

常见原因有先天性的狭窄或闭锁,颅内囊肿如蛛网膜下腔或脑室内的蛛网膜囊肿,邻近脑室的脑内脑穿通畸形囊肿和胶样囊肿,肿瘤如下丘脑胶质瘤、颅咽管瘤和室管膜下巨细胞型星型细胞瘤以及血管畸形。

3.导水管受阻

阻塞的原因包括脊髓脊膜膨出相关的 Chiari Ⅱ 畸形引起的小脑向上通过幕切迹疝出压迫导水管、Galen 静脉血管畸形、炎症或出血引起导水管处神经胶质过多、松果体区肿瘤和斜坡胶质瘤。

4.第四脑室及出口受阻

第四脑室在后颅窝流出道梗阻及第四脑室肿瘤(如髓母细胞瘤、室管膜瘤和毛细胞型星形细胞瘤),Dandy-Walker 综合征即后颅窝有一个大的与扩大的第四脑室相通的囊肿,造成了流出道梗阻(即 Luschka 侧孔和 Magendie 正中孔的梗阻),以及 Chiari 畸形即由于后颅窝狭小,小脑扁桃体和/或第四脑室疝入枕骨大孔引起梗阻。

(二)交通性或非阻塞性脑积水阻塞部位及病因

1.基底池水平受阻

梗阻部位可以发生在基底池水平。此时,脑脊液受阻在椎管和脑皮层的蛛网膜下腔,无法到达蛛网膜颗粒从而被吸收。结果侧脑室、第三脑室和第四脑室均扩大。常见原因有先天性的感染,化脓性、结核性和真菌性感染引起的脑膜炎,动脉瘤破裂引起的蛛网膜下腔出血,血管畸形或外伤,脑室内出血,基底蛛网膜炎,软脑脊膜瘤扩散,神经性结节病和使脑脊液蛋白水平升高的肿瘤。

2.蛛网膜颗粒水平受阻

梗阻部位还可以发生在蛛网膜颗粒水平,原因是蛛网膜颗粒的阻塞或闭锁,导致蛛网膜下腔和脑室的扩大。

3.静脉窦受阻

原因为静脉流出梗阻,如软骨发育不全或狭颅症患者合并有颈静脉孔狭窄,先天性心脏病右心房压力增高患者,以及硬脑膜静脉窦或上腔静脉血栓的患者。静脉流出道梗阻能引起静脉压升高,最终导致脑皮层静脉引流减少,脑血流量增加,颅内压升高,脑脊液吸收减少,脑室扩张。

另外,还有一种水脑畸形是由于两侧大脑前动脉和大脑中动脉供血的脑组织全部或几乎全部缺失,从而颅腔内充满了脑脊液,而非脑组织。颅腔的形态和硬脑膜仍旧完好,内含有丘脑、脑干和少量的由大脑后动脉供血的枕叶。双侧的颈内动脉梗阻和感染是水脑畸形的最常见原因。脑电图表现为皮层活动消失。这类婴儿过于激惹,停留在原始反射,哭吵、吸吮力弱,语音及微笑落后。脑脊液分流手术有可能控制进行性扩大的头围,但对于神经功能的改善没有帮助。

五、临床表现

婴儿脑积水表现为激惹、昏睡、生长发育落后、呼吸暂停、心动过缓、反射亢进、肌张力增高、头围进行性增大、前囟饱满、骨缝裂开、头皮薄、头皮静脉曲张、前额隆起、上眼睑不能下垂、眼球向上运动障碍(如两眼太阳落山征)、意识减退、视盘水肿、视神经萎缩引起的视弱甚至失明,以及第三、第四、第六对脑神经麻痹,抬头、坐、爬、讲话、对外界的认知以及体力和智能发育,均较正常同龄儿落后。在儿童,由于颅缝已经闭合,脑积水可以表现为头痛(尤其在早晨)、恶心、呕吐、昏睡、视盘水肿、视力下降、认知功能和行为能力下降、记忆障碍、注意力减退、学习成绩下降、步态改变、两眼不能上视、复视(特别是第六对脑神经麻痹)和抽搐。婴儿和儿童脑积水若有运动障碍可表现为肢体痉挛性瘫,以下肢为主,症状轻者双足跟紧张、足下垂,严重时整个下肢肌张力增高,呈痉挛步态。

六、诊断

根据典型症状体征,不难做出脑积水的临床诊断。病史中需注意母亲孕期情况,小儿胎龄,是否用过产钳或胎头吸引器,有无头部外伤史,有无感染性疾病史。应做下列检查,做出全面评估。

(一)头围测量

新生儿测量头围在出生后 1 个月内应常规进行,不仅应注意头围的绝对值,而且应注意生长速度,疑似病例多能从头围发育曲线异常而发现。

(二)B 型超声图像

B 型超声图像为一种安全、实用,且可快速取得诊断的方法,对新生儿很有应用价值,特别是对于重危患儿可在重症监护室操作。通过未闭的前囟,可了解两侧脑室及第三脑室大小,有无颅内出血。因无放射线,操作简单,便于随访。

(三)影像学特征

脑积水的颅骨平片和三维 CT 常常显示破壶样外观和冠状缝、矢状缝裂开。CT 和 MRI 常可见颞角扩张,脑沟、基底池和大脑半球间裂消失,额角和第三脑室球形扩张,胼胝体上拱和/或萎缩以及脑室周围脑实质水肿。

七、鉴别诊断

(一)婴儿硬脑膜下血肿或积液

多因产伤或其他因素引起,可单侧或双侧,以额顶颞部多见。慢性者,也可使头颅增大,颅骨变薄。前囟穿刺可以鉴别,从硬脑膜下腔可抽得血性或淡黄色液体。

(二)佝偻病

由于颅骨不规则增厚,致使额骨和枕骨突出,呈方形颅,貌似头颅增大。但本病无颅内压增高症状,而又有佝偻病的其他表现,故有别于脑积水。

(三)巨脑畸形

巨脑畸形是各种原因引起的脑本身质量和体积的异常增加。有些原发性巨脑有家族史,有或无细胞结构异常。本病虽然头颅较大,但无颅内压增高症状,CT扫描显示脑室大小正常。

(四)脑萎缩性脑积水

脑萎缩可以引起脑室扩大,但无颅内高压症状,此时的脑积水不是真正的脑积水。

(五)良性脑外积水

良性脑外积水也称婴儿良性轴外积液,这是一个很少需要手术的疾病,其特征为两侧前方蛛网膜下腔(如脑沟和脑池)扩大,脑室正常或轻度扩大,前囟搏动明显,头围扩大,超过正常儿头围的百分线。良性脑外积水的婴儿颅内压可以稍偏高,由于头围大,运动发育可以轻度落后。其发病机制尚不清楚,可能与脑脊液吸收不良有关。通常有明显的大头家族史。在12到18月龄,扩大的头围趋于稳定,从而使得身体的生长能够赶上头围的生长。在2~3岁以后,脑外积水自发吸收,不需要分流手术。虽然这一疾病通常不需要手术,但是有必要密切监测患儿的头围、头部CT或超声以及患儿的生长发育,一旦出现颅内高压症状和/或生长发育落后,需要及时行分流手术。

八、处理

治疗的目的是获得理想的神经功能,预防或恢复因脑室扩大压迫脑组织引起的神经损伤。治疗方法为脑脊液分流手术,包括有阀门调节的置管脑脊液分流手术以及内镜三脑室造瘘术,目的是预防因颅内压升高而造成的神经损害。脑积水的及时治疗能改善患儿智力,有效延长生命。只要患有脑积水的婴儿在出生头5个月内做分流手术,就有可能达到较理想的结果。

(一)手术方式的选择

脑积水的治疗方法是手术,手术方式的选择依赖于脑积水的病因。例如,阻塞性脑积水的患者,手术方法是去除阻塞(如肿瘤),交通性脑积水的患者或阻塞性脑积水阻塞部位无法手术去除的患者,需要做脑脊液分流手术,分流管的一端放置在梗阻的近端脑脊液内,另一端放置在远处脑脊液可以吸收的地方。最常用的远端部位是腹腔、右心房、胸膜腔、胆囊、膀胱、输尿管和基底池(如第三脑室造瘘),而腹腔是目前选择最多的部位(如脑室腹腔分流术),除非存在腹腔脓肿或吸收障碍。脑室心房分流术是另外一种可以选择的方法。如果腹腔和心房都不能利用,对于7岁以上的儿童,还可以选择脑室胸腔分流术。

(二)分流管的选择

脑脊液分流系统至少包括3个组成部分:脑室端管,通常放置在侧脑室的枕角或额角;远端管,用来将脑脊液引流到远端可以被吸收的地方;以及阀门。传统的调压管通过打开一个固定的调压装置来调节脑脊液单向流动。这种压力调节取决于阀门的性质,一般分为低压、中压和高压。一旦阀门打开,对脑脊液流动产生一个很小的阻力,结果,当直立位时,由于地心引力的作用,可以产生一个很高的脑脊液流出率,造成很大的颅内负压,此过程称为"虹吸现象"。由于虹吸现象可以造成脑脊液分流过度,因此,某些分流管被设计成能限制脑脊液过分流出,尤其是当直立位时。例如,Delta阀(Medtronic PS Medical,Goleta,CA)就是一种标准的振动模型的压力调节阀,内有抗虹吸装置,用来减少直立位时脑脊液的过度分流。Orbis-Sigma阀包含一个可变阻力、流量控制系统,当压力进行性升高时,通过不断缩小流出孔达到控制脑脊液过度分流的目的。虽然这一新的阀门被誉为是一种预防过度分流、增进治疗效果的有效装置,然而,最近的随机调查,比较 3 种分流装置(如普通的可调压阀、Delta 阀和 Orbis-Sigma 阀)治疗儿童脑积水的效果,发现这 3 种分流装置在分流手术的失败率方面并没有显著性差异。最近又出来两种可编程的调压管,当此种分流管被埋入体内后,仍可在体外重新设置压力,此种分流管被广泛地应用在小儿脑积水上。虽然有大量的各种类型的分流管用于治疗脑积水,但是,至今还没有前瞻性的、随机的、双盲的、多中心的试验证明哪一种分流管比其他分流管更有效。

(三)脑室腹腔分流术

脑室腹腔分流术是儿童脑积水脑脊液分流术的首选。

1.手术指征

交通性和非交通性脑积水。

2.手术禁忌证

颅内感染不能用抗菌药物控制者;脑脊液蛋白明显增高;脑脊液中有新鲜出血;腹腔内有炎症、粘连,如手术后广泛的腹腔粘连、腹膜炎和早产儿坏死性小肠结肠炎;病理性肥胖。

3.手术步骤

手术是在气管插管全身麻醉下进行,手术前静脉预防性应用抗生素。患者位置放置在手术床头端边缘,靠近手术者,头放在凝胶垫圈上,置管侧朝外,用凝胶卷垫在肩膀下,使头颈和躯干拉直,以利于打皮下隧道置管。皮肤准备前,先用记号笔根据脑室端钻骨孔置管的位置(如额部或枕部)描出头皮切口,在仔细的皮肤准备后,再用笔将皮肤切口重新涂描一遍。腹部切口通常在右上腹或腹中线剑突下 2~3 横指距离。铺消毒巾后,在骨孔周边切开一弧形切口,掀开皮瓣,切开骨膜,颅骨钻孔,电凝后,打开硬脑膜、蛛网膜和软脑膜。

接着,切开腹部切口,打开进入腹腔的通道,轻柔地探查证实已进入腹腔。用皮下通条在头部与腹部切口之间打一皮下通道,再把分流装置从消毒盒中取出,浸泡在抗生素溶液中,准备安装入人体内。分流管远端装置包括阀门穿过皮下隧道并放置在隧道内,隧道外管道用浸泡过抗生素的纱布包裹,避免与皮肤接触。接着,根据术前 CT 测得的数据,将分流管插入脑室预定位置并有脑脊液流出,再将分流管剪成需要的长度,与阀门连接,用 0 号线打结,固定接口。然后,提起远端分流管,证实有脑脊液流出后,将管毫无阻力地放入到腹腔内。抗生素溶液冲洗伤口后,二层缝合伤口,伤口要求严密缝合,仔细对合,最后用无菌纱布覆盖。有条件的单位还可以在超声和/或脑室镜的引导下,将分流管精确地插入到脑室内理想的位置。脑室镜还能穿破脑室内的隔膜,使脑脊液互相流通。

4.分流术后并发症的处理

(1)机械故障:近端阻塞(即脑室端管道阻塞)是分流管机械障碍的最常见原因。其他原因包括分流管远端的阻塞或分流装置其他部位的阻塞(如抗虹吸部位的阻塞);腹腔内脑脊液吸收障碍引起的大量腹水,阻止了脑脊液的流出;分流管折断;分流管接口脱落;分流管移位;远端分流管长度不够;近端或远端管道位置放置不妥当。当怀疑有分流障碍时,需做头部 CT 扫描,并与以前正常时的头部 CT 扫描相比较,以判断有否脑室扩大。同时还需行分流管摄片,判断分流管接口是否脱落、断裂,脑室内以及整个分流管的位置、远端分流管的长度,以及有否分流管移位。

(2)感染:分流管感染发生率为 2%~8%。感染引起的后果是严重的,包括智力和局部神经功能损伤、大量的医疗花费,甚至死亡。大多数感染发生在分流管埋置术后的头 6 个月,约占

90％,其中术后第一个月感染的发生率为70％。最常见的病原菌为葡萄球菌,其他为棒状杆菌、链球菌、肠球菌、需氧的革兰阴性杆菌和真菌。6个月以后的感染就非常少见。由于大多数感染是因为分流管与患者自身皮肤接触污染引起,所以手术中严格操作非常重要。

分流术后感染包括伤口感染并累及分流管、脑室感染、腹腔感染和感染性假性囊肿。感染的危险因素包括小年龄、皮肤条件差、手术时间长、开放性神经管缺陷、术后伤口脑脊液漏或伤口裂开、多次的分流管修复手术以及合并其他感染。感染的患者常有低热,或有分流障碍的征象,还可以有脑膜炎、脑室内炎症、腹膜炎或蜂窝织炎的表现。临床表现为烦躁、头痛、恶心和呕吐、昏睡、食欲减退、腹痛、分流管处皮肤红肿、畏光和颈强直。头部CT显示脑室大小可以有改变或无变化。

一旦怀疑分流感染,应抽取分流管内的脑脊液化验,做细胞计数和分类,蛋白、糖测定,革兰染色和培养以及药物敏感试验。脑脊液送化验后,开始静脉广谱抗生素应用。患者还必须接受头部CT扫描,头部CT能显示脑室端管子的位置、脑室的大小和内容物,包括在严重的革兰阴性菌脑室炎症时出现的局限性化脓性积液。如果患者主诉腹痛或有腹胀表现,还需要给予腹部CT或超声检查,以确定有否腹腔内脑脊液假性囊肿。另外,还有必要行外周血白细胞计数和血培养,因为分流感染的患者常有血白细胞升高和血培养阳性。

如果脑脊液检查证实感染,需手术拔除分流管,脑室外引流并留置中心静脉,全身合理抗生素应用,直到感染得到控制,新的分流管得到重新安置。

(3)过度分流:多数分流管无论是高压还是低压都会产生过度分流。过度分流能引起硬脑膜下积血、低颅内压综合征或脑室裂隙综合征。硬脑膜下积血是由于脑室塌陷,致使脑皮层从硬脑膜上被牵拉下来,桥静脉撕裂出血引起。虽然硬脑膜下血肿能自行吸收无须治疗,但是,对于有症状的或进行性增多的硬脑膜下血肿仍需手术,以利于脑室再膨胀。除了并发硬脑膜下血肿,过度分流还能引起低颅内压综合征,产生头痛、恶心、呕吐、心动过快和昏睡,这些症状在体位改变时尤其容易发生。低颅内压综合征的患者,当患者呈现直立位时,会引起过度分流,造成颅内负压,出现剧烈的体位性头痛,必须躺下才能缓解。如果症状持续存在或经常发作并影响正常生活、学习,就需要行分流管修复术,重新埋置一根压力较高的分流管,或抗虹吸管或者压力较高的抗虹吸分流管。

过度分流也还能引起裂隙样脑室,即在放置了分流管后,脑室变得非常小或呈裂隙样。在以前的回顾性研究中,裂隙脑的发生率占80％,有趣的是88.5％的裂隙脑的患者可以完全没有症状,而在11.5％有症状的患者中,仅6.5％的患者需要手术干预。裂隙脑综合征的症状偶尔发生,表现为间断性的呕吐、头痛和昏睡。影像学表现为脑室非常小,脑室外脑脊液间隙减少,颅骨增厚,没有颅内脑脊液积聚的空间。此时,脑室壁塌陷,包绕并阻塞脑室内分流管,使之无法引流。最后,脑室内压力升高,脑室略微扩大,分流管恢复工作。由于分流管间断性的阻塞、工作,引起升高的颅内压波动,造成神经功能急性损伤。手术方法包括脑室端分流管的修复,分流阀压力上调以增加阻力,安加抗虹吸或流量控制阀,分流管同侧的颞下去骨瓣减压。

(4)孤立性第四脑室扩张:脑积水侧脑室放置分流管后,有时会出现孤立性第四脑室扩张,这在早产儿脑室内出血引起的出血后脑积水尤其容易发生,感染后脑积水或反复分流感染/室管膜炎也会引起。这是由于第四脑室入口与出口梗阻,闭塞的第四脑室产生的脑脊液使得脑室进行性扩大,出现头痛、吞咽困难、低位脑神经麻痹、共济失调、昏睡和恶心、呕吐。婴儿可有长吸式呼吸和心动过缓。对于有症状的患者,可以另外行第四脑室腹腔分流术。然而,当脑室随着脑脊液的引流而缩小时,脑干向后方正常位置后移,结果,第四脑室内的分流管可能会碰伤脑干。另外,大约 40％ 的患者术后 1 年内需要再次行分流管修复术。还有一种治疗方法是枕下开颅开放性手术,将第四脑室与蛛网膜下腔和基底池打通,必要时还可以同时再放置一根分流管在第四脑室与脊髓的蛛网膜下腔。近年来,内镜手术又备受推崇,即采用内镜下导水管整形术和放置支撑管的脑室间造瘘术,以建立孤立的第四脑室与幕上脑室系统之间的通路。

(四)内镜第三脑室造瘘术

1.手术指征

某些类型的阻塞性脑积水,如导水管狭窄和松果体区、后颅窝区肿瘤或囊肿引起的阻塞性脑积水。

2.禁忌证

交通性脑积水。另外,小于 1 岁的婴幼儿成功率很低,手术需慎重。对于存在有病理改变的患者,成功率也很低,如肿瘤、已经做过分流手术、曾有过蛛网膜下腔出血、曾做过全脑放疗以及显著的第三脑室底瘢痕增生,其成功率仅为 20％。

3.手术方法

第三脑室造瘘术方法是在冠状缝前中线旁 2.5～3.0 cm 额骨上钻一骨孔,将镜鞘插过孟氏孔并固定,以保护周围组织,防止内镜反复进出时损伤脑组织。硬性或软性内镜插入镜鞘,通过孟氏孔进入第三脑室,在第三脑室底中线处,乳头小体开裂处前方造瘘,再用 2 号球囊扩张管通过反复充气和放气将造瘘口扩大。造瘘完成后,再将内镜伸入脚间池,观察蛛网膜,确定没有多余的蛛网膜阻碍脑脊液流入蛛网膜下腔。

4.并发症及处理

主要并发症为血管损伤继发出血。其他报道的并发症有心脏暂停、糖尿病发作、抗利尿激素不适当分泌综合征、硬脑膜下血肿、脑膜炎、脑梗死、短期记忆障碍、感染、周围相邻脑神经损伤(如下丘脑、腺垂体、视交叉)以及动脉损伤引起的术中破裂出血或外伤后动脉瘤形成造成的迟发性出血。动态 MRI 可以通过评价脑脊液在第三脑室造瘘口处的流通情况而判断造瘘口是否通畅。如果造瘘口不够通畅,有必要行内镜探查,尝试再次行造瘘口穿通术,若原造瘘口处瘢痕增生无法再次手术穿通,只得行脑室腹腔分流术。

九、结果和预后

未经治疗的脑积水预后差,50％ 的患者在 3 岁前死去,仅 20％ 到 23％ 能活到成年。活到成年的脑积水患者中,仅有 38％ 有正常智力。脑积水分流术技术的发展使得儿童脑积水的预后有了很大的改善。许多做了分流手术的脑积水儿童可以有正常的智力,参加正常的社会活动。50％～55％ 脑积水分流术的儿童智商超过 80。癫痫常预示着脑积水分流术的儿童有较差的智力。分流并发症反复出现的脑积水儿童预后差。

(曾凡梅)

第三节　脑　性　瘫　痪

脑性瘫痪(cerebral palsy,CP)简称脑瘫,亦称 Litter 病,是一组非进行性遗传及后天获得的儿童神经病学疾病,是引起儿童机体运动伤残的主要疾病之一。国外报道,在活产婴儿中脑瘫总体患病率为3.6‰,我国儿童脑瘫患病率为1.5‰～2.0‰。脑瘫患儿中,男孩多于女孩,男：女为(1.13～1.57)：1。

一、病因

本病的致病因素较多,主要病因可分为3类。

(一)出生前因素

主要由宫内感染、缺氧、中毒、接触放射线、孕妇营养不良、妊高征及遗传因素等引起的脑发育不良或脑发育畸形。

(二)出生时因素

主要为早产(尤其是<26周的极早产)、过期产、多胎、低出生体质量、窒息、产伤、缺血缺氧性脑病等。

(三)出生后因素

各种感染、外伤、颅内出血、胆红素脑病等。但存在这些致病因素的患儿并非全部发生脑瘫,因此只能将这些因素视为可能发生脑瘫的主要危险因素。

近年来,遗传因素在脑瘫发病中的作用逐渐被人们所重视。目前,针对脑瘫病因学方面的研究主要是关注胚胎发育生物学领域,重视对受孕前后有关的环境和遗传因素的研究。

二、病理

脑性瘫痪是皮层和皮层下运动神经元网络的障碍,其病理变化与病因有关,可见各种畸形与发育不良。但最常见的还是不同程度的大脑皮质萎缩和脑室扩大,可有神经细胞减少及胶质细胞增生。脑室周围白质软化变性,可由多个坏死或变性区及囊腔形成。胆红素脑病可引起基底节对称性的异常髓鞘形成过多,称为大理石状态。出生时或出生后的损伤以萎缩、软化或脑实质缺损为主。

三、临床表现

(一)基本表现

脑瘫患儿最基本的临床表现是运动发育异常。一般有以下4种表现。

1.运动发育落后和主动运动减少

患儿的粗大运动(竖颈、翻身、坐、爬、站立、行走)以及手指的精细动作发育等均落后于同龄正常儿,瘫痪部位肌力降低,主动运动减少。

2.肌张力异常

肌张力异常是脑瘫患儿的特征之一,多数患儿肌张力升高,称之为痉挛型。肌张力低下型则肌肉松软。手足徐动型则表现为变异性肌张力不全。

3.姿势异常

姿势异常是脑瘫患儿非常突出的表现,其异常姿势多种多样,异常姿势与肌张力不正常和原始反射延迟消失有关。

4.反射异常

可有多种原始反射消失或延迟,痉挛型脑瘫患儿腱反射活跃或亢进,有些可引出踝阵挛及巴宾斯基征阳性。

（二）临床分型

1.根据瘫痪的不同性质

可分为以下不同类型。

（1）痉挛型：最常见的类型，占全部患儿的 60%～70%。病变累及锥体束，表现为肌张力增高、肢体活动受限。

（2）手足徐动型：约占脑瘫的 20%，主要病变在锥体外系统，表现为难以用意志控制的不自主运动。本型患儿智力障碍一般不严重。

（3）强直型：此型很少见到，病变在锥体外系统，为苍白球或黑质受损害所致。由于全身肌张力显著增高，身体异常僵硬，运动减少。此型常伴有严重智力低下。

（4）共济失调型：病变在小脑，表现为步态不稳，走路时两足间距加宽，四肢动作不协调，上肢常有意向性震颤，肌张力低下，腱反射不亢进。

（5）震颤型：此型很少见。表现为四肢震颤，多为静止震颤。

（6）肌张力低下型：表现为肌张力低下，四肢呈软瘫，自主运动很少，但可引出腱反射。本型常为过渡形式，婴儿期后大多可转为痉挛型或手足徐动型。

（7）混合型：同时存在上述类型中两种或两种以上者称为混合型。其中痉挛型与手足徐动型常同时存在。

2.根据瘫痪受累部位

可分为单瘫（单个上肢或下肢）、偏瘫（一侧肢体）、截瘫（双下肢受累，上肢正常）、双瘫（四肢瘫，下肢重于上肢）、三瘫及双重偏瘫等。

（三）伴随症状或疾病

脑瘫患儿除运动障碍外，常合并其他功能异常。

（1）智力低下：50%～75% 的脑瘫患儿合并智力低下，以痉挛型四肢瘫、肌张力低下型、强直型多见，手足徐动型较少见。

（2）10%～40% 的脑瘫患儿合并癫痫，以偏瘫、痉挛性四肢瘫患儿多见。

（3）眼部疾病，如斜视、屈光不正、视野缺损、眼球震颤等，发生频率可达 20%～50%。

（4）其他还可有听力障碍、语言障碍、精神行为异常等。

此外，胃食管反流，吸入性肺炎等也较常见。痉挛型患儿还可出现关节脱臼、脊柱侧弯等。

四、辅助检查

（一）运动评估

粗大运动功能测试量表是目前脑瘫患儿粗大运动评估中使用最广泛的量表。

（二）头颅 CT/MRI 检查

脑性瘫痪患儿中最为广泛使用的是 MRI 检查，因为它在区分白色和灰色物质时比 CT 扫描更清楚。70%～90% 的患者在 MRI 检查中出现异常。

（三）脑电图检查

对伴有癫痫发作的患儿可明确发作类型，指导治疗。

（四）遗传学检测

血、尿串联质谱，有条件可行基因检测。

五、诊断和鉴别诊断

脑瘫的诊断主要依靠病史及全面的神经系统体格检查。全面查体是脑性瘫痪一个重要的诊断。其诊断应符合以下2个条件：①婴儿时期就出现的中枢性运动障碍症状；②除外进行性疾病（如各种代谢病或变性疾病）所致的中枢性瘫痪及正常儿童一过性发育落后。诊断时应除外其他进行性疾病（各种代谢病或变性疾病）。

六、治疗

主要目的是促进各系统功能的恢复和发育，纠正异常姿势，减轻其伤残程度。

（一）治疗原则

1.早期发现、早期治疗

婴幼儿运动系统处于快速发育阶段，早期发现运动异常，尽快加以纠正，容易取得较好疗效。

2.促进正常运动发育、抑制异常运动和姿势

按儿童运动发育规律，进行功能训练，循序渐进，促使儿童产生正确运动。

3.综合治疗

利用各种有益的手段对患儿进行全面、多样化的综合治疗，除针对运动障碍进行治疗外，对合并的语言障碍、智力低下、癫痫、行为异常也需进行干预。还要培养患儿对日常生活、社会交往及将来从事某种职业的能力。

4.家庭训练与医师指导相结合

脑瘫的康复是个长期的过程，患儿父母必须树立信心，在医师指导下，学习功能训练手法，坚持长期治疗。

（二）功能训练

1.躯体训练

主要训练粗大运动，特别是下肢的功能，利用机械的、物理的手段，针对脑瘫所致的各种运动障碍及异常姿势进行的一系列训练，目的在于改善残存的运动功能，抑制不正常的姿势反射，诱导正常的运动发育。

2.技能训练

训练上肢和手的功能，提高日常生活能力并为以后的职业培养工作能力。

3.语言训练

包括发音训练、咀嚼吞咽功能训练等。有听力障碍者应尽早配置助听器，有视力障碍者也应及时纠正。

（三）矫形器的应用

在功能训练中，常常需用一些辅助器和支具，矫正患儿异常姿势、抑制异常反射。

（四）手术治疗

主要适用于痉挛型脑瘫患儿，目的在于矫正畸形、改善肌张力、恢复或改善肌力平衡。如跟腱延长术。

（五）药物治疗

目前尚未发现治疗脑瘫的特效药物，但有些对症治疗的药物可以选用，如可试用小剂量苯海索（安坦）缓解手足徐动型的多动，改善肌张力。苯二氮䓬类药物对于缓解痉挛有一定效果。

（六）其他方法

如针灸、电疗、中药等治疗，对脑瘫的康复也可能有益处。早期的社会和心理服务，对家长和孩子至关重要。

（曾凡梅）

第四节 脑 脓 肿

脑脓肿是指各种病原菌侵入颅内引起感染，并形成脓腔，是颅内一种严重的破坏性疾病。脑脓肿由于其有不同性质的感染、又生长于不同部位，故临床上表现复杂，患者可能是婴幼儿或老年，有时有危重的基础疾病，有时又有复杂的感染状态，因此，对脑脓肿的判断，采用什么方式治疗，以何种药物干扰菌群等，许多问题值得探讨。

一、流行病学趋向

在 21 世纪开始之初，有人将波士顿儿童医院的神经外科资料，对比了 20 年前脑脓肿的发病、诊断和疗效等一些问题，研究其倾向性的变化。他们把 1981—2000 年的 54 例脑脓肿和 1945—1980 年的病例特点进行了比较，发现婴儿病例从 7% 增加到 22%，并证实以前没有的枸橼酸杆菌和真菌性脑脓肿，前者现在见于新生儿，后者则是免疫抑制患者脑脓肿的突出菌种。过去的鼻窦或耳源性脑脓肿从 26% 下降到现在的 11%，总的病死率则呈平稳下降，从 27% 降至 24%。

这些倾向性变化从 Medline 2006 年 9 月的前 5 年得到证实，过去罕见的诺卡菌脑脓肿、曲霉菌脑脓肿，而免疫缺陷（AIDS）患者的神经系统弓形虫病则报道更多，其中少数也形成脑脓肿，甚至多发性脑脓肿。这表明一些原属于机会性或条件性致病菌（病原生物）现在变得更为活跃。另一方面在广谱抗生素和激素的广泛使用中，耐药人群普遍增加，同时，大量消耗病、恶性病患者的免疫功能受损、吸毒人群增加等，脑脓肿的凶险因素在增加，脑脓肿菌群变化的概率也在上升。

二、病原学

（一）脑脓肿病菌的变化

脑脓肿的病原生物虽有细菌、真菌和原虫，但主要病原是细菌。在过去 50 年中，脑脓肿的致病菌有较大的变化，抗生素应用以前，金黄色葡萄球菌占 25%～30%，链球菌占 30%，大肠埃希菌占 12%。20 世纪 70 年代葡萄球菌感染下降，革兰阴性杆菌上升，细菌培养阴性率 50% 以上。认为此结果与广泛应用抗生素控制较严重的葡萄球菌感染有关。国内的这方面变化也类似。天津科研人员调查，从1980—2000 年的细菌培养阳性率依次为链球菌 32%，葡萄球菌 29%，变形杆菌 28%，与 1952—1979 年的顺序正好相反，主要与耳源性脑脓肿减少有关。

其次，20 世纪 80 年代以来厌氧菌培养技术提高，改变了过去 50% 培养阴性的结果。北京研究人员曾统计脑脓肿 16 例，其中厌氧菌培养阳性 9 例，未行厌氧菌培养 7 例，一般细菌培养都阴性。厌氧菌培养需及时送检，注意检验方法。目前，实际培养阳性率仍在 48%～81%。

(二)原发灶与脑脓肿菌种的关系

原发灶的病菌是脑脓肿病菌的根源。脑脓肿的菌种繁多,南非最近一组 121 例脓液培养出细菌33 种,50％混合型。但各种原发灶的病菌有常见的范围。耳鼻源性脑脓肿以链球菌和松脆拟杆菌多见;心源性则以草绿色链球菌、厌氧菌、微需氧链球菌较多;肺源性多见的是牙周梭杆菌、诺卡菌和拟杆菌;外伤和开颅术后常是金黄色葡萄球菌、表皮葡萄球菌及链球菌。事实上,混合感染和厌氧感染各占30％～60％。

(三)病原体入颅途径和脑脓肿定位规律

见表 6-1。

表 6-1　原发灶、病原体、入颅途径及脑脓肿定位

原发灶、感染途径	主要病菌	脑脓肿主要定位
一、邻近接触为主		
1.中耳、乳突炎;邻近接触;血栓静脉炎逆行感染	需氧或厌氧链球菌;松脆拟杆菌(厌氧);肠内菌丛	颞叶(多)、小脑(小)(表浅、单发多);远隔脑叶或对侧
2.筛窦、额窦炎(蝶窦炎)	链球菌;松脆拟杆菌(厌氧);肠菌、金葡、嗜血杆菌	额底、额板(垂体、脑干、颞叶)
3.头面部感染(牙、咽、皮窦)(骨髓炎等)	混合性,牙周梭杆菌;松脆拟杆菌(厌氧);链球菌	额叶多(多位)
二、远途血行感染		
1.先天性心脏病(心内膜炎)	草绿链球菌,厌氧菌;微需氧链球菌;金黄色葡萄球菌、溶血性链球菌	大脑中动脉分布区(可见各种部位)深部,多发,囊壁薄
2.肺源性感染(支扩、脓胸等)	牙周梭杆菌、放线菌拟杆菌、链球菌、星形诺卡菌	同上部位
3.其他盆腔、腹腔脓肿	肠菌、变形杆菌混合	同上部位
三、脑膜开放性感染		
1.外伤性脑脓肿	金葡、表皮葡萄球菌	依异物、创道定位
2.手术后脑脓肿	链球菌、肠内菌群、梭状芽孢杆菌	CSF 瘘附近
四、免疫源性脑脓肿		
1.AIDS、恶性病免疫抑制治疗等	诺卡菌、真菌、弓形虫、肠内菌群	似先心病
2.新生儿	枸橼酸菌,变形杆菌	单或双额(大)
五、隐源性脑脓肿	链、葡、初油酸杆菌	大脑、鞍区、小脑

1.邻近结构接触感染

(1)耳源性脑脓肿:中耳炎经鼓室盖、鼓窦、乳突内侧硬脑膜板入颅,易形成颞叶中后部、小脑侧叶前上部脓肿最为多见。以色列一组报道,15 年 28 例中耳炎的颅内并发症 8 种,依次是脑膜炎、脑脓肿、硬脑膜外脓肿、乙状窦血栓形成、硬脑膜下脓肿、静脉窦周脓肿、横窦和海绵窦血栓形成。表明少数可通过逆行性血栓性静脉炎,至顶叶、小脑蚓部或对侧深部白质形成脓肿。

(2)鼻窦性脑脓肿:额窦或筛窦炎易引起硬脑膜下或硬脑膜外脓肿,或额极、额底脑脓肿。某医院 1 例小儿筛窦炎引起双眶骨膜下脓肿,后来在 MRI 检查发现脑脓肿,这是局部扩散和逆行性血栓性静脉炎的多途径入颅的实例。蝶窦炎偶尔可引起垂体、脑干、颞叶脓肿。

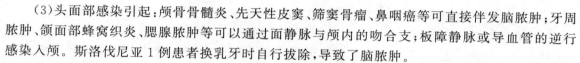

（3）头面部感染引起：颅骨骨髓炎、先天性皮窦、筛窦骨瘤、鼻咽癌等可直接伴发脑脓肿；牙周脓肿、颌面部蜂窝织炎、腮腺脓肿等可以通过面静脉与颅内的吻合支；板障静脉或导血管的逆行感染入颅。斯洛伐尼亚 1 例患者换乳牙时自行拔除，导致了脑脓肿。

2.远途血行感染

（1）细菌性心内膜炎：由菌栓循动脉扩散入颅。

（2）先天性心脏病：感染栓子随静脉血不经肺过滤而直接入左心转入脑。

（3）发绀型心脏病：易有红细胞增多症，血黏度大，感染栓子入脑易于繁殖。此类脓肿半数以上为多发、多房，少数呈痛性，常在深部或大脑各叶，脓肿相对壁薄，预后较差。

（4）肺胸性感染：如肺炎、肺脓肿、支气管扩张、脓胸等，其感染栓子扩散至肺部毛细血管网，可随血流入颅。

（5）盆腔脓肿：可经脊柱周围的无瓣静脉丛，逆行扩散到椎管内静脉丛再转入颅内。最近，柏林 1 例肛周脓肿患者，术后 1 周出现多发性脑脓肿，探讨了这一感染途径。

3.脑膜开放性感染

外伤性脑脓肿和开颅术后脑脓肿属于这一类。外伤后遗留异物或脑脊液瘘时，偶尔会并发脑脓肿，常位于异物处、脑脊液瘘附近或在创道的沿线。

4.免疫源性脑脓肿

自从 1981 年发现 AIDS 的病原以来，其普遍流行的程度不断扩大，影响全球。一些 AIDS 患者继发的机会性感染，特别是细菌、真菌、放线菌以及弓形虫感染造成的单发或多发性脑脓肿，日渐增多，已见前述。这不仅限于 AIDS，许多恶性病和慢性消耗病如各种白血病、中晚期恶性肿瘤、重型糖尿病、顽固性结核病等，其机体的免疫力低下，尤其在城市患者的耐药菌种不断增加，炎症早期未能控制，导致脑脓肿形成的观察上升。

5.隐源性脑脓肿

临床上找不到原发灶。此型有增加趋势。天津一组长期对照研究，本型已从过去 10％上升到 42％，认为与抗生素广泛应用和标本送检中采取、保存有误。一般考虑还是血源性感染，只是表现隐匿。另外，最近欧美、亚洲都有一些颅内肿瘤伴发脑脓肿的报道，似属隐源性脑脓肿。

鞍内、鞍旁肿瘤合伴脓肿，认为属窦源性；矢状窦旁脑脓肿，暗示与窦有关；1 例颞极脑膜瘤的瘤内、瘤周白质伴发脓肿，术后培养出 B 型链球菌和冻链球菌，与其最近牙槽问题有关，可能仍为血行播散；小脑转移癌伴发脓肿，曾有 2 例分别培养出初油酸菌、凝固酶阴性型葡萄球菌，其中 1 例，尸检证实为肺癌。

三、病理学

脑脓肿的形成在细菌毒力不同有很大差异。斯坦福大学的 Britt Enrmann 等分别以需氧菌（α-溶血性链球菌）和厌氧混合菌群（松脆拟杆菌和能在厌氧条件下生长的表皮葡萄球菌）做两种实验研究，并以人的脑脓肿结合 CT 和临床进行系统研究。认为脑肿瘤的分期是自然形成将各期紧密相连而重点有别，但影响因素众多，及早而有效的药物可改变其进程。

（一）需氧菌脑脓肿

1.脑炎早期（1～3 d）

化脓性细菌接种后，出现局限性化脓性脑炎，血管出现脓性栓塞，局部炎性浸润，中心坏死，周围水肿，周围有新生血管。第 3 天 CT 强化可见部分性坏死。临床以急性炎症突出，卧床不起。

2.脑炎晚期(4～9 d)

坏死中心继续扩大,炎性浸润以吞噬细胞,第 5 天出现成纤维细胞,并逐渐成网包绕坏死中心。第 7 天周围新生血管增生很快,围绕着发展中的脓肿。CT 第 5 天可见强化环,延迟 CT,10～15 min 显强化结节。临床有缓解。

3.包囊早期(10～13 d)

10 d 形成薄囊,脑炎减慢,新生血管达最大程度,周围水肿减轻,反应性星形细胞增生,脓肿孤立。延迟 CT 的强化环向中心弥散减少。

4.包囊晚期(14 d 以后)

包囊增厚,囊外胶质增生显著,脓肿分 5 层:①脓腔;②成纤维细胞包绕中心;③胶原蛋白囊;④周围炎性浸润及新生血管;⑤星形细胞增生,脑水肿。延迟强化 CT 增强剂不弥散入脓腔。临床突显占位病变。

(二)厌氧性脑脓肿

从厌氧培养的专门技术发现,脑脓肿的脓液中厌氧菌的数量大大超过需氧菌。松脆拟杆菌是最常见的责任性厌氧菌,是一个很容易在人体内形成脓肿和造成组织破坏的细菌。过去从鼻副窦、肺胸炎症、腹部炎症所造成的脑脓肿中分离出此细菌,但最多是从耳源性脑脓肿中分离出来的,其毒力很大,显然不同于上述需氧性链球菌。

1.脑炎早期(1～3 d)

这一厌氧混合菌组接种实验动物后,16 只狗出现致命感染,是一种暴发性软脑膜炎,甚至到晚期都很重。其中 25% 是广泛性化脓性脑炎,其邻近坏死中心的血管充血及血管周围出血,或血栓形成,周围积存富含蛋白的浆液及脑炎早期的脑坏死和广泛脑水肿。

2.脑炎晚期(4～9 d)

接着最不同的是坏死,很快,脑脓肿破入脑室占 25%(4～8 d),死亡率达 56%(9/16),这在过去链球菌性脑脓肿的模型中未曾见到,表明其危害性和严重性。

3.包囊形成(10 d 以后)

虽然在第 5 天也出现成纤维细胞,但包囊形成明显延迟,3 周仍是不完全性包囊,CT 证实,故研究人员在包囊形成阶段不分早晚期,研究的关键是失控性感染。另外,松脆拟杆菌属内的几个种,能产生 β-内酰胺酶,可以抗青霉素,应引起临床医师的重视。

四、临床表现

脑脓肿的症状和体征差别很大,与原发病的病情、脑脓肿的病期、脑脓肿的部位、数目、病菌的毒力,宿主的免疫状态均有关。

(一)原发病的变化

脑脓肿都是在常见原发病的基础上产生的,故在耳咽鼻喉、头面部、心、肺及其他部位的感染或脓肿后出现脑膜刺激症状,就应提高警惕,特别应该引起重视的如原来流脓的中耳炎突然停止流脓,应注意发生有脓入颅内的可能性。

(二)急性脑膜脑炎症状

任何脑脓肿都是从脑膜脑炎开始,最早可表现为头痛伴发高热,甚至寒战等全身不适和颈部活动受限。突出的头痛可占 70%～95%,常为病侧更痛,局部叩诊时有定位价值,更多的是全头

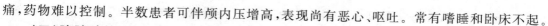

痛,药物难以控制。半数患者可伴颅内压增高,表现尚有恶心、呕吐。常有嗜睡和卧床不起。

(三)脑脓肿的局灶征

在脑脓肿取代脑膜脑炎的过程中,体温下降,精神好转,不过数天,因脓肿的扩大,又再次卧床不起。一方面头痛加重、视盘水肿、烦躁或反应迟钝;另一方面局灶性神经体征突出,50%～80%出现偏瘫、语言障碍、视野缺损、锥体束征或共济失调的小脑病变特征。依脓肿所在部位突出相应额、顶、枕、颞的局灶征,少部分患者出现癫痫,极少数脑干脓肿可表现在本侧脑神经麻痹、对侧锥体束征。发生率依次为脑桥、中脑、延脑。近年增多的不典型"瘤型"脑脓肿可达14%,过去起伏两周的病期,可延缓至数月,大部分被误诊为胶质瘤,值得注意。

(四)脑脓肿的危象

1.脑疝综合征

脑疝是脑脓肿危险阶段的临界信号,都是脑脓肿增大到一定体积时脑组织横行或纵行移位,脑干受压使患者突然昏迷或突然呼吸停止而致命。关键是及早处理脑脓肿,识别先兆症状和体征,避免使颅内压增高的动作,避免不适当的操作,特别要严密和善于观察意识状态。必要时应积极锥颅穿刺脓肿或脑室,迅速减压。

2.脑脓肿破裂

脑脓肿的脑室面脓肿壁常较薄,在不适当的穿刺,或穿透对侧脓壁,或自发性破裂,破入脑室或破入蛛网膜下腔,出现反应时,立即头痛、高热、昏迷、角弓反张等急性室管膜炎或脑膜炎,应及时脑室外引流,积极抢救,以求逆转症状。

五、特殊检查

(一)CT 和 MRI 检查

(1)脑炎早晚期(不足 9 d)。①CT 平扫:1～3 d,就出现低密度区,但可误为正常。重复 CT 见低密度区扩大。CT 增强:3 d 后即见部分性强化环。②MRI 长 T_2 的高信号较长 T_1 的低信号水肿更醒目。4～9 d,CT 见显著强化环。延迟 CT(30～60 s)强化剂向中心弥散,小的脓肿显示强化结节。

(2)包囊晚期(超过 10 d):CT 平扫,低密度区边缘可见略高密度的囊壁,囊外为水肿带。MRI T_1 见等信号囊壁,囊壁内外为不同程度的长 T_1;T_2 的低信号囊壁介于囊壁内外的长 T_2 之间,比 CT 清晰。CT 增强,见强化囊壁包绕脓腔;延迟 CT(30～60 s),强化环向中央弥散减少,14 d 以后不向中央弥散。T_1 用 Gd-DTPA 增强时,强化囊壁包囊绕脓腔比 CT 反差更明显。

(3)人类脑脓肿的 CT 模式:早年 8 例不同微生物所致人类脑脓肿的 CT 模式可供参考。上述图形各取自系列 CT 扫描之一,但处于脑脓肿的不同阶段。①不同微生物:细菌性脑脓肿(A、D、E、G、H);真菌性脑脓肿(C、F);原虫性脑脓肿(B)。②不同时期:脑炎早期(A、B、C);脑炎晚期(D);包囊早期(E、F);包囊晚期(G、H)。③不同数量:单发脑脓肿(D～G);多发脑脓肿(A～C、H)。④各种脑脓肿:星形诺卡菌脑脓肿(A);弓形虫性脑脓肿(B);曲霉菌脑脓肿(C);肺炎球菌脑脓肿(D);微需氧链球菌脑脓肿(E);红花尖镰孢霉菌脑脓肿(F);牙周梭杆菌脑脓肿(G);分枝杆菌、绿色链球菌、肠菌性多发性后颅凹脑脓肿(H)。

(二)DWI 及 MRS 检查

(1)弥散加权磁共振扫描(DWI):脑脓肿的诊断有时与囊性脑瘤混淆。近年来,有多篇报道用 DWI 来区别。土耳其一组研究人员收集脑脓肿病例 19 例,其中 4 例 DWI 是强化后高信号,由于水分子在脓液和囊液的弥散系数(ADC)明显不同,脓液的 ADC 是低值,4 例平均为(0.76±0.12)mm/s; 8 例囊性胶质瘤和 7 例转移瘤的 DWI 是低信号,ADC 是高值,分别为(5.51±2.08)mm/s 和 (4.58±2.19)mm/s,($P=0.003$)。当脓液被引流后 ADC 值升高,脓肿复发时 ADC 值又降低。

(2)磁共振波谱分析(MRS):这是利用磁共振原理测定组织代谢产物的技术。脑脓肿和囊肿都可以检出乳酸,许多氨基酸是脓液中粒细胞释放蛋白水解酶,使蛋白水解成的终产物;而胆碱又是神经脂类的分解产物,因此,MRS 检出后两种即标志着脓肿和肿瘤的不同成分。印度一组研究显示:42 例脑部环状病变,用 DWI、ADC 和质子 MRS(PMRS)检查其性质。结果,29 例脑脓肿的 ADC 低值小于(0.9±1.3)mm/s,PMRS 出现乳酸峰和其他氨基酸峰(琥珀酸盐、醋酸盐、丙氨酸等);另 23 例囊性肿瘤的 ADC 高值(1.7±3.8)mm/s,PMRS 出现乳酸峰及胆碱峰,表明脓肿和非脓肿显然不同。

(三)其他辅助检查

(1)周围血常规:白细胞计数、红细胞沉降率、C 反应蛋白升高,属于炎症。

(2)脑脊液:白细胞轻度升高;蛋白升高显著是一特点。有细胞蛋白分离趋势。

(3)X 线 CR 片:查原发灶。过去应用的脑血管造影、颅脑超声波、同位素扫描等现已基本不用。

六、诊断及鉴别诊断

典型的脑脓肿诊断不难,一个感染的病史,近期有脑膜脑炎的过程,发展到颅内压增高征象和局灶性神经体征,加上强化头颅 CT 和延时 CT 常可确诊。必要时可做颅脑 MRI 及 Gd-DTPA强化。对"瘤型"脑脓肿,在条件好的单位可追加 DWI、MRS 进一步区别囊型脑瘤。条件不够又病情危重则有赖于直接穿刺或摘除,以达诊治双重目标。脑结核瘤,都有脑外结核等病史,可以区别。耳源性脑积水、脓性迷路炎都有耳部症状,无脑病征,CT 无脑病灶。疱疹性局限性脑炎,有时突然单瘫,CT 可有低密度区,但范围较脓肿大,CSF 以淋巴细胞增高为主,无中耳炎等病灶,必要时活检区别。

鉴于病原体的毒力、形成脑脓肿快慢、患者的抵抗力等有很大差异,特别是近年一些流行病学的新动向,简单介绍几种特殊类型的脑脓肿,便于加深对某些特殊情况的考虑和鉴别。

(一)硬脑膜下脓肿

脑膜瘤是脑瘤的一种,硬脑膜下脓肿也应该是脑脓肿的一种,但毕竟脓肿是在硬脑膜下腔,由于这一解剖特点脓液可在腔内自由发展,其速度更快,常是暴发性临床表现,很快恶化,在 1949 年前悉数死亡,是脑外科一种严重的急症。

硬脑膜下脓肿 2/3 由鼻窦炎引起,多见于儿童。最近,大洋洲一组报道显示 10 年内颅内脓肿46 例,儿童硬脑膜下脓肿 20 例(43%),内含同时伴脑脓肿者 4 例。

典型症状是鼻窦炎、发热、神经体征的三联征。鼻窦炎所致者眶周肿胀($P=0.005$)和畏光($P=0.02$)。意识变化于 24～48 h 占一半,头痛、恶心、呕吐常见,偏瘫、失语、局限性癫痫突出,易发展到癫痫持续状态,应迅速抗痫,否则患儿很快恶化。诊断基于医师的警觉,CT 可能漏诊,MRI 冠状位、矢状位能见颅底和突面的新月形 T_2 高信号灶更为醒目。英国 66 例的经验主张开颅清除,基于:①开颅存活率高,该开颅组 91% 存活,钻颅组 52% 存活。②钻颅残留脓多,他们在 13 例尸检中 6 例属于鼻窦性,其中双侧 3 例,在纵裂、枕下、突面、基底池周围 4 个部位残留脓各 1 例;另 1 例耳源性者脓留于颅底、小脑脑桥角和多种部位。③开颅便于彻底冲洗,他们提出,硬

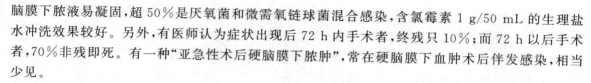

脑膜下脓液易凝固,超50％是厌氧菌和微需氧链球菌混合感染,含氯霉素1 g/50 mL的生理盐水冲洗效果较好。另外,有医师认为症状出现后72 h内手术者,终残只10％;而72 h以后手术者,70％非残即死。有一种"亚急性术后硬脑膜下脓肿",常在硬脑膜下血肿术后伴发感染,相当少见。

(二)儿童脑脓肿

儿童由于其抵抗力弱,一旦发生脑脓肿较成人更危险。一般15岁以下的小儿占脑脓肿总数的1/3或小半。据卡拉其Atig等的报道儿童脑脓肿的均龄在(5.6±4.4)岁;北京一组病例显示,平均为6.68岁,小于10岁可占4/5,两组结果类似。以上两组均以链球菌为主。

儿童脑脓肿的表现为发热、呕吐、头痛和癫痫的四联征。北京组查见视盘水肿占85％,显示儿童的颅内压增高突出,这与小儿病程短(平均约1个月)、脓肿发展快、脓肿体积大有关(3～5 cm占50％;大于5 cm占32％;大于7 cm占18％)。另外,小儿脑脓肿多见的是由发绀型先天性心脏病等血行感染引起,可占37％。加上儿童头面部感染、牙、咽等病灶多从吻合静脉逆行入颅以及肺部感染,或败血症在Atig组就占23％,故总的血源性脑脓肿超过50％,因而多发性脑脓肿多达30％～42％,这就比较复杂。总之,由于小儿脑脓肿的自限能力差,脓肿体积大,颅内压高,抵抗力又弱等特点,应强调早诊早治。方法以简单和小儿能承受的为主。手术切除在卡拉其的30例中占6例,但5例死亡。故决定处理方式应根据经验、技术条件、患者情况等全面考虑。

(三)新生儿脑脓肿

新生儿脑脓肿在100年前已有报道,但在CT启用后发现率大增。巴黎研究人员一次报道新生儿脑脓肿30例,90％为变形杆菌和枸橼酸菌引起。有人认为此种新生儿脑脓肿是上述两菌所致的白质坏死性血管炎,脑坏死是其特殊表现。另外,此种新生儿脑脓肿的67％(20/30)伴广泛性脑膜炎,43％(13/30)伴败血症。由于脑膜炎影响广泛,所以较一般儿童脑脓肿(链球菌、肠内菌引起)更为严重。

新生儿脑脓肿在生后7 d发病占2/3(20/30),平均9 d(1～30 d)。癫痫为首发症状占43％,感染首发占37％,而急性期癫痫增多达70％(21/30),其中呈持续状态占19％(4/21),说明其严重性。脑积水达70.％(14/20),主要是脑膜炎性交通性脑积水。CT扫描28例中多发性脑脓肿占61％(17/28),额叶79％(22/28),其中单侧占55％(12/22),双侧占45％(10/22),大多为巨大型,有2例贴着脑室,伸向整个大脑半球。

处理:单纯用药物治疗5例,经前囟穿吸注药25例(83％)。经前囟穿吸注药一次治疗56％(14/25),平均2次(1～6次)。其中月内穿刺15例(60％),仅20％合并脑积水;月后穿刺10例,内70％合并脑积水。单纯用药5例(不穿刺),其中4例发展成脑积水。上述巴黎的30例中,17例超过2年的随访,只有4例智力正常,不伴发抽风。CT扫描显示其他患者遗留多种多样的脑出血、梗死和坏死,均属于非穿刺组。从功能上看,早穿刺注药者预后好,不穿刺则差。关于用药,新型头孢菌素＋氨基糖苷的治疗方案是重要改进,他们先用庆大霉素＋头孢噻肟,后来用丁胺卡那＋头孢曲松,均有高效。新德里最近用泰能对1例多发性脑脓肿的新生儿治疗,多次穿刺及药物治疗、4周改变了预后。

(四)诺卡菌脑脓肿

诺卡菌脑脓肿原来报道很少,但于近20年来,此种机会性致病菌所致的脑脓肿的报道增加很快。诺卡菌可见于正常人的口腔,革兰阳性,在厌氧或微需氧条件下生长。属于放线菌的一种,有较长的菌丝,发展缓慢而容易形成顽固的厚壁脓肿,极似脑瘤,过去的病死率高达 75%,或 3 倍于其他细菌性脑脓肿。但由于抗生素的发展,病死率已迅速降低。

诺卡菌有百余种,引起人类疾病的主要有六种,但星形诺卡菌最为多见,常由呼吸道开始,半数经血播散至全身器官,但对脑和皮下有特别的偏爱。20 世纪 50 年代有人综合 68 例中肺占 64.7%,皮下 32.3%,脑 31.8%(互有并发),心、肾、肝等则很少,威斯康星 1 例 13 岁女孩,诊为风湿热,脑血管造影定位,整块切除,脓液见许多枝片状菌丝,术后金、青霉素治愈。

时至今日,CT、MRI 的强化环可精确定位。墨西哥 1 例 DWI 的高信号,PMRS 检出乳酸峰、氨基酸峰,可定位与定性,用磺胺药(TMP/SMZ)可治愈。欧美有些报道从分子医学定性,通过 16S rDNA PCR 扩增法,及 hsp 65 序列分析,属诺卡菌基因。

处理:TMP/SMZ 可透入 CSF,丁胺卡那霉素、泰能、头孢曲松、头孢噻肟,均有效。由于为慢性肉芽肿性脑脓肿,切除更为安全。

(五)曲霉菌脑脓肿

曲霉菌是一种广泛存在于蔬菜、水果、粮食中的真菌,其孢子可引起肺部感染,是一种机会致病菌,当机体抵抗力低下时,可经血循环播散至颅内,造成多发或多房脑脓肿。最多见的有烟曲霉菌和黄曲霉菌,可发生于脑的任何部位。广州于近 3 年报道了 2 例肺和脑的多发性烟曲霉菌脑脓肿。纽约报道 1 例眶尖和脑的多发性烟曲霉菌并诺卡菌脑脓肿。此两患者都先有其他疾病,说明抵抗力降低在先。广州的病例先有胆管炎、肺炎伴胸腔积液,后来发现脑部有 11 个脑脓肿(2~3 cm 居多)。纽约的患者先有脊髓发育不良性综合征,贫血和血小板缺乏症,以后眶尖和脑部出现许多强化环(脑脓肿),先后活检,发现不同的致病菌。病程相当复杂,均出现偏瘫,前者曾意识不清,多处自发性出血;后者有失控性眼后痛,发展成海绵窦炎,表现出Ⅳ~Ⅵ脑神经麻痹,中途还因坏死性胆管炎手术一次。处理结果尚好,两者都用两性霉素,前者静脉和鞘内并用,脓肿和脑室引流;后者加用米诺环素和泰能,分别于四个半月和半年病灶全消,但后者于 2 年后死于肺炎。

曲霉菌脑脓肿的 CT、MRI 与其他脑脓肿类似。麻省总医院曾研究 6 例,其 DWI 为高信号,但 ADC 均值较一般脑脓肿为低,(0.33 ± 0.6) mm/s,此脓液反映为高蛋白液。

处理:主张持积极态度。过去在免疫缺陷患者发生曲霉菌脑脓肿的死亡率近乎 100%。加州大学对 4 例白血病伴发本病患者,在无框架立体定向下切除多发脑脓肿及抗真菌治疗,逆转了病情,除 1 例死于白血病外,3 例有完全的神经病学恢复。最近,英国 1 例急性髓性白血病伴发本病,用两性霉素、伊曲康唑几乎无效,新的伏利康唑由于其 BBB 的穿透力好,易达到抑制真菌浓度而治疗成功。

(六)垂体脓肿

从发病机制来看,有两种意见,一类是真性脓肿,有人称为"原发性"垂体脓肿,通过邻近结构炎症播散,或远途血行感染,或头面部吻合血管逆行感染,使正常垂体感染形成脓肿,或垂体瘤伴发脓肿;另一类是类脓肿,即"继发性"垂体脓肿,是指垂体瘤、鞍内颅咽管瘤等情况下,局部血循环紊乱,瘤组织坏死、液化也形成"脓样物质",向上顶起鞍隔,压迫视路,似垂体脓肿,但不发热,培养也无细菌生长,实际有所不同。

垂体脓肿常先有感染症状,同时有鞍内脓肿膨胀的表现,剧烈头痛和视力骤降是两大特点。Jain 等指出视力、视野变化可占 75%~100%。最近,印度 1 例 12 岁女孩,急性额部头痛,双视力严重"丧失",强化 MRI 诊断,单用抗生素治疗。但垂体脓肿大多发展缓慢,一年以上的占多数,突出表现是垂体功能衰减,尤其是较早出现垂体后叶受损的尿崩症多见。协和医院 7 例中 5 例有尿崩,天坛医院 2 例垂体脓肿患者在 3 个月以内就出现尿崩,其中 1 例脓液培养有大肠埃希菌。日本有 1 例 56 岁男性,垂体脓肿,同时有无痛性甲状腺炎、垂体功能减退和尿崩症,Matsuno 等认为漏斗神经垂体炎或淋巴细胞性腺垂体炎,在术前和组织病理检查前鉴别诊断是困难的。这是慢性的真性垂体脓肿。由于垂体瘤的尿崩症只占 10%,故常以此区别两病。另外,垂体脓肿的垂体功能普遍减退是第 3 个特点,协和医院一组的性腺、甲状腺、肾上腺等多项内分泌功能检查低值,更为客观,并需用皮质醇来改善症状。

重庆今年报道 1 例月经紊乱、泌乳 3 个月,PRL 457.44 ng/mL,术中则抽出黏稠脓液,镜检有大量脓细胞,病理见垂体瘤伴慢性炎症,最后诊断是继发于垂体瘤的垂体脓肿。

鉴别垂体瘤囊变或其他囊性肿瘤,MRI 的 DWI 和 ADC 能显示其优越性。处于早期阶段,甲硝唑和三代头孢菌素就可以对付链球菌、拟杆菌或变形杆菌,若已成大脓肿顶起视路,则经蝶手术向外放脓,电灼囊壁使其皱缩最为合理。

七、处理原则

(一)单纯药物治疗

理想的治疗是化脓性脑膜脑炎阶段消炎,防止脑脓肿的形成。最早是 1971 年有报道单纯药物治疗成功。1980 年加州大学(UCSF)的研究找出成功的因素:①用药早;②脓肿小;③药效好;④CT 观察好。该组 8 例的病程平均 4.7 周。成功的 6 例直径平均 1.7 cm(0.8~2.5 cm),失败的则为 4.2 cm(2~6 cm)($P<0.001$),故主张单纯药物治疗要小于 3 cm。该组细菌以金葡、链球菌和变形杆菌为主,大剂量三联治疗[青霉素 1 000 万 U,静脉注射,每天 1 次,小儿 30 万 U/(kg·d);氯霉素 3~4 g,静脉注射,每天 1 次,小儿 50~100 mg/(kg·d);半合成新青霉素Ⅰ,新青霉素Ⅲ大于 12 g,静脉注射,每天 1 次,4~8 周,对耐青者],效果好。CT 观察 1 个月内缩小,异常强化 3 个半月内消退,25 个月未见复发。

指征:①高危患者;②多发脑脓肿,特别是脓肿间距大者;③位于深部或重要功能区;④合并室管膜炎或脑膜炎者;⑤合并脑积水需要 CSF 分流者。方法和原则同上述 4 条成功的因素。

(二)穿刺吸脓治疗

鉴于上述单纯药物治疗的脑脓肿直径都小于 2.5 cm,导致推荐大于 3 cm 的脑脓肿就需要穿刺引流。理论是根据当时哈佛大学有学者研究,发现穿透 BBB 和脓壁的抗生素,尽管其最小抑菌浓度已经超过,但细菌仍能存活,此系抗生素在脓腔内酸性环境下失效。故主张用药的同时,所有脓液应予吸除,特别在当今立体定向技术下,既符合微创原则,又可直接减压。另外,还可以诊断(包括取材培养),且能治疗(包括吸脓、冲洗、注药或置管引流)。近年报道经 1~2 次穿吸,治愈率达 80%~90%。也有人认为几乎所有脑脓肿均可穿刺引流和有效的抗生素治疗。钻颅的简化法——床旁锥颅,解除脑疝最快,更受欢迎。

(三)脑脓肿摘除术

开颅摘除脑脓肿是一种根治术,但代价较大,风险负担更重。指征是:①厚壁脓肿;②表浅脓肿;③小脑脓肿;④异物脓肿;⑤多房或多发性脓肿(靠近);⑥诺卡菌或真菌脓肿;⑦穿刺失败的脑脓肿;⑧破溃脓肿;⑨所谓暴发性脑脓肿;⑩脑疝形成的脓肿。开颅后可先行穿刺减压,摘除脓肿后可依情况内、外减压。创腔用过氧化氢及含抗生素溶液冲洗,应避免脓肿破裂,若有脓液污染更应反复冲洗。术后抗生素均应 4~6 周。定期 CT 复查。

（四）抗生素的联用

脓肿的微生物性质是脑脓肿治疗的基础，脓液外排和有效抗生素的应用是取得疗效的关键，由于近年来大量广谱抗生素的问世，对脑脓肿的治疗确实卓有成效，病死率大为降低。同时正因为脑脓肿的混合感染居多，目前采用的三联、四联用药，疗效尤其突出。

早年的青、氯、新青，对革兰阴性、革兰阳性、需氧、厌氧菌十分敏感，从心、肺来的转移性脑脓肿疗效肯定。对耳、鼻、牙源性脑脓肿同样有效。现在常用的青、甲、头孢，由于甲硝唑对拟杆菌是专性药，对细菌的穿透力强，不易耐药，价廉，毒性反应少，对强调厌氧菌脑脓肿的今天，此三联用药已成为首选，加上三代头孢对需氧菌混合感染也是高效。上两组中偶有耐甲氧西林的金葡（MRSA），可将青霉素换为万古霉素，这是抗革兰阳性球菌中最强者，对外伤术后的脑脓肿高效。用甲、头孢治疗儿童脑脓肿也有高效。伏利康唑治霉菌性脑脓肿，磺胺（TMP/SMZ）治诺卡菌脑脓肿，都是专性药。头孢曲松及丁胺卡那治枸橼酸菌新生儿脑脓肿也具有特效，已见前述。亚胺培南对高龄、幼儿、免疫力低下者，对绝大多数厌氧、需氧、革兰阴性、革兰阳性菌和多重耐药菌均具强力杀菌，是目前最广谱的抗生素，可用于危重患者。脑脓肿破裂或伴有明显脑膜炎时，鞘内注药也是一种方法，其剂量是丁胺卡那每次 10 mg，庆大霉素每次 2 万 U，头孢曲松每次 25～50 mg，万古霉素每次 20 mg，半合成青霉素苯唑西林每次 10 mg，氯唑西林每次 10 mg，小儿减半，生理盐水稀释。

（曾凡梅）

第五节　癫　痫

癫痫是一种以具有持久性的产生癫痫发作的倾向为特征的慢性脑部疾病。癫痫不是单一的疾病实体，而是一种有着不同病因基础、临床表现各异但以反复癫痫发作为共同特征的慢性脑功能障碍。癫痫发作是指脑神经元异常过度、同步化放电活动所造成的一过性临床症状和/或体征，其表现取决于同步化放电神经元的放电部位、强度和扩散途径。癫痫发作不能等同于癫痫，前者是一种症状，可见于癫痫患者，也可见于非癫痫的急性脑功能障碍，例如，病毒性脑炎、各种脑病的急性期等；而后者是一种以反复癫痫发作为主要表现的慢性脑功能障碍性疾病。

癫痫是儿童最常见的神经系统疾病，我国癫痫的整体患病率在 7‰ 左右，其中大多数在儿童时期起病。随着临床与脑电图、病因学诊断水平的不断提高，特别是随着影像学、分子遗传学技术以及抗癫痫药物的不断发展，儿童癫痫的诊断和治疗水平不断提高，总体来讲，70%～80% 的患儿可获完全控制，其中大部分甚至能停药后 5 年仍不复发，能正常生活和学习。

一、病因

癫痫根据病因可分为三类：①特发性（原发性）癫痫是指脑部未能找到有关的结构变化和代谢异常的癫痫，而与遗传因素有较密切的关系；②症状性（继发性）癫痫即具有明确脑部病损或代谢障碍的癫痫；③隐源性癫痫是指虽怀疑为症状性癫痫，但尚未找到病因者。

国际抗癫痫联盟近期将癫痫的病因重新分为六类：遗传性、结构性、代谢性、免疫性、感染性和其他（不明）原因。其目的是更加清晰、便于研究及帮助判断预后等，但是目前尚未得到广泛认可。

根据临床实际,对于引起癫痫的病因详述如下。

(一)遗传因素

癫痫遗传方式较复杂,包括单基因遗传(符合孟德尔遗传方式)、复杂遗传(多基因遗传)、DNA 结构异常/拷贝数变异(copy number variation,CNV)。近年来有关癫痫基因的研究取得了较大进展,已有 30 余个基因证明是单基因遗传癫痫的致病基因,这些基因多与离子通道有关,相关癫痫表型既可以是预后良好的,如家族性新生儿良性癫痫,也可以是临床预后不好的,如Dravet 综合征。CNV 所致的癫痫表现也是多样的。复杂遗传性癫痫则多表现为发病率较高的常见特发性癫痫综合征,绝大多数预后良好,除了癫痫之外,无其他神经系统以及其他系统的异常。

(二)脑部病变或代谢异常

先天性或后天性的脑损害,均可能成为症状性癫痫的病因。

(1)脑发育异常如脑回畸形、胼胝体发育不全、灰质异位症、神经皮肤综合征、先天性脑积水、遗传代谢病或染色体病引起的脑发育障碍等。

(2)脑血管疾病如颅内出血、血栓、栓塞、血管畸形、血管炎等。

(3)感染如病毒、细菌、寄生虫引起的颅内感染。

(4)生前外伤、产伤或生后外伤。

(5)中毒、脑缺血缺氧或代谢异常。

(6)颅内占位病变如肿瘤、囊肿、结核瘤、寄生虫等。

(7)变性疾病如各种累及脑神经元的遗传变性病等。

二、临床表现

癫痫的临床表现主要是癫痫发作,然而近年来的研究已经充分证明癫痫不仅是临床发作,而且常常伴有各种神经行为共患病,包括认知障碍、精神疾病及社会适应性行为障碍。因此,也有学者提出了癫痫实际上是一种以癫痫发作为主,同时可以伴有各种程度轻重不一的神经精神共病的谱系疾病。

癫痫发作的临床表现取决于同步化放电的癫痫灶神经元所在脑部位、放电强度和扩散途径。负性肌阵挛、抑制性运动发作等。目前在国内临床上此新分类尚未被广泛接受、应用。

常见的发作类型如下。

(一)局灶性发作

神经元过度放电起始于一侧大脑的某一部位,临床表现开始仅限于身体的一侧。

1.单纯局灶性发作

(1)运动性发作:多表现为一侧某部位的抽搐,如肢体、口角、眼睑等处。也可表现为旋转性发作、姿势性发作或杰克逊发作等。

(2)感觉性发作:表现为发作性躯体感觉异常或特殊感觉异常。

2.复杂局灶性发作

发作伴有不同程度的意识障碍,可有精神症状,反复刻板的自动症,如吞咽、咀嚼、舐唇、拍手、摸索、自言自语等。

3.局灶性发作演变为全面性发作

由简单局灶性或复杂局灶性发作泛化为全面性发作,也可先由单纯局灶性发作发展为复杂局灶性发作,然后继发全面性发作。

(二)全面性发作

发作一开始就有两侧半球同时放电,发作时常伴有意识障碍。

1.失神发作

以意识障碍为主要症状。典型失神发作时起病突然,没有先兆,正在进行的活动停止,两眼凝视,持续数秒钟恢复,一般不超过 30 s,发作后常可继续原来的活动,对发作不能回忆。失神发作常发作频繁,每天数次至数十次,甚至上百次。发作时脑电图示两侧对称、同步、弥漫性 3 Hz 的棘慢复合波,过度换气容易诱发。

2.强直-阵挛发作

发作时意识突然丧失,全身肌肉强直收缩;也可尖叫一声突然跌倒、呼吸暂停、面色发绀、双眼上翻、瞳孔散大、四肢躯干强直,有时呈角弓反张状态;持续数秒至数十秒钟进入阵挛期,出现全身节律性抽搐,持续 30 s 或更长时间逐渐停止。阵挛停止后患儿可有尿失禁。发作后常表现为头痛、嗜睡、乏力,甚至在完全清醒前可出现自动症,称之为发作后状态。脑电图在强直期表现为每秒 10 次或 10 次以上的快活动,频率渐慢,波幅渐高;阵挛期除高幅棘波外,间断出现慢波。发作间期可有棘慢波、多棘慢波或尖慢波。

3.强直性发作

表现为持续(5~20 s 或更长)而强烈的肌肉收缩,使身体固定于某种特殊体位,如头眼偏斜、双臂外旋、呼吸暂停、角弓反张等。发作时脑电图为低波幅 9~10 Hz 的快活动或快节律多棘波。

4.阵挛性发作

肢体、躯干或面部呈节律性抽动。发作时脑电图为 10 Hz 或 10 Hz 以上的快活动及慢波,有时为棘慢波。

5.肌阵挛发作

表现为某部位的肌肉或肌群、甚至全身肌肉突然快速有力地收缩,引起肢体、面部、躯干或全身突然而快速的抽动。可单个发生,也可为连续的发作。发作时脑电图为多棘慢波或棘慢、尖慢综合波。

6.失张力发作

发作时由于肌张力的突然丧失而引起全身或者部分出现沿重力作用方向的跌倒发作,可表现为头下垂、双肩下垂、屈髋屈膝或跌坐/跌倒。脑电图在发作时为全导多棘慢波或棘慢波。

三、诊断

癫痫的诊断分为 4 个步骤:①判断临床发作是否为癫痫发作。许多非癫痫性的发作在临床上需与癫痫发作相鉴别;②在诊断为癫痫发作的基础上根据临床发作和脑电图表现,对癫痫发作类型进行分类;③根据患儿的临床发作、脑电图特征、神经影像学、年龄、预后等因素,对癫痫的病因进行分析,并对癫痫综合征、癫痫相关疾病等进行诊断;④应对患儿的个体发育及相关脏器功能等进行检查和整体评估。

(一)病史与体格检查

病史包括发育历程、用药史、患儿及家庭惊厥史;惊厥的描述应首先关注发作的起始表现,还

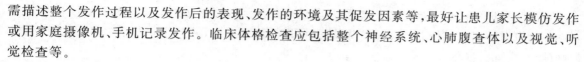

需描述整个发作过程以及发作后的表现、发作的环境及其促发因素等,最好让患儿家长模仿发作或用家庭摄像机、手机记录发作。临床体格检查应包括整个神经系统、心肺腹查体以及视觉、听觉检查等。

(二)脑电图检查

脑电图检查是癫痫患者的最重要检查,对于癫痫的诊断以及发作类型、综合征分型都至关重要。癫痫的脑电图异常分为发作间期和发作期,发作间期主要可见到棘波、尖波、棘慢波、尖慢波、棘波节律等,发作期可以看到一个从开始到结束的具有演变过程的异常发作性脑电图异常事件,可以是全导弥漫性的(全面性发作)或者局灶性的(局灶性发作)。但应注意 $5\% \sim 8\%$ 的健康儿童中可以出现脑电图癫痫样异常放电,由于没有临床发作,此时不能诊断癫痫,但应密切观察,临床随访。剥夺睡眠、光刺激和过度换气等可以提高癫痫性脑电异常发现率,因而在儿童脑电图检查中经常用到。视频脑电图可以直接观察到发作期的实时脑电活动,对于癫痫的诊断、鉴别诊断具有重要意义。

(三)影像学检查

1.CT 与 MRI 检查

目的是发现脑结构的异常。头颅 MRI 在发现引起癫痫的病灶方面具有更大的优势。皮质发育异常是引起儿童症状性癫痫最常见的原因,对于严重/明显的脑结构发育异常,生后早期行头颅 MRI 检查即可发现,但是对于小的局灶皮层发育不良,常常需要在 1.5 岁后行头颅 MRI 检查才能发现,因此,如果临床高度怀疑存在局灶皮层发育不良,需在 1.5 岁之后复查头颅 MRI。

2.功能性神经影像

主要针对需癫痫手术的患儿,评估不同脑区功能。这一技术因需要良好的技术和患者主动配合,因此只能用于 $7 \sim 8$ 岁以上智力基本正常的患儿。

3.正电子体层扫描

正电子体层扫描是一种非侵入性的脑功能影像学检查方法,在定位癫痫灶中具有较高的特异性和准确度。发作间期的癫痫灶呈葡萄糖低代谢。

4.单光子发射计算机体层扫描

测定局部脑血流,癫痫起源病灶在发作期显示血流增加而在发作间期显示血流减低。发作期单光子发射计算机体层扫描对于癫痫灶的确定具有重要价值。

(四)实验室检查

主要是癫痫的病因学诊断,包括遗传代谢病筛查、染色体检查、基因分析、血生化、脑脊液检查等,必要时根据病情选择进行。

四、鉴别诊断

儿童癫痫应注意与其他发作性疾病鉴别,包括低血糖症(尤其需要高度重视)、屏气发作、晕厥、睡眠障碍、儿童癔症性发作、偏头痛、抽动障碍等。

五、治疗

(一)治疗原则

癫痫的治疗原则首先应该强调以患者为中心,在控制癫痫发作的同时,尽可能减少不良反应,并且应强调从治疗开始就应该关注患儿远期整体预后,即最佳的有效性和最大的安全性的平衡。理想的目标不仅是完全控制发作,而且是使患儿达到其能够达到的最好的身心健康和智力运动发育水平。因此,癫痫临床处理中既要强调遵循治疗原则,又要充分考虑个体性差异,即有原则的个体化的治疗。

1.明确诊断

正确诊断是合理治疗的前提,由于癫痫的临床症状纷繁复杂,因此诊断需要尽可能细化、全面,比如:是否有癫痫、癫痫发作的分类、癫痫综合征的分类、癫痫的病因、癫痫的诱发因素等;而且在治疗过程中还应不断修正完善诊断,积极寻找可治疗的病因。

2.明确治疗的目标

当前癫痫治疗主要还是以控制癫痫发作为首要目标,但是应该明确的是,癫痫治疗的最终目标不仅仅是控制发作,更重要的是提高患者生活质量,保障患儿正常生长发育、降低患者致残程度,尽可能促进其获得正常的社会生活。

3.合理选择处理方案

由于癫痫病的病因学异质性很高,因此目前治疗方法多样,包括抗癫痫药治疗、外科切除性治疗、外科姑息性治疗、生酮饮食治疗、免疫治疗等。抗癫痫药物治疗仍然是绝大多数癫痫患者的首选治疗。选择治疗方案时,应充分考虑癫痫病(病因、发作/综合征分类等)的特点、共患病情况以及患儿的个人、社会因素,进行有原则的个体化综合治疗。寻找可治疗的病因,并予以针对性治疗。需要强调的是,癫痫治疗并不一定都是顺利的,因此初始治疗方案常常需要随着根据治疗反应,在治疗过程中不断修正,或者进行多种治疗手段的序贯/联合治疗。

4.恰当的长期治疗

癫痫的抗癫痫药治疗应当坚持长期足疗程的原则,根据不同的癫痫病因、综合征类型及发作类型以及患者的实际情况选择合适的抗癫痫药疗程。

5.保持规律健康的生活方式

与其他慢性疾病的治疗一样,癫痫患者应保持健康、规律的生活,尤应注意避免睡眠不足、暴饮暴食以及过度劳累,如有发作诱因,应尽量祛除或者避免。在条件许可的情况下,尽量鼓励患儿参加正常的学习生活,但是要注意避免意外伤害的发生,比如溺水、交通事故等。

(二)抗癫痫药治疗

1.抗癫痫药物的使用原则

抗癫痫药物治疗是癫痫的最主要治疗方法,规律合理地应用抗癫痫药物能提高治疗的成功率。药物治疗的基本原则如下。

(1)应该在充分评估患儿本身以及其所患癫痫的情况,并且与患儿及其家长充分沟通后,选择合适时机开始抗癫痫药治疗。

(2)要根据发作类型、癫痫综合征及共病、同时服用的其他药物以及患儿及其家庭的背景情况来综合考虑,能够诊断癫痫综合征的,先按照综合征选药原则挑选抗癫痫药,如果不能诊断综合征,再按发作类型选择药物。

(3)首选单药治疗,对于治疗困难的病例可以在合适的时机开始抗癫痫药联合治疗,应尽量选择不同作用机制的抗癫痫药进行联合治疗。

(4)遵循抗癫痫药的药代动力学服药:应规则、不间断,用药剂量个体化。

(5)必要时定期监测血药浓度。

(6)如需替换药物,应逐渐过渡。

（7）疗程要长，一般需要治疗至少连续 2 年不发作，而且脑电图癫痫样放电完全或者基本消失，才能开始逐渐减药，不同的病因学、癫痫综合征分类以及治疗过程顺利与否均会影响疗程。

（8）缓慢停药，减停过程一般要求大于 6 个月。

（9）在整个治疗过程中均应定期随访，监测药物各种可能出现的不良反应。

2.常用抗癫痫药

目前抗癫痫药分为，传统抗癫痫药物和新抗癫痫药。传统抗癫痫药物主要包括苯巴比妥、丙戊酸、卡马西平、苯妥英、氯硝西泮；新抗癫痫药主要是指 20 世纪 90 年代后上市的，目前国内已有的包括拉莫三嗪、左乙拉西坦、奥卡西平、托吡酯、唑尼沙胺以及氨己烯酸。

（三）癫痫外科治疗

有明确的癫痫灶（如局灶皮层发育不良等），抗癫痫药物治疗无效或效果不佳、频繁发作影响患儿的日常生活者，应及时到专业的癫痫中心进行癫痫外科治疗评估，如果适合，应及时进行外科治疗。癫痫外科主要治疗方法有癫痫灶切除手术（包括病变半球切除术）、姑息性治疗（包括胼胝体部分切开、迷走神经刺激术等神经调控治疗）。局灶性癫痫，定位明确，切除癫痫灶不引起主要神经功能缺陷者手术效果较好，可以达到完全无发作，并停用所有抗癫痫药，如颞叶内侧癫痫。由于局灶病变导致的癫痫性脑病，包括婴儿痉挛症等，如果能早期确定致痫灶进行及时手术治疗，不仅能够完全无发作，而且能够显著改善患儿的认知功能及发育水平。另一方面，癫痫手术治疗毕竟是有创治疗，不可滥用，必须在专业的癫痫中心谨慎评估手术的风险及获益，并与家长反复沟通后再进行。

（四）其他疗法

如生酮饮食，免疫治疗（大剂量丙种球蛋白、糖皮质激素等）。

（曾凡梅）

第六节　重症肌无力

重症肌无力是累及神经-肌肉接头处突触后膜上乙酰胆碱（Ache）受体的自身免疫性疾病，临床表现为肌无力，且活动后加重，休息后或给予胆碱酯酶抑制剂后症状减轻或消失。

一、病因及发病机制

重症肌无力发病的基本环节是机体产生对自身乙酰胆碱受体的抗体，使神经-肌肉接头处突触后膜上的乙酰胆碱受体破坏，造成神经指令信号不能传给肌肉，使肌肉的随意运转发生障碍，但机体为何产生自身抗体，原因不清楚。临床观察到不少患者胸腺肥大，认为可能与胸腺的慢性病毒感染有关，本病也具有某些遗传学特征，研究发现不同的人群发病率不同，一些人类白细胞抗原（HLA）型别的人群发病率高，女性 $HLA-A_1B_8$ 及 DW_3，男性 $HLA-A_2B_3$ 人群发病率明显高于其他人群。

二、临床表现

根据发病年龄和临床特征，本病可分为以下 3 种常见类型。

(一)新生儿一过性重症肌无力

如果母亲患重症肌无力,其所生新生儿中有 1/7 的概率患本症。原因是抗乙酰胆碱受体抗体通过胎盘,攻击新生儿乙酰胆碱受体。患儿出生后数小时或数天出现症状,表现为哭声细弱、吸吮吞咽无力,重者出现呼吸肌无力而呈现缺氧症状。体征有肌肉松弛、腱反射减弱或消失。很少有眼外肌麻痹眼睑下垂症状。有家族史者易于识别。肌内注射新斯的明或依酚氯胺症状立即减轻有特异性识别价值。本病为一过性,多数于 5 周内恢复。轻症不需治疗,重症则应给予抗胆碱酯酶药物。血浆交换治疗是近年来出现的治疗办法,疗效较好,至于为何重症肌无力母亲所生的新生儿多数无症状,原因可能是新生儿乙酰胆碱受体与母亲的乙酰胆碱受体抗原性不一样,不能被抗体识别而免受攻击。

(二)新生儿先天性重症肌无力

新生儿先天性重症肌无力又名新生儿持续性肌无力,患儿母亲无重症肌无力,本病多有家族史,为常染色体隐性遗传。患儿出生后主要表现为上睑下垂,眼外肌麻痹。全身性肌无力、哭声低弱及呼吸困难较少见。肌无力症状较轻,但持续存在,血中抗乙酰胆碱受体抗体滴度不高,抗胆碱酯酶药物治疗无效。

(三)儿童型重症肌无力

儿童型重症肌无力是最多见的类型。2～3 岁为发病高峰,女性多于男性,根据临床特征分为眼肌型,全身型及脑干型。

1.眼肌型

最多见,单纯眼外肌受累,表现为一侧或双侧眼睑下垂,晨轻暮重,也可表现为眼球活动障碍、复视、斜视等,重者眼球固定。

2.全身型

有一组以上肌群受累,主要累及四肢,轻者一般活动不受严重影响,仅表现为走路及走动作不能持久,上楼梯易疲劳。常伴眼外肌受累,一般无咀嚼、吞咽、构音困难。重者常需卧床、伴有咀嚼、吞咽、构音困难,并可有呼吸肌无力。腱反射多数减弱或消失,少数可正常。无肌萎缩及感觉异常。

3.脑干型

主要表现为吞咽困难及声音嘶哑,可伴有眼睑下垂及肢体无力。

三、预后

儿童型重症肌无力可自行缓解或缓解与急性发作交替,或缓慢进展。呼吸道感染可诱发本病或使症状加重。据报道眼肌型第 1 次起病后,约 1 年患儿自行缓解。以眼肌症状起病者,若 2 年后不出现其他肌群症状,则一般不再出现全身型症状,预后好。脑干型可致营养不良或误吸,预后较差。呼吸肌严重受累者可致呼吸衰竭而死亡。

四、诊断及鉴别诊断

根据病变主要侵犯骨骼肌及一天内症状的波动性,上午轻、下午重的特点对病的诊断当无困难。同时可用下列检查进一步确诊。

(一)疲劳试验(Jolly 试验)

使受累肌肉重复活动后症状明显加重。如嚼肌力弱者可使其重复咀嚼动作 30 次以上则加

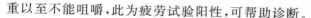

重以至不能咀嚼,此为疲劳试验阳性,可帮助诊断。

(二)抗胆碱酯酶药物试验

1.依酚氯胺试验

依酚氯胺 0.2 mg/kg 或 0.5 mg/kg,1 min 后再给,以注射用水稀释 1 mL,静脉注射,症状迅速缓解则为阳性。持续 10 min 左右又恢复原状。

2.新斯的明试验

甲基硫酸新斯的明 0.04 mg/kg(新生儿每次 0.1~1.15 mg)肌内注射,20 min 后症状明显减轻则为阳性,可持续 2 h 左右。为对抗新斯的明的毒蕈碱样反应(瞳孔缩小、心动过缓、流涎、多汗、腹痛、腹泻、呕吐等)应准备好肌内注射阿托品。

(三)神经重复频率刺激检查

必须在停用新斯的明 17 h 后进行,否则可出现假阴性。典型改变为低频(2~3 Hz)和高频(10 Hz 以上)重复刺激均能使肌动作电位波幅递减,递减幅度 10% 以上为阳性。80% 的病例低频刺激时呈现阳性反应,用单纤维肌电图测量同一神经支配的肌纤维电位间的间隔时间延长。神经传导速度正常。

(四)乙酰胆碱受体(AChR)抗体滴度测定

对 MG 的诊断具有特征性意义。90% 以上全身型 MG 病例的血清中 AChR 抗体滴度明显增高(高于是 10 nmol/L),但眼肌型的病例多正常或仅 AChR 抗体滴度轻度增高。

五、治疗

(一)药物治疗

1.抗胆碱酯酶药物

常用者有下列数种。

(1)溴化新斯的明:口服剂量每天 0.5 mg/kg,分为每 4 小时 1 次(5 岁内);每天0.25 mg/kg,分为每 4 小时 1 次(5 岁以上)。逐渐加量,一旦出现毒性反应则停止加量。

(2)溴吡斯的明:口服剂量每天 2 mg/kg,分为每 4 小时 1 次(5 岁内);每天 1 mg/kg,分为每 4 小时1 次(5 岁以上)。逐渐加量,一旦出现毒性反应则停止加量。

(3)安贝氯胺:口服剂量(成人)为每次 5~10 mg,每天 3~4 次。

(4)辅助药物:如氯化钾、麻黄素等可加强新斯的明药物的作用。

2.皮质类固醇

可选用泼尼松每天 1.5 mg/kg 口服;也有人主张用大剂量冲击疗法,但在大剂量冲击期间有可能出现呼吸肌瘫痪。因此,应做好气管切开、人工呼吸的准备。如症状缓解则可逐渐减量至最小的有效剂量维持治疗,同时应补充钾盐。长期应用者应注意骨质疏松、股骨头坏死等并发症。无论全身型或眼肌型患儿均可一开始即用皮质类固醇治疗,治疗后期可加用抗胆碱酯酶药。

3.免疫抑制剂

可选用硫唑嘌呤或环磷酰胺,应随时检查血常规,一旦发现白细胞计数下降低于 $3 \times 10^9/L$ 时应停用上述药物,同时注意肝、肾功能的变化。

忌用对神经-肌肉传递阻滞的药物,如各种氨基糖苷类抗生素、奎宁、奎尼丁、普鲁卡因胺、普萘洛尔、氯丙嗪及各种肌肉松弛剂等。

(二)胸腺组织摘除术

对胸腺增长者效果好。适应证为年轻女性患者,病程短、进展快的病例。对合并胸腺瘤者也有一定疗效。对全身型重症肌无力患儿,目前主张使用。手术后继用泼尼松 1 年。

(三)放疗

如因年龄较大或其他原因不适于做胸腺摘除者可行深部^{60}Co 放疗。

(四)血浆置换法

如上述治疗均无效者可选用血浆置换疗法,可使症状迅速缓解,但需连续数周,且价格昂贵,目前尚未推广应用。

(五)危象的处理

一旦发生呼吸肌瘫痪,应立即进行气管切开,应用人工呼吸器辅助呼吸。但应首先确定为何种类型的危象,进而对症治疗。

1.肌无力危象

肌无力危象为最常见的危象,往往由于抗胆碱酯酶药量不足引起。可用依酚氯胺试验证实,如注射后症状明显减轻则应加大抗胆碱酯酶药物的剂量。

2.胆碱能危象

胆碱能危象由抗胆碱酯酶药物过量引起。患者肌无力加重,并出现肌束颤动及毒蕈碱样反应。可静脉注入依酚氯胺 2 mg,如症状加重则立即停用抗胆碱酯酶药物,待药物排出后可重新调整剂量,或改用皮质类固醇类药物等其他疗法。

3.反跳危象

由于对抗胆碱酯酶药物不敏感,依酚氯胺试验无反应。此时应停止应用抗胆碱酯酶药物而用输液维持。过一段时间后如对抗胆碱酯酶药物有效时可再重新调整用量,或改用其他疗法。

在危象的处理过程中,保证气管切开护理的无菌操作,雾化吸入,勤吸痰,保持呼吸道通畅,防止肺不张、肺部感染等并发症是抢救成活的关键。

(曾凡梅)

第 七 章

内分泌系统疾病

第一节 生长激素缺乏症

生长激素缺乏症(growth hormone deficiency,GHD)是由于腺垂体合成和分泌生长激素(growth hormone,GH)部分或完全缺乏,或由于 GH 分子结构异常等所致的生长发育障碍性疾病。患者身高处于同年龄、同性别正常健康儿童生长曲线第 3 百分位以下或低于其平均身高减两个标准差。

一、病因

(一)原发性

1.下丘脑-垂体功能障碍

垂体发育异常,如不发育、发育不良或空蝶鞍,其中有些伴有视-隔发育不全、唇裂、腭裂等畸形。

2.遗传性生长激素缺乏

GH 基因缺陷引起单纯性生长激素缺乏,而垂体特异转录因子(Pit-1)缺陷导致多种垂体激素缺乏症。此外,还有少数是由于 GH 分子结构异常、GH 受体缺陷(Laron 综合征)或胰岛素样生长因子受体缺陷所致。

(二)继发性

多为器质性,常继发于下丘脑、垂体或其他颅内肿瘤、感染、细胞浸润、放线性损伤和头颅创伤等。

(三)暂时性

体质性生长及青春期延迟、社会心理性生长抑制等可造成暂时性 GH 分泌功能低下。

二、诊断

(一)临床表现

新生儿出生时身长、体质量正常,一般 2～3 岁后发现生长落后,自幼食欲缺乏,身材矮小、体形匀称,各部位比例正常,头围与身高比例适应,面容与年龄相比显幼稚,呈娃娃脸,皮下脂肪较丰满,特别在躯干部位,声音尖高,即使已达青春期,有的也无明显声调改变,男孩小阴茎、隐睾、小睾丸及阴囊发育不全,青春期明显延迟或无青春期,出牙换牙延迟,牙齿发育不全,骨龄延迟,比实际年龄落后 2～4 岁。智力常正常,有头晕及出汗等低血糖症状。

(二)实验室检查

1.生长激素刺激试验

GH 峰值<5 $\mu g/L$ 即为完全性缺乏,5～10 $\mu g/L$ 为部分性缺乏,>10 $\mu g/L$ 则属正常。必须在两项刺激试验都异常时方能确诊 GHD。

2.血清 IGF-1、IGFBP-3 测定

目前一般作为 5 岁到青春发育期前儿童 GHD 筛查项目。

3.血总 T_3、总 T_4、TSH 测定

水平一般正常,若伴有重度垂体功能减退时,T_3、T_4 水平降低,TSH 下降。

4.促性腺激素测定

主要检测促黄体生成激素(LH)、促卵泡激素(FSH)。到青春期不出现第二性征,尿中促性腺激素很低者,可做黄体生成素释放激素(LHRH)刺激试验。

5.手腕骨 X 线检查

骨龄延迟。

6.头颅 X 线、CT、MRI 等影像学检查

可了解和证实疾病的相关改变。

7.眼底检查

眼底检查是检查玻璃体、视网膜、脉络膜和视神经疾病的重要方法。许多全身性疾病均会发生眼底病变,检查眼底可提供重要诊断资料。

(三)诊断标准

根据身高低于同龄儿第 3 百分位数或低于两个标准差,临床表现特点,两种生长激素激发试验的峰值均<10 $\mu g/L$,诊断便可成立。

三、治疗

(一)一般治疗

加强运动、合理的营养和充足的睡眠。

(二)特异性治疗

包括 GH 的补充治疗,有明显周围腺体功能减退者补充相应的激素治疗。

1.GH 补充治疗

(1)适应证:确诊为 GHD 同时骨干骺端没闭合的,或有部分 GH 缺乏均可应用 GH 治疗,开始治疗年龄愈小效果愈好。

(2)用法:基因重组人生长激素 0.1～0.15 U/kg,每晚睡前 1 h 皮下注射 1 次,每周 6～7 次,可持续至骨骺融合为止。

(3)注意:治疗 1～3 个月应查血 T_3、T_4 水平,此时 T_4 向 T_3 转换增多,血中 T_4 下降,T_3 上升,在 T_4 一过性下降期间,身高发育进展顺利,不需补充甲状腺素。如治疗前 T_4 低下,应同时补充甲状腺素。

2.肾上腺皮质激素

当伴有明显肾上腺皮质功能低下时才应用,氢化可的松 12.5～25.0 mg/d,口服。

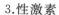

3.性激素

同时伴有性腺功能轴障碍的 GHD 患儿在骨龄达 12 岁时即可开始用性激素治疗,以促使第二性征发育。男孩可用长效庚酸睾酮,每月肌内注射 1 次,25 mg,每 3 个月增加剂量 25 mg,直至每月 100 mg;女孩可用妊马雌酮,剂量自每天 0.3 mg 起,根据情况逐渐增加。

（刘　娜）

第二节　糖　尿　病

糖尿病(diabetes mellitus,DM)是体内胰岛素缺乏或胰岛素功能障碍所致糖、脂肪和蛋白质代谢异常的全身性慢性疾病。儿童期糖尿病是指<15 岁的儿童发生糖尿病患者,95% 以上为 1 型 DM(T1DM),极少数为 2 型 DM(T2DM)。本节主要叙述 T1DM。T1DM 特指因胰岛 β 细胞破坏而导致胰岛素绝对缺乏,具有酮症倾向的糖尿病,患者需终身依赖胰岛素维持生命。

一、病因

1 型糖尿病是在遗传易感性的基础上由于免疫功能紊乱引发的自身免疫性疾病。遗传、免疫、环境等因素在 1 型糖尿病的发病过程中都起着重要的作用。

（一）遗传因素

家族集聚性,多基因疾病。

（二）免疫因素

1 型糖尿病发病的前提是针对 β 细胞分子(自身抗原)存在功能正常的 T 细胞,但平时受到免疫调节机制的限制,处于自身耐受状态。当某种免疫调节机制失调时,引起直接针对胰岛 β 细胞的自身反应性 T 细胞活化、增殖,进入炎性/免疫性阶段,导致 β 细胞破坏,发生 1 型糖尿病。

（三）环境因素

较为复杂。包括:饮食因素;病毒感染,如柯萨奇病毒、巨细胞病毒、流行性腮腺炎病毒、风疹病毒等。

二、发病机制

儿童糖尿病各年龄均可发病,但以 5～7 岁和 10～13 岁两组年龄多见,近年来,婴幼儿糖尿病的发生率逐年增加。患病率男女无性别差异。秋、冬季节相对高发。T1DM 的主要病理变化为胰岛 β 细胞数量明显减少,胰岛细胞破坏 80% 左右可出现糖尿病临床症状。T1DM 的发生与遗传易感性、胰岛自身免疫及环境因素密切相关。

三、临床表现

T1DM 起病多数较急骤,可表现突然明显多尿、多饮,每天饮水量和尿量可达几升,易饿多食,但体质量下降,称为"三多一少"。部分患儿因感染、饮食不当或情绪波动诱发而起病。

婴幼儿多饮多尿不易发现,有相当多的患者常以急性酮症酸中毒为首发症状,表现为胃纳减退、恶心、呕吐、腹痛、关节肌肉疼痛、呼吸深快、呼气中带有酮味、神志萎靡、嗜睡、反应迟钝,严重者可出现昏迷。

学龄儿童亦有因夜间遗尿、夜尿增多而就诊者。在病史较长的年长儿中,消瘦、精神不振、倦怠乏力等体质显著下降颇为突出。在长期的病程中,糖尿病有以下并发症。

(一)急性期并发症

1.糖尿病酮症酸中毒

儿童时期糖尿病有 1/3 以上发生酮症酸中毒,表现为不规则深长呼吸、有酮体味,突然发生恶心、呕吐、厌食或腹痛、腿痛等症状,严重者出现神志改变。常易误诊为肺炎、败血症、急腹症或脑膜炎等。通常血糖甚高,血生化示不同程度酸中毒,血尿酮体增高。

2.低血糖

由于胰岛素用量过多或用药后未按时进食而引起。表现心悸、出汗、饥饿感、头晕或震颤等,严重者可致昏迷、惊厥,若不及时抢救可致死亡。反复低血糖发作可引起脑功能障碍。

3.感染

与免疫功能障碍有关。

4.高血糖高渗状态

在儿童中较少见。表现为显著的高血糖,血糖≥33.3 mmol/L,但无酸中毒,血尿酮体无明显增高,血浆有效渗透压>320 mmol/L。

(二)慢性并发症

若血糖长期控制不良,其为不可逆性。

1.生长障碍

表现为生长落后、矮小,性发育延迟。

2.糖尿病视网膜病

这是糖尿病微血管病变最常见的并发症,90%患者最终将出现此并发症,造成视力障碍,白内障,甚至失明。

3.糖尿病肾病

其患病率随病程而增加,患儿有明显的肾病,表现为水肿、蛋白尿及高血压等,但少见终末期肾病。肾衰竭亦是引起儿童期糖尿病死亡的原因之一。

4.糖尿病周围神经病变及心血管等病变

儿童糖尿病相对少见。

四、实验室检查

(一)血糖和糖化血红蛋白(HbA1c)

(1)血糖增高,空腹血糖≥7.0 mmol/L,随机血糖≥11.1 mmol/L。

(2)HbA1c是血中葡萄糖与血红蛋白非酶性结合而产生,其寿命周期与红细胞相同,反映过去 2~3 个月的血糖平均水平。正常人<6.5%,若 HbA1c<7.5%,为较理想的控制水平。若 HbA1c>9%,发生糖尿病微血管并发症的危险性明显增加。

(二)血电解质

酮症酸中毒时血电解质紊乱,应测血电解质、血 pH、血浆渗透压。

(三)血脂

代谢紊乱期血清胆固醇、甘油三酯均明显增高。

（四）尿液检测

（1）当糖尿病患者血糖超过肾阈值（＞8.0 mmol/L）尿糖呈现阳性。

（2）糖尿病酮症酸中毒时尿酮体阳性。

（3）尿微量白蛋白排泄率：定量分析尿白蛋白含量，正常人＜30 mg/24 h。持续的30～299 mg/24 h尿蛋白是 T1DM 患者早期糖尿病肾病的主要表现。

（五）葡萄糖耐量试验（OGTT）

空腹或随机血糖能确诊1型糖尿病者，则一般不需做 OGTT，仅用于无明显症状、尿糖偶尔阳性而血糖正常或稍增高的患儿。

（六）其他

如甲状腺素、促肾上腺皮质激素、皮质醇以及抗体等。

五、诊断和鉴别诊断

世界卫生组织和国际青少年糖尿病联盟对于糖尿病诊断标准：①空腹血糖≥7.0 mmol/L；②随机血糖≥11.1 mmol/L；③OGTT2 h血糖≥11.1 mmol/L。凡符合上述任何一条即可诊断为糖尿病。

儿童 T1DM 一旦出现临床症状、尿糖阳性、空腹血糖＞7.0 mmol/L和随机血糖在11.1 mmol/L以上，不需做糖耐量试验就能确诊。一般1型糖尿病症状典型，不需 OGTT 即可诊断。需与下列疾病相鉴别。

（一）肾性糖尿病

无糖尿病症状，多在体检或者做尿常规检查时发现，血糖正常，胰岛素分泌正常。

（二）假性高血糖

患者短期大量食入或者输入葡萄糖液，可使尿糖暂时阳性，血糖升高。另外，在应激状态时血糖也可一过性升高，需注意鉴别。

（三）甲状腺功能亢进症

该病由于甲状腺素释放增多可引起一系列高代谢表现，如多食、多饮、消瘦等，需注意鉴别。

六、治疗

（一）胰岛素治疗

T1DM 必须用胰岛素治疗。

1.胰岛素制剂和作用

从作用时间上分为速效、短效、中效和长效四大类别。各类制剂作用时间见表7-1。

表 7-1　胰岛素的种类和作用时间

胰岛素种类	起效时间	高峰时间	作用时间
速效	10～20 min	30～90 min	3 h
短效	30 min～1 h	2～4 h	6～10 h
中效	1～4 h	4～12 h	16～24 h
长效	1～2 h	无高峰	24 h

2.新诊患儿

初始胰岛素治疗的剂量为每天 0.5～1.0 U/kg，部分缓解期患儿每天<0.5 U/kg，青春期者常每天1.2～1.5 U/kg 或更高剂量才可以使代谢控制满意。胰岛素治疗方案及剂量需要个体化，方案的选择依据年龄、病程、生活方式及既往健康情况和医师的经验等因素决定。胰岛素的治疗方案很多，每天 2 次、每天 3 次皮下注射方案、基础-餐前大剂量方案以及胰岛素泵治疗等。胰岛素治疗不可避免会有低血糖发生。应及时加餐或饮含糖饮料。

(二)营养管理

热量需要：应满足儿童年龄、生长发育和日常生活的需要。按碳水化合物 50%～55%，蛋白质 10%～15%、脂肪 30%配比。全日热量分三大餐和三次点心分配。

(三)运动治疗

运动可使肌肉对葡萄糖利用增加，血糖的调节得以改善。糖尿病患儿应每天安排适当的运动，在进行大运动量时应注意进食，防止发生低血糖。

(四)儿童糖尿病酮症酸中毒(DKA)

这是糖尿病最常见的死亡原因，大多是由于脑水肿的原因。治疗方法如下。

1.纠正脱水、酸中毒及电解质紊乱

补液方法有 48 h 均衡补液和 24 h 传统补液法，中重度脱水倾向于使用 48 h 均衡补液，此种方法一般不需要考虑额外丢失，液体复苏所补的液体量一般无须从总量中扣除。补液总量＝累积丢失量＋维持量。24 h 传统补液法应遵循先快后慢，先浓后淡的原则进行。前8 h 输入累积丢失量的1/2，余量在后 16 h 输入。维持液 24 h 均匀输入。继续丢失液体的补充按照丢失多少补多少。对于中重度脱水的患儿，尤其休克者，最先给予生理盐水 10～20 mL/kg，于 30～60 min 快速输入，根据外周循环情况可重复使用。但第一小时不超过30 mL/kg，以后根据血钠决定给半张或 1/3 张不含糖的液体。见排尿后即加入氯化钾40 mmol/L。只有当血 pH<6.9 时才用碱性液纠正酸中毒，5%的碳酸氢钠 1～2 mL/kg 在 1 h 以上时间内输入，必要时可以重复。

2.胰岛素应用

胰岛素一般在补液后 1 h 开始使用。采用小剂量胰岛素持续静脉输入，儿童胰岛素用量为0.05～0.10 U/(kg·h)，加入生理盐水中输入，要检测血糖，血糖下降速度为 2～5 mmol/h，防止血糖下降过快。

3.监测

每小时监测血糖一次，每 2～4 小时重复一次电解质、血糖、尿糖、血气分析，直至酸中毒纠正。血清渗透压下降过快有脑水肿的危险。

(五)糖尿病的教育和监控

1.分层教育

糖尿病教育应根据不同的知识层次实行分层教育。

2.糖尿病监控及并发症筛查

(1)血糖测定：每天应常规四次测量血糖(三餐前及临睡前)，每周测一次凌晨 2～3 时血糖。根据血糖监测酌情调整胰岛素用量。

(2)HbA1c 测定：应每 2～3 个月检测一次。国际青少年糖尿病联盟指南提示糖尿病患者HbA1c<7.5%为控制理想，>9%控制不当。

(3)尿微量白蛋白排泄率测定：一般有 5 年以上病史者和青春期患儿每年检测 1～2 次，以监测早期糖尿病肾病的发生。同时严密观察血压,若发生高血压应予治疗。

(4)视网膜病变筛查:青春期前诊断的患儿病史 5 年以上,或者年龄 11 岁,或进入青春期开始进行视网膜病变的筛查。青春期发病的患儿病史达 2 年开始进行视网膜病变的筛查,应每年进行甲状腺功能的筛查。

(刘 娜)

第三节 低血糖症

低血糖症是指某些病理或生理原因使血糖下降至低于正常水平。低血糖症的诊断标准是血糖在婴儿和儿童<2.8 mmol/L,足月新生儿<2.2 mmol/L,当出生婴儿血糖<2.2 mmol/L 就应开始积极治疗。

正常情况下,血糖的来源和去路保持动态平衡,血糖水平在正常范围内波动,当平衡被破坏时可引起高血糖或低血糖。葡萄糖是脑部的主要能量来源,由于脑细胞储存葡萄糖的能力有限,仅能维持数分钟脑部活动对能量的需求,且不能利用循环中的游离脂肪酸作为能量来源,脑细胞所需要的能量几乎全部直接来自血糖。因此,持续时间过长或反复发作的低血糖可造成不可逆性脑损伤,甚至死亡,年龄越小,脑损伤越重,出现低血糖状态时需要紧急处理。

一、诊断

(一)病史采集要点

1.起病情况

临床症状与血糖下降速度、持续时间长短、个体反应性及基础疾病有关。通常血糖下降速度越快,持续时间越长,原发病越严重,临床症状越明显。

2.主要临床表现

交感神经过度兴奋症状:恶心、呕吐、饥饿感、软弱无力、紧张、焦虑、心悸、出冷汗等。

急性脑功能障碍症状:轻者仅有烦躁不安、焦虑、淡漠,重者出现头痛、视物不清,反应迟钝,语言和思维障碍,定向力丧失,痉挛、癫痫样小发作,偶可偏瘫。新生儿和小婴儿低血糖的症状不典型,并且无特异性,常被忽略。

小婴儿低血糖可表现为青紫发作、呼吸困难、呼吸暂停、拒乳,突发的短暂性肌阵挛、衰弱、嗜睡和惊厥,体温常不正常。儿童容易出现行为的异常,如注意力不集中,表情淡漠、贪食等。

(二)体格检查要点

面色苍白、血压偏高、手足震颤,如低血糖严重而持久可出现意识模糊,甚至昏迷,各种反射消失。

(三)门诊资料分析

血糖:婴儿和儿童<2.8 mmol/L,足月新生儿<2.2 mmol/L 时说明存在低血糖症。

(四)进一步检查

1.同时测血糖和血胰岛素

当血糖<2.24 mmol/L(40 mg/dL)时正常人血胰岛素应<5 mU/L,而不能>10 mU/L。

如果有2次以上血糖低而胰岛素＞10 mU/L即可诊断为高胰岛素血症。

2.血酮体和丙氨酸检测

禁食8～16 h出现低血糖症状,血和尿中酮体水平明显增高,并有血丙氨酸降低时应考虑酮症性低血糖。

3.血促肾上腺皮质激素(ACTH)、皮质醇、甲状腺素和生长激素监测

如检测的水平减低说明相应的激素缺乏。

4.酮体、乳酸、丙酮酸及 pH、尿酮体

除低血糖外还伴有高乳酸血症,血酮体增多,酸中毒时要考虑是否为糖原贮积症。

5.腹部 CT 检查

发现胰岛细胞腺瘤有助诊断。

6.腹部 B 超检查

发现腺瘤回声图有助于诊断。

二、诊断

(一)诊断要点

有上述低血糖发作的临床表现,立即检测血糖,在婴儿和儿童＜2.8 mmol/L,足月新生儿＜2.2 mmol/L,给予葡萄糖后症状消除即可诊断。

(二)病因鉴别诊断要点

低血糖发作确诊后必须进一步查明病因,然后才能针对病因进行治疗和预防低血糖再发。

1.高胰岛素血症

高胰岛素血症可发生于任何年龄,患者血糖低而胰岛素仍＞10 mU/L,可因胰岛 β 细胞增生、胰岛细胞增殖症或胰岛细胞腺瘤所引起。胰岛细胞腺瘤的胰岛素分泌是自主性的,胰岛素呈间断的释放,与血糖浓度无相关关系。胰岛细胞增生是分泌胰岛素的 β 细胞增生,胰岛细胞增殖症是胰腺管内含有胰岛的四种细胞,呈分散的单个细胞或是细胞簇存在的腺样组织,为未分化的小胰岛或微腺瘤。腹部 B 超发现腺瘤回声图、腹部 CT 可能发现胰岛细胞腺瘤有助于诊断,确诊需要依靠病理组织检查。

2.酮症性低血糖

酮症性低血糖为最多见的儿童低血糖,多在晚餐进食过少或未进餐,伴有感染或胃肠炎时发病。次日晨可出现昏迷、惊厥,尿酮体阳性。患儿发育营养较差,不耐饥饿,禁食12～18 h 就出现低血糖,空腹血丙氨酸降低,注射丙氨酸 2 mg/kg 可使血葡萄糖、丙酮酸盐及乳酸盐上升。至7～8 岁可能因肌肉发育其中所含丙氨酸增多,可供糖异生之用而自然缓解。

3.各种升糖激素缺乏

生长激素、皮质醇不足以及甲状腺激素缺乏,均可出现低血糖。由于这些激素有降低周围组织葡萄糖利用,动员脂肪酸和氨基酸以增加肝糖原合成,并有拮抗胰岛素的作用。根据症状和体征临床疑诊升糖激素缺乏者可测定相应的激素,包括生长激素激发试验,血甲状腺激素、ACTH、皮质醇及胰高糖素水平检测。

4.糖类代谢障碍

(1)糖原贮积症:除低血糖外还有高乳酸血症,血酮体增多和酸中毒。其Ⅰ型、Ⅲ型、Ⅳ型和Ⅸ型均可发生低血糖,以Ⅰ型较为多见。Ⅰ型为葡萄糖-6-磷酸酶缺乏,该酶是糖原分解和糖异

生最后一步产生葡萄糖所需的酶,此酶缺乏使葡萄糖的产生减少而发生严重的低血糖。Ⅲ型为苹果酸脱氨酶缺乏,使糖原分解产生葡萄糖减少,但糖异生途径正常,因此低血糖症状较轻。Ⅳ型为肝磷酸化酶缺乏,可发生于糖原分解中激活磷酸化酶的任何一步,偶有低血糖发生,肝功能有损害。Ⅸ型为糖原合成酶缺乏,肝糖原合成减少,易发生空腹低血糖和酮血症,而餐后有高血糖和尿糖。

(2)糖异生的缺陷:糖异生过程中所需要的许多酶可发生缺陷,如果糖-1,6-二磷酸醛缩酶缺乏时可发生空腹低血糖,以磷酸烯醇式丙酮酸羧化酶缺乏时低血糖最为严重,此酶为糖异生的关键酶,脂肪和氨基酸代谢的中间产物都不能转化成葡萄糖,因而发生空腹低血糖。

(3)半乳糖血症:是一种常染色体隐性遗传病,因缺乏 1-磷酸半乳糖尿苷转移酶,使 1-磷酸半乳糖不能转化成 1-磷酸葡萄糖,前者在体内积聚,抑制磷酸葡萄糖变位酶,使糖原分解出现急性阻滞,患儿于食乳后发生低血糖。患儿在食乳制品或人乳后发生低血糖,同时伴有呕吐腹泻、营养差、黄疸、肝大、酸中毒、尿糖及尿蛋白阳性、白内障,给予限制半乳糖饮食后尿糖、尿蛋白转阴,肝脏回缩,轻度白内障可消退,酶学检查有助于确诊。

(4)果糖不耐受症:因缺乏 1-磷酸果糖醛缩酶,1-磷酸果糖不能进一步代谢,在体内积聚。本病主要表现在进食含果糖食物后出现低血糖和呕吐。患儿食母乳时无低血糖症状,在添加辅食后由于辅食中含果糖,不能进行代谢,临床出现低血糖、肝大和黄疸等。血中乳酸、酮体和游离脂肪酸增多,甘油三酯降低。

5.氨基酸代谢障碍

因支链氨基酸代谢中 α-酮酸氧化脱羧酶缺乏,亮氨酸、异亮氨酸和缬氨酸的 α-酮酸不能脱羧,以致这些氨基酸及其 α-酮酸在肝内积聚,引起低血糖和重度低丙氨酸血症。临床多有酸中毒、吐泻、尿味异常,可查血、尿氨基酸确诊。

6.脂肪代谢障碍

各种脂肪代谢酶的先天缺乏可引起左卡尼汀缺乏或脂肪酸代谢缺陷,使脂肪代谢中间停滞而不能生成酮体,发生低血糖、肝大、肌张力低下、心肌肥大,除低血糖外可合并有酸中毒,血浆卡尼汀水平降低,酮体阴性,亦可有惊厥。

7.新生儿暂时性低血糖

新生儿尤其早产儿和低出生体质量儿低血糖发生率较高,主要原因是糖原贮备不足,体脂储存量少,脂肪分解成游离脂肪酸和酮体均少,因而容易发生低血糖。糖尿病母亲婴儿由于存在高胰岛素血症及胰高糖素分泌不足,内生葡萄糖产生受抑制而易发生低血糖。

8.糖尿病治疗不当

糖尿病患者因胰岛素应用不当而致低血糖是临床最常见的原因,主要是胰岛素过量,其次与注射胰岛素后未能按时进餐、饮食量减少、剧烈活动等因素有关。

9.其他

严重的和慢性的肝脏病变、小肠吸收障碍等亦可引起低血糖。

三、治疗对策

(一)治疗原则

(1)一经确诊低血糖,应立即静脉给予葡萄糖。

(2)针对病因治疗。

(二)治疗计划

1.尽快提高血糖水平

静脉推注25%(早产儿为10%)葡萄糖,每次1~2 mL/kg,继以10%葡萄糖液滴注,按5~8 mg/(kg·min)用输液泵持续滴注,严重者可给15 mg/(kg·min),注意避免超过20 mg/(kg·min)或一次静脉推注25%葡萄糖4 mL/kg。一般用10%葡萄糖,输糖量应逐渐减慢,直至胰岛素不再释放,防止骤然停止引起胰岛素分泌再诱发低血糖。

2.升糖激素的应用

如输入葡萄糖不能有效维持血糖正常,可用皮质激素增加糖异生,如氢化可的松5 mg/(kg·d),分3次静脉注射或口服,或泼尼松1~2 mg/(kg·d),分3次口服。效果不明显时改用胰高糖素30 μg/kg,最大量为1 mg,促进肝糖原分解,延长血糖升高时间。肾上腺素可阻断葡萄糖的摄取,对抗胰岛素的作用,用量为1:2 000肾上腺素皮下注射,从小量渐增,每次<1 mL。二氮嗪10~15 mg/(kg·d),分3~4次口服,对抑制胰岛素的分泌有效。

3.高胰岛素血症的治疗

(1)糖尿病母亲婴儿由于存在高胰岛素血症,输入葡萄糖后又刺激胰岛素分泌可致继发性低血糖,因此葡萄糖的输入应维持到高胰岛素血症消失才能停止。

(2)非糖尿病母亲的新生儿、婴儿或儿童的高胰岛素血症时应进行病因的鉴别,应按以下步骤进行治疗,静脉输入葡萄糖急救后开始服用皮质激素,效果不明显时试用人生长激素每天肌内注射1 U,或直接改服二氮嗪,连服5 d。近年报道长效生长抑素治疗能抑制胰岛素的释放和纠正低血糖。药物治疗效果不明显时需剖腹探查,发现胰腺腺瘤则切除,如无胰腺瘤时切除85%~90%的胰腺组织。

4.酮症性低血糖的治疗

以高蛋白、高糖饮食为主,在低血糖不发作的间期应监测尿酮体,如尿酮体阳性,预示数小时后将有低血糖发生,可及时给含糖饮料,防止低血糖的发生。

5.激素缺乏者治疗

应补充有关激素。

6.糖原代谢病的治疗

夜间多次喂哺或胃管连续喂食,后者予每天食物总热量的1/3,于8~12 h连续缓慢滴入,尚可服用玉米淀粉液,粉量每次1.75 g/kg,每6小时1次,于餐间、睡前及夜间服用,可使病情好转。

7.枫糖尿症患者

饮食中应限制亮氨酸、异亮氨酸及缬氨酸含量,加服维生素B₁,遇感染易出现低血糖时予输注葡萄糖。

(刘　娜)

第四节　先天性甲状腺功能减退症

先天性甲状腺功能减退症简称先天性甲减,是由于先天性甲状腺激素合成不足或其受体缺陷所致的先天性疾病。

一、病因

先天性甲减按病变部位可分为原发性和继发性。

(一)原发性甲减

原发性甲减由甲状腺本身的疾病所致。甲状腺先天性发育异常(甲状腺不发育、发育不全或异位)是最主要病因,约占90%;其他病因有甲状腺激素合成障碍、甲状腺或靶器官反应低下,前者为甲状腺对垂体促甲状腺激素(TSH)无反应,后者是因甲状腺激素受体功能缺陷所致,均较罕见。

(二)继发性甲减

继发性甲减又称中枢性甲减,较为少见,病变部位在下丘脑和垂体,是因垂体分泌TSH障碍所致,常见于特发性垂体功能低下或下丘脑、垂体发育缺陷,其中因促甲状腺激素释放激素(TRH)不足所致者较为多见。

(三)母亲因素

母亲服用抗甲状腺药物或母亲患自身免疫性疾病,存在抗TSH受体抗体,均可通过胎盘而影响胎儿,致使出生时甲状腺激素分泌暂时性缺乏,通常在3个月后甲状腺功能可恢复正常,故亦称为暂时性甲减。

(四)地方性先天性甲状腺功能减退症

多因孕妇饮食缺碘,使胎儿在胚胎期因碘缺乏而导致甲状腺功能减退。

二、诊断

诊断主要依据临床表现和实验室检查。

(一)临床表现

1.新生儿期症状

患儿常为过期产,出生体质量超过正常新生儿,生理性黄疸期延长,一般自出生后即有腹胀、便秘,易被误诊为巨结肠。患儿常处于睡眠状态,对外界反应迟钝,喂养困难,哭声低,声音嘶哑。体温低,末梢循环差,皮肤出现斑纹或有硬肿现象。以上症状和体征均无特异性,极易被误诊为其他疾病。

2.典型症

(1)特殊面容和体态:头大、颈短,皮肤苍黄、干燥,毛发稀少,面部黏液性水肿,眼睑水肿,眼距宽,鼻梁宽平,舌大而宽厚、常伸出口外。腹部膨隆,常有脐疝。患儿身材短小,躯干长而四肢短小,上部量/下部量>1.5。

(2)神经系统:患儿动作发育迟缓,智能发育低下,表情呆板、淡漠,神经反射迟钝。

(3)生理功能低下:精神、食欲差,不善活动,体温低而怕冷,安静少哭,对周围事物反应少,嗜睡,声音低哑。脉搏及呼吸均缓慢,心音低钝,心电图呈低电压、P-R间期延长、T波平坦等改变。全身肌张力较低,肠蠕动减慢,腹胀和便秘多见。

3.地方性甲状腺功能减退症

(1)"神经性"综合征:以共济失调、痉挛性瘫痪、聋哑和智能低下为特征,但身体正常且甲状腺功能正常或仅轻度减低。

(2)"黏液水肿性"综合征:以显著的生长发育和性发育落后、黏液性水肿、智能低下为特征，血清甲状腺素(T_4)降低，TSH 升高。约 25% 的患儿有甲状腺肿大，这两组症状有时会交叉重叠。

4.多种垂体激素缺乏症状

TSH 和 TRH 分泌不足的患儿常保留部分甲状腺激素分泌功能，因此临床症状较轻，但常有其他垂体激素缺乏的症状如低血糖(促肾上腺皮质激素缺乏)、小阴茎(促性腺激素缺乏)或尿崩症(精氨酸加压素缺乏)等。

(二)辅助检查

1.新生儿筛查

足月新生儿出生 72 h 后，7 d 之内，并充分哺乳，足跟采血，滴于专用滤纸片上测定干血滤纸片 TSH 值，TSH>20 mU/L 时，再采集血清标本检测 T_4 和 TSH 以确诊。

2.血清甲状腺激素和 TSH 测定

血清游离甲状腺素(FT_4)浓度不受甲状腺结合球蛋白(TBG)水平影响。若血 TSH 增高、FT_4 降低者，诊断为先天性甲减。

3.骨龄测定

可评估骨骺或小骨点出现与骨干愈合的年龄。

4.甲状腺 B 超

可评估甲状腺发育情况，但对异位甲状腺判断不如放射性核素显像敏感，甲状腺肿大常提示甲状腺激素合成障碍或缺碘。多数患儿骨龄延迟。

5.放射性核素检查

采用静脉注射^{99m}Tc 后，以单光子发射计算机体层摄影术检查患儿甲状腺有无异位、结节及其发育情况等。

(三)诊断标准

根据典型的临床症状和体征，若血 TSH 增高、FT_4 降低者，诊断为先天性甲状腺功能减退症。若 TSH 正常或降低，FT_4 降低，诊断为继发性或者中枢性甲减。若 TSH 增高、FT_4 正常，可诊断为高 TSH 血症。高 TSH 血症的临床转归可能为 TSH 恢复正常、高 TSH 血症持续以及 TSH 进一步升高，FT_4 水平下降，发展到甲减状态。

三、治疗

(一)一般治疗

饮食需富含热能、蛋白质、维生素及微量元素，加强训练和教育。

(二)特异性治疗

无论是原发性或者继发性先天性甲减，一旦确定诊断应该立即治疗。

(1)对于新生儿筛查初次结果显示干血滤纸片 TSH 值超过40 mU/L，同时 B 超显示甲状腺缺如或发育不良者，或伴有先天性甲减临床症状与体征者，可不必等静脉血检查结果立即开始左甲状腺素钠(L-T_4治疗)。不满足上述条件的筛查阳性新生儿应等待静脉血检查结果后再决定是否给予治疗。

(2)治疗首选 L-T_4，新生儿期先天性甲减初始治疗剂量 10～15 $\mu g/(kg \cdot d)$，每天 1 次口服，尽早使 FT_4、TSH 恢复正常，FT_4 最好在治疗 2 周内，TSH 在治疗后 4 周内达到正常。对于伴有

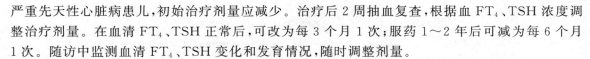

严重先天性心脏病患儿,初始治疗剂量应减少。治疗后2周抽血复查,根据血 FT_4、TSH 浓度调整治疗剂量。在血清 FT_4、TSH 正常后,可改为每3个月1次;服药1～2年后可减为每6个月1次。随访中监测血清 FT_4、TSH 变化和发育情况,随时调整剂量。

(3)在随后的随访中,甲状腺激素维持剂量需个体化。血 FT_4 应维持在平均值至正常上限范围之内,TSH 应维持在正常范围内。L-T_4 治疗剂量应随静脉血 FT_4、TSH 值调整,婴儿期一般在 $5～10~\mu g/(kg \cdot d)$,1～5岁 $5～6~\mu g/(kg \cdot d)$,5～12岁 $4～5~\mu g/(kg \cdot d)$。药物过量患儿可有颅缝早闭和甲状腺功能亢进症的临床表现,如烦躁、多汗等,需及时减量,4周后再次复查。

(4)对于 $TSH > 10~mU/L$,而 FT_4 正常的高 TSH 血症,复查后 TSH 仍然增高者应予治疗,L-T_4 起始治疗剂量可酌情减量,4周后根据 TSH 水平调整。

(5)对于 TSH 始终维持在 $6～10~mU/L$ 的婴儿的处理方案目前仍存在争议,在出生头几个月内 TSH 可有生理性升高。对这种情况的婴儿,需密切随访甲状腺功能。

(6)对于 FT_4 和 TSH 测定结果正常,而总 T_4 降低者,一般不需治疗。多见于甲状腺素结合球蛋白(TBG)缺乏、早产儿或者新生儿有感染时。

(7)对于幼儿及年长儿下丘脑-垂体性甲减,L-T_4 治疗需从小剂量开始。

(刘 娜)

第五节 先天性肾上腺皮质增生症

一、概述

先天性肾上腺皮质增生症(congenital adrenal hyperplasia,CAH)是一组以肾上腺皮质细胞类固醇激素合成障碍为主要特征的常染色体隐性遗传性病。总体发病率为 $1：(10\,000～20\,000)$,因地区、人种和性别而异。目前已明确的皮质醇合成通路中酶的缺陷有6种类型,同一个酶的缺陷也可因突变基因型不同使酶缺陷程度不一。以上使 CAH 的总体诊断和处理具有复杂和多元性:包括了产前诊断、新生儿筛查、不同酶缺陷的诊治方式,婴儿期肾上腺危象的预防和处理,儿童期为保证正常线性生长的治疗,青春期为保证正常青春发育和远期生殖能力的处理,远期代谢并发症的预防和监控乃至心理和生活质量的干预。其中失盐型在婴儿早期因肾上腺危象导致的死亡率可达 $4\%～10\%$;新生儿筛查和早期诊治可使死亡率下降。

二、病因

与所有酶缺陷的遗传代谢病一样,不同酶缺陷的 CAH 将发生相应类固醇激素(终产物)的缺乏和所缺陷酶的相应阶段的前体(中间代谢产物)堆积和旁路代谢亢进所致产物增多,引起不同的相应症状(图7-1)。目前较明确的6种酶的缺陷,分别发生不同相应型别的 CAH。其中最常见的是21-羟化酶缺陷,占95%;其次为11-羟化酶缺陷、17α-羟基脱氢酶、17,20-裂解酶缺陷和3β-羟基脱氢酶缺陷,分别占1%左右;此外,还有胆固醇侧链剪切酶、类固醇快速调节蛋白(StAR)缺陷。近年还发现了肾上腺皮质氧化还原酶(POR)缺陷。这些酶所编码的基因均已被克隆,结构和功能的关系大多已明确;对指导临床诊治和遗传咨询有积极的指导意义。

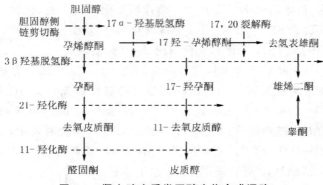

图 7-1　肾上腺皮质类固醇生物合成通路

三、诊断

按肾上腺皮质类固醇合成异常状况、CAH 总体临床发病表现可依据以下三大类临床表现作为诊断线索:婴幼儿期失盐、雄激素合成过多和雄激素合成不足致男性生殖器男性化不全和青春发育障碍。不同类型 CAH 的酶缺陷的生化特征与临床表现的关系见表 7-2。

表 7-2　不同酶缺陷的 CAH 的类型临床、激素改变与生化异常

酶缺陷	21-OHD 失盐型	21-OHD 单纯性男性化型	11β-羟化酶	17α-羟基脱氢酶	3β-羟基脱氧酶	类脂性 CAH
编码基因	*CYP21*	*CYP21*	*CYP11*	*CYP17*	*HSD3B2*	*StAR /CYP11A*
激素缺陷表现						
皮质醇	↓↓	↓	↓	↓↓	↓	0
醛固酮	↓	N	↓↓↓	↓↓↓	↓↓	0
DHEAS	↑	N/↑	↑	↓↓↓	↑↑↑	0
雄烯二酮	↑↑	↑↑	↑↑↑	↓↓↓	↓	0
睾酮	↑	↑	↑	↓↓	↓	0
堆积底物						
17-OHP	↑↑↑	↑↑	↑	↓↓	N/↓	0
肾素活性	↑↑	N/↑	↓↓	↓↓↓	↑	↑↑↑
去氧皮质酮	↓	↓	↑↑	↑↑	↓	0
11-去氧皮质醇	↓	↓	↑↑	↓	↓	0
皮质醇	↓	↓	—	↑	↓	0
孕烯醇酮	—	—	—	—	—	±
17-孕烯醇酮	—	—	—	—	↑↑	0
临床表现						
失盐	+	—	—	—	+	+
高血压	—	—	+	+	—	—
间性外阴	+(F)	+(F)	+(F)	+(B)	+(B)	+(M)
外周性性早熟	+	+	+	—	—	—
青春发育障碍	—	—	—	+	+	+

注:＋,y有;－,无或不作为检测生化标记;F,女性;M男性;B,两性;N,正常;0,不能检出。

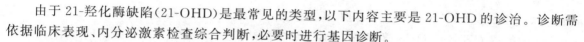

由于 21-羟化酶缺陷(21-OHD)是最常见的类型,以下内容主要是 21-OHD 的诊治。诊断需依据临床表现、内分泌激素检查综合判断,必要时进行基因诊断。

(一)临床症状和体征

1.失盐表现

21-OHD 失盐型患儿在生后 2～4 周内或婴儿早期发病,在有或无诱因时表现为急性低血容量性休克的肾上腺危象(详见肾上腺危象章节),未及时诊治可致命。部分患者的危象由应激因素诱发,如轻重不等的感染、外伤、手术甚至预防接种。慢性失盐表现为软弱无力、慢性脱水状态、不长、恶心呕吐、腹泻和喂养困难。

2.雄激素合成过多表现

女性患儿(46,XX)出生时有不同程度的外阴男性化。轻者出生时仅轻度阴蒂肥大,随年龄加重。严重者阴蒂似阴茎,外阴酷似完全性阴囊型尿道下裂伴隐睾的男性(但有完全正常的女性内生殖器卵巢和子宫、输卵管等结构)。中间状态为阴蒂肥大伴不同程度的大阴唇背侧融合和阴囊化;尿、阴道分别开口或共同一个开口。迟发型在青春期因多毛、阴毛早生、阴毛浓密和/或似男性倒三角状分布,嗓音低沉,甚至无女性性征发育或原发性闭经就诊。男性患儿(46,XY)出生时外阴无明显异常,使新生儿期失盐危象时因之被忽视了对本症的诊断。2 岁后开始(早迟不一)发生阴茎增大伴阴毛早生等外周性性早熟表现。两性幼儿期都可有体毛增多、阴毛早生和多痤疮。

3.其他表现

不同程度的皮肤、黏膜颜色加深,位于齿龈、外阴、乳晕、掌纹和关节皱褶部位;部分患儿可无皮肤、黏膜颜色加深。

4.不同型别的表现

典型的 21-OHD 大多以失盐或伴雄激素过多表现起病,但因基因型复杂使临床表现呈现出轻至典型严重的宽阔谱带。结合诊治需要,一般将 21-OHD 分为 3 个类型。

(1)盐型:呈严重失盐伴不同程度的雄激素增高表现。

(2)单纯男性化型:以不同程度的雄激素增高为主要表现,无明显失盐。应激事件可诱发危象。

(3)非典型或称迟发型:一般无症状,多因阴毛早生、骨龄提前或月经稀发,原、继发闭经等就诊。

(二)辅助检查

1.染色体核型分析

对有失盐危象的新生儿或婴儿,不论有无外阴性别模糊者都需做染色体核型分析。某些伴肾上腺发育缺陷的患儿可以是 46,XY 的性发育障碍(DSD),例如,类固醇生成因子 1(SF-1,NR5A1)基因突变的男性患儿,以失盐起病,外阴可以完全似女性。

2.生化改变

典型的 21-OHD 失盐型患者未经皮质醇补充治疗或替代不足时有不同程度的低钠和高钾血症,可伴酸中毒和低血糖。血容量不足有高钾血症时拟似失盐型的 CAH。

3.内分泌激素

(1)血清皮质醇和 ACTH:早上 8 时皮质醇低下、ACTH 升高支持原发性皮质醇合成减低。但酶活性减低程度轻者,两者都可以在正常范围内,尤其非应激情况下。对 3 月龄以下,睡眠-觉醒节律未建立的婴儿,不强调早上8时抽血,在患儿白天醒觉时抽血为宜。

(2)血清17-OHP:17-OHP升高是21-羟基脱氢酶缺陷重要的激素改变;是诊断和治疗监测的重要指标。17-OHP基础值因年龄、性别和酶缺陷类型与程度而异,需参照按年龄的正常参照值判断。该激素有昼夜的变化,一般上午较高,故血标本不迟于早上8时抽取为宜。

按2010年欧洲内分泌学会临床指导委员会发布的21-羟化酶缺陷的临床应用诊治指南,17-OHP对诊断21-OHD的参照值如下。

按基础的17-OHP值划分为3个区段指导诊断和分型:① 17-OHP > 300 nmol/L(10 000 ng/dL)时考虑为典型的21-OHD(包括失盐型和单纯男性化型)。②17-OHP在6~300 nmol/L(200~1 000 ng/dL)时考虑为非典型;③17-OHP<6 nmol/L(200 ng/dL)时不太支持CAH或为非典型的。但临床拟似诊断时,则将和第二种情况一样,均需做ACTH激发试验,按激发值判断。对第2、3种基础值需做激发试验时,按ACTH激发后的17-OHP建议判断界值为:17-OHP>300 nmol/L(10 000 ng/dL)时考虑为典型的21-OHD,在31~300 nmol/L(1 000~10 000 ng/dL)时考虑为非典型的,17-OHP<50 nmol/L(1 666 ng/dL)时不支持21-OHD的诊断,或考虑为杂合子携带者(需基因诊断确定)。

(3)血清雄激素。判断血清中肾上腺来源的雄激素:雄烯二酮、硫酸去氢表(DHEAS)和睾酮的测值时需注意年龄变化规律,尤其是男孩宜按照按年龄的正常参照值判断。21-OHD患者改变较敏感和显著升高的是雄烯二酮,其次是睾酮。DHEAS升高的敏感性和特异性不强。

男孩生后7~10 d内因胎儿睾丸受胎盘hCG影响,血清雄激素可达青春期水平。其后下降,至1个月后又可因青春期再度升高,但此时还可伴LH和FSH的升高。

(4)肾素-血管紧张素和醛固酮:典型失盐型21-OHD患者的肾素活性(PRA)升高,但它并非诊断21-OHD的特异性指标。而PRA低下时可除外21-OHD的诊断。对单纯男性化型的21-OHD患者,PRA升高是9α-氟氢可的松替代的依据。醛固酮低下支持21-OHD;但至少有1/4的21-OHD患儿的醛固酮在正常范围内。如PRA和醛固酮在"正常范围"不能排除21-OHD诊断。新生儿和小婴儿有生理性醛固酮抵抗,测得高值时易被误导。

4.影像学检查

对出生时性别模糊者应按性发育障碍(DSD)的诊断流程,在生后一周内做B超检查有无子宫(女性患儿因受母亲雌激素影响,在生后2周内子宫增大,使B超能清晰显示)。这得以在染色体核型分析结果出来之前对性断判断有参考意义。儿童期起病者B超和CT/MRI等可显示双侧增大的肾上腺,可与肾上腺肿瘤或其他肾上腺发育不良、萎缩所致皮质醇减低鉴别;部分小婴儿和新生儿患者也可见增大,但可以是正常大小。如MRI显示肾上腺有类脂样密度,可提示类脂增生性CAH诊断。

5.基因检测

对临床高度拟似,但实验室检查结果不典型者,可做相应基因检测以获确诊。

(三)分型

按照临床和实验室检查结果,综合判断诊断不同CAH类型和21-OHD的相应分型,以制订治疗方案。不同类型的CAH的临床和生化、内分泌激素改变,因酶缺陷不同而异。部分类似21-OHD,但有些可以低雄激素血症为主要就诊原因。

四、鉴别诊断

21-OHD 的鉴别诊断应考虑与其他类型的 CAH 的鉴别和与非 CAH 的皮质醇合成减低的疾病鉴别。

（一）21-OHD 与其他类型的 CAH 的鉴别

有 17-OHP 升高的 CAH 类型的鉴别诊断如下。

1. 11-羟化酶缺陷

11-羟化酶缺陷是首个需鉴别的。它也有高雄激素血症，但不但无失盐，反而是水钠潴留和高血压。高血钠、低血钾，肾素-血管紧张素低下，类似醛固酮增多症。

2. P450 氧化还原酶缺陷（POR）

该酶缺陷也有 17-OHP 升高。女孩出生时外阴男性化（宫内雄激素代谢异常），但生后不再加重；常有肾上腺危象。POR 患者的雄激素低下是与 21-OHD 重要的鉴别点。

（二）肾上腺皮质肿瘤

儿童肾上腺皮质肿瘤常表现为性激素分泌增多，伴或不伴皮质醇分泌增多。肿瘤患儿皮质醇可正常或升高，但 ACTH 明显低下是鉴别要点。在新生儿或婴儿早期发病者多以高雄激素血症表现起病并可常伴有 17-OHP 升高。因肿瘤细胞内 P450 酶系的表达是无序的，雄激素升高的种类不平衡，如 DHEA 在肿瘤可显著升高而有别于 21-OHD。虽然影像学检查可以发现肿瘤，但因受检查设备分辨的敏感度和特异度，肿瘤大小、性质和部位的影响，单次影像学结果可能不会发现肾上腺占位病变。对暂不能除外肿瘤，但雄激素不能被地塞米松抑制以及高雄激素临床表现呈进展性的患者需复查和密切随诊。

（三）其他病因的先天性肾上腺发育不良

其他遗传性肾上腺发育缺陷疾病也可在新生儿或婴儿早期以失盐危象发病。致肾上腺发育不良的遗传性疾病有甾体生成因子-1（steroidogenic factor-1，SF-1，NR5A1）基因突变。46，XY 患者，表型女性或间性，尿生殖窦永存，不同程度的睾丸发育异常，可有异常的米勒管和华氏管结构。另一个在男孩常见的遗传性肾上腺发育缺陷是核受体转录因子-1（nuclear receptor transcription factors，DAX-1/NR0B1）基因突变，呈 X-性连锁遗传。除肾上腺皮质醇减低外，青春期伴低促性腺激素性性腺功能异常，无高雄激素血症。但在小青春期年龄，雄激素可与正常儿类同。

（四）单纯性阴毛早发育

对儿童期呈阴毛早生起病的 21-OHD 需与单纯性阴毛早发育鉴别，尤其女孩。鉴别意义在于单纯性阴毛早发育不需要治疗，但如是不典型 21-OHD，则要按需干预。ACTH 激发后的 17-OHP 测值是主要诊断依据。

五、治疗

21-OHD 和所有类型的 CAH 的主要治疗是皮质醇补充治疗。治疗的目标是防止肾上腺危象和抑制 21-OHD 和 11-OHD 的高雄激素合成，以保证未停止生长的个体有尽可能正常的线性生长和青春发育；对已发育者需最大限度地维护正常生殖功能。对非典型的一般不需治疗，除非症状明显，如骨龄快速进展或明显的高雄激素血症和继发多囊卵巢综合征等。

(一)长期补充治疗方案

为避免对生长的抑制,对未停止生长的患儿,应该使用氢化可的松,不宜应用长效的制剂(如泼尼松、甲泼尼龙,甚至地塞米松)。按体表面积计算出的一天总量至少分 3 次给予。对失盐型,除了氢化可的松外,必须联用储盐作用强的 9α-氟氢可的松(表 7-3)。氟氢可的松的剂量一般可按表 7-3 所示给予。但氟氢可的松的剂量宜个体化,剂量范围为 $30\sim70\ \mu g/d$,酌情可用至 $150\ \mu g/d$,对严重的难以控制的失盐可酌情再增。应用氟氢可的松,尤其是用量大时须严密监测临床和生化改变,防止过量的不良反应(如低血钾、血压升高等)。对 2 岁以下患儿还需额外补充氯化钠 $1.0\sim3.0\ g/d$。有应激事件时需增加氢化可的松的剂量,如发热、感染性疾病、手术麻醉、外伤或严重的心理情绪应激。

表 7-3　未停止生长的 21-OHD 患者的皮质醇治疗建议

药物	总剂量	每天分配
氢化可的松	$10\sim15\ mg/(m^2 \cdot d)$	3 次/天
氟氢可的松	$0.05\sim0.2\ mg/d$	$1\sim2$ 次/天
氯化钠补充	$1\sim2\ g/d$(婴儿)	分次于进食时

对已达成年身高的患者可以个体化地应用长效的皮质醇制剂(表 7-4),但需严密监测库欣综合征表现。对失盐型,即使达到成年身高,氟氢可的松也需照旧补充。

表 7-4　已达成年身高 21-OHD 患者的皮质醇治疗建议

皮质醇制剂	建议剂量(mg/d)	每天分次
氢化可的松	$15\sim25$	$2\sim3$ 次
泼尼松	$5\sim7.5$	2 次
泼尼松龙	$4\sim6$	2 次
地塞米松	$0.25\sim0.5$	1 次
氟氢可的松	$0.05\sim0.2$	1 次

(二)治疗监测

确诊后开始补充治疗 6 个月内以及 1 岁以下患儿,宜每 3 个月复诊一次。情况稳定后酌情 $4\sim6$ 个月复诊。皮质醇剂量按体质量和激素控制状态调节。

1.临床体格生长指标

定期检测身高、体质量和第二性征的发育。生长速度过快或 6 岁前呈现第二性征提示雄激素控制欠佳,应及时做性腺轴相关检查,是否并发中枢性性早熟。2 岁起监测骨龄,6 岁前一般一年一次,但线性生长速度过快和激素控制不佳者需 $4\sim6$ 个月复查。

2.内分泌激素检测

基础的 17-OHP 是主要治疗监测指标,需在清晨服用皮质醇前抽血。雄烯二酮最能反映雄激素控制状态,抽血时间对测定值影响不大。总体建议不需将雄激素和 17-OHP 抑制得完全"正常"甚至低下,合适的目标是使各指标稍高于"正常"范围。应用氟氢可的松者应定期监测肾素活性基础值(一般一年1次),控制 PRA 在正常范围的均值至上限范围内。ACTH 和皮质醇不是常规监测指标。

3.睾丸和肾上腺的影像检查

男孩自4岁起每年做 B 超检查睾丸,以明确是否有睾丸残余瘤发生。激素指标控制不良者需做肾上腺的 CT/MRI,以发现有无肾上腺结节样增生甚或腺瘤形成。

(刘 娜)

第 八 章

血液系统疾病

第一节　缺铁性贫血

缺铁性贫血是由于体内贮铁不足致使血红蛋白合成减少而引起的一种低色素小细胞性贫血,又称为营养性小细胞性贫血。这是小儿时期最常见的一种贫血,多见于 6 个月至 2 岁的婴幼儿。

一、病因及发病机制

(一)铁在体内的代谢

铁是合成血红蛋白的重要原料,也是多种含铁酶(如细胞色素 C、单胺氧化酶、琥珀酸脱氢酶等)中的重要物质。人体所需要的铁来源有两个:①衰老的红细胞破坏后所释放的铁,约 80% 被重新利用,20%贮存备用;②自食物中摄取,肉、鱼、蛋黄、肝、肾、豆类、绿叶菜等含铁较多。食物中的铁以二价铁形式从十二指肠及空肠上部被吸收,进入肠黏膜后被氧化成三价铁,一部分与细胞内的去铁蛋白结合成铁蛋白,另一部分通过肠黏膜细胞入血,与血浆中的转铁蛋白结合,随血循环运送到各贮铁组织,并与组织中的去铁蛋白结合成铁蛋白,作为贮存铁备用。通过还原酶的作用,铁自铁蛋白中释出,并经氧化酶作用氧化成为三价铁,再与转铁蛋白结合,转运至骨髓造血,在幼红细胞内与原卟啉结合形成血红素,后者再与珠蛋白结合形成血红蛋白。正常小儿每天铁的排泄量极微,不超过 15 μg/kg。小儿由于不断生长发育,铁的需要量较多,4 个月至 3 岁每天约需由食物补充元素铁 0.8~1.5 mg/kg。各年龄小儿每天摄入元素铁总量不宜超过 15 mg。

(二)导致缺铁的原因

1.先天贮铁不足

足月新生儿自母体贮存的铁及生后红细胞破坏释放的铁足够生后 3~4 个月造血之需,如因早产、双胎、胎儿失血(如胎儿向母体输血,或向另一孪生胎儿输血)以及母亲患严重缺铁性贫血均可使胎儿贮铁减少。出生后延迟结扎脐带,可使新生儿贮铁增多(约增加贮铁 40 mg)。

2.食物中铁摄入量不足

食物中铁摄入量不足为导致缺铁的主要原因。人乳、牛乳中含铁量均低。长期以乳类喂养、不及时添加含铁较多的辅食者,或较大小儿偏食者,易发生缺铁性贫血。

3.铁自肠道吸收不良

食物中铁的吸收率受诸多因素影响,动物性食物中铁10％～25％被吸收,人乳中铁50％、牛乳中铁10％被吸收,植物性食物中铁吸收率仅约1％。维生素C、果糖、氨基酸等有助于铁的吸收。但食物中磷酸、草酸、鞣酸(如喝浓茶)等可减少铁的吸收。此外,长期腹泻、呕吐、胃酸过少等均可影响铁的吸收。

4.生长发育过快

婴儿期生长快,早产儿速度更快,随体质量增长血容量也增加较快,较易出现铁的不足。

5.铁的丢失过多

如因对牛奶过敏引起小量肠出血(每天可失血约0.7 mL),或因肠息肉、膈疝、肛裂、钩虫病等发生慢性小量失血,均可使铁的丢失过多而导致缺铁(每失血1 mL损失铁0.5 mg)。

6.铁的利用障碍

如长期或反复感染可影响铁在体内的利用,不利于血红蛋白的合成。

(三)缺铁对各系统的影响

1.血液

不是体内一有缺铁即很快出现贫血,而是要经过3个阶段。①铁减少期(ID):体内贮铁虽减少,但供红细胞合成血红蛋白的铁尚未减少。②红细胞生成缺铁期(IDE):此期红细胞生成所需铁已不足,但血红蛋白尚不减少。③缺铁性贫血期(IDA):此期出现低色素小细胞性贫血。

2.其他

肌红蛋白合成减少。由于多种含铁酶活力降低,影响生物氧化、组织呼吸、神经介质的分解与合成等,使细胞功能紊乱,引起皮肤黏膜损害、精神神经症状以及细胞免疫功能降低等。

二、临床表现

(一)一般表现

起病缓慢。逐渐出现皮肤黏膜苍白,甲床苍白,疲乏无力,不爱活动,年长儿可诉头晕、耳鸣。易患感染性疾病。

(二)髓外造血表现

常见肝、脾、淋巴结轻度肿大。

(三)其他系统症状

食欲缺乏,易有呕吐、腹泻、消化功能不良,可有异嗜癖(如喜食泥土、墙皮等)。易发生口腔炎。常有烦躁不安或萎靡不振,精力不集中,智力多低于同龄儿。明显贫血时呼吸、心率加快,甚至引起贫血性心脏病。

三、实验室检查

(一)血常规

血红蛋白降低比红细胞减少明显,呈小细胞低色素性贫血,血涂片可见红细胞大小不等,以小细胞为主,中心浅染区扩大。网织红细胞、白细胞、血小板大致正常。

(二)骨髓细胞学检查

幼红细胞增生活跃,以中、晚幼红细胞增生为主。各期红细胞均较小,胞浆量少,染色偏蓝。其他系列细胞大致正常。

(三)铁代谢检查

(1)血清铁蛋白(SF):缺铁的 ID 期即降低(小于 12 $\mu g/L$),IDE、IDA 期更明显。

(2)红细胞游离原卟啉(FEP):IDE 期增高(大于 0.9 $\mu mol/L$ 或大于 50 $\mu g/dL$)。

(3)血清铁(SI)、总铁结合力(TIBC):IDA 时 SI 降低(小于 9.0~10.7 $\mu mol/L$ 或小于 50~60 $\mu g/dL$),TIBC 增高(大于 62.7 $\mu mol/L$ 或大于 350 g/dL)。

(4)骨髓可染铁:骨髓涂片用普鲁蓝染色镜检,细胞外铁颗粒减少,铁粒幼细胞减少(小于 15%)。

四、诊断

根据临床表现、血常规特点结合喂养史,一般可做出诊断。必要时可做骨髓检查。铁代谢的生化检查有确诊意义。铁剂治疗有效可证实诊断。异常血红蛋白病、地中海贫血、铁粒幼红细胞性贫血等也可表现为低色素小细胞性贫血,应注意鉴别。

五、治疗

(一)一般治疗

加强护理,改善喂养,合理安排饮食,纠正不合理的饮食习惯。避免感染,治疗引起慢性失血的疾病。

(二)铁剂治疗

铁剂治疗为特效疗法。口服铁剂宜选用二价铁盐,因其比三价铁易于吸收。常用铁剂有硫酸亚铁(含元素铁 20%)、富马酸亚铁(含元素铁 33%)、葡萄糖酸亚铁(含元素铁 11%)等。每天口服元素铁 4~6 mg/kg,分 3 次于两餐之间口服。同时服用维生素 C 以促进铁的吸收。一般于服药 3~4 d 后网织红细胞上升,7~10 d 达高峰,其后血红蛋白上升,3~4 周内贫血可望纠正,但仍需继续服药 2 个月左右,以补充贮存铁。

个别重症病例或由于伴有严重胃肠疾病不能口服或口服无效者可应用铁剂(如右旋糖酐铁、山梨醇枸橼酸铁复合物等)肌内注射。总剂量按 2.5 mg 元素铁/kg 可增加血红蛋白 1 g/kg 计算,另加 10 mg/kg 以补足贮铁量。将总量分次深部肌内注射,首次量宜小,以后每次剂量不超过 5 mg/kg,每 1~3 天注射 1 次,于 2~3 周内注射完。

(三)输血治疗

重症贫血并发心功能不全或重症感染者可予输血。

六、预防

缺铁性贫血主要预防措施如下。

(1)做好喂养指导,提倡母乳喂养,及时添加富含铁的辅助食品,纠正偏食习惯。

(2)对早产儿、低体质量儿可自生后 2 个月给予铁剂预防,给元素铁 0.8~1.5 mg/kg,也可食用铁强化奶粉。

(3)积极防治慢性胃肠病。

(刘　娜)

第二节　再生障碍性贫血

再生障碍性贫血(AA,简称再障)又称全血细胞减少症,是骨髓造血功能衰竭导致的一种全血减少综合征。在小儿时期比较多见。主要临床表现是贫血、出血和反复感染;3系血细胞同时减少,无肝脾和淋巴结肿大。

一、病因及发病机制

(一)病因

本病分为原发性、继发性两类。再障的病因相当复杂,部分病例是由于化学、物理或生物因素对骨髓的毒性作用所引起,称为继发性再障。但在临床上约半数以上的病例因找不到明显的病因,称为原发性再障。能引起继发性再障的原因包括以下几个方面。

1.药物及化学物质

药物引起再障近几年逐渐增多,在发病因素中居首位。如抗癌药物、氯霉素、磺胺类药物、保泰松、阿司匹林等。

许多化学物质都有不同程度的骨髓抑制作用,如苯、二甲苯、杀虫剂、化肥、染料等。

2.物理因素

各种放射线如X线、γ射线或中子等均能引起骨髓细胞损害。骨髓抑制程度与接触的剂量与时间有关。

3.生物因素

再障可由病毒、细菌、原虫等感染引起,病毒所致者尤为多见。如丙型肝炎病毒、乙型肝炎病毒等。近年来发现,人类矮小病毒可直接感染骨髓,引致再障。此外,EB病毒、麻疹病毒等均可引起再障。

(二)发病机制

本病的发病机理比较复杂,至今尚未明了。近年来国内外主要围绕着造血干细胞受损、造血微环境缺陷及免疫因素3个方面进行了大量研究。

1.干细胞受损

骨髓中多能干细胞是造血的原始细胞,自20世纪60年代Pluznik和Bradley在体外琼脂培养条件下,建立了人骨髓祖细胞的集落形成以来,得知造血祖细胞(GM-CFU)产率的正常值为$(164\pm10.4/2)\times10^9$细胞,正常人保持着较为恒定的数量和维持自身的增殖能力,且有一定的贮备能力。当骨髓受到一般性损害时尚不致发病。当骨髓受到严重损害时,则GM-CFU的产率明显下降,仅为正常值的10%或更低,还可有质的改变,导致染色体畸变,故当干细胞衰竭时骨髓移植有效。

2.造血微环境缺陷

骨髓干细胞的增殖与分化需要一个完整无损的骨髓微环境,因血细胞的生成需要细胞周围供应造血原料,如骨髓的血窦受损,骨髓造血干细胞的增殖受抑制,导致再障。有学者认为再障患者自主神经兴奋性差,骨髓神经兴奋性亦差,致骨髓血流缓慢,小血管收缩,毛细动脉减少,造成造血微环境缺陷。

3.免疫因素

近年来对这方面的研究最多,特别是关于 T 细胞的研究尤多,多数学者认为再障患者辅助性 T 细胞(Th)下降,抑制性 T 细胞(TS)上升,Th/Ts 比值降低。体外培养再障患者骨髓干细胞产率降低时,加入抗胸腺细胞球蛋白(ATG)后干细胞产率增加,说明 T 细胞起了抑制作用。某学者等对 136 例再障患者的免疫功能进行了研究,认为 Ts 细胞不仅能抑制骨髓造血干细胞的增殖与分化还能抑制 B 细胞向浆细胞方向分化,从而产生全细胞(包括淋巴细胞在内)的严重减少和低丙种球蛋白血症。淋巴细胞绝对数越低,预后越差,除此之外,IgG-y 受体阳性细胞(Tr 细胞)是由抑制性 T 细胞、细胞毒性 T 细胞、抗体依赖性细胞毒 T 细胞等组成的细胞群体,因此 Tr 细胞增多可抑制造血干细胞,导致再障,但 Tr 细胞必须被患者体内某种可溶性因子激活后才能对造血干细胞的增殖与分化起抑制作用。血清抑制因子亦能起到抑制造血干细胞的作用。Ts 细胞还能使 γ-干扰素、白细胞介素 2(IL-2)也增加,这些均可以抑制造血干细胞的正常功能。此外,再障患者铁的利用率不佳,表现为血清铁增高,未饱和铁结合率下降,铁粒幼细胞阳性率增高;血浆红细胞生成素增高,红细胞内游离原卟啉和抗碱血红蛋白较高等异常。再障患者甲状腺功能降低。可见再障的发病机制是复杂的,大多数再障的发病往往是多种因素共同参与的结果,例如,造血抑制性增强时,常伴随造血刺激功能下降,T 细胞抑制造血干细胞与造血微环境缺陷可并存,细胞免疫与体液免疫缺陷可并存。

二、先天性再生障碍性贫血

先天性再生障碍性贫血又称范可尼综合征,是一种常染色体隐性遗传性疾病,除全血细胞减少外,还伴有多发性先天畸形。

(一)临床表现及诊断

有多发性畸形,如小头畸形、斜小眼球,约 3/4 的患者有骨骼畸形,以桡骨和拇指缺如或畸形最多见,其次为第一掌骨发育不全、尺骨畸形、并趾等,并常伴有体格矮小,皮肤片状棕色素沉着、外耳畸形、耳聋。部分患儿智力低下,男孩约 50% 伴生殖器发育不全。家族中有同样患者。

血常规变化大约 6～8 岁出现,男多于女,贫血为主要表现,红细胞为大细胞正色素性,伴有核细胞和血小板减少。骨髓变化与后天性再生障碍性贫血相似。骨髓显示脂肪增多,增生明显低下,仅见分散的生血岛。血红蛋白增多 5%～15%。骨髓培养,显示红系与粒系祖细胞增生低下。

本病有多发性畸形,易与获得性再障区别。

有 5%～10% 的患者最后发展为急性白血病,多为粒-单核细胞白血病。

(二)治疗

治疗与一般再障相同。皮质激素与睾酮联合应用可使血常规转好,但停药后易复发,必须长期应用小剂量维持。严重贫血时可输红细胞悬液。骨髓移植 5 年存活率约 50%。贫血缓解后,身长、体质量、智力也明显好转。

三、获得性再生障碍性贫血

获得性再生障碍性贫血是小儿时期较多见的贫血之一,此类贫血可发生于任何年龄,但以儿童和青春期多见,无性别差异。获得性再障又分为原发性与继发性两类。

（一）临床表现及辅助检查

1.临床表现

起病多缓慢。症状的轻重视病情发展的速度和贫血程度而异。常见面色苍白、气促、乏力。常出现皮下瘀点、瘀斑或鼻出血而引起注意，病情进展，出血症状逐渐加重，严重者出现便血和血尿。肝脾淋巴结一般不肿大。由于粒细胞减少而反复发生口腔黏膜溃疡、咽峡炎及坏死性口腔炎，甚至并发全身严重感染，应用抗生素也很难控制。起病急的病程短，进展快，出血与感染迅速加重，慢性病例可迁延数年，在缓解期贫血与出血可不明显。

2.实验室检查

全血细胞减少，红细胞和血红蛋白一般成比例减少，因起病缓慢，不易引起注意，诊断时血红蛋白多已降至 $30\sim70$ g/L，呈正细胞正色素性贫血。网织红细胞减低，严重者血涂片中找不到网织红细胞。个别慢性型病例可见网织红细胞轻度增高。红细胞寿命正常。

白细胞总数明显减少，多在 $(1.5\sim4.0)\times10^9$/L 之间，以粒细胞减少为主，淋巴细胞相对升高，血小板明显减少，血块收缩不良，出血时间延长。

骨髓标本中脂肪增多。增生低下，细胞总数明显减少。涂片中非造血细胞增多（组织嗜碱性粒细胞、浆细胞），淋巴细胞百分比增高。部分患儿血红蛋白轻度增高。血清铁增高，运铁蛋白饱和度增高，口服铁吸收减低，与贫血程度不成比例。

（二）诊断及分型

1.再障的诊断标准

（1）全血细胞减少、网织红细胞绝对值减少。

（2）一般无脾大。

（3）骨体检查显示至少一部位增生减低或重度减低（如增生活跃，须有巨核细胞明显减少，骨髓小粒成分中应见非造血细胞增多，有条件者应做骨髓活检等检查）。

（4）能除外其他引起全血细胞减少的疾病，如阵发性睡眠性血红蛋白尿、骨髓增生异常综合征中的难治性贫血、急性造血功能停滞、骨髓纤维化、急性白血病、恶性组织细胞病等。

2.再障的分型标准

（1）急性再生障碍性贫血（简称 AAA）：亦称重型再障星型（SAA-Ⅰ）。

临床表现：发病急，贫血呈进行性加剧，常伴严重感染、内脏出血。

血常规：除血红蛋白下降较快外，须具备以下 3 项中之 2 项：①网织红细胞小于 1%，绝对值小于 15×10^9/L；②白细胞明显减少，中性粒细胞绝对值小于 0.5×10^9/L；③血小板小于 20×10^9/L。

骨髓细胞学检查：①多部位增生减低，三系造血细胞明显减少，非造血细胞增多，如增生活跃须有淋巴细胞增多；②骨髓小粒非造血细胞及脂肪细胞增多。

（2）慢性再生障碍性贫血（CAA），有以下特点。

临床：发病慢，贫血、感染、出血较轻。

血常规：血红蛋白下降速度较慢，网织红细胞、白细胞、中性粒细胞及血小板值常较急性型为高。

骨髓细胞学检查：①三系或两系减少，至少一个部位增生不良，如增生良好红系中常有晚幼红（炭核）比例增多，巨核细胞明显减少；②骨髓小粒脂肪细胞及非造血细胞增加。

病程中如病情恶化，临床血常规及骨髓细胞学检查与急性再障相同，称重型再生障碍性贫血

Ⅱ型（SAA-Ⅱ）。

（三）预后

因病因而异。高危病例预后较差，有 50%～60% 于发病数月内死于感染。高危的指征：①发病急，贫血进行性加剧，常伴有严重感染，内脏出血。②除血红蛋白下降较快外，血常规必具备以下 3 项之 2 项：网织红细胞小于 1%，绝对值小于 15×10^9/L；白细胞明显减少，中性粒细胞绝对值小于 0.5×10^9/L；血小板小于 20×10^9/L。③骨髓细胞学检查：多部位增生减低，三系造血细胞明显减少，非造血细胞增多，脂肪细胞增多。

病情进展缓慢，粒细胞与血小板减少，不严重，骨髓受累较轻，对雄激素有反应者，预后较好。

（四）治疗

首先应去除病因，其治疗原则如下：①支持疗法，包括输红细胞、血小板和白细胞维持血液功能，有感染时采用有效的抗生素；②采用雄激素与糖皮质激素等刺激骨髓造血功能的药物；③免疫抑制剂；④骨髓移植；⑤冻存胎肝输注法。

1.支持疗法

大多数再障患者病程很长，应鼓励患者坚持治疗，避免诱发因素。要防止外伤引起出血。对于粒细胞低于 0.5×10^9/L 的要严格隔离。有感染的患儿应根据血培养及鼻咽分泌物、痰或尿培养结果采用相应抗生素。无明显感染者不可滥用抗生素，以免发生菌群紊乱和真菌感染。

输血只适用于贫血较重（血红蛋白在 60 g/L 以下）且有缺氧症状者，最好输浓缩的红细胞。出血严重可考虑输血小板。多次输血或血小板易产生抗血小板抗体，使效果减低。

2.雄激素

适用于慢性轻、中度贫血的患儿，对儿童疗效优于成人，雄激素有刺激红细胞生成的作用，可能是通过刺激肾脏产生更多的红细胞生成素，并可直接刺激骨髓干细胞使之对红细胞生成素敏感性增高。

常用丙酸睾酮 1～2 mg/(kg·d)，每天肌内注射 1 次，用药不应少于半年，半合成制剂常用司坦唑醇，每次 1～2 mg，每天 3 次口服；或美雄酮，每次 15 mg，每天 3 次口服。后两种半合成制剂的男性化不良反应轻，但疗效稍差，肝损害较大。雄激素可加快骨骺成熟，使骨干和骨骺提前愈合，可使患者的身高受到影响。治疗有效者，先有网织红细胞增高，随之血红蛋白上升，继之白细胞增加，血小板上升最慢。

3.肾上腺皮质激素

近年来多认为本病应用大剂量肾上腺皮质激素对刺激骨髓生血并无作用，而有引起免疫抑制、增加感染的危险性。小量应用可以减少软组织出血。故一般用于再障患儿有软组织出血时，泼尼松的剂量一般为每天 0.5 mg/kg。对先天性再生低下性贫血患儿，则应首选肾上腺皮质激素治疗。泼尼松用量开始为每天 1.0～1.5 mg/kg，分 4 次口服。如果有效，在用药后 1～2 周即可出现效果。如果用药 2 周后仍不见效，还可适当加大剂量至每天 2.0～2.5 mg/L。如用药 1 个月仍无效，则可停用，但以后还可间断试用，因有的患者后期还可有效，有效病例在用药至血常规接近正常时，即逐渐减至最小量，并隔天 1 次。约 80% 的患儿药量可减至 5～15 mg，并隔天 1 次，少数患者还可完全停药。如果小量隔天一次不能维持，而需大量应用激素时，可考虑改用骨髓移植治疗。

4.免疫抑制剂的应用

抗淋巴细胞球蛋白（ALG）及抗胸腺细胞球蛋白（ATG）为近年来治疗急性或严重型再障常

用的药物之一。本制品最早应用于同种异体骨髓移植前作为预处理药物使用。曾有学者在应用 ALG 作为骨髓移植预处理治疗再障 27 例中,有 5 例骨髓虽未植活,但自身骨髓获得重建。以后陆续有一些单独应用 ALG 或 ATG 治疗严重再障的报告,其效果不完全一致。有报告统计 1976－1983 年治疗 400 例的结果有效率为 50％右,完全缓解率 14％～32％,一年生存率为 16％。1986 年我国医学科学院血液病研究所报告用 ATG 治疗 23 例严重再障总有效率为 30.4％。ALG 的一般剂量为每天20～40 mg/kg,稀释于250～500 mL生理盐水中加适量激素,以每分钟 5～10 滴的速度静脉滴入,10 分钟后如无反应,逐渐加快静脉滴注速度,持续时间一般每天不短于 6 h,1 个疗程 5～7 d。间隔 2 周以上,如病情需要再注射时,应注意有无变态反应。如对一种动物的 ALG 制剂产生变态反应,可改换另一种动物的制剂。近年来国外有用甲泼尼龙脉冲治疗代替 ALG 者。除了应用 ALG 或 ATG 外,同样道理也有应用环磷酰胺、长春新碱以及环孢霉素 A 治疗严重再障取得成功的报告。目前多数学者认为 ATG 应用为急性再障Ⅰ型 (SAA-Ⅰ)的首选治疗。

5.大剂量丙种球蛋白

可清除侵入骨髓干细胞微环境中并造成干细胞抑制的病毒,并可与 r-IFN 等淋巴因子结合,以去除其对干细胞生长的抑制作用,剂量为 1 g/(kg·d)静脉滴注,4 周 1 次,显效后适当延长间隔时间,共6～10 次。

6.造血干细胞移植

造血干细胞的缺乏是导致再障的一个重要原因,对这类患者进行造血干细胞移植是治疗的最佳选择,对于急重症的患者已成为最有效的方法。对于配型相合的骨髓移植,有50％～80％的患儿得到长期缓解,但由于髓源不易解决,现胎肝移植、脐血干细胞移植开始临床应用,终将代替骨髓移植。

7.其他治疗

(1)抗病毒治疗:常用阿昔洛韦(ACV)15 mg/(kg·d)静脉滴注,疗效 10 d。

(2)改善造血微环境:应用神经刺激剂或改善微循环的药物,对造血微环境可能有改善作用,如硝酸士的宁,每周连用 5 d,每天的剂量为 1 mg、2 mg、3 mg、3 mg、4 mg 肌内注射,休息 2 d 后重复使用。山莨菪碱(654-2)0.5～2 mg/(kg·d)静脉滴注,于 2～3 h 内静脉滴注完,并于每晚睡前服山莨菪碱(654-2)0.25～1 mg/kg,1 个月为 1 个疗程,休息 7 d 重复使用。

(3)中医药治疗:用中药水牛角、生地、赤芍、丹皮、太子参、麦冬、女贞子、党参为主药加减,治疗效率可达 52.2％。

(刘　娜)

第三节　巨幼细胞贫血

巨幼细胞贫血又称营养性大细胞性贫血,主要是由于缺乏维生素 B_{12} 和/或叶酸所致。多见于喂养不当的婴幼儿。

一、病因及发病机制

(一)发病机制

维生素 B_{12} 和叶酸是 DNA 合成过程中的重要辅酶物质,缺乏时因 DNA 合成不足,使细胞核分裂时间延长(S 期和 G_1 期延长),细胞增殖速度减慢,而胞浆中 RNA 的合成不受影响,红细胞中血红蛋白的合成也正常进行,因而各期红细胞变大,核染色质疏松呈巨幼样变,由于红细胞生成速度减慢,成熟红细胞寿命较短,因而导致贫血。粒细胞、巨核细胞也有类似改变。此外,维生素 B_{12} 缺乏尚可引起神经系统改变,可能与神经髓鞘中脂蛋白合成不足有关。

(二)维生素 B_{12}、叶酸缺乏的原因

1.饮食中供给不足

动物性食物如肉、蛋、肝、肾中含维生素 B_{12} 较多;植物性食物如绿叶菜、水果、谷类中含叶酸较多,但加热后被破坏。各种乳类中含维生素 B_{12} 及叶酸均较少,羊乳含叶酸更少。婴儿每天需要量维生素 B_{12} 为 $0.5 \sim 1.0~\mu g$,叶酸为 $0.1 \sim 0.2~mg$。长期母乳喂养不及时添加辅食容易发生维生素 B_{12} 缺乏;长期羊乳、奶粉喂养不加辅食易致叶酸缺乏。

2.吸收障碍

见于慢性腹泻、脂肪下痢、小肠切除等胃肠疾病时。慢性肝病可影响维生素 B_{12}、叶酸在体内的贮存。

3.需要量增加

生长发育过快的婴儿(尤其是早产儿),或患严重感染(如肺炎)时需要量增加,易致缺乏。

二、临床表现

本病约 2/3 的患者见于 $6 \sim 12$ 个月幼儿,2 岁以上者少见。急性感染常为发病诱因。临床表现特点如下。

(一)贫血及一般表现

面色蜡黄,虚胖,易倦,头发稀黄发干,肝脾可轻度肿大,重症可出现心脏扩大,甚至心功能不全。

(二)消化系统症状

常有厌食、恶心、呕吐、腹泻、舌炎、舌面光滑。

(三)神经系统症状

见于维生素 B_{12} 缺乏所致者。表现为表情呆滞、嗜睡、反应迟钝、少哭不笑、哭时无泪、少汗、智力体力发育落后,常有倒退现象,不能完成原来已会的动作。可出现唇、舌、肢体震颤,腱反射亢进,踝阵挛阳性。

三、实验室检查

(一)血常规

红细胞数减少比血红蛋白降低明显。红细胞大小不等,以大者为主,中央淡染区不明显。重症白细胞可减少,粒细胞胞体较大,核分叶过多(核右移),血小板亦可减少,体积变大。

(二)骨髓细胞学检查

红系细胞增生活跃,以原红及早幼红细胞增多相对明显。各期幼红细胞均有巨幼变,表现如

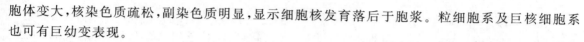

胞体变大,核染色质疏松,副染色质明显,显示细胞核发育落后于胞浆。粒细胞系及巨核细胞系也可有巨幼变表现。

(三)生化检查

血清维生素 B_{12} 及叶酸测定低于正常含量(维生素 B_{12} 小于100 ng/L,叶酸小于 3 $\mu g/L$)。

四、诊断

根据贫血表现、血常规特点,结合发病年龄、喂养史,一般不难做出诊断。进一步做骨髓检查有助于确诊。少数情况下须注意与脑发育不全(无贫血及上述血常规、骨髓细胞学检查改变,自生后不久即有智力低下)及少见的非营养性巨幼细胞贫血相鉴别。

五、治疗与预防

(1)加强营养和护理,防治感染。

(2)维生素 B_{12} 及叶酸的应用。维生素 B_{12} 缺乏所致者应用维生素 B_{12} 肌内注射,每次 50～100 μg,每周 2～3 次,连用 2～4 周,或至血常规恢复正常为止。应用维生素 B_{12}2～3 d 后可见精神好转,网织红细胞增加,6～7 d 达高峰,约 2 周后降至正常。骨髓内巨幼红细胞于用药 6～72 小时内即转为正常幼红细胞,精神神经症状恢复较慢。由于叶酸缺乏所致者给予叶酸口服每次 5 mg,每天 3 次,连服数周。治疗后血常规、骨髓细胞学检查反应大致如上所述。维生素 C 能促进叶酸的利用,宜同时口服。须注意单纯由于缺乏维生素 B_{12} 所致者不宜加用叶酸,以免加重精神神经症状。重症贫血于恢复期应加用铁剂,以免发生铁的相对缺乏。

(3)输血的应用原则同缺铁性贫血。

(4)预防措施主要是强调改善乳母营养,婴儿及时添加辅食,避免单纯羊奶喂养,年长儿要注意食物均衡,防止偏食习惯。

(刘　娜)

第四节　溶血性贫血

溶血性贫血是由于红细胞的内在缺陷或外在因素的作用,使红细胞的破坏增加,寿命缩短,而骨髓造血功能代偿不足时所发生的贫血。

一、诊断

(一)病史

(1)遗传性溶血性贫血:要注意询问患者的家族史、发病年龄、双亲是否近亲婚配、祖籍及双亲家系的迁徙情况等。

(2)多种药物都可能引起溶血性贫血,追查药物接触史十分重要。

(二)临床表现

溶血性贫血的临床表现常与溶血的缓急、程度和场所有关。

1.急性溶血性贫血

一般为血管内溶血,表现为急性起病,可有寒战、高热、面色苍白、黄疸,以及腰酸、背痛、少尿、无尿、排酱油色尿(血红蛋白尿)甚至肾衰竭。严重时神志淡漠或昏迷,甚至休克。

2.慢性溶血性贫血

一般为血管外溶血,起病缓慢,症状体征常不明显。典型的表现为贫血、黄疸、脾大三大特征。

（三）辅助检查

目的有三个:即肯定溶血的证据,确定主要溶血部位,寻找溶血病因。

1.红细胞破坏增加的证据

具体如下:①红细胞数和血红蛋白测定常有不同程度的下降;②高胆红素血症;③粪胆原和尿胆原排泄增加;④血清结合珠蛋白减少或消失;⑤血管内溶血的证据为血红蛋白血症和血红蛋白尿,含铁血黄素尿,高铁血红蛋白血症;⑥红细胞寿命缩短。

2.红细胞代偿增生的证据

具体如下:①溶血性贫血时网织红细胞数多在 0.05～0.20,急性溶血时可高达 0.5～0.7,慢性溶血多在 0.1 以下,当发生再生障碍危象时可减低或消失。②血常规中可出现幼红细胞、多染性、点彩红细胞及红细胞碎片;成熟红细胞形态异常,可见卡波环及豪-周小体。③骨髓增生活跃,中晚幼红增生尤著;粒红比例降低甚至倒置。

3.红细胞渗透脆性试验和孵育渗透脆性试验

脆性增高,提示红细胞膜异常性疾病;脆性降低,多提示血红蛋白病;脆性正常,提示红细胞酶缺乏性疾病。

4.自身溶血试验

凡疑为红细胞内有异常者,应考虑做自身溶血试验。

5.抗人球蛋白试验(Coombs 试验)

Coombs 试验是鉴别免疫性与非免疫性溶血的基本试验。

6.其他

用于鉴别溶血性贫血的实验室检查:①酸溶血试验(Hams 试验),主要用于诊断 PNH;②冷热溶血试验,用于诊断阵发性寒冷性血红蛋白尿症;③变性珠蛋白小体(Heinz 小体)生成试验和高铁血红蛋白还原试验,主要用于 G6PD 缺乏症的检测;④红细胞酶活性测定,如 G-6-PD 及丙酮酸激酶活性测定等;⑤血红蛋白电泳,对于血红蛋白病有确定诊断的意义;⑥SDS-聚丙烯酰胺凝胶电泳,进行膜蛋白分析,用于遗传性红细胞膜缺陷的诊断;⑦基因诊断。

溶血性贫血是一大类疾病,诊断应按步骤进行,首先确定有无贫血,再大致估计主要溶血部位。然后根据病因或病种选择有关试验逐一排除或证实。有些溶血病的原因一时不能确定,需要随诊观察,还有些溶血病的确诊有赖于新的检测技术。

二、鉴别诊断

下列情况易与溶血性疾病相混淆,在诊断时应注意鉴别。

(1)有贫血及网织红细胞增多者,如失血性贫血、缺铁性贫血或巨幼细胞贫血的恢复早期。

(2)兼有贫血及无胆色素尿性黄疸者,如无效性红细胞生成及潜在性内脏或组织缺血。

(3)患有无胆色素尿性黄疸而无贫血者,如家族性非溶血性黄疸(Gibert 综合征)。

（4）有幼粒-幼红细胞性贫血,成熟红细胞畸形,轻度网织红细胞增多,如骨髓转移性癌等,骨髓活检常有侵袭性病变的证据。

（5）急性黄疸型肝炎:本病以黄疸为主要表现,多有肝脾大,但本病一般无明显贫血,血清直接和间接胆红素均增高,肝功能异常。

（6）溶血尿毒综合征:本病除有黄疸及贫血等溶血表现外,同时具备血小板减少及急性肾衰竭。

三、治疗

（一）去除病因

蚕豆病、G-6-PD 缺乏症患者应避免食用蚕豆或服用氧化性药物。药物所致者应立即停药。如怀疑溶血性输血反应,应立即停止输血,再进一步查明病因。

（二）治疗方法

1.肾上腺皮质激素和免疫抑制药

激素对免疫性溶血性贫血有效。环孢素、环磷酰胺等,对少数免疫性溶贫也有效。

2.输血

当发生溶血危象及再生障碍危象,或贫血严重时应输血。

3.脾切除术

脾大明显,出现压迫症状,或脾功能亢进,均应考虑脾切除治疗。

4.防治严重并发症

对溶血的并发症如肾衰竭、休克、心力衰竭等应早期预防和处理。对输血后的血红蛋白尿症应及时采取措施,维持血压,防止休克。

5.造血干细胞移植

可用于某些遗传性溶血性贫血,如重型 β-珠蛋白生成障碍性贫血,这是可能根治本病的方法,如有 HLA 相合的造血干细胞,应作为首选方法。

（三）其他

1.输血疗法的合理应用

（1）β-珠蛋白生成障碍性贫血主张输血要早期、大量,即所谓"高输血疗法"。

（2）G-6-PD 缺乏患者,因溶血为自限性,需要输血时,只需要 1~2 次即可。

（3）对于某些溶血性贫血输血反可带来严重反应,因此应严格掌握输血指征。如自身免疫性溶血性贫血,输血可提供大量补体及红细胞,可使受血者溶血加剧,若非十分必要,不应给予。非输血不可时,应输生理盐水洗涤过的浓缩红细胞加肾上腺皮质激素。

2.脾切除术

溶血性贫血的重要治疗措施,但并非对所有患者均有效。手术年龄以 5~6 岁为宜,过早切脾可能影响机体免疫功能,易患严重感染。但如贫血严重,以致影响患者的生长发育,或常发生"再生障碍危象"者,则可考虑较早手术。术后用抗生素预防感染,至少应持续至青春期。

（刘　娜）

第五节 白 血 病

白血病是造血系统的恶性肿瘤,其特征是某一系统的血细胞过度增殖并浸润体内各组织器官,产生相应的临床体征,末梢血细胞有质和量的改变。

一、急性白血病

急性白血病占小儿白血病的95%,其中,急性淋巴细胞性白血病(ALL)占70%～85%,急性髓性白血病(AML)占15%～30%。

(一)病因及发病机制

小儿白血病确切病因不明,只有5%的患者发病与内在遗传因素有关,其余大部分为后天获得性的,与环境因素、电离辐射、化学物质接触、某些病毒感染等因素有关。

(二)诊断

1.病史

急性白血病应询问有无致白血病化学物质的接触史,如苯及衍生物、亚硝胺类物等,有无使用抗肿瘤的细胞毒药物史,是否接受过量的放射线,有无白血病和其他肿瘤的家族史。

2.临床表现

(1)进行性贫血、出血、发热、感染。

(2)白血病细胞浸润表现:骨关节疼痛、肝脾和淋巴结肿大、腮腺肿大、睾丸肿大和中枢神经系统受累出现的头痛、呕吐等表现,其他表现有面神经炎、肾衰竭等。

(3)血液检查:①Hb 和 RBC 下降,常为正细胞正色素性贫血;②白细胞质和量的改变,白细胞计数高低不一,高者常达 $50×10^9/L$,甚至$≥300×10^9/L$,低者可少于 $0.5×10^9/L$,大部分患者周围血中可见原始细胞和幼稚细胞;③血小板数减少,亦有无贫血和血小板减少者。

(4)骨髓检查:大多数患者骨髓细胞学检查呈有核细胞增生明显活跃或极度活跃,少数增生低下,极少数情况下骨髓穿刺出现"干抽",此时需做骨髓活检。骨髓中可见原始细胞和幼稚细胞(白血病细胞)百分比例明显增高,甚至为清一色的原幼细胞。

(5)白血病免疫学分型、细胞遗传学和分子遗传学检查:可显示是何种类型白血病,有无染色体异常及异常融合基因。这些结果对急性白血病分类、治疗方案选择及预后评估有重要意义。

(6)胸部 X 线片:可判断有无纵隔增宽,肺组织有无白血病细胞浸润,同时检查有无肺结核。

(7)B 超:腹部 B 超可了解肝、脾、肾等脏器和腹腔内、腹膜后淋巴结的受累程度。

(8)脑脊液检查:判断有无中枢神经系统的浸润。

(9)各重要脏器功能检查:肝功能、肾功能、心肌酶学、心电图、心功能、脑电图等。

3.诊断标准

有贫血、出血、感染或有各器官浸润表现均要考虑急性白血病的诊断。确诊有赖于骨髓检查,骨髓有核细胞中原始细胞(急性淋巴细胞性白血病为原始淋巴细胞和幼稚淋巴细胞之和,急性单核细胞性白血病为原始单核细胞和幼稚单核细胞之和)≥30%可以确诊为急性白血病。如比例增高但未达到30%时应考虑下列因素:①是否在骨髓检查前用过肾上腺皮质激素或其他化

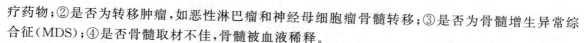

疗药物;②是否为转移肿瘤,如恶性淋巴瘤和神经母细胞瘤骨髓转移;③是否为骨髓增生异常综合征(MDS);④是否骨髓取材不佳,骨髓被血液稀释。

(1)MICM 分型。

细胞形态学分型:通常采用 FAB 分型,据细胞形态及细胞化学染色将急性白血病分为急性淋巴细胞性白血病(ALL)和急性非淋巴细胞性白血病(ANLL,亦称为急性髓性白血病,AML)。ALL 进一步分为 L1、L2、L3 三个亚型。AML 进一步分为 M0~M7 八型。

FAB 于 1976 年提出了急非淋的形态学诊断标准,1985 年修改,标准如下。

M1:原粒细胞(Ⅰ型和Ⅱ型)在非红系细胞中≥90%,此原粒细胞中至少有 3%原粒细胞过氧化酶或苏丹黑染色阳性,早幼粒细胞以下的各阶段粒细胞或单核细胞<10%。

M2:原粒细胞在非红系细胞中占 30%~89%(非红系细胞),单核细胞<20%,早幼粒以下阶段至中性分叶核粒细胞>10%,单核细胞<20%;如有的早期粒细胞形态特点既不像原粒细胞Ⅰ型和Ⅱ型,也不像早幼粒细胞(正常的或多颗粒型),核染色质很细,有 1~2 个核仁,胞质丰富,嗜碱性,有不等量的颗粒,有时颗粒聚集,这类细胞>10%时,亦属此型。

M3:骨髓中以多颗粒的早幼粒细胞为主。

M4:有以下多种情况。①骨髓中非红系细胞中原始细胞>30%,原粒细胞加早幼、中性中幼及其他中性粒细胞在 30%~79%,不同阶段的单核细胞(常为幼稚和成熟单核细胞)>20%。②骨髓细胞学检查如上述,外周血中单核细胞系(包括原始、幼稚及单核细胞)≥5×10^9/L。③外周血单核细胞系<5×10^9/L,而血清溶菌酶以及细胞化学支持单核细胞系的细胞有显著数量者。④骨髓细胞学检查类似 M2,而单核细胞>20%,或血清溶菌酶(11.5 mg/L±4 mg/L)的 3 倍或尿溶菌酶超过正常(2.5 mg/L)的 3 倍。⑤骨髓细胞学检查类似 M2,而外周血单核细胞≥5×10^9/L 时。M4Eo:骨髓非红系细胞中嗜酸性粒细胞 5%,这些嗜酸性粒细胞较异常,除有典型的嗜酸颗粒外,还有大的嗜碱(不成熟)颗粒,还可有不分叶的核,细胞化学染色氯乙酸酯酶及PAS 染色明显阳性。

M5:分为 2 个亚型。①M5a:骨髓中非红系细胞中原始单核(Ⅰ型和Ⅱ型)≥80%。②M5b:骨髓中原始单核细胞占非红系细胞比例<80%,其余为幼稚及成熟单核细胞等。

M6:骨髓中非红细胞系中原始细胞(原粒或原单核细胞)Ⅰ型和Ⅱ型≥30%,红细胞系≥50%。

M7:急性巨核细胞白血病,骨髓中原巨核细胞≥30%,如原始细胞呈未分化型,形态不能确定时,应做电镜血小板过氧化物酶活性检查,或用血小板膜糖蛋白Ⅱa/Ⅱb 或Ⅲa 或ⅧR:Ag,以证明其为巨细胞系。如骨髓干抽,有骨髓纤维化,则需骨髓活体组织检查,用免疫酶标技术证实有原巨核细胞增多。

M0:1991 年确定其诊断标准,<3%的幼稚细胞 MPO(+)和苏丹黑 B(+),>20%的幼稚细胞表达髓细胞抗原而无淋巴细胞抗原。

免疫学分型:应用单克隆抗体检测白血病细胞表面的抗原标记,可了解白血病细胞来源和其分化程度,可帮助 AML 和 ALL 的区分,并进一步帮助各亚型之间的区分。

急性淋巴细胞性白血病分为 T 系急淋和 B 型急淋两大类。T 系急性淋巴细胞性白血病(T-ALL):白血病细胞表面具有 T 细胞标志,如 CD1、CD3、CD5、CD8 和 TdT(末端脱氧核糖核酸转换酶)阳性,T-ALL 常有纵隔肿块,常见于年龄较大的男性,预后较差。B 系急性淋巴细胞性白血病分四个亚型。①早期前 B 细胞型:HLA-DR、CD19 和/或 CyCD22(胞浆 CD22)阳性,而其他 B 系淋巴细胞标志阴性。②普通 B 细胞型（C-ALL）：除 HLA-DR、CD19、CyCD22 阳性外，CD10 阳性，而 CyIg（胞浆免疫球蛋白）、SmIg（细胞膜表面免疫球蛋白）阴性，此型预后较好。③前 B 细胞型（Pre B-ALL）：CyIg 阳性，SmIg 阴性，其他 B 系标志及 HLA-DR 阳性。④成熟 B 细胞型（B-ALL）：SmIg 阳性，CyIg 阴性，其他 B 系标志及 HLA-DR 阳性，此型预后常较差。

伴有髓系标志的 ALL（My$^+$-ALL）：具有淋巴系的形态学特征，免疫标志以淋巴系特异抗原为主，但伴有个别的、次要的髓系特异性抗原标志，如 CD13、CD33、CD14 等阳性。

急性非淋巴细胞性白血病：M1～M5 型常有 CD33、CD13、CD14、CD15、MPO（抗髓过氧化物酶）等髓系标志中的一项或多项阳性，CD14 阳性多见于单核细胞系。而 M6 血型糖蛋白 A 阳性；M7 血小板膜抗原 Ⅱb/Ⅲa 阳性，或 CD41、CD68 阳性。

细胞遗传学异常：急性淋巴细胞性白血病细胞染色体异常种类多，可分为染色体数量异常和染色体结构异常两类，染色体数量有≤45 条染色体的低二倍体和≥47 条的高二倍体，染色体结构异常常有 t(12;21)、t(9;22)、t(4;11)等。急非淋常见核型改变为 t(9;22)、t(8;21)、t(15;17)、t(11q)、t(11;19)等。

分子遗传学异常：急淋中如有 BCR/ABL 和 MLL/AF4 融合基因属高危。急性早幼粒细胞白血病 PML/RARα 融合基因阳性。

（2）ALL 临床分型：ALL 危险度分组标准，参照湖南省新农合儿童急性淋巴细胞白血病治疗方案。

标危组：必须同时满足以下所有条件。①年龄≥1 岁且＜10 岁。②WBC＜50×10^9/L。③泼尼松反应良好（第 8 天外周血白血病细胞＜1×10^9/L）。④非 T-ALL。⑤非成熟 B-ALL。⑥无 t(9;22)或 BCR/ABL 融合基因；无 t(4;11)或 MLL/AF4 融合基因；无 t(1;19)或 E2A/PBX1 融合基因。⑦治疗第 15 天骨髓呈 M1（原幼淋细胞＜5%）或 M2（原幼淋细胞 5%～25%），第 33 天骨髓完全缓解。

中危组：①无 t(9;22)或 BCR/ABL 融合基因；②泼尼松反应良好（第 8 天外周血白血病细胞＜1×10^9/L）；③标危诱导缓解治疗第 15 天骨髓呈 M3（原幼淋细胞＞25%）或中危诱导缓解治疗第 15 天骨髓呈 M1/M2；④第 33 天 MRD＜10^{-2}。以上 4 条必须完全符合，同时符合以下条件之一：①WBC≥50×10^9/L；②年龄≥10 岁；③T-ALL；④t(1;19)或 E2A/PBX1 融合基因；⑤年龄＜1 岁且无 MLL 基因重排。

高危组：只要符合以下条件之一即可诊断为高危。①t(9;22)或 BCR/ABL 融合基因阳性。②t(4;11)或 MLL/AF4 融合基因阳性。③第 8 天外周血白血病细胞≥1×10^9/L[泼尼松（强的松）反应不良]。④中危诱导缓解治疗第 15 天骨髓呈 M3。⑤第 33 天骨髓形态学未缓解（＞5%），呈 M2/M3。⑥第 33 天 MRD≥10^{-2}，或第 12 周 MRD≥10^{-3}。

（3）中枢神经系统白血病（CNSL）诊断标准：治疗前有或无中枢神经系统（CNS）症状或体征，脑脊液（CSF）中白细胞计数＞0.005×10^9/L(5/μl)，并且在 CSF 沉淀制片标本中其形态为确定无疑的原、幼淋巴细胞，可以确诊。能排除其他原因引起的 CNS 表现和 CSF 异常。

（4）睾丸白血病诊断标准：单侧或双侧睾丸肿大，质地变硬或呈结节状缺乏弹性感，透光试验阴性，睾丸超声检查可发现非均质性浸润灶，活组织检查可见白血病细胞浸润。

4.鉴别诊断

（1）类风湿性关节炎或风湿热：急性白血病半数以上患者的骨关节痛、发热，当血常规无白血病的典型表现时，常误诊为类风湿性关节炎或风湿热。两者的鉴别重点在骨髓检查。

（2）再生障碍性贫血：表现为外周血常规三系血细胞降低，常易伴有感染，易与低增生性急性白血病混淆，但再障除了在反复输血、败血症等时可有肝脾大外，一般无肝、脾大，外周血中无白血病细胞，骨髓细胞学检查无原始与幼稚细胞比例增高。

（3）传染性单核细胞增多症：有发热，肝、脾、淋巴结肿大，外周血中有异型淋巴细胞，骨髓检查无白血病骨髓样表现。

（三）治疗

1.一般治疗

加强护理，防止感染，当化疗期间粒细胞低时应避免去人群多的地方，有条件者在粒细胞减少期可置于层流室。血小板低时防止碰撞。

2.化疗

化疗原则：早期、足量、联合、规则和个体化。

（1）ALL 的化疗：除急性成熟 B 细胞白血病外的 ALL 采用以下治疗方案，化疗总疗程 2～3 年。急性成熟 B 细胞白血病采用 Burkitt 淋巴瘤的强烈、短程化疗方案。

诱导缓解治疗：是患者能否长期存活的关键，需及早适量联合用药。诱导方案甚多，最常用的是 VDLP 方案，可获 95% 以上的完全缓解率。泼尼松诱导试验：在 VDLP 之前，用泼尼松 60 mg/(m² · d)，分次口服 7 d，第 8 天计数外周血白血病细胞，如高于 $1×10^9$/L，则为泼尼松反应不良。治疗前白细胞负荷高，应警惕发生肿瘤溶解综合征。

缓解后治疗：包括巩固强化治疗、庇护所治疗和维持治疗。如庇护所治疗：大多数化疗药不能进入中枢神经系统、睾丸等部位，这些部位即为白血病细胞的庇护所。庇护所治疗是 ALL 治疗的关键之一。常用大剂量 MTX 治疗。HDMTX 剂量为每次 3～5 g/m²（标危每次 3 g/m²，中高危每次 5 g/m²），总量的 1/10（≤0.5 g）在 30 min 左右快速静脉滴注，余量在 23.5 h 左右均匀滴注，首剂进入后做三联鞘注。MTX 开始静脉滴注 36 h 后（目前，大多单位已推迟到 72 h）开始用亚叶酸钙片（甲酰四氢叶酸钙）解救，15 mg/m²，每 6 小时 1 次，肌内或静脉注射，共 3～6 次。44 h 和 68 h 测血浆中 MTX 浓度，根据 MTX 血药浓度调整亚叶酸钙片（甲酰四氢叶酸钙）剂量，直至 MTX 血药浓度低于 0.1 μmol/L。同时使用巯嘌呤（6-MP）50 mg/(m² · d)，共 7 d。大剂量 MTX 治疗 10～15 d 重复一次，连用 3 次，以后每 2 个月左右 1 次，总共 4～6 次。此方案应注意水化与碱化，密切注意 MTX 的不良反应。特别要注意消化道黏膜损害及骨髓抑制。每疗程开始之前均要做相关检查，只有外周血 WBC＞$3.0×10^9$/L、中性粒细胞＞$1.5×10^9$/L、肝功能及肾功能正常时才能进行。

中枢神经系统白血病（CNSL）的防治：预防 CNSL 的方式有以下几种。①鞘注：多采用三联鞘注，MTX 12.5 mg/m²，Ara-C 30 mg/m²，DXM 5 mg/m²，开始每周一次，1 个月后每 4 周一次，以后间隔时间渐长，共 16～20 次。②大剂量 MTX 治疗：大剂量 MTX 与三联鞘注联用可较好地预防 CNSL。③颅脑放疗：一般用于 3 岁以上患儿，适用于外周血白细胞＞$100×10^9$/L，有 t(4;11) 和 t(9;22) 核型异常、中枢神经系统白血病和不宜做大剂量 MTX 治疗者。完全缓解 6 个月开始，总剂量 18 Gy，分 15 次于 3 周完成。放疗期间用 MTX＋6-MP 口服维持或用 VP 方案。一旦发生脑膜白血病，应 2～3 d 做一次三联鞘注，到脑脊液常规正常后间隔时间拉长，并配合颅脑放疗。

（2）AML 的化疗：除 M3 外，其他 AML 用以下化疗方案。诱导缓解方案为 DAE 方案，DNR 30～40 mg/(m² · d)，第 1～3 天；Ara-C 200 mg/(m² · d)，第 1～7 天；VP16 100 mg/(m² · d)，

第 1～3 天。疗程 4 周,重复 1～2 个疗程,直至完全缓解。然后接大剂量阿糖胞苷 HD-Ara-C 治疗 3 疗程,HDAra-C 每次 2 g/m²,q12 h×6 次;DNR 40 mg/(m² · d)×2 d[或 VP16 150 mg/(m² · d)×2 d]。上述方案完成后可停药观察或继用 HA 方案和 HDAra-C 交替治疗,HA 方案 2 疗程后 HD,Ara-C 1 个疗程,据病情用 1～2 轮。HA 方案为 H(高三尖杉酯碱) 3～4 mg/(m² · d),第 1～7 天,Ara-C 200 mg/(m² · d),第 1～7 天。

AML 各形态亚型(除 M4、M5 外)完全缓解后作三联鞘注 2 次即可,M4、M5 患儿诱导化疗期做三联鞘注 3～4 次,完全缓解后每 3 个月鞘注一次,直至终止治疗。

急性早幼粒细胞性白血病(M3)用全反式维 A 酸和三氧化二砷,配合用米托蒽醌静脉滴注、甲氨蝶呤及 6-MP 口服治疗。疗效较好。

3.造血干细胞移植

AML(除 M3 外)和高危 ALL 可在缓解后进行造血干细胞移植。其他类型可先化疗,如有复发,可在第二个缓解期移植,选用异体造血干细胞移植。

4.对症治疗

持续发热 38.5 ℃以上超过 2 h 即要做血培养,在血培养结果未出来前按经验用药,应尽早联合应用强有力的杀菌型抗生素,如考虑革兰阳性菌者首选万古霉素,革兰阴性菌者首选头孢他啶,必要时用泰能。血液输注是常用的支持疗法,根据情况成分输血,保持血红蛋白(60～70)g/L 以上,血小板少于 20×10⁹/L 时输浓缩血小板悬液,强化疗后,尤其在粒细胞减少期可使用 G-CSF 或 GM-CSF 促进粒细胞的恢复。呕吐明显者用盐酸昂丹司琼(恩丹西酮),消化道反应明显而进食少者可采用静脉营养。

二、慢性粒细胞白血病

慢性粒细胞白血病(chronic myelogenous leukemia,CML)是起源于骨髓多能造血干细胞的一种克隆性恶性肿瘤。慢性粒细胞白血病是儿童最主要的慢性白血病,其占儿童白血病的 2%～7%。

(一)病因及发病机制

放射性射线接触是唯一确定的环境因素,大多数病例无明显可知的病因。

90%的 CML 有经典的染色体易位,形成 Ph 染色体。9 号染色体和 22 号染色体易位产生 t(9;22)(q34;q11),9 号染色体的 c-abl 易位到 22 号染色体的主要断裂点簇集区(BCR),形成 bcr/abl 融合基因。bcr/abl 形成后,c-abl 基因产生的 P145 减少,bcr/abl 产生新蛋白 P210,从而增加了酪氨酸激酶活性和自动磷酸化,一些参与细胞分化的蛋白正常功能下降,细胞恶性转化。

3%的 CML 表现为其他易位,5%～10%无 Ph 染色体。

(二)诊断

1.临床表现

起病缓慢,常乏力、多汗、食欲下降、消瘦。加重后可有苍白、低热等。肝脾大,以脾大突出,常为巨脾。

2.辅助检查

CML 根据临床病情分为 3 期,分别为疾病的不同发展阶段,其临床特点和实验室检查各有不同。

慢性期常为白细胞增高,常达 100×10⁹/L 以上,各阶段中性粒细胞明显增多。血小板可增

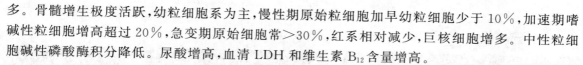

多。骨髓增生极度活跃,幼粒细胞系为主,慢性期原始粒细胞加早幼粒细胞少于10%,加速期嗜碱性粒细胞增高超过20%,急变期原始细胞常>30%,红系相对减少,巨核细胞增多。中性粒细胞碱性磷酸酶积分降低。尿酸增高,血清LDH和维生素B_{12}含量增高。

细胞遗传学检查,90%CML有Ph染色体,分子生物学检查示bcr/abl融合基因阳性。

3.诊断标准

(1)慢性期:①病史,无症状,或有低热、乏力、多汗或体质量减轻等。②体征,可有脸色苍白、瘀斑、肝脾大、胸骨压痛等。③实验室检查。血常规:白细胞计数明显增高,以中性中晚幼粒和杆状核细胞为主,原始细胞(Ⅰ+Ⅱ型)5%～10%。嗜酸性粒细胞或嗜碱性粒细胞可以增高,或有少量有核红细胞。骨髓细胞学检查:骨髓增生极度活跃,以粒系增生为主,中晚幼粒细胞和杆状核粒细胞增多,原始细胞(Ⅰ+Ⅱ型)≤10%。Ph染色体或bcr/abl融合基因阳性,CFU-GM培养示集落和集簇较正常明显增加。

(2)加速期:有下列之两项者。①不明原因的发热、贫血、出血加重和/或骨骼疼痛;②脾脏进行性增大;③非药物所致的血小板进行性下降或进行性增高;④外周血中或骨髓中,原始细胞(Ⅰ+Ⅱ型)>10%;⑤外周血中嗜碱性粒细胞>20%;⑥骨髓中有显著的胶原纤维增多;⑦出现Ph染色体以外的其他染色体异常;⑧出现CFU-GM增殖和分化缺陷:集簇增多,集簇/集落比例增高。

(3)急变期:出现下列之一者。①原始细胞(Ⅰ+Ⅱ型)或原始淋巴细胞和幼稚淋巴细胞或原始单核细胞和幼稚单核细胞在外周血中或骨髓中>20%;②外周血中原粒细胞和早幼粒细胞之和>30%;③骨髓中原粒细胞和早幼粒细胞之和>50%;④骨髓外原始细胞浸润。

(三)治疗

1.化疗

(1)传统方法是用化疗控制症状,减少白细胞。大部分可达血液学缓解,但难以达到真正缓解,即细胞遗传学反应率低,不能推迟急变期出现。在慢性期可采用白消安或羟基脲等单药治疗。加速期可联合应用羟基脲和6-硫代鸟嘌呤(6-TG)或环磷酰胺等。急变期按急性白血病治疗。

(2)白消安0.06～0.1 mg/(kg·d),分3次口服,白细胞降低1/2或降至(30～40)×10^9/L时减半量,降至(10～20)×10^9/L时减至最小维持量;或用羟基脲20～40 mg/(kg·d),分2次口服,白细胞正常后小剂量维持。

2.干扰素治疗

能使血液学缓解,Ph染色体受抑,缓解率可达70%,其细胞遗传学反应率达40%。常用IFN-α 5×10^6 U/(m^2·d),每天皮下注射。

3.甲磺酸伊马替尼

伊马替尼与bcr/abl蛋白(P210)的ATP结合位点,阻止ATP的结合,减少其磷酸化能力,从而发挥其特异性抑制恶性克隆的作用。其疗效显著,不良反应较低。目前常为CML的一线用药。儿童剂量240～360 mg/(m^2·d)。如有耐药可用二线药物达沙替尼或尼洛替尼。伊马替尼可能使患者长期存活,甚至分子生物学缓解。

4.造血干细胞移植

异基因造血干细胞移植对CML具有较好的疗效,5年生存率在75%左右,移植应在慢性期进行。

(刘 娜)

第九章

免疫性疾病

第一节　原发性免疫缺陷病

原发性免疫缺陷病(primary immunodeficiency disease,PID)是一组因先天性免疫系统发育不全而引起的免疫障碍性疾病。其中大多数与血细胞的分化和发育有关。PID 大多数自婴幼儿期开始发病,严重者常导致夭折。

一、病因和发病机制

PID 的病因目前尚不清楚,可能由多种因素所致:①遗传因素,在许多 PID 中起作用;②宫内感染因素,曾有报道胎儿感染风疹后引起低丙种球蛋白血症伴高 IgM,因感染巨细胞病毒使胎儿的干细胞受损而致严重联合免疫缺陷等。PID 的发病机制复杂,可能为造血干细胞、定向干细胞、T 淋巴细胞或 B 淋巴细胞分化成熟障碍,也可能是上述细胞在分子水平上发生障碍的结果。

二、临床表现

PID 包括多种疾病,临床表现十分复杂,但其基本特点为反复感染,常是致死的主要原因。

(一)反复感染

1.Ig 缺乏者

常见为 IgG 及其亚类缺陷。由于出生时有来自母体的 IgG,故常在生后数月(来自母体的 IgG 消失)才表现为反复化脓性感染。病毒性感染的发生率亦较高。

2.联合免疫缺陷者

于出生后不久即可发生感染性疾病,较单纯 Ig 缺乏者更为严重。除发生化脓性感染外,更突出的是反复病毒感染,真菌感染,也可罹患全身性结核。接种减毒活疫苗如麻疹疫苗后往往引起全身感染,甚至死亡。临床上无论 Ig 缺乏或联合免疫缺陷者,其化脓性感染除一般致病菌外,毒力低的条件致病菌如表皮葡萄球菌等也可造成严重感染。

3.中性粒细胞功能缺陷者

易患各种急、慢性化脓性感染以及慢性肉芽肿。

4.补体缺陷者

常患奈瑟菌属感染。

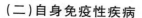

（二）自身免疫性疾病

PID 患儿若能存活到 3～5 岁，部分病例可患自身免疫性疾病，如系统性红斑狼疮、类风湿性关节炎等，以及超敏反应性疾病如支气管哮喘等。

（三）恶性肿瘤

联合免疫缺陷和 Ig 缺乏者易发生恶性肿瘤，其发病率较同龄人高 100～300 倍，尤易发生淋巴瘤、急性淋巴细胞性白血病。

三、几种常见的原发性免疫缺陷病

（一）抗体缺陷病

1.X 连锁无丙种球蛋白血症（Bruton 病）

X 连锁无丙种球蛋白血症亦称先天性无丙种球蛋白血症。其缺陷基因定位于 X 染色体长臂（xq21.3～22）。多数于出生后6～12 个月时发生反复化脓性感染，以呼吸道感染为主，也可为全身感染。血清丙种球蛋白常在 2 g/L 以下，IgG＜1 g/L，IgA 和 IgM 极少或难以测出，周围血极少或缺乏 B 淋巴细胞，淋巴结和骨髓内无浆细胞，但可见到前 B 淋巴细胞。表明 B 细胞的分化和发育受阻，不能从前 B 细胞发育为 B 细胞。原因尚未了解。如不积极治疗，半数于 10 岁前死亡。

2.选择性 IgA 缺乏症

选择性 IgA 缺乏症为常见的 PID，其发生率占正常人群的 1/800～1/600，男女均可发病。大部分患者没有症状，出现临床症状者仅占其中的 10%～15%。患者常有呼吸道、消化道、泌尿道等病毒或细菌感染。血清 IgA ＜0.05 g/L，IgG 和 IgM 正常或代偿性增高，IgA 通常降低或缺乏。给患儿注射 IgA 可诱发产生抗 IgA 的抗体，导致超敏反应。因此应避免使用丙种球蛋白（其中含有少量 IgA）。预后一般较好，少数患儿有自行恢复 IgA 合成的能力。

3.婴儿暂时性低丙种球蛋白血症

本病偶有家族史，男女均可发病，病因不明。可能为母体产生抗胎儿 Ig 的抗体，通过胎盘破坏或抑制新生儿产生 Ig，使出生后一段时间内血清 IgG、IgA、IgM 总量常＜4 g/L，IgG ＜2.5 g/L。患儿易患革兰阳性细菌感染。直肠黏膜固有层活检见到浆细胞可与 Bruton 综合征鉴别。本病有自限性，1.5～3 岁时血清 Ig 上升至正常水平。

（二）细胞免疫缺陷病

胸腺发育不全综合征。因胚胎时期第 3、4 对咽囊发育障碍导致（常伴甲状旁腺）胸腺发育不全或不发育。男女均可发生，胸腺缺如使 T 细胞数量减少，患儿易患病毒感染；因甲状旁腺功能低下，患儿出生后即有低钙血症。特殊面容表现为眼距宽，鼻梁平坦，小下颌，耳位低等，心脏畸形多是大动脉错位、法洛四联症等。尽管胸腺体积变小或萎缩而代以外胚叶组织，但本病免疫缺陷表现轻，血清免疫球蛋白（Ig）水平往往不低，仅约 20% 的病例出现 T 细胞功能异常，多数患儿随年龄增长，T 细胞缺陷可自行恢复至正常。骨髓和胸腺细胞移植已有成功的报道。

（三）抗体和细胞免疫联合缺陷病

严重联合免疫缺陷病（SCID）为先天性免疫缺陷。最初由 Hitzig 在瑞士（Swiss）发现，也称 Swiss 型。病因尚未完全明了，可能与骨髓多能干细胞缺陷密切有关。由于干细胞缺乏，使 T 淋巴细胞、B 淋巴细胞均缺乏。根据遗传方式和临床特点又分为常染色体隐性遗传的 SCID、X 连锁性遗传 SCID、湿疹-血小板减少伴免疫缺陷等数种类型。主要表现为严重的细菌、病毒和真菌感染,部分患儿发生卡氏肺囊虫感染。常并发恶性肿瘤、自身免疫性溶血和甲状腺功能低下等。X线检查不见胸腺及鼻咽部腺体样阴影。本病预后恶劣,多数于1岁左右死亡。

(四)原发性非特异性免疫缺陷

包括原发性补体缺陷和吞噬细胞缺陷性疾病,约占原发性免疫缺陷病的10%。原发性补体缺陷病的共同表现是对奈瑟菌感染敏感性增高,易发生系统性红斑狼疮及狼疮样综合征。原发性吞噬细胞缺陷以易患反复迁延的化脓性疾病为特征。

四、诊断

(一)病史和体格检查

(1)经常反复感染是本组疾病的主要特征。

(2)大多为遗传性,应注意家族成员有无类似发病者。

(3)发病年龄与病种有关,一般而言,Ig缺陷突出者于6个月后才发生感染,联合免疫缺陷者则发病较早。

(4)体格检查发现扁桃体发育不良或缺如,难以摸到浅表淋巴结,而肝脾大常见。

(二)实验室检查

全面的免疫学分析是诊断免疫缺陷的主要手段。对临床表现提示免疫缺陷的患儿可先做过筛试验(如外周血常规和淋巴细胞、中性粒细胞计数,皮肤迟发超敏反应,血清Ig及C_3测定等)。必要时可在骨髓、淋巴结或直肠黏膜活检标本中检测T、B细胞系统和粒细胞、血小板等的数量和形态,以做出正确评价。

(三)X线检查

婴幼儿期缺乏胸腺影者提示T细胞功能缺陷,胸腺及鼻咽部腺体样阴影均消失见于先天性免疫缺陷。

五、治疗

(一)一般治疗

应加强护理和支持疗法,防止感染,已合并感染时选用适当的抗生素。各种伴有细胞免疫缺陷者都应禁忌接种活疫苗或活菌苗,以防发生严重感染等。

(二)替代疗法

1.丙种球蛋白

该制剂仅用于治疗IgG缺乏者。肌内注射剂量为每月100 mg/kg,分次给予,分多处不同部位注射,每一部位注射总量不得大于5 mL,用药后注意不良反应。IgA缺乏症患者因可发生抗IgA抗体而致超敏反应,故禁忌使用丙种球蛋白。

2.新鲜血浆

血浆中除含IgG外,还含有IgA、IgM和补体,适用于治疗各类体液免疫缺陷病,剂量为10~15 mL/kg,每4周静脉滴注一次。

3.白细胞

用于治疗中性粒细胞功能缺陷,因作用短暂,仅用于严重感染发生危象时。对T细胞缺陷者,无论输血、输血浆、红细胞和白细胞均须极其慎重。因该制品中均含有T细胞,即使输入极

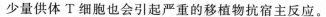

少量供体 T 细胞也会引起严重的移植物抗宿主反应。

(三)免疫重建

为患儿移植免疫器官或组织,使在患儿体内定居存活,以恢复其免疫功能。临床按免疫缺陷水平不同,可分别移植含有造血干细胞的骨髓、胚肝,含有淋巴干细胞及能产生胸腺素的胎儿胸腺以及基因治疗,如将腺苷脱氨酶(ADA)的编码基因插入患儿的淋巴细胞中可治疗伴 ADA 缺陷的 SCID。

六、预防

做好遗传咨询,检出致病基因携带者。对曾生育过 X 连锁遗传的免疫缺陷患儿的孕妇,应做羊水细胞检查,以确定胎儿性别和决定是否终止妊娠等。

(刘　娜)

第二节　继发性免疫缺陷病

某些疾病及物理、化学因子可引起继发性免疫系统暂时的或持续的损害,导致免疫功能减退和异常,认识继发性免疫缺陷病不仅有助于理论研究,而且对处理原发病,防治机遇性感染均有实际意义。常见的引起继发性免疫缺陷的原因和免疫异常归纳于表 9-1。治疗原则是治疗原发病或停用免疫抑制药物,去除其他免疫抑制因子和暂时的免疫替代疗法。

表 9-1　继发性免疫缺陷的原因和表现

原因	细胞免疫	抗体	吞噬细胞	补体	其他
1.感染性疾病					
先天性风疹	↓	IgG 可能↓	N	N	接种风疹疫苗后无应答
麻疹	↓	N	N	N	
麻风	↓	Ig 可能↑			对麻风菌的特异性细胞免疫明显低下
结核	↓	N	N	N	
巨细胞病毒感染	↓ *	IgM、A↑	N	N	
急性病毒感染	↓	N	N	N	
慢性感染	N	Ig↑	趋化性↓	↑	可出现自身抗体
2.恶性肿瘤					
霍奇金病	↓ 抗体应答↓	Ig 可能↓	趋化性↓		有抑制 T 细胞的血清因子
急性白血病	↓	Ig 水平不定	N		
慢性白血病	↓	Ig 水平不定	N		有抑制 T 细胞转化因子
非淋巴样肿瘤	↓	Ig 水平不定	N	N 或↓	
骨髓瘤	Ts↑	↓	N	↓	

续表

原因	细胞免疫	抗体	吞噬细胞	补体	其他
3.自身免疫性疾病					
系统性红斑狼疮	↓,Ts 可能	Ig↑	N	↓	部分患者有原发性补体缺陷
类风湿关节炎	↓	Ig 常↑	N	↑	部分患者有原发性低丙球血症
慢性活动性肝炎	↓	Ig↑	N	N 或↓	
4.蛋白耗失状态					
肾病综合征	N	IgG↓M、A 可能↓	N	N 或↓	
蛋白丧失性肠病	↓	IgG 往往↓			
5.其他疾病					
营养不良	↓	N	杀菌力↓	CH$_{50}$↓	
糖尿病	↓	N	↓		备解素系统受损
镰状细胞病	N 抗菌抗体↓	IgM 可能↓			
尿毒症	↓	N	N	N 或↓	有抑制淋巴细胞转化因子
亚急性硬化症全脑炎	↓ *	↑ *			
Down 综合征	↓	可能↓			特异性免疫功能早衰
烧伤	↓	Ig↓	↓		
脾切除	N	IgM 可能↓ 对细菌抗体应答↓	N	N	部分患者缺乏吞噬作用激酶（tuftsin）
新生儿和早产儿	Ts 功能↑	低	杀菌力差	低	
衰老	↓	IgG↑,对有些抗原 IgG 应答↓			自身抗体↑
6.免疫抑制治疗	（略）				

注：↓,降低；↑,升高；N,正常；*,对感染原的特异性免疫反应。

（刘　娜）

第三节　风　湿　热

风湿热是由于 A 组 β 型溶血性链球菌感染后引起的免疫反应性疾病,它的病变是全身性结缔组织的非化脓性炎症,主要侵犯心脏和关节,其他器官如脑、皮肤、浆膜、血管等均可受累,但以心脏损害最为严重且多见。有时首次发作即可使心脏受损,反复发作可使 2/3 的患儿遗留慢性心瓣膜病。发病年龄以5～15岁多见,90%发病年龄在7岁以上,以冬春季好发。

目前认为风湿热的发病是由于A组β型溶血性链球菌感染引起的免疫反应。链球菌细胞成分及其菌外产物具有高度抗原性及特异性。人体感染链球菌后产生特异性抗体。这些抗体和抗原物质在结缔组织内导致退行性病变和溶解。主要病变发生在结缔组织胶原纤维,全身各器官均可受累,但以心脏、关节、血管及浆膜等处的改变最为明显。风湿热基本的病理改变为渗出、增生(肉芽肿)、硬化的风湿小体,即阿绍夫(Aschoff)小体。在小儿风湿热则心脏病变尤为突出,心肌、心肌膜及心包均可受到损害,称为风湿性心肌炎或全心炎,亦为小儿风湿热的最重要表现。严重心肌炎可后遗风湿性心瓣膜病。风湿热的发病与上呼吸道链球菌感染、人体免疫反应及环境因素有关。近年来在发达国家中,风湿热的发病率有明显下降,而且病情较轻。

一、临床表现

(一)前驱表现

风湿热在发病前1～3周可有咽炎、扁桃体炎、感冒等短期发热或猩红热的历史。症状轻重不一,亦可无症状,咽部症状一般常在4 d左右消失,以后患儿无不适症状,1～3周后开始发病。风湿性关节炎常为急性起病,而心肌炎可呈隐匿性经过。

(二)一般症状

患儿精神不振、疲倦、食欲减退、面色苍白、多汗、鼻出血。有时可有腹痛。发热一般都不太高且热型多不规则,少数可见短期高热,大多数为长期持续性低热,持续3～4周。

(三)主要症状

1.关节炎

疼痛呈游走性。主要侵犯的关节有膝关节(75%)、距小腿关节(50%),偶尔累及腕关节、肘关节和脊柱关节、手足小关节。可同时或先后侵犯多个关节。关节局部红、肿、痛、热、活动受限。关节炎随风湿活动消失而消失,关节功能恢复,不留强直或畸形。不典型者仅有关节酸痛。

2.心脏炎

风湿热发病后约50%的患儿3～4周即出现心脏炎,包括心肌炎、心内膜炎和心包炎,又称全心炎。轻者可无明显症状,仅有心率增快和轻度的心电图变化,严重者可导致心力衰竭。

(1)心肌炎:几乎所有的风湿热患者均有不同程度的心肌炎。可表现心悸、气短和心前区疼痛,症状变异较大,轻者症状不明显。体征:窦性心动过速,心率与体温不成比例;心脏扩大,心尖冲动弥散、微弱;第一心音低钝,或奔马律;心尖区可听到吹风样收缩期杂音;心电图变化最常见为Ⅰ度房室传导阻滞,ST段下移和T波平坦或倒置。

(2)心内膜炎:心内膜炎常累及二尖瓣和主动脉瓣,较少累及三尖瓣和肺动脉瓣,其中二尖瓣关闭不全、二尖瓣狭窄、主动脉瓣关闭不全常见;单独三尖瓣关闭不全罕见。从瓣膜炎到器质性瓣膜病一般要经半年以上才能形成。

(3)心包炎:表现为心前区疼痛、呼吸困难或端坐呼吸。早期可于心底部听到心包摩擦音,一般积液量不多;少见心音遥远、肝大、颈静脉怒张和奇脉等大量心包积液的表现。X线检查心脏搏动减弱或消失,心影向两侧扩大,呈烧瓶状,卧位则心腰部增宽,立位时阴影又复变窄。心电图检查早期示低电压、ST段抬高,以后ST段下移和T波平坦或倒置。

3.舞蹈病

多发于5～12岁。表现为四肢不自主、不协调、无目的的运动,兴奋时加重,睡眠时减轻;重者舌和面肌可发生难以自控的运动或语言障碍,肌张力降低,腱反射减弱或消失。舞蹈病常出现在链球菌感染2~6个月后,可不伴其他症状。本症多在2~3个月后自行缓解。

4.皮下结节

发生率为1%~4%,常伴严重心肌炎。皮下结节呈圆形小结,与皮肤无粘连,能自由活动,多无压痛。直径2~30 mm,个别大的可达10~20 mm,数目不等,常见于肘、腕、膝、踝等关节伸侧腱鞘附着处,亦好发于头皮或脊椎旁侧。有时呈对称性分布。结节存在数天至数月不等,时消时现,一般经2~4周自然消失。近年来已少见。

5.环形红斑

一般在风湿热后期或风湿热复发时出现,常伴有心脏炎。皮肤渗出性病变可引起荨麻疹、紫癜、斑丘疹、多形性红斑、结节性红斑以及环形红斑等,其中以环形红斑的诊断意义最大,对风湿热有特征性。环形红斑的发生率约为10%。

6.其他

风湿性肺炎与胸膜炎、风湿性腹膜炎、风湿性肾炎比较少见。

二、辅助检查

(一)风湿热活动性检查

血常规可有轻度贫血,白细胞增加及核左移现象。红细胞沉降率加速,但有心力衰竭时则加速不明显。C反应蛋白呈阳性反应,且较红细胞沉降率的加速出现早,消失较慢,一般不受心力衰竭的影响。黏蛋白可见增加。心电图检查示P-R间期持续延长。

(二)抗链球菌的抗体检测

血清抗链球菌溶血素O(ASO)滴度增加,大多数风湿热患儿>500 U;血清抗链激酶滴度增加,1∶40以上为阳性;血清抗透明质酸酶滴度增加,1∶2 048以上为阳性。以上三项均阳性者占95%。此外,尚有抗脱氧核糖核酸酶B(anti-DNAase B)及抗烟酸胺-腺嘌呤-二核苷酸酶(anti-NADase)。这些抗体在链球菌感染1周后升高,可维持数月。

(三)其他检查

咽拭子培养有时可培养出A组β型溶血性链球菌,但有些风湿患者,特别在抗生素药物治疗后,咽培养可呈阴性。血清蛋白电泳提示清蛋白减低,α及γ球蛋白增加。免疫球蛋白检查在急性期IgA增高。抗心肌抗体测定,55%风湿性心肌炎患者抗心肌抗体阳性,风湿性慢性心瓣膜病无明显风湿热活动患者,20%~30%可为阳性。链球菌感染后状态亦可呈阳性。有心肌炎者血清天冬氨酸氨基转移酶、肌酸激酶及乳酸脱氢酶可增高。

三、诊断标准

风湿热的诊断主要依靠综合临床表现。由于缺乏特殊诊断方法,目前仍沿用1992年修订的琼斯(Jones)风湿热诊断标准。主要表现:包括心肌炎、多发性关节炎、舞蹈病、皮下结节及环形红斑。心肌炎的诊断应具有以下四点之一:①新出现有意义的杂音,如心尖部全收缩期杂音或舒张中期杂音;②心脏增大;③心包炎;④心力衰竭。次要表现:包括发热,C反应蛋白阳性或白细胞增多,既往有风湿热史或有风湿性心瓣膜病。

此外,确定风湿有无活动性也是诊断中很重要的一方面。下面三种情况提示风湿活动的持续存在,即:①体温不正常,体质量不增加,运动耐量不恢复;②心律不正常,易有变化,脉搏快速;

③红细胞沉降率快,C反应蛋白不转阴性,抗链球菌抗体滴度不下降或白细胞未恢复正常。

四、治疗

治疗原则:①早期诊断,合理治疗,病情进展造成心脏发生不可恢复的改变;②根据病情轻重,选用合理的抗风湿药物使危重患儿避免死亡,对一般病变能及时控制症状,减少患儿痛苦;③控制及预防A组β型溶血性链球菌感染,防止疾病复发;④风湿热为一反复发作的慢性过程的疾病,在反复及长期用药过程应注意药物的不良反应的发生,故应权衡利弊合理使用。

(一)卧床休息及控制活动量

在急性期如发热、关节肿痛者,应卧床休息至急性症状消失。有心肌炎并发心力衰竭者则应绝对卧床休息,休息时间一般无明显心脏受累者大约1个月左右;有心脏受累者需2~3个月;心脏扩大伴有心力衰竭者,约需6个月左右方可逐渐恢复正常活动。

(二)饮食

应给容易消化,富有蛋白质、糖类及维生素C的饮食,宜少量多餐。有充血性心力衰竭者可适当地限制盐及水分。应用肾上腺糖皮质激素的患儿亦应适当限制食盐。

(三)控制链球菌感染

应肌内注射青霉素60万~120万U,分每天2次,用10~14 d。或1次肌内注射苄星青霉素G 120万U。如不能应用青霉素时可用红霉素30 mg/(kg·d),分3~4次口服,服用10 d。

(四)抗风湿药的应用

风湿热初次发病大多于9~12周能自行消退,抗风湿药物只起到抑制炎性反应作用,故疗程宜9~12周或更长,视病情轻重而定。

1.阿司匹林

用量80~100 mg/(kg·d),每天用量不超过3~4 g,少数患儿需增加到120 mg/(kg·d),每6小时1次,分4次口服,如效果不显或出现中毒反应,宜监测血清阿司匹林水平,以避免中毒反应。开始剂量用至体温下降,关节症状消失,红细胞沉降率、C反应蛋白及白细胞下降至正常,2周左右减为原量的3/4,再用2周左右,以后逐渐减量而至完全停药。单纯关节炎者用药4~6周,有轻度心肌炎者宜用12周。注意阿司匹林的毒性反应。

2.泼尼松

用量为2 mg/(kg·d),分3~4次口服,对于严重心肌炎患者可提高至100 mg/d,开始用量持续2~3周,以后缓慢减量,至12周完全停药,或在停泼尼松之前1周,加用阿司匹林治疗,继用6~12周,时间可视病情而定。注意泼尼松可出现不良反应,为防止出现肾上腺皮质功能不全,停用泼尼松时必须缓慢停止,一般需时3~4周。

在用肾上腺糖皮质激素及阿司匹林治疗后,停药或减量时常出现反跳现象,但前者较常见,产生反跳的原因尚未明了,可能是风湿性炎症过程尚未结束就过早停药,使风湿热的自然病程又重新出现。反跳现象多在减量或停药2周内出现,轻者表现为发热、关节痛、心脏杂音又重现,红细胞沉降率增快及C反应蛋白阳性,重者可出现心包炎、心脏增大及心力衰竭,轻症者通常于数天内自愈,很少需要用药,重症需再加用阿司匹林治疗。

(五)舞蹈病的治疗

主要采取对症治疗及支持疗法。居住环境宜安静,加强护理工作,预防外伤,避免环境刺激。轻症可用苯巴比妥、地西泮等镇静剂。水杨酸及肾上腺糖皮质激素疗效不显著。近年报道用氟哌啶醇 1 mg 加同量苯海索,每天 2 次,可较快控制舞蹈动作,并减少氟哌啶醇的不良反应,效果较好。

(六)心力衰竭的治疗

严重心肌炎、心脏扩大者易发生心力衰竭,除用肾上腺糖皮质激素治疗以外,应加用地高辛或静脉注射毛花苷 C、毒毛花苷 K 及速效利尿剂(如呋塞米)等。

(七)慢性心瓣膜病的治疗

除临床上仍表现活动性需给予抗风湿药物外,对无风湿活动临床表现者,则治疗时主要考虑以下几个方面。

1.控制活动量

由于瓣膜器质性病变引起心脏肥厚扩大及一般心脏代偿功能减退,对这些患儿应注意控制活动量,避免剧烈运动。

2.洋地黄长期治疗

有慢性充血性心力衰竭者长期口服洋地黄,要随时调整剂量,保持有效维持量。

3.手术问题

在心瓣膜严重损害时,可做瓣膜成形术或置换术,从而恢复瓣膜的正常功能,可使危重患儿的临床症状显著好转。但由于儿童期存在不断生长发育问题,可形成置换瓣膜相对狭窄现象,以及转换瓣膜的耐久性、术后抗凝治疗、预防感染等问题,必须严格掌握适应证。一般认为其适应证如下。

(1)替换二尖瓣的适应证:①心功能Ⅲ～Ⅳ级者;②血栓栓塞发生 2 次以上者;③左房大,有心房纤颤、房壁钙化者;④进展性肺动脉高压,病情逐渐恶化者。

(2)替换主动脉瓣适应证:①主动脉瓣病变引致明显冠状动脉供血不足、晕厥或心力衰竭者;②如患儿各项客观检查指标为阳性,并有心肌缺血症状,虽心功能尚好,亦应做手术。

五、预防

风湿热预后主要取决于心脏炎的严重程度、首次发作是否得到正确抗风湿热治疗以及是否正规抗链球菌治疗。心脏炎者易于复发,预后较差,尤以严重心脏炎伴充血性心力衰竭患儿为甚。

建议每 3～4 周肌内注射苄星青霉素(长效青霉素,Benzathine Denicilline)120 万单位,预防注射期限至少 5 年,最好持续至 25 岁;有风湿性心脏病者,宜做终身药物预防。对青霉素过敏者可改用红霉素类药物口服,每月口服 6～7 d,持续时间同前。

风湿热或风湿性心脏病患儿,当拔牙或行其他手术时,术前、术后应用抗生素以预防感染性心内膜炎。

(刘　娜)

第四节　幼年特发性关节炎

幼年特发性关节炎(JRA)是由于某种感染及环境因素影响,使遗传易感性个体发生自身免疫反应而导致的全身结缔组织疾病。本病主要表现为发热及关节肿痛,常伴皮疹、肝脾淋巴结肿大,若反复发作可致关节畸形。年龄越小,全身症状越重,年长儿以关节受累为主。

一、病因及分类

(一)病因

此病病因至今尚未完全清楚。在发病机制上一般认为与免疫、感染及遗传有关,属于第Ⅲ型变态反应造成的结缔组织损伤。可能由于微生物(细菌、支原体、病毒等)感染持续刺激机体产生免疫球蛋白,血清 IgA、IgM、IgG 增高。部分患儿抗核抗体滴度升高。患者血清中存在类风湿因子,它是一种巨球蛋白,即沉淀系数为 19S 的 IgM,能与变性的 IgG 相互反应,形成免疫复合物,沉积于关节滑膜或血管壁,通过补体系统的激活和粒细胞、大单核细胞溶酶体的释放,引起组织损伤。患者血清及关节滑膜中补体水平下降,IgM、IgG 及免疫复合物增高,提示本病为免疫复合物疾病。

另外,本病尚有细胞免疫平衡失调。外周血中单个核细胞中 B 淋巴细胞增多;白细胞介素 IL-1 增多,而 IL-2 减少,也参与发病机制。近年来发现不少关节炎型患儿中与组织相容性抗原 HLA-B27 相关,认为染色体基因遗传起一定作用。

(二)分类

1.全身型幼年特发性关节炎

全身型幼年特发性关节炎(systemic JIA)在任何年龄皆可发病,但大部分起病于 5 岁以前。定义:每次发热至少 2 周以上,伴有关节炎,同时伴随以下(1)~(4)项中的一项或更多症状。

(1)短暂的、非固定的红斑样皮疹。

(2)淋巴结肿大。

(3)肝、脾大。

(4)浆膜炎:如胸膜炎及心包炎。

2.多关节型类风湿因子阴性

多关节型类风湿因子阴性(polyarthritis,RF negative)在发病最初 6 个月有 5 个及以上关节受累,类风湿因子阴性。

3.多关节型类风湿因子阳性

多关节型类风湿因子阳性(polyarthritis,RF positive)在发病最初 6 个月有 5 个及以上关节受累,类风湿因子阳性。

4.少关节型关节炎

少关节型关节炎(oligoarthritis)在发病最初 6 个月有 1~4 个关节受累。疾病又分 2 个亚型:①持续型少关节型 JIA,整个疾病过程中关节受累均在 4 个以下;②扩展型少关节型 JIA,在疾病发病后 6 个月发展成关节受累≥5 个,约 20%少关节型患儿发展成扩展型。

5.与附着点炎症相关的关节炎

与附着点炎症相关的关节炎(enthesitis-related arthritis,ERA)即关节炎合并附着点炎症或关节炎或附着点炎症,伴有以下情况中至少 2 项:①骶髂关节压痛或炎症性腰骶部及脊柱疼痛,而不局限在颈椎;②HLA-B27 阳性;③6 岁以上的男性患儿;④家族史中一级亲属有 HLA-B27 相关的疾病(强直性脊柱炎、与附着点炎症相关的关节炎、急性前葡萄膜炎或骶髂关节炎)。

6.银屑病性关节炎

银屑病性关节炎(psoriatic arthritis)即 1 个或更多的关节炎合并银屑病,或关节炎合并以下任何 2 项:①指(趾)炎;②指甲凹陷或指甲脱离;③家族史中一级亲属有银屑病。

7.未分类的关节炎

未分类的关节炎(undifferentiated arthritis JIA)即不符合上述任何一项或符合上述两项以上类别的关节炎。

二、诊断

(1)起病年龄不超过 16 岁。

(2)有一个或多个关节炎。关节炎表现如下:①关节肿胀或关节腔积液。②具有 2 项或 2 项以上以下症状:活动受限;活动时疼痛或关节触痛;关节局部发热。

(3)关节炎症持续超过 6 周。具有上述第 1~3 项,排除其他结缔组织病及症状相似的疾病,可诊断为幼年特发性关节炎。

三、鉴别诊断

(一)化脓性关节炎

化脓性关节炎常为败血症的迁延病灶。单个关节发炎,局部红、肿、热、痛明显,且伴全身中毒症状,白细胞总数及中性粒细胞高,关节腔液做细菌涂片或培养可资鉴别。

(二)系统性红斑狼疮(SLE)

虽有发热、关节炎,大小关节均可受累,但不发生关节畸形,有典型的面部蝶形红斑及其他系统受累,尤其是肾脏受累概率高,抗核抗体(ANA)、抗 ENA 及抗 ds-DNA 抗体等检查可资鉴别。

(三)风湿热

风湿热以游走性大关节受累为主,非对称性,无晨僵,X 线不见髓质损害,不累及指(趾)、脊柱和颞颌等处小关节,常伴有心肌和心瓣膜炎体征,发病前有链球菌感染史,ASO 滴度增高。

四、治疗

治疗原则:控制病变的活动度,减轻或消除关节疼痛和肿胀;预防感染和关节炎症的加重;预防关节功能不全和残疾;恢复关节功能及生活与劳动能力。

(一)一般治疗

除急性发热外,不主张过多地卧床休息。宜鼓励患儿参加适当的运动,尽可能像正常儿童一样生活。定期进行裂隙灯检查以发现虹膜睫状体炎。心理治疗也重要,应克服患儿因慢性疾病或残疾造成的自卑心理,鼓励参加正常活动和上学;取得家长配合,增强他们战胜疾病的信心,使患儿的身心健康成长。

(二)药物治疗

1.非甾体抗炎药

非甾体抗炎药(non-steroidal anti-inflammatory drugs,NSAIDs),如萘普生(naproxen),推荐每天 10~15 mg/kg,分 2 次口服;或布洛芬(ibuprofen),每天 50 mg/kg,分 2~3 次口服,1~2 周内见效,病情缓解后逐渐减量,最后以最低临床有效剂量维持,可持续数月至数年。不良反应包括胃肠道反应,肝、肾功能损害,变态反应等。近年由于发现长期口服阿司匹林(aspirin)的不良反应较多,已较少使用。其他 NSAIDs 如双氯芬酸钠、尼美舒利(Nimesulide)等使用逐渐增多,为避免严重胃肠道反应,一般不联合使用多种 NSAIDs 药物。

2.缓解病情抗风湿药

因为应用缓解病情抗风湿药(disease modifying anti-rheumatic drugs,DMARDs)后至出现临床疗效之间所需时间较长,故又称慢作用抗风湿药(slow acting anti-rheumatic diseases drugs,SAARDs)。近年来认为,在患者尚未发生骨侵蚀或关节破坏前及早使用本组药物,可以控制病情加重。

(1)甲氨蝶呤(methotrexate,MTX):剂量为 7.5～10 mg/m²,每周 1 次顿服。最大剂量为每周 15 mg/m²,服药 3～12 周即可起效。MTX 不良反应较轻,有不同程度胃肠道反应、一过性转氨酶升高、胃炎和口腔溃疡、贫血和粒细胞减少。对多关节型安全有效。长期使用注意监测肿瘤发生的风险。

(2)羟氯喹(Hydroxychloroquine):剂量为 5～6 mg/(kg·d),不超过 0.25 g/d,分 1～2 次服用。疗程 3 个月至 1 年。不良反应可有视网膜炎、白细胞减少、肌无力和肝功能损害。建议定期(6～12 月)眼科随访。

(3)柳氮磺吡啶(Sulfasalazine):剂量为 50 mg/(kg·d),服药 1～2 个月即可起效。不良反应包括恶心、呕吐、皮疹、哮喘、贫血、溶血、骨髓抑制、中毒性肝炎和不育症。

(4)其他:包括青霉胺(O.penicillamine)、金制剂(Gold),如硫代苹果酸金钠(Myochrysine),因不良反应明显,现已少用。

3.肾上腺皮质激素

虽可减轻 JIA 关节炎症状,但不能阻止关节破坏,长期使用不良反应大。因此,糖皮质激素不作为首选或单独使用的药物,应严格掌握指征。临床应用适应证有以下几种。

(1)全身型:非甾体抗炎药物或其他治疗无效的全身型 JIA 可加服泼尼松 0.5～1.0 mg/(kg·d)(总量<60 mg/d),一次顿服或分次服用。一旦体温得到控制逐渐减量至停药。如有多浆膜腔积液、风湿性肺病变,或并发巨噬细胞活化综合征(MAS)时,需静脉大剂量甲泼尼龙治疗。

(2)多关节型:对 NSAIDs 和 DMARDs 未能控制的严重病儿,加用小剂量泼尼松顿服,可减轻关节症状,改善生活质量。

(3)少关节型:不主张用肾上腺皮质激素全身治疗,可酌情在单个病变关节腔内抽液后,注入醋酸氢化可的松混悬剂局部治疗。

(4)虹膜睫状体炎:轻者可用扩瞳剂及肾上腺皮质激素类眼药水点眼。对严重影响视力患者,除局部滴注肾上腺皮质激素眼药水外,需加用小剂量泼尼松口服。

对银屑病性关节炎不主张用肾上腺皮质激素。

4.其他免疫抑制剂

可选择使用环孢素 A、环磷酰胺(CTX)、来氟米特和硫唑嘌呤、雷公藤总苷。需根据 JIA 不同亚型选择使用,注意其有效性与安全性评价。

5.生物制剂

抗肿瘤坏死因子(TNF)-α 单克隆抗体对多关节型 JIA 有效,白细胞介素-6(IL-6)受体单克隆抗体对难治性全身型 JIA 抗炎效果明显。

6.其他药物治疗

大剂量 IVIG 治疗难治性全身型 JIA 的疗效尚未能得到确认。目前国内有报道中药提纯制剂白芍总苷治疗 JIA 有一定疗效。

(三)理疗

对保持关节活动、肌力强度是极为重要的。尽早开始保护关节活动及维持肌肉强度的锻炼，有利于预防关节残疾，改善关节功能。

五、预后评估

幼年类风湿关节炎是一种自身的免疫性疾病，病程长而迁延数年。在此期间，急性发作期与缓解期交替出现，成年后 60％的幼年类风湿关节炎可自行缓解。一些少关节型的年轻女孩预后较好，对于多关节型患儿，尤其是发病年龄较大的女孩或全身型多关节受累者，如果血清类风湿性因子阳性，则预后较差。也有一部分少关节患儿发展到多关节侵犯，同时伴有破坏性关节炎，造成严重的关节畸形，活动障碍。

（刘　娜）

第五节　过敏性紫癜

过敏性紫癜是一种主要侵犯毛细血管的变态反应性疾病，为血管炎综合征中的最常见类型。临床特点主要为皮肤紫癜、关节肿痛、腹痛、便血和血尿等。

一、病因和发病机制

病因不明，与本病有关的因素是感染（细菌、病毒或寄生虫等）、药物（抗生素、磺胺类、异烟肼、水杨酸类、苯巴比妥钠等）、食物（鱼、虾、蟹、蛋、牛奶等）及其他（花粉吸入、昆虫叮咬、疫苗注射等）。近年研究表明，A 组溶血性链球菌感染是诱发本病的重要因素。机体对这些因素产生不恰当的免疫应答，形成免疫复合物，引起广泛的毛细血管炎，严重时可发生坏死性小动脉炎，血管壁通透性增强导致皮肤、黏膜和内脏器官出血和水肿。

二、病理

基本病理改变为广泛性的无菌性毛细血管和小动脉的炎性反应。血管通透性改变可引起皮下组织、黏膜及内脏水肿和出血。病变主要累及皮肤、肾、关节和胃肠道。

三、临床表现

本病多见于 6 岁以上的儿童与青年。多为急性起病，在起病前 1～3 周常有上呼吸道感染史。首发症状以皮肤紫癜为主，约半数患儿有关节肿痛或腹痛，并伴有低热、食欲缺乏、乏力等全身症状，30％～60％的患儿有肾损害。

(一)皮肤紫癜

病程中反复出现皮肤紫癜为本病特点，最多见于下肢和臀部，尤以小腿伸侧较多，对称分布，分批出现，严重者延及上肢和躯干。紫癜大小不等，呈紫红色，高出皮肤，可融合成片，以致出血性坏死，紫癜一般 4～6 周后消退，部分患儿间隔数周或数月后又复发。可伴有荨麻疹、多形性红斑和血管神经性水肿。

（二）消化道症状

不少患者可反复出现阵发性腹痛，常位于脐周或下腹部，可伴恶心、呕吐，部分患儿有便血，偶有肠套叠、肠梗阻或肠穿孔发生，有的腹痛常发生在皮肤紫癜显现以前。这是由于血管炎引起肠壁水肿、出血、坏死或穿孔而产生的肠道症状和并发症。

（三）关节疼痛或肿胀

多累及膝、踝、肘等关节，可单发亦可多发，呈游走性，有积液，不遗留关节畸形。

（四）肾症状

30％～60％的患儿有肾病变，常在病程1个月内出现，症状轻重不一。多数患者出现血尿，有管型，尿蛋白阳性，伴血压增高和水肿，称为紫癜性肾炎。少数呈肾病综合征表现。有些患儿的血尿、蛋白尿持续数月至数年，大多数都能完全恢复。约6％的患儿发展为慢性肾炎。

（五）其他

偶可发生颅内出血，导致惊厥、昏迷、瘫痪、失语等严重症状。还可出现鼻出血、牙龈出血、咯血等出血表现。

四、实验室检查

（一）血液检查

半数患儿的毛细血管脆性试验阳性；白细胞数正常或轻度增高、中性和嗜酸粒细胞增高；血小板计数、出血和凝血时间、血块退缩试验和骨髓检查均正常；血清 IgA 浓度增高。

（二）尿液检查

与肾小球肾炎相类似。

（三）粪便隐血试验

可呈阳性反应。

五、诊断及鉴别诊断

根据典型的皮肤症状及实验室检查，即可诊断。如果皮肤症状轻微或皮疹未出现前，患儿有剧烈腹痛、多发性关节疼痛或水肿、高血压、血尿等症状，则需与特发性血小板减少性紫癜、外科急腹症、风湿性关节炎及急性肾炎等疾病鉴别。

六、治疗

本症无特效疗法。

（一）一般治疗

卧床休息，积极寻找和去除致病因素，如控制感染，补充维生素。有荨麻疹或血管神经性水肿时，应用抗组胺药物和钙剂。腹痛时应用解痉剂，消化道出血时应禁食，可静脉滴注西咪替丁每天 20～40 mg/kg，必要时输血。

（二）糖皮质激素和免疫抑制剂

激素对急性期腹痛和关节痛可予缓解，但不能预防肾脏损害的发生，亦不能影响预后，因此不建议使用激素预防紫癜发生。如出现消化道出血、血管性水肿、严重关节炎等，建议泼尼松每天 1～2 mg/kg，分次口服，或用地塞米松，或甲泼尼龙每天 5～10 mg/kg 静脉滴注，症状缓解后即可停用。严重过敏性紫癜肾炎可在激素使用基础上加用免疫抑制剂如环磷酰胺、硫唑嘌呤等。

(三)抗凝治疗

1.阻止血小板聚集和血栓形成的药物

阿司匹林每天 3～5 mg/kg,或每天 25～50 mg,每天 1 次服用;双嘧达莫每天 3～5 mg/kg,分次服用。

2.肝素

如伴明显高凝状态,可予以低分子量肝素治疗,每次 0.5～1.0 mg/kg,每天 1 次,持续 7 d,同时检测凝血功能。

(四)其他

钙通道阻滞剂,如硝苯地平,每天 0.5～1.0 mg/kg,分次服用;非甾体抗炎药,如萘普生,每天 10～15 mg/kg,分次服用,均有利于关节炎的恢复。中成药,如黄芪颗粒、复方丹参片、银杏叶片等,口服 3～6 个月,可补肾益气和活血化瘀。

七、预后

本病预后一般良好,除少数重症患儿可死于肠出血、肠套叠、肠坏死或神经系统损害外,多数病例可完全恢复。病程一般 1～3 个月,少数可长达数月或 1 年以上,因此建议患儿长期规律门诊随访。本病的远期预后取决于肾脏是否受累及程度。肾脏病变常较迁延,可持续数月或数年,少数病例病情反复顽固,可发展为慢性肾脏病甚至慢性肾功能不全。

（刘　娜）

第十章

感染性疾病

第一节 麻 疹

麻疹是由麻疹病毒引起的一种急性出疹性呼吸道传染病,临床以发热、咳嗽、流涕、结膜炎、口腔麻疹黏膜斑及全身斑丘疹,疹退后有糠麸样脱屑,色素沉着为主要特征。

一、病因

麻疹病毒属副黏液病毒科,为单股负链 RNA 病毒,只有一个血清型,但已发现有 8 个不同基因组共 15 个基因型。电镜下呈球形或丝杆状,直径为 100～250 nm,由 6 种结构蛋白组成,即含 M、F 和 H 的包膜蛋白和 N、P 及 L 核衣壳蛋白。H 蛋白能与细胞受体结合;F 蛋白与病毒细胞融合有关;M 蛋白与病毒释出相关。其抗原性稳定,在体外生活力较弱,在阳光照射或流通空气中 20 min 即可失去致病力。但耐寒冷及干燥,于 0 ℃可存活 1 个月,-70 ℃可保存活力数月至数年。

二、流行病学

麻疹患者为唯一传染源,无症状病毒携带者及隐性感染者传染性较低。传播方式主要为空气飞沫传播。麻疹患者的潜伏期末至出疹后 5 d 内都具有传染性,其口、鼻、咽、眼结合膜的分泌物中均含有病毒,在咳嗽、打喷嚏、说话时,以飞沫形式传染易感者,而经被污染的衣物、食物及用具等间接传染的机会较少。该病的传染性较强,未患过麻疹而又未接种疫苗者,即易感者接触后,90%以上发病。在我国多见于 8 个月至 5 岁的儿童。近年来发病年龄有向两极发展趋势,8 个月龄以下和 15 岁以上年龄组发病比例有所增加,好发季节为冬春季。

三、发病机制及病理

当麻疹病毒侵入易感者的呼吸道黏膜和眼结合膜时,在其局部上皮细胞内增殖,然后播散到局部淋巴组织,于感染后第 2～3 天病毒释放入血,引起第 1 次病毒血症,继之病毒在全身的单核-巨噬细胞系统内增殖,于感染后第 5～7 天,大量病毒释放入血,引起第二次病毒血症。病毒在感染后 7～11 d 播散至全身组织器官,但以口、呼吸道、眼结合膜、皮肤及胃肠道等部位为主,并表现出一系列的临床症状及体征。至感染后第 15～17 d,病毒血症逐渐消失,器官内病毒快速减少至消除。

麻疹病理特征是感染部位形成两种类型的多核巨细胞,其一为网状内皮巨细胞,又称"华-佛细胞",其二为上皮巨细胞。两者均系多个细胞融合而成。前者广泛存在于全身淋巴结及肝、脾等器官中,后者主要位于皮肤、眼结合膜、鼻、咽、呼吸道和胃肠道黏膜等处。

麻疹系全身性疾病,病毒直接损伤皮肤浅表血管内皮细胞,特异性细胞毒性 T 细胞杀伤病毒感染的靶细胞——上皮和内皮细胞、单核细胞和巨噬细胞,使真皮淋巴细胞浸润、充血肿胀,表皮细胞坏死及退行性变性形成脱屑,因红细胞崩解及血浆渗出使皮疹消退后留有色素沉着。呼吸道病变最明显,可表现为鼻炎、咽炎、支气管炎及肺炎。肠道黏膜可有受累,严重时可并发脑炎。

四、临床表现

(一)典型麻疹

1.潜伏期

一般为 6～18 d,可有低热及全身不适。

2.前驱期

一般持续 3～4 d,主要为上呼吸道及眼结膜炎的表现,有发热、咳嗽、流涕、流泪,眼结膜充血、畏光及咽痛和周身乏力。病后的第 2～3 天,于第二下磨牙相对应的颊黏膜处,可见直径0.5～1.0 mm 灰白色斑点,外周有红晕,即麻疹黏膜斑,为麻疹前驱期的特异性体征,有诊断价值。初起时仅数个,1～2 d 内迅速增多,可波及整个颊黏膜,甚至唇部黏膜,部分可融合,于出疹后2～3 d迅速消失。部分患者也可有头痛,呕吐、腹泻等消化道症状。

3.出疹期

一般持续 3～5 d,此时发热、呼吸道症状达高峰。皮疹先出现于耳后、发际,渐及前额、面和颈部,自上而下至胸、腹、背及四肢,最后达手掌和足底。皮疹初为淡红色斑丘疹,压之退色,疹间皮肤正常,可融合成片,继之转为暗红色,部分病例可出现出血性皮疹。此期全身浅表淋巴结及肝脾可有轻度肿大,肺部可有湿啰音。

4.恢复期

一般持续 3～4 d,按出疹先后顺序依次消退。此期体温下降,全身症状明显减轻。疹退处有糠麸状脱屑及浅褐色色素沉着。整个病程为 10～14 d。

(二)非典型麻疹

1.轻型麻疹

轻型麻疹多见于对麻疹具有部分免疫力者,如 6 个月以内婴儿、近期接受过被动免疫或曾接种过麻疹疫苗者。前驱期较短,发热及上呼吸道症状较轻,麻疹黏膜斑不典型或不出现,皮疹稀疏,可不遗留色素沉着,无并发症,病程 1 周左右。

2.重型麻疹

重型麻疹多见于全身状况差,免疫力低下或继发严重感染者。起病急骤,持续高热或体温不升,全身中毒症状重,皮疹可呈出血性,或皮疹出不透,或皮疹出而骤退,常有肺炎和呼吸窘迫、神经系统症状或心血管功能不全。此型病情危重,病死率高。

3.异型麻疹(非典型麻疹综合征)

异型麻疹(非典型麻疹综合征)见于接种麻疹灭活疫苗或个别减毒活疫苗缺乏 F 蛋白抗体者。表现高热、头痛、肌痛、乏力等,多无麻疹黏膜斑,2～3 d 后出疹,但从四肢远端开始,渐及躯

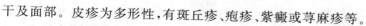

干及面部。皮疹为多形性,有斑丘疹、疱疹、紫癜或荨麻疹等。

4.无皮疹型麻疹

无皮疹型麻疹见于应用免疫抑制剂者、免疫能力较强者或者接种过麻疹疫苗后发生突破感染的患者全病程无皮疹,也可不出现麻疹黏膜斑,呼吸道症状可有可无、可轻可重,以发热为主要表现。临床诊断较困难,需通过血清麻疹抗体 IgM 和/或咽拭子麻疹病毒检测以确诊。

五、辅助检查

(一)血常规检查

白细胞总数减少,淋巴细胞相对增多。若白细胞总数增高,尤为中性粒细胞增加,提示继发细菌感染;如淋巴细胞严重减少,常提示预后不良。

(二)血清学检查

ELISA 测定血清特异性 IgM 和 IgG 抗体,敏感性及特异性较好。IgM 抗体于病后 5~20 d 最高,故测定其是诊断麻疹的标准方法。IgG 抗体恢复期较早期增高 4 倍以上也有近期感染的诊断意义。

(三)病原学检测

取患儿鼻咽部分泌物、血细胞及尿沉渣细胞,应用免疫荧光或免疫酶法检测麻疹病毒抗原,可做出早期诊断。

(四)多核巨细胞检查

于出疹前 2 d 至出疹后 1 d 取患者鼻、咽、眼分泌物涂片,瑞氏染色后直接镜检多核巨细胞。

六、并发症

(一)肺炎

肺炎为麻疹最常见并发症,可发生于麻疹过程中各个时期,是麻疹死亡的主要原因之一。麻疹病毒引起的原发性肺炎多不严重,在病程早期发生,随热退和皮疹出齐而消散,但在细胞免疫缺陷者可呈致死性。可继发细菌或其他病毒肺炎,多发生在出疹期。

(二)喉炎

喉炎多见于 2~3 岁以下小儿,原发于麻疹病毒或继发细菌感染。临床表现为声音嘶哑、犬吠样咳嗽及吸气性呼吸困难。轻者随体温下降、皮疹消退,症状逐渐消失,重者可致气道阻塞、窒息而导致死亡。

(三)脑炎

脑炎多发生于出疹后的 2~6 d,也可在前驱期或恢复期,临床表现及脑脊液改变与其他病毒性脑炎相似。多数可恢复,重者可留有不同程度的智力低下、癫痫及瘫痪等神经系统后遗症。

(四)亚急性硬化性全脑炎

亚急性硬化性全脑炎是麻疹的一种远期并发症,是致死性慢性进行性脑退行性病变,较罕见。多发生麻疹后 2~17 年(平均 7 年)。临床表现为逐渐出现智力障碍、性格改变、运动不协调、语言障碍及癫痫发作等,最后因昏迷、强直性瘫痪而死亡。患者血清病毒抗体滴度很高;脑组织中有麻疹病毒或其抗原。

七、诊断

典型麻疹根据流行病学史,典型麻疹的各期临床表现,如前驱期的麻疹黏膜斑;出疹期高热出疹特点和出疹顺序与皮疹形态;恢复期疹退脱屑和色素沉着等即可做出临床诊断。非典型麻疹,需依赖于实验室的病原学检查。

八、鉴别诊断

(1)风疹:呼吸道表现及全身中毒症状较轻,无口腔麻疹黏膜斑。常于发热 1~2 d 后出疹,皮疹分布以面、颈及躯干为主,疹退后无脱屑及色素沉着。常伴有耳后及颈部淋巴结肿大。

(2)幼儿急疹:突然高热,持续 3~5 d,上呼吸道症状较轻,热骤降而出现皮疹,皮疹分布以躯干为主,1~3 d 皮疹退尽。热退疹出为本病特点。

(3)猩红热:发热、咽痛明显,1~2 d 内全身出现针尖大小的丘疹,疹间皮肤充血,面部无皮疹,口周苍白圈,持续 3~5 d 皮疹消退,1 周后全身大片脱皮。血白细胞总数及中性粒细胞明显增高。

(4)药物疹:近期有用药史,皮疹痒,伴低热或无热,停药后皮疹逐渐消退。血嗜酸性粒细胞可升高。

九、治疗

目前尚无特效抗麻疹病毒药物。其主要治疗原则为对症治疗,加强护理和防止并发症的发生。

(1)一般治疗:应卧床休息,保持室内空气新鲜,注意温度及湿度。保持眼、鼻及口腔清洁,避免强光刺激,给予营养丰富并易于消化的食物,注意补充维生素,尤其是维生素 A 和维生素 D。

(2)对症治疗:高热可采用物理降温或酌用小剂量退热药,切忌退热过猛引起虚脱;咳嗽可适用祛痰镇咳剂;惊厥时可给予镇静止惊剂。此外,还应保持水、电解质及酸碱平衡。

(3)并发症治疗:根据各种并发症的发生,及时给予相应的有效治疗。抗生素无预防并发症的作用,故不宜滥用。

十、预防

预防麻疹的关键是对易感者接种麻疹疫苗,提高其免疫力。

(一)管理传染源

应做到早发现、早报告、早隔离及早治疗麻疹患儿。一般患者应隔离至出疹后 5 d,合并肺炎者应延长到出疹后 10 d。接触者应检疫 3 周,并给予被动免疫制剂。

(二)切断传播途径

在麻疹流行期间,易感者尽量避免去人群密集的场所,患者居住处应通风并用紫外线照射。

(三)保护易感人群

1.主动免疫

采用麻疹减毒活疫苗进行预防接种。我国儿童计划免疫程序规定初种麻疹疫苗年龄为生后 8 个月、1 岁半和 4~6 岁再次加强。在麻疹流行地区,易感者可在接触患者 2 d 内进行应急接种,可防止麻疹发生或减轻病情。

2.被动免疫

对体弱多病患儿和婴幼儿,未接受过麻疹预防接种者,在接触麻疹 5 d 内,注射人血丙种球蛋白0.25 mL/kg可预防发病;若在接触麻疹5 d后注射,则只能减轻症状。被动免疫维持3～8周,以后还应采取主动免疫。

(郝荣真)

第二节　风　　疹

风疹是由风疹病毒引起的一种急性呼吸道传染病,临床以低热、皮疹及耳后、枕部淋巴结肿大和全身症状轻微为特征。主要经飞沫传播。妊娠早期感染风疹后,病毒可通过胎盘传给胎儿而导致各种先天畸形,称之为先天性风疹综合征。

一、病因

风疹病毒属披膜病毒科,其直径约60 nm,核心为单股正链RNA,外有包膜,由脂蛋白等组成,目前所知只有一个血清型。不耐热,37 ℃和室温中很快灭活,但能耐寒和干燥,-60 ℃可存活几个月。

二、流行病学

人类为风疹病毒的唯一宿主,患者从出疹前1周到出疹后1周均具有传染性。其鼻咽部分泌物、血、尿及粪便中均带有病毒。主要通过空气飞沫经呼吸道传播,多见于1～5岁儿童,一年四季均可发生,但以冬春季发病最高。病后可获持久免疫力。先天性风疹患儿在生后数月内仍有病毒排出,具有传染性。25％～50％感染者为无症状感染。

三、发病机制

病毒首先侵入上呼吸道黏膜及颈部淋巴结,并在其内增殖,从而导致上呼吸道炎症和病毒血症,临床表现为发热、皮疹及浅表淋巴结肿大。而皮疹、血小板减少和关节症状可能与免疫反应相关。若在妊娠早期(3个月内)感染风疹病毒,其病毒可通过胎盘而传给胎儿,并在其体内不断增殖,最终可导致胎儿畸形。

四、临床表现

(一)获得性风疹
1.潜伏期
一般为14～21 d。
2.前驱期
1～2 d,症状多较轻微,低热和卡他症状,耳后、枕部及后颈部淋巴结稍大伴轻度压痛。
3.出疹期
多于发热1～2 d后出疹,最早见于面颊部,迅速扩展至躯干和四肢,1 d内布满全身,但手掌及足底常无皮疹。皮疹初为稀疏红色斑疹、斑丘疹,面部及四肢远端皮疹较稀疏,以后躯干、背部皮疹融合。皮疹多于3 d内迅速消退,疹退后不留有色素沉着。

此期患儿耳后、枕部及后颈部淋巴结肿大明显,偶可并发肺炎、心肌炎及血小板减少等,个别不出现皮疹,仅有全身及上呼吸道感染症状,故称无皮疹风疹。

(二)先天性风疹综合征

妊娠早期患风疹的妇女,风疹病毒可传递至胎儿,使胎儿发生严重的全身感染,引起多种畸形,称之为"先天性风疹综合征"。先天畸形以先天性心脏病、白内障、唇腭裂、耳聋、头小畸形及骨发育障碍等多见。出生后感染可持续存在,并可引起多器官的损害,如血小板减少性紫癜、进行性风疹全脑炎及肝脾大等。

五、诊断和鉴别诊断

典型风疹可根据流行病学史,典型风疹全身症状轻,耳后淋巴结肿大,全身斑丘疹,短期内迅速消退,不留有色素沉着等临床特点。对不典型风疹,可做病原学或血清学检测。妊娠初 3～4 个月感染风疹,出生时婴儿若有畸形和多种病症,血中特异性抗风疹 IgM 阳性或血清中风疹病毒 IgG 逐渐升高,可诊断为先天性风疹综合征,若未见畸形,仅有实验室证据,可称之为先天性风疹感染。

六、治疗

目前尚无特效的抗病毒治疗方法。主要是对症治疗,如退热、止咳等,加强护理和适当的支持疗法。

七、预防

一般患者出疹 5 d 后即无传染性。妊娠 3 个月内应避免与风疹患者接触,若有接触史,可于接触后 5 d 内注射丙种球蛋白,可能减轻疾病的症状或阻止疾病发生。对已确诊为风疹的早期孕妇,应考虑终止妊娠。对儿童及易感育龄妇女,可接种风疹减毒活疫苗。因风疹减毒活疫苗可通过胎盘感染胎儿,故孕妇不宜接种该疫苗。

(郝荣真)

第三节 幼儿急疹

幼儿急疹又称婴儿玫瑰疹,是常见于婴幼儿的急性出疹性传染病。临床特征为高热 3～4 d,然而骤然退热并出现皮疹,病情很快恢复。

一、病原和流行病学

1988 年,从急疹患儿外周血淋巴细胞中分离到人类疱疹 6 型(human herpervirus 6, HHV-6)B 组病毒,患者脑脊液中也可见 HHV-6B 病毒。患者血清中抗 HHV-6 抗体有意义地升高。目前认为,HHV-6 是该病的主要病因,但并不是唯一的病原。HHV-6 还可引起婴儿发生无皮疹的急性发热性疾病。本病 90％发生于 2 岁以内,7～13 月龄为发病高峰年龄段,3 月龄前和 4 岁后少见,偶见于年长儿、青少年和新生儿。大多为散在发病。一项 6 735 例儿童 10 年研究资料总结显示,年发病率为 1‰～10‰,平均3.3‰。感染后获持久免疫,偶见第 2 次发病。

二、临床表现

潜伏期一般为 5～15 d。

(一)发热期

常突起高热,持续 3～5 d。高热初期可伴惊厥。此期除有食欲减退、不安或轻咳外,体征不明显,仅有咽部和扁桃体轻度充血和头颈部浅表淋巴结轻度肿大。表现为高热与轻微的症状及体征不相称。

(二)出疹期

病程第 3～5 天体温骤然退至正常,同时或稍后出现皮疹。皮疹散在,为玫瑰红色斑疹或斑丘疹,压之褪色,很少融合。首现于躯干,然后迅速波及颈、上肢、脸和下肢。皮疹持续 24～48 h 很快消退,无色素沉着,也不脱皮。偶有并发脑炎和血小板减少性紫癜的报告。

三、实验室检查

血常规检查见白细胞总数减少,伴中性粒细胞减少。也可随后出现白细胞总数增多。

四、诊断

在发热期诊断比较困难,不过,从患儿全身症状轻微与高热表现不一致,血常规中白细胞总数减少,应考虑之。一旦高热骤退,同时出现皮疹,诊断就不难建立。在出现症状 3 d 内可从外周血淋巴细胞和唾液中分离 HHV-6,或用核酸杂交技术检测病毒基因进行病原诊断。

五、治疗

一般不需特殊治疗,主要是对症处理,尤其对高热患者应予以退热镇静剂;加强水分和营养供给。

(郝荣真)

第四节 手 足 口 病

手足口病(hand-foot-mouth disease,HFMD)是由多种人肠道病毒引起的常见传染病,以婴幼儿发病为主。大多数患者症状轻微,以发热和手、足、口腔等部位的皮疹或疱疹为主要特征。少数患儿可出现中枢神经系统、呼吸系统受累,引发无菌性脑膜炎、脑干脑炎、急性弛缓性麻痹、神经源性肺水肿和心肌炎等,个别重症患儿病情进展快,导致死亡。青少年和成人感染后多不发病,但能够传播病毒。引起手足口病的肠道病毒包括肠道病毒 71 型(EV71)和 A 组柯萨奇病毒(CoxA)、埃可病毒的某些血清型。

一、病因

引起 HFMD 的病原体主要为单股线形小 RNA 病毒科,肠道病毒属的柯萨奇病毒 A 组

（Coxasckievirus A,Cox A）的 2、4、5、7、9、10、16 型等，B 组（Coxasckievirus B,Cox B）的 1、2、3、4、5 型等；肠道病毒 71 型（Human Enterovirus 71,EV71）；埃可病毒（Echovirus,ECHO）等。其中以 EV71 及 Cox A16 型较为常见。

肠道病毒适合在湿、热的环境下生存与传播，对乙醚、去氧胆酸盐等不敏感，75％乙醇和 5％来苏亦不能将其灭活，但对紫外线及干燥敏感。各种氧化剂（高锰酸钾、漂白粉等）、甲醛、碘酒都能灭活病毒。病毒在 50 ℃可被迅速灭活，但 1 mol 浓度二价阳离子环境可提高病毒对热灭活的抵抗力，病毒在 4 ℃可存活 1 年，在 −20 ℃可长期保存，在外环境中病毒可长期存活。

二、流行病学

（一）流行概况

HFMD 是全球性传染病，世界大部分地区均有此病流行的报道。1957 年新西兰首次报道，1958 年分离出柯萨奇病毒，1959 年正式命名 HFMD。1969 年 EV71 在美国被首次确认。此后 EV71 感染与 Cox A16 感染交替出现，成为 HFMD 主要病原体。我国自 1981 年在上海报道 HFMD，HFMD 分布广泛，流行无明显的地区性，全年均可发生，一般 4～7 月为发病高峰。托幼机构等易感人群集中处可发生暴发。肠道病毒传染性强、隐性感染比例高、传播途径复杂、传播速度快，控制难度大，容易出现暴发和短时间内较大范围流行。

（二）传染源

人是人肠道病毒的唯一宿主，患者和隐性感染者为传染源。发病前数天，感染者咽部与粪便就可检出病毒，通常以发病后一周内传染性最强。

（三）传播途径

肠道病毒可经胃肠道（粪-口途径）传播，也可经呼吸道（飞沫、咳嗽、打喷嚏等）传播，亦可因接触患者口鼻分泌物、皮肤或黏膜疱疹液及被污染的手及物品等造成传播。尚不能明确是否可经水或食物传播。

（四）易感性

人普遍易感。各年龄组儿童均可感染发病，多发生于学龄前儿童，尤以 3 岁及以下儿童发病率最高。显性感染和隐性感染后均可获得特异性免疫力，产生的中和抗体可在体内存留较长时间，对同血清型病毒产生比较牢固的免疫力，但不同血清型间无交叉免疫。

三、发病机制及病理

引起手足口病的常见病毒是 EV71 及 Cox A16，导致手足口病肺水肿或肺出血死亡的病毒主要是 EV71。当肠道病毒通过咽部或肠道侵入易感者体内，在其局部黏膜、淋巴结内增殖，然后释放入血，引起第 1 次病毒血症，继之病毒在全身淋巴结、肝脾内增殖，释放入血，引起第二次病毒血症，到达全身的靶器官。目前肠道病毒导致重症的机制尚不完全清楚，EV71 具有嗜神经性，侵犯外周神经末梢，通过逆向神经转运进入中枢神经感系统，直接感染和免疫损伤引起神经系统临床表现；EV71 感染导致肺水肿的机制为神经源性。

四、临床表现

潜伏期为 2～10 d，大多数 3～5 d，病程一般为 7～10 d。

(一)普通病例

急性起病,初期有轻度上感症状,部分患儿可伴有咳嗽、流涕、食欲缺乏、恶心、呕吐和头痛等症状,半数患者发病前1～2 d或发病的同时有发热,多在38 ℃左右。患儿手、足、口、臀四个部位可出现斑丘疹和/或疱疹,皮疹具有不痛、不痒、不结痂、不结疤的四不特征。疱疹周围可有炎性红晕,疱内液体较少。手、足、口病损在同一患者不一定全部出现。水疱和皮疹通常在1周内消退。

(二)重症病例

少数病例,尤其在3岁以下的儿童,病情进展迅速,在发病的1～5 d内出现神经系统受累、呼吸及循环功能障碍等表现,极少数病例病情危重,可致死亡,存活者可留有神经系统后遗症。①神经系统损害:精神差、嗜睡、易惊、头痛、呕吐、烦躁、肢体抖动、急性肢体无力、肌阵挛、眼球震颤、共济失调、眼球运动障碍、颈项强直等;②呼吸系统表现:呼吸浅快或节律改变,呼吸困难,口唇发绀,咳嗽,有粉红色或血性泡沫痰;③循环系统表现:面色青灰、皮肤花纹、四肢发凉、出冷汗、毛细血管充盈时间延长,心率增快或减慢,血压升高或下降。

五、辅助检查

(一)血常规检查

白细胞计数正常或偏低,病情危重者白细胞计数可明显升高。

(二)血生化检查

部分病例谷丙转氨酶(ALT)、谷草转氨酶(AST)、肌酸激酶同工酶(CK-MB)轻度升高。重症病例可有肌钙蛋白、血糖升高。C反应蛋白一般不升高。

(三)脑脊液检查

在神经系统受累时可表现为外观清亮,压力增高,白细胞计数增多,多以单核细胞为主,蛋白正常或轻度增多,糖和氯化物正常。

(四)胸部X线片检查

肺水肿患儿可表现为双肺纹理增多,网络状、点片状、大片状阴影,部分病例以单侧为主,快速进展为双侧大片阴影。

(五)磁共振检查

在神经系统受累时可有异常改变,以脑干、脊髓灰质损害为主。

(六)脑电图检查

部分病例可表现为弥漫性慢波,少数可出现棘(尖)慢波。

(七)心电图检查

无特异性改变,可见窦性心动过速或过缓,ST-T改变。

(八)病原学检测

(1)病毒核酸检测或病毒分离:咽及气道分泌物、疱疹液、粪便和脑、肺、脾、淋巴结等组织标本中肠道病毒特异性核酸阳性或分离到肠道病毒,如EV71、Cox A16或其他肠道病毒。

(2)血清学检测:急性期与恢复期血清EV71、Cox A16或其他肠道病毒中和抗体有4倍或4倍以上升高。

六、诊断及鉴别诊断

临床诊断主要依据流行病学资料、临床表现及实验室检查,确诊须有病原学证据。主要依据包括：①学龄前儿童为主要发病对象，常以婴幼儿多见，在集聚的场所呈流行趋势；②临床主要表现为初起发热，继而口腔、手、足和臀等部位出现斑丘疹及疱疹样损害。

不典型、散在性 HFMD 很难与其他出疹发热性疾病鉴别，须结合病原学及血清学检查作出诊断。HFMD 普通病例常需与其他儿童发疹性疾病相鉴别，如与丘疹性荨麻疹、水痘、不典型麻疹、幼儿急疹、带状疱疹以及风疹等鉴别。可根据流行病学特点、皮疹形态、部位、出疹时间、有无淋巴结肿大以及伴随症状等进行鉴别，以皮疹形态及部位最为重要。最终可依据病原学和血清学检测进行鉴别。

对于 HFMD 的重症病例要与其他病毒所致脑炎或脑膜炎、肺炎、暴发性心肌炎相鉴别，可根据流行病学史尽快留取标本进行肠道病毒，尤其是 EV71 的病毒学检查，结合病原学或血清学检查做出诊断。

七、治疗

（一）普通病例治疗

1.加强隔离

避免交叉感染，适当休息，清淡饮食，做好口腔和皮肤护理。

2.对症治疗

发热、呕吐、腹泻等给予相应处理。

3.病因治疗

选用利巴韦林等。

（二）重症病例治疗

1.并发神经系统受累的病例

（1）对症治疗：如降温、镇静、止惊（地西泮、苯巴比妥钠、水合氯醛等）。

（2）控制颅内高压：限制入量，给予甘露醇脱水，剂量每次 $0.5\sim1.0$ g/kg，每 $4\sim8$ 小时 1 次，根据病情调整给药时间和剂量，必要时加用呋塞米。

（3）静脉注射丙种球蛋白：每次 1 g/kg×2 次或每次 2 g/kg×1 次。

（4）酌情使用糖皮质激素。

（5）呼吸衰竭者进行机械通气，加强呼吸管理。

2.并发呼吸、循环系统受累的病例

（1）保持呼吸道通畅，吸氧。

（2）建立静脉通路，监测呼吸、心率、血压及血氧饱和度。

（3）呼吸衰竭时及时气管插管，使用正压机械通气，根据血气分析随时调整呼吸参数。

（4）必要时使用血管活性药物、丙种球蛋白等。

八、预防

本病至今尚无特异性预防方法。加强监测、提高监测敏感性是控制本病流行的关键。各地要做好疫情报告，托幼单位应做好晨间检查，及时发现患者，采集标本，明确病原学诊断，并做好患者粪便及其用具的消毒处理，预防疾病的蔓延扩散。流行期间，家长应尽量少让孩子到拥挤的公共场所，减少感染的机会。医院应加强预防，设立专门诊室，严防交叉感染。密切接触患者的体弱婴幼儿可酌情注射丙种球蛋白。

（郝荣真）

第五节 猩 红 热

猩红热是一种由A组溶血性链球菌所致的急性呼吸道传染病,其临床以发热、咽峡炎、全身弥漫性红色皮疹及疹退后皮肤脱屑为特征。多见于5~15岁的儿童,少数患儿于病后2~3周可因为变态反应发生风湿热或急性肾小球肾炎。

一、病因

病原菌为A组β溶血性链球菌。其直径为0.6~1.0 μm,依据其表面抗原M,可分为80个血清型。M蛋白是细菌的菌体成分,对中性粒细胞和血小板都有免疫毒性作用。链球菌能产生A、B、C三种抗原性不同的红疹毒素,其抗体无交叉保护力,均能致发热和猩红热皮疹。此外,该细菌还能产生链激酶和透明质酸酶,前者可溶解血块并阻止血液凝固,后者可溶解组织间的透明质酸,使细菌在组织内扩散。细菌的致热性外毒素可引起发热、头痛等全身中毒症状。

A组β溶血性链球菌对热及干燥抵抗力不强,经55 ℃处理30 min可全部灭活,也很容易被各种消毒剂杀死,但在0 ℃环境中可生活几个月。

二、流行病学

猩红热通过飞沫传播,由于这种链球菌在外界环境中普遍存在,患者带菌者和不典型的病例为主要传染源。被污染的日常用品的间接传播偶可发生,皮肤脱屑本身没有传染性。人群普遍易感,冬春季为发病高峰,夏秋季较少。

三、发病机制及病理

溶血性链球菌从呼吸道侵入咽、扁桃体,引起局部炎症,表现为咽峡及扁桃体急性充血、水肿,有中性粒细胞浸润,纤维素渗出,可为卡他性、脓性或膜性,并可向邻近组织器官扩散,亦可通过血源播散。炎症病灶处溶血性链球菌产生红疹毒素,经吸收后使机体表皮毛细血管扩张,真皮层广泛充血,在毛囊口周围有淋巴细胞及单核细胞浸润,形成猩红热样皮疹。恢复期表皮细胞角化过度,并逐渐脱落形成临床上的脱皮。舌乳头红肿突起,形成杨梅舌。重型患者可有全身淋巴结、肝、脾等网状内皮组织增生,心肌发生中毒性退行性变。部分患者于2周后可出现变态反应,主要表现为肾小球肾炎或风湿热。

四、临床表观

(一)潜伏期

通常为2~3 d,短者1 d,长者5~6 d。外科型猩红热潜伏期较短,一般为1~2 d。

(二)前驱期

从发病到出疹为前驱期,一般不超过24 h,少数病例可达2 d。起病多急骤,当局部细菌繁殖到一定数量,并产生足够的外毒素时即出现症状,有畏寒、高热伴头痛、恶心、呕吐、咽痛等。婴儿在起病时烦躁或惊厥。检查时轻者仅咽部或扁桃体充血,重者咽及软腭有脓性渗出物和点状红疹或出血性红疹,或有假膜形成。颈及颌下淋巴结肿大及压痛。

(三)出疹期

多见于发病后 1~2 d 出疹。皮疹从颈、上胸部开始,然后迅速波及躯干及上肢,最后到下肢。皮疹特点是全身皮肤弥漫性发红,其上有红色点状皮疹,高出皮面,扪之有粗糙感,压之退色,有痒感,疹间无正常皮肤,以手按压则红色可暂时消退数秒钟,出现苍白的手印,此种现象称为贫血性皮肤划痕,为猩红热的特征之一。在皮肤皱褶处,如腋窝、肘弯和腹股沟等处,皮疹密集成线压之不退,称为帕氏线,为猩红热特征之二。前驱期或发疹初期,舌质淡红,其上被覆灰白色苔,边缘充血水肿,舌刺突起,2 d 后舌苔由边缘消退,舌面清净呈牛肉样深红色,舌刺红肿明显,突出于舌面上,形成"杨梅"样舌,为猩红热特征之三。猩红热患者还可出现口周苍白区,系口周皮肤与面颊部发红的皮肤比较相对苍白。

(四)恢复期

皮疹于 3 d 后颜色转暗,逐渐隐退。并按出疹先后顺序脱皮,皮疹愈多,脱屑愈明显。轻症患者呈细屑状或片状屑。重症患者有时呈大片脱皮,以指、趾部最显。此时全身中毒症状及局部炎症也很快消退。此期 1 周左右。

除了上述典型的临床表现外,随着细菌毒力的强弱,侵入部位的差异和机体反应性的不同,又有其特殊表现。

(1)脓毒型:咽峡炎明显,渗出物多,局部黏膜可坏死而形成溃疡。细菌扩散到附近组织,发生化脓性中耳炎、鼻窦炎、乳突炎及颈部淋巴结炎,重者导致败血症。目前该型已较少见。

(2)中毒型:全身中毒症状重,高热 40 ℃以上。往往出现意识障碍、萎靡、嗜睡或烦躁,重者谵妄、惊厥及昏迷。亦可呈循环衰竭及中毒性心肌炎表现。皮疹可为出血性,延时较久,但咽峡炎不明显。此型患者易引起全身或局部的细菌感染性并发症。自抗生素应用以来,已很少见到。

(3)外科型(包括产科型):病原菌通过咽外途径如伤口、产道、烧、烫伤创面或皮肤感染侵入人体引起发病,其皮疹先出现于细菌入侵部位附近,邻近的淋巴结炎较显著,全身症状轻,咽扁桃体无炎症。预后良好。

五、辅助检查

(一)血常规

白细胞总数增加,在 $(10\sim20)\times10^9/L$,中性粒细胞可达 80% 以上,严重者可出现中毒颗粒。

(二)快速抗原检测

免疫荧光法或乳胶凝集法检测咽拭子或伤口分泌物 A 组 β 溶血性链球菌,用于快速诊断。

(三)细菌培养

从咽拭子或其他病灶内取标本培养,分离出 A 组 β 溶血性链球菌。

六、诊断和鉴别诊断

典型皮疹、帕氏线、"杨梅"舌等是临床诊断猩红热的主要依据,再结合全身症状如发热、咽痛、扁桃体红肿以及流行病学特点,诊断并不难。诊断困难者多系极轻和极重的或就诊时恰在出疹期与脱屑期之间,缺乏显著症状的病例。应仔细询问病史,体检时尤需注意本病特征性表现。咽拭子细菌培养阳性有助于诊断。

本病应与下列疾病作鉴别诊断。

（一）风疹

其皮疹有时与猩红热不易鉴别，但枕后淋巴结肿大，白细胞减少，当地流行情况可供鉴别。

（二）麻疹

典型麻疹皮疹与猩红热皮疹不相同，但在麻疹前驱期偶或暂现猩红热样的皮疹，反之猩红热患儿四肢有时可见麻疹样皮疹。但麻疹的卡他症状，麻疹黏膜斑，皮疹特点及出疹顺序及疹退后的色素沉着，白细胞降低，流行史等有助于鉴别。

（三）药物疹

奎宁、苯巴比妥、磺胺类、安替比林、颠茄合剂、阿托品等药物，有时可致皮肤弥漫性潮红，或可表现为斑丘疹。但缺乏全身症状，无咽峡炎症，皮疹分布不均匀，主要靠仔细询问药物史有助鉴别。

（四）金黄色葡萄球菌败血症

部分金黄色葡萄球菌可产生红疹毒素也可引起类似猩红热样皮疹，与中毒型猩红热不易鉴别，其皮疹多在起病后 3～5 d 出现，持续时间较短，中毒症状更为明显，大多有金黄色葡萄球菌感染灶，最重要的鉴别是病灶的细菌培养、血培养。

七、治疗

（一）一般治疗

供给充分的营养、热量。在发热、咽痛期间可给予流质或半流质饮食，保持口腔清洁，较大儿童可用温盐水漱口。高热者，应物理降温或用退热剂。

（二）抗生素治疗

青霉素能迅速消灭链球菌，预防和治疗脓毒并发症，是治疗猩红热的首选药物。更重要的在于预防并发症如急性肾小球肾炎和急性风湿热的发生。治疗开始愈早，预防效果愈好，疗程至少10 d。青霉素过敏者可选用头孢菌素，或酌情选用红霉素、克林霉素，但后者对 A 组溶血性链球菌耐药性很高，需根据药物敏感性结果选用，疗程 7～10 d。

八、预防

（一）早期隔离

患者明确诊断后将患儿进行隔离治疗，由于早期使用抗生素，病原菌很快消失，隔离期限缩短为 1 周。病情不需住院者，尽可能在家隔离治疗。最好咽培养 3 次阴性后解除隔离。

（二）接触者的处理

儿童机构发生猩红热时，应严密观察接触者。认真进行晨间检查，有条件可做咽拭子培养。对可疑猩红热、咽峡炎患者，都应给予隔离治疗。

（郝荣真）

第六节　流行性腮腺炎

流行性腮腺炎是由腮腺炎病毒引起的急性呼吸道传染病。其临床特征为腮腺（包括颌下腺和舌下腺)的非化脓性肿胀、疼痛和发热,并可累及其他各种腺体及其他器官。传染性仅次于麻疹、水痘。预后良好,感染后可获持久免疫。

一、病因

腮腺炎病毒属副黏液病毒科的单股 RNA 病毒。其直径 100～200 nm,呈球形,只有一个血清型,有 12 个基因型从 A 到 L。对物理和化学因素敏感,加热至 55 ℃～60 ℃后 20 min 即可失去活力,福尔马林或紫外线也能将其灭活,但耐低温,4 ℃可存活 2 个月以上。

二、流行性

人是流行性腮腺炎病毒的唯一宿主,可通过直接接触、飞沫、唾液污染食具或玩具等途径传播。一年四季均可发生,但以冬春季为高峰。人群对本病普遍易感,感染后可获持久免疫,仅有 1％～2％的人可能再次感染。

三、发病机制及病理

病毒首先侵犯口腔和鼻黏膜,在其局部上皮细胞增殖,并释放入血,形成第一次病毒血症。病毒经血液至全身各器官,首先累及各种腺体,如腮腺、颌下腺、舌下腺及胰腺、生殖腺等,并在其腺上皮细胞增殖,再次入血,形成第二次病毒血症,进一步波及其他脏器。

病理特征为腮腺非化脓性炎症,包括间质水肿、点状出血、淋巴细胞浸润和腺泡坏死。腺体导管水肿,管腔内脱落的坏死上皮细胞堆积,使腺体分泌排出受阻,唾液淀粉酶经淋巴系统进入血液而使血、尿淀粉酶升高。此外,其他器官如胰腺、睾丸可有类似病理改变。

四、临床表现

潜伏期 14～25 d,多无前驱症状。起病较急,可有发热、头痛、咽痛、食欲缺乏、恶心及呕吐等,数小时至 1～2 d 出现腮腺肿大,初为一侧,继之对侧也出现肿大。腮腺肿大以耳垂为中心,并向前、后、下发展,边界不清,局部皮肤表面热而不红,触之有弹性感并有压痛。当腮腺肿大明显时出现胀痛,咀嚼或进酸性食物时疼痛加剧。腮腺导管口(位于上颌第二磨牙旁的颊黏膜处)在早期常有红肿。腮腺肿大 1～3 d 达高峰,1 周左右消退,整个病程 10～14 d。

此外,颌下腺和舌下腺也可同时受累。常合并有脑膜炎、胰腺炎和生殖腺炎(多见睾丸炎)。不典型病例可无腮腺肿大,仅以单纯睾丸炎或脑膜炎的症状为临床表现。

五、辅助检查

(一)一般检查

1.血常规检查

白细胞总数大多正常或稍高,淋巴细胞相对增高。

2.血清及尿淀粉酶测定

其增高程度常与腮腺肿胀程度相平行。90％的患儿发病早期血清及尿淀粉酶增高,有助于诊断。

3.脑脊液检测

约半数腮腺炎患者在无脑膜炎症状和体征时,脑脊液中白细胞可轻度升高。

（二）血清学检查

ELISA 法检测血清中腮腺炎病毒核蛋白的 IgM 抗体在临床症状后 3 d 逐渐升高可作为近期感染的诊断；近年来应用特异性抗体或单克隆抗体检测腮腺炎病毒抗原，可作早期诊断；逆转录 PCR 技术检测腮腺炎病毒 RNA，可提高对可疑患者的诊断率。

（三）病毒分离

可从患儿唾液、尿及脑脊液中分离出病毒。

六、并发症

流行性腮腺炎是全身性疾病，病毒常侵犯中枢神经系统及其他腺体而出现症状。甚至某些并发症可不伴有腮腺肿大而单独出现。

（一）神经系统

1.脑膜脑炎

较为常见，多在腮腺肿大后 1 周左右出现，也可发生在腮腺肿大前或腮腺肿后 2 周内，临床表现及脑脊液改变与其他病毒性脑膜脑炎相似。疾病早期，脑脊液中可分离出腮腺炎病毒，大多数预后良好，但也偶有死亡及留有神经系统后遗症者。

2.多发性神经炎、脑脊髓炎

偶有腮腺炎后 1~3 周出现多发性神经炎、脑脊髓炎，但预后多良好。肿大腮腺可压迫面神经引起暂时性面神经麻痹，有时出现三叉神经炎、偏瘫、截瘫及上升性麻痹等。

3.耳聋

由听神经受累所致。发生率虽不高（约 1/15 000），但可发展成永久性和完全性耳聋，所幸 75% 为单侧，故影响较小。

（二）生殖系统睾丸炎

生殖系统睾丸炎是青春发育期男孩常见的并发症，多为单侧，肿大且有压痛，近半数病例发生不同程度睾丸萎缩，但很少引起不育症。7% 青春期后女性患者可并发卵巢炎，表现下腹疼痛及压痛，目前尚未见因此导致不育的报告。

（三）胰腺炎

胰腺炎常发生于腮腺肿大后 3、4 d 至 1 周左右出现，以中上腹疼痛为主要症状，可伴有发热、呕吐、腹胀或腹泻等，轻型及亚临床型较常见，发生严重胰腺炎的极少见。由于单纯腮腺炎即可引起血、尿淀粉酶升高，故血、尿淀粉酶不宜作为诊断依据。血脂肪酶检测有助于胰腺炎的诊断。

（四）其他

还可有心肌炎、肾炎、乳腺炎、关节炎、肝炎等。

七、诊断及鉴别诊断

依据流行病学史、腮腺及其他唾液腺非化脓性肿大的特点，可作出临床诊断。

对非典型的流行性腮腺炎需依靠血清学抗体 IgM 检查或病毒检测分离确诊。

鉴别诊断包括其他病原（细菌、流感病毒、副流感病毒等）引起的腮腺炎和其他原因引起的腮腺肿大，如白血病、淋巴瘤及腮腺肿瘤等。

八、治疗

自限性疾病,目前尚无抗流行性腮腺病毒的特效药物。主要是对症治疗,镇痛及退热。急性期应避免食刺激性食物,多饮水,保持口腔卫生。高热患儿可采用物理降温或使用解热剂,严重头痛和并发睾丸炎者可酌情应用止痛药。此外,也可采用中医中药内外兼治。对重症脑膜脑炎、睾丸炎或心肌炎者,可短程给予糖皮质激素治疗。此外,氦氖激光局部照射治疗腮腺炎,对止痛、消肿有一定疗效。

九、预防

及早隔离患者直至腮腺肿胀完全消退为止。集体机构的易感儿应检疫3周。流行性腮腺炎减毒活疫苗具有较好的预防效果。此外,对鸡蛋过敏者不能使用腮腺炎减毒活疫苗。

（郝荣真）

第七节　流行性乙型脑炎

一、概述

流行性乙型脑炎简称乙脑,是由乙型脑炎病毒引起,经蚊传播的一种中枢神经系统急性传染病。因其首先在日本发现,故又名"日本脑炎"。本病流行于夏秋季。重型患者病死率高,幸存者常留有后遗症。在广泛接种乙脑疫苗后,发病率已明显下降。

二、病因及流行病学特征

乙脑病毒为单股正链 RNA 病毒,属于黄病毒科黄病毒属,为 B 组虫媒病毒。乙脑病毒嗜神经性强,抗原性稳定。猪为主要传染源,其次为马、牛、羊和狗,其他如猫、鸡、鸭和鹅等也可感染。蚊虫是主要传播媒介,主要是三带喙库蚊,伊蚊和按蚊也能传播。候鸟及蝙蝠也是乙脑病毒的越冬宿主。人是终宿主,但感染后病毒血症期短暂且病毒载量低,因此不是主要传染源。未见人与人之间传播的报道。人群普遍易感,多见于10岁以下儿童,病后获得持久免疫力。典型患者与隐性感染者之比为1:（1 000～2 000）。

三、诊断

(一)病史
夏季发病;居住环境附近有养猪场;有蚊虫叮咬史;未接种乙型脑炎疫苗。

(二)临床表现
潜伏期4～21 d,大多为10～14 d。大多呈隐性感染或轻症,仅少数出现中枢神经系统症状。

1.临床分期

(1)初热期:病初 3 d,为病毒血症期。有发热、精神差、食欲缺乏、轻度嗜睡及头痛。体温39 ℃左右持续不退。常无明显神经系统症状,易误诊为上呼吸道感染。

(2)极期:病程第 4～10 d,体温达 40 ℃以上并持续不退。全身症状加重,出现明显神经系统症状及体征。意识障碍加重,渐转入昏迷,并出现惊厥。重者惊厥反复发作,出现肢体强直性瘫痪、昏迷加重、深浅反射消失及颈强直等明显脑膜刺激症状。严重者发生脑疝或中枢性呼吸衰竭。

(3)恢复期:极期过后即进入恢复期。体温下降,昏迷者经过短期精神呆滞或淡漠而渐清醒。神经系统体征逐渐改善或消失。重症患者可有中枢性发热、多汗、神志呆滞及反应迟钝,部分记忆力丧失、精神及行为异常,肢体强直性瘫痪或有癫痫样发作。

(4)后遗症期:5%～20%患者有不同程度神经系统后遗症,病程 6 个月后仍不能恢复。主要为意识异常、智力障碍、癫痫样发作及肢体强直性瘫痪等。

2.病情分型

乙脑可分为下列 4 型,以轻型和普通型为多见。

(1)轻型:体温 38 ℃～39 ℃,神志清楚,有嗜睡、轻度颈强直等脑膜刺激症状,一般无惊厥。病程 1 周,无后遗症。

(2)普通型(中型):体温 39 ℃～40 ℃,昏睡、头痛、呕吐,出现浅昏迷。脑膜刺激症状明显,深浅反射消失,有 1 次或短暂数次惊厥。病程为 10～14 d,无或有轻度恢复期神经精神症状,一般无后遗症。

(3)重型:体温持续 40 ℃或更高,出现不同程度昏迷、反复或持续惊厥。病程在 2 周以上。部分患者留有不同程度后遗症。

(4)极重型:初热期体温迅速上升达 40.5 ℃～41 ℃或更高,伴反复发作难以控制的持续惊厥。于 1～2 d 内转入深昏迷,肢体强直,有重度脑水肿表现,可发生中枢性呼吸衰竭或脑疝。病死率高,存活者均有严重后遗症。少数极重型可出现循环衰竭,由于延髓血管舒缩中枢严重病变或并发心肌炎和心功能不全所致。

(三)实验室检查

(1)外周血常规:白细胞总数(10～20)×10⁹/L,高者可达 40×10⁹/L。病初中性粒细胞可高达 80%以上,1 d 后,淋巴细胞占优势。少数患者血常规始终正常。

(2)脑脊液检查:外观无色透明,压力增高,白细胞计数(50～500)×10⁶/L,个别高达 1 000×10⁶/L,病初 1～2 d 以中性粒细胞为主,以后则淋巴细胞增多。蛋白轻度增高,糖及氯化物正常。极少数脑脊液常规和生化正常。

(四)脑电图和影像学检查

脑电图为非特异性表现,呈弥漫性不规则高幅慢波改变。头颅 CT 或 MRI 可见弥漫性脑水肿,可在丘脑、基底节、中脑、脑桥或延髓见低密度影。

(五)病原学检查

病原学诊断依赖病毒分离或脑脊液和血病毒特异性抗原或抗体检测。确诊条件为下列之一:①酶联免疫法在脑脊液或血中检测出特异性 IgM 抗体;②在组织、血、脑脊液或其他体液分离到病毒或证实病毒特异性抗原或基因片段;③双份血清特异性 IgG 抗体有≥4 倍升高。

四、鉴别诊断

(一)中毒性菌痢

中毒性菌痢与乙脑季节相同,多见于夏秋季。但起病急骤,数小时内出现高热、惊厥、昏迷、休克甚至呼吸衰竭。一般不出现颈强直等脑膜刺激征。用生理盐水灌肠,粪便有黏液和脓血,镜检和粪便培养可明确诊断。特殊情况下可进行脑脊液检查,中毒性菌痢脑脊液一般正常。

(二)化脓性脑膜炎

化脓性脑膜炎多发生在冬春季,脑脊液混浊,白细胞可数以万计,中性粒细胞在80%以上,糖明显降低,蛋白增高。脑脊液涂片及培养可检出细菌。

(三)其他病毒性脑炎

腮腺炎病毒、肠道病毒和单纯疱疹病毒等可引起脑炎,应根据流行病学资料、临床特征以及病原学检查加以区别。

五、治疗

重点是把握高热、惊厥、呼吸衰竭这三个主要病症的有效处理。

(一)急性期治疗

1.一般治疗

保证足够营养。高热、惊厥者易有脱水,应静脉补液,补液量根据有无呕吐及进食情况而定,50~80 mL/(kg·d)。昏迷者给予鼻饲,注意口腔卫生。注意观察患者精神、意识、呼吸、脉搏、血压及瞳孔的变化等。

2.对症治疗

(1)高热:室温应维持在25 ℃以下;最好使体温保持在38 ℃左右。每隔2 h测体温,若体温高于38 ℃给予退热药(可采用布洛芬口服和退热栓交替使用)和/或冰袋冰帽等物理降温;若持续性高热伴反复惊厥者可采用亚冬眠疗法:氯丙嗪和异丙嗪各每次0.5~1 mg,肌内注射,间隔2~4 h重复,维持12~24 h。

(2)控制颅内压:首选20%甘露醇(0.5~1.0 g/kg)30 min内静脉滴完,间隔4~6 h重复使用;脑疝时剂量增至2.0 g/kg,分2次间隔30 min快速静脉注射,可先利尿如呋塞米或同时用强心剂。重症病例可短期(<3 d)加用地塞米松静脉推注,地塞米松0.5 mg/(kg·d)。

(3)惊厥:用止痉剂如氯硝西泮、水合氯醛及苯巴比妥等。氯硝西泮每次0.03~0.05 mg/kg,静脉缓慢推注,每天2~3次;10%水合氯醛保留灌肠1~2 mL/(次·岁);苯巴比妥10~15 mg/kg饱和量肌内注射,极量每次0.2 g,12 h后5 mg/(kg·d)维持。并针对发生惊厥的原因采取相应措施:如脑水肿者应以脱水治疗为主;气道分泌物堵塞者应吸痰、保持呼吸道通畅,必要时气管插管或切开;因高热所致惊厥者应迅速降温。

(4)呼吸障碍和呼吸衰竭:深昏迷患者喉部痰液增多影响呼吸时,应加强吸痰。出现呼吸衰竭表现者应及早使用呼吸机,必要时行气管切开术。

(5)循环衰竭:如为心源性心力衰竭,应用强心药物如毛花苷C等洋地黄类。毛花苷C:24小时负荷量<2岁0.03~0.04 mg,>2岁0.02~0.03 mg,静脉推注。首次用1/2量,余1/2量分2次用,间隔6~12 h给药。次日给予地高辛维持(1/5~1/4负荷量)。如因高热、昏迷、脱水过多,造成血容量不足而致循环衰竭,则应以扩容为主。先予生理盐水或等渗含钠液10~20 mL/kg,30 min内输入,仍不能纠正者输注胶体液(如清蛋白或血浆)。

(二)恢复期及后遗症治疗

重点在于功能锻炼。可采用理疗、针灸、按摩、推拿或中药等。

六、预防

（一）灭蚊

为预防乙脑的主要措施。消除蚊虫的滋生地,喷药灭蚊能起到有效作用。使用蚊帐、蚊香,涂擦防蚊剂等防蚊措施。

（二）动物宿主的管理

有条件者最好对母猪进行免疫接种,在乡村及饲养场要做好环境卫生,以控制猪的感染,可有效降低局部地区人群乙脑的发病率。

（三）接种乙脑疫苗

初次免疫年龄为 8 月龄,乙脑灭活疫苗需接种 2 次,间隔 7～10 d;18～24 月龄和 6 岁时各需加强接种 1 剂,保护率为 70%～90%。乙脑减毒活疫苗初次免疫接种 1 次,2 周岁时加强 1 次,2 次接种的保护率达 97.5%。

（张 娜）

第八节 流行性脑脊髓膜炎

一、概述

流行性脑脊髓膜炎简称流脑,是由脑膜炎双球菌引起的一种化脓性脑膜炎。

二、诊断

（一）流行病学

人类是唯一传染源,通过飞沫经空气传播,冬春季多见。可呈散发或大、小流行。儿童发病年龄以 6 个月至 2 岁最高。我国多于冬春季流行,以 2～4 月份为高峰期。潜伏期 1～7 d。

（二）症状和体征

(1)高热及头痛:持续高热,体温多在 39 ℃～40 ℃,头痛明显,伴有喷射状呕吐、肌肉酸痛、精神差,食欲下降。

(2)出血点及瘀斑:全身皮肤黏膜出现瘀点或瘀斑,最早出现在眼结膜和口腔黏膜,病情严重者瘀斑可迅速扩大形成大疱。婴幼儿的临床表现常不典型,除有高热、呕吐、拒乳、尖叫、烦躁、惊厥外,脑膜刺激症状不明显。

(3)暴发型流脑,出现颅内压增高:表现为剧烈头痛,频繁而剧烈喷射状的呕吐,反复或持续惊厥,迅速陷入昏迷状。脑膜刺激征阳性,严重者出现角弓反张、休克等。呼吸不规则、叹息样呼吸或点头样呼吸等。瞳孔大小不一,对光反应消失。

（三）实验室检查

(1)血常规:白细胞总数及中性粒细胞明显增高,严重者可有类白血病改变。暴发型患儿白细胞可不高,血小板进行性下降。

(2)脑脊液检查:早期可仅有压力增高,外观正常,细胞数、蛋白和糖无变化,后期外观变浑浊或呈脓样,细胞数可高达 1×10^9/L 以上,以中性粒细胞为主,蛋白明显增高,糖与氧化物减低。

(3)细菌学检查:脑脊液涂片或皮肤瘀点涂片染色镜检可查见脑膜炎球菌并有确诊价值。脑脊液培养需在使用抗菌药物前阳性率高。血培养阳性率低。

(4)免疫学检查:利用特异性抗体检测患儿血或脑脊液中的相应抗原,或以特异抗原来检测体内相应抗体对诊断有意义。

三、治疗

(一)抗生素治疗

(1)磺胺嘧啶(SD):每天 0.15～0.2 g/kg 加入葡萄糖液静脉滴注,每天总量不超过 6 g,同时口服等量碳酸氢钠,5～7 d 为 1 个疗程。

(2)复方新诺明:每天 50～60 mg/kg,分 2 次口服。应多饮水,防止磺胺类药在肾脏形成尿路结晶,每天检查尿液。如发现血尿或有磺胺结晶,则暂停用药。

(3)青霉素:对磺胺药过敏或使用 24～48 h 病情无好转者,应选用青霉素,每天 20 万～40 万 U/kg 静脉滴注,分 2～3 次静脉滴注,疗程 5～7 d。

(4)氯霉素:较易透过血-脑屏障,适用于不能使用青霉素的患者,每天 25～30 mg/kg,分 2 次静脉滴注。疗程同上。

(5)氨苄西林:适用于病情较重,病原尚未明确的婴幼儿,每天 150～300 mg/kg 静脉滴注。

(6)头孢噻肟钠:以上治疗效果欠佳可选用,每天剂量 100 mg/kg,分 2 次静脉滴注。

(二)对症治疗

(1)降温:物理降温,也可用药物降温。惊厥时可给 10% 水合氯醛灌肠或地西泮注射。

(2)暴发型流脑的治疗:脱水治疗,20% 甘露醇 0.5～1.0 g/kg,快速静脉滴注。根据病情每 3～4 小时 1 次,直至呼吸恢复正常。症状好转,可逐渐减量或延长给药间隔至停药。使用时注意尿量变化,防止大剂量甘露醇引起的急性肾衰竭。也可与 50% 葡萄糖液交替使用。必要时可用呋塞米(速尿)。

(3)肾上腺皮质激素:可减轻毒血症和颅内高压,常用地塞米松静脉滴注。

(4)给氧、吸痰:头部降温并给予呼吸兴奋药,呼吸停止者应立即行气管插管或气管切开。

(张　娜)

第九节　结核性脑膜炎

结核性脑膜炎简称结脑,是儿童结核病中最严重的类型。常在结核原发感染后 1 年以内发生,尤其在初染结核 3～6 个月最易发生结脑。多见于 3 岁以内婴幼儿,约占 60%。自普及卡介苗接种和有效抗结核药物应用以来,本病的发病率较过去明显降低,预后有很大改进,但若诊断不及时和治疗不当,病死率及后遗症的发生率仍较高,故早期诊断和合理治疗是改善本病预后的关键。

一、发病机制

结脑常为全身性粟粒性结核病的一部分,通过血行播散而来。婴幼儿中枢神经系统发育不成熟、血-脑屏障功能不完善、免疫功能低下与本病的发生密切相关。结脑亦可由脑实质或脑膜的结核病灶破溃,结核分枝杆菌进入蛛网膜下腔及脑脊液中所致。偶见脊椎、颅骨或中耳与乳突的结核灶直接蔓延侵犯脑膜。

二、病理

(一)脑膜病变

软脑膜弥漫充血、水肿、炎性渗出,并形成许多结核结节。蛛网膜下腔大量炎性渗出物积聚,因重力关系、脑底池腔大、脑底血管神经周围的毛细血管吸附作用等,使炎性渗出物易在脑底诸池聚积。渗出物中可见上皮样细胞、朗格汉斯细胞及干酪坏死。

(二)脑神经损害

浆液纤维蛋白渗出物波及脑神经鞘,包围挤压脑神经引起脑神经损害,常见第Ⅶ、Ⅲ、Ⅳ、Ⅵ、Ⅱ对脑神经障碍的临床症状。

(三)脑部血管病变

在早期主要为急性动脉炎,病程较长者,增生性结核病变较明显,可见栓塞性动脉内膜炎,严重者可引起脑组织梗死、缺血、软化而致偏瘫。

(四)脑实质病变

炎症可蔓延至脑实质,或脑实质原已有结核病变,可致结核性脑膜脑炎。少数病例脑实质内有结核瘤。

(五)脑积水及室管膜炎

室管膜及脉络丛受累,出现脑室管膜炎。如室管膜或脉络丛结核病变使一侧或双侧室间孔粘连狭窄,可出现一侧或双侧脑室扩张。脑底部渗出物机化、粘连、堵塞使脑脊液循环受阻可导致脑积水。

(六)脊髓病变

有时炎症蔓延至脊膜、脊髓及脊神经根,脊膜肿胀、充血、水肿和粘连,蛛网膜下腔完全闭塞。

三、临床表现

典型结脑起病多较缓慢。根据临床表现,病程大致可分为 3 期。

(一)早期(前驱期)

早期(前驱期)为 1～2 周,主要症状为小儿性格改变,如少言、懒动、易倦、烦躁、易怒等。可有发热、食欲减退、盗汗、消瘦、呕吐、便秘(婴儿可为腹泻)等。年长儿可自诉头痛,多轻微或非持续性,婴儿则表现为蹙眉皱额,或凝视、嗜睡,或发育迟滞等。

(二)中期(脑膜刺激期)

中期(脑膜刺激期)为 1～2 周,因颅内压增高致剧烈头痛、喷射性呕吐、嗜睡或烦躁不安、惊厥等。出现明显脑膜刺激征,颈项强直,凯尔尼格征(Kernig 征)、布鲁津斯基征(Brudzinski 征)阳性。幼婴则表现为前囟膨隆、颅缝裂开。此期可出现脑神经障碍,最常见者为面神经瘫痪,其次为动眼神经和展神经瘫痪。部分患儿出现脑炎体征,如定向障碍、运动障碍或语言障碍。眼底检查可见视神经盘水肿、视神经炎或脉络丛粟粒状结核结节。

(三)晚期(昏迷期)

晚期(昏迷期)为 1～3 周,以上症状逐渐加重,由意识障碍逐渐加重,出现昏迷,阵挛性或强直性惊厥频繁发作。患儿可极度消瘦,呈舟状腹。常出现水、盐代谢紊乱。最终因颅内压急剧增高导致脑疝致使呼吸及心血管中枢麻痹而死亡。

不典型结脑表现:①婴幼儿起病急,进展较快,有时仅以惊厥为主诉;②早期出现脑实质损害者,可表现为舞蹈症或精神障碍;③早期出现脑血管损害者,可表现为肢体瘫痪;④合并脑结核瘤者可似颅内肿瘤表现;⑤当颅外结核病变极端严重时,可将脑膜炎表现掩盖而不易识别;⑥在抗结核治疗过程中发生脑膜炎时,常表现为顿挫型。

根据儿童结脑的病理变化、病情轻重及临床表现,可分为以下4型。

1.浆液型

其特点为浆液渗出物仅局限于脑底,脑膜刺激征及脑神经障碍不明显,脑脊液变化轻微。常在粟粒型结核病常规检查脑脊液时发现。多见于疾病早期,病情较轻。

2.脑底脑膜炎型

脑底脑膜炎型为最常见的一型。浆液纤维蛋白性渗出物较弥漫,炎性病变主要位于脑底。其临床特征有明显脑膜刺激征,颅内高压及脑神经障碍突出,但没有脑局灶性症状。脑脊液呈现典型结脑改变。多见于疾病中期,病情较重。

3.脑膜脑炎型

脑膜和脑实质均受累。脑血管变化明显,可出现脑局灶性症状,如肢体瘫痪或偏瘫,语言障碍,甚至失语,手足徐动或震颤,颅内高压或脑积水症状显著。脑脊液改变较轻,恢复较快,与临床表现不平行。此型病程长,迁延不愈或恶化、复发,预后差。

4.脊髓型

炎症蔓延至脊髓膜或脊髓,除脑及脑膜症状明显外,尚出现脊髓和神经根障碍,如截瘫、感觉障碍、括约肌功能障碍等。因脑脊液通路梗阻,脑脊液可呈黄色,有明显蛋白细胞分离现象。此型病程长,多见于年长儿,临床恢复慢,常遗留截瘫后遗症。

四、诊断

早期诊断主要依靠详细的病史询问,周密的临床观察及对本病高度的警惕性,综合资料全面分析,最可靠的诊断依据是脑脊液中查见结核分枝杆菌。

(一)病史

(1)结核接触史,大多数结脑患儿有结核接触史,特别是与家庭内开放性肺结核患者接触史,对小婴儿的诊断尤有意义。

(2)卡介苗接种史,大多数患儿未接种过卡介苗。

(3)既往结核病史,尤其是1年内发现结核病又未经治疗者,对诊断颇有帮助。

(4)近期急性传染病史,如麻疹、百日咳等常为结核病恶化的诱因。

(二)临床表现

凡有上述病史的患儿出现性格改变、头痛、不明原因的呕吐、嗜睡或烦躁不安相交替及顽固性便秘时,即应考虑本病的可能。眼底检查发现有脉络膜粟粒结节对诊断有帮助。

(三)脑脊液检查

脑脊液检查对本病的诊断极为重要。

常规检查:脑脊液压力增高,外观无色透明或呈毛玻璃样,蛛网膜下腔阻塞时,可呈黄色,静置12～24小时后,脑脊液中可有蜘蛛网状薄膜形成,取之涂片做抗酸染色,结核分枝杆菌检出率较高。白细胞数多为(50～500)×10⁶/L,分类以淋巴细胞为主,但急性进展期、脑膜新病灶或结核瘤破溃时,白细胞数可＞1 000×10⁶/L,其中1/3病例分类以中性粒细胞为主。糖和氯化物均降低为结脑的典型改变。蛋白量增高,一般多为1.0～3.0 g/L,椎管阻塞时可高达4.0～5.0 g/L。对脑脊液改变不典型者,需重复化验,动态观察变化。脑脊液(5～10 mL)沉淀物涂片抗酸染色镜检阳性率可达30%。

(四)其他检查

(1)结核分枝杆菌抗原检测:以ELISA双抗夹心法检测脑脊液结核分枝杆菌抗原,是敏感、快速诊断结脑的辅助方法。

(2)抗结核抗体测定:以ELISA法检测结脑患儿脑脊液PPD-IgM抗体和PPD-IgG抗体,其水平常高于血清中的水平。PPD-IgM抗体于病后2～4 d开始出现,2周达高峰,至8周时基本降至正常,为早期诊断依据之一;而PPD-IgG抗体于病后2周起逐渐上升,至6周达高峰,约在12周时降至正常。

(3)腺苷脱氨酶(adenosine deaminase,ADA)活性测定:ADA主要存在于T细胞中,有63%～100%结脑患者脑脊液ADA增高(＞9 μg/L),ADA在结脑发病1个月内明显增高,治疗3个月后明显降低,为一简单可靠的早期诊断方法。

(4)结核菌素试验:阳性对诊断有帮助,但高达50%的患儿可呈阴性反应。

(5)脑脊液结核分枝杆菌培养:是诊断结脑可靠的依据。

(6)聚合酶链反应(PCR):应用PCR技术在结脑患儿脑脊液中扩增出结核分枝杆菌所特有的DNA片段,能使脑脊液中极微量结核分枝杆菌体DNA被准确地检测,其灵敏度和特异度超过目前使用的各种实验手段。

(五)X线、CT或磁共振(MRI)检查

约85%结核性脑膜炎患儿的胸片有结核病改变,其中90%为活动性病变,呈粟粒型肺结核者占48%。胸片证明有血行播散性结核病对确诊结脑很有意义。脑CT在疾病早期可正常,随着病情进展可出现基底节阴影增强、脑池密度增高、模糊、钙化、脑室扩大、脑水肿或早期局灶性梗死征。

五、鉴别诊断

(一)化脓性脑膜炎(简称化脑)

婴儿急性起病者,易误诊为化脑;而治疗不彻底的化脑脑脊液细胞数不甚高时,又易误诊为结脑,应予鉴别。重要鉴别点是脑脊液检查:化脑脑脊液外观混浊,细胞数多＞1 000×10⁶/L,分类以中性粒细胞为主,涂片或培养可找到致病菌,鉴别一般不难,但治疗不彻底的化脑脑脊液改变不典型,单凭脑脊液检查有时难与结脑鉴别,应结合病史、临床表现及其他检查综合分析。

(二)病毒性脑膜炎

起病较急,早期脑膜刺激征较明显,脑脊液无色透明,白细胞多在(50～200)×10⁶/L,分类以淋巴细胞为主,蛋白质一般不超过1.0 g/L,糖和氯化物含量正常。

(三)隐球菌脑膜炎

起病较结脑更缓慢,病程更长,多有长期使用广谱抗生素和/或免疫抑制剂史。病初多无明显发热。颅内高压症状显著,头痛剧烈,与脑膜炎其他表现不平行。视力障碍及视神经盘水肿较常见,症状有时可自行缓解。脑脊液呈蛋白细胞分离,糖显著降低,结核菌素试验阴性。最重要的鉴别点是脑脊液墨汁涂片可找到厚荚膜圆形发亮的菌体。

（四）脑肿瘤

尤其是婴幼儿较常见的髓母细胞瘤可经蛛网膜下腔播散转移，易发生脑神经障碍、脑膜刺激征及脑脊液改变，易误诊为结脑。但脑肿瘤一般无发热史，少见抽搐、昏迷，颅内高压症状与脑膜刺激征不相平行，脑脊液改变较轻微，结核菌素试验阴性，脑部 CT 扫描或磁共振（MRI）有助于诊断。

六、并发症及后遗症

最常见的并发症为脑积水、脑实质损害、脑出血及脑神经障碍。其中前 3 种是导致结脑死亡的常见原因。严重后遗症为脑积水、肢体瘫痪、智力低下、失明、失语、癫痫及尿崩症等。晚期结脑发生后遗症者约占 2/3，而早期结脑后遗症甚少。

七、治疗

应抓住抗结核治疗和降低颅内高压两个重点环节。

（一）一般疗法

应卧床休息，细心护理，对昏迷患者可予鼻饲或胃肠外营养，以保证足够热量，应经常变换体位，以防止压疮和坠积性肺炎。做好眼睛、口腔、皮肤的清洁护理。

（二）抗结核治疗

联合应用易透过血-脑屏障的抗结核杀菌药物，分阶段治疗。

（1）强化治疗阶段联合使用 INH、RFP、PZA 及 EMB。疗程 2～3 个月，其中 INH 每天 10～15 mg/kg，最大剂量 300 mg；RFP 每天 10～20 mg/kg（<600 mg/d）；PZA 每天 30～40 mg/kg（<750 mg/d）；EMB 每天15～25 mg/kg。

（2）巩固维持治疗阶段继用 INH，RFP。9～10 个月。抗结核药物总疗程不少于 12 个月，或待脑脊液恢复正常后继续治疗 6 个月。

（三）降低颅内高压

由于室管膜炎症的刺激，脑脊液分泌增多，压力增高；加之脑底大量炎性渗出物及肉芽充填后，使脑脊液循环通路受阻而产生各种类型脑积水。最早于 10 d 即可出现，故应及时控制颅内压，措施如下。

（1）脱水剂：常用 20% 甘露醇，一般剂量每次 0.5～1.0 g/kg，于 30 min 内快速静脉注入。4～6 h 1 次，脑疝时可加大剂量至每次 2 g/kg。2～3 d 后逐渐减量，7～10 d 停用。其作用机制为使脑脊液渗入静脉而降低颅内压。

（2）利尿剂：乙酰唑胺一般于停用甘露醇前 1～2 d 加用该药，每天 20～40 mg/kg（<750 mg/d）口服，根据颅内压情况，可服用 1～3 个月或更长，每天服或间歇服（服 4 d，停 3 d）。该药系碳酸酐酶抑制剂，可减少脑脊液的产生而降低颅内压。

（3）侧脑室穿刺引流：适用于急性脑积水而其他降颅内压措施无效或疑有脑疝形成时。引流量根据脑积水严重程度而定，一般每天 50～200 mL，持续引流时间为 1～3 周。有室管膜炎时可予侧脑室内注药。特别注意防止继发感染。

（4）腰椎穿刺减压及鞘内注药适应证：①颅内压较高，应用激素及甘露醇效果不明显，但不急需作侧脑室引流或没有作侧脑室引流的条件者；②脑膜炎症控制不好以致颅内压难于控制者；③脑脊液蛋白量＞3.0 g/L 以上者。方法：根据颅内压情况，适当放出一定量脑脊液以减轻颅内压；3 岁以上每次注入 INH 20～50 mg 及地塞米松 2 mg，3 岁以下剂量减半，开始为每天 1 次，

1 周后酌情改为隔天 1 次、1 周 2 次及 1 周 1 次。2～4 周为 1 个疗程。

（5）分流手术：若由于脑底脑膜粘连梗阻发生梗阻性脑积水时，经侧脑室引流等难以奏效，而脑脊液检查已恢复正常，为彻底解决颅内高压问题，可考虑作侧脑室小脑延髓池分流术。

（四）糖皮质激素

能抑制炎症渗出从而降低颅内压，减轻中毒症状及脑膜刺激症状，有利于脑脊液循环，并可减少粘连，从而减轻或防止脑积水的发生。是抗结核药物有效的辅助疗法，早期使用效果好。一般使用泼尼松，每天 1～2 mg/kg（<45 mg/d），1 个月后逐渐减量，疗程 8～12 周。

（五）对症治疗

1.稀释性低钠血症

由于丘脑下部视上核和室旁核受结核炎症渗出物刺激，使垂体分泌抗利尿激素增多，导致远端肾小管回吸收水增加，造成稀释性低钠血症。如水潴留过多，可致水中毒，出现尿少、头痛、频繁呕吐、反复惊厥甚至昏迷。治疗宜用 3% 氯化钠液静脉滴注，每次 6～12 mL/kg，可提高血钠 5～10 mmol/L，同时控制入水量。

2.脑性失盐综合征

结脑患儿可因间脑或中脑发生损害，调节醛固酮的中枢失灵，使醛固酮分泌减少；或因促尿钠排泄激素过多，大量 Na^+ 由肾排出，同时带出大量水分，造成脑性失盐综合征。应检测血钠、尿钠，以便及时发现，可用 2：1 等张含钠液补充部分失去的体液后，酌情补以 3% 氯化钠液以提高血钠浓度。

3.低钾血症

宜用含 0.2% 氯化钾的等张溶液静脉滴注，或口服补钾。

八、预后

预后与下列因素有关。

（1）治疗早晚：治疗愈晚病死率愈高，早期病例无死亡，中期病死率为 3.3%，晚期病死率高达 24.9%。

（2）年龄：年龄愈小，脑膜炎症发展愈快，愈严重，病死率愈高。

（3）病期和病型：早期、浆液型预后好；晚期、脑膜脑炎型预后差。

（4）结核分枝杆菌耐药性：原发耐药菌株已成为影响结脑预后的重要因素。

（5）治疗方法：剂量不足或方法不当时可使病程迁延，易出现并发症。

随访观察复发病例全部发生在停药后 4 年内，绝大多数在 2～3 年内。停药后随访观察至少 3～5 年，凡临床症状消失，脑脊液正常，疗程结束后 2 年无复发者，方可认为治愈。

（张　娜）

第十节　脊髓灰质炎

一、概述

脊髓灰质炎又称小儿麻痹症，是由脊髓灰质炎病毒（poliovirus，PV）引起的主要表现为发热及肢体迟缓性瘫痪的急性传染病,可导致肢体残疾甚至死亡。在广泛接种脊髓灰质炎减毒活疫苗(OPV)后,其发病率和死亡率明显降低,2000 年 WHO 西太区宣布中国已基本消灭脊髓灰质炎。但是,我国仍面临野病毒(WPV)输入性感染的风险,脊髓灰质炎疫苗衍生病毒(vaccine-derived polio virus,VDPV)感染病例仍时有发生。

二、病原和流行病学

PV 为 RNA 病毒,属小 RNA 病毒科肠道病毒属,按抗原性不同分为Ⅰ、Ⅱ、Ⅲ型,各型间无交叉免疫。患者和隐性感染者是唯一传染源,在潜伏期末和瘫痪前期传染性最强。粪-口途径传播是主要的传播方式,也可通过鼻咽分泌物及飞沫传播。易感人群是婴幼儿,发病年龄以 6 个月至 5 岁最高。一年四季均可发病,以夏秋季为主。

三、诊断

(一)流行病学史
有脊髓灰质炎患者接触史;未接种脊髓灰质炎疫苗史。

(二)临床表现
潜伏期为 3～35 d,一般为 1～2 周。可分为无症状型、顿挫型和瘫痪型。90%～95%的 PV 感染无症状或仅有轻微非特异性表现,如发热、不适、畏食和咽痛。顿挫型因病毒未侵入神经系统,故症状轻,在上感样症状出现后 1～4 d,体温下降,症状消失,不发生瘫痪。瘫痪型的前驱期主要表现为发热、咽痛及咳嗽等上呼吸道感染症状,随后进入瘫痪前期,主要表现为热退后 2～6 d再次发热,肢体及颈背部疼痛,小婴儿拒抱,较大儿童体检时出现三脚架征(患儿从床上坐起时两上臂向后伸直以支撑身体)、头下垂征(将手置于患儿肩下抬起躯干,其头下垂,与躯干不平行)及吻膝试验阳性(患儿坐起后屈曲膝关节和髋关节,不能自动地弯颈使下颌抵膝)。患儿多于再次发热后 3～4 d时进入瘫痪期,又可分以下三型。①脊髓型:最常见,以双侧不对称性弛缓性瘫痪为特点,并以单侧下肢为主。②延髓型:主要表现为脑神经麻痹及呼吸循环受损表现。③脑型:主要表现为高热、惊厥和肢体强直性瘫痪。

(三)实验室检查
外周血白细胞数正常。脑脊液早期特点为细胞数增加,以中性粒细胞为主,蛋白增加不明显,呈细胞-蛋白分离现象。

(四)病原学检查
一般在发病 1 周内从咽部、血及粪便中可分离出 PV,但较难从脑脊液中分离出病毒。如果血清和/或脑脊液中特异性 IgM 抗体阳性,或在恢复期中和抗体滴度≥4 倍升高,可确定诊断。

四、鉴别诊断

(一)感染性多发性神经根炎
感染性多发性神经根炎多见于年长儿,不呈流行性。起病缓慢,体温正常或低热,锥体束征常见,脑膜刺激征不明显。瘫痪特点是逐渐发生,呈上行性和对称性,多伴感觉障碍。脑脊液蛋白增加,细胞数正常,呈蛋白-细胞分离现象。

(二)其他肠道病毒感染
柯萨奇病毒 A 组、ECHO 病毒和肠道病毒 71 型感染可引起肢体弛缓性瘫痪,鉴别需依靠血清学特异性抗体检查和病毒分离。

（三）假性瘫痪

年幼儿童患骨关节疾病（如骨折、骨髓炎、关节炎、脱位、骨膜下血肿、急性风湿热及非特异性滑膜炎等）或肌内注射引起局部疼痛时，可影响肢体的活动。通过详细询问病史，结合体检或X线检查可以鉴别。

（四）家族性周期性麻痹

常有家族史及周期性发作史，无发热，往往突然对称性瘫痪，发作时血钾多降低，补钾后很快恢复。

（五）流行性乙型脑炎

起病急，高热，迅速出现嗜睡、昏迷、惊厥及呼吸衰竭；外周血白细胞数增加和中性粒细胞增多。

五、治疗

（一）前驱期与瘫痪前期

应卧床1周以上，避免过劳、外伤及手术；补充营养、多种维生素及水分。注射人丙种球蛋白。对症处理包括应用退热镇痛剂、局部湿热敷及热水浴。

（二）瘫痪期

治疗主要如下。

（1）保持肢体功能位：以免发生垂腕、垂足等现象。疼痛消失后进行主动或被动锻炼，避免骨骼畸形。

（2）适当营养：应给予营养丰富的饮食及大量水分，畏食者可插胃管喂养。

（3）促进神经传导的药物治疗：口服地巴唑 $0.1\sim0.2$ mg/（kg·d），疗程 10 d；加兰他敏 $0.05\sim0.1$ mg/（kg·d），肌内注射，从小剂量开始，疗程 30 d，一般在急性期后使用；新斯的明 $0.02\sim0.04$ mg/（kg·d），肌内或皮下注射。

（4）脑干型瘫痪：监测血压、呼吸及心率，观察有无呼吸肌麻痹，并及时处理和抢救。保持合理的体位，以防唾液、呕吐物吸入。最初不用胃管喂养，可静脉滴注复方氨基酸液及脂肪乳剂。咽肌麻痹，分泌物积聚时，行体位引流和吸引，保持呼吸道通畅，必要时气管切开。呼吸肌麻痹和吞咽困难同时存在时，应早行气管切开，辅助呼吸。有肺部感染时，给予适当抗菌药物治疗。伴循环衰竭者，需按感染性休克处理。保持水、电解质平衡。

（三）恢复期

加强肌肉锻炼如按摩、针灸及各种物理治疗，尽可能促进肌肉功能的恢复。可继续使用促进肌肉冲动传导的药物。

六、预防

（一）控制传染源

对患儿和疑似病例均应及时隔离，至少 40 d；密切接触者应医学观察 20 d。

（二）切断传播途径

加强环境及个人卫生管理，加强水、粪便及食品的管理。对患儿呼吸道分泌物、粪便及污染物品要彻底消毒。

（三）保护易感人群

主动免疫是本病预防的主要措施。目前普遍采用脊髓灰质炎混合多价糖丸,从生后 2 个月开始初次免疫,间隔 4～6 周,连服 3 次,4 岁时再加强 1 次。发现脊髓灰质炎疑似病例后,需行应急接种,即区域性强化免疫。被动免疫适用于未服过疫苗而与患者密切接触的 5 岁以内小儿或有先天性免疫缺陷患儿,肌内注射丙种球蛋白 0.3～0.5 mL/kg。

（张　娜）

第十一节　传染性单核细胞增多症

一、概述

传染性单核细胞增多症(infectious mononucleosis,IM)临床以发热、咽扁桃体炎和淋巴结肿大以及外周血淋巴细胞和异型淋巴细胞增多为特征。典型传单主要由 EB 病毒(Epstein-Barr virus,EBV)感染引起,除免疫缺陷者有严重并发症外,大多恢复较好。其他病原如人巨细胞病毒(human cytomegalovirus,HCMV)、HHV-6、弓形虫、腺病毒、风疹病毒、甲型和乙型肝炎病毒等也可引起类似临床表现,又称单核细胞增多症样综合征,或称类传单。本节主要介绍 EB 病毒相关性传单。

二、病因及流行病学特征

EBV 属于疱疹病毒科 γ 亚科,为 DNA 病毒,表达核抗原(nuclear antigen,NA)、膜抗原(membrane antigen,MA)、早期抗原(early antigen,EA)和病毒衣壳抗原(viral capsid antigen,VCA)等多种抗原。EBV 主要感染有 CD21 受体的成熟 B 淋巴细胞,具有使靶淋巴细胞无限增殖的能力和潜伏-活化的特性。绝大多数原发感染后 EBV 进入潜伏状态。少数患者可呈慢性持续性感染(病毒基因在细胞内形成环化游离小体,依赖细胞酶进行复制,仅表达 6 种核蛋白、3 种膜蛋白和 2 种小 RNA 产物),可引起感染的 T 细胞、NK 细胞或 B 细胞发生克隆性增生,导致各种淋巴细胞增殖性疾病,还与 Burkitt 淋巴瘤、鼻咽癌、多克隆 B 细胞淋巴瘤及某些风湿病如干燥综合征等发生有关。

EBV 感染呈全球性分布,我国 3～5 岁儿童抗 VCA IgG 阳性率已达 90% 以上。原发感染者为传染源,往往持续或间歇从唾液中排病毒数月之久。接触带病毒的唾液是主要传播方式。偶可经输血传播。EBV 也可从宫颈分泌物中排出,但无性传播和母婴传播的流行病学证据。

三、诊断

（一）病史

常无明确接触史。

（二）临床表现

潜伏期一般 30～50 d,在年幼儿童可较短。

（1）无症状或不典型感染:多见于年幼儿。显性表现常较轻微,如上呼吸道感染、扁桃体炎、持续发热伴或不伴淋巴结肿大。

（2）急性传染性单核细胞增多症：常先有 2~3 d 前驱表现，如头痛、不适、乏力及畏食等，然后出现下列典型征象。①发热、咽扁桃体炎和淋巴结肿大三联征：几乎均有发热，体温常≥39.5 ℃，可持续 10 d，个别长达 1~2 个月；约 80% 有咽扁桃体炎，半数以上有白色膜状渗出，约 5% 伴链球菌感染。>90%；起病不久全身浅表淋巴结迅速肿大，颈部最为明显，纵隔淋巴结肿可致咳嗽和气促，肠系膜淋巴结肿可致腹痛。②脾大：见于 50%~70% 病例，质柔软。脾破裂罕见，却为严重并发症。③肝大及肝功能异常：40% 以上有肝酶增高；肝大见于 30%~50%；2%~15% 有黄疸。少数呈重症肝炎样表现。④其他表现：可有皮疹。少见血液系统（贫血、血小板减少及粒细胞减少）、肺部（肺炎）、神经系统（脑炎、脑膜脑炎、吉兰-巴雷综合征及周围性面瘫）、心血管（心肌炎和心包炎）和肾脏（肾小球肾炎）等并发症。若无并发症，病程一般为 2~4 周。

（3）免疫缺陷儿童 EBV 感染：常发生致死性单核细胞增多症、继发性低或无免疫球蛋白血症、恶性多克隆源性淋巴瘤、再生障碍性贫血及慢性淋巴细胞性间质性肺炎等。病死率高达 60%。

（4）慢性活动性 EBV 感染（chronic active Epstein-Barr virus infection，CAEBV）：主要表现为持续性或反复发热，伴有淋巴结肿大和肝脾大，常有肝功能异常、贫血、血小板减少或全血减少、黄疸、皮疹和蚊虫叮咬过敏、视网膜炎等，若抗 VCA-IgG、抗 EA-IgG 异常增高或抗 VCA-IgA 和抗 EA-IgA 阳性，或病变组织包括外周血单个核细胞内 EBV DNA 载量增高即可诊断。病情常反复发作，根据临床征象和 EBV 载量分为活动性疾病和非活动性疾病状态。大多预后不良，常死于疾病活动期的严重脏器功能损伤，继发感染，并发 EBV 相关性噬血细胞综合征、间质性肺炎、神经系统并发症或恶性肿瘤等。

（三）实验室检查

病后 1~4 周内出现典型血常规改变，包括淋巴细胞增多≥5×10⁹/L 或 50% 和异型淋巴细胞增多≥10%，白细胞计数一般为（10~20）×10⁹/L。

（四）病原学诊断

（1）血清学检查：抗 VCA-IgG 阳性表明既往或现症 EBV 感染；抗 VCA-IgM 是急性原发感染指标（持续 2~3 个月），但<4 岁者该抗体水平低，消失快（病后 3~4 周内消失）；抗 EA 在急性晚期出现；抗 NA 在恢复期出现。抗 VCA-IgG 和抗 NA 抗体将持续存在。在慢性活动性感染时，可见抗 VCA-IgG 高滴度；抗 EA 常增高；抗 NA 阳性；或抗 VCA-IgA 和/或抗 EA-IgA 阳性；而抗 VCA-IgM 通常阴性。

（2）病毒标志物检测：用核酸杂交和 PCR 法检测唾液或口咽洗液脱落上皮、外周血单个核细胞或血浆或血清和病变组织中 EBV DNA 或 EBERs 是最特异方法。还可用免疫标记法检测样本中病毒抗原。

（3）病毒分离：利用 EBV 感染使培养 B 细胞（人脐血或外周淋巴细胞）无限增殖的特性进行病毒分离鉴定，需耗时 6~8 周。

四、鉴别诊断

（一）链球菌性扁桃体炎

缺乏传单的其他体征，外周血白细胞总数、中性粒细胞和 C 反应蛋白增高。但若抗链球菌治疗 48 h 后发热等仍无缓解应考虑到本病。

（二）单核细胞增多症样综合征

异型淋巴细胞增多不如传单明显。风疹时咽峡炎不明显,少见淋巴结和脾大;腺病毒感染时咳嗽等呼吸道症状突出,淋巴结肿大少见;肝炎病毒感染时肝功能异常更严重,且无咽峡炎;HCMV感染时淋巴结肿和咽峡炎少见等特点有助鉴别。病原学检查是确定病原的重要手段。

（三）早期出现严重并发症

易因突出的器官或系统损害而误诊为其他疾病。此时,应注意动态观测血常规变化、监测EBV特异性抗体,及时检测外周血淋巴细胞或组织中病毒基因帮助诊断。

（四）继发其他疾病如川崎病、噬血细胞综合征或类风湿关节炎

已陆续有临床报道,可在本病急性阶段发生,更多见于CAEBV患儿。此时,综合分析病情演变特点、寻找病原学证据显得尤其重要,必要时可考虑相应诊断性治疗。

五、治疗

（一）支持对症治疗

急性期需卧床休息,给予对症治疗如退热、镇痛及护肝等。症状严重者可慎用短期常规剂量地塞米松;发生因扁桃体肿大明显或气管旁淋巴结肿致喘鸣或有血液或神经系统并发症时亦常需使用皮质激素。根据咽拭培养或抗原检测证实继发链球菌感染时需加用敏感抗生素。脾大者恢复期应避免明显身体活动或运动,以防脾破裂;脾破裂时应紧急外科处理或非手术治疗。因深部上呼吸道炎症致完全呼吸道梗阻时宜行气管插管。

（二）抗病毒治疗

目前尚缺乏对EBV感染有明显疗效的抗病毒药物。更昔洛韦体外有抑制EBV效应,临床急性期应用可缩短热程和减轻严重的扁桃体肿胀,但尚缺乏适宜的临床研究评估。可按抗HCMV诱导治疗方案给药,待体温正常或扁桃体肿胀明显减轻即可停药,无须维持治疗。

（三）慢性活动性EBV感染的治疗

目前认为,造血干细胞移植是CAEBV的治愈性手段。在造血干细胞移植前,如果处于疾病活动状态需应用联合化疗方案,控制病情。如果化疗期间,疾病持续处于活动状态,应尽快接受造血干细胞移植。日本学者提出三步策略和化疗方案可供参考:①第一步,抑制被激活的T细胞、NK细胞和巨噬细胞。可选择泼尼松龙,$1\sim2$ mg/(kg·d);依托泊苷(VP-16),每周150 mg/m^2;环孢素,3 mg/(kg·d),共$4\sim8$周。②第二步:清除EBV感染的T细胞和NK细胞。如果EBV载量下降<1个log数量级,可重复化疗或换用新的化疗方案。联合化疗方案:改良的CHOP方案(环磷酰胺750 mg/m^2,第1天;吡柔比星25 mg/m^2,第1、2天;长春新碱2 mg/m^2,第1天;泼尼松龙50 mg/m^2,第$1\sim5$天)。Capizzi方案(阿糖胞苷3 g/m^2,每12小时1次,共4次;L-天门冬酰胺酶10 000 U/m^2,在阿糖胞苷滴注4 h后1次静脉滴注;泼尼松龙30 mg/m^2,第1、2天)。高剂量阿糖胞苷方案(阿糖胞苷1.5 g/m^2,每12小时1次,共12次;泼尼松龙30 mg/m^2,第$1\sim6$天)。VPL方案(VP-16 150 mg/m^2,第1天;泼尼松龙30 mg/m^2,第$1\sim7$天;L-天门冬酰胺酶6 000 U/m^2,第$1\sim7$天)。③第三步:接受造血干细胞移植。若患者表现为EBV相关性噬血细胞综合征,可按噬血细胞综合征的化疗方案进行治疗。

六、预防

传单患者恢复期时仍可存在病毒血症,故在发病6个月后才能献血。已有2种EBV疫苗用

于志愿者：表达 EBV gp320 的重组痘病毒疫苗和提纯病毒 gp320 膜糖蛋白的疫苗，有望开发应用于 EBV 感染的预防。

（张　娜）

第十二节　巨细胞病毒感染性疾病

一、概述

巨细胞病毒感染性疾病由人巨细胞病毒（HCMV）引起，多在儿童时期发生。绝大多数感染者无症状，但在先天感染和免疫抑制个体可引起严重疾病。婴幼儿期感染常累及肝脏。

二、病因及流行病学特征

HCMV 属疱疹病毒 β 亚科。为 DNA 病毒，表达即刻早期抗原（IEA）、早期抗原（EA）和晚期抗原（LA，病毒结构蛋白），暂定一个血清型。HCMV 具严格种属特异性和潜伏-活化特性。初次感染称原发感染；在免疫功能低下时潜伏病毒活化或再次感染外源性病毒则称再发感染。

我国一般人群 HCMV 抗体阳性率为 86%～96%，孕妇 95% 左右；儿童至周岁时已达 80% 左右。感染者是唯一传染源，HCMV 存在于鼻咽分泌物、尿、宫颈及阴道分泌物、乳汁、精液、眼泪和血中。原发感染者可持续排病毒数年之久；再发感染者可间歇排病毒。传播途径主要有两种。①母婴传播：先天感染（经胎盘传播）和围产期感染（产时或母乳）。②水平传播：主要通过密切接触和输血等医源性传播。

三、诊断

（一）病史

常无明确接触史。先天感染患儿可有早产、小于胎龄或足月小样儿病史。输血后综合征患儿在病前 1～6 周（一般 3～4 周）有血制品输注史。

（二）临床表现

（1）先天感染：生后 2 周内实验室证实有 HCMV 感染可诊断之。5%～10% 有典型多系统器官受损表现，旧称巨细胞包涵体病（cytomagalic inclusion disease，CID）。黄疸（直接胆红素升高为主）和肝脾大最常见；可有血小板减少所致瘀斑、头小畸形、脑室扩大伴周边钙化、视网膜脉络膜炎、神经肌肉功能障碍如肌张力低下和瘫痪以及感音神经性聋；外周血异型淋巴细胞增多、脑脊液蛋白增高和血清肝酶增高，Coombs 阴性的溶血性贫血；可有腹股沟疝、腭裂、胆道闭锁、心血管畸形和多囊肾等畸形。另有 5% 为非典型者，可以上述 1 种或多种组合表现，单独存在头小畸形、肝脾大、血小板减少或耳聋相对常见。非神经损害多可恢复，但神经性损害常不可逆，可有智力障碍、感音神经性聋（显性感染发生率 25%～50%，不显性感染 10%～15%，可呈晚发性或进行性加重）、神经缺陷和眼部异常等后遗症。部分患儿可出现语言发育障碍和学习困难。

（2）婴儿围产期及生后感染：生后 3～12 周内开始排毒者为围产期感染。出生 12 周后开始排病毒为生后感染。显性表现：①HCMV 肝炎，呈黄疸型或无黄疸型，轻至中度肝大，常伴脾大，黄疸型常有不同程度淤胆,血清肝酶轻至中度升高。②HCMV 肺炎,多无发热,可有咳嗽、气促,偶闻肺部啰音。影像学检查多见弥漫性肺间质病变,可有支气管周围浸润伴肺气肿和结节性浸润。③输血后综合征,临床表现多样,可有发热、黄疸、肝脾大、溶血性贫血、血小板减少、淋巴细胞和异型淋巴细胞增多。常见皮肤灰白色休克样表现。亦可有肺炎,甚至呼吸衰竭。在早产儿,特别是极低体质量儿病死率可达 20% 以上。早产儿和高危足月儿,特别是生后 2 个月内开始排病毒的早产儿发生后遗症的危险性增加。生后感染者不发生后遗缺陷。

(3)免疫正常儿童感染:显性感染在 4 岁以下可致支气管炎或肺炎;在 7 岁以下可表现为无黄疸型肝炎;在青少年则可表现为单核细胞增多症样综合征:不规则发热、不适和肌痛等,全身淋巴结肿大较少见,渗出性咽炎极少,多在发热 1~2 周后出现血常规改变(白细胞总数达 10×10^9/L~20×10^9/L,淋巴细胞>50%,异型淋巴细胞>5%);90% 以上有肝酶轻度增高,仅约 25% 有肝脾大,黄疸极少见。

(4)免疫抑制儿童感染:最常表现为单核细胞增多症样综合征,但异型淋巴细胞少见。部分因免疫抑制治疗有白细胞减少伴贫血和血小板减少。其次为肺炎,在骨髓移植者最为多见和严重,病死率高达 40%。HCMV 肝炎在肝移植受者常与急性排斥反应同时存在,以持续发热,肝酶升高,高胆红素血症和肝功能衰竭为特征。肾移植者可发生免疫复合物性肾小球肾炎。胃肠道疾病常见于艾滋病及骨髓、肾和肝移植者,病变常累及整个胃肠道,内镜可见溃疡,严重时见出血性和弥散性糜烂。还可发生脑膜脑炎、脊髓炎、周围神经病和多发性神经根炎等神经系统疾病。

(三)病原学检查

(1)病毒分离:最可靠,特异性最强。采用小瓶培养技术检测培养物中病毒抗原可缩短检出时间至24~32 h。常采用尿样本,也可取体液和组织样本。

(2)HCMV 标志物检测:在各种组织或细胞标本中检测 HCMV 标志物如包涵体、病毒抗原、病毒颗粒和病毒基因(DNA 或 mRNA 片段),前 3 项任一项阳性或检出 HCMV mRNA 均表明有活动性感染。实时荧光定量 PCR 法检测病毒 DNA 载量与活动性感染呈正相关,高载量或动态监测中出现载量明显升高提示活动性感染可能。血清或血浆样本 HCMV DNA 阳性是活动性感染的证据;全血或单个核细胞阳性时存在潜伏感染的可能,高载量支持活动性感染。在新生儿期检出病毒 DNA 是原发感染的证据。

(3)血清学检查。原发感染证据:①动态观察到抗 HCMV-IgG 抗体阳转。②抗 HCMV-IgM 阳性而抗 HCMV-IgG 阴性或低亲和力 IgG 阳性。近期活动性感染证据:双份血清抗 HCMV-IgG 滴度≥4 倍增高;抗 HCMV-IgM 和 IgG 阳性。新生儿期抗 HCMV-IgM 阳性是原发感染的证据。6 个月内婴儿需考虑来自母体的 IgG 抗体;严重免疫缺陷者或幼婴可出现特异性 IgM 抗体假阴性。

(四)诊断标准

(1)临床诊断:具备活动性感染的病毒学证据,临床上又具有 HCMV 性疾病相关表现,排除现症疾病的其他常见病因后可做出临床诊断。

(2)确定诊断:从活检病变组织或特殊体液如脑脊液、肺泡灌洗液内分离到 HCMV 病毒或检出病毒复制标志物(病毒抗原和基因转录产物)是 HCMV 疾病的确诊证据。

四、鉴别诊断

HCMV 感染的临床表现常难与其他病原感染相区别,故病原学检查是鉴别诊断的唯一可靠

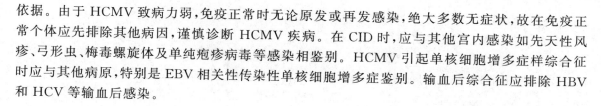

依据。由于 HCMV 致病力弱,免疫正常时无论原发或再发感染,绝大多数无症状,故在免疫正常个体应先排除其他病因,谨慎诊断 HCMV 疾病。在 CID 时,应与其他宫内感染如先天性风疹、弓形虫、梅毒螺旋体及单纯疱疹病毒等感染相鉴别。HCMV 引起单核细胞增多症样综合征时应与其他病原,特别是 EBV 相关性传染性单核细胞增多症鉴别。输血后综合征应排除 HBV 和 HCV 等输血后感染。

五、治疗

(一)抗病毒治疗

(1)更昔洛韦(Ganciclovir,GCV):治疗方案参照国外儿科经验。诱导治疗:5 mg/kg(静脉滴注＞1 h),每 12 小时 1 次,共 2～3 周;维持治疗:5 mg/kg,1 d 1 次,连续 5～7 d,总疗程3～4 周。若诱导期疾病缓解或病毒血症/尿症清除可提前进入维持治疗;若诱导治疗 3 周无效,应考虑原发或继发耐药或现症疾病为其他病因所致;若维持期疾病进展,可考虑再次诱导治疗;若免疫抑制因素未能消除则应延长维持疗程,采用:①5 mg/kg,1 d 1 次;②6 mg/kg,每周 5 d;③序贯口服更昔洛韦 30 mg/kg,每 8 小时 1 次,或缬更昔洛韦,以避免病情复发。用药期间应监测血常规和肝、肾功能,若肝功能明显恶化、血小板和粒细胞下降≤25×10⁹/L 和 0.5×10⁹/L 或至用药前水平的 50% 以下应停药。粒细胞减少重者可给予粒细胞集落刺激因子,若需再次治疗,仍可使用原剂量或减量,或联合应用集落刺激因子以减轻骨髓毒性。有肾损害者应减量。

(2)缬更昔洛韦(valganciclovir,VGCV):为 GCV 缬氨酸酯。2001 年获准用于 18 岁以上 AIDS 患者 HCMV 视网膜炎的治疗和移植患者预防用药。在先天感染新生儿的 Ⅱ 期临床研究显示,口服单剂16 mg/kg 与静脉用 6 mg/kg 更昔洛韦等效。成人 900 mg 相当于静脉注射 GCV 5 mg/kg,诱导治疗900 mg,1 d 2 次,持续 21 d;维持治疗 900 mg,1 d 1 次。肾功能不全者剂量酌减。需与食物同服。主要不良反应有胃肠反应、骨髓抑制和眩晕、头痛、失眠等。

(3)膦甲酸钠(foscarnet,PFA):一般作为替代用药。国外介绍儿童参照成人方案:诱导治疗,60 mg/kg,每 8 小时 1 次(静脉滴注＞1 h),连用 2～3 周;免疫抑制者需维持治疗,90～120 mg/kg,1 d 1 次(静脉滴注＞2 h)。维持期间疾病进展,则再次诱导或与 GCV 联用。主要有肾毒性,患者耐受性不如 GCV。

(二)对症治疗

对 HCMV 相关疾病予以相应处理,如肝炎时降酶、退黄及护肝治疗;肺炎有呼吸困难时给予氧疗等;注意防治二重感染。

六、预防

(一)一般预防

避免暴露是最主要的预防方法。手部卫生是预防的主要措施。使用 HCMV 抗体阴性血制品或洗涤红细胞(去除白细胞组分)可减少输血后感染。

(二)阻断母婴传播

(1)易感孕妇应避免接触已知排病毒者分泌物;注意手部卫生。

(2)带病毒母乳处理:已感染 HCMV 婴儿可继续母乳喂养,无须处理;早产和低出生体质量儿需处理带病毒母乳。－15 ℃以下冻存至少 24 h 后室温融解可明显降低病毒滴度,再加短时巴斯德灭菌法(62 ℃～72 ℃,5 s)可消除病毒感染性。

(三)药物预防

主要用于骨髓移植和器官移植患者。

(1)伐昔洛韦(valacyclovir,VACV):已在多个国家获准使用。主要用于移植后预防。口服剂量:肾功能正常时,2 g,1 d 4 次;肾功能不良(尤其肾移植后)者剂量酌减,1.5 g 1 d 4 次～1.5 g 1 d 1 次。一般需服药 90～180 d 不等,总剂量不超过 2 000 g。

(2)GCV:同治疗剂量诱导治疗 7～14 d 后维持治疗至术后 100～120 d。

(3)VGCV:2009 年获准用于 4 月龄至 16 岁接受心脏或肾移植儿童的预防。儿童剂量(mg)＝7×体表面积(BSA)×肌酐清除率(CrCl),单剂不超过 900 mg,每天 1 次,术后 10 d 内开始口服直至移植后 100 d。

(张　娜)

第十三节　中毒型细菌性痢疾

细菌性痢疾是由志贺菌属引起的肠道传染病,而中毒型细菌性痢疾则是急性细菌性痢疾的危重型。起病急骤,临床以高热、嗜睡、惊厥、迅速发生休克及昏迷为特征。本病多见于 3～5 岁体格健康的儿童,病死率高,必须积极抢救。

一、病因及流行病学

本病的病原体为痢疾杆菌,属肠杆菌的志贺菌属。志贺菌属分成 A、B、C、D 四群,A 群为痢疾志贺菌,B 群为福氏志贺菌,C 群为鲍氏志贺菌,D 群为宋内志贺菌。

我国引起流行的多数为福氏志贺菌,其次为宋内志贺菌。

急性、慢性痢疾患者及带菌者是主要传染源。其传播方式通过消化道传播,可通过污染的水和食物传播,夏秋季多见,多见于体格健壮的小儿,发病年龄以 3～5 岁多见。

二、发病机制

目前尚未完全清楚。引起中毒型细菌性痢疾与普通急性细菌性痢疾的机制不同,与机体对志贺菌的毒素反应有关。志贺菌侵袭人体后,细菌裂解,产生大量内毒素和少量外毒素。志贺菌内毒素从肠壁吸收入血,引起发热、毒血症及微循环障碍。内毒素作用于肾上腺髓质及兴奋交感神经系统释放肾上腺素及去甲肾上腺素等,使小动脉和小静脉发生痉挛性收缩。内毒素直接作用或通过刺激网状内皮系统,使组氨酸脱羧酶活性增加,或通过溶酶体释放,导致大量血管扩张物质释放,使血浆外渗,血液浓缩。此外,血小板凝聚,释放血小板因子 3,促进血管内凝血,加重微循环障碍。

中毒型细菌性痢疾的病变在脑组织中最为明显,可发生脑水肿,甚至脑疝,临床表现为昏迷、抽搐及呼吸衰竭,常是导致中毒型细菌性痢疾的死亡原因。

三、病理

中毒型细菌性痢疾的肠道病变轻而不典型,特别在疾病的早期,中毒症状虽极严重,但病理改变并不明显,甚至在死亡病例中,结肠仅见充血、水肿。主要病理改变为大脑及脑干水肿,神经细胞变性及点状出血,肾小管上皮细胞变性坏死,部分肾上腺充血、皮质出血和萎缩。

四、临床表现

潜伏期通常为 1～2 d,但可短至数小时,长达 8 d。

(一)发病特点

起病急骤,突发高热,常在肠道症状出现前发生惊厥,短时期内(一般在数小时内)即可出现中毒症状。起病后体温很快上升至 39 ℃以上,可达 40 ℃～41 ℃,可伴有头痛、畏寒等症状,但无上呼吸道感染症状。肠道症状往往在数小时或数十小时后出现,故常被误诊为其他热性疾病。

(二)分型

根据其临床表现,分为如下几型。

1.休克型(皮肤内脏微循环障碍型)

主要表现为感染性休克。初起面色灰白,唇周青灰,四肢冷,指趾甲发白,脉细速,心率增快。后期出现青紫,血压下降,尿量减少,脉细速或细弱,甚至不能触及,心音低钝,无尿。重者青紫严重,心率减慢,心音微弱,血压测不出。并可同时伴心、肺、血液及肾脏等多器官功能不全的表现。

2.脑型(脑微循环障碍型)

病初起时小儿烦躁或萎靡、嗜睡,严重者出现惊厥。惊厥可反复发作,病初发作前后神志清楚,继之可转入谵妄昏迷,并可在持续惊厥后呼吸突然停止,这是由于脑细胞缺氧引起脑水肿产生脑疝所致。眼底检查可见小动脉直径变细,小静脉淤血扩张。此型较重,病死率高。

3.肺型(肺微循环障碍型)

主要表现为呼吸窘迫综合征。以肺微循环障碍为主,常由中毒型细菌性痢疾的休克型或脑型发展而来,病情危重,病死率高。

4.混合型

上述两型或三型同时存在或先后出现,此型极为凶险,病死率更高。

五、辅助检查

(一)血常规检查

白细胞总数及中性粒细胞增高,但发热仅数小时的患儿可以不高。

(二)大便常规检查

可见成堆白细胞、吞噬细胞和红细胞。尚无腹泻的早期病例,应用生理盐水灌肠后做粪便检查。粪便常规 1 次正常,不能排除该病的诊断,需要复查。

(三)大便培养

可分离出志贺菌属痢疾杆菌。

(四)特异性核酸检测

采用核酸杂交或聚合酶链反应可直接检查大便中的痢疾杆菌核酸,其灵敏度较高,特异性较强,快捷方便,是较有发展前途的检测方法。

六、诊断及鉴别诊断

3～5 岁的健康儿童,夏秋季节突然高热,伴反复惊厥、脑病和休克表现者,均应考虑本病。

可用肛拭子或灌肠取便,若镜检发现大量脓细胞或红细胞可临床诊断,但需与下列疾病相鉴别。

(一)上呼吸道感染

初起高热可伴有惊厥,但惊厥很少反复,且高热时及惊厥后精神尚可,面颊潮红,而中毒型细菌性痢疾患者常精神萎靡,面色灰白。还可结合流行病学史以资区别。

(二)流行性乙型脑炎

流行性乙型脑炎也有发热、惊厥等表现。但其发热的热度是逐日升高,初 1～2 d 热度并不很高,神经症状也常在发热 1～2 d 后出现。乙脑很少有循环障碍,脑脊液检查常有异常,而中毒型细菌性痢疾的脑脊液检查无异常可资鉴别。

(三)流行性脑膜炎

流行性脑膜炎也有高热、惊厥、昏迷,亦可伴有面灰肢冷而很快发展为休克,但流脑常伴有呕吐,皮肤瘀点或瘀斑,脑膜刺激征亦较为明显,且多见于冬春季节。脑脊液检查可资区别。

(四)大叶性肺炎、尿道感染或败血症

这类细菌性感染亦常以发高热起病,偶尔也可发生抽搐,面色苍白等中毒症状,鉴别需依赖肺部体征,胸部 X 线检查,尿常规及血培养等加以区别。

(五)急性出血性坏死性小肠炎

常以发热起病,有血便,粪便具有特殊的臭味,腹痛较剧。热度一般不高,腹泻症状明显,严重时便血较多。休克常出现在后期。

七、治疗

本病病情凶险,必须及时抢救治疗。

(一)降温止惊

可采用物理、药物降温或亚冬眠疗法。持续惊厥者,可用地西泮 0.3 mg/kg 肌内注射或静脉注射(最大剂量≤每次 10 mg);或用水合氯醛 40～60 mg/kg 保留灌肠;或苯巴比妥钠肌内注射。

(二)控制感染

通常选用两种痢疾杆菌敏感的抗生素静脉滴注。因近年来痢疾杆菌对氨苄西林、庆大霉素等耐药菌株日益增多,故可选用阿米卡星、头孢噻肟钠或头孢曲松钠等药物。

(三)抗休克治疗

(1)扩充血容量,纠正酸中毒,维持水、电解质酸碱平衡。

(2)改善微循环:在充分扩容的基础上,适当应用血管活性药物,如多巴胺、酚妥拉明等。

(3)糖皮质激素可及早应用。地塞米松每次 0.2～0.5 mg/kg 静脉滴注,每天 1～2 次,疗程 3～5 d。

(四)防治脑水肿和呼吸衰竭

首选 20% 甘露醇减低颅内压,剂量每次 0.5～1.0 g/kg 静脉注射,每天 3～4 次,疗程 3～5 d,必要时与利尿剂交替使用。此外,保持患儿呼吸道通畅,保证血氧在正常范围内,若出现呼吸衰竭,及早给予机械通气治疗。

（张　娜）

第十一章

中医诊治儿科疾病

第一节 感 冒

一、概述

(一)定义

感冒是小儿常见肺系疾病之一。临床上以感受外邪所引起的发热、鼻塞流涕、喷嚏、咳嗽等表证为主要特征。小儿感冒有四时感冒与时疫感冒之分,四时感冒由感受四时不正之气发生,而时疫感冒由感受时行疫毒所致。

任何年龄小儿皆可发病,婴幼儿更为多见。因小儿肺脏娇嫩,脾常不足,神气怯弱,感邪之后,易出现夹痰、夹滞、夹惊的兼夹证。如《婴童类粹·伤寒论》所说:"夫小儿伤寒于大人无异,所兼者惊、积而已。"

(二)命名

根据本病的发病病因与临床表现,有不同的命名。

"伤风"见《小儿药证直诀·伤风》,在《素问·太阴阳明论》"伤于风者,上先受之"的基础上引申而称为伤风。又如《景岳全书·伤风论证》所说:"伤风之病,本由外感……邪轻而浅者,止犯皮毛,即为伤风"。

"感冒"见杨仁斋《仁斋直指小儿附遗方论》:"感冒风邪,发热头痛,咳嗽声重,涕唾黏稠。"概括了感冒的原因和症状。《幼科释迷·感冒》解释"感冒"为"感者触也,冒其罩乎",是指感受外邪,触罩肌表全身,概括了病名及其含义。

"小儿伤寒"见《婴童百问·第五十二问》:"小儿伤寒,得之与大人无异,所异治者,兼惊而已,又有因夹惊食而得。"描述了小儿感冒容易夹惊、夹滞的特点。

(三)范围

本病相当于西医学所称的急性上呼吸道感染,简称上感。上感的病变部位主要在鼻、鼻咽和咽部。

西医学的急性上呼吸道感染又分为普通感冒与流行性感冒两大类。普通感冒相当于中医学的四时感冒,而流行性感冒则属于中医学的时疫感冒。

(四)发病情况

感冒是儿科时期最常见的肺系疾病之一,病位在表,病情多轻,但也常因感冒失于表散,致病程迁延,或遗患风湿痹痛、心悸、水肿等证。

1.发病季节

本病发作无明显的季节性,一年四季均可发生,以冬春二季及气候骤变时易发病。

2.好发年龄

任何年龄都可发生本病,但年龄越小发病率越高,年幼体弱的小儿更易罹患。

3.发病特点

本病发病率占儿科疾病首位。本病大多由于小儿寒暖不能自调,加之护理不当,感受外邪而发。由于小儿肺常不足、脾常不足、心神怯弱,在患感冒之后易出现夹痰、夹滞、夹惊等兼夹证。

(五)治疗转归

小儿感冒大多经合理治疗而痊愈,痊愈后经适当调理,多可较快恢复健康,故一般预后良好。但少数患儿可因正气虚弱,无力抗邪于外,风邪化热入里,进一步发展成肺炎喘嗽;部分患儿在患病期间因发汗或攻伐太过,耗损气阴,肺脾受伤,形成日后的反复呼吸道感染;还有少数患儿因感邪后正气不支,致风邪化热,侵入心经,形成心悸怔忡之证。

二、学术源流

关于伤风、感冒,在宋代以前已有认识。钱乙对伤风的论述,着重阐述了其症状、治法、方药及兼夹症状,如《小儿药证直诀·伤风》说:"伤风昏睡,口中气热,呵欠闷顿,当发散,大青膏解。"大青膏以青黛为君,由天麻、白附子、青黛、蝎尾、乌梢蛇肉、朱砂、天竺黄组成。此方主要作用为解热定惊、息风化痰,可见钱乙当时就认识到青黛是治疗小儿感冒的要药,本病还有易于夹惊的特点。钱乙还分述了"伤风发惊""伤风吐泻""伤风嗽"等证治,提示本病还有易于夹滞、夹痰等特点。

元代朱震亨《幼科全书·发热》说:"凡伤风发热,其证汗出身热,呵欠面赤,目涩多肿,恶风喘气。此因解脱受风所致,宜疏风解肌退热,先服柴葛解肌汤,发去风邪,俟热之时,再服凉惊丸以防内热。"详述了感冒的症状,并指出了疏风解肌退热的基本治法。明代鲁伯嗣著《婴童百问·第五十二问》也支持小儿患热性病容易夹食、夹惊的观点。

清代《医宗金鉴·幼科杂病心法要诀》说:"小儿伤暑,谓受暑复感风寒也。其证发热无汗,口渴饮水,面色红赤,干呕恶心,或腹中绞痛,嗜卧懒食。以二香饮治之……若伤暑夹食、大吐泻者,以加味香薷饮治之。"明确了本病的伤暑证候及治法。沈金鳌《幼科释谜·感冒》云:"感者触也,冒其罩乎,触则必犯,犯则内趋,罩则必蒙,蒙则裹瘀。当其感冒,浅在肌肤,表之则散,发之则祛。"指出感冒是由于感受外邪引起,病情较轻浅,通过发散祛邪,可以痊愈。

三、病因病机

(一)病因

小儿感冒的发病内因责之于正气不足,外因责之于感受风邪。

1.内因

小儿肺常不足,卫外不固,腠理疏薄,抗病力弱,遇到四时气候的变化,寒暖失调,容易感受外邪而发病。

2.外因

感冒的主要致病原因是感受风邪。风为百病之长,风邪又常兼夹寒、热、暑、湿等外邪同时侵袭机体而发病。故临床上常有风寒、风热、暑湿等不同的病因。

(1)感受风寒:风寒之邪,由口鼻或皮毛而入,束于肌表,郁于腠理,寒主收引,致使肌肤闭郁,卫阳不得宣发,导致发热、恶寒、无汗;寒邪束肺,肺气失宣,气道不利,则致鼻塞、流涕、咳嗽;寒邪郁于太阳经脉,经脉拘急收引,气血凝滞不通,则致头痛、身痛、肢节酸痛等症。

(2)感受风热:风热之邪,侵犯肺咽。邪在卫表,卫气不畅,则致发热较重、恶风、微有汗出;风热之邪上扰,则头痛;热邪客于肺卫,肺气失宣,则致鼻塞、流涕、喷嚏、咳嗽;咽喉为肺胃之门户,风热上乘咽喉,则致咽喉肿痛等证候。

小儿发病之后易于传变,即使是外感风寒,正邪相争,寒易化热,或表寒未解,已入内化热,也可形成寒热夹杂之证。

(3)感受暑湿:夏令冒暑,长夏多湿,暑为阳邪,暑多夹湿,暑湿之邪束表困脾,而致暑邪感冒。暑邪外袭,卫表失宣,则致发热、无汗;暑邪郁遏,清阳不升,则致头晕或头痛;湿邪遏于肌表,则身重困倦;湿邪困于中焦,阻碍气机,脾胃升降失司,则致胸闷、泛恶、食欲缺乏,甚至呕吐、泄泻。

(4)感受时邪:外感时疫之邪,犯于肺胃二经。疫邪性烈,易于传变,故起病急骤;邪犯肺卫,郁于肌表,则初起发热、恶寒、肌肉酸痛;疫火上熏,则目赤咽红;邪毒犯胃,胃气上逆,则见恶心、呕吐等症。

(二)病机

本病的发病是外因作用于内因的结果,病变部位主要在肺。外邪经口鼻或皮毛侵犯肺卫。肺司呼吸,外合皮毛,主腠理开合,开窍于鼻,邪自口鼻吸入,皮毛开合失常,卫阳被遏,故恶寒发热、头痛、身痛;咽喉为肺之门户,外邪循经相犯,可见鼻塞流涕或咽喉红肿;肺失宣肃,产生咳嗽。这就是外邪侵袭产生诸症的机制。由于风邪夹邪的性质不同,病机变化亦有区别:夹热,因热为阳邪,表现为风热证;夹寒,因寒为阴邪,主收引,腠理闭塞,表现为风寒证;夹暑,因暑多兼湿,困阻中焦,常表现为脾胃升降失司而呕吐、泄泻。

(1)小儿肺常不足,肺失清肃,气机不利,津液凝聚为痰,以致痰阻气道,则为感冒夹痰。

(2)小儿脾常不足,饮食不节,感冒之后,往往影响运化功能,再加之乳食未节,以致乳食停滞不化,阻滞中焦,则为感冒夹滞。

(3)小儿神气怯弱,筋脉未盛,若见高热熏灼,容易扰动心肝,产生心神不宁、惊惕抽风,则为感冒夹惊。

四、临床诊断

(一)诊断要点

(1)气候骤变,冷暖失调,或与感冒患者接触,有感受外邪病史。

(2)有发热、恶风寒、鼻塞流涕、喷嚏、微咳等症状。

(3)感冒伴兼夹证者,可见咳嗽加剧,喉间痰鸣;或脘腹胀满,不思饮食,呕吐酸腐,大便失调;或睡卧不宁,惊惕抽风。

(4)特殊类型感冒:可见咽部充血,咽腭弓、悬雍垂、软腭等处有 2～4 mm 的疱疹,或滤泡性眼结膜炎及颈部、耳后淋巴结肿大等体征。

(5)血象检查:病毒感染者白细胞总数正常或偏低,继发细菌感染者白细胞总数及中性粒细胞均增高。

(6)病原学检查:鼻咽或气管分泌物病毒分离或桥联酶标法检测,可做病毒学诊断。咽拭子培养可有病原菌生长;链球菌感染者,血中抗链球菌溶血素"O"(ASO)滴度增高。

(二)病证鉴别

(1)急性传染病早期:多种急性传染病的早期都有类似感冒的症状,如麻疹、百日咳、水痘、幼儿急疹、传染性非典型肺炎、流行性脑脊髓膜炎等,应根据流行病学史、临床表现、实验室资料及其演变特点等加以鉴别。

(2)急性感染性喉炎(急喉喑):本病初起仅表现发热、微咳,当患儿哭叫时可闻及声音嘶哑,病情较重时可闻犬吠样咳嗽及吸气性喉鸣。

(3)麻疹早期:麻疹早期可因外邪侵犯肺卫,表现为发热、微恶风寒、鼻塞流涕、咳嗽等症状。但其有明显的麻疹特殊表现,如目胞赤肿、泪水汪汪、畏光羞明、倦怠思睡、麻疹黏膜斑等。

(4)肺炎喘嗽:本病是以肺热炽盛为主要病机的肺系疾病,初期邪犯肺卫可有肺卫表证,但常同时具有发热、咳嗽、气喘、鼻扇等证候特点。

(5)如出现感冒夹惊抽搐者,应注意与中枢神经系统感染性疾病进行辨别。

五、辨证思路

(一)辨别四时感冒与时疫感冒

四时感冒一般肺系症状明显,全身症状较轻,无流行趋势;时疫感冒一般肺系局部症状不明显,而全身症状较重,有在同一地区流行传播的特点。

(二)辨别风寒风热

如具有肺卫表证伴唇舌咽红者为风热;具有肺卫表证而唇舌咽不红者为风寒。

(三)辨别兼夹证候

除有表证外,兼见咳嗽较剧,咳声重浊,喉中痰鸣,舌苔白腻,脉浮滑等表现者为夹痰;兼见脘腹胀满,不思乳食,呕吐酸腐,口气秽浊,大便酸臭等为夹滞;兼见惊惕啼叫,睡卧不宁,甚或惊风抽搐,舌尖红,脉弦数等为夹惊。

六、治疗原则

小儿感冒的治疗与成人相同,应以解表为主,根据寒热辨证,治法有辛温、辛凉之别。但小儿感冒治疗还应注意以下几点:①小儿感冒容易出现夹痰、夹滞、夹惊等兼夹证,因此应同时注意兼夹证的治疗;②小儿表虚卫外不固,治疗宜以轻清疏解为主,不宜过汗,以防耗伤气阴;③小儿感冒容易化热,若表证未解,兼里热内郁,或已有燥屎内结,需用清热解毒或下法时应慎重,须防苦寒伤伐脾胃。

治疗感冒,以疏风解表为基本原则。根据不同的证型分别治以辛温解表、辛凉解表、清暑解表、清热解毒。治疗兼证,在解表基础上,分别佐以化痰、消导、镇惊之法。小儿为稚阴稚阳之体,发汗不宜太过,防止津液耗损。小儿感冒易于寒从热化,或热为寒闭,形成寒热夹杂证,单用辛凉药汗出不透,单用辛温药助热化火,故常以辛凉、辛温药并用。体质虚弱者可采用扶正解表法。本病除内服汤药外,还常使用中成药等法治疗。

七、证治分类

(一)主证

1.风寒感冒

证候:发热,恶寒,无汗,头痛,鼻塞流清涕,喷嚏,咳嗽,咽喉痒、无红肿,舌淡红,苔薄白,脉浮

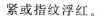

紧或指纹浮红。

辨证：本证主要由于风寒束表，卫阳受遏，经气不得宣畅，邪正交争而出现一系列风寒表证。辨证要领为有外感表证与唇舌咽部不红。小儿感冒风寒，邪盛正实者，易于从阳化热，演变转化为热证。若患儿素蕴积热，复感风寒，也可见恶寒、头痛、身痛、流清涕、面赤唇红、口干渴、咽红、舌质红、苔薄黄等外寒里热之证。

发热，恶寒，头痛，无汗——风寒束表，卫阳受遏，经气不得宣畅，邪正交争。

鼻塞流清涕，喷嚏，咳嗽，咽喉痒——风寒犯肺，肺气失宣，外窍失利。

咽不红，舌淡红，苔薄白，脉浮紧或指纹浮红——均为风寒之象。

治法：辛温解表。

本证风寒束表，卫阳受遏，故治当辛温解表，重在祛邪。通过辛温发汗，使风寒之邪由表而散。

方药：荆防败毒散加减。

方解：方中荆芥、防风、羌活、苏叶解表散寒，前胡宣肺化痰，桔梗宣肺利咽，甘草调和诸药。全方共奏辛温散寒，发汗解表之功。

加减：头痛明显加葛根、白芷散寒止痛；恶寒重、无汗加桂枝、麻黄解表散寒；咳声重浊加白前、紫菀宣肺止咳；痰多加半夏、陈皮燥湿化痰；呕吐加半夏、生姜、竹茹降逆止呕；纳呆、舌苔白腻去甘草，加厚朴和胃消胀；外寒里热证加黄芩、石膏等清热泻火之药物。

2.风热感冒

证候：发热重，恶风，有汗或少汗，头痛，鼻塞，鼻流浊涕，喷嚏，咳嗽，痰稠色白或黄，咽红肿痛，口干渴，舌质红，苔薄黄，脉浮数或指纹浮紫。

辨证：本证为外感风热，或寒从热化。咽部是否红肿，为本证与风寒感冒的鉴别要点。小儿感冒风热，正邪交争激烈，易于从热化火，犯扰心肝而出现夹惊之证。

发热重，有汗或少汗——邪在卫表，寒从热化，腠理开泄，故发热重而有汗出。

鼻流浊涕，痰稠或黄——肺气不利，肺有郁热之象。

咽喉红肿疼痛——风热上乘，搏结咽喉。

口干渴，舌质红，苔薄黄，脉浮数或指纹浮紫——风热犯表之象。

治法：辛凉解表。

本证由于风热袭表，肺卫郁热，正邪交争，故治当以辛凉以解表热。通过辛凉发汗，使风热之邪由表而散。

方药：银翘散加减。

方解：方中金银花、连翘解表清热；薄荷、桔梗、牛蒡子疏风散热，宣肺利咽；荆芥、豆豉辛温透表，助辛凉药散表达邪外出；芦根、竹叶清热生津除烦。全方共奏辛凉发汗，解热散邪之功。

加减：高热加栀子、黄芩清热；咳嗽重，痰稠色黄加桑叶、瓜蒌皮、鱼腥草宣肺止咳祛痰；咽红肿痛加蝉蜕、蒲公英、玄参清热利咽；大便秘结加枳实、生大黄通腑泄热。

3.暑邪感冒

证候：高热持续，无汗或汗出热不解，头晕、头痛，鼻塞，身重困倦，胸闷，泛恶，口渴心烦，食欲缺乏，或有呕吐、泄泻，小便短黄，舌质红，苔黄腻，脉数或指纹紫滞。

辨证：《素问·热论》说"后夏至日者为病暑"，本证以发于夏季，高热，汗出热不解，身重困倦，食欲缺乏，舌红，苔黄腻为特征。偏热重者高热，头晕、头痛，口渴心烦，小便短黄；偏湿重者发热，有汗或汗出热不解,身重困倦,胸闷泛恶,食欲缺乏,或见泄泻。

高热持续,心烦——暑为阳邪,内归于心,心火内炽。

无汗或汗出热不解——暑夹湿邪,其性黏腻,缠绵难去,故常微汗出而热不解。

身重困倦,胸闷,泛恶,食欲缺乏——暑邪夹湿,湿困中焦,脾胃升降失司。

头晕、头痛,鼻塞——暑湿犯表,清阳不升。

舌质红,苔黄腻,脉数或指纹紫滞——为暑热夹湿之证。

治法:清暑解表。

暑为阳邪,多夹湿邪,侵袭机体,清暑当从表散,清暑应兼除湿,使湿去热孤,方能解热。

方药:新加香薷饮加减。

方解:香薷发汗解表化湿;金银花、连翘清热解暑;厚朴行气和中,理气除痞;扁豆健脾和中,利湿消暑。

加减:偏热重者加黄连、栀子清热,偏湿重加佩兰、藿香、豆豉祛暑利湿,呕吐加竹茹降逆止呕,大便溏薄加葛根、黄芩、苍术清肠化湿。

4.时疫感冒

证候:起病急骤,全身症状重。高热,恶寒,无汗或汗出热不解,头痛,心烦,目赤咽红,肌肉酸痛,腹痛,或有恶心、呕吐,舌质红,舌苔黄,脉数。

辨证:本证以起病急骤,肺系症状轻、全身症状重,有传染性为特征。表证重者高热,无汗或汗出热不解,头痛,肌肉酸痛;里证重者目赤,腹痛,或恶心、呕吐。

起病急骤,全身症状重——时疫毒邪,犯及人体,正邪交争,故起病急而全身酸痛。

高热,恶寒,头痛——时疫邪毒犯表,正邪相恃,清阳受扰。

无汗或汗出热不解,肌肉酸痛,腹痛,或有恶心、呕吐——时疫邪毒夹湿,肌表不疏,脾胃困遏,升降失司。

心烦,目赤咽红——时疫化火,内扰心肝。

舌质红,舌苔黄,脉数——邪热内盛之象。

治法:清热解毒。

方药:银翘散合普济消毒饮加减。

方解:常用金银花、连翘清热解毒,荆芥、羌活解表祛邪,栀子、黄芩清肺泄热,大青叶、桔梗、牛蒡子宣肺利咽,薄荷辛凉发散。

加减:高热加柴胡、葛根解表清热;恶心、呕吐加竹茹、黄连降逆止呕。

(二)兼证

1.夹痰

证候:感冒兼见咳嗽较剧,痰多,喉间痰鸣。

辨证:风邪犯肺,肺失清宣,津液敷布失常,水液停聚为痰。此外,小儿脾常不足,肺病及脾,运化失职,水湿不化亦聚而为痰。本证以兼见咳嗽剧烈,痰多喉鸣为特征。

咳嗽较剧——痰贮于肺,气道不利。

痰多——肺失治节,水津失布,津液内停,聚而为痰。

喉间痰鸣——痰浊内盛,壅阻气道。

治法:风寒夹痰者,辛温解表,宣肺化痰;风热夹痰者,辛凉解表,清肺化痰。

方药:在疏风解表的基础上,风寒夹痰证加用三拗汤、二陈汤,常用麻黄、杏仁、半夏、陈皮等

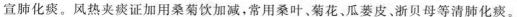

宣肺化痰。风热夹痰证加用桑菊饮加减,常用桑叶、菊花、瓜蒌皮、浙贝母等清肺化痰。

2.夹滞

证候:感冒兼见脘腹胀满,不思饮食,呕吐酸腐,口气秽浊,大便酸臭,或腹痛泄泻,或大便秘结,小便短黄,舌苔厚腻,脉滑。

辨证:本证可为先有食滞中焦,后感受风邪而发生感冒夹滞,也可在感受风邪之后,肺脏受邪,影响脾胃的升降,乳食内停,积而化热所致。

脘腹胀满,不思饮食,呕吐酸腐——食停中脘,脾气不升,胃失和降。

口气秽浊,大便酸臭——食积化腐,食滞中焦则浊气上逆。

大便不调,小便短黄——积滞内停,运化失职,蕴蒸生热。

舌苔厚腻,脉滑——为食积内滞之证。

治法:解表兼以消食导滞。

方药:在疏风解表的基础上,加用保和丸加减。常加用焦山楂、焦神曲、鸡内金消食化积;莱菔子、枳壳导滞消积。若大便秘结,小便短黄,壮热口渴,加大黄、枳实通腑泄热。

3.夹惊

证候:感冒兼见惊惕哭闹,睡卧不宁,甚至骤然抽风,舌质红,脉浮弦。

辨证:小儿心神怯弱,筋脉未盛,外感邪热化火内扰心肝,易于生惊动风,故在病理上表现肝常有余、心常有余的特点。

惊惕哭闹,睡卧不宁——热扰于心,神明失主。

骤然抽风——热扰于肝,风阳鼓动。

舌质红,脉浮弦——风热动风之证。

治法:解表兼以清热镇惊。

方药:在疏风解表的基础上,加用镇惊丸加减。常加用钩藤、僵蚕、蝉蜕。另服小儿回春丹或小儿金丹片。

八、其他疗法

(一)中药成药

1.午时茶

每服 1/2～1 包,1 d 2～3 次。用于风寒感冒夹滞。

2.健儿清解液

每服 5～10 mL,1 d 3 次。用于风热感冒夹滞。

3.小儿消炎栓

每次直肠给药 1 粒(1.5 g),1 d 2 次。用于风热感冒。

4.清开灵颗粒

每服 3～6 g,1 d 2～3 次。用于风热感冒、感冒夹惊。

5.抗病毒口服液

每服 10 mL,1 d 2～3 次。用于时疫感冒。

(二)药物外治

香薷 30 g,柴胡 30 g,扁豆花 30 g,防风 30 g,金银花 50 g,连翘 50 g,淡豆豉 50 g,鸡苏散 50 g,石膏 50 g,板蓝根 50 g。煎水 3 000 mL,候温沐浴。1 d 1～2 次。用于暑邪感冒。

(三)针灸疗法

1.针法

取大椎、曲池、外关、合谷。头痛加太阳,咽喉痛加少商。用泻法,每天 1～2 次。用于风热感冒。

2.灸法

取大椎、风门、肺俞。用艾炷 1～2 壮,依次灸治,每穴 5～10 min,以表面皮肤温热为宜,每天 1～2 次。用于风寒感冒。

九、预防与调护

(一)预防

(1)经常户外活动,呼吸新鲜空气,多晒太阳,加强体格锻炼。

(2)根据气候变化,及时增减衣服。

(3)避免与感冒患者接触,感冒流行期间尽量不去公共场所,不要用手揉搓鼻眼,到过公共场所后要勤洗手。

(4)必要时可接种流感疫苗。

(5)反复呼吸道感染儿童,可按"反复呼吸道感染"节在非急性感染期根据辨证予以辨证固本治疗,以减少复感。

(二)调护

(1)居住房屋应经常开窗,并保持室内空气流通、新鲜。每天用食醋 50 mL,加水熏蒸 20～30 min,进行空气消毒。

(2)发热期间多饮热水,汤药应热服。饮食易消化、清淡,如米粥、新鲜蔬菜、水果等,忌食辛辣、冷饮、油腻食物。

(3)注意观察病情变化,及早发现感冒兼证。

(林光温)

第二节　咳　　嗽

一、概述

(一)定义

咳嗽是指以咳嗽或伴咳痰为临床主证的疾病。

咳嗽为儿科临床最常见的症状之一,外感或内伤所致的多种急慢性疾病都可引起咳嗽。本节所论仅仅指咳嗽为主证的疾病,其他各种疾病引起的咳嗽症状只能参考本节进行辨证论治。

(二)命名

《素问》中即有"咳论"专篇论述其病机和症状。有关小儿咳嗽的记载,首见于《诸病源候论·小儿杂病诸候·嗽候》:"嗽者,由风寒伤于肺也。肺主气,候皮毛,而俞在于背。小儿解脱,风寒伤皮毛,故因从肺俞入伤肺,肺感微寒,即嗽也。"《幼幼集成·咳嗽证治》指出:"凡有声无痰

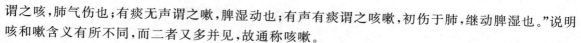

谓之咳,肺气伤也;有痰无声谓之嗽,脾湿动也;有声有痰谓之咳嗽,初伤于肺,继动脾湿也。"说明咳和嗽含义有所不同,而二者又多并见,故通称咳嗽。

(三)范围

在小儿时期,许多外感、内伤疾病及传染病都可兼见咳嗽症状。若不是以咳嗽为突出主证的病证,则不属于本病。中医学小儿咳嗽相当于西医学的急慢性支气管炎。

(四)发病情况

1.发病季节

小儿咳嗽一年四季均可发生,而以冬春二季多见。

2.好发年龄

任何年龄小儿皆可发病,以婴幼儿为多见。

3.临床特点

小儿咳嗽有外感和内伤之分,临床上以外感咳嗽为多见,表现为起病急、病程较短、多伴表证、多为实证的特点。小儿咳嗽常有痰而不会自咯,故只能以咳嗽声的清浊判断有痰无痰及痰液的多少。

(五)治疗转归

本病一般预后良好,若能及时辨治,大多病情可愈。若治疗不及时或调护失宜,邪未去而病情加重,可发展为其他重病。小儿外感咳嗽如治不及时,可致邪毒深入,化热化火,以致痰火闭肺,形成肺炎喘嗽之证;若咳嗽表邪未尽,过早使用或误用酸涩收敛之药,也可致肺气郁闭,痰留胸膈,形成哮喘之宿根。

二、学术源流

关于咳嗽病名,始于《黄帝内经》。《素问·咳论》论咳精深,开宗明义阐发"五脏六腑皆令人咳,非独肺也"的理论。刘河间《素问病机气宜保命论·咳嗽论》将咳、嗽二字分别剖析,称:"咳谓无痰而有声,肺气伤而不清也;嗽是无声而有痰,脾湿动而为痰也。咳嗽谓有痰而有声,盖因伤于肺气,动于脾湿,咳而为嗽也。"

有关小儿咳嗽的记载,首见于《诸病源候论·小儿杂病诸候·嗽候》,该篇论述了咳嗽的病因、病机、传变等,认为小儿咳嗽病因多由外感六淫之邪而来,而病位主要在于肺。《诸病源候论·小儿杂病诸候·病气候》曰:"肺主气,肺气有余,即喘咳上气。若又为风冷所加,即气聚于肺,令肺胀,即胸满气急也。"《活幼心书·咳嗽》指出:"咳嗽者,固有数类,但分寒热虚实,随证疏解,初中时未有不因感冒而伤于肺。"说明了咳嗽的病因多由外感引起。此外,肺脾虚弱则是本病的主要内因。

有关小儿咳嗽的治疗,古代儿科文献有较丰富的记载。如《小儿药证直诀·咳嗽》曰:"夫嗽者,肺感微寒。八九月间,肺气大旺,病嗽者,其病必实,非久病也。其证面赤、痰盛、身热,法当以葶苈丸下之。若久者,不可下也。十一月、十二月嗽者,乃伤风嗽也,风从背脊第三椎肺俞穴入也,当以麻黄汤汗之。有热证,面赤、饮水、涎热、咽喉不利者,宜兼柑橘汤治之。若五七日间,其证身热、痰盛、唾黏者,以褊银丸下之。有肺盛者,咳而后喘,面肿,欲饮水,有不饮水,其身即热,以泻白散泻之。若伤风咳嗽五七日,无热证而但嗽者,亦葶苈丸下之,后用化痰药。有肺虚者,咳而哽气,时时长出气,喉中有声,此久病也,以阿胶散补之。痰盛者,先实脾,后以褊银丸微下之,涎退即补肺。补肺如上法。有嗽而吐水,或青绿水者,以百祥丸下之。有嗽而吐痰涎、乳食者,以白饼子下之。有嗽而咳脓血者,乃肺热,食后服柑橘汤。久嗽者,肺亡津液,阿胶散补之。咳而痰实,不甚,喘而面赤,时饮水者,可褊银丸下之。治嗽大法:盛即下之,久即补之,更量虚实,以意增损。"详细阐述了各种咳嗽证候的治法及选方。

《丹溪心法·咳嗽》曰:"上半日多嗽者,此属胃中有火,用贝母、石膏降胃火。午后嗽多者,属阴虚,必用四物汤加炒柏、知母降火。黄昏嗽者,是火气浮于肺,不宜用凉药,宜五味子、五倍子,敛而降之。五更嗽多者,此胃中有食积,至此时火气流入肺,以知母、地骨皮降肺火。"提出了清实火、降虚火的不同治法。《普济方·婴孩咳嗽喘门·总论》曰:"治嗽之法,肺脉实为气壅内热,宜清利行之。肺脉濡散为肺虚,宜补肺以安之。其间久嗽曾经解利,以致脾胃虚寒,饮食不进,则用温中助胃,加以和平治嗽之剂调理。然诸气诸痰嗽喘之类,惟用枳壳为佳。此药不独宽中,且最能行气,气下则痰下,他证自平矣"。《婴童类萃·咳嗽论》曰:"大凡热则泄之,寒则散之,有余者泻之,不足者补之。发散必以辛甘,涌泄系乎酸苦"。《医镜·小儿咳嗽》曰:"小儿咳嗽,风热居多,而寒者间或有之。以其为纯阳之体,其气常热,而不甚惧寒也。凡肌肉肥白者,易于惹风。色赤而结实者,易于感热。惟虚弱瘦损,面青不实,乃易感寒焉……药剂以清为佳,而服药亦不宜太骤,逐匙进之,不尽剂。"《活幼精要·咳嗽》说:"凡见咳嗽,须究表里。有热解表,温平顺气。和顺三焦,滋润肺经,化痰退热,避风慎冷。不可妄汗,不可妄下。鼻流清涕,面白痰薄,日轻夜重,微有邪热,冷嗽之因。鼻热面赤,痰稠脉数,日重夜轻,热嗽之源。治嗽之法,先实脾土,脾土得实,肺自和平。"提出了各种不同证型咳嗽的治法要领。

三、病因病机

(一)病因

"五脏所伤肺为咳""咳证虽多,无非肺病"。小儿肺常不足,肌肤柔嫩,藩篱疏薄,肺脏尤娇,卫外不固,易为外邪所侵;小儿脾常不足,易为饮食所伤,脾虚易生痰湿,上贮于肺,皆易发生咳嗽。故小儿咳嗽的病因,主要外因为感受风邪,主要内因为肺脾虚弱。

1.外因

主要为感受风邪。风邪致病,首犯肺卫,肺为邪侵,壅阻肺络,气机不宣,清肃失司,肺气上逆,则致咳嗽。风为百病之长,其他外邪多随风侵袭,犯肺作咳。

(1)感受风寒:若风夹寒邪,风寒束肺,肺气失宣,则见咳嗽频作,咽痒声重,痰白清稀。

(2)感受风热:若风夹热邪,风热犯肺,肺失清肃,则致咳嗽不爽,痰黄黏稠。

2.内因

小儿咳嗽的内因主要为肺脾虚弱,并由此而致生痰蕴热或痰湿蕴肺,又可因肺脾虚弱而久嗽难止。

(1)痰热蕴肺:小儿肺脾虚弱,气不化津,痰易滋生。若外感邪热稽留,炼液生痰,或素有食积内热,或心肝火盛,痰热相结,阻于气道,肺失清肃,则致咳嗽痰多,痰稠色黄,不易咯出。

(2)痰湿蕴肺:小儿脾常不足,易为乳食、生冷所伤,则使脾失健运,水谷不能生成精微,酿为痰浊,上贮于肺。肺脏娇嫩,不能敷布津液,化液生痰,痰阻气道,肺失宣降,气机不畅,则致咳嗽痰多,痰色白而稀。

(3)肺气亏虚:小儿禀赋不足素体虚弱者,或外感咳嗽经久不愈耗伤正气后,致使肺气亏虚,脾气虚弱,运化失司,气不布津,痰液内生,蕴于肺络,则致久咳不止,咳嗽无力,痰白清稀。

(4)肺阴亏虚:小儿肺脏嫩弱,若遇外感咳嗽日久不愈,正虚邪恋,热伤肺津,阴津受损,阴虚生内热,损伤肺络,或阴虚生燥,而致久咳不止,干咳无痰,声音嘶哑。

（二）病机

小儿咳嗽病因虽多,但其发病机制则一,皆为肺脏受累,宣肃失司而成。外感咳嗽病起于肺,内伤咳嗽可因肺病迁延,或他脏先病,累及于肺所致。

咳嗽病位主要在肺,由肺失宣肃所致,分外感、内伤两大类。《素问·咳论》指出:"五脏六腑皆令人咳,非独肺也。"《景岳全书·咳嗽》指出:"外感咳嗽,其来在肺,故必由肺以及他脏……内伤之咳,先伤他脏,故必由他脏以及肺。"叶天士《临证指南医案·咳嗽》明确提出:"咳为气逆,嗽为有痰,内伤外感之因甚多,确不离乎肺脏为患也。"故小儿咳嗽的病变部位主要在肺,病理机制以肺失宣肃为主。肺为娇脏,其性清宣肃降,上连咽喉,开窍于鼻,外合皮毛,主一身之气,司呼吸。外邪从口鼻或皮毛而入,邪侵入肺,肺气失宣,清肃失职,发生咳嗽。小儿咳嗽亦常与脾相关。小儿脾常不足,脾虚生痰,上贮于肺,或咳嗽日久不愈,耗伤正气,可转为内伤咳嗽。而内伤咳嗽正气不足,复感外邪,也可出现表里俱病,虚实夹杂之证。

外感咳嗽起病比较急,病程相对较短,以表证为主要表现,多属实证;内伤咳嗽起病相对缓慢,病程迁延,以里证为主要表现,先为实证,久则转为虚证或虚实夹杂证。

四、临床诊断

（一）诊断要点

(1)好发于冬春二季,常于气候变化时发病。

(2)病前多有感冒史。

(3)咳嗽为主要临床症状。

(4)肺部听诊:两肺呼吸音粗糙,可闻及干啰音、不固定的粗湿啰音。

(5)血常规检查:病毒感染者血白细胞总数正常或偏低,细菌感染者血白细胞总数及中性粒细胞增高。

(6)病原学检查:鼻咽或气管分泌物标本作病毒分离或桥联酶标法检测,可用作病毒学诊断。肺炎支原体抗体(IgG、IgM)检测,可用作肺炎支原体感染诊断。痰细菌培养,可用作细菌学诊断。

(7)X线检查:胸片显示肺纹理增粗模糊,肺门阴影增深。

（二）病证鉴别

咳嗽应与肺炎喘嗽、百日咳、原发型肺结核(肺痨)等鉴别。

1.肺炎喘嗽

(1)临床表现:起病较急,除咳嗽表现外,常伴有发热与呼吸急促,鼻翼翕动,严重者出现烦躁不安,面色苍白、青灰或唇甲青紫等症。

(2)肺部听诊:可闻及中细湿啰音。

(3)胸部X线检查:肺纹理增多、紊乱,可见小片状、斑片状阴影,或见不均匀的大片状阴影。

2.百日咳(顿嗽)

以阵发性痉挛性咳嗽为主证,咳后有鸡鸣样回声,并咯出痰涎,病程迁延日久,有传染性。

3.原发型肺结核(肺痨)

(1)临床表现:多有结核接触史,以低热、咳嗽、盗汗为主证。结核菌素试验的红斑硬结直径≥20 mm,气道排出物中可找到结核分枝杆菌。

（2）胸部 X 线检查：显示活动性原发型肺结核改变，纤维支气管镜检查可见明显的支气管结核病变。

五、辨证思路

（一）辨外感内伤

小儿咳嗽起病急、病程短、兼有表证者多属外感咳嗽；如病势缓慢，病程较长，并伴不同程度脏腑虚证者多属内伤咳嗽。

（二）辨寒热虚实

通过小儿咳嗽的痰涎色量及伴随症状辨别。咳声频频，喉痒声重，伴鼻流清涕等肺卫表证、唇舌淡红、苔薄白、咽不红者，多属风寒咳嗽；咳声高亢气粗，或咳声嘶哑，伴鼻流浊涕等表证、唇舌咽红者，多属风热咳嗽；干咳阵阵，气涌作呛，舌红苔黄燥者，多为燥火伤肺；干咳或咳声短促而哑，舌红少苔或花剥者多属肺阴耗伤。咳声高亢，有力，为实；咳声低微，气短无力，为虚。痰稀色白易咯者多属寒；痰黄质黏咯之不爽者多属于热。

六、治疗原则

咳嗽治疗，应分清外感、内伤。外感咳嗽以疏散外邪，宣通肺气为基本法则，根据寒、热证候不同治以散寒宣肺、解热宣肺。外感咳嗽一般邪气盛而正气未虚，治疗时不宜过早使用滋腻、收涩、镇咳之药，以免留邪。误用滋腻之品则易生痰湿，过用镇咳之品不利观察病情；表邪未尽而过早使用收涩之品易致关门留寇之误。内伤咳嗽应辨别病位、病性，随证施治。痰盛者，按痰热、痰湿不同，分别治以清肺化痰、燥湿化痰。气阴虚者，按气虚、阴虚之不同，分别治以健脾补肺、益气化痰；养阴润肺、兼清余热之法。本病除内服药物外，还常使用中成药等方法治疗。

七、证治分类

（一）外感咳嗽

1.风寒咳嗽

证候：咳嗽频作、声重，咽痒，痰白清稀，恶寒无汗，发热头痛，全身酸痛，舌苔薄白，脉浮紧或指纹浮红。

辨证：本证多发生于冬春寒冷季节，起病急，咳嗽频作、声重，咽痒，痰白清稀为其特征。若风寒夹热，则见声音嘶哑、恶寒、鼻塞、咽红、口渴等症。

咳嗽频作——风寒犯肺，肺气失宣，肺窍失利。

声重咽痒——肺主声，诸痒皆属于风，风邪内郁于肺。

痰白清稀——风寒闭肺，水液输化无权，留滞肺络，凝而为痰。

恶寒无汗，发热头痛——风寒外束，腠理闭塞。

全身酸痛——风寒外袭，郁于肌腠，经络不舒。

舌苔薄白，脉象浮紧，指纹浮红——均主风寒束表。

治法：疏风散寒，宣肺止咳。

本证风寒犯肺，肺卫失宣，故治以疏散风寒为主，肺气宣发则咳嗽可平。外感咳嗽均以辛味宣发为主，所谓"治上焦如羽，非轻不举"。

方药：金沸草散加减。

方解：金沸草祛风化痰止咳，前胡、荆芥解散风寒，细辛温经发散，半夏、茯苓燥湿化逆，生姜散寒化痰，甘草、大枣调和诸药。邪散气顺则咳嗽自止。

加减：寒邪较重，咳痰不爽，气逆喘促者，加水炙麻黄辛温宣肺；咳甚者加杏仁、桔梗、枇杷叶宣肺止咳；痰多者加陈皮、浙贝母化痰理气；恶寒头痛甚者加防风、白芷、川芎温散寒邪。

若为风寒夹热证，方用杏苏散加大青叶、黄芩清肺热。

2.风热咳嗽

证候：咳嗽不爽，鼻流浊涕，痰黄黏稠，不易咯出，口渴咽痛，伴有发热恶风，头痛，微汗出，舌质红，苔薄黄，脉浮数或指纹浮紫。

辨证：本证可为感受风热而发，也可为风寒化热产生，以咳嗽不爽，痰黄黏稠为特征。风热咳嗽与燥热咳嗽在脉证上有很多相似之处，如咳嗽不爽，身热，舌红脉数等。但燥热咳嗽属于风燥伤肺，津液被烁，故多干咳无痰，鼻燥咽干，咳甚则胸痛等。

咳嗽不爽，鼻流浊涕——风热犯肺，肺失清肃，气道不宣，故咳嗽不爽。鼻通于肺，肺热熏灼，故鼻流浊涕。

痰黄黏稠，不易咯出——风热之邪灼津炼液成痰。

发热恶风，头痛，微汗出——肺主皮毛，风热束表，客于皮毛，疏泄失司。

咽痛——咽喉为肺气出入通道，肺热上熏于咽则痛。

口渴——热邪熏灼，津液耗伤。

舌苔薄黄，脉象浮数，指纹红紫——风热邪在肺卫。

治法：疏风解热，宣肺止咳。

方药：桑菊饮加减。

方解：桑叶、菊花疏散风热；薄荷、连翘、大青叶辛凉透邪，清热解表；杏仁、桔梗宣肺止咳；芦根清热生津；甘草调和诸药。

加减：肺热重加金银花、黄芩清宣肺热，咽红肿痛加土牛膝根、板蓝根、玄参利咽消肿，咳重加枇杷叶、前胡清肺止咳，痰多加浙贝母、瓜蒌皮止咳化痰。

若为风热夹湿证，方中加薏苡仁、半夏、橘皮宣肺燥湿。风燥犯肺证，用桑杏汤加减。

（二）内伤咳嗽

1.痰热咳嗽

证候：咳嗽痰多，色黄黏稠，难以咯出，甚则喉间痰鸣，发热口渴，烦躁不宁，尿少色黄，大便干结，舌质红，苔黄腻，脉滑数或指纹紫。

辨证：本证以咯痰多，色黄黏稠，难以咯出为特征。热重者发热口渴，烦躁不宁，尿少色黄，大便干结；痰重者喉间痰鸣，舌苔腻，脉滑数。

咳嗽痰多，色黄黏稠，难以咯出——肺热蒸灼，脾火素蕴，炼液成痰，阻于气道。

发热面红目赤——气火上升，里热熏蒸，肺气不宣。

发热口渴，烦躁不宁——肺热灼津，心火内盛。

尿少色黄，大便干结——火热内盛，肺气不降。

舌质红，苔黄腻，脉滑数或指纹紫——痰热内盛。

治法：清肺化痰止咳。

本证由于痰热壅阻肺络所致，故治当清肺化痰，痰盛者侧重化痰止咳，热重者侧重清肺降火。

方药：清金化痰汤加减。

方解：桑白皮、前胡、款冬花肃肺止咳，黄芩、栀子、鱼腥草清泄肺热，桔梗、浙贝母、橘红止咳化痰，麦冬、甘草润肺止咳。

加减：痰多色黄，黏稠难咯加瓜蒌皮、胆南星、葶苈子清肺化痰；咳重，胸胁疼痛加郁金、青皮理气通络；心烦口渴加生石膏、竹叶清心除烦；大便秘结加瓜蒌仁、制大黄涤痰通便。

2.痰湿咳嗽

证候：咳嗽重浊，痰多壅盛，色白而稀，喉间痰声辘辘，胸闷纳呆，神乏困倦，舌淡红，苔白腻，脉滑。

辨证：本证多见于素体脾虚患儿，以痰多壅盛，色白而稀为特征。

咳嗽重浊，痰多壅盛——痰湿从脾胃滋生，上渍于肺。

色白而稀，喉间痰声辘辘——痰湿内停，壅于气道。

胸闷纳呆，神乏困倦——痰湿内停，气失宣展，脾失运化，不思进食。

舌淡红，苔白腻，脉滑——痰湿内停。

治法：燥湿化痰止咳。

方药：三拗汤合二陈汤加减。

方解：炙麻黄、杏仁、白前宣肺止咳，陈皮、半夏、茯苓燥湿化痰，甘草和中。

加减：痰涎壅盛加苏子、莱菔子利气化痰；湿盛加苍术、厚朴燥湿健脾，宽胸行气；咳嗽重加款冬花、百部、枇杷叶宣肺化痰；纳呆者加焦神曲、炒麦芽、焦山楂醒脾消食。

3.气虚咳嗽

证候：咳而无力，痰白清稀，面色苍白，气短懒言，语声低微，自汗畏寒，舌淡嫩，边有齿痕，脉细无力。

辨证：本证常为久咳，尤多见于痰湿咳嗽转化而成，以咳嗽无力，痰白清稀为特征。偏肺气虚者气短懒言，语声低微，自汗畏寒；偏脾气虚者面色苍白，痰多清稀，食少纳呆，舌边齿痕。

咳而无力，气短懒言，语声低微——肺为气之主，肺虚则气无所主。

自汗畏寒，面色苍白——肺气虚弱，卫外不固。

痰白清稀——肺虚及脾，水湿不化，凝为痰饮。

舌淡嫩，边有齿痕，脉细无力——属肺脾气虚之象。

治法：健脾补肺，益气化痰。

本证因肺虚久咳，子病及母，培土可以生金，健脾即可补气、化痰、止咳。

方药：六君子汤加味。

方解：党参健脾益气，白术、茯苓健脾化湿，陈皮、半夏燥湿化痰，百部、炙紫菀宣肺止咳，甘草调和诸药。

加减：气虚重加黄芪、黄精补肺益气，咳重痰多加杏仁、川贝母、远志、炙枇杷叶化痰止咳，食少纳呆加焦山楂、焦神曲和胃消食。

4.阴虚咳嗽

证候：干咳无痰，喉痒，声音嘶哑，或痰少而黏，或痰中带血，不易咯出，口渴咽干，午后潮热或手足心热，舌红，少苔，脉细数。

辨证：本证多见于肺热久咳伤阴者，以干咳无痰，喉痒声嘶为特征。

干咳无痰，喉痒声嘶——温热久羁，津液被烁，阴虚生燥。

午后潮热，手足心热——阴虚内生虚热。

痰少而黏,咳痰带血——热炼肺津,损伤肺络。

口渴咽干——阴液受伤,无以上承。

舌红,少苔,脉细数——阴津亏虚之象。

治法:养阴润肺,兼清余热。

本证因阴虚生燥所致,故治当以养阴生津润燥为主,清热止咳为辅。

方药:沙参麦冬汤加减。

方解:南沙参清肺火,养肺阴;麦门冬、生地黄、玉竹清热润燥;天花粉、甘草生津保肺;桑白皮、炙冬花、炙枇杷叶宣肃肺气。

加减:阴虚重加地骨皮、石斛、阿胶养阴清热,咳嗽重加炙紫菀、川贝母、天门冬润肺止咳,咳重痰中带血加仙鹤草、黄芩、茅根清肺止血。

八、其他疗法

(一)中药成药

1.小儿宣肺止咳颗粒

1 岁以下每次服 2.5 g、1～3 岁 5 g、4～7 岁 8 g、8～14 岁 12 g,1 d 3 次。用于风寒外束、痰热郁肺证。

2.急支糖浆

每服 5～10 mL,1 d 3 次。用于风热咳嗽。

3.蛇胆川贝液

每服 10 mL,1 d 2～3 次。用于风热咳嗽,痰热咳嗽。

4.羚羊清肺散

每服 1～2 g,1 d 3 次。用于痰热咳嗽。

5.半夏露

每服 5～10 mL,1 d 2～3 次。用于痰湿咳嗽。

6.罗汉果止咳糖浆

每服 5～10 mL,1 d 2～3 次。用于阴虚咳嗽。

(二)推拿疗法

运内八卦、清肺平肝各 300 次,清天河水 200 次,开天门、推坎宫、推揉太阳各 50 次。加减法:风寒咳嗽,鼻塞流清涕加揉一窝风 300 次,发热加推三关 200 次;风热咳嗽,发热流浊涕、苔薄黄或厚腻加推六腑 200 次。每天 1 次,5 次为 1 个疗程。

(三)拔罐疗法

先用三棱针扎大椎穴,并在其周围 6 cm 处上下左右各刺 2 针,共计 8 针,以微出血为佳,然后用中型火罐,拔于穴位上,以侧面横拔为宜,10～15 min 起罐。适用于外感咳嗽。

九、预防与调护

(一)预防

(1)经常到户外活动,加强锻炼,增强小儿抗病能力。

(2)避免感受风邪,积极预防感冒。

(3)避免与煤气、烟尘等接触,减少不良刺激。

（4）对经常咳嗽的患儿,按反复呼吸道感染作恢复期固本治疗。

(二)调护

（1）保持室内空气新鲜、流通,室温以 18 ℃～20 ℃为宜,相对湿度 60%。

（2）注意休息,保持室内安静,咳嗽重的患儿可影响睡眠,应保证充足的睡眠。

（3）多喝水,经常变换体位及叩拍背部,使呼吸道分泌物易于咯出。

（4）饮食应给予易消化、富含营养之食品。婴幼儿尽量不改变原有的喂养方法,咳嗽时应停止喂哺或进食,以防食物呛入气管。年长儿饮食宜清淡,不给辛辣、炒香、油腻食物,少给生冷、过甜、过咸之品。

（5）注意观察病情变化。如注意观察患儿咳嗽发生的规律,咳痰的情况。特别要注意咳嗽与周围环境及饮食品种的相关影响因素;注意观察病程中有无体温的变化;注意用药后的病机转归变化,如痰量减少,干咳为主,及时随证更方。

（刘　葳）

第三节　哮　喘

一、概述

(一)定义

哮喘是一种反复发作的哮鸣气喘性肺系疾病。临床以发作时喘促气急,喉间痰吼哮鸣,呼气延长,严重者不能平卧,呼吸困难,张口抬肩,摇身撷肚,唇口青紫为特征。

哮与喘在概念上有所不同,《幼科折衷·喘症》说:"哮以声响名;喘以气息言;促以气短论也。夫喘促喉中如水鸡声者谓之哮;气促而连续不能以息者谓之喘。""哮"是呼吸时喉间的哮鸣之声,由痰吼而形成。"喘"指呼吸急促,张口抬肩,不能平卧。哮在发作时每兼气喘,而喘以呼吸气促困难为主,可见于多种急、慢性疾病之中,不一定兼哮。因哮必兼喘,故通称哮喘。

(二)命名

根据本病发病的病因、症状的不同,历代医家对本病有不同的命名。哮喘作为儿科病名,首见于朱丹溪《幼科全书》。历代医家还提出过一些含义与此类似的命名。

"哮吼"见《幼科折衷·喘症》,指喉中痰鸣如吼的喘证证候。

"呷嗽"见《诸病源候论·咳嗽病诸候》:"呼呷有声,谓之呷嗽。"根据发病时的症状特点而命名。

"哮嗽"见《婴童百问·喘急第五十六问》:"哮嗽声如拽锯。"根据发病时症状的特点而命名。

除了上述这些病症名称之外,古代儿科医籍中还有一些从病因、病机、病程等不同角度提出的哮喘证候名称。如风痰哮(《幼科释谜·哮喘原由症治》)、水哮(《幼科释谜·哮喘原由症治》)、年久哮(《幼科释谜·哮喘原由症治》)等。

(三)范围

本病相当于西医学所称的儿童哮喘。

西医学目前认为支气管哮喘包括儿童哮喘和咳嗽变异性哮喘。咳嗽变异性哮喘的中医归类

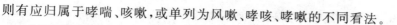

则有应归属于哮喘、咳嗽，或单列为风嗽、哮咳、哮嗽的不同看法。

（四）发病情况

哮喘是一种在世界范围内严重威胁人类健康的反复发作的慢性呼吸道变应性炎症疾病，其发病率和病死率有逐年增加的趋势。全球大约有 2 亿人患哮喘，近年来发病率又有增加趋势，特别是小儿哮喘有明显增多。我国小儿哮喘患病率为 2.0%～4.2%，有些地区甚至达到 10.1%～12.4%。哮喘全球防治创议指南（GINA）推广委员会 2004 年报告指出：中国每 10 万哮喘患者便有 36.7 人死亡，高居 49 个参加研究的国家地区哮喘患者死亡率之首。哮喘已成为一种严重的公共卫生问题而引起世界各国的高度重视。

1.发病时间

本病发作有明显的季节性，冬春二季及气候骤变时易发病，特别是在秋季入冬时节易于发作。因气候转冷，外寒引动伏痰而发病，如《景岳全书·喘促》说："喘有夙根，遇寒即发。"

一天之中，本病又常在夜半后、凌晨发作或加剧。因入夜之后，人体处于阳消阴长的过程中，阳气相对不足，故发作较重。

2.好发人群

任何年龄都可发病。初发年龄以 1～6 岁多见，多在 3 岁以内起病，与婴幼儿肺脾肾不足的生理特点突出有关。儿童期男孩患病率两倍于女孩，至青春期则无性别差异。

3.发病特点

本病大多由于小儿感冒而诱发，也有因接触其他异物而诱发者。因本病具有反复发作的特点，故前人称为"宿疾"，如《幼科发挥·肺所生病》说："或有喘疾，遭寒冷而发，发则连绵不已，发过如常，有时复发，此为宿疾。"

（五）治疗转归

中医注重整体调节哮喘患儿特应性体质，在防治哮喘方面具有一定的优势和特色。历代医家均认为哮喘为顽疾、痼疾，在治疗上既重视哮喘发作期的治标，更重视缓解期的治本，除了内服药外，还主张多种疗法同时应用，如敷贴、推拿等。

哮喘患儿可经治疗缓解或自行缓解，在正确的治疗和调护下，随年龄的增长，大都可以治愈。到 14 岁前后，随着肾气充盛，肺脾气壮，部分患儿发作可逐渐减少，以至痊愈。但也有些患儿屡发难止，延及成年，甚至遗患终身。哮喘反复发作者，则正气耗伤，肺、脾、肾渐虚，影响生长发育，重者形成鸡胸、龟背、形体瘦弱、身材矮小。

二、学术源流

关于哮喘病因的认识，宋代张季明《医说·治齁喘》指出饮食因素与喘的关系，他说："因食盐虾过多，遂得齁喘之痰。"其后曾世荣《活幼心书·明本论中卷·咳嗽十一》指出："有风生痰，痰实不化，因循日久，结为顽块，圆如豆粒，遂称痰母……风痰潮紧，气促而喘，乃成痼疾。"至明代鲁伯嗣《婴童百问·第五十六问》云："小儿有因暴惊触心，肺气虚发喘者，有伤寒肺气壅盛发喘者，有感风咳嗽肺虚发喘者，有因食咸酸伤肺气发虚痰作喘者，有食热物毒物冒触三焦，肺肝气逆作喘者。"《万氏秘传片玉心书·哮喘门》说："哮喘之症有二，不离痰火。由卒感风寒而得者，有曾伤盐水而得者，有伤醋汤而得者，至天阴则发，连绵不已。"《医宗必读·喘》："良由痰火郁于内，风寒束其外，或因坐卧寒湿，或因酸咸过食，或因积火熏蒸，病根深久，难以卒除。"清代《幼科释谜·咳嗽哮喘》则对哮喘根据病因进行分类，提出因停食不运而致哮者为"食哮"，因胸有停水而成哮者为

"水哮",因风痰聚肺而成哮者为"风痰哮",哮喘屡发,久而不愈者为"年久哮"。

关于哮喘的病位,历代医家认为与肺肾关系最为密切。《素问·阴阳别论》云:"阴争于内,阳扰于外,魄汗未藏,四逆而起,起则熏肺,使人喘鸣。"《素问·逆调论》说:"夫不得卧,卧则喘者,是水气之客也,夫水者循津液而流也,肾者水藏,主津液,主卧与喘也。"又云:"不得卧而息有音者,是阳明之逆也。"《难经·第四十九难》说:"形寒饮冷则伤肺。"而哮喘病机的描述,隋代巢元方《诸病源候论·咳嗽病诸候》说:"呷嗽者,犹是咳嗽也,其胸膈痰饮多者,嗽则气动于痰,上搏咽喉之间,痰气相击,随嗽动息,呼呷有声,谓之呷嗽。"《证治汇补·哮病》云:"哮即痰喘久而常发者,因内有壅塞之气,外有非时之感,膈有胶固之痰,三者相合,闭拒气道,搏击有声,发为哮病。"《幼幼集成·哮喘证治》说:"夫喘者,恶候也。肺金清肃之令不能下行,故上逆而为喘……吼者,喉中如拽锯,若水鸡声者是也。喘者,气促而连属,不能以息肩者是也。故吼以声响言,喘以气息名。凡喉如水鸡声者为实,喉如鼾声者为虚。虽由于痰火内郁,风寒外束,而治之者不可不分虚实也。"

关于哮喘的治法方药,历代论述颇丰。在治疗上倡导哮喘既发以攻邪为急,未发以扶正为要。《金匮要略·肺痿肺痈咳嗽上气篇》云:"咳而上气,喉中水鸡声,射干麻黄汤主之。"朱丹溪在继承前人学说的基础上不仅创立了"哮喘"病名,而且对哮喘反复发作的特点及其诱发因素、饮食护理、预防方法等均有比较深入的认识。其在《幼科全书·哮喘》中云:"其证有二,不离痰火,有卒感风寒而得者,有曾伤盐醋汤水而得者,故天阴则病发,连绵不已。轻则以五虎汤,一服即止,重则葶苈丸治之,皆一时解急之法。若欲断根,当内服五圣丹、外用灸法……仍禁酸咸辛热之物。"这些论述对于目前临床仍具有重要的指导意义。嗣后,对于小儿哮喘病的认识和治疗,又有了进一步的发展。如明代万密斋《幼科发挥·肺所生病》中指出:"小儿素有哮喘,遇天雨则发者,苏陈九宝汤主之。"

三、病因病机

(一)病因

本病的发病原因有外因和内因两方面,外因是诱发因素,内因是夙因。内因责之于肺脾肾不足而痰饮内伏,多种外因作用于内因而发为哮喘。《症因脉治·哮病》云:"哮病之因,痰饮留伏,结成窠臼,潜伏于内,偶有七情之犯,饮食之伤,或外有时令之风寒束其肌表,则哮喘之症作矣。"

1.内因

(1)痰饮留伏:痰饮留伏的部位在肺,而痰饮的产生与肺、脾、肾三脏功能的失调密切相关。肺主一身之气,为水之上源,有通调水道的功能。素体肺虚或反复感邪伤肺,治节无权,水津不能通调、输布,则停而为痰为饮。脾主运化水湿,素体脾虚或疾病、药物伤脾,水湿不运,蕴湿生痰,故脾为生痰之源,所生之痰上贮于肺。肾为水脏,主一身水液调节,先天不足或后天失调致肾气虚衰,蒸化失职,阳虚水泛为痰,上泛于肺。

(2)遗传因素:小儿哮喘常有家族史,即患儿亲属中常有哮喘患者,故认为本病具有一定的遗传因素。若一、二级亲属中有哮喘,或小儿先天不足,则发病的原因与先天禀赋有直接关系。素体肺、脾、肾不足,津液凝聚为痰,伏藏于肺,形成哮喘反复发作的夙根。

2.外因

哮喘发病,外因是重要的诱发因素,外因引动内因而发作。哮喘的诱因很多,根据儿科临床发病的特点,其诱发因素,归纳起来,大抵有三类。

(1)外感六淫:气候突然转变,感受外邪,首先犯肺,肺卫失宣,肺气上逆,触动伏痰,痰气交阻于气道,则发为哮喘。小儿时期的感冒常是引起哮喘发作的主要原因,并由此而使患儿病情加重。

(2)接触异物:如吸入花粉、居室的螨、灰尘、烟尘、煤气、油味异味及动物羽毛的皮屑,杀虫粉、棉花籽等。这些异物可由气道或肌肤而入,均犯于肺,触动伏痰,影响肺气的宣降,导致肺气上逆,发生哮喘。这些异物相当于现代医学所说的变应源。

(3)饮食不慎:如过食生冷酸咸常使肺脾受损,所谓"形寒饮冷则伤肺",如过食肥甘,也常积热蒸痰,使肺气壅塞不利,每能诱导哮喘的发生。

(4)劳倦所伤:哮喘每在过劳或游玩过度而发。劳倦过度伤人正气,或汗出当风,触冒外邪,引动伏痰,肺气不利而发为哮喘。

(5)情志过极:情志过极,常使气机逆乱,升降失常,肺气上逆,引动伏痰而喘。

上述诱因中以外感六淫引发哮喘最为多见,接触异物、饮食不慎次之。这些诱因中,有的既是形成伏痰的原发因素,又是引发哮喘的直接诱因。此外,各种诱因可以单独引发哮喘,亦可几种因素相合致病。

现代研究认为哮喘是由嗜酸性粒细胞(EOS)、肥大细胞和T淋巴细胞等多种炎症细胞参与的气道慢性变态反应性炎症。这种慢性气道炎症不仅发生于哮喘的发作期,在哮喘的缓解期也仍然存在,使易感者对各种激发因子具有气道高反应性。哮喘的发病机制至今仍未完全明了,目前认为哮喘是一种多基因遗传病,在环境因素和基因的共同作用下导致哮喘的发生。

(二)病机

哮喘发病,是外来因素作用于内在因素的结果,所以,本病的发病机制,主要在于痰饮久伏,触遇诱因而发。当发作时,则痰随气升,气因痰阻,相互搏结,阻塞气道,宣降失常,而出现呼吸困难,气息喘促,同时,气体的出入,又复引触停积之痰,是以产生哮鸣之声。

1.痰伏于肺是病机关键

伏痰的形成是肺、脾、肾等脏腑功能失调,津液停聚而成。痰之为病非常广泛,随其所停部位不同,发生的病证各异。哮喘的病机关键在痰伏于肺,形成夙根,遇触即发。夙痰久伏造成哮喘反复发作。哮喘发作的机制,在于外因引动伏痰,痰气相合。发作之时,痰随气升,气因痰阻,相互搏结,壅塞气道,气息不畅,因而产生呼吸喘促,呼气延长,痰随呼吸气息升降,发出哮鸣之声。

哮喘的病位以肺为主。脾、肾与肺在生理病理方面关系密切。肺司呼吸,肾主纳气;脾为生痰之源,肺为贮痰之器。

2.发作期以邪实为主,有寒、热之分

哮喘发作期以邪实为主,表现为痰邪壅肺,有形之痰阻于气道,形成喉中哮鸣,呼吸急促。由于病因不同,体质差异,病机演变有寒、热之分,所谓寒痰、热痰阻肺。外感风寒,内伤生冷者,则为寒痰伏肺;由于素体阳虚者,则气不化津,也致寒痰内伏,均表现为寒性哮喘。由于素体阴虚,痰热郁肺,或寒痰久伏化热而致者,则表现为热性哮喘;由于素体阳盛,复感风寒者,或外寒未解,里热已成者,则外寒内热,形成寒包火,是为寒热错杂证候;若哮喘持续发作,经日持久,或反复多次发作,正气亏虚者,痰壅气喘,动则尤甚,可出现肺家痰浊壅盛,肾之真阳亏虚的邪实正虚证,即虚实夹杂证候。随邪正消长,又有偏于邪实和偏于正虚的区别。

3.缓解期以正虚为主,有肺、脾、肾之别

哮喘反复发作,久病气阴阳日益耗伤,正气渐虚,因而在发作缓解之后,仍有肺、脾、肾亏虚之证。痰伏于内,正气亏虚,又造成夙因久留,御邪力弱,反复发病,难以痊愈。

哮喘反复发作,肺气耗散,故在缓解期表现为肺气虚弱,久而不复。肺与脾肾关系密切。母病及子,子病又可及母,肺虚则脾气亦虚,脾虚不运,则停湿生痰,痰浊上贮,则呼吸不利,故本病往往表现为时发时止,反复不已。肺脾久虚,又可导致肾气虚弱,或者患儿先天肾气未充,均可表现为后天脾肾阳虚,阳气虚则摄纳失职,气逆于上,产生"喘气不足以息",故在缓解时,也可表现有轻度持续性哮喘征象。另有少数患儿素体阴虚,或者肺热伤阴、过食温热之品伤阴,则致肺肾阴虚,失于润养,肺主气,司呼吸功能失职,同样可以使哮喘反复发作。

4.哮喘反复发作,源于外邪、伏痰、体质

(1)外邪难防:临床上多数哮喘患儿因感冒而诱发哮喘,部分哮喘患儿同时又是复感儿,反复感受外邪是哮喘反复发作的重要原因,防治外邪是根治哮喘的重要措施。

(2)伏痰难除:伏痰是哮喘发作的夙根,伏痰在哮喘发作时表现为有形之痰,不发之时为无形之痰,消除伏痰是根治哮喘的关键。

(3)素体难调:古今医家都十分重视哮喘患儿的体质,无论在发病学上还是在治疗学方面,哮喘发作的根本在素体肺、脾、肾不足,这也是伏痰产生的内在原因,调理体质成了防治哮喘的根本。

四、临床诊断

(一)诊断要点

(1)多有婴儿期湿疹史,家族哮喘史。

(2)有反复发作的病史。发作多与某些诱发因素有关,如气候骤变、受凉受热、进食或接触某些过敏物质等。

(3)常突然发作,发作之前,多有喷嚏、咳嗽等先兆症状。发作时喘促,气急,喉间痰鸣,咳嗽阵作,甚者不能平卧,烦躁不安,口唇青紫。

(4)肺部听诊:发作时两肺闻及哮鸣音,以呼气时明显,呼气延长。支气管哮喘如有继发感染,可闻及湿啰音。

(5)血常规检查:一般情况下,支气管哮喘的白细胞总数正常,嗜酸性粒细胞可增高;伴肺部细菌感染时,白细胞总数及中性粒细胞均可增高。

(二)病证鉴别

哮喘应与咳嗽、肺炎喘嗽鉴别。

1.咳嗽

(1)临床表现:咳嗽最主要的临床表现是咳嗽,有的在喉间可闻及痰鸣音,但无典型的如水鸡声的哮鸣音,多数也不伴有喘促,与哮喘发作时以哮鸣、气喘为主要临床表现不同。

(2)肺部听诊:咳嗽患儿两肺呼吸音粗糙,或有少量散在干啰音、粗湿啰音。哮喘患儿发作时两肺满布哮鸣音。

(3)咳嗽反复发作,时间较久者,当与咳嗽变异性哮喘相鉴别。哮喘患儿多有特殊的家族史与过敏史,特别是抗生素治疗无效、解痉平喘药有效可帮助鉴别。

2.肺炎喘嗽

(1)临床表现:肺炎喘嗽咳喘并重,并伴发热、气促、鼻翼扇动等症,常继发于感冒或其他疾病之后,有感冒病史或其他热病史。以咳嗽、痰壅、气促、发热为主症。哮喘发作时以咳嗽、气喘、哮鸣、呼气延长为主症,多数不发热,常反复发作,常有过敏史、家族史。反复发作者胸部可以变形,

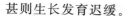

甚则生长发育迟缓。

（2）肺部听诊：肺炎喘嗽患儿有弥漫性或局限性细湿啰音，常伴干啰音。哮喘发作时以两肺满布哮鸣音为主。

（3）屡发特征：肺炎喘嗽可偶发或屡发，屡发者每次发作之间无固定关系。哮喘患儿常屡次发作，每次发作的诱因、症状相似。

五、辨证思路

哮喘临床分发作期与缓解期，辨证主要从寒热虚实和肺脾肾三脏入手。发作期以邪实为主，重点辨寒热；缓解期以正虚为主，重点辨脏腑，再辨气阴阳。

（一）发作期

1.辨寒热虚实

哮喘时痰涎稀薄，色白起泡沫，且有畏寒肢冷，则为寒饮射肺。发作时气息短粗，痰黄而黏，渴欲冷饮，面色潮红，则为痰热壅肺。如果胸满苦闷不安，发出喘鸣，痰质浓稠，口干便秘，属于实证。如果声低息短，动则喘乏，身凉易汗，脉弱无力，多属虚证。

2.辨轻重险逆

发时哮鸣呼吸困难，然后逐渐平复，其证多轻。哮喘久发不已，咳嗽喘鸣气促，不能平卧，则属重证。若哮发急剧，张口抬肩，面色青灰，面目浮肿，肢静身冷，则为险逆之候。

3.辨发作先兆

哮喘欲发之时，一般有先兆症状，如鼻喉作痒，或有眼痒、皮肤瘙痒、喷嚏、呼吸不畅、胸闷等。继则出现咳喘发作。辨识发作先兆，可以先证而治，减轻发作症状，缩短发作时间。

4.辨别诱因

哮喘反复发作，痰伏于肺是内因，而诱发因素则比较复杂，辨明诱因，对于减少发作次数，促使早日痊愈十分重要。常通过详细的病史询问或进行一些必要的检查，如变应源筛查试验来进行辨别。如外感后哮喘发作，其诱因与感邪有关；如进食或接触某种特定物质之后哮喘发作则与接触异物有关；如过劳或运动后发作，则与劳倦有关等。

（二）缓解期

缓解期以正虚为主，以肺脾肾脏腑辨证结合气阴阳辨证。以自汗，易感冒，食欲缺乏便溏等为主者，属肺脾气虚；以形寒肢冷，动则喘甚，便溏为主者，属脾肾阳虚；以盗汗潮热、干咳为主者，属肺肾阴虚。

六、治疗原则

本病的治疗，应按发作期和缓解期分别施治。《丹溪心法·喘论》主张，未发以扶正气为主，既发以攻邪气为急。哮喘发作期，多属邪实，应当攻邪以治其标，并需辨其寒热而施治。如寒邪应温，热邪应清，有痰宜涤，有表宜散，气壅宜降等。但也有属于虚实兼见，寒热并存者，治疗时又应兼顾，不宜攻伐太过。正如张景岳所云："攻邪气者，须分微甚，或散其风，或温其寒，或清其痰火。然久发者，气无不虚……攻之太过，未有不致日甚而危者。"临证之时，必须遵循应用。缓解期当扶正以治其本，调其肺脾肾等脏腑功能，消除伏痰风根。在缓解期以补肺固表、扶脾益肾、补土生金为主，调理脏腑功能，去除生痰之因，达到治本的目的。哮喘属于顽疾，宜采用多种疗法综合治疗，如三伏天敷贴疗法冬病夏治，哮喘重度、危重度发作西药吸入或静脉滴注疗法等控制发作均可供选择应用。

七、证治分类

(一)发作期

1.寒性哮喘

证候:咳嗽气喘,喉间哮鸣,痰液清稀或带沫,形寒肢冷,鼻流清涕,面色淡白,恶寒无汗,口中不渴,或渴喜热饮,舌淡红,苔薄白或白腻,脉浮滑,指纹红。

辨证:本证主要由于寒邪外受,宿有痰饮,辨证要领为哮喘发作时伴有表寒征象,表现在痰的色、质、全身伴随症状,无明显热象。本证与热性哮喘鉴别的要点主要是痰清不黄,形寒肢冷,口不渴,舌脉亦无热象。本证性虽属寒,但在病程中可以出现外寒未解,入里化热的转化;若咳喘持续日久,虽有咳喘痰壅的肺实之证,亦可出现动则喘甚,小便清长等肾不纳气的虚象。

形寒无汗,咳逆气促——风寒外袭,内束于肺,痰为之动,肃降失司。

呼吸急迫,喉中有哮鸣声——外邪引动体内伏痰,阻于肺络,气道受其阻遏,因而痰气相搏。

痰稀有沫,面色淡白——寒邪阻滞肺气,胸中阳气失宣。

四肢不温,口不渴——风寒之邪尚未化热之象。

口中不渴,或渴喜热饮——寒痰伏肺,胃津不足。

舌苔薄白,脉象浮滑,指纹红——皆为寒痰之象。

治法:温肺散寒,化痰定喘。

本证由于风寒束表,寒痰阻塞气道,肺气上逆,以致呀呷有声而哮,故治当温肺散寒。治疗重在平喘,通过温化寒痰,肃降肺气而平喘。

方药:小青龙汤合三子养亲汤加减。

方解:小青龙汤中,麻黄发汗解表,宣肺定喘;桂枝、芍药和卫解肌;干姜、细辛温肺化饮,辛散风寒;五味子温敛肺气以止咳,并防肺气之耗散;半夏化痰定喘;炙甘草和中。三子养亲汤中,白芥子利气豁痰,下气宽中;苏子润肺下气,定喘止嗽;莱菔子消食化痰,开痞降气。二方合用,散中兼收,燥中有润,对于寒饮射肺、气实痰盛者,颇为适宜。

加减:咳甚者加紫菀、款冬花以助止咳化痰;晨起喷嚏、流涕连作者加辛夷、蝉蜕祛风宣窍;哮喘甚者加半夏、葶苈子燥湿化痰,蠲饮降浊。如婴幼儿便干痰多,喉中痰声辘辘者,可配服南通保赤丸,以涤痰通下;发作以后,咳嗽痰沫甚多者,可用冷哮丸以温肺化痰,缓图根治。

本证如表寒较著,亦可用射干麻黄汤加减。经过治疗后,表解而喘渐平,可用苏子降气汤加减,以化痰顺气。

如寒喘反复发作,既有咳喘痰壅的肺实之象,又见汗多面白,四肢欠温,甚至口唇青紫、气急不能平卧、动则喘剧的阳虚之证,治疗则宜温肺平喘,补肾摄纳,可在小青龙汤基础上,配合黑锡丹摄纳肾气,并用附子壮火益元,虚实兼顾,也可佐以磁石、龙齿等潜阳之品,使其增强温肾之功。神萎,汗多,脉微细者,可加人参、龙骨、牡蛎以益气潜镇。

2.热性哮喘

证候:咳嗽喘息,声高息涌,惟以呼出为快,喉间痰吼哮鸣,咯痰黄稠,胸膈满闷,身热,面赤,口干,渴喜冷饮,咽红,尿黄,大便干燥或秘结,舌质红,舌苔黄或黄腻,脉滑数,指纹紫。

辨证:此证主要由于阳邪亢盛,痰因热动,火炎痰生,辨证要点以哮喘发作时痰黄息粗、身热面赤、口渴、舌红苔黄为主。与寒性哮喘的鉴别主要从痰色、质及全身热象区别。

咳逆作喘,哮鸣有声——素体阳盛,感受风热之邪化火,或因肥甘积滞,热自内生,痰因热动,痰热交阻,上熏于肺,肺气壅盛,肃降失司。

胸闷膈满,声高息涌,惟以呼出为快——痰热互结,阻塞气道,气实有余而呼吸不利。

身热面赤,口干,渴喜冷饮,咽红——肺胃热甚之象。

大便秘结——肺气上逆,腑气不通。

小便黄赤——肺失通调,热蒸津液。

舌质红,舌苔黄或黄腻,脉象滑数,指纹紫——痰热内蕴之象。

治法:清肺涤痰,止咳平喘。

此证因痰火内扰,肺胃热盛,故治当清肺热,涤痰浊,则痰热交阻可解,哮喘自定。本证痰宜清化,通过泻肺而平喘。

方药:麻杏石甘汤合苏葶丸加减。

方解:麻杏石甘汤中,麻黄、生石膏开肺气,清邪热,积热清泄,则肺开喘平;杏仁苦降,助麻黄止咳平喘;甘草和中降逆。苏葶丸中,苏子降气化痰;葶苈子泻肺定喘。二方合用,清肺豁痰,降气定喘。

加减:痰多者可加瓜蒌仁、海浮石,瓜蒌仁润滑涤痰,海浮石味咸软坚,治稠腻黏痰。喘甚者可加白芥子,协助苏子、葶苈子降气豁痰;呕逆者可加半夏、生姜化痰降逆;便秘者可加大黄、风化硝以荡涤通腑,或加礞石滚痰丸。如肺阴已伤而痰热未清者,宜去麻黄,因其有致燥之虞,或用蜜炙麻黄,亦可加沙参、玉竹、麦门冬、川贝母之类润燥养阴以豁痰。

此证表证未解者,亦可用定喘汤加减。痰壅肺实者宜加用成药猴枣散,具有豁痰镇惊作用,尤以婴幼儿更为适宜。

3.外寒内热

证候:喘促气急,咳嗽哮鸣,鼻塞喷嚏,流清涕,或恶寒发热,咯痰黏稠色黄,口渴,大便干结,尿黄,舌质红,舌苔白,脉滑数或浮紧。

辨证:本证之外寒多是外感风寒,其内热常因表寒未解入里化热而成,亦有素体痰热内蕴,被外邪引动而诱发。临床辨证以外有风寒束表之表证,内有痰热蕴肺之里证为要点。此证常由寒性哮喘转化而来,其鉴别点主要是里热的有无,如痰黄、便干等。

喘促气急,咳嗽哮鸣,鼻塞流清涕——风寒袭表,内束肺气,引动体内伏痰,痰气搏结。

咯痰黏稠色黄,口渴,大便干结,尿黄——素体阳盛,痰饮化热。

舌质红,舌苔白,脉滑数或浮紧——寒热错杂之象。

治法:解表清里,定喘止咳。

此证外寒未解,内热已成,故治以解表清里,定喘止咳。治疗应寒热并用,根据临床表现,确定解表和清里的侧重。

方药:大青龙汤加减。

方解:炙麻黄、桂枝、白芍散寒解表和营,细辛、五味子、半夏、生姜蠲饮平喘,生石膏、黄芩清泄肺热,葶苈子、苏子、射干化痰平喘,生甘草和中。

加减:热重者加栀子、鱼腥草、虎杖清其肺热;咳嗽重者加桑白皮、前胡、紫菀肃肺止咳;喘促甚者加射干、桑白皮泻肺平喘;痰热重者,加地龙、黛蛤散、竹沥清化痰热。

风寒外束,痰热内壅,表现外寒内热而哮喘不已者,也可选用定喘汤加减治之。

4.肺实肾虚

证候:病程较长,哮喘持续不已,喘促胸满,动则喘甚,面色少华,畏寒肢冷,神疲纳呆,小便清长,常伴咳嗽痰多,喉中痰吼,舌质淡,苔薄腻,脉细弱。

辨证:本证常见于哮喘迁延不解,动则喘甚之患儿,表现为正虚邪恋,虚实夹杂,上盛下虚。辨证要点为虚实并见,哮喘持续日久,动则喘甚。此证可由寒哮或热哮日久而成,临床当辨别其寒热,即肺实可属寒亦可属热。

喘促胸满,持续不已——痰饮壅肺,肺失肃降,痰随气升。

病程较长,动则喘甚,畏寒肢冷,小便清长——肾阳已虚,失于摄纳、温煦。

面色少华,神疲纳呆,常伴咳嗽痰多,喉中痰吼——肾阳失煦,痰饮不化。

舌质淡,苔薄腻,脉细弱——寒饮蕴肺,肾阳亏虚。

治法:泻肺补肾,标本兼顾。

本证痰饮壅肺,肾气已虚,故治以泻肺补肾,标本兼顾。治疗当分清虚实多少。

方药:偏于上盛者用苏子降气汤加减;偏于下虚者用都气丸合射干麻黄汤加减。

方解:苏子降气汤中苏子、杏仁、前胡、半夏降气化痰;厚朴、陈皮理气燥湿化痰;肉桂温肾化气,以行水饮;配当归活血调营;紫菀、款冬花温润化痰平喘。亦可加人参、五味子益气敛肺。

都气丸合射干麻黄汤中山茱萸、熟地黄、补骨脂益肾培元,怀山药、茯苓健脾益气,款冬花、紫菀温润化痰,半夏、细辛化饮平喘,胡桃肉、五味子补肾纳气,麻黄、射干宣肺平喘。

加减:动则气短难续,加紫石英、诃子摄纳补肾;畏寒肢冷,加附子、淫羊藿温肾散寒;畏寒腹满者,加椒目、厚朴温中除满;痰多色白,屡吐不绝者,加白果、芡实补肾健脾化痰;发热咯痰黄稠,加黄芩、冬瓜子、金荞麦清泄肺热。

(二)缓解期

1.肺脾气虚

证候:面白少华,气短自汗,咳嗽无力,神疲懒言,形瘦食欲缺乏,大便溏薄,易于感冒,舌质淡,苔薄白,脉细软。

辨证:本证属于肺气虚而卫表不固,常在气候变化之时易为邪乘而发。脾气虚而运化失健,食欲缺乏,便溏,痰饮易生。辨证要点为有肺虚的表现多汗易感冒,也有脾虚的表现食欲缺乏、便溏。临床也可出现以肺虚为主或以脾虚为主者。

气短,咳嗽无力,声低懒言——肺主一身之气,肺虚则气弱。

自汗易感——肺虚卫表不固,腠理不密。

面白少华,形瘦食欲缺乏,大便溏薄——脾主运化,主肌肉,脾虚则肌肤失养,运化失健。

舌质淡,苔薄白,脉细软——肺脾气虚之象。

治法:健脾益气,补肺固表。

方药:人参五味子汤合玉屏风散加减。

方解:党参、五味子补气敛肺;茯苓、白术健脾补气,补土生金;黄芪、防风益气固表而不留邪,防风得黄芪,走表御邪而不伤气;半夏、橘红化痰止咳。

加减:气虚甚者加人参、黄精健脾益气以助气血生化之源,使气充血旺;汗出多者加煅牡蛎、糯稻根以潜阳生津敛汗;食纳减少者加砂仁、焦山楂运脾开胃;肢冷甚者加桂枝、附子以增强温阳化气散寒之功。

2.脾肾阳虚

证候：面色苍白，形寒肢冷，动则喘促咳嗽，气短心悸，脚软无力，腹胀食欲缺乏，大便溏泄，小便频多，舌质淡，苔薄白，脉细弱。

辨证：本证多见于素体阳虚或哮喘日久者，以阳虚为主，故寒象明显。偏肾阳虚者形寒肢冷，动则喘促；偏脾阳虚者腹胀，食欲缺乏，便溏。

腹胀，食欲缺乏，大便溏泄——脾虚运化不健，升降失司。

面色苍白，形寒肢冷——肾阳虚弱，失于温煦。

动则喘促，气短心悸——肺主呼吸，肾主纳气，肺为气之主，肾为气之根，肾不纳气则喘促、气短。

脚软无力，小便频多——脾肾阳虚，气化失职。

舌质淡，苔薄白，脉细弱——脾肾阳虚之象。

治法：健脾温肾，固摄纳气。

此证由阳虚失于温煦，肾虚失于摄纳而致，治当温补固摄为主。

方药：金匮肾气丸加减。

方解：附子、肉桂、鹿角片温补肾阳，山茱萸、熟地黄、淫羊藿补益肝肾，怀山药、茯苓、白术健脾益气，胡桃肉、五味子、银杏敛气固摄。

加减：咳甚加款冬花、紫菀止咳化痰；夜尿多者，加益智仁、菟丝子、补骨脂补肾固摄；虚喘明显可加蛤蚧、冬虫夏草补肾纳气。

3.肺肾阴虚

证候：面色潮红，夜间盗汗，消瘦气短，手足心热，时作干咳，喘促乏力，舌质红，苔花剥，脉细数。

辨证：本证多见于素体阴虚或用药过于温燥者。偏肺阴虚者干咳少痰，偏肾阴虚者消瘦气短，夜尿频多。病久亦可出现阴阳俱虚。

干咳少痰，喘促乏力——肺阴亏虚。

消瘦气短，夜间盗汗——肾阴亏虚。

面色潮红，手足心热——阴虚内生虚热。

舌质红，苔花剥，脉细数——阴虚内亏之象。

治法：养阴清热，补益肺肾。

本证以阴虚为主，病变脏腑以肺肾为主，治当补益肺肾之阴，兼清虚热。应用滋补药时要注意不碍滞脾胃，影响运化。

方药：麦味地黄丸加减。

方解：麦门冬、北沙参、百合润养肺阴，五味子益肾敛肺，山茱萸、熟地黄、枸杞子、怀山药、紫河车补益肾阴，牡丹皮清热。

加减：盗汗甚加知母、黄柏育阴清热，呛咳不爽加百部、款冬花润肺止咳，潮热加鳖甲、地骨皮清其虚热。

八、其他疗法

（一）中药成药

1.小青龙口服液

每服 10 mL，1 d 2 次。用于寒性哮喘。

2.哮喘颗粒

每服 10 g,1 d 2 次,开水冲服。用于热性哮喘。

3.桂龙咳喘宁

每服 2 粒,1 d 3 次。用于寒热夹杂,肾气不足者。

4.玉屏风口服液

每服 10 mL,1 d 3 次。用于肺气不足,反复外感者。

(二)敷贴疗法

《张氏医通》方:白芥子 21 g,延胡索 21 g,甘遂 12 g,细辛 12 g。共研细末,分成 3 份,每隔 10 d 使用1 份。用时取药末 1 份,加生姜汁调稠,如 1 分硬币大,分别贴在肺俞、心俞、膈俞、膻中穴,贴 2～4 h 揭去。若贴后皮肤发红,局部出现小疱疹,可提前揭去。贴药时间为每年夏天的初伏、中伏、末伏 3 次,连用 3 年。

(三)推拿疗法

先用推法,依次横推胸腹部(以华盖、膻中为重点)、腰背部(自上而下,以肺俞、膈俞、命门为重点)、脊柱及其两侧,接着按肺俞、膈俞。每 1～2 天 1 次,10 次为 1 个疗程。适用于缓解期。

(四)针灸疗法

1.体针

取定喘、解喘、天突、大杼等,每天一次。用于发作期。

2.耳针

选喘点、内分泌。用于发作期。

九、预防与调护

(一)预防

(1)避免受凉,防止感冒,在气候多变之时,注意冷暖,及时增减衣服,尤须注意头颈部如天突、百劳、肺俞穴等处的保暖。

(2)生活起居要有规律。饮食要均衡,不宜过饱,勿食过甜、过咸及生冷之品。避免过劳,保证睡眠。

(3)进行适合各年龄特点的体育锻炼,增强体质。多作户外活动,培养孩子对气候环境变化的适应能力。

(4)改善居处环境,避免吸入烟尘和刺激性气体,避免接触变应源。

(二)调护

(1)发作时应保持安静,尽量减轻患儿的紧张心情。病室环境安静、卫生,室内空气要新鲜。避免感寒着凉、感受外邪。避免接触特殊气味。

(2)饮食宜清淡易消化,忌进生冷及海鲜发物等。

(3)发作期间宜休息,气喘不能平卧者,采用高枕或半卧位,鼓励患儿排痰。

(4)发作期注意观察呼吸、心率、脉象等变化,监测大发作的产生。

(5)缓解期必须注意营养,多见阳光,适当活动,以增强体质。

(林光温)

第四节　口　疮

一、概述

(一)定义

口疮以齿龈、舌体、两颊、上颚等处出现黄白色溃疡,疼痛流涎,或伴发热为特征。若满口糜烂,色红作痛者,称为口糜;溃疡只发生在口唇两侧者,又称为燕口疮。

(二)命名

"口疮"首见于《素问·气交变大论》。

"燕口"见于《诸病源候论·燕口生疮候》:"此由脾胃有客热,热气薰发于口。两吻生疮,其疮白色,如燕子之吻。故名为燕口疮也。"

"热毒口疮"见于《保婴撮要·热毒口疮》。认为因心脾二经热毒上攻,则口舌生疮也。

"口糜"见《幼科类萃·耳目口鼻门》:"口糜者,乃膀胱移热于小肠,膈肠不便,上为口糜,心胃壅热,水谷不传,下传小肠。以导赤散去小肠热、五苓散泻膀胱热,故以导赤散调五苓散主之。""糜"乃糜烂之意。

(三)范围

本病包括西医的牙龈炎、卡他性口炎、细菌性口炎、疱疹性口炎、口角炎等口腔疾病。

(四)发病情况

(1)发病季节:一年四季均可发生。

(2)发病年龄:婴幼儿时期多见,有的新生即发病。

(3)病情轻重:轻症患儿仅有流涎、拒食、烦躁、啼哭等,个别有发热现象。重症可见精神萎靡,手足不温,吐舌弄舌,痰涎壅盛。

(4)小儿口疮,可以单独发生,也可伴发于其他疾病之中。

(五)治疗转归

本病一般预后良好,经过恰当治疗,良好的护理,多数可以较快痊愈。唯素体虚弱,久病或疳证患儿,则病程长,易复发,预后较差。

二、学术源流

本病最早见于《素问·气交变大论》"岁金不及,炎火乃行,民病口疮"的记载。

关于口疮病因历代医家论述较多。《保婴撮要·诸疳口疮》:"诸疳口疮,因乳哺失节,或母食膏粱积热,或乳母七情郁火所致。其症口舌齿龈如生疮状。若发热作渴饮冷,额间色赤,左寸脉洪数者,此属心经,先用导赤散清心火;次用地黄丸滋肾水。"《幼幼集成·口病证治》:"口疮者,满口赤烂。此因胎禀本厚,养育过温,心脾积热,熏蒸于上,以成口疮。"指出孕母怀胎,对胎儿的影响不容忽视,提出胎禀因素。《证治准绳·幼科·疳》之心疳中云:"乳哺有伤,易生壅滞,内有壅热未得疏通,故心神惊郁,而作惊疳之候。外证身体壮热,脸赤唇红口舌生疮"指出乳母饮食不节、哺乳不当引起口疮的发病不容忽视。又《幼科释谜·耳目鼻口舌齿咽喉·口病原由症治》说:

"小儿口内白烂于舌上,口外糜溃于唇弦,疮少而大。不甚痛,常流清水。此脾胃虚热上蒸,内已先发而后形于外也。"又说:"大抵此疾,不拘肥瘦,血气盛,又将养过温,或心脾有热,或客热在胃,熏逼上焦而成,此为实症。"指出小儿口疮分虚热、实热,而以实证为多。

关于口疮病机,隋代《诸病源候论·唇口病诸候》说:"手少阴,心之经也,心气通于舌;足太阴,脾之经也,脾气通于口。腑脏热盛,热乘心脾,气冲于口与舌,故令口舌生疮也。诊其脉,浮则为阳,阳数者,口生疮。"条文中提出心脾热盛为口疮的病机。南宋《小儿卫生总微论方·唇口病论》说:"风毒湿热,随其虚处所著,搏血气,则生疮疡……若发于唇里,连两颊生疮者,名曰口疮……"指出风毒湿热乘虚而入侵,热郁化火为口疮的病机。

关于口疮的治法和方药。宋代阎季忠所著《阎氏小儿方论》载有治疗口疮方药。明《幼科类萃·论小儿耳目口鼻诸证》亦有"口疮者,乃小儿将养过温,心脾积热,熏蒸于上,故成口疮也。宜南星末醋调贴两脚心,乳母宜服洗心散,以泻心汤主之。"提出使用南星末外敷脚心、内服泻心汤可以治疗小儿口疮,同时指出患儿与乳母可以同服药物。《医门补要·病后口疮》说:"小儿病久,脾胃大虚,无根之火上浮,满口生疮烂腐,面黄身肿,或肿如馒,口流涎者可治,无涎者难治,以六味汤加肉桂。"指出口疮并非皆由实火所致,亦可由虚火引发。并且提出无涎的口疮更难治疗。对于虚火导致的口疮采用引火归原的方法,选用六味汤加肉桂治疗。清代《幼幼集成·口病证治》说:"口疮服凉药不效,乃肝脾之气不足,虚火泛上而无制,宜理中汤收其浮游之火,外以上桂末吹之。若吐泻后口中生疮,亦是虚火,宜理中汤。昧者以为口疮患为实热,概用寒凉,必不救。"指出虚火所致的口疮不宜用寒凉,而应使用理中汤。同时外用肉桂末吹涂患处治之。

三、病因病机

(一)病因

(1)外感风热之邪,由口鼻侵入,内乘于脾胃。

(2)饮食不节,恣食肥甘厚味,喜啖煎炒炙烤。

(3)禀赋不足,病后体虚,气阴不足。

(二)病机

1.风热乘脾

外感风热之邪,由口鼻侵入,内乘于脾胃。邪从外入,风热邪毒一般先犯于肺,继乘脾胃,熏灼口舌牙龈,故口腔黏膜破溃,形成口疮。

2.心脾积热

调护失宜、喂养不当,恣食肥甘厚味,蕴而生热,或喜啖煎炒炙烤,内火偏盛,邪热积于心脾,循经上炎为口疮。

3.虚火上炎

若先天不足,体虚多病,气血亏损,久病久泻或疳证,脏腑失养,阴津内亏,导致水不制火,虚火上浮。或患麻疹、乳蛾、肺炎等热性病,耗伤阴分,虚火上炎,加之邪毒乘虚而侵,则口舌生疮。

四、临床诊断

(一)诊断要点

(1)有喂养不当,过食炙煿,或有外感发热的病史。

(2)齿龈、舌体、两颊、上腭等处出现黄白色溃疡点,大小不等,甚则满口糜腐,疼痛流涎,可伴

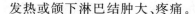

发热或颌下淋巴结肿大、疼痛。

（3）血象检查：白细胞总数及中性粒细胞计数偏高或正常。

（二）病证鉴别

1.鹅口疮

与鹅口疮鉴别要点见表11-1。

表 11-1　鹅口疮与口疮鉴别表

鉴别要点	鹅口疮	口疮
年龄	初生儿及一周岁内小儿多见	婴儿、儿童
疼痛	较轻	较重
性状	白屑雪片状，松软可拭去，拭后根基部可见少量出血	淡黄或白色溃疡面，周围黏膜红色，不能拭去，拭后出血
部位	口腔黏膜、舌上，可蔓延至咽喉、软腭或鼻腔	口腔，舌上

2.手足口病

多见于5岁以下小儿，有流行病史，夏秋季易流行。除口腔黏膜溃疡之外，伴手、足、臀部皮肤疱疹。

五、辨证思路

（一）辨虚实

口疮皆属火热上炎，又有实火与虚火之分。根据起病、病程、溃疡溃烂程度，结合伴有症状区分虚实。凡起病急、病程短、口腔溃烂及疼痛较重，局部有灼热感或伴发热者，多为实火证；起病缓，病程长，口腔溃烂及疼痛较轻者，多为虚火证。

（二）辨脏腑

本病在虚实辨证同时须结合脏腑辨证。实证者病位多在心脾，虚证者病位多在肝肾。若口疮见于舌上、舌边溃烂者，多属心；口颊部、上腭、齿龈、口角溃烂为主者，多属脾胃。口疮稀散色淡，反复发作，病程长，疼痛轻，多属病在肝肾。

六、治疗原则

口疮的治疗，以清热降火为基本法则。实证以清热解毒泻火为主，根据病因、病位不同，分别配以疏风、化滞、利湿、通腑等法，以上病下取，引热下行，邪有出路，热由下泄。虚证应以补虚为要，根据证型不同，分别投以滋阴清热降火、温补脾肾、引火归原等法。口疮轻证施以外治法便能奏效，若是重证则必须内服药与外治法配合使用。

七、证治分类

（一）风热乘脾

证候：口唇、颊内、齿龈、上腭等处出现疱疹、溃疡，周围黏膜焮红，灼热疼痛，流涎拒食，伴发热、恶风，咽喉红肿疼痛，舌质红，苔薄黄，脉浮数，指纹浮紫。

辨证：发热、恶风，咽喉红肿疼痛为风热犯表，腠理不和，咽喉不利。

口唇、颊内、齿龈、上腭等处出现疱疹、溃疡，周围黏膜焮红为风热乘脾，热灼苗窍口舌，腐蚀肌膜。溃疡周围黏膜嫩红,灼热疼痛,流涎拒食为热灼口腔,涎液失摄,进食疼痛因而拒食。舌质红,苔薄黄,脉浮数,指纹浮紫为外感风热,脾热内灼。

治法:疏风散火,清热解毒。

方药:银翘散加减。

方解:金银花、连翘、板蓝根清热解毒;薄荷、牛蒡子、荆芥疏风散火;竹叶、芦根清心泻脾;甘草解毒调和诸药。

加减:高热加柴胡、葛根、生石膏解肌退热;风热挟湿,舌苔厚腻,疮面糜烂、有黄色黏腻渗出物加滑石、茵陈蒿;大便秘结,加生大黄、玄明粉通腑泻火;咽喉红肿疼痛加山豆根、马勃清热解毒利咽;口干少津加天花粉清热生津。

(二)脾胃积热

证候:颊内、齿龈、上腭、唇角等处溃疡较多,或满口糜烂,周围黏膜红赤灼热,疼重拒食,烦躁流涎,面赤唇红,或伴身热、口臭,大便干结,舌质红,苔黄厚,脉滑数,指纹紫滞。

辨证:颊内、齿龈、上腭、唇角等处溃疡较多,或满口糜烂为脾热内炽熏蒸口腔;胃火上炎熏灼齿龈,腐蚀肌膜。

口腔黏膜红赤灼热,疼重拒食,烦躁流涎为脾胃积热,循经上炎,涎液失摄。面赤唇红,或伴身热、口臭,大便干结为脾胃积热,运化失职,饮食积滞。舌质红,苔黄厚,脉滑数,指纹紫滞为脾热上熏,食积不化。

治法:清热泻脾,通腑泻火。

方药:凉膈散加减。

方解:黄芩、连翘、栀子清热泻脾;大黄、芒硝通腑泄热;竹叶清心除烦;薄荷升散郁火;甘草解毒。

加减:烦躁口干加生石膏、天花粉清热生津;舌苔厚腻,多涎,湿热重加石菖蒲、滑石、藿香清热利湿;溃疡满布黄色渗出物者加金银花、连翘、蒲公英清热解毒;食积内停,脘腹胀满加焦山楂、麦芽、枳实消食导滞;溃烂不收口加人中白、五倍子生肌敛疮;黏膜红赤、疼痛重加生地黄、牡丹皮清热生津凉血。

如大便不实者,可选用清热泻脾散加减。

(三)心火上炎

证候:口舌溃疡或糜烂,舌尖边较多,色红赤灼热,疼痛烦躁,叫扰啼哭,面赤口渴,或伴发热,小便短赤,舌尖红赤,苔薄黄,脉数,指纹紫。

辨证:口舌溃疡或糜烂,舌尖边较多,色红赤灼热疼痛为心火上炎,循经上熏口舌。

烦躁,叫扰啼哭,面赤口渴,或伴发热,小便短赤为心热心神躁扰,热伤阴津则口渴,热移小肠则尿赤。舌尖红赤,苔薄黄,脉数,指纹紫为心经热甚,熏灼口舌。

治法:清心凉血,泻火解毒。

方药:泻心导赤散加减。

方解:黄连泻心清热解毒;生地黄清热凉血生津;竹叶清心除烦利水;通草导热下行;甘草解毒,调和诸药。

加减:热毒重者加黄芩、栀子清热解毒泻火;口渴甚者,加芦根、天花粉清热生津;心烦尿赤,加灯心草、赤茯苓、滑石清心泄热,引热下行。

(四)虚火上浮

证候:口腔溃疡或糜烂,稀散,周围色红不著,疼痛不甚,反复发作或迁延不愈,神疲颧红,盗汗口干,手足心热,大便偏干,舌质红,苔少或花剥,脉细数,指纹淡紫。

辨证:口腔溃疡或糜烂,稀散,周围红色不著,疼痛不甚,反复发作或迁延不愈为虚火内灼,熏于苗窍,久罹难解。

神疲颧红,盗汗口干,手足心热,大便偏干为肾阴内亏,水不制火,虚火上浮。舌质红,苔少或花剥,脉细数,指纹淡紫为阴虚内热之象。

治法:滋阴降火,引火归原。

方药:六味地黄丸加肉桂。

方解:熟地黄、山茱萸滋阴补肾;山药、茯苓补益脾阴;牡丹皮、泽泻清泻肝肾虚火;加少量肉桂引火归原。

加减:热病后伤阴加玄参、麦门冬、乌梅滋阴生津;低热或五心烦热加地骨皮、白薇清退虚热;虚火盛者加知母、黄柏滋阴降火;大便秘结加蜂蜜、火麻仁润肠通便。

若久病吐泻后患口疮,治宜气阴双补,可服七味白术散,重用葛根,加乌梅、儿茶益气生津敛疮。如阳虚气弱,虚阳上浮,面白唇淡,手足欠温,反复口疮者,用理中汤加肉桂以温补脾肾,引火归原。

八、其他疗法

(一)中药成药

1.牛黄解毒片

每服 1～2 片,每天 3 次。用于风热乘脾证。

2.黄栀花口服液

每服 5～10 mL,每天 3 次。用于脾胃积热证。

3.小儿化毒散

每服 0.6 g,每天 2 次,3 岁以内小儿酌减。用于心火上炎证。

4.六味地黄丸

每服 3 g,每天 3 次。用于虚火上浮证。

5.知柏地黄丸

每服 3 g,每天 3 次。用于虚火上浮证。

(二)药物外治

(1)冰硼散、青黛散、西瓜霜、珠黄散。任选一种,取适量涂敷患处,每天 3 次。用于实证口疮。

(2)冰片 3 g,硼砂 6 g,玄明粉 12 g,朱砂 6 g,青黛 6 g。共研细末。每次适量,涂敷患处,每天 3 次。用于实证口疮。

(3)锡类散、养阴生肌散。任选一种,取适量涂敷患处,每天 3 次。用于虚火上浮证。

(4)吴茱萸 15～30 g,研细粉。醋调,睡前敷于两涌泉穴,胶布固定,翌晨去除。用于虚火上浮证。

(5)五倍子 10 g,雄黄 6 g,冰片 1 g。共研细末。每次适量,涂敷患处,每天 3 次。用于各型口疮。

九、西医疗法

(1)细菌性口炎:使用 0.1％乳酸依沙吖啶(雷佛奴尔)溶液涂敷患处。

(2)营养缺乏引起的口角炎可服用维生素 B_2。

(3)营养性锌缺乏症引起的口腔溃疡可口服葡萄糖酸锌口服液。

十、预防与调护

(一)预防

(1)保持口腔清洁,注意饮食卫生,奶瓶、奶嘴、餐具等要经常清洁消毒。

(2)注意口腔卫生,切勿损伤口腔黏膜。

(二)调护

(1)不偏食,宜多吃新鲜蔬菜、水果。

(2)患病期间禁食过咸,食味宜清淡,不宜过食肥甘厚腻、辛辣炙煿之品。

(3)清洁口腔时,要用柔软的棉签、纱布,动作宜轻,避免损伤口腔黏膜。

(刘 葳)

第五节 腹 痛

一、概述

(一)定义

腹痛是指胃脘以下,脐之四旁以及耻骨以上的部位发生疼痛的病证。包括大腹痛、脐腹痛、少腹痛和小腹痛。

(二)命名

"腹痛"始见于《内经》。但是作为病名、病证来论述的,则见于隋代《诸病源候论》。该书在《小儿杂病诸候》中,载有腹痛候,论述了其病因病机及证候。

《诸病源候论》中有"心腹痛"候的记载,其后各代医家均按腹痛或心腹痛立名。如宋代《小儿卫生总微论方》及明代王大纶《婴童类萃》中均以心腹痛命名,而清代陈复正《幼幼集成》则以腹痛定名。

此外,还有因腹痛的致病原因不同而定病名者,如"寒痛""热痛""伤食痛""积滞痛""虫痛""脾虚痛"等。

(三)范围

本节所讨论的范围是指小儿以腹痛症状为主的一种病证。至于败血症、过敏性紫癜、急腹症、肠道寄生虫、痢疾、腹泻病等全身及腹部器质性疾病所致的腹痛,则不在本节讨论的范畴。

(四)发病情况

1.发病年龄

腹痛可见于任何年龄。

2.发病季节

腹痛病因很多,可见于任何季节。

3.发病部位

腹部有大腹、脐腹、小腹和少腹之分,所以腹痛包括有大腹痛、脐腹痛、小腹痛和少腹痛四种。

(1)大腹痛:指胃脘以下,脐部以上的腹部疼痛。

(2)脐腹痛:指脐周的腹部疼痛。

(3)小腹痛:指脐下腹部正中的疼痛。

(4)少腹痛:指小腹的两侧或一侧的疼痛。

不同的部位,内藏不同的脏腑或有不同的经络循行,所以,不同部位的疼痛,可反映出不同脏腑或经络的病变。

(五)治疗转归

腹痛病因不同,证候轻重及治疗预后的差别很大。但是,占小儿腹痛中约三分之二的再发性腹痛预后良好。

二、学术源流

腹痛一证,在《内经》即有所论,《素问·举痛论》认为:"寒气客于厥阴之脉。厥阴之脉也,络阴器系于肝,寒气客于脉中,则血泣脉急,故胁肋与少腹相引痛矣。厥气客于阴股,寒气上及少腹,血泣在下相引,故腹痛引阴股。寒气客于小肠膜原之间,络血之中,血泣不得注于大经,血气稽留不得行,故宿昔而成积矣……寒气客于肠胃,厥逆上出,故痛而呕也。寒气客于小肠,小肠不得成聚,故后泄腹痛矣。热气留于小肠,肠中痛,瘅热焦渴,则坚干不得出,故痛而闭不通矣。"指出腹痛主要与寒邪致病有关,亦有因热而致的腹痛,其发病部位主要在肠、胃、肝、脾等脏腑与经络。《灵枢·五邪》说:"阳气不足,阴气有余,则寒中,肠鸣腹痛。"指出腹痛可由于阳气不足,阴气有余所致。

隋代《诸病源候论·小儿杂病诸候·腹痛候》中说:"小儿腹痛,多由冷热不调,冷热之气与脏腑相击,故痛也。其热而痛者,则面赤,或壮热、四肢烦、手足心热是也;冷而痛者,面色或青或白,甚者乃至面黑,唇口爪皆青是也。"说明腹痛之成因有寒、有热,为冷热不调所导致,从此有了儿科腹痛的专论。

宋代医家,亦有腹痛或心腹痛的专论。钱乙《小儿药证直诀·脉证治法》中将腹痛分为积痛、虫痛、胃冷虚(痛)之辨。《小儿卫生总微论方·心腹痛论》说:"小儿心腹痛者,由脏腑虚而寒冷之气所干,邪气与脏气相搏,上下冲击,上则为心痛,下则为腹痛,上下俱作,心腹皆痛。"说明宋代以前,已指出小儿腹痛原因多归咎于虫、积、寒、热、虚等因素。

明代《幼科证治准绳·腹痛》中,归纳前人经验,有寒痛、热痛、积痛、虫痛、锁肚痛、盘肠内钓痛、症痛等之分,对小儿腹痛的病因、症状、分类论述较前人更为完善。

清代陈复正《幼幼集成·腹痛证治》说:"夫腹痛之证,因邪正交攻,与脏气相击而作也。有冷,有热,有虫痛,有食积,辨证无讹而施治必效。"指出了小儿腹痛的多种病因病机。

清代《幼科铁镜·辨腹痛》说:"腹痛……其因不一,有寒痛、热痛、伤食痛、积滞痛、气不和而痛、脾虚而痛、肝木乘脾而痛、蛔动而痛。"又提出了"气不和而痛者""肝木乘脾痛者"的分类。

综合各家所论,可知腹痛主要分为寒、热、虚(虚寒、脾虚)、实(虫、食、积、瘀、气郁)四大纲领及各种类别。

三、病因病机

(一)病因

1.感受寒邪

寒温不知自调,饮食不知自节,由于护理不当,衣被单薄,常易感受风寒之邪,侵入肠胃。

2.乳食积滞

小儿脾胃薄弱,应乳贵有时、食贵有节。若一旦乳食失节,过食油腻厚味,或饱时强食,临卧多食,或误食酸腐不洁之物,食积停滞,郁于胃肠。

3.脏腑虚冷

素体阳虚,或病后体弱,以致脾胃虚寒,寒湿内停。

4.气滞血瘀

起居不慎,跌仆损伤,或因病手术,或为暴力所伤,脉络受损,均可导致脏腑经络气血瘀滞。

(二)病机

1.寒邪凝聚

腹部受寒,中阳不振,寒主收引,寒凝气聚,血泣而涩,以致气机不畅,经脉不通,气血壅塞而腹痛。因小儿稚阳未充,故寒凝气滞者常见。

2.食积壅聚

乳食不节,损伤脾胃,食积停滞,郁于胃肠,气机不畅,积而不通,升降不调,以致痞满腹胀而腹痛。或平时过食辛辣香燥、膏粱厚味,胃肠积滞,或积滞日久化热,肠中津液不足,致燥热闭结,使气机不利,传导之令不行而致腹痛。

3.寒湿内停

因脏腑虚冷,中阳不振,气虚不运,以致寒湿内停,气机不畅,形成腹部隐痛。

4.气血瘀滞

由于外伤或脏腑积瘀,以致脉络受伤,气血不和,瘀滞不通,导致腹痛;或小儿情志不畅,肝失调达,肝气横逆,犯于脾胃,中焦气机壅塞,血脉凝滞,导致气机运行不畅,产生腹痛。

所以,小儿脾胃薄弱,经脉未盛,易为内、外因素所干扰。六腑以通为顺,经脉以流为畅,凡腹内脏腑、经脉,或受寒邪侵袭,或由乳食所伤,或气滞血瘀,或脏腑虚冷,均可引起气机壅塞,气血受阻,经脉失调,凝滞不通,不通则痛,从而产生腹痛的症状。小儿若感受外邪,或内伤饮食,或跌仆损伤,或脏腑虚冷,均可使气机郁滞,血流不畅,经络不通,"不通则痛",均可产生腹痛的症状。

四、临床诊断

(一)诊断要点

腹痛,是在胃脘以下、脐之两旁及耻骨以上部位发生的疼痛。分其部位,包括大腹痛、脐腹痛、少腹痛和小腹痛。常有反复发作史,发作时可自行缓解。

疼痛的性质,虽有钝痛、胀痛、刺痛、掣痛等不同,但在小儿常难以诉说清楚。腹痛之疼痛常时作时止、时重时轻,若疼痛持续不止,或逐渐加重,要注意排除器质性疾病的腹痛。伴随腹痛而发生的症状一般不多,可有啼哭不宁、腹胀、肠鸣、嗳气等,需细心观察。若是持续性吐泻,或腹胀板硬,必须注意作好鉴别诊断。

婴幼儿腹痛特点:婴幼儿如突然或阵发性的反常哭闹,曲腰啼叫,时急时缓,或双手捧腹、起卧颠倒、烦躁不安,或屏气出汗、面色苍白,或精神萎靡、曲腰蜷卧等症状时,常为腹痛之可能。

符合以下特点者,可诊断为再发性腹痛:①腹痛突然发作,持续时间不太长,能自行缓解;②腹痛以脐周为主,疼痛可轻可重,但腹部无明显体征;③无伴随的病灶器官症状;④有反复发作的特点,每次发作时症状相似。

(二)病证鉴别

1.全身性疾病及腹部以外器官疾病引起的腹痛

(1)呼吸系统疾病引起的腹痛常有咳嗽,或扁桃体红肿,肺部听诊有啰音等。

(2)心血管系统疾病引起的腹痛常伴有心悸、心脏杂音、心电图异常。

(3)神经系统疾病引起的腹痛常有反复发作,脑电图异常,腹型癫痫服抗癫痫药物有效。

(4)血液系统疾病引起的腹痛常有血象及骨髓象异常。

(5)代谢性疾病引起的腹痛,如糖尿病有血糖、尿糖的升高,铅中毒有指甲、牙齿染黑色等可以辅助诊断。

2.腹部脏器的器质性病变引起的腹痛

(1)胃肠道感染除有腹痛外,还有饮食不调史及感染病史,大便及血象化验有助于诊断。

(2)胃肠道梗阻、肠套叠、嵌顿性腹股沟斜疝,有腹痛和腹胀及梗阻现象,全腹压痛,腹肌紧张,肠鸣音消失,放射学检查可助诊断。

(3)肝胆疾病常有上腹部阵痛和压痛,肝功能异常及B超检查可助诊断。

(4)泌尿系统疾病常有腰痛、下腹痛、尿道刺激症状,尿检异常、放射学检查可助诊断。

(5)下腹痛对少女要注意是否为卵巢囊肿及痛经。

(6)内脏肝脾破裂,有外伤史,常伴有休克等。配合实验室及医学影像诊断技术检查,可以做出诊断。

五、辨证思路

(一)辨气、血、虫、食

腹痛属气滞者,胀痛时聚时散、痛无定处,气聚则痛而见形,气散则痛而无迹。属血瘀者,有跌仆损伤手术史,腹部刺痛,痛有定处,按之痛剧,局部满硬。属虫积者,有大便排虫史,或镜下有虫卵,脐周疼痛,时作时止。属食积者,有乳食不节史,见嗳腐吞酸,呕吐不食,脘腹胀满。

(二)辨寒、热、虚、实

腹痛有寒热之分,而以寒证居多。如热邪内结,疼痛阵作,得寒痛减,兼口渴引饮,大便秘结,小便黄赤,舌红苔黄少津,脉洪大而数多为实证。得热痛减,口不渴,下利清谷,小便清利,舌淡苔白滑润,脉迟或紧,多为虚证。一般急性腹痛多属实证,痛有定处,拒按,痛剧而有形,兼有胀满,脉大有力。慢性腹痛多虚,痛无定处,喜按,痛缓而无形,舌淡少苔,脉弱无力。

六、治疗原则

腹部多由六腑所居,胃、大小肠、膀胱皆属六腑之一。六腑以通为顺,经脉以流为畅。腹痛之病理,在于腹部经脉之气机不畅,不通则痛。故此,腹痛的治疗原则理气止痛。根据不同的证候分别采用温寒止痛、消导止痛、通腑止痛、温中止痛、活血止痛等治法。除内服药外,还常使用推拿、外治、针灸等法配合治疗,可提高疗效。

七、证治分类

(一)腹部中寒

证候：腹部疼痛,阵阵发作,得温则舒,遇寒加剧。面色苍白,痛甚则额冷汗出,甚则唇色紫暗,肢冷,或呕吐、泄泻,小便清长,舌苔多白滑。

辨证：寒为阴邪,主凝滞收引。腹部中寒,寒邪搏结肠间,凝滞气机,不通则痛。

温热能使寒凝稍解,阳气暂通,故寒痛亦得稍缓。腹部中寒,遇寒则寒凝益甚,阳气受阻,故腹痛亦加剧。寒邪内盛,阳气不伸,卫气不行,开阖失节,故痛而额冷汗出。寒凝血泣,气血不畅,故面白唇暗。寒犯脾胃,升降失常,故见吐泻。小便清长,舌苔白滑为里寒之候。肢冷为寒凝收引,阳气不能温达四肢,营血亦不得达于四肢。

治法：温中散寒,理气止痛。

此证中焦寒凝,闭塞脉络。因温能散、能通,采用温中之法,中寒才能散越。然而寒凝气滞,脉络拘急,又须用理气通滞之法,始能解除拘急之痛。

方药：养脏散加减。

方解：木香、丁香、沉香芳香散寒,行气止痛;当归、川芎温通血脉;肉桂温中散寒。全方有温中散寒,理气止痛之功,若寒邪得散,气血畅行,阳气敷布,脏腑获得温养,气机疏通,血脉畅流,则腹痛可得缓解。

加减：如腹胀加砂仁、枳壳理气消胀;如寒痛甚,加附子以温脏散寒;如兼呕吐,加干姜、法半夏以散寒止呕;如兼泄泻,加炮姜、煨肉豆蔻以祛寒止泻。

其他选方：①良附丸,行气温中,逐寒止痛。适于肝胃气滞,胃中有寒,脘腹作痛,苔白脉沉者。但本方温性较轻,散寒力不足,故常合木香肉桂逐寒汤合用。②木香肉桂逐寒汤,温中散寒,理气止痛。适于脘腹寒痛,气滞不适者,本方逐寒之力较强。③当归四逆汤,温经散寒,缓急止痛。适于少腹受寒,厥阴冷痛者,若加用吴茱萸更佳。

(二)乳食积滞

证候：脘腹胀满,疼痛拒按,不思乳食,嗳腐吞酸,或腹痛欲泻,泻后痛减,或时有呕吐,吐物酸馊,矢气频作,粪便秽臭,夜卧不安,时时啼哭,舌淡红,苔厚腻,脉象沉滑,指纹紫滞。

辨证：乳食乃有形之物,暴饮暴食,壅聚中州,停滞肠胃,阻滞气机,不通则痛。

饮食停滞肠胃,阻滞气机,故见胀满而痛,按之痛甚。宿食腐化,浊气壅塞肠胃,其气上逆,则嗳腐吞酸。宿食腐化,浊气下泄,故矢气粪臭。食伤脾胃,宿食内停,故不思乳食。食积下趋,故腹痛欲泻,得泻则乳食积滞减轻,肠胃壅塞暂减,气机稍畅,故泻后痛减。食停中焦,胃气不和,故呕吐宿食,胃不和则卧不安,故夜睡不宁,时时啼哭。舌苔厚腻为积滞不化之表现。

治法：消食导滞,行气止痛。

此证食积有形,壅塞不通,须消食其滞始散,导滞其积始去,然而食积壅塞,腑气不通,不通则痛,又须用行气之法,必要时通腑下积,才能止痛。

方药：香砂平胃散加减。

方解：方中苍术、厚朴、陈皮、枳壳、香附理气行滞止痛;焦山楂、焦神曲、炒麦芽消食化积;芍药、甘草调中和营,缓急止痛。全方有消食导滞,理气止痛之功,气机通畅,宿食得消,疼痛则可缓减。

加减：如大便不通,或泻下不畅,泻后痛减者,加用槟榔、莱菔子以导下积滞。如积滞化热,面

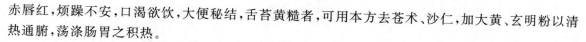

赤唇红,烦躁不安,口渴欲饮,大便秘结,舌苔黄糙者,可用本方去苍术、沙仁,加大黄、玄明粉以清热通腑,荡涤肠胃之积热。

其他选方:枳实导滞丸。功能消导积滞,通腑泄热,适于积滞腹痛、便秘腹满者。本方清热导滞泻下之力较强。

（三）胃肠结热

证候:腹部胀满,疼痛拒按,大便秘结,烦躁不安,潮热口渴,手足心热,唇舌鲜红,舌苔黄燥,脉滑数或沉实,指纹紫滞。

辨证:本证以邪实为主,常为痞满燥实四证俱现,腹痛急剧,脉沉实有力,为邪正俱盛。若里热津伤,正气衰惫,则燥实为主,痞满不甚,精神疲惫,舌干少津,为邪实正虚。

热结胃肠,阻滞气机,肠腑失于传导,故腹痛胀满,疼痛拒按,大便秘结。腑实内热蒸盛,内扰心神,损伤阴津,故烦躁不安,潮热口渴,手足心热。实热内结,肠燥腑实,阴津亏耗,故唇舌鲜红,舌苔黄燥,脉滑数或沉实,指纹紫滞。

治法:通腑泄热,行气止痛。

热结胃肠,腑实便秘,壅结而痛,唯有通腑下积,方能泄热、行气,气机通利则腹痛可解。

方药:大承气汤加减。

方解:方中常用生大黄、玄明粉泻热通便,荡涤胃肠;厚朴行气破结,消痞除满;升麻、黄连清泄胃热;木香、枳实行气除痞。

加减:若口干,舌质红干津伤者,加玄参、麦冬、生地黄养阴生津。

因肝胆失于疏泄,肝热犯胃而实热腹痛者,用大柴胡汤加减。

（四）脾胃虚寒

证候:腹痛绵绵,时作时止,痛处喜按,得温则舒,得食则缓。面白少华,精神倦怠,四肢清冷,乳食减少,或有食后作胀,大便稀溏,舌淡苔白。

辨证:中焦虚寒,脾阳不振,气血虚弱,脉络凝滞,气机不畅,不通而痛。虚寒在里,脾气失煦,气机不畅,故隐隐作痛,亦有稍通之时,故又时止。

脏腑虚寒,故喜按喜温,得食则借谷气之温养,故痛暂缓。中阳不振,脏腑虚冷,血脉凝滞,阳气不布,故面白少华,精神倦怠,四肢清冷。脾阳虚弱,运化失常,故饮食较少,食后作胀,大便稀溏。舌淡苔白为虚寒之表现。

治法:温中补虚,缓急止痛。

此证中焦虚冷。脉络凝滞,补虚则气运,温中则寒散,然而寒凝气涩,脏腑拘急,又须用甘缓之法,因甘温之药,可以补虚缓急止痛。

方药:小建中汤合理中丸加减。

方解:方中桂枝温经和营;芍药、甘草缓急止痛;党参、白术、生姜、大枣、饴糖甘缓补虚;干姜温中祛寒。全方有温中补虚,散寒止痛之功,寒凝得散,中阳得运,则脏腑拘急缓解,疼痛便可减轻或消失。

加减:气血不足明显者,加黄芪、当归补益气血;肾阳不足者,加附子、肉桂以温补元阳;伴呕吐清涎者,加丁香、吴茱萸以温中降逆;脾虚而兼气滞者,用厚朴温中汤。

（五）气滞血瘀

证候:腹痛经久不愈,痛有定处,固定不移,痛如针刺,或腹部癥块拒按,肚腹硬胀,青筋显露,舌紫暗或有瘀点,脉涩,指纹紫滞。

辨证:因跌仆损伤或术后创伤,瘀血停积;或久病入络,结为癥块,皆能使脉络瘀阻,气血不通,不通则痛。

脘腹创伤,或积聚癥块,使气血瘀滞,故腹胀疼痛拒按,其痛如刺。瘀血乃有形之物,凝聚一处,难于消散,故痛有定处,固定不移,或触之有包块,推之不动,按之痛剧。青筋显露,舌紫暗或有瘀点,脉涩,指纹紫滞为血行不畅,气滞血瘀之象。

治法:活血化瘀,行气止痛。

此证瘀血有形,郁滞不通,活血则滞行,化瘀则瘀散,然而瘀血壅塞,闭阻经络,不通则痛。气为血帅,气行则血行,气滞则血瘀,故通瘀之法,又需加入行气之品,以促进瘀滞消散。

方药:少腹逐瘀汤加减。

方解:方中肉桂、干姜、小茴香温通经脉;蒲黄、五灵脂、赤芍、当归、川芎活血祛瘀;没药、延胡索理气止痛。全方有活血祛瘀,行气止痛之功,气行血行,消除瘀滞,疼痛则可缓解。

加减:若气滞脘痛,加川楝子、枳壳、乌药以理气消胀止痛;若有癥积或手术外伤史,加三棱、莪术、桃仁、红花以散瘀消癥。

八、其他治法

(一)中药成药

1.藿香正气液

每服 5～10 mL,每天 2～3 次。用于腹部中寒证。

2.纯阳正气丸

每服 1～2 g,每天 1～2 次。用于腹部中寒证。

3.大山楂丸

每服 3 g,每天 3 次。用于乳食积滞证。

4.木香槟榔丸

每服 1.5～3 g,每天 2～3 次。用于乳食积滞证。

5.附子理中丸

每服 2～3 g,每天 2～3 次。用于脾胃虚寒证。

6.元胡止痛片

每服 2～3 片,每天 2～3 次。用于气滞血瘀证。

7.越鞠丸

每服 3～7 岁 2 g,大于 7 岁 3 g,每天 2 次。用于气滞血瘀证。

(二)药物外治

(1)公丁香 3 g,白豆蔻 3 g,肉桂 2 g,白胡椒 4 g。共研细末,过 100 目筛,贮瓶备用。用时取药末 1～1.5 g,填敷脐中,再外贴万应膏。用于腹部中寒证、脾胃虚寒证。

(2)生葱头 250 g。捣烂,炒热。敷肚脐。用于脾胃虚寒证。

(三)推拿疗法

1.腹部中寒证

补脾经,揉外劳宫,推三关,摩腹,捏揉一窝风,拿肚角。

2.乳食积滞证

补脾经,清大肠,揉板门,运内八卦,揉中脘,揉天枢,分腹阴阳,拿肚角。

3.脾胃虚寒证

补脾经,补肾经,推三关,揉外劳,揉中脘,揉脐,按揉足三里。

(四)针灸疗法

针刺:取足三里、合谷、中脘。寒证腹痛加灸神阙,食积加里内庭,呕吐加内关。

九、预防与调护

(一)预防

(1)注意饮食卫生,勿多食生冷。

(2)注意气候变化,防止感受外邪,避免腹部受凉。

(3)餐后稍事休息,勿做剧烈运动。

(二)调护

(1)剧烈或持续腹痛者应卧床休息,随时查腹部体征,并作必要的其他辅助检查,以便做好鉴别诊断和及时处理。

(2)根据病因,给予相应饮食调护,消除患儿恐惧心理。

(3)寒性腹痛者应热服药液,热性腹痛应冷服药液,伴呕吐者药液要少量多次服用。

(刘　葳)

第六节　泄　泻

一、概述

(一)定义

泄泻是由于多种原因引起大便稀薄或如水样,便次增多为主要症状的脾胃系统病证。

(二)命名

早在《内经》中已有关于小儿泄泻的原文描述,如"飧泄"。《灵枢·论疾诊尺》说:"婴儿病,……飧泄,脉小者,手足寒,难已;飧泄,脉少,手足温,泄易已……春伤于风,夏生飧泄、肠澼。"《小儿药证直诀》中,明确有"泄泻"命名的记载。

历代医家对泄泻的命名颇多,大致可归纳为如下几类。

1.以病因命名

有暑泻、湿泻、痰泻、食泻、积泻、风泻、惊泻、中寒泻、疳泻、伤乳泻等。

2.以临床表现命名

有飧泻、溏泻、洞泻、濡泻、大泻、食后泻、滑泻、交肠泻、水泻等。

3.以证候性质命名

有寒泻、冷泻、火泻、热泻、湿热泻、虚泻、实泻、脾虚泻、肚寒泻等。

4.以时间特点命名

有暴泻、久泻、五更泻、鸡鸣泻、晨泻等。现代又有将发于秋季者称为"秋泻",发于冬季者为"冬泻"。

(三)范围

本病相当于西医的"小儿腹泻病"。故本篇所论述的范围,主要指除外痢疾、伤寒、霍乱等传染病以外的"小儿腹泻病"(婴幼儿腹泻),也包括其他疾病过程中所引起的症状性泄泻。

(四)发病情况

1.发病季节

本病一年四季均可发生,尤以夏秋季节为多见。由于夏季暑湿当令,其邪最易内侵脾胃而发病。且因夏天天气炎热,食物易于腐败,每因小儿误食之后,使脾胃损伤而发生泄泻。秋季气候乍热乍冷,天气肃杀。若调护失宜,感受外邪,均易致小儿发生泄泻,甚至导致流行;或者由于喂养不当,损伤脾胃,发生泄泻。

2.发病年龄

本病为小儿最常见的疾病之一。具有年龄愈小、发病率愈高的特点,尤以两岁以内的婴幼儿更为多见。因小儿脾常不足,年龄越小,脾胃越是柔弱,一旦调护失宜,则更易于发生泄泻。

(五)治疗转归

轻症一般预后良好,处理及时,常很快获得痊愈。重症患儿,常因泄下过度,发生气阴两伤,甚至阴竭阳脱的变证而危及生命;甚则导致"慢脾风",救治颇为棘手;若病情迁延日久不愈者,可形成"疳证",影响小儿生长发育。

二、学术源流

《素问·至真要大论》云:"厥阴之胜……肠鸣飧泄,少腹痛,注下赤白……少阴之胜,心下热,善饥,脐下反动,气游三焦,炎暑致,木迺津,草迺萎,呕逆躁烦,腹满痛,溏泄传(转)为赤沃。太阴之胜,火气内郁,疮疡于中,散流于外,病在胠胁,甚则心痛,热格头痛、喉痹、项强。独胜则湿气内郁,寒迫下焦,痛留顶,互引眉间,胃满,雨数致,燥化迺见少腹满,腰椎重强,内不便,善注泄……少阳之胜,热客于胃……少腹痛,沃下赤白……阳明之胜,清发于中,左胠胁痛,溏泄……太阳之胜……寒入下焦,传(转)为濡泻"。明确指出三阴与三阳之偏盛的热与湿、寒之气皆可引起泄泻。《素问·至真要大论》又云:"诸厥固泄,皆属于下。"进而指出了泄泻的病机。

隋代《诸病源候论》对小儿泄泻的病因、病理、诊断、症状、转归和预后等,都做了较详细的论述。《诸病源候论·热利候》云:"小儿本挟虚热,而为风所乘,风热俱入于大肠而利,是水谷利,而色黄者为热利也。"《诸病源候论·冷利候》中云:"小儿肠胃虚,或解脱遇冷,或饮食伤冷,冷气入于肠胃而利,其色白。是为冷利也。冷甚则利青也。"《诸病源候论·冷热利候》中云:"小儿先因饮食有冷气在胃肠之间,而复为热气所伤,而肠胃宿虚,故受于热,冷热相交,而变下利。乍黄乍白或水或谷,是为冷热利候也。"《诸病源候论·卒利候》中云:"小儿卒利者,由肠胃虚,暴为冷热之气所伤,而为卒利。热则色黄赤,冷则色青白,若冷热相交,则变为赤白滞利也。"并且提出以视察粪色作为辨证的依据,是有一定的临床意义的。

宋代《小儿药证直诀·脉证治法》中有"伤风吐泻身温""伤风吐泻身热""伤风吐泻身凉""夏秋吐泻"等证候。在《小儿药证直诀·脉证治法·夏秋吐泻》中云:"五月十五日以后吐泻,身壮热,此热也,小儿脏腑十分中九分热也。或因伤热乳食,吐乳不消,泻深黄色,玉露散主之。六月十五日以后吐泻,身温似热,脏腑六分热四分冷也。吐呕,乳食不消,泻黄白色……七月七日以后吐泻,身温凉,三分热七分冷也……八月十五日以后吐泻,身冷无阳也,不能食乳,干哕,泻青褐水,当补脾,益黄散主之,不可下也。"明确提出发病于不同时令的泄泻,病机治法均有所不同。

《小儿药证直诀·脉证治法·五脏病》中记载："脾病,困睡,泄泻,不思饮食。"在《小儿药证直诀·脉证治法·慢惊》中又指出"亦有诸吐利久不瘥者,脾虚生风而成慢惊"提出了小儿泄泻日久可以转成慢惊风。在《小儿药证直诀·脉证治法·诸疳》中进一步指出"又有吐泻久病,或医妄下之,其虚益甚,津液燥损,亦能成疳。"对小儿久泻可以转化成疳证有了明确的认识。

宋代《幼幼新书》是论述小儿泄泻内容较为丰富的文献。特别编辑"泄泻羸肿"一卷、十五门,把小儿泄泻分为积泻、惊泻、伤泻、冷泻、热泻、洞泄、水谷泻、暴泻等类,论证、治法和选方也颇为详细。

自元代以后,对小儿泄泻的分类更趋丰富。如元代《活幼心书》分为冷泻、热泻、伤食泻、水泻、积泻、惊泻、风泻、脏寒泻、疳积酿泻九类。明代《幼科证治准绳》则将本病分为冷泻、热泻、伤食泻、水泻、积泻、惊泻、飧泻、疳积酿泻、暴泻、久泻十类。清代《医宗金鉴·幼科杂病心法要诀》又将其分为伤乳食泻、中寒泻、火泻、惊泻、脐寒泻、脾虚泻、飧泻、水泻八类。及至陈复正《幼幼集成·泄泻证治》则将各家的分类作了归纳,其云:"夫泄泻之本,无不由于脾胃。盖胃为水谷之海,而脾主运化,使脾健胃和,则水谷腐化而为气血以行荣卫。若饮食失节,寒温不调,以致脾胃受伤,则水反为湿,谷反为滞,精华之气不能输化,以致合污下降,而泄泻作矣。"明确指出了小儿泄泻的主要病理机制。进而又指出小儿泄泻的辨证与治法,提出"泄泻有五:寒、热、虚、实、食积也。"并提出较为明确的辨证、治法:"凡泄泻肠鸣腹不痛者是湿,宜燥渗之;饮食入胃不住,或完谷不化者是气虚,宜温补之;腹痛肠鸣泄水,痛一阵泻一阵者是火,宜清利之;时泻时止,或多或少是痰积,宜豁之;腹痛甚而泻,泻后痛减者为食积,宜消之,体实者下之;如脾泄已久,大肠不禁者,宜涩之;元气下陷者,升提之。"

三、病因病机

(一)病因

引起小儿泄泻的原因,以感受外邪、内伤饮食及脾胃虚弱等为多见。

1.感受外邪

泄泻与天时气候的变化有着密切的关系。六淫之中的风、寒、暑、湿、火以及疫疠等邪气,均可侵入人体而引起泄泻。

2.伤于饮食

小儿为饮食所伤而导致的泄泻,临床上最为多见,其原因如下。①喂养失宜:由于乳食过量或不足,或过食生冷瓜果油腻之品,或增添辅食过早或过多,或饥饱无常等,均可引起脾胃功能失调而发生泄泻。②饮食不洁:由于误食不洁之品,如变质的牛奶、食物,或蚊、蝇、虫、蚁、灰尘等污染的饮料,或餐具不洁,或以污染的手抓送食物等,均可使邪从口入而发生泄泻。

3.脾肾亏虚

此为小儿泄泻虚证的主要病因,引起脾胃虚弱或脾肾阳虚的常见原因有以下几种。

(1)先天禀赋不足:由于孕母素体虚弱或罹患疾病,或过食寒凉攻伐之品,小儿脾肾禀赋先天未充。

(2)后天调护失宜:婴儿出生后护理不当,或营养失调,或病后调护不周等,均可导致脾胃损伤,继而脾损及肾。

(3)久病迁延不愈:由于罹患热病久延不愈,或脾胃病如泄泻调治失宜迁延不止,均可损阴伤阳、损脾伤肾。

(二)病机

1.泄泻的病位主要在脾胃

小儿泄泻的发病机制,不论是感受外邪,内伤饮食,还是脏腑虚弱等原因所引起,其主要病变均在于脾胃。因胃主腐熟水谷,脾主运化精微,如脾胃受病,则饮食入胃,水谷不化,精微不布,水反为湿,谷反为滞,合污而下,致成泄泻。

脾肾之间关系密切。脾为后天之本,肾为先天之本,脾主运化水谷精微,有赖于肾中阳气的温煦;肾藏精气,亦有赖于水谷精微的供养与化生,故脾与肾是紧密关联的。如肾阳不足,火不暖土,脾阳失于温煦,则可成为脾虚泄泻;若脾阳久虚,累及肾阳,命火衰微,亦可导致脾肾阳虚而见下利清谷之候。《景岳全书·泄泻》说:"肾为胃关,开窍于二阴,所以二便之开闭,皆肾脏之所主,今肾中阳气不足,则命门火衰,而阴寒独盛……即令人洞泄不止也。"

2.湿与滞为泄泻病理的基本因素

泄泻的临床症状虽很复杂,但其致病的基本因素是湿和滞。《素问·阴阳应象大论》说:"湿胜则濡泻"。《临证指南医案·泄泻》亦指出:"泄泻,注下症也。经云:湿多成五泄……飧泄之完谷不化,湿兼风也;溏泄之肠垢污积,湿兼热也;鹜溏之澄清溺白,湿兼寒也;濡泄之身重软弱,湿自胜也;滑泄之久下不能禁固,湿胜气脱也。"由于脾主运化,喜燥而恶湿,而湿邪最易伤脾。若人体运化功能正常,则水谷化生之精微,可由脾之输转以供养全身,自无停湿留滞之患;若脾为湿困,运化失职,水谷不化,则必停聚而为湿为滞;加以肠道未能维持正常的分清别浊的作用,则水湿积滞下趋大肠而为泄泻。外感之湿邪可为致病之因,而内生之湿邪常为脾病之果;内外之湿,乳食之滞,蕴蓄脾胃,是为泄泻病理的基本因素。

3.阴津受劫,气阴两伤,阴伤及阳则阴竭阳脱

气阴两伤、阴竭阳脱是小儿泄泻的变证。由于小儿"稚阳未充,稚阴未长"的生理特点,和"易虚易实,易寒易热"的病理特点。故寒热易变,阴阳易伤。且小儿泄泻易于耗伤气液,由于阴阳互根,故凡病情严重或治不及时者,常可出现"阴液将竭,阳气欲亡"之危候。

4.脾虚肝旺,虚风内动

由于久泻不止,元气受伤,脾胃虚弱,未能生金制木,滋肾涵肝,以致肝木无制,虚风内动,出现慢惊风或慢脾风等危重证候。《幼科发挥·慢惊有三因》中说:"五行之理,气有余则乘其所胜,不足则所胜乘之。""吐泻损脾,脾者土也,风者肝木所生也,脾土不足,则肝木乘之,木胜土也。"指出久泻伤脾,以致脏腑功能失调,制约无序,出现慢惊风的变证。

四、临床诊断

(一)诊断要点

(1)有乳食不节、饮食不洁,或冒风受寒、感受时邪病史。

(2)大便次数较平时明显增多。粪呈淡黄色或清水样;或夹奶块、不消化物,如同蛋花汤;或黄绿稀溏,或色褐而臭,夹少量黏液。可伴有恶心、呕吐、腹痛、发热、口渴等症。重症泄泻,可见小便短少、高热烦渴、神疲萎软、皮肤干瘪、囟门凹陷、目眶下陷、啼哭无泪等脱水征,以及口唇樱红、呼吸深长、腹胀等酸碱平衡失调和电解质紊乱的表现。

(3)大便镜检可仅为稀薄,也可见有脂肪球或少量白细胞、红细胞。

(4)大便病原学检查:可有轮状病毒等病毒检测阳性,或致病性大肠埃希菌等细菌培养阳性。

（二）病证鉴别

1.痢疾

痢疾亦有大便溏薄，便次增多症状，但粪便多混有黏液或血便，并可有里急后重，肛门灼热发红，大便培养可查出痢疾杆菌。

2.营养性腹泻

由于母乳缺乏或乳质不良，或添加辅食未能满足婴儿之需要，以致婴儿营养不足，脾胃失调。证见便次较多，但粪量较少，且多黏液、色绿。经补充营养后，常逐渐痊愈。

3.生理性腹泻

婴儿出生后不久，即有黄绿色的稀便，其次数略较正常为多，可有 2～3 次，甚或 5～6 次不等，但婴儿精神良好，食欲正常，无脾虚积滞，伤阴耗液等候，其生长发育亦与同龄婴儿相同。此多为婴儿初离母胎，脾胃纳运功能与母乳暂不适应而致，待年龄稍长，添加辅食之后，常可自愈。

五、辨证要点

（一）审轻重

本病轻重悬殊。轻症便次一般不超过 10 次，便溏如糊状或如蛋花汤，身热不甚或不发热，无呕吐，能进食，精神尚好；重症便次较频，日达十次以上，或呕吐不已，多伴身热，精神萎靡，或烦躁不安，口渴不止，甚或目眶凹陷、尿量减少、四肢不温、腹胀、痉厥等候。

（二）辨发热

由感受外邪而致者，多见发热，或伴恶寒；如属内伤饮食而致者，一般可不发热，虽有发热亦在 38 ℃以下；若脾虚或脾肾阳虚而致者，均少见发热之候。

（三）观大便

粪便黄褐而臭者多属热；便稀如水，粪色淡黄，臭味不甚者多属寒；粪便杂有残渣或乳块，气味酸臭者，多伤于乳食。

（四）视小便

小便短涩黄浊者为湿为热，小便通利清长者为虚为寒，为一般辨证的通则。但如暴泻不止，水液损耗过甚，虽属虚寒之候，有时亦可出现小便黄短而少者。

（五）问口渴

口渴常为热证的辨证要点，但小儿泄泻如次数较频，粪如稀水者，不论是寒是热，皆可见口渴。故宜综合全身症状与舌象、脉象及粪色等以辨别寒热，不宜一见口渴便妄称为热。

（六）查腹痛

本病可见腹痛。腹痛绵绵，喜按喜暖者，为虚为寒；腹痛较甚，喜冷拒按者，为实为热；痛一阵泻一阵，泻后痛减者，为伤食；腹中绞痛，暴泻烦渴者，多为湿热化火之候。

（七）切腹胀

腹胀肠鸣，泻臭，苔腻者，为湿困积滞；若泄泻粪少水多，小便短少，苔白厚腻者，为水湿淤滞；若腹胀如鼓，呼吸短促，吐逆便少，神疲乏力，四肢不温者，为脾虚气阻，属危重之候。

六、治疗原则

本病以运脾化湿，升清止泻为基本治疗原则。

实证须祛其邪，其中伤食泻当消食化积、风寒泻当疏风散寒、湿热泻当清热利湿。虚证须养其正,其中脾虚泻以健脾益气为主、脾肾阳虚泻以温补脾肾为主。

七、证治分类

(一)常证

1.湿热泻

证候:泻下稀薄,水分较多,或如水注,粪色深黄而臭,或见少量黏液,腹部时感疼痛,食欲缺乏,或伴泛恶,肢体倦怠,发热或不发热,口渴,小便短黄,舌苔黄腻。

辨证:泻下稀薄,水分较多,或如水注为湿热之邪,蕴结脾胃,纳运无权,水湿水谷不化,合污而下,注于大肠,传导失职而致。

粪色深黄而臭,或见少量黏液,腹部时感疼痛为湿热交蒸,肠胃气机不利而致。食欲缺乏,或伴泛恶,肢体倦怠为湿热之邪,困于脾胃,以致胃失和降,肢体不利而致。发热口渴为邪热偏盛,阴津耗伤而致。小便短黄,舌苔黄腻为湿热内蕴,水走肠腑而致。

治法:清肠祛热,化湿止泻。

此证为湿热之邪蕴结脾胃,运化失职,升降失司,致为泄泻。故治宜苦寒清热,淡渗利湿,以折其湿热之势,并导之从小便而出。

方药:葛根黄芩黄连汤加减。

方解:本方具有清热燥湿,表里双解之功,用于热邪偏重者颇为相宜。葛根升阳生津,解肌达邪;黄芩、黄连清内蕴之湿热;滑石清热利湿;甘草调和诸药。

加减:腹痛甚者,加白芍、木香理气止痛;呕吐较频者,加半夏、生姜汁或玉枢丹以降逆辟秽;若舌苔厚腻,渴不欲饮,湿重于热者,加苍术、藿香、厚朴芳香化湿;若高热、烦渴引饮者,加石膏、寒水石清热除烦。

若湿重于热,泻下稀薄如蛋花汤样,淡黄不臭,发热不高,口不甚渴,泛恶溲少,舌苔白腻者,宜芳香化浊,运脾渗湿,忌过用苦寒之品,以免蕴湿难解,可用藿香正气散合四苓散加减治疗。舌质红者可稍加黄连、黄芩等清泄之品。

其他选方:王氏清暑益气汤。夏秋之间,暑湿当令,小儿肠胃易为湿热所困,如复兼外感暑邪,每易酿成暴泻,证见泻下黄色或白色混浊稀水样便,暴注下迫,气味臭秽,日下一、二十次,壮热烦躁,大渴引饮,齿龈干涸,眼窝下陷,小便短少,舌绛,苔干而焦,脉象细数等候。治宜清暑解热,益气生津,和中养阴,可用王氏清暑益气汤加石膏、滑石、生扁豆、木瓜、谷芽等品。并可用生葛根 30 g、绿茶 2 g、白糖 20 g、食盐 0.5～1 g(呕吐较频者加生姜 1 g),煎水成 300 mL,代作饮料。

2.风寒泻

证候:泄泻清稀,中多泡沫,臭气不甚,肠鸣腹痛,或兼恶寒发热,舌苔白滑。

辨证:风寒乃无形之邪,客于肠胃,寒凝气滞,中阳受困,运化失职,乃致泄泻。

因寒则所下清稀,因风则中多泡沫,非热非滞,故其气不臭。寒湿内困肠胃,寒主收引则肠鸣,凝滞气机则腹痛。恶寒发热为风寒束表,卫气失宣而致。舌苔白滑为风寒湿滞之象。

治法:疏风散寒,燥湿止泻。

此证风寒束于表、寒湿滞于里,故宜疏风散寒于外、芳化燥湿于内,方能止泻。

方药:藿香正气散加减。

方解:本方具有疏风散寒,理气宽中,化湿导滞,调和脾胃之功。对风邪外感、寒湿困脾而导致的泄泻、呕吐证,有良好的功效。藿香、苏叶、白芷、生姜疏风散寒,理气化湿;大腹皮、厚朴、陈皮、桔梗、半夏调理气机,散积消滞;苍术、白术、茯苓、甘草、大枣健脾和胃,化湿调中。

加减:若风寒束表,恶寒发热较重者,可加防风、羌活,以宣散风寒;寒湿内困,腹痛较剧者,加木香、砂仁以运脾化湿,行气止痛;若兼食滞,大便臭秽者,加焦山楂、焦神曲以消食导滞;若湿邪内困,便稀溲短者,加泽泻、猪苓以利尿渗湿。

3.伤食泻

证候:脘腹胀满,时见腹痛,痛则欲泻,泻后痛减,粪便酸臭,或如败卵,嗳气腐浊,或欲呕吐,不思乳食,夜卧不安,舌苔厚腻或微黄。

辨证:粪便酸臭或如败卵,嗳气腐浊,或欲呕吐为乳食入胃,停积不化,蕴蒸内腐之候。如为米面果菜所伤,多见粪便稀溏酸臭;若因鱼肉蛋品停滞,多见粪便黏稠有如败卵。若胃失和降,其气上逆者,则见嗳气腐浊或欲呕吐。

脘腹胀满为乳食停积,壅于肠胃,化湿成滞,阻塞气机而致。乳食壅结,气机失畅,不通则痛,故时见腹痛。邪壅过甚则从大肠下泄,泻后积滞既泄,邪有出路,气机暂得通利,通则不痛,故见泻后痛减。不思乳食为乳食积滞,胃纳失职而致。胃不和则卧不安。乳食壅积中焦,上蒸口舌则腻,食积化热则黄,故舌苔厚腻或微黄。

治法:消食化滞,运脾止泻。

本证由乳食积滞不化而致,故治宜消导宿食,化除积滞,以清内蕴之邪。

方药:保和丸加减。

方解:本方具有调理气机,消导积滞,渗湿和胃之功。焦山楂、焦神曲、莱菔子消食化积;陈皮、半夏理气消胀,降逆止呕;茯苓渗湿和脾;连翘清解积滞郁热。

加减:脘腹胀满或腹痛者,加木香、厚朴以理气止痛;呕吐较甚者,加藿香、生姜以和中止呕。婴幼儿可用保赤散,有消食止呕,化积除痰之效;如积滞化热而见舌红苔黄,烦躁口渴者,可加黄连以清热燥湿,除烦止泻。

若是婴儿伤乳引起之泄泻,宜选消乳丸加减,重用炒麦芽。

4.脾虚泻

证候:大便稀溏,多见食后作泻,色淡不臭,时轻时重,面色萎黄,肌肉消瘦,神疲倦怠,舌淡苔白,病程迁延,反复发作。

辨证:大便稀溏,食后作泻为脾胃虚弱,清阳不升,纳运无权而致。

病因脾虚,内无积热,故色淡不臭。素体脾虚,或因泄泻伤脾,气虚运化失职,且易再伤乳食,以致脾虚日甚,迁延难愈,故时轻时重,病程迁延,反复发作。脾主运化精微以化生气血,脾虚则运化失职,精微不布,气血生化无源,形神失养,故面色萎黄,肌肉消瘦,神疲倦怠,舌淡苔白。

治法:健脾益气,升提止泻。

本证脾虚泄泻,法宜补脾,补脾应助脾之健运,忌过用甘腻壅中之品,以免化湿助泻。

方药:参苓白术散加减。

方解:本方具有健脾益气,化湿止泻之功。党参、白术、茯苓、甘草补脾益气;山药、莲子、苡仁、扁豆健脾化湿;陈皮、砂仁、桔梗理气助运,调畅气机。

加减:时见腹痛者,加木香以理气止痛;久泻不止,而无夹杂积滞者,加诃子、赤石脂以固涩止泻;泻下清稀,或水谷不化者,加炮姜以温中散寒。

其他选方:①七味白术散。若脾虚泄泻兼夹湿滞,症见泄泻、呕吐、腹痛、苔腻,或口渴不止者,宜健脾化湿,理气止痛,升阳止泻,可用七味白术散治疗。②理中丸。若泄泻迁延,便下清冷无臭,小便色清,腹部隐痛,舌苔薄白,为脾阳不振,治宜温振脾阳,可用理中丸加煨益智仁、肉豆蔻等治疗。

5.脾肾阳虚泻

证候:久泻不止,食入即泻,粪质清稀,完谷不化,或见脱肛,形寒肢冷,面色白,精神萎靡,寐时露睛,舌淡苔白,脉象细弱。

辨证:食入即泻,粪质清稀,完谷不化为脾肾阳虚,命火不足,脾胃失于温煦,水谷不得腐熟而致。

形寒肢冷,面色㿠白,精神萎靡,寐时露睛为命门火衰,阴寒内生,阳失温布而致。脱肛为脾阳虚弱,中气下陷而致。舌淡苔白,脉象细弱为脾肾阳虚之候。

治法:温补脾肾,固涩止泻。

本证主要为命火衰微,脾肾阳虚而致。故治宜温补脾肾。必使命门火旺,脾土得暖,饮食得以腐熟,精微运化四布,脾胃功能恢复,而泄泻始可向愈。

方药:附子理中汤合四神丸加减。

方解:本方具有温补脾肾,壮火散寒,固涩止泻之功。常用党参、白术、甘草健脾益气;干姜、吴茱萸温中散寒;附子、补骨脂、肉豆蔻温肾暖脾、固涩止泻。

加减:脱肛者,加黄芪、炙升麻以升提中气;久泻不止者,加诃子、赤石脂、禹余粮以收敛固涩。

(二)变证

1.气阴两伤

证候:泻下无度,色黄混浊,质稀如水,小便短少,皮肤干燥或枯瘪,目眶及前囟凹陷,啼哭无泪,精神萎靡或烦躁不安,口渴引饮,小便短少,甚至无尿,唇红齿干,苔少或无苔,脉细数。

辨证:小便短少,皮肤干燥或枯瘪,眼眶及前囟凹陷,啼哭无泪,精神萎靡,小便短少,甚至无尿为泻下过度,水液耗损,阴津受劫,津伤液脱,肌肤不得滋养而致。

胃阴受劫,饮水以自救,故口渴引饮。烦躁不安,唇红齿干,苔少或无苔为津液耗伤,阴虚内热而致。

治法:健脾益气,酸甘敛阴。

本证由于泻下无度,水液耗损,阴津受劫,脾胃本虚,如纯用补阴之品,则滋腻呆滞,有碍于脾胃之纳运,故宜酸甘合用,以收敛阴津,化生阴液。

方药:人参乌梅汤加减。

方解:本方有健脾益气,酸甘敛阴之功。常用人参、炙甘草补气健脾;乌梅涩肠止泻;木瓜祛湿和胃,以上四药合用酸甘化阴;莲子、山药健脾止泻。

加减:泻下不止加山楂炭、诃子、赤石脂涩肠止泻;口渴加石斛、玉竹、天花粉、芦根养阴生津止渴;大便热臭加黄连、辣蓼清解内蕴之湿热。

2.阴竭阳脱

证候:暴泻不止,便稀如水,面色苍白,神疲气弱,表情淡漠,四肢厥冷,冷汗自出,舌淡苔白,脉象沉微。

辨证:中阳虚极,命火衰微,阴寒内盛,水谷不化,暴泻不止,便稀如水故。

元阳衰败,形神失养,故面色苍白,神疲气弱,表情淡漠。正气不支,阳气外脱,故四肢厥冷,冷汗自出,脉象沉微。

治法:挽阴回阳,救逆固脱。

方药:生脉散合参附龙牡救逆汤加减。

方解:本方具有挽阴回阳,救逆固脱之功。人参大补元气;麦冬、五味子、白芍、炙甘草益气养阴,酸甘化阴;附子回阳固脱;龙骨、牡蛎潜阳救逆。

加减:大便洞泄不止者,加炮姜、白术以温中扶脾;阴津耗竭,重用鲜生地、鲜石斛,并须补液治疗。

如久泻不止,元气受伤,脾虚肝旺,虚风内动而致为慢惊风或慢脾风者,可参考"惊风"治疗。

八、其他疗法

(一)中药成药

1.葛根芩连微丸

每服 1～2 g,每天 3～4 次。用于湿热泻。

2.藿香正气液

每服 5～10 mL,每天 3 次。用于风寒泻。

3.纯阳正气丸

每服 2～3 g,每天 3～4 次。用于中寒泄泻,腹冷呕吐。

4.健脾八珍糕

每次 2 块,开水调成糊状吃,每天 2～3 次。用于脾虚泻。

5.附子理中丸

每次 2～3 g,每天 3～4 次。用于脾肾阳虚泻。

(二)药物外治

(1)吴茱萸 30 g、丁香 2 g、胡椒 30 粒。共研细末。每次 1～3 g,醋调成糊状,敷贴脐部,每天一次。用于风寒泻、脾虚泻。

(2)鬼针草 30 g,加水适量。煎煮后倒入盆内,先熏蒸、后浸泡双足,每天 2～4 次,连用 3～5 d。用于小儿各种泄泻。

(三)推拿疗法

1.湿热泻

清补脾土,清大肠,清小肠,退六腑,揉小天心。

2.风寒泻

揉外劳宫,推三关,摩腹,揉脐,揉龟尾。

3.伤食泻

推板门,清大肠,补脾土,摩腹,逆运内八卦,点揉天突。

4.脾虚泻

推三关,补脾土,补大肠,摩腹,推上七节骨,捏脊,重按肺俞、脾俞、胃俞、大肠俞。

(四)针灸疗法

1.针法

取足三里、中脘、天枢、脾俞。发热加曲池,呕吐加内关、上脘,腹胀加下脘,伤食加刺四缝,水样便多加水分。实证用泻法,虚证用补法,每天 1～2 次。

2.灸法

取足三里、中脘、神阙。隔姜灸或艾条温和灸。每天 1～2 次。用于脾虚泻、脾肾阳虚泻。

九、西医疗法

(一)急性腹泻的治疗

1.饮食控制

一般可正常进食,但要禁忌生、冷、油、腻的食品,若在添加辅食期间暂停增添新的辅食品种。

2.服用适当药物

(1)黏液、脓血便患儿多为侵袭性细菌感染,应根据临床特点,针对病原选用抗菌药物,再根据大便细菌培养和药敏实验进行调整。而水样便腹泻患儿多为病毒或非侵袭性细菌所致,一般不用抗生素,应合理使用液体疗法,可选用微生物制剂和肠黏膜保护剂。

(2)微生态疗法:有助于恢复肠道正常菌群的生态平衡,抑制病原菌定植和侵袭,有利于控制腹泻。常用双歧杆菌、嗜酸乳杆菌等。

(3)肠黏膜保护剂:能吸附病原菌和毒素,维持肠细胞的吸收和分泌功能;与肠道黏液糖蛋白相互作用可增强其屏障功能,阻止病原微生物的侵袭。如蒙脱石散。

3.口服补液

口服补液盐(ORS),配方为氯化钠 3.5 g、碳酸氢钠 2.5 g、枸橼酸钾 1.5 g、葡萄糖 20 g,加温开水 1 000 mL。轻度脱水口服液量约 50 mL/kg,中度脱水口服液量 60～90 mL/kg,少量频服,于 8～12 h 将累积损失量补足。脱水纠正后可将口服补液盐用等量水稀释按病情需要随意口服。适用于轻、中度脱水,能有效促进水及电解质的吸收,纠正脱水和治疗腹泻。

4.静脉补液

严重腹泻患儿常会发生脱水及电解质平衡紊乱,对于重度脱水应及时通过静脉输液予以纠正。输入溶液的成分、容量和滴注时间必须根据不同的脱水程度和性质决定,同时要注意个体化。按照先快后慢、先浓后淡、先盐后糖、见尿补钾、纠酸补钙的原则进行。

(二)慢性腹泻的治疗

因慢性腹泻与迁延性腹泻常伴有营养不良和其他并发症,病情较为复杂,必须采取综合治疗措施。

(1)寻找病因,针对病因治疗,切忌滥用抗生素,避免肠道菌群失调。

(2)预防和治疗脱水,纠正电解质和酸碱平衡紊乱。

(3)继续喂养,调整饮食,必要时静脉营养。

(4)药物治疗:①抗菌药物慎用,仅用于已经分离出特异病原的感染患儿,并应选药适当;②补充微量元素和维生素;③应用微生态调节剂和肠黏膜保护剂。

十、预防与调护

(一)预防

(1)注意饮食卫生,食品应新鲜、清洁,不吃变质食品,不要暴饮暴食。饭前、便后要洗手,餐具要卫生。

(2)提倡母乳喂养,不宜在夏季和小儿有病时断奶,遵守添加辅食的原则,注意科学喂养。

(3)加强户外活动,注意气候变化,防止感受外邪,避免腹部受凉。

（二）调护

（1）适当控制饮食，减轻脾胃负担。对吐泻严重及伤食泄泻患儿暂时禁食，以后随着病情好转，逐渐增加饮食量。忌食油腻、生冷及不易消化的食物。

（2）保持皮肤清洁干燥，勤换尿布。每次大便后用温水清洗臀部，并扑上爽身粉，防止发生红臀。

（3）密切观察病情变化，及早发现泄泻变证。

（刘　葳）

第七节　厌　食

一、概述

（一）定义

厌食是指小儿较长时期见食不贪，食欲缺乏，甚则拒食的一种病症。

本病临床特征是以厌食为主证，对所有食物均不感兴趣甚至厌恶，食量较正常同年龄儿童显著减少，以及必须有较长的病程（一般认为应当在两个月以上）。

（二）命名

古代医籍中无厌食病名，可能与以前本病发病极少有关。厌食为现代病名，中医药著作于《中医儿科学》五版教材（1985年）开始应用。古代与此类似的病名记载如："不思食"，见《小儿药证直诀·胃气不和》。思即想念之意，不思食即不想进食。"不嗜食"见《幼幼新书·乳食不下》。嗜即喜欢、爱好之意，不嗜食即不喜进食，食欲极差。

除了上述这些病症名称之外，古代儿科医籍中还有一些从病因、病机以及治疗的角度描述与厌食相关的证候命名。如"恶食"（《证治汇补·附恶食》《张氏医通·恶食》）、"不能食"（《赤水玄珠全集·伤饮伤食门》）等。

（三）范围

本病为一独立病症，非指其他急、慢性疾病出现的食欲缺乏症状。

西医学曾经使用"神经性厌食"病名。但是，近年西医著作中也多数认同小儿厌食与饮食喂养关系密切，与以往国外报道的"神经性厌食"病因、发病年龄等均有所不同。

（四）发病情况

1.发病时间

本病起病多较缓慢，病程较长，其发生多无明显的季节差异，但夏季暑湿当令，易于困遏脾气使症状加重。

2.好发人群

各年龄皆可发病，尤多见于1～6岁儿童，学龄儿童患病者明显减少。城乡儿童均可发生，而城市发病率高于农村，与饮食喂养方法有关。

3.发病特点

本病起病缓慢，多因较长时间的饮食不节，以致脾胃受损而成。若长期不愈可使患儿体质量

331

减轻,精神疲惫,抗病力弱,为其他疾病的发生和发展提供了有利条件,可引致疳证,影响正常的生长发育及神经精神异常等。

(五)治疗转归

本病一般预后良好。长期不愈者亦可转为疳证。

二、学术源流

古代文献中对本病的专门记载不多,有关本病的论述,散见于与脾胃功能及脾胃病等相关的章节之中。

《灵枢·脉度》说:"脾气通于口,脾和,则口能知五谷矣。"说明脾气调和,是知饥纳谷、食而知味的必要条件。这一论述为我们认识小儿厌食的病理生理奠定了基础。

宋代《小儿药证直诀·虚羸》说:"脾胃不和,不能食乳";《幼幼新书·乳食不下》说:"脾,脏也;胃,腑也。脾胃二气合为表里。胃受谷而脾磨之,二气平调,则谷化而能食。"均精辟指出:水谷受纳和腐熟,赖脾胃功能的正常、协调,如果脾胃不和,便会造成不思乳食的病证。而《小儿药证直诀·胃气不和》采用益黄散为治疗不思食的主方,开调脾助运为主治疗厌食之先河。

明清时代,对本病的理论认识及临床治疗更趋全面。在病因方面,明代《赤水玄珠·不能食》云:"由脾胃馁弱;或病后而脾胃之气未复;或痰客中焦,以故不思食。非心下痞满而恶食也",这就在饮食自倍,损伤脾胃之外,提出脾胃素虚、病后脾气未复、痰湿阻滞中焦,皆可成为不思食的病因。并指出了厌食与积滞的重要区别为是否有心下痞满。《幼科发挥·脾经兼证》说:"诸困睡,不嗜食,吐泻,皆脾脏之本病也。"明确不嗜食为脾脏本脏病变,一般不涉及他脏。在治疗方面,明代《奇效良方》载运脾散,由人参、白术、藿香、肉豆蔻、丁香、缩砂仁、神曲、甘草组成,用橘皮汤调服,对脾虚失运者颇为适宜。《张氏医通·恶食》指出:"恶食有虚实之分。实则心下闷痛,恶心口苦,二陈加黄连、枳实;虚则倦怠,色萎黄,心下软,异功散加砂仁、木香;有痰恶心,六君子加香砂。"阐明了本证的辨证治疗要点。清代《类证治裁·脾胃论治》说:"治胃阴虚不饥不纳,用清补,如麦冬、沙参、玉竹、杏仁、白芍、石斛、茯神、粳米、麻仁、扁豆子。"认为胃阴不足之厌食,宜清补而不宜腻补,并列举了具体用药。《证治汇补·附恶食》:"恶食……有胸中痰滞者,宜导痰以助脾;有伤食恶食者,宜消化以助脾;有久病胃虚者,宜参术以健脾。"这些观点仍多为临床所运用。

三、病因病机

本病多由喂养不当、他病伤脾、先天不足、情志失调引起,其病变脏腑主要在脾胃。盖胃司受纳,脾主运化,脾胃调和,则口能知五谷饮食之味,正如《灵枢·脉度》所说:"脾气通于口,脾和,则口能知五谷矣。"若脾胃失健,纳化不和,则造成厌食。

(一)病因

1.饮食不节,喂养不当

小儿脏腑娇嫩,脾常不足,乳食不知自节。家长往往过分溺爱子女,恣意纵儿所好,片面追求高营养的食品、补品,过食甘、肥、黏、腻、香味食品,造成饮食质、量的过度,或贪吃零食,饮食偏嗜,进食不定时,生活无规律,饥饱无度,或是饮食不洁、感染诸虫,皆可致损脾伤胃。亦有因缺乏喂养知识,在婴儿期未及时添加辅食,至断乳之时,食品品种骤然增加,脾胃不能适应,皆可形成厌食。

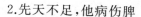

2.先天不足,他病伤脾

小儿素禀不足、脾胃虚弱,或疾病迁延、损伤脾胃,使受纳运化机能低下,以致饮食减少,或厌于乳食,精神不振,疲倦少力。《赤水玄珠全集·伤饮伤食门》说:"不能食者,由脾胃餒弱,或病后而脾胃之气未复……以故不思食"。

3.情志失调,思虑伤脾

小儿神气怯弱,易为情志所伤。若失于调护,或思念压抑,或环境变更,或所欲不遂,或受到逼迫,或常被打骂等,均可致情志抑郁,肝失调达,气机不畅,乘脾犯胃,形成厌食。

西医认为厌食症的病因主要有不良习惯(如强迫进食、饮食习惯不良、环境影响等)、药物影响、疾病影响,以及其他原因,如劳累、恐惧、心情不愉快、紧张等精神因素和气候过热等也可使食欲减退。现代研究还表明,小儿厌食部分与微量元素缺乏有关,尤其是与锌元素缺乏有密切关系。

(二)病机

由于病因不一,素质有异,各个患者可以出现不同的病理演变,常见的有以下几种情况。

1.脾运失健

小儿脾常不足,运化力弱。嗜食甘肥厚味,或湿困脾土,或病后脾气未复,皆致运化失健,不能为其受纳、转输之功。这类患儿一般病程未久或病情未重,生化虽然不足,却未至全身虚赢,以脾阳失于舒展,运化功能失常为主。临床表现虚象不著,若迫食、多食之后,则易于出现脾胃升降乖常,泛恶、呕吐、脘胀等证。

2.脾胃气虚

厌食日久,或久病耗伤,或先天不足,脾胃之气受损,运纳失职,亦成厌食。脾胃气虚者虚象已显,腐熟转输无力,故见饮食不化,生化之源不足,又见全身体虚气弱证象。

3.胃阴不足

胃阴指胃之清津。脾喜刚燥,胃喜柔润。如素体阴分不足,或热病伤耗阴津,或过食香燥食物,胃津受灼,皆致胃阴不足,失于濡润,不能行其受纳腐熟之职,导致厌食。

小儿厌食,以运化功能失健者居多,只要注意饮食调养,配合药物治疗,多可逐渐好转。临床上一般不会发生变证。少数患儿迁延日久不愈,气血生化之源不敷,也可发展为疳证,但仍以轻症之疳气证为多。

四、临床诊断

(一)诊断要点

(1)有喂养不当、病后失调、先天不足或情志失调史。

(2)长期食欲缺乏,厌恶进食,食量明显少于同龄正常儿童。

(3)面色少华,形体偏瘦,但精神尚好,活动如常。

(4)除外其他外感、内伤慢性疾病。

(二)病证鉴别

厌食应与积滞、疳证、疰夏相鉴别。

1.积滞

积滞指乳食停聚中脘,积而不消,气滞不行,而有脘腹胀满疼痛,嗳气酸馊,大便腐臭,烦躁多啼等证。积滞所见之不思乳食系由乳食停积不行产生;厌食患儿不思进食,所进甚少,其腹坦然无苦,一般无食积证象。

2.疳证

疳证患儿在饮食方面的表现有食欲缺乏,亦有食欲亢进或嗜食异物者;形体明显消瘦;可病涉五脏,出现烦躁不宁或萎靡不振,以及舌疳、眼疳、疳肿胀等兼证。厌食者虽食欲颇差,进食甚少,但形体正常或略瘦,未至羸瘦程度,为脾之本脏轻症,一般不涉及他脏。

3.疰夏

疰夏亦有食欲缺乏,同时可见全身倦怠,大便不调,或有身热,其特点为发病有严格的季节性,"春夏剧,秋冬瘥",秋凉后会自行好转。厌食虽可起病于夏,但秋后不会恢复正常,而持久胃纳不开,且一般无便溏,身热等见证。

五、辨证思路

厌食一般症状不多,辨证时首先要与其他疾病所出现的食欲缺乏症状相区别。在辨证分型时,本病应以脏腑辨证为纲,主要从脾胃辨证而区别是以运化功能失健为主,还是以脾胃气阴亏虚为主。凡病程短,仅表现纳呆食少,食而乏味,饮食稍多即感腹胀,形体尚可,舌质正常,舌苔薄腻者为脾失健运;病程长,食而不化,大便溏薄,并伴面色少华,乏力多汗,形体偏瘦,舌质淡,苔薄白者为脾胃气虚;若食少饮多,口舌干燥,大便秘结,舌红少津,苔少或花剥者为脾胃阴虚。

六、治疗原则

厌食的治疗宗"脾健不在补贵在运"的原则,以运脾开胃为基本法则。宜以轻清之剂解脾胃之困,拨清灵脏气以恢复转运之机,俟脾胃调和,脾运复健,则胃纳自开。脾运失健者,当以运脾和胃为主;脾胃气虚者,治以健脾益气为先;若属脾胃阴虚,则施以养胃育阴之法。此外,理气宽中、消食开胃、化湿醒脾之品也可随证选用。需要注意的是,消导不宜过峻、燥湿不宜过寒、补益不宜呆滞、养阴不宜滋腻,以防损脾碍胃,影响纳化。在药物治疗的同时,应注意饮食调养,纠正不良的饮食习惯,方能取效。

七、证治分类

(一)脾运失健

证候:面色少华,不思纳食,或食而无味,拒进饮食,或伴嗳气泛恶,大便不调,偶尔多食后则脘腹饱胀,形体尚可,精神正常,舌苔白或薄腻,脉尚有力。

辨证:脾气通于口,脾不和则口不知味。运化失职,胃不能纳,以至拒食。脾失健运则运化乏力、多食则脘腹作胀。胃失和降则嗳气泛恶;脾胃不和则大便不调。疾病初期,虚象不著,全身症状表现轻微,故形体尚可,精神正常。舌苔白或薄腻为脾运失健,水湿、水谷难化之征。

治法:调和脾胃,运脾开胃。

此证脾气不和,运化失健,胃纳不开,故治以调和脾胃,扶助运化。脾运复健,则胃纳自开,食欲、食量可增。

方药:不换金正气散加减。

方解:"凡欲补脾,则用白术;凡欲运脾,则用苍术;欲补运相兼,则相兼而用。"(张隐庵《本草崇原·本经上品》)白术、苍术二者均有健脾之功,白术偏于补气渗湿,苍术偏于助运燥湿,可根据证情选用或合用。本证为厌食初期,不换金正气散选苍术燥湿运脾;陈皮、枳壳、藿香理气醒脾和中;焦神曲、炒麦芽、焦山楂消食开胃。

加减:脘腹胀满加木香、厚朴、莱菔子理气宽中;舌苔白腻加半夏、佩兰燥湿醒脾;暑湿困阻加荷叶、扁豆花消暑化湿;嗳气泛恶加半夏、竹茹和胃降逆;大便偏干加枳实、莱菔子导滞通便;大便偏稀加山药、薏苡仁健脾祛湿。

(二)脾胃气虚

证候:不思进食,食而不化,大便偏稀、夹不消化食物,面色少华,形体偏瘦,肢倦乏力,舌质淡,苔薄白,脉缓无力。

辨证:不思进食,食而不化为脾胃虚弱,运化失司而致。大便偏稀、夹不消化食物为脾虚失运,饮食不化而致。面色少华,形体偏瘦,肢倦乏力,舌质淡,苔薄白,脉缓无力为脾胃气虚,气血生化乏源而致。

治法:健脾益气,佐以助运。

脾虚当补,脾健则运。然本已运化维艰,益气之中须佐以理气助运,勿施壅补,以免碍滞,补而不受。

方药:异功散加味。

方解:方中党参、茯苓、白术、甘草益气健脾;陈皮、砂仁理气助运;山药、薏苡仁、扁豆健脾利湿;炒谷芽、炒麦芽健脾开胃。

加减:舌苔腻者,白术易为苍术,运脾燥湿;饮食不化,加焦山楂、焦神曲和胃消食;大便稀溏、口泛清涎,加煨姜、益智仁、肉豆蔻以温运脾阳;汗多易感加黄芪、防风益气固表;情志抑郁加柴胡、佛手解郁疏肝。

(三)脾胃阴虚

证候:不思进食,食少饮多,皮肤失润,大便偏干,小便短黄,甚或烦躁少寐,手足心热,舌红少津,苔少或花剥,脉细数。

辨证:胃失柔润,受纳失职,故不喜进食。胃阴不足,津不上承,故口干多饮,舌红少津,苔少或光剥。

阴液不足,津伤燥结,故大便偏干,小便短黄。胃不游溢精气,脾气无由散精,故皮肤失润。阴虚内热,故手足心热,烦躁少寐,脉细数。

"太阴湿土,得阳始运;阳明燥土,得阴自安。"(叶天士《临证指南医案》)胃阴不足、失于柔润,故见胃纳失职、体失濡润之象。

治法:滋脾养胃,佐以助运。

此证因脾胃阴虚,治宜润养,但不应过于滋腻,即养胃而不碍脾之意。宜取酸甘化阴法,清而不滋,养胃生津。

方药:养胃增液汤加减。

方解:养胃增液汤中乌梅、白芍、生甘草酸甘化阴;石斛、北沙参、玉竹养胃生津;香橼皮、麦芽开胃助运。

加减:饮食不化,加谷芽、神曲生发胃气;口渴引饮,加芦根、天花粉、梨汁生津止渴;大便秘结,加郁李仁、火麻仁润肠通便;夜寐不宁,口干舌红,加胡黄连、牡丹皮、酸枣仁清热养阴,宁心安神。

八、其他疗法

(一)中药成药

1.小儿香橘丸

每服 1 丸,每天 2~3 次。用于脾失健运证。

2.小儿健脾丸

每服 1 丸,每天 2 次。用于脾胃气虚证。

(二)推拿疗法

(1)补脾土,运内八卦,清胃经,掐揉掌横纹,摩腹,揉足三里。用于脾失健运证。

(2)补脾土,运内八卦,揉足三里,摩腹,捏脊。用于脾胃气虚证。

(3)揉板门,补胃经,运八卦,分手阴阳,揉二马,揉中脘。用于脾胃阴虚证。

(三)单方验方

脾运失健轻症患儿,可用山楂膏(片)每服 1~3 块;或鸡内金粉每服 1~2 g,每天 3 次,有启脾开胃作用。

九、西医疗法

现代研究表明,部分厌食患儿与体内微量元素锌缺乏有关。常用的补锌制剂有葡萄糖酸锌口服液,一般每次服 5~10 mL,每天服 1~2 次,周岁以内小儿酌减。

十、预防与调护

(一)预防

(1)要教育家长"爱子之意不可无,纵儿之心不可有",令其掌握正确的喂养方法。要让孩子饮食起居按时、有度,勿多食甘肥黏腻食品,夏季勿贪凉饮冷。根据不同年龄给予富含营养、易于消化、品种多样的食品。母乳喂养的婴儿 4 个月后应逐步添加辅食。注意饮食卫生。

(2)出现食欲缺乏症状时,要及时查明原因,采取针对性治疗措施。对病后胃气刚刚恢复者,要逐渐增加饮食,切勿暴饮暴食而致脾胃复伤。

(3)注意精神调护,培养良好的性格,教育孩子要循循善诱,切勿训斥打骂,变换生活环境要逐步适应,防止惊恐恼怒损伤。

(二)调护

(1)纠正不良饮食习惯,做到"乳贵有时,食贵有节",不偏食、挑食,不强迫进食,饮食定时适量,荤素搭配,少食肥甘厚味、生冷坚硬等不易消化食物,鼓励多食蔬菜及粗粮。

(2)遵照"胃以喜为补"的原则,先从小儿喜欢的食物着手,来诱导开胃,暂时不要考虑营养价值,待其食欲增进后,再按营养的需要供给食物。

(3)注意生活起居,加强精神调护,保持良好情绪,饭菜多样化,讲究色香味,以促进食欲。

(刘 葳)

第八节　疳　　证

一、概述

（一）定义

疳证是由于喂养不当，或因多种疾病的影响，导致脾胃受损，气液耗伤而形成的一种慢性疾病。临床以形体消瘦，面色无华，毛发干枯，精神萎靡或烦躁，饮食异常为特征。

"疳"的含义有两种：其一曰"疳者甘也"，为从病因言。《医学正传·诸疳证》说："盖其病因肥甘所致，故命名曰疳。"指出其发病多由于恣食肥甘厚味，损伤脾胃，致运化失常，形成积滞，日久不愈，转化成疳。其二曰"疳者干也"，为从病机、主证而言。《保婴撮要·疳症》说："盖疳者干也，因脾胃津液干涸而患。"指出其病机为津液干涸，气血亏耗。《幼科铁镜·辨疳疾》云："疳者，干而瘦也。"指出临床主证为形体干瘪羸瘦。

疳与积、痨的关系。①疳与积：《幼科证治准绳·疳》说："积是疳之母，所以，有积不治，乃成疳候。"积为实，疳为虚，积为疳之因，积久可成疳。因积与疳关系密切，故前人亦有将疳证称之为疳积者。但是，临床所见疳证，并非皆由积滞转化而成。现在，疳积仅指疳证中虚实夹杂的一类证候而言。②疳与痨：前人有认为疳、痨为同一病证者，如"十六岁以前，其病为疳；十六岁以上，其病为痨。"亦有认为二者病机迥异，不能等同者，如《小儿卫生总微论方·五疳论》说："大人痨者，因肾脏虚损，精髓衰枯；小儿疳者，因脾脏虚损，津液消亡，病久相传，至五脏皆损也。"现代一般将疳与痨作为病因、病机不同的两种病证论述。

（二）命名

疳证的名称繁多，但归纳起来，不外以下几类。

1.以五脏命名

分肝疳、心疳、脾疳、肺疳、肾疳。

（1）肝疳：由乳食不调，肝经受热形成的证候。症见面目、爪甲发青，眼多眵泪，目涩难睁，摇头揉目，腹大青筋，身体羸瘦，躁渴烦急，大便色青等。

（2）心疳：由乳食不调，心经郁热形成的证候。症见颊赤，烦渴，易惊，口舌生疮，小便赤涩等。

（3）脾疳：由乳食不节，损伤脾胃形成的证候。症见面色萎黄，形体羸瘦，腹膨如鼓，青筋暴露，嗜食异物，时或吐泻，不思饮食，困倦嗜卧等。

（4）肺疳：由乳食不调，郁热伤肺形成的证候。症见面色㿠白，毛发焦枯，咳嗽气喘，鼻流清涕，鼻颊生疮，肌肤干燥，四肢消瘦等。

（5）肾疳：由先天不足，禀赋虚弱，或疳证日久，脾病及肾形成的证候。症见面色黧黑，骨瘦如柴，四肢不温，齿龈出血，大便滑泄，及行迟、齿迟、解颅等。

2.以病因命名

分热疳、冷疳、哺乳疳、食疳、蛔疳等。

（1）热疳：指疳证中热郁体表的一种证候。症见鼻下赤烂，头疮湿痒，五心烦热等。

（2）冷疳：指疳证中内脏虚冷的一种证候。症见利色无常，其沫清白，饮食不进，滑泄无度等。

(3)哺乳疳:由哺乳失调而形成的疳证。

(4)食疳:由乳食过度形成的疳证。

(5)蛔疳:饮食不洁,酿成虫积,日久形成的疳证。

3.以病位立名

如外疳、内疳、口疳、鼻疳、脑疳、脊疳等。

(1)外疳:指五脏蒸热,外发于体表五官的一类疳证。

(2)内疳:指病位在体内脏腑的一类疳证。

(3)口疳:指疳证发生口中破烂,舌上生疮的一种证候。

(4)鼻疳:指疳证鼻部赤痒疼痛,生疮,浸淫溃烂的一种证候。

(5)脑疳:指疳证出现头部生疮,脑热,发结如穗等一系列头部症状的一种证候。

(6)脊疳:指疳证侵蚀脊骨,节节显露如锯的一种证候。

4.以病情分类

如疳气、疳虚、疳积、疳极、干疳等。

(1)疳气:指病程不长,病情较轻的一种证候。

(2)疳虚:指脾胃虚惫,运化无能,腹大胀急的一种证候。

(3)疳积:指病程较长,为脾胃虚损,积滞内停,虚实夹杂之证。

(4)疳极:谓其"受病传脏已极"。

(5)干疳:指出现一系列气血虚衰,津液消亡之象的重症疳证。

5.按某一主证命名

如疳泻、疳痢、疳肿胀、疳渴、疳嗽、丁奚疳等。

(1)疳泻:指疳证以久泻不止为突出症状的证候。

(2)疳痢:指疳证以久痢不止为突出症状的证候。

(3)疳肿胀:指疳证以浮肿腹胀为突出症状的证候。

(4)疳渴:指疳证以口渴引饮为突出症状的证候。

(5)疳嗽:指疳证以久嗽不止为突出症状的证候。

(6)丁奚疳:"奚"为奴仆,故丁奚疳指遍身肉削骨露,形状如"丁"的疳证证候。

(三)范围

本病为内伤慢性虚弱病证,包括现代医学的营养不良和一些维生素缺乏症、微量元素缺乏症等。

(四)发病情况

1.发病时间

疳证为内伤慢性疾病,其发病不受季节、地区的限制。以贫困地区发病率较高。

2.好发人群

各年龄皆可发病,但以1~5岁儿童发病率高。

3.发病特点

本病起病缓慢,病程迁延日久,病久者证情亦逐渐加重,影响儿童的正常生长发育。古人因本病病情顽固复杂,易出现兼证,甚或导致阴竭阳脱而危及生命,故视为"恶候",将本病列为儿科四大要证之一。随着生活水平的提高和医疗条件的改善,本病的发病率已明显下降,特别是重症患儿显著减少,但轻症者仍为临床所常见。

（五）治疗转归

本病经适当调治，大都可以痊愈。但病重者须视胃气存亡，若胃气犹存，饮食尚可者，预后良好，若胃气杳然，全不进食，或伴有严重兼证者，则预后不良。

二、学术源流

疳之病名，首见于隋代《诸病源候论·虚劳骨蒸候》，谓："蒸盛过伤，内则变为疳，食入五脏。""久蒸不除，多变成疳。"指出疳为内伤慢性疾病，可病涉五脏。

唐代《备急千金要方·卷十五》说："凡久下一月不瘥，成疳候。"提出久泻可以成疳，指出了疳证的一种常见病因。

本病的分类、病机以及辨证论治方面的古代论述很多。《颅囟经》列举了肝疳、心疳、脾疳、肺疳、骨疳、疳气等十七种不同类型的疳证，载调中丸、胡黄连丸、保童丸等疗疳诸方，在疳证的分类和治疗方面首次提出了比较全面的认识。宋代《太平圣惠方》创立小儿五疳论，备陈五脏疳之证候及"可治候""不可治候"，搜集各类疳证的治疗方剂近三百首，可谓宋以前疳证辨证、治疗、预后判断的经验汇编。《小儿药证直诀·诸疳》在以脏腑辨证方法论述小儿疳证的基础上，提出"疳皆脾胃病，亡津液之所作也"的论断，确立了疳证的病机主要为脾胃受损，津液内耗，运化失职，机体失养。并指出大病、吐泻、误治均可致疳。其对小儿疳证病因病机、辨证论治的见解，对后世有深远的影响。

明清两代，各家对疳证的发病特点、病因病机以及治疗法则皆有翔实的论述。《婴童百问·疳症》对疳证的临床症状有详尽而符合实际的记述，书中说："疳之为候，头皮光急，毛发焦稀，腮缩鼻干，口馋唇白，两眼昏烂，揉鼻挦眉，脊耸体黄，斗牙咬甲，焦渴自汗，尿白泻酸，肚胀肠鸣，癖结潮热，酷嗜瓜果咸酸、炭米泥土，而饮水饮者，皆其候也。"《幼科发挥·疳》认为"疳为虚证"，在病因方面，"太饱则伤胃；太饥则伤脾"，均可致疳，应根据患儿食少或食多而采取不同的治疗方法。《幼科证治准绳》集前人之大成，条分缕析，论述详尽，列疳证六十一候，皆理法方药齐备。在疳证病机性质上，提出系虚实兼有的疾病，治疗宜："量候轻重，理其脏腑，和其中脘，顺其三焦，使肾气温而纳食益，脾气壮以消化，则脏腑自然调贴……神气清爽，疳消虫化，渐次安愈。"王氏这一看法，是比较全面的。《医宗金鉴·幼科心法要诀》对十九类疳证的描述主证突出，辨证精当，方药切合实用。《幼幼集成·诸疳证治》重视"疳之为病，皆虚所致，即热者亦虚中之热；寒者亦虚中之寒；积者亦虚中之积"。因此，"虽积为疳之母，而治疳必先去积"，然必注意患儿体质情况，"遇极虚者而迅攻之，则积未去而疳危矣。故壮者先去其积而后扶胃气；衰者先扶胃气而后消之""虚为积之本，积反为虚之标也。"诸家不同的学术观点和临证经验，使疳证的理论和治法更加充实而完备。

三、病因病机

引起小儿疳证的原因较多，临床以饮食不节，喂养不当，营养失调，疾病影响，药物过伤以及先天禀赋不足等因素为常见。其病变部位主要在脾胃，病情演变可涉及五脏。脾胃为后天之本，气血生化之源。脾健胃和，纳化正常，则气血津液化生有源，五脏六腑、四肢肌肉、筋骨皮毛得以濡润滋养。若脾胃受损，纳化失健，生化乏源，气血津液亏耗，则脏腑、肌肉、筋骨、皮毛无以濡养，日久则形成疳证。正如《小儿药证直诀·脉证治法》说："疳皆脾胃病，亡津液之所作也。因大病或吐泻后，以药吐下，致脾胃虚弱亡津液。"

(一)病因

小儿时期,生理上"脾常不足",脾胃易受损伤。造成疳证的常见原因有以下几种。

(1)饮食不节:过食肥甘厚味或瓜果生冷,饮食偏嗜,饥饱不均。

(2)喂养不当:父母过于溺爱,缺乏喂养知识,妄投高营养的滋补食品,饮食不能按时、定量,或婴儿期未能及时添加辅食。亦有喂哺不足,或食物数量、质量不足,长期不能满足机体需要者。

(3)罹患大病或病程迁延的久病,特别是呕吐泻痢等直接损脾伤胃的疾病。或在患病时用药不当,过用苦寒攻伐、峻下之品。

(4)先天禀赋不足,形瘦体小,脾肾两虚。

(二)病机

疳皆脾胃病,在于脾胃受损,受纳运化失职,生化乏源。疳证的演变,有一个由浅入深,由轻至重,由脾胃而至其他脏腑的过程,其一般经过,有三个主要阶段。

1.脾胃不和

小儿脾本薄弱,因饮食不节,喂养不当,饮食自倍,损脾伤胃,则使脾失健运,胃失和降,纳谷不香,食而不化,水谷精微不敷,以至机体失于荣养。亦有胃气未损,脾气已伤者,脾弱胃强,则能食善饥,但腐熟转输无权,故虽能食而不充形骸。

此时一般在疳证初期,病情尚属轻浅,病机以脾胃不和为主,若调治适宜,脾胃功能恢复,病可向愈。如治疗不当,再为饮食所伤,则进一步转向复杂而加重病情。

2.脾虚夹积

脾胃不和者失于调治,运化功能不能恢复,积滞内停,壅塞气机,阻滞络脉,故见肚腹膨胀,或虫瘕聚散,或胁下痞块。积滞久蕴易于化热,土虚肝木失抑,又常见心肝之火内扰之象。

脾虚夹积者病机特点为本虚标实、虚实夹杂,一般病程较长,病情较重,病理变化亦较复杂。

3.气血两虚

疳证迁延日久,或大病久病之后,或先天禀赋不足,后天调养失宜,则脾胃日趋衰败,津液消亡,气血两亏,因而出现一派虚象。病至此时,已由脾虚而发展至全身,五脏皆虚,易于产生种种兼证。病至晚期,亦可因阴竭阳绝而卒然虚脱。

疳证病变不离于脾胃,亦不局限于脾胃。初期以脾胃不和为主,嗣后因化源不充,诸脏失养,脏腑之间失去平衡协调,则出现五脏病变及各种兼证。

疳之病变首先在脾,脾土虚衰,运化失健,则脘腹胀满,呕吐泄泻;中阳不振,气不化水,泛滥肌肤,则全身浮肿,谓之"疳肿胀";统摄失职,血溢脉外,可见紫癜及各种出血。脾病及肝,土虚木旺,则性情急躁,吮指磨牙;肝阴不足,精气不能上注于目,目失所养,见白翳遮睛,是为"眼疳";脾病及心,心失所养,阴血不足,心火内炽,循经上攻,则口舌生疮,是为"心疳";脾病及肺,土不生金,肺卫不固,易罹外感,而见咳喘、潮热者,称为"肺疳";脾病及肾,肾精不足,骨失所养,久则骨骼畸形,形成"肾疳"。重者脾气衰败,元气耗竭,直至阴阳离决而卒然死亡。

西医学认为"营养不良"是一种慢性营养缺乏症,是由长期营养素摄入不足,消化吸收功能障碍,急慢性疾病的影响,消耗过大等因素造成的蛋白质-热能营养不良。表现为进行性消瘦,皮下脂肪减少,生长发育迟缓或停滞,皮下水肿,各系统器官的功能低下,常并发营养性贫血、佝偻病、多种维生素缺乏、各种感染等。

疳证的临床表现主要为长期形体消瘦,肌肉松弛,面色、皮肤不华,毛发稀疏,有明显的脾胃症状,如食欲反常(厌食、多食、嗜食异物等),脘腹胀满,食而不化,大便不调等,并可出现病涉其他脏腑的一系列症状。

疳证病涉其他脏腑者,需与各该脏腑慢性疾病(如肺痨、心悸、慢性肝、肾疾病等)所形成的形体消瘦相区别。这些慢性病症都有其各自的主证,形体消瘦只是病程较久后因气血耗损而出现的继发症状之一。必要时,还可以借助现代理化检查将这些病证与疳证作出鉴别。

四、临床诊断

(一)诊断要点
(1)有喂养不当或病后失调及长期消瘦病史。

(2)形体消瘦,体质量比正常同年龄儿童平均值低 15% 以上,面色不华,毛发稀疏枯黄。严重者干枯羸瘦,体质量可比正常平均值低 40% 以上。

(3)饮食异常,大便干稀不调,或脘腹膨胀等明显脾胃功能失调症状。

(4)兼有精神不振,或好发脾气,烦躁易怒,或喜揉眉擦眼,或吮指磨牙等症。

(5)贫血者,血红蛋白及红细胞减少。出现肢体浮肿,属于疳肿胀(营养性水肿)者,血清总蛋白大多在 45 g/L 以下,白蛋白常在 20 g/L 以下。

(二)病证鉴别
应与厌食、积滞相鉴别。

1.厌食

本病由喂养不当,脾胃受纳运化失职所致。以较长时期厌恶进食,食量减少为特征,无明显消瘦,精神尚好,腹部多无所苦。病在脾胃,一般不涉及他脏,预后良好。

2.积滞

本病以不思乳食,食而不化,脘腹胀满,大便酸臭为特征,无明显形体消瘦为与疳证的主要区别。但疳与积关系密切,若积久不消,影响水谷精微化生,致形体日渐消瘦,则转化为疳证。

五、辨证思路

(一)辨主证虚实
主证是本病的基本证候。疳证概属虚证,但虚证有轻重,还有是否夹有实证的区别。主证按病程长短、病情轻重、虚实分为疳气、疳积、干疳三个阶段,大体呈虚证由轻至重的演变,但其中疳积证又有虚中夹实的特点。疳气为疳证的初期阶段,病情轻浅,仅表现面黄发疏,食欲欠佳,形体略瘦,大便不调等,精神如常,属脾胃不和之轻证。证情发展,出现形体明显消瘦,肚腹膨隆,烦躁多啼等证候者,称为疳积,属脾虚夹积之虚实夹杂证。若出现全身肌肉消削,貌似老头,腹凹如舟,精神萎靡者,则为疳证后期之干疳阶段,病变至此,脾胃衰败,津液消亡,是为虚证重证。

(二)辨兼证脏腑
兼证辨证以脏腑为纲,是为脾病累及各脏而出现的证候。兼证常在干疳或疳积重证阶段出现,因累及脏腑不同,症状有别。脾病及心者,口舌生疮,五心烦热,甚或吐舌、弄舌。脾病及肝者,目赤多泪,隐涩难睁,夜盲目翳。脾病及肺者,潮热咳嗽,气喘痰鸣。脾病及肾者,齿迟囟陷,骨弱龟背。脾阳虚衰,水湿泛溢则肌肤水肿;牙龈出血,皮肤紫癜者,为疳证恶候,提示气血大衰,血络不固;若出现神萎懒言,杳不思食者,为脾胃衰败,精气俱耗之候,将有阴阳离决之变,须特别引起重视。

六、治疗原则

疳证治疗以健运脾胃为主,俟脾胃复健,纳化正常,后天化源丰盈,则疳证可除。根据主证、兼证不同,分别采取不同的治法。疳气以和为主;疳积以消为主,或消补兼施;干疳以补为要。出现兼证者,应按脾胃本病与他脏兼证合参而随症治之。同时要注意合理补充营养,纠正不良的饮食习惯,积极治疗各种原发疾病,方能取得较好的疗效。

七、证治分类

(一)常证

1.疳气

证候:形体较瘦,面色萎黄少华,毛发稍稀,多数病儿有食欲缺乏、厌食,精神欠佳,易发脾气,大便或溏或秘,舌质略淡,苔薄微腻,脉细有力。

辨证:属病之初期、轻证。

脾胃不和,升降失司。脾失健运,胃失受纳则食欲减退;脾胃气虚,清气不升则便溏,浊气不降则便秘。

脾土虚弱,肝木失抑而亢旺,故性情烦急,易发脾气。运化失健,气血不充,全身失于滋养,故形体较瘦,面色萎黄少华,毛发稍稀,精神欠佳,舌质淡,脉细有力。舌苔薄微腻为脾气不足或有积滞之象。

治法:调脾健运。

此证脾胃不和,若壅补则更碍气机,过于消导又易损脾伤正,故治法以和为主,调脾兼以和胃,健脾佐以化湿。

方药:资生健脾丸加减。

方解:方中党参、茯苓、白术、莲子肉健脾益气;山药、薏苡仁、扁豆、泽泻健脾利湿;藿香、砂仁、麦芽、山楂醒脾开胃。

加减:食欲缺乏,腹胀,苔厚腻,去党参、白术,加苍术、鸡内金、厚朴运脾化湿,消积除胀;性情急躁,夜卧不宁加钩藤、胡黄连抑木除烦;大便稀溏加炮姜、肉豆蔻温运脾阳;大便秘结加火麻仁、决明子润肠通便;多汗易感加黄芪、防风、煅牡蛎补气固卫;口干肤燥,舌红少津加沙参、石斛、白芍滋阴养胃。

2.疳积

证候:形体明显消瘦,肚腹膨胀,甚则青筋暴露,面色萎黄无华,毛发稀疏,色黄结穗,精神不振,或易烦躁激动,睡眠不宁,或伴有揉眉挖鼻,咬指磨牙,动作异常,食欲减退,或多吃多便,或嗜食异物,舌淡苔腻,脉沉细而滑。

辨证:本证属疳气发展而成,其本为虚,其标为实,证情较复杂。辨证时应注意,辨别疳之有积无积,须视腹之满与不满,腹满者多为有积;虚实之辨,须参腹之软与不软,柔软者属虚,硬满或触及包块为实。

腹胀叩之如鼓者为气积,脘腹胀满叩之音实者为食积,腹满触之有癥块腹壁青筋显露者为血积,腹满按之有块状物揉之可散者为虫积。

脾胃虚甚,气血亏损,生化乏源,故形体明显消瘦,面色萎黄无华,精神不振,毛发稀疏,色黄结穗。脾虚失运,胃弱失纳,故食欲减退。胃强则能食易饥,脾弱则食后多便,此为脾虚而胃有伏热之症。积滞内停,蕴蒸生热,故嗜食异物。积滞内停,络脉瘀阻,故肚腹膨胀,甚则青筋暴露。疳热内生,心肝之火上扰,故烦躁激动,睡眠不宁,或伴有揉眉挖鼻,咬指磨牙,动作异常。舌淡苔腻,脉沉细而滑为脾胃虚弱,积滞内停之象。

治法:消积理脾。

有形之积,非消不去,故本证治疗以消为主。但也要顾及其脾虚为本,宜消补兼施,或先消后补、或先补后消,或消多补少,或补多消少,皆宜随证施之。

方药:肥儿丸加减。

方解:方中人参、白术、茯苓健脾益气;焦神曲、焦山楂、炒麦芽、鸡内金消食化滞;大腹皮、槟榔理气消积;黄连、胡黄连清心平肝,退热除烦;甘草调和诸药。

加减:脘腹胀痛,加木香、枳实行气止痛;烦躁不安,揉眉挖鼻者,加牡蛎、决明子平肝抑木;胁下痞块坚硬,加山甲片、丹参活血通络;肚腹膨胀如鼓,加干蟾皮粉冲服消积除胀;多饮善饥加石斛、天花粉滋阴养胃;嗜食异物,夜间磨牙,面有白斑,或有腹中虫瘕聚散、大便排虫者,用使君子、苦楝皮、雷丸等驱除虫积。

3.干疳

证候:极度消瘦,面部呈老人貌,皮肤干瘪起皱,大肉已脱,皮包骨头,精神萎靡,啼哭无力,毛发干枯,腹凹如舟,杳不思纳,大便稀溏或便秘,时有低热,口唇干燥,舌苔光,舌质多淡嫩或红。重者可突然虚脱。

辨证:本证为疳之晚期,重证,皆由病程迁延日久,调治失宜而形成。病至本期,已全身衰竭,气血两败,易于发生各种兼证,重者随时可致虚脱。

杳不思纳,大便稀溏或便秘为脾胃将败,运纳无权而致。极度消瘦,面部呈老人貌,皮肤干瘪起皱,大肉已脱,皮包骨头,腹凹如舟为生化乏源,精微不敷,四肢百骸失养而致。精神萎靡,啼哭无力为心神失养,神气怯弱而致。毛发干枯,口唇干燥,舌苔光为阴血亏耗,失于外荣而致。时有低热,舌质淡嫩或红为气阴虚衰而致。突然虚脱为全身衰竭,阴阳离决而致。

治法:补益气血。

此证气血阴阳俱虚,治当以补为主。但仍当顾护胃气,使胃气复苏,方有生机。

方药:八珍汤加减。

方解:方中党参、熟地黄甘温扶正,益气养血;白术、茯苓健脾利湿,鼓舞脾气;当归、白芍养血和营,化生新血;甘草补脾益气;炒谷芽、炒麦芽醒脾开胃,扶助生化。

加减:面白舌淡,便下稀溏,去白芍,加炮姜、淡附片温补脾肾;口干欲饮,舌质绛干,少苔或无苔,加乌梅合白芍、甘草酸甘化阴。

全身出现紫斑、出血,属气不摄血者用归脾丸,属阴虚血热者选二至丸、知柏地黄丸加减;若出现四肢厥冷,呼吸微弱,脉微细欲绝者,为气阳欲脱,应用参附龙牡救逆汤益气回阳,固脱救逆。

(二)兼证

兼证多见于疳积重证及干疳患儿,常见的有以下几种。

1.眼疳

证候:两目干涩,畏光羞明,眼角赤烂,甚则黑睛混浊,白翳遮睛或有夜盲等。

辨证:本证由脾病及肝,肝血不足,不能濡养眼目所致。形体消瘦,伴有上述眼部症状,无论轻重,均可辨为本证。

治法:养血柔肝,滋阴明目。

方药:石斛夜光丸加减。

方解:方中石斛、天冬、生地黄、枸杞子滋补肝肾;菊花、白蒺藜、蝉蜕、木贼草退翳明目;青葙子、夏枯草清肝明目;川芎、枳壳行气活血。

夜盲者选羊肝丸加减。

2.口疮

证候:口舌生疮,甚或满口糜烂,秽臭难闻,面赤心烦,夜卧不宁,小便短黄,或吐舌、弄舌,舌质红,苔薄黄,脉细数。

辨证:本证由脾病及心,心失所养,心火上炎所致。以形体消瘦,伴口舌生疮为特征。

治法:清心泻火,滋阴生津。

方药:泻心导赤散加减。

方解:方中黄连、栀子、连翘清心泻火除烦;灯心草、竹叶清心利尿;生地黄、麦冬、玉竹滋阴生津。

内服药同时,加外用冰硼散或珠黄散涂搽患处。

3.疳肿胀

证候:足踝浮肿,甚或下肢、颜面及全身浮肿,面色无华,神疲乏力,四肢欠温,小便短少,舌淡嫩,苔薄白,脉沉迟无力。

辨证:本证由脾病及肾,阳气虚衰,气不化水,水湿泛滥肌肤所致。以形体消瘦,伴肢体浮肿,按之凹陷难起为特征。

治法:健脾温阳,利水消肿。

方药:防己黄芪汤合五苓散加减。

方解:方中黄芪、白术、甘草健脾益气;茯苓、猪苓、泽泻、防己健脾利水;桂枝温阳化气行水。

若浮肿明显,腰以下为甚,四肢欠温,偏于肾阳虚者,可用真武汤加减。

疳肿胀可配用食养疗法,如乌龟、鲤鱼烧汤吃。

八、其他治法

(一)中药成药

1.香砂枳术丸

每服 3 g,每天 2～3 次。用于疳气证及疳积轻证。

2.小儿香橘丹

每服 1 丸,每天 3 次。1 周岁以下酌减。用于疳积证。

3.人参健脾丸

每服 3～6 g,每天 2 次。用于疳积证。

4.十全大补丸

每服 2～4 g,每天 2 次。用于干疳证。

5.复方阿胶浆

每服 5 mL,每天 2 次。用于干疳证血虚明显者。

6.明目地黄丸

每服 3～6 g,每天 2 次。用于眼疳证。

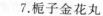

7.栀子金花丸

每服 3 g,每天 1～2 次。用于口疳证。

（二）药物外治

（1）焦山楂、炒神曲、炒麦芽、炒鸡内金、炒莱菔子、生栀子各适量。共研末,加水调和成膏状敷脐。每天 1 次,连用 5 d 为 1 个疗程。用于疳积证。

（2）杏仁 10 g,桃仁 10 g,栀子 10 g,芒硝 10 g,白胡椒 7 粒,葱白 7 根。共研末捣烂,加鸭蛋清 1 只,白酒 3 mL。调成饼糊,敷于两脚心及脐部,24 h 1 换。用于疳气证、疳积证。

（3）当归 6 g,白术 6 g,桔梗 6 g,陈皮 6 g,玄明粉 6 g,大腹皮 6 g,莱菔子 9 g。共研粗末,加麸皮少许,共炒黄后喷醋,趁热敷脐。用于疳积证腹胀者。

（三）捏脊疗法

可用于疳气证、疳积证。极度消瘦,皮包骨头者不可应用。对于各类兼证,加重提捏相应俞穴。

（四）针灸疗法

取穴四缝,常规消毒后,用三棱针在穴位上快速点刺,挤压出黄色黏液或血少许。每周 2 次,为 1 个疗程。用于疳积证。

（五）单方验方

（1）取大蟾蜍 1 只,去头足内脏,以砂仁研末,纳入腹中缝口,黄泥封固,炭火煅存性,候冷,研极细末。每服 0.5～1.5 g,每天 2～3 次。用于疳积证。

（2）羊肝散:取羊肝 500 g,白术、海螵蛸各 150 g,茯苓、山药、鸡内金各 100 g,甘草 30 g。羊肝蒸熟晒干炒黄,海螵蛸去硬皮切成蚕豆大炒黄,余药均以文火炒黄,共为细末。1～2 岁每服 2～3 g,3～4 岁每服 4～5 g,5～6 岁每服 6 g,每天服 2～3 次。用于干疳证、眼疳证。

九、预防与调护

《难经·十四难》说:"损其脾者,调其饮食,适其寒温。"饮食和生活起居调摄是预防和治疗疳证的重要环节。

（一）预防

（1）提倡母乳喂养,乳食定时定量,按时按序添加辅食,供给充足的营养物质,以满足小儿生长发育的需要。

（2）合理安排生活起居,保证小儿充足的睡眠时间,经常参加户外活动和体育锻炼,呼吸新鲜空气,多晒太阳,以增强体质,增进食欲和消化能力。

（3）乳贵有时,食贵有节,要纠正暴饮暴食,恣食肥甘,偏食、挑食、零食、饥饱无常、妄加滋补等不良的饮食习惯,避免脾胃损伤。

（4）发现体质量不增或食欲减退时,要尽快查明原因,及时加以治疗。根治小儿各种慢性疾病,矫治先天性畸形,做好病后调护,以防疳证的发生。

（二）调护

（1）保持良好的生活环境,保证居室温度适宜,光线充足,空气新鲜,患儿衣着要柔软,注意保暖,注意清洁卫生,防止交叉感染,保持适度活动。

（2）疳证小儿脾胃虚弱,消化功能不足,饮食调护尤其重要。添加食物不可过急过快,应据患儿病情及消化耐受能力,给予富含营养、易于消化的食品,按由少到多、由稀到稠、由精到粗的顺序,逐渐增加食品的种类和数量。食物应新鲜多样,鼓励自食,以增进食欲,同时要供给充足的水分、蔬菜、水果。

(3)病情较重的患儿要加强全身护理,做好皮肤清洁及眼、鼻、口腔卫生护理,注意食具卫生,防止压疮、眼疳、口疳等并发症的发生。要及时观察病情变化,如有猝变应及时中西医结合救治。

(4)定期测量患儿的体质量、身高,以及时了解和分析病情,观察治疗效果。

(刘 葳)

第九节 惊 风

一、概述

(一)定义

惊风是小儿时期常见的急重病证,临床以抽搐、昏迷为主要症状。

惊风是一个证候,可发生在许多疾病之中。惊风的主要临床表现可归纳为"八候",《活幼心书·明小儿四证八候》说:"八候者,搐、搦、掣、颤、反、引、窜、视是也。搐者,两手伸缩;搦者,十指开合;掣者,势如相扑;颤者,头偏不正;反者,身仰向后;引者,臂若开弓;窜者,目直似怒;视者,睛露不活。"

(二)命名

在唐代以前,惊风一证多与痫证并称为"惊痫"。宋代《太平圣惠方》始将惊风与痫证区别开来,并创急惊风、慢惊风之病名;《小儿药证直诀》明确了其病机、治则。

(三)范围

中医学将惊风分为急惊风、慢惊风两类。凡起病急暴、属阳属实者,称为急惊风;凡病久中虚、属阴属虚者,称为慢惊风;慢惊风中若出现纯阴无阳的危重证候,称为慢脾风。

西医学称本病为小儿惊厥。儿科许多疾病均可出现惊厥,大体上可以分为四类:①颅内感染性疾病,如各种病毒性脑炎、细菌性脑膜炎等;②颅外感染性疾病,如各种感染均可引起的高热惊厥、中毒性菌痢、破伤风等;③颅内非感染性疾病,如颅脑发育不全与损伤、出血、缺氧、肿瘤等;④颅外非感染性疾病,如水、电解质紊乱低钠或高钠血症、低钙血症、低镁血症、酸中毒、低血糖、食物中毒、药物中毒、一氧化碳中毒等。

(四)发病情况

1.发病时间

本证一年四季都可发生,无明显季节性,但在疫毒之邪流行的季节比较多见。

2.好发人群

惊风的初发年龄多在6个月至3岁之间,年龄越小,发病率越高,其中1岁以内的发病率占1/3左右,高热惊厥占28%。

3.发病特点

随着小儿年龄增长,惊风发病率下降。有研究调查惊厥患儿的家族,多有高热惊厥的患者。这种遗传因素要在高热的条件下和特定的年龄中才能表现出来。7%的高热惊厥的孩子今后会有癫痫发作,比正常儿童高5倍。

(五)治疗转归

古代医家认为惊风是一种恶候。如《东医宝鉴·小儿》云:"小儿疾之最危者,无越惊风之证"。《幼科释谜·惊风》云:"小儿之病,最重惟惊。"所以,一旦小儿发生惊风,需引起高度重视,并注意监测。

惊风因其原发疾病的不同而预后转归差别很大。急惊风,虽然来势急骤,病情危重,但如能得到及时、正确的治疗,见效亦快,发作后恢复亦较快,不伴有中枢神经系统器质性疾病、神经系统检查正常者,预后良好。其中最为常见者为感冒夹惊,一次患病通常只发生一次惊风,预后良好,但其中30%～50%的患儿以后发热时易出现再次惊风。急惊风若连续反复发作者,需要考虑颅内感染性疾病或颅外严重感染性疾病,一般病情较重,必须及时诊断和治疗。慢惊风反复发作,需要尽早查明病因,采取针对性的病因治疗,其中部分为难治性疾病(特别是遗传代谢性疾病、颅脑发育不全、新生儿高胆红素血症后遗症等),预后一般较差。

二、学术源流

宋代《太平圣惠方》开始将惊风与痫证区别开来,并提出了急惊风、慢惊风之病名,不过其命名的含义与后代有所不同。

《小儿药证直诀》提出的急慢惊风的概念、病因病机及治则治法为后代广泛接受和沿用。关于急惊风的发病机制,《小儿药证直诀·脉证治法》说:"小儿急惊者,本因热生于心,身热面赤引饮,口中气热,大小便黄赤,剧则搐也,风属肝,此阳甚阴虚也……小儿热痰客于心胃,因闻声非常,则动而惊搐矣。若热极,虽不因闻声及惊,亦自发搐。"指出急惊风多因热极生风,也有受惊动风者。对于慢惊风,《景岳全书·小儿则·惊风》中则说:"慢惊风者,阴证也、虚证也。此脾肺俱虚,肝邪无制,因而侮脾生风。无阳之证也,故其形气病气俱不足者,是为慢惊,此当专顾脾肾以救元气。虽二者俱名惊风而虚实之有不同,所以急慢之名亦异。凡治此者不可不顾其名以思其义。"

急惊风、慢惊风各有其证候特点。《活幼心书·明小儿四证八候》说:"四证者,惊、风、痰、热是也。"明确提出了急惊风四证。关于急慢惊风的实证、虚证区别,《幼科释谜·惊风》指出:"小儿之病,最重惟惊。惊必发搐,惊必窜睛,惊必牙紧,惊必面青,惊必鱼口,惊必弓形。心经热积,肝部风生,肝风心火,二脏交争,血乱气壅,痰涎与并,百脉凝滞,关窍不灵。或急或慢,随其所撄,急由阳盛,慢属阴凝,急缘实病,慢自虚成。"《景岳全书·小儿则·惊风》说:"惊风之要领有二:一曰实证、一曰虚证而尽之矣。盖急惊者阳证也,实证也,乃肝邪有余而风生热,热生痰,痰热客于心膈间则风火相搏,故其形证急暴而痰火壮热者是为急惊,此当先治其标,后治其本。"

在辨证治疗上,钱乙以五脏证治立论,将惊风分为急惊、慢惊两大类,提出"急惊合凉泻,慢惊合温补"的治疗原则。对于急惊风,《小儿药证直诀·脉证治法》曰:"小儿急惊者,本因热生于心……盖热甚则风生,风属肝,此阳盛阴虚也,故利惊丸主之,以除其痰热。"对于慢惊风,则云:"因病后或吐泻,脾胃虚损遍身冷,口鼻气出亦冷,手足时瘈疭,昏睡,睡露惊,此无阳也,栝蒌汤主之。"在《活幼口议·小儿惊风痰热四证》中论述更为详尽:"小儿有患惊风痰热四证如何用药?议曰:小儿有热,热盛生痰,痰盛生惊,惊盛作风,风盛发搐,又盛牙关紧急,又盛反张上窜,痰涎壅,牙关紧,风热极闭经络即作搐搦,涎壅胃口,闷乱不省,才入中脘,手足拘急,诸关窍不通,百脉凝滞,有退热而愈者,有治惊而愈者,有截风而愈者,有化痰通关而愈者,皆是依证用药,不可不究竟其所以受病。……凡治小儿病在惊，惊由痰热得，只可退热化痰，其惊自止；病在风，风由惊作，只可利惊化痰，其风自散；病在痰涎，急须退热化痰。若也有搐须用截风散惊，此乃谓医工至妙之道。若以意急虽治惊，痰不化，热亦不退，惊如何自止？化其痰，热若不退，风亦不散，痰如何去？是知不治之治，所以治之，之谓与！学者深可留心，操志于此一端。究竟无至得失，乃谓之醇全通道而已矣。"夏禹铸在《幼科铁镜·阐明发惊之由兼详治惊之法》中则概括说："疗惊必先豁痰，豁痰必先祛风，祛风必先解热……解热必先祛邪。"他把"疗惊必先豁痰，豁痰必先祛风"放在前面，意在突出急则治标，定惊止痉很重要，又导出"祛风必先解热，解热必先祛邪"强调了治病求本，解热祛邪是关键。

对于惊风的预后，陈文中在《小儿病源方论·惊风》中认为"腹中气逆、囟门肿陷""目上直视、睛不转睛""上气喘急、足胫若冷""搐而不休、休而再搐""惊叫发搐、汗出足冷""痰满胸喉、口开目直"，皆为不救之证，预后不良。《幼幼新编》云："凡搐频者，风在表也，易治，宜发之。抽稀者，风在脏也，难治，宜补脾。"指出了风在表者易治、风在脏者难治的判断方法。

三、急惊风

(一)概述

1.定义

急惊风来势急骤，多由外感时邪、内蕴湿热和暴受惊恐而引发，临床以高热、抽风、昏迷为主要表现，常有热、痰、惊、风四证具备的特点。

2.范围

急惊风可发生于多种疾病，病情比较复杂，范围比较广泛，往往涉及外感高热、小儿暑温、疫毒痢、肺炎喘嗽等感染或非感染性疾病。但总体来说，急惊风属于阳证、实证，多见于感染性疾病，多以发热为主证，只有少数属惊恐惊风者一般无热。

(二)病因病机

1.病因

急惊风病因以外感六淫、疫毒之邪为主，偶有暴受惊恐所致。

(1)感受六淫之邪。①感受风邪：小儿肌肤薄弱，腠理不密，卫外功能不固，当冬春之交，寒暖不一，气候骤变时，或调护失宜，则极易感受风邪，化热化火，火甚生痰，热极生风。②感受暑邪：小儿元气薄弱，真阴不足，易被暑邪侵袭。暑为阳邪，化火最速，易逆传心包，内陷厥阴，引动肝风；暑多夹湿，湿蕴热蒸，化为痰浊，蒙闭心窍，痰动则风生。③疫疠之邪：疫邪暴戾、传染性强，化热化火最为迅速。起病即突然导致实热内闭，引动肝风则抽搐，闭塞清窍则神昏，甚至引起外脱。

(2)内蕴湿热：小儿脾常不足，如果饮食不节，或暴饮暴食，或偏嗜生冷酸甜，或杂物乱投，饮食不洁，误食污秽及毒物，湿热疫毒蕴结肠腑，而致痢下秽浊，高热昏厥，抽风不止。甚者肢冷脉微，口鼻气凉，皮肤花斑。

(3)暴受惊恐：小儿神气怯弱，元气未充，不能耐受外界不良因素的强烈刺激，如大惊卒恐，乍闻异声、乍见异物，或不慎跌仆等原因。暴受惊恐，惊则气乱，恐则气下，以致气机逆乱，伤神失志。轻者神志不宁，惊惕不安；重者心神失主，痰涎上壅，引动肝风，发为惊风。诚如《小儿药证直诀·脉证治法》云："因闻大声或大惊而发搐"。

2.病机

急惊风病变部位主要在心、肝二脏，累及脾胃。如《幼科发挥·急慢惊风》说："急惊风者，肝风甚而心火从之。"热盛生痰、痰盛生惊、惊盛动风、风盛发搐为其主要病机。热、痰、惊、风四证是急惊风的主要病理表现,四者相互影响,互为因果。如《幼科铁镜·阐明发惊之由兼详治惊之法》所言:"热盛生风,风盛生痰,痰盛生惊"。急惊风多由外感时邪引发,时邪入里化热化火,内犯心包,引动肝风,则见神昏抽搐;或由食积郁滞肠胃,生湿酿痰,蒙闭心包,郁极生风;亦可因暴受惊恐,引动肝风,发为惊风。

(三)临床诊断

1.诊断要点

(1)多见于3岁以下婴幼儿,5岁以上则较少。

(2)以四肢抽搐、颈项强直、角弓反张、神志昏迷为主要临床表现,多有发热。

(3)可有接触传染患者或饮食不洁及暴受惊恐史。

(4)有明显的原发疾病,如感冒、肺炎喘嗽、疫毒痢、流行性腮腺炎、流行性乙型脑炎等。中枢神经系统感染者,神经系统检查病理反射阳性。

(5)必要时可作大便常规及大便细菌培养、血培养、摄胸片、脑脊液等有关检查。

2.病证鉴别

急惊风应与脐风、厥证、癫痫等相鉴别。

(1)脐风:脐风以唇青口撮、牙关紧闭、苦笑面容,甚至四肢抽搐、角弓反张为主证。但脐风仅见于新生儿,多出现在生后4~7 d,因断脐时处理不当,被秽邪风毒侵入所致。根据病史、发病年龄、典型症状等不难鉴别。

(2)厥证:厥证是由于阴阳失调、气机逆乱引起,以突然昏倒、不省人事、四肢厥逆为主要表现的一种病证。其鉴别要点在于,厥证以四肢厥冷为主证,一般无肢体抽搐、强直等表现。

(3)癫痫:癫痫发作多有突然仆倒,不省人事,四肢抽搐,口吐白沫或作畜鸣声,须臾抽搐停止,神情如常。一般不发热,年长儿较为多见,有家族史,脑电图检查可见癫痫波。

(四)辨证思路

1.辨表热、里热

昏迷、抽搐为一过性,热退后抽搐自止为表热;高热持续,反复抽搐、昏迷为里热。

2.辨痰热、痰火、痰浊

神志昏迷,高热痰鸣,为痰热上蒙清窍;妄言谵语,狂躁不宁,为痰火上扰清空;深度昏迷,嗜睡不动,为痰浊内陷心包,蒙闭心神。

3.辨外风、内风

外风邪在肌表,清透宣解即愈,如高热惊厥,为一过性证候,热退惊风可止;内风病在心肝,热、痰、风、惊四证俱全,反复抽搐,神志不清,病情严重。

4.辨外感惊风

六淫致病,春季以春温为主,兼加火热,症见高热、抽风、昏迷、呕吐、发斑;夏季以暑热、暑湿为主,暑必夹湿,暑喜归心,其症以高热、昏迷为主,兼见抽风,常热、痰、风三证俱见;若夏季高热、抽风、昏迷,伴下痢脓血,则为湿热疫毒,内陷厥阴。

5.辨轻症重症

一般说来,抽风发作次数较少(仅1次),持续时间较短(5 min以内),发作后无神志障碍者为轻症;若发作次数较多(2次以上),抽搐时间较长,发作后神志不清者为重症。尤其是高热持续不退,抽风反复发作时,为危重症,应积极寻找原发病,尽快早期治疗,控制发作,否则可危及生命。

（五）治疗原则

急惊风的主证是热、痰、惊、风，因此，治疗应以清热、豁痰、镇惊、息风为基本法则。热甚者先清热，痰壅者先豁痰，惊重者先镇惊，风盛者先息风。然而急惊之热有表热和里热的不同，痰有痰火和痰浊的区别，风有外风和内风的差异，惊有恐惧、惊惕的虚证和惊跳、嚎叫的实证。因此，在清热中有解肌透表、苦寒解毒的差异；豁痰中有芳香开窍、清心涤痰的区别；镇惊有平肝镇惊、养心安神的分类；息风有祛除外风和平熄内风的不同。在急惊的治则中既要重视息风镇惊的应用，又不可忽视原发病的治疗，须分清主次，辨证结合辨病施治，治标与治本并举。

（六）证治分类

1.风热动风

证候：起病急骤，发热，头痛，鼻塞，流涕，咳嗽，咽痛，随即出现烦躁、神昏、惊风，舌苔薄白或薄黄，脉浮数。

辨证：本证多发于5岁以下小儿，尤以3岁以下小儿常见。起病急骤，一般先见风热表证，很快出现抽搐，持续时间不长，体温常在38.5℃以上，并多见于体温的上升段，一般一次发热只抽一次，抽两次者少见。

发热为风热之邪郁于肌表，正邪相争而致。头痛为风邪上扰清窍而致。鼻塞、流涕、咳嗽为风邪袭肺，肺气失宣而致。咽痛为肺热上熏咽喉而致。烦躁神昏为风热之邪内扰心神而致。惊厥为高热蒸灼，扰动肝风而致。舌苔薄白或薄黄，脉象浮数为风热表证之征。

治法：疏风清热，息风定惊。

方药：银翘散加减。

方解：方中金银花、连翘清热解毒；荆芥、薄荷、豆豉疏解表邪；生甘草、桔梗、牛蒡子清热宣肺；芦根、竹叶清解热邪。常加用蝉蜕、钩藤、僵蚕祛风定惊。

加减：高热不退者加生石膏、羚羊角粉清热息风；喉间痰鸣者，加天竺黄、瓜蒌皮清化痰热；咽喉肿痛，大便秘结者，加生大黄、黄芩清热泻火；神昏抽搐较重者，加服小儿回春丹清热定惊。

2.气营两燔

证候：多见于盛夏之季，起病较急，壮热多汗，头痛项强，恶心呕吐，烦躁嗜睡，抽搐，口渴便秘，舌红苔黄，脉弦数。病情严重者高热不退，反复抽搐，神志昏迷，舌红苔黄腻，脉滑数。

辨证：本证以起病急，壮热，烦躁，嗜睡，抽搐，脉弦数为特征。在气分则见发病急骤，壮热多汗，烦躁不宁；在营分则见嗜睡，神昏，口渴便秘。

暑邪侵入阳明，充斥表里，故壮热。热邪郁蒸，迫液外泄故多汗。暑热之邪，上扰清阳故头痛项强。阳明热盛，蒸迫胃气，胃失和降故恶心呕吐。气营两燔，神明无主故烦躁嗜睡，神志昏迷。邪热燔灼，肝风妄动故抽搐。暑热之邪伤津耗液故口渴便秘。舌苔黄（腻），脉（滑）数为暑热（湿）炽盛之象。

治法：清气凉营，息风开窍。

方药：清瘟败毒饮加减。

方解：生石膏、知母、甘草清阳明气分之热；黄连、黄芩、山栀泻三焦实火，直折火势；水牛角、生地黄、牡丹皮、赤芍凉血解毒，养阴化瘀；玄参、桔梗、连翘清润咽喉；竹叶清心利尿，导热下行。

加减：抽搐较频者加羚羊角、钩藤、僵蚕，或再加紫雪丹，以清热镇痉，平肝息风，定痉止搐；昏迷较深者加石菖蒲、矾郁金，另服清心牛黄丸，以涤痰清心开窍；舌苔黄燥、大便秘结者加玄明粉、大黄通下泻热;痰火内扰,狂躁不宁者加龙胆草、朱砂清心肝之火,镇痉安神;舌苔灰垢,兼有湿浊之邪者加茵陈蒿、藿香、佩兰、冬瓜仁、薏苡仁等芳香化浊,清热渗湿;痰壅气闭,牙关紧急,痰浊蒙闭心窍者,加天竺黄、浙贝母、石菖蒲、法半夏等豁痰开闭,亦可加用苏合香丸,每服半丸,每天2次灌服,以辛香开窍,化痰醒神。病情危重者,可加安宫牛黄丸以增强清热开窍作用。

3.邪陷心肝

证候:起病急骤,高热不退,烦躁口渴,谵语,神志昏迷,反复抽搐,两目上视,舌质红,苔黄腻,脉数。

辨证:本证见于各种瘟疫邪毒炽盛,起病急骤,传变迅速,内陷心肝者,迅见发热、神昏、抽搐是其特征。陷心为主者谵语、神昏为重;陷肝为主者频作抽风。

邪热传里,其势壮盛,散漫于经故高热不退。热邪耗伤津液故烦躁口渴。邪毒逆传心包,心窍被蒙,谵语,神志昏迷。邪陷肝经,肝风妄动故反复抽搐,两目上视。舌质红,苔黄腻,脉数为里热炽盛之征。

治法:清心开窍,平肝息风。

方药:羚角钩藤汤加减。

方解:方中羚羊角、钩藤平肝镇惊;桑叶、菊花清热平肝;白芍、甘草酸甘合化养阴柔筋;浙贝母、竹茹清热豁痰;茯神安神镇惊。

加减:抽搐严重者加生石决明、紫雪丹以增强平肝清热镇惊息风之力;神昏窍闭加石菖蒲、矾郁金、至宝丹以开窍通闭;热邪炽盛者加黄连、山栀以增强泻热作用;斑疹较重者加连翘、金银花、牛蒡子,以增强解毒化瘀作用;腹胀便秘者加生大黄、玄明粉以通腑泄热。

4.湿热疫毒

证候:持续高热,频繁抽搐,神志昏迷,谵语,腹痛呕吐,大便黏腻或夹脓血,舌质红,苔黄腻,脉滑数。

辨证:本证以高热,频繁抽搐,腹痛呕吐,大便黏腻或夹脓血,舌苔黄腻为特征。多见于夏秋之季,由饮食不洁、感受湿热疫毒产生。初起即见高热,继而迅速神昏、抽搐反复不止。早期可无大便或大便正常,须灌肠或肛门内采取大便方见脓血,此后才出现脓血便。

持续高热为湿热内蕴,郁而发热而致。抽搐,神昏,谵语为疫毒内陷心肝二经而致。呕吐为湿热内蕴,胃失和降而致。腹痛为湿热疫毒蕴结胃肠,气机阻滞而致。大便黏腻或夹脓血为毒热蒸腐大肠而致。舌质红,苔黄腻,脉滑数为湿热疫毒炽盛之象。

治法:清热化湿,解毒息风。

方药:黄连解毒汤合白头翁汤加减。

方解:黄芩清上焦火毒;黄连清中焦火毒;黄柏清下焦火毒;山栀通泻三焦火毒;白头翁、秦皮清肠化湿。

加减:抽搐频繁者加钩藤、全蝎平肝息风;呕吐者加服玉枢丹,以辟秽解毒止呕;大便脓血多者,可加用生大黄水煎灌肠,清肠泄毒。

本证若出现内闭外脱,症见面色苍白,精神淡漠,呼吸浅促,四肢厥冷,脉微细欲绝者,改用参附龙牡救逆汤灌服或参附注射液静脉滴注,回阳固脱急救。

5.惊恐惊风

证候:暴受惊恐后惊惕不安,身体颤栗,喜投母怀,夜间惊啼,甚至惊厥、抽搐,神志不清,脉律不整,指纹紫滞。

辨证:本证以惊惕颤栗,喜投母怀,夜间惊啼为特征。多见于婴幼儿,发病前常有惊吓史,平素胆小易惊,或在原有惊风病变基础上因惊吓而诱使发作、加重。

惊则伤心,心气受损,神志不宁,故惊惕不安,身体颤栗,喜投母怀,夜间惊啼。肝主筋脉,惊则气乱,引动肝风,筋脉拘急,故惊厥、抽搐。气机逆乱,脉息失调,故脉律不整。指纹紫滞为肝气郁滞之证。

治法:镇惊安神,平肝息风。

方药:琥珀抱龙丸加减。

方解:方中琥珀、远志镇惊安神;石菖蒲、胆南星、天竺黄豁痰开窍;人参、茯苓健脾益气。常加全蝎、钩藤、蝉蜕、石决明平肝息风。

加减:呕吐者加竹茹、姜半夏降逆止呕;痹中肢体颤动,惊啼不安者,加用磁朱丸重镇安神;气虚血少者,加黄芪、当归、炒枣仁益气养血安神。

(七)其他疗法

1.中药成药

(1)小儿回春丹:1岁以下每服0.3～0.5 g,2～3岁每服0.9 g,每天2次。用于风热动风证。

(2)安宫牛黄丸:每服1/2～1丸。用于邪陷心肝证。

(3)牛黄镇惊丸:每服1/2～1丸,每天1～2次。用于惊恐惊风证。

(4)羚羊角粉:每服0.3～0.6 g。用于急惊风各证。

2.针灸疗法

(1)体针:急惊风中的外感惊风,取穴人中、合谷、太冲、手十二井(少商、商阳、中冲、关冲、少冲、少泽),或十宣、大椎。以上各穴均施行捻转泻法,强刺激。人中穴向上斜刺,用雀啄法。手十二井或十宣点刺放血。湿热惊风,取穴人中、中脘、丰隆、合谷、内关、神门、太冲、曲池。上穴施以提插捻转泻法,留针20～30 min,留针期间3～5 min施术1次。

(2)耳针:取穴神门、脑(皮质下)、心、脑点、交感。强刺激,每隔10分钟捻转1次,留针60 min。

3.推拿疗法

(1)急惊风欲作时,大敦穴上拿之,或鞋带穴拿之。

(2)惊风发作时,身向前屈者,将委中穴掐住;身向后仰者,掐膝眼穴。牙关不利,神昏窍闭,掐合谷穴。

(八)西医疗法

惊厥发作时的治疗:尽快控制发作,同时积极寻找原发感染,确定发热的原因,退热和抗感染同时进行。

1.退热

物理降温,用冷湿毛巾敷额头处,过高热时头、颈侧放置冰袋。药物降温,安乃近肌内注射,或口服布洛芬混悬液等退热药。

2.抗惊厥

地西泮,每次0.3～0.5 mg/kg,最大量不超过10 mg,静脉缓慢注射,惊厥止则停用,注射过程中注意防止呼吸抑制;或用10%水合氯醛40～60 mg/kg,保留灌肠;或用苯巴比妥钠,每次8～10 mg/kg,肌内注射。

3.预防脑损伤

减轻惊厥后脑水肿。惊厥持续 30 min 以上者,给予吸氧,并用高渗葡萄糖注射液 1 g/kg 静脉注射;或用 20％甘露醇 1～2 g/kg,于 20～30 min 内快速静脉滴注,必要时 6～8 h 重复 1 次。

(九)预防与调护

1.预防

(1)加强体育锻炼,增强体质,减少疾病。

(2)避免时邪感染;注意饮食卫生,不吃腐败变质食物;避免跌仆惊骇。

(3)按时免疫接种,预防传染病。

(4)有高热惊厥史的患儿,在发热初期,及时给予解热降温药物,必要时加服抗惊厥药物。

(5)对于暑温、疫毒痢等患儿,要积极治疗原发病,防止惊厥反复发作。

2.调护

(1)随时观察患儿面色、呼吸及脉搏变化,防止疾病突然变化。

(2)抽搐发作时,切勿强制按压,以防骨折。应将患儿平放,头侧位,并用纱布包裹压舌板,放于上、下牙齿之间,防止咬伤舌体。

(3)保持呼吸道通畅。痰涎壅盛者,随时吸痰,同时注意给氧。

(4)保持室内安静,避免过度刺激。

四、慢惊风

(一)概述

1.定义

慢惊风来势缓慢,抽搐无力,时作时止,反复难愈,常伴昏迷、瘫痪等症。

2.范围

慢惊风与脑性瘫痪、流行性乙型脑炎后遗症、新生儿黄疸胆红素脑病后遗症、低钙血症、多发性抽搐症等疾病有相关性。

(二)病因病机

1.病因

慢惊风常因先天不足、大病或久病之后、或急惊风经治不愈转变而成。

2.病机

(1)脾胃虚弱:由于暴吐暴泻,或久吐久泻,或因他病过用峻利之品,误汗误下,伤及脾阳胃阴,以致脾胃虚弱,土虚木贼,肝亢生风,而成慢惊。

(2)脾肾阳虚:由于先天禀赋不足,肾阳素亏,火不暖土,脾阳亦虚;或者后天脾胃失调,喂养不当,过食寒凉,损伤脾阳;或者久病,特别是久泻伤阳;或者因病而过用寒凉药物损伤阳气。一般脾阳先伤,久则损及肾阳;亦有肾阳先亏,再损脾阳者。病久脾肾阳虚,甚至纯阴无阳,呈虚极之象。土败木贼,虚极生风,形成慢惊。病重者脾阳式微,阴寒内盛,不能温煦筋脉,致时时搐动之"慢脾风"证。

(3)肝肾阴虚:急惊风迁延失治,或外感热病迁延未愈,耗伤阴液,肾阴亏损,水不涵木,肝失濡养,肝血不足,则虚风内动,筋脉牵引挛急,成慢惊之证。

慢惊风病位在肝、脾、肾,病性以虚为主,也可见虚中夹实证。

(三)临床诊断

1.诊断要点

(1)具有反复呕吐、长期泄泻、急惊风、解颅、佝偻病、初生不啼等病史。

(2)多起病缓慢,病程较长。症见面色苍白,嗜睡无神,抽搐无力,时作时止,或两手颤动,筋惕肉眒,脉细无力。

(3)根据患儿的临床表现,结合血液生化、脑电图、脑脊液、头颅 CT 等检查,以明确诊断原发病。

2.病证鉴别

急、慢惊风的鉴别见表 11-2。

表 11-2　急惊风、慢惊风鉴别

分类	起病	病程	昏迷抽搐	发热	脉象
急惊风	暴急	短	较重,抽搐有力,时间短	高	数有力
慢惊风	缓慢	长	较轻,抽搐无力,时间长	轻或无	细无力

(四)辨证思路

慢惊风病程较长,起病缓慢,神昏、抽搐症状相对较轻,有时仅见手指蠕动。辨证多属虚证,继辨脾、肝、肾及阴、阳。脾胃虚弱者,证见精神萎靡,嗜睡露睛,不欲饮食,大便稀溏,抽搐无力,时作时止;脾肾阳衰者,证见神萎昏睡,面白无华,四肢厥冷,手足震颤;肝肾阴虚者,证见低热虚烦,手足心热,肢体拘挛或强直,抽搐时轻时重,舌绛少津。

(五)治疗原则

慢惊风是因虚风动,正虚是其本,风动是其标,根据"治病必求其本"的原则,必须速培元气,温补脾肾,补土即所以抑木,治本即所以治标。因此,慢惊重在治本。尤其慢脾风证在"清热无热可清,化痰无痰可化,镇惊无惊可镇,疗风无风可疗"的情况下,更应澄本求源,决不能见痉止痉,动辄开关镇坠,逐风定搐,非徒无益,反而有害,戕伐正气而犯"虚虚"之诫。至于虚中夹实,则宜标本兼顾,虚实并调,决不能固执于久病属虚,纯投补益之剂,否则"误补益痰",遂蹈"实实"之弊。

(六)证治分类

1.脾虚肝亢

证候:精神萎靡,嗜睡露睛,面色萎黄,不欲饮食,大便稀溏,色带青绿,时有肠鸣,四肢不温,抽搐无力,时作时止,舌淡苔白,脉沉弱。

辨证:本证以脾胃虚弱为主,常发生于婴幼儿,初期有精神萎靡,面色萎黄,嗜睡露睛等临床症状,继而脾不制肝而动风,出现抽搐反复发作,但程度较轻。一般不伴有高热,此点可与急惊风鉴别。

精神萎靡,面色萎黄为久病正虚,脾胃虚弱而致。大便稀溏,色带青绿为肝木乘脾,水走大肠,故脾湿下流而现肝木本色。嗜睡露睛,抽搐无力,时作时止为脾虚肝亢,虚风扰动而致。四肢不温为脾阳虚亏,阴寒内盛,不能温煦四肢而致。舌淡苔白,脉沉弱为脾阳虚弱之象。

治法:温中健脾,缓肝理脾。

土虚是其本,木亢是其标,故治法当以温运脾阳为主,佐以平肝。

方药:缓肝理脾汤加减。

方解:方中桂枝、煨姜温运脾阳以散寒;人参、茯苓、白术、山药、扁豆健脾益气以固本;白芍、甘草、大枣缓肝柔筋以平肝亢;陈皮理气化痰。

加减:抽搐较频者加天麻、钩藤、菊花等柔肝息风;四肢逆冷,阴寒内盛者去桂枝加肉桂,增强温运之功以散寒凝,所谓"益火之源,以消荫翳"。大便完谷不化者去煨姜,加炮姜、木香、补骨脂添薪助火熟腐水谷,或改用附子理中汤温中散寒,健脾益气。

若胃阴虚而肝风亢动,可用连梅汤加减,清养胃阴,以平肝亢。此方以酸甘之品组成,化生阴液,有清养胃阴而不伤脾阳的作用。

2.脾肾阳衰

证候:精神萎顿,昏睡露睛,面白无华或灰滞,口鼻气冷,额汗不温,四肢厥冷,溲清便溏,手足蠕动震颤,舌质淡,苔薄白,脉沉微。

辨证:本病多发生在暴泻、久泻之后,体内阳气衰竭,病至于此,为虚极之候,阳虚极而生内风。临床除上述阳气虚衰症状外,还可见心悸气促、脉微细欲绝等危象。

精神极度萎颓为元阳虚衰之象。面白无华、灰滞为元阳衰惫,寒水上泛而致。口鼻气冷,额汗不温,四肢厥冷为元阳衰败,气不摄液,气液外脱之征。溲清便溏为脾肾阳虚,寒湿下趋而致。手足蠕动震颤,昏睡露睛为阳气衰败,虚风内动而致。舌质淡,苔薄白,脉沉微为脾肾阳衰,精气欲脱之征。

治法:温补脾肾,回阳救逆。

方药:固真汤合逐寒荡惊汤加减。

方解:方中人参、茯苓、白术、甘草补脾益气;黄芪、山药加强益气补脾之力;肉桂、炮附子温补元阳,救逆固脱;炮姜、丁香温壮脾阳;胡椒温胃开闭;伏龙肝温中和胃。

固真汤适用于脾肾亏虚,阴寒内盛,阳气式微之证。逐寒荡惊汤适用于久吐不纳,痰多泛恶,二便清稀,萎颓肢冷,昏睡露睛,奄奄一息,危象毕露之证。

加减:汗多者加煅龙骨、煅牡蛎、五味子收敛止汗;恶心呕吐者,加吴茱萸、半夏温中降逆止呕。

慢惊风脾肾阳衰证为阳气虚衰欲脱之证,上述症状但见一二者,即应投以益气回阳固脱之品,不可待诸症悉具再用药,否则延误投药时机,则危及患儿生命。

3.阴虚风动

证候:精神疲惫,形容憔悴,面色萎黄或时有潮红,虚烦低热,手足心热,易出汗,大便干结,肢体拘挛或强直,抽搐时轻时重,舌绛少津,苔少或无苔,脉细数。

辨证:本病多发于急惊风之后,痰热炼灼阴津,筋脉失养,故证见抽搐反复发作,低热,舌红少苔,脉细数等症。部分患儿可伴有筋脉失养之肢体活动障碍,甚至萎废不用。

精神疲惫,形容憔悴为肾阴亏损,水火不济,心神失养而致。面色潮红,手足心热为阴虚阳亢,内生虚热而致。大便干结为津枯液燥,肠失濡润而致。肢体拘挛或强直,抽搐时轻时重为肝肾阴亏,筋失所养,虚风内动而致。舌绛少津,苔少或无苔,脉细数为肝肾阴亏之征。

治法:育阴潜阳,滋肾养肝。

方药:大定风珠加减。

方解:方中生地黄、麦冬滋阴增液;阿胶、鸡子黄为血肉有情之品,可以滋阴填精;白芍、甘草、五味子酸甘化阴;龟板、鳖甲、牡蛎潜阳息风。

加减:日晡潮热者,加地骨皮、银柴胡、青蒿清热除蒸;抽搐不止者,加天麻、乌梢蛇息风止痉;汗出较多者,加黄芪、浮小麦固表止汗;肢体麻木,活动障碍者,加赤芍、川芎、地龙活血通络;筋脉拘急,屈伸不利者,加黄芪、党参、鸡血藤、桑枝益气养血通络。

本证亦可选用小定风珠、阿胶鸡子黄汤或三甲复脉汤治之。以上四方均为滋阴息风之方,由于药味组成不同,因而适应范围略有差异。大定风珠在滋阴潜镇方面较小定风珠为强。阿胶鸡子黄汤在滋阴方面略逊于大定风珠,平肝通络息风镇痉之力比大定风珠为强。三甲复脉汤是在补益气阴的基础上选用介类潜镇,对肾阴亏损水不济火、心神失养者较为适宜。

气阴两虚者当益阴护阳,可用地黄饮子滋阴温阳。常用生白芍、生地黄、麻子仁、五味子、当归滋阴养血;龟板、鳖甲、生龙骨、生牡蛎潜阳息风。

邪恋不解,深居经隧,筋脉拘急,屈伸不利,皮肤枯槁不泽,血不濡筋,为络中之风,用可保立苏汤加入鸡血藤、桑寄生等以补气养血,活络舒筋,以去络中之风。

强直性瘫痪者虚中挟实证居多,可选用虫类搜风药物,如全蝎、白花蛇、乌梢蛇、地龙、僵蚕等,以搜风剔邪。但风药多燥,宜佐养血润燥之品。

(七)其他治法

1.针灸疗法

(1)体针:取穴脾俞、胃俞、中脘、天枢、气海、足三里、太冲,其中太冲穴施捻转泻法,余穴皆用补法,用于脾虚肝亢证。取穴脾俞、肾俞、章门、关元、印堂、三阴交,诸穴均用补法,用于脾肾阳虚证。取穴关元、百会、肝俞、肾俞、曲泉、三阴交、太溪、太冲,诸穴均用补法,用于阴虚风动证。

(2)艾灸:取穴大椎、脾俞、命门、关元、气海、百会、足三里。用于脾虚肝亢证,脾肾阳虚证。

2.推拿疗法

运五经,推脾土,揉脾土,揉五指节,运内八卦,分阴阳,推上三关,揉涌泉,揉足三里。

(八)预防与调护

1.预防

积极治疗原发病。患急性病及时治疗,控制病情。患慢性病及时查明病因,采取针对性的治疗措施,扭转病情。

2.调护

(1)当患儿抽搐之时,切勿强制牵拉,以免扭伤筋骨,导致瘫痪或强直等后遗症。

(2)昏迷抽搐痰多的患儿,应使其侧向偏卧,并用纱布包裹压舌板,放在上下牙齿之间,使呼吸通畅,痰涎流出,以免咬伤舌头,或发生窒息。

(3)经常改换卧位,每天用柔软毛巾温水擦澡,使气血流通,而不致成压疮。

(4)注意患儿臀部清洁,大小便后可洗净臀部会阴,用松花粉或滑石粉搽敷,勿使潮湿破烂。

(5)抽搐停止后,往往非常疲乏,喜睡懒言,应给予足够休息,避免噪音,不宜呼叫,使正气得到恢复。

(刘　葳)

第十节　水　　痘

一、概述

(一)定义

水痘是由感受水痘时邪(水痘-带状疱疹病毒)引起的一种传染性强的出疹性疾病,以发热,

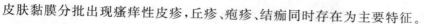

皮肤黏膜分批出现瘙痒性皮疹,丘疹、疱疹、结痂同时存在为主要特征。

（二）命名

本病的命名,始于宋代。如南宋初时的《小儿卫生总微论方·疮疹论》曰:"前人言疮疹有表里证;其疮皮厚,如赤根白头,渐加赤肿有脓。差迟者谓之大痘,此谓里证,发于脏也;其疮皮薄,如水泡,破即易干者,谓之水痘……"由于水痘发生的不同阶段,其形态又较特殊,所以,尚有水花、水疱、水疮等别名。

（三）范围

本病为中医病名,西医病名与此相同。本篇主要论述水痘-带状疱疹病毒引起的这种小儿出疹性传染病。

（四）发病情况

1.发病时间

本病一年四季均可发生,但以冬春季节发病最多,并可形成流行。

2.好发人群

任何年龄皆可发病,以6～9岁小儿为多见。

3.发病特点

本病病原体为水痘-带状疱疹病毒。水痘病毒经口、鼻侵入人体,首先在呼吸道黏膜细胞内增殖,2～3 d后进入血液,产生病毒血症,并向全身扩散,引起各器官病变。主要损害部位在皮肤,偶尔累及内脏。皮疹分批出现与病毒血症相一致。皮疹出现1～4 d后,产生特异性细胞免疫和抗体,病毒血症消失,症状随之缓解。

水痘潜伏期为10～21 d,水痘结痂后毒力消失,故传染期自发疹前24 h至病损结痂,共7～8 d。水痘皮疹初起于躯干部,继而扩展到面部四肢,四肢末端稀少,呈向心性分布,这是水痘皮疹的特征之一。开始为红色斑丘疹或斑疹,数小时后变成椭圆形水滴样小水疱,约24 h内水疱内容物变为混浊,且疱疹出现脐凹现象,水疱易溃破,2～3 d结痂。病后3～5 d内,皮疹陆续分批出现,瘙痒感较重。由于皮疹演变过程快慢不一,故同一时间内可见丘疹、疱疹、结痂等同时存在,这是水痘皮疹的又一个重要特征。黏膜皮疹可出现在口腔、结膜、生殖器等处,容易溃破形成溃疡。水痘多为自限性疾病,10 d左右自愈,一般全身症状和皮疹均较轻。

本病传染性极强,从发病之日起到皮疹全部干燥结痂前均有传染性,易在集体托幼机构发生流行。水痘的病情有轻、重的不同,此与时邪之轻重、正气之强弱有关,一般而言,邪轻、正气足者,病情多属轻症;若邪重,而正气又虚者,其病情常为重症。

（五）治疗转归

中医学对本病治疗积有丰富的经验,其疗效机制已通过抗病毒实验等得到说明。探讨中医药对本病的证治规律及采用中西医结合方法治疗重症水痘、防止水痘流行的研究也在不断深入开展中。

本病治疗方法,肺卫轻证以疏风清热,利湿解毒为主;毒热重证以清气凉营,解毒化湿为主。若毒热内陷心肝,出现神昏抽搐者,则应清热息风开窍;若毒热闭肺,出现高热咳嗽、气喘鼻扇、口唇青紫者,则应用清热解毒、开肺化痰法治疗。

本病的病因及病理危害较轻,故其一般预后良好。一次感染水痘大多可获终生免疫。当机体免疫功能受损时或已接种过水痘疫苗者,也可有第二次感染,但症状轻微。《幼科证治准绳·水痘》所案曰:"水痘今小儿患之者,大率无害,如无内证不必服药。"如古人所述,一般轻证预

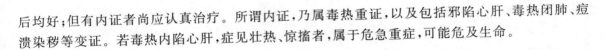
后均好；但有内证者尚应认真治疗。所谓内证，乃属毒热重证，以及包括邪陷心肝、毒热闭肺、痘溃染秽等变证。若毒热内陷心肝，症见壮热、惊搐者，属于危急重症，可能危及生命。

二、学术源流

诊断及鉴别诊断方面，《小儿药证直诀·疮疹候》曰："五脏各有一证，肝脏水疱，肺脏脓疱，心脏斑，脾脏疹，归肾变黑。"又说："肝为水疱，其色青小；肺为脓疱……色白而大；心为斑……色赤而小；脾为疹，小次斑……赤色黄浅也。"钱乙所论之水疱与脓疱，显然是指水痘与天花的临床特征。《万氏家传痘疹心法·顺逆》谓："夫四毒之发，各有其时，脓疱最酷，疹次之，水疱又次之……"可见古代医家已经明确认识到天花、麻疹之病皆重于水痘。《景岳全书·痘疹诠》叙述水痘时说："凡出水痘，先十数点，一天后其顶尖上有水疱，二日三日又出渐多，四日浑身作痒，疮头皆破，微加壮热即收矣。但有此疾，须忌发物，七、八日乃痊。"较为完整地描述了本病发展过程并指出调护注意。《医学纲目·五脏形证》说："譬如泡中容水，水去则泡瘦者，俗谓之水痘也；脓疱者，俗谓之痘子也；斑者，俗谓之疿子也；疹者，俗谓之麻子也。痘之形状最大，水痘次之，斑疿又次之，麻子最小，隐隐如麻子也。"从大小形态上比较水痘、天花、麻疹等。又有《痘疹传心录·水痘》说："盖水痘由红点而水疱有红盘，水疱而脓疱、结痂，但其形歪斜非正疮痘也。"指出水痘与天花（水疱）在外观形态上的不同。

病因病机方面，《小儿痘疹方论·论受病之由》曰："五脏六腑秽液之毒，发为水泡疮，皮膜筋肉秽液之毒，发为脓水疱疮；气血骨髓秽液之毒，发为脓血水疱疮。"陈氏所论，分明是阐述水痘与天花等病的发病机制的不同，指出水痘的病因是"五脏六腑秽液之毒"。《医宗金鉴·痘疹心法要诀》概括水痘的病因证治时说："水痘皆因湿热成，外证多与大痘同，形圆顶尖含清水，易胀易靥不浆脓，初起荆防败毒散，加味导赤继相从。"指出水痘的病因是湿热，并提出其治法及方剂。《痘疹金镜录·斑疹门总括歌》说："疹如麻子斑如锦，水痘如珠赤豆红。四证总因风与热，各分条理莫相同。"指出水痘、麻疹、斑等共同的病因病机是风热之邪。

治疗转归方面，《景岳全书·麻疹诠》说："水痘亦有类伤寒之状，身热二三日而出者，或咳嗽、面赤，眼光如水，或喷嚏，或流涕，但与正痘不同，易出易靥，治以清热解毒为主。"提出水痘的治疗应以清热解毒为主。《幼幼集成·水痘露丹证治》说："水痘似正痘，外候面红唇赤，眼光如水，咳嗽喷嚏，涕唾稠黏，身热二三日而出，明净如水泡，形如小豆皮薄，痂结中心，圆晕更少，易出易靥。温之则痂难落而成烂疮，切忌姜椒辣物，并沐浴冷水，犯之则成姜疥水肿。自始至终，唯小麦汤为准。"指出水痘的治疗调护注意点，并提出以小麦汤治小儿水痘。小麦汤由滑石、地骨皮、甘草、葶苈子、大黄、知母、羌活、人参、小麦等组成。《痘疹传心录·水痘》其附治验："一儿，夏月出水痘，稠密间多黑陷。烦渴，便秘，壮热。余谓热毒太甚，以三黄丸利之，又香菇饮合黄连解毒汤治之愈。"举出了一例应用清热解毒法治疗水痘变证的验案。叶天士在《幼科要略·痘》的医案中，列举水痘一证，谓："杨：点来不爽，顶有水痕微焦。此时气传染，胎毒未发，乃水赤之类痘耳。"所用方：连翘、牛蒡子、丹皮、赤芍、滑石、木通、山栀、甘草，提示可以用祛风清热、利湿解毒类的方剂来治疗水痘。清代医家不仅完善水痘的证治，而且对水痘的护理亦极为重视，如马之骐所著的《疹科纂要·水痘证治》一书，在论述水痘的调理时指出："水痘……与痘疮大不相同，虽不为害，亦不宜温燥。苟或温之，则痂难落而成烂疮。亦不宜食豇豆生姜，沐浴冷水，恐成疮疥水肿。"

三、病因病机

小儿水痘的发生,为外感水痘时邪所致。在气候变化,水痘流行期间易被感染。当小儿机体抵抗力下降时,外邪乘虚侵入而成水痘。

水痘病在肺脾两经。肺主皮毛,脾主肌肉,水痘时邪由口鼻而入上犯于肺,下郁于脾,肺失宣肃,脾失健运,邪毒与内湿相搏,结为湿热。正邪交争,驱邪外出,发于肌肤,而为水痘。

(一)病因

本病由外感属于风湿热邪之水痘时邪所致。小儿因脏腑娇嫩,形气未充,卫外机能低下而易于罹患。其病变脏腑主要在肺脾。盖肺主皮毛,脾主肌肉,时行邪毒由口鼻而入,蕴郁肺脾,与内湿相搏,蕴蒸于肌表,则发为水痘。

现代医学认为,本病的病原体为水痘-带状疱疹病毒,存在于患儿的呼吸道分泌物、血液及疱疹浆液中。易感儿初次感染后引起水痘,再次感染或患水痘后病毒未被清除,在神经节中潜伏,当机体抵抗力下降时,一旦毒力再现即表现带状疱疹。

(二)病机

1.邪伤肺卫

肺主宣发肃降,外合皮毛,职司卫外。若调护失宜,时行邪毒乘虚而入,由口鼻上犯于肺。邪轻正气不虚者,一般只犯于肺脾二经,水痘分布稀疏,点粒分明,全身症状较轻。肺卫失宣则发热,流涕,咳嗽;病邪深入,下郁于脾,脾失健运,水湿内停,时邪内湿相搏,蕴蒸于肌腠,外发肌表,则发为水痘。

2.毒炽气营

若禀赋不足,素体虚弱;或感邪较重,邪盛正衰,正邪交争剧烈,湿热邪毒炽于气营,发于肌表,表现为痘疹分布稠密,根盘红晕较著,疹色紫暗,疱浆混浊。气营两燔,则致壮热烦躁,口渴欲饮,口舌生疮,便干溲赤等症。甚至因邪炽正衰,正不胜邪,邪毒内犯,波及肺、心、肝等脏,出现邪毒闭肺、邪陷心肝、痘溃染秽等种种变证。

四、临床诊断

(一)诊断要点

(1)本病多有潜伏期,起病前2~3周有水痘接触史。

(2)疾病初起有发热、流涕、咳嗽、不思饮食等症,发热大多不高。

(3)皮疹常在发病1~2 d内出现,开始为斑丘疹,很快变成疱疹,大小不一,呈椭圆形,内含水液,周围红晕,常伴有瘙痒,结痂脱落后不留瘢痕。皮疹呈分批出现,以躯干部较多,四肢分布少,在同一时期,丘疹、疱疹、干痂并见。

(4)血象检查:周围血白细胞总数正常或偏低。

(5)病原学检查:使用单抗-免疫荧光法检测病毒抗原,敏感性较高,有助于病毒学诊断。用抗膜抗原荧光试验、免疫黏附血凝试验、或酶联免疫吸附试验检测抗体,在出疹1~4 d后即出现,2~3周后滴度增加4倍以上即可确诊。刮取新鲜水疱基底物,用瑞氏染色找到多核巨细胞和核内包涵体,可供快速诊断。

(二)病证鉴别

水痘的主要症状为疱疹,与水疥(丘疹样荨麻疹)、脓疱疮有类似之处,鉴别诊断如下。

1.水疥(丘疹样荨麻疹)

常有过敏史,疹尖端似疱疹,但较水痘小而坚硬,不易破损,痒感较重,多见于四肢,易反复出现,无发热、咳嗽等上呼吸道感染征象。

2.脓疱疮

多于炎热夏季发病,以头面部及肢体暴露部位多见,初起为疱疹,很快成为脓疱,大小形态不规则,疱液可培养出细菌(见表11-3)。

表 11-3　水痘与脓疱疮鉴别

鉴别要点 \ 病名	水痘	脓疱疮
发病季节	冬春	夏秋
发病缓急	急	缓
全身症状	有	无
分布部位	躯干多	头面、四肢多
疱疹特点	丘疹、疱疹、干痂并见,疱内如水液	疱疹较大,速变脓疱,疱内为脓液

五、辨证要点

本病辨证应以卫气营血辨证与脏腑辨证相结合,根据全身及局部症状以区别病位之表里,病邪之属性,病情之轻重。轻症病在卫气,痘疹细小,稀疏散在,红润瘙痒,疱浆晶莹透亮,并伴身热、流涕、咳嗽、饮食减少等肺脾证候。重症病在气营,常高热持续,面赤心烦,口渴引饮,痘疹粗大,分布稠密,痘色紫暗,疱浆混浊,甚则口腔黏膜亦见疱疹等。重症邪毒炽盛,极易累及他脏而出现变证:邪陷心肝者,症见神昏、抽搐等;邪毒闭肺者,则见咳喘、气急等症。

六、治疗原则

本病治疗,以清热解毒利湿为基本法则。俟邪祛湿化,则水痘自除。风盛者以祛风为主,湿盛者以渗湿为主,热盛者以清热解毒为主。轻证属邪伤肺卫,治疗以疏风清热、利湿解毒为主;重证为毒炽气营,治当以清气凉营、解毒化湿为法。至若出现邪陷心肝、邪毒闭肺等变证者,又当施以镇惊开窍、凉血解毒、开肺化痰等法。

七、证治分类

(一)邪伤肺卫

证候:发热轻微,或无热,鼻塞流涕,喷嚏,咳嗽,1～2 d后皮肤出疹,疹色红润,疱浆清亮,根盘红晕不明显,点粒稀疏,此起彼伏,以躯干为多,伴有痒感,舌苔薄白,脉浮数。

辨证:本证为肺卫轻证,多见于水痘初期。以疱疹稀疏,疹色红润,疱浆清亮,伴微热咳嗽等肺卫表证为特点,全身症状不重。

肺主皮毛,开窍于鼻,发热、鼻塞、流涕、喷嚏、咳嗽乃风热犯肺,卫表失和所致。毒热外达肌表而发疹。疹色红润,疱浆清亮为热邪与湿邪相搏结而致。根盘红晕不明显,点粒稀疏,此起彼伏,以躯干为多,其因肺脾受邪,邪毒热轻,而正气充沛。所以,疱疹外达顺利,全身症状亦属轻微。舌苔薄白,脉浮数为风热表证。

治法:疏风清热,利湿解毒。

本证因外感时行邪毒夹风湿热邪,由口鼻而入上犯于肺,肺卫失宣,脾失健运,水湿内停,时邪内湿相搏,蕴蒸于肌腠,外发肌表,故应治以疏风清热,以宣畅肺气、透邪外出,利湿解毒,以健运脾气、渗利湿邪。

方药:银翘散加减。

方解:金银花、连翘清热解毒;薄荷、蝉蜕透疹止痒;牛蒡子、桔梗、甘草宣肺利咽;紫草、赤芍凉血解毒;车前草、滑石清热利湿。

加减:咳嗽有痰者加杏仁、浙贝母宣肺化痰;咽喉肿痛加板蓝根、马勃清热解毒利咽;疱疹痒甚加白鲜皮、地肤子祛湿止痒。

(二)毒炽气营

证候:壮热烦躁,食欲缺乏,口渴欲饮,面红目赤,口舌生疮,痘疹分布稠密,根盘红晕较著,疹色紫暗,疱浆混浊,或伴有牙龈肿痛,大便干结,小便黄赤,舌苔黄糙而干,舌质红绛,脉洪数。

辨证:本证为水痘重证。以壮热烦躁,面赤唇红,疱疹稠密,疹色紫暗,疱浆混浊为特征。气分热盛者壮热持续,汗出不退,烦渴引饮,舌苔黄糙;营分热甚者身热夜甚,口干不欲饮,疹色紫暗,舌绛苔少;若邪毒入血者,则见身体灼热,躁扰不宁,皮肤瘀斑,疹内出血,舌绛紫无苔,脉细数等。

壮热烦躁为毒热炽盛,犯于气营。毒重则热炽,热扰脏腑,心神不宁而烦躁。胃主纳食,热伤胃气,则食纳减少,热耗胃津致口渴欲饮。面红目赤,口舌生疮均为火热之象。舌为心之苗,口乃脾之外候,目为肝之窍。故心热上面、肝热上目,其候面红目亦;心火熏舌,脾热犯口,而为口舌生疮。痘疹分布稠密,根盘红晕较著,疹色紫暗,疱浆混浊,此皆水痘之重证表现,亦为邪毒炽盛之象。根盘红晕为热所郁;疹色紫暗乃营分受热;疱浆混浊,乃因湿热毒炽上攻而致。牙龈肿痛为胃火循经上攻而致。大便干结,小便黄赤,舌苔黄糙而干,舌质红绛,脉洪数,皆毒热炽盛引起的火热之征。

治法:清气凉营,解毒化湿。

本证由于禀赋不足,素体虚弱,或感邪较重,邪盛正衰,热毒炽盛,内犯气营,外透肌表,则致壮热、烦躁、水痘密集、疹色暗紫、疱浆混浊等热毒炽盛,湿热内蕴等征象。故应治以清气凉营,清解气分营分之热毒;解毒化湿,化利内蕴之湿邪。

方药:清胃解毒汤加减。

方解:升麻清热透疹;黄连、黄芩清热燥湿解毒;石膏清气泄热;牡丹皮、生地黄凉营清热;紫草、赤芍清热凉血透疹;栀子、车前草清热利湿。诸药并用,清气凉营,解毒化湿。

加减:口舌生疮,大便干结者加生大黄、全瓜蒌通腑泻火;口干唇燥,津液耗伤者加麦门冬、芦根养阴生津。

若邪毒炽盛,内陷厥阴,出现神昏抽搐者,加钩藤、羚羊角镇惊息风。或予清瘟败毒饮加减,同时配用紫雪丹清热息风开窍。

若邪毒闭肺,出现高热咳嗽、气喘鼻扇、口唇青紫者,可予麻杏石甘汤加减,以清热解毒、开肺化痰。

八、其他疗法

(一)中药成药

1.板蓝根颗粒

每服 5 g,每天 2~3 次。用于邪伤肺卫证。

2.清开灵颗粒

每服 1 包,每天 2~3 次。用于毒炽气营证。

3.牛黄镇惊丸

每服 1.5 g,每天 2~3 次。用于邪陷心肝证。

4.儿童清肺口服液

每服 10~20 mL,每天 3 次。用于邪毒闭肺证。

(二)药物外治

(1)青黛适量,布包,扑撒疱疹局部,每天 1~2 次。用于水痘瘙痒,疱疹破溃者。

(2)黄连膏:涂搽于疱疹局部,每天 1~2 次。用于疱疹成疮,或干靥而痛者。

(3)青黛 30 g,煅石膏 50 g,滑石 50 g,黄柏 15 g,冰片 10 g,黄连 10 g。共研细末,和匀,拌油适量,调搽患处。每天 1 次。用于水痘疱浆混浊或疱疹破溃者。

九、西医治疗

对轻症患儿一般给予适当调护,防止抓破疱疹引起继发感染即可。疱疹可用 1%~2% 龙胆紫涂搽以防感染,痒甚和疱疹尚未破溃者可用炉甘石洗剂涂搽,已有局部感染者选用适当抗生素治疗。重症患儿可用抗病毒药阿昔洛韦治疗,剂量为每天 500 mg/m^2,分 3 次,每 8 小时 1 次缓慢静脉滴注,同时注意药物毒副作用。

十、预防与调护

(一)预防

(1)控制传染源:隔离患儿至全部疱疹结痂为止。对有接触史的易感儿,应检疫 3 周,并立即给予水痘减毒活疫苗,可预防发病。

(2)切断传播途径:本病流行期间,少去公共场所。对已被水痘病儿污染的被服、用具及居室,应采用通风、暴晒、煮沸、紫外线灯照射等措施,进行消毒。

(3)易感孕妇在妊娠早期应尽量避免与水痘患者接触,已接触者应给予水痘-带状疱疹免疫球蛋白被动免疫。如患水痘,则应终止妊娠。

(4)对使用大剂量肾上腺皮质激素、免疫抑制剂患儿,及免疫功能受损、恶性肿瘤患儿,在接触水痘 72 h 内可肌内注射水痘-带状疱疹免疫球蛋白,以预防感染本病。

(二)调护

(1)保持室内空气流通、新鲜,注意避风寒,防止继发感染。

(2)饮食宜清淡、易于消化,多饮温开水,忌食辛辣刺激性食物。

(3)保持皮肤清洁,避免搔抓损伤皮肤,内衣要柔软勤换,以防擦破皮肤,引起感染。

(4)水痘患儿禁用激素,对原用激素者应及时减至生理量。

(5)对水痘伴发热的患儿,不可使用水杨酸制剂,以免发生瑞氏综合征。

（刘　葳）

保健篇

第十二章

儿童保健概论

第一节 儿童保健的发展史

一、命名的由来

最初中国"儿童保健"的称谓由来或中国"儿童保健"命名的由来可能与 20 世纪 50 年代学习苏联医学模式有关。且长期以来国内对儿童保健的英文翻译也未统一,有直译为"Child Health Care",或意译为"Primary Child Care"。1988 年中华医学会儿科学分会成立儿童保健学组,儿童保健专业才正式被中国儿科界接纳。

多年来除儿童保健专业外,中华医学会儿科学的其他专业都有与国际儿科学对应的专业,如儿科血液专业(Pediatric Hematology)、儿科心血管专业(Pediatric Cardiology)、新生儿专业(Neonatology)等。查阅近年来美国儿科的发展情况,发现有了一些改变,增加与我国儿童保健工作内容相近的专业。如马萨诸塞州儿童医院北岸医学中心成立儿科基础保健(Pediatric Primary Care)专业,负责健康的或疾病婴儿至青少年的保健,如预防接种、早期发育筛查测试、体格检查、青少年综合保健服务以及儿童哮喘和过敏的专业指导,参加儿科基础保健的医师需要通过儿科或家庭医学的严格考试。同时,也出版相关书籍,如 Catherine E.Burns 主编的"Pediatric Primary Care"(2013 年第 5 版)。可见儿童保健专业已逐渐被国际认同,时代的要求使儿童保健专业成为一独立的学科。

二、发展史

新中国成立后的儿童保健事业发展有很强的历史特点,分为三个阶段。

(一)第一阶段

儿童生存保障,为儿童保健初级阶段。20 世纪 50～70 年代传染病肆虐中国儿童生命,如 20 世纪 50～60 年代婴儿死亡率平均为 150‰～157‰。当时儿童健康的主要任务是改善儿童生存环境,与贫困、落后、疾病斗争。因此,中国的儿童保健发展起步于儿童疾病的预防。传染病管理、预防接种、新法接生成为当时卫生工作的基本任务。20 世纪 50 年代初卫生部(现国家卫生健康委员会)在北京成立了"中央妇幼保健实验院",主要任务是防治传染病;防治疾病的同时,逐渐意识到预防疾病的关键是加强儿童体质,开始在北京地区建立实验地段,包括建立儿童健康卡、托幼机构管理,初步开展儿童卫生保健、营养和体格锻炼,获得经验后曾向全国推广。通过新法接生、预防接种、抗生素的应用、妇幼卫生机构的成立等措施,使儿童死亡率显著下降和营养不良状况明显改善。中国儿童保健机构的发展主要在 1958—1962 年期间(第二个五年计划),1958 年前城市儿童保健所仅 10 个,1965 年已发展到 40 个,1958 年儿童保健院(所、站)达 4 315 个。

早期中国儿童保健的前辈均出自儿科界的泰斗,如上海医科大学复旦儿科医院院长陈翠贞教授曾在 1950 年《中华儿科杂志》创刊号的编者言中明确指出"本志创刊之目的,在阐扬科学,鼓励学术研究;推广保健学识,促进儿童健康,中华儿科学会职责所在,义不容辞。儿科医师与保健事业关系甚大,应肩起促进我国儿童与民族健康之重任……"1954 年陈翠贞教授亲自领导建立上海医科大学复旦儿科医院儿童保健科,开设儿童保健门诊,开展地段和幼托机构的儿童保健,制订各种儿保工作规范,成为国内较早的儿童保健实施和教学基地。1950 年宋杰教授发表内容较全面的"健康婴儿检查",已涉及儿童体格生长、营养、生活习惯、预防接种、与人交往、适应环境等丰富内容。1951 年余鼎新教授开始在我国引进 Wetzel 生长发育表监测营养不良婴儿。1952 年叶恭绍教授发表儿童保健专著"儿童生长发育的规律",用体格生长、儿童生长标准、动作发育、语言发育、情绪发育阐明儿童生长的连续性。20 世纪 70 年代已有中国儿童保健的雏形内容,但由于历史的原因中国儿童保健停滞发展 10 年。

(二)第二阶段

20 世纪 80～90 年代为儿童保健发展阶段。儿童保健从儿童生存向提高质量发展,与社会经济文化发展同步开展儿童保健的国际交流、应用先进技术,使以儿童生存、保护和发展为目标的初级儿童保健事业显著改善。1976 年以后一批积极推进儿童保健工作的前辈,如北方的薛心冰、林传家、王丽瑛、张璇、李同、魏书珍、叶恭绍等教授,南方的郭迪、刘湘云、宋杰、钱情、余鼎新等教授,西南的樊培录、郑德元、郑惠连等教授,开始组织各种基层培训活动。20 世纪 80 年代世界卫生组织(WHO)与联合国儿童基金会(UNICEF)的资助项目让中国儿科界的前辈们有机会出国学习,同时迎来前所未有的与国际合作发展机遇,使国内儿童保健工作逐步与国际儿童健康发展内容接轨,如人乳喂养、生长监测、疾病防治等基础措施。为提高专业水平,前辈们深知需要有专业人员和相应组织。1977—1978 年各大城市医院儿童保健科先后成立。部分大专院校建立儿童保健教研室,承担儿科学中有关儿童生长、发育的教学、科研任务。至今已有 15 所大专院校设立儿童保健教学内容,承担不同层次儿童保健教学。全国有 15 个儿童保健硕士授予点,8 个儿童保健博士授予点。

儿童保健的前辈们在中国儿童保健发展的早期就意识到儿童健康不仅仅是指身体没有疾病,还需要心理行为健康。1978 年上海市儿童医院宋杰教授应用盖泽尔等人的智能诊断法、丹佛智能筛选检查及韦氏学龄前儿童智能发育进行调查研究工作,并制定出我国城市 6 岁以下儿童行为和智力发育标准。郭迪教授是中国儿童行为心理发育研究的先知之一,第一个开展儿童智能测试全国合作课题研究,引进国外多种儿童心理行为测试方法,奠定中国儿童行为心理发育发展的基础。近 30 年来随着人们生活水平的提高,儿童疾病谱发生改变,儿童神经心理行为发育问题逐渐显露,各地纷纷因临床实践的需要在儿童健康常规检查中设立发育筛查,部分地区与医院开展相关门诊。儿童保健专业内有一群对儿童神经心理行为发育感兴趣的医师开始投身于儿童发育与行为的临床工作与研究,学术活动频繁开展。这样,中国儿童保健从几十年前以保障儿童生存为主的初级保健阶段,逐渐进入儿童健康全面发展的二次卫生革命阶段。

儿童保健专业进入中国儿科学也是 20 世纪 80 年代的事件。1988 年、1989 年中华医学会儿科学分会儿童保健学组和中华预防医学会儿童保健分会相继成立,90年代后各大城市陆续成立儿童保健学组。1989年郭迪教授、刘湘云教授主编第一部较系统的儿童保健学参考书出版,1999年、2005年二次修订再版,在儿童保健知识更新迅速、交叉学科越来越多的基础上2011年第4版问世。为适应大专医学院校开设有关教学内容,1992年郑惠连教授主编的第一部儿童保健学全国高等医学院校教材出版,2009年再版。2012年是中国儿童保健杂志创刊20周年,为中国从事儿童保健事业的基层专业人士提供发表文章的平台。

(三)第三阶段

新时期儿童健康问题控制与国际社会接轨阶段。快速经济出现的工业化、城市化、现代化和全球化给儿童健康带来新的问题,包括环境、社会、行为和生活方式对儿童健康的影响。如传染病的威胁依然存在,包括已得到控制的传染病回升以及新的传染病的出现;慢性非传染性疾病在儿童疾病发病率和死亡率中构成比疾病增加,如损伤和中毒、肿瘤、先天畸形、慢性呼吸道疾病和神经系统疾病;儿童精神和卫生问题,包括对处境困难儿童的特殊照顾;成人疾病的儿童期预防,如宫内发育不良、超重/肥胖与成人期代谢综合征;环境因素对儿童健康的影响,包括自然环境和社会环境。因此,21世纪后的儿童保健与国际社会接轨,进入一个全新的阶段,强调儿童保健以早期发展为主,以提高儿童身心素质为重点。

现代科学与文明的进步使儿童保健成为各国卫生工作的重要内容之一。为使全世界儿童人人都健康,个个都有更好的未来,WHO与UNICEF采取了系列重大决策和部署。1990年联合国召开世界儿童首脑会议(the World Summit for Children),中国政府和参会的各国首脑签署了《儿童权利公约》(the Convention on the Rights of the Child)以及《儿童生存、保护和发展世界宣言》(the World Declaration on the Survival,Protection and Development of Children)。1991年经全国人大批准,中国成为儿童权利公约的签约国。《中国儿童发展纲要(2000-2010)》也明确提出了儿童发展的目标、任务和措施。这样,中国儿童保健发展目标-儿童优先和儿童生存、保护和发展得到国际、国内的政策支持。

三、我国儿童保健状况

(一)完善的儿童保健网

为解决当时农村缺医少药的现状,从1949年中华人民共和国成立到20世纪80年代初我国逐渐建立健全县、乡、村三级医疗卫生组织。目前我国三级医疗卫生组织已从农村扩展到城市,逐步达到配套齐全、功能完备、运转协调的医疗卫生服务体系,即以县妇幼保健院或综合性医院为龙头、社区卫生服务中心或乡卫生院为枢纽、社区或村卫生室为网底的三级城乡医疗预防保健网,开展综合实施医疗、预防及保健等各项卫生工作措施,在防病治病、促进基层健康水平的提高取得了显著成就。中国的医疗预防保健网的建立得到WHO和各国卫生组织的赞扬。

三级儿童保健网是农村医疗卫生服务体系的重要部分,是各项儿童保健措施得以成功推广的组织保障。各级儿童保健网有明确的服务功能,如县妇幼保健机构承担对社区卫生服务机构、乡(镇)卫生院和其他医疗机构技术指导、业务培训和工作评估,协助开展儿童保健服务;乡(镇)卫生院、社区卫生服务中心掌握辖区内儿童健康基本情况,完成辖区内各项儿童保健服务与健康状况数据的收集、上报和反馈;对村卫生室、社区卫生服务站的儿童保健服务、信息收集、相关监测等工作进行指导和质量控制;村卫生室和社区卫生服务站在上级指导下,开展或协助开展儿童保健健康教育和服务,收集和上报儿童保健服务与健康状况数据。20世纪90年代以来建立的儿童保健三级网使我国儿童保健管理率覆盖率逐年上升,2005 年城、乡＜7 岁儿童保健管理率达82.3％与 69.7％,2009 年＜7 岁儿童儿童保健管理率平均已达 80％。三级儿童保健网使政府的各项儿童保健措施得以执行与推广,可使大多数儿童获得定期健康检查、生长监测、疾病的早期筛查,有利于疾病预防与儿童健康生长。儿童保健三级网的建立保证高的预防接种率,显著降低和控制严重传染病的流行。如 20 世纪 60 年代初中国向全世界宣布消灭了天花,比世界消灭天花提早了 19 年。2011 年中国七种疾病(卡介苗、百日咳、白喉、破伤风、脊髓灰质炎、麻疹、乙型肝炎)疫苗接种已覆盖 99％以上的婴儿。

(二)中国儿童生存状况

UNICEF 采用的新生儿死亡率(NMR)、婴儿死亡率(IMR)和 5 岁以下儿童死亡率(U5MR)是国际社会公认的反映一个国家或地区儿童健康状况的指标。自新中国成立以来,我国新生儿死亡率、婴儿死亡率和 5 岁以下儿童死亡率逐年下降。1990 年至 2011 年,5 岁以下儿童死亡率从 49‰下降到 15‰,降低了 69％;新生儿死亡率从 33.1‰下降到 9‰;婴儿死亡率从 39‰下降到13‰。5 岁以下儿童死亡率的明显下降,充分反映了我国社会的进步和经济的发展。UNICEF将 193 个国家的 5 岁以下儿童死亡率从高到低排序(under-five mortality rankings)。中国 5 岁以下儿童死亡率逐年的下降,使中国在 193 个国家排序从 2003 年的第 85 位(39‰)上升到2009 年的 105 位(24‰),2011 年达 115 位(15‰),接近发达国家水平。即 2003－2011 年中国5 岁以下儿童死亡率 8 年来降低 60％以上,在 193 个国家排序中提升 30 位,显示近年来我国儿童健康状况显著改善。

中国 5 岁以下(U5MR)儿童主要死因已由 20 世纪的肺炎和腹泻等感染性疾病转变为早产或低出生体质量和出生窒息等与产科技术有关的新生儿疾病。从 U5MR 死因顺位变化可见意外伤害发生率和死亡率逐年上升,对儿童的生命与健康构成严重威胁,但意外死亡是一种可避免的死亡。因此,降低 U5MR 的关键一是降低婴儿和新生儿的死亡,尤其是出生未满 1 周新生儿的死亡,二是降低意外死亡。

(三)中国儿童生长状况

儿童的生长发育是儿童健康重要领域。保障、促进儿童的生长发育将成为儿童保健越来越重要的任务。营养是儿童健康的基本保障,儿童体格发育状况可最直接、最简单地反映儿童营养状况。1995－2000 年 UNICEF、WHO 的资料显示我国＜5 岁儿童中 10％为中、重度低体质量,17％为中、重度矮小,2003－2009 年分别下降至 7％、15％,2007－2011 年降至 4％。2007－2011 年＜5 岁儿童中的 10％为生长迟缓,3％消瘦。1975 年、1985 年、1995 年、2005 年连续 4 次全国大规模的 7 岁以下儿童体格发育调查结果显示 1975－2005 年城市和郊区男女儿童体质量、身(长)高均显著增长。如 6～7 月龄城市和郊区男、女童平均体质量分别增长 0.53 kg、0.51 kg 和 0.78kg、0.74 kg,身长分别增长 1.7 cm、1.4 cm 和 2.4 cm、2.2 cm;6～7 岁龄城市和郊区男、女童平均体质量分别增长 3.26 kg、2.88 kg 和 2.68 kg、2.68 kg,身长分别增长 5.3 cm、5.0 cm 和 7.6 cm、7.5 cm。2005 年我国儿童体格发育的参照标准已接近或部分超过 WHO 参考标准。1975－2005年 4 次全国范围的儿童体格发育调查资料显示我国儿童的体格生长状况不断改善,提示我国儿童的线性生长潜力逐渐充分发挥,也是我国儿童体格生长水平达到历史上最好的时期的有力证据之一。

我国儿童仍然存在不同程度营养不良问题,包括营养不足和营养过度双重负担。1992 年中国居民营养与健康状况调查结果显示 5 岁以下城市儿童生长迟缓发生率为 19.1％,2002 年降至

4.9%,农村儿童生长迟缓发生率从 35.0%降至 17.3%;1992 年 5 岁以下城市儿童低体质量发生率为 10.1%,2002 年降至3.1%;农村儿童低体质量发生率从 20.0%降至 9.3%(图 1-1-4),提示我国儿童的营养状况和生长发育还存在着明显的城乡差别和地区差别,农村儿童营养不足高于城市3~4 倍。2013 年 UNICEF 的资料报道 2007—2001 年中国儿童中、重度超重为 7%。因此,儿童营养不足、促进儿童的生长发育是农村和边远地区主要问题,预防儿童营养过度是较发达的城市地区较突出的问题。

(郭红霞)

第二节　儿童保健的目标

21 世纪儿童保健的目标是促进或改变儿童健康轨道,包括生命初期的健康准备、生长过程中的健康保护以及健康促进。儿童保健研究的基本内容涉及儿童健康的全过程,包括体格生长发育、营养、神经心理行为,是控制疾病的第一道防线。

儿童保健研究方法有别于微观的疾病研究,尤其适合采用流行病学的研究方法。流行病学最基本的方法学框架有助儿童保健工作者进行前瞻性的随访观察,评估干预效果,不断修正和优化服务技术。

儿童保健的发展方向包括儿童体格生长资料的积累、个体化的儿童营养处方儿童心理、行为发育研究与环境安全与儿童健康。

一、儿童保健目标及研究范围

(一)儿童保健目标

医学模式由传统的生物医学模式向生物-心理-社会医学模式的转变,改变了人们的健康观和疾病观。进入 21 世纪以来,儿童健康的基本概念已转变为使儿童处于完好的健康状态,保障和促进生理、心理和社会能力充分发育的过程。2004 年美国国家医学院(Institute of Medicine,IOM)、美国国家科学研究委员会(United States National Research Council,NRC)定义儿童健康为:①儿童个体或群体能够发展和实现其潜能;②满足儿童的需要;③使儿童能成功利用生物学的、自然界的和社会环境发展儿童的能力。健康在人的生命历程中发展是一个人的健康轨迹。因此,21 世纪儿童保健的目标是促进或改变儿童健康轨道,包括生命初期的健康准备、生长过程中的健康保护以及健康促进。

儿童健康轨迹有关键时期,健康发展关键时期因基因与环境的相互作用使儿童有不同的健康发展结果。因此,有效的健康促进策略可降低危险因素,有益健康发展。影响健康的危险因素有母亲抑郁、贫困、缺乏卫生服务、家庭不和睦,健康促进策略包括父母受教育、情绪健康、有文化(能给儿童阅读)、有教养,儿童有卫生服务、能参加学前教育等。

(二)儿童保健的研究范围

儿童保健涉及儿童健康的全过程,控制儿童高死亡率、降低发病率保障儿童生存,尽可能消除各种不利因素,保护和促进儿童身体、心理和社会能力的充分发展,使儿童健康进入成人期。因此,疾病控制的第一道防线是保健。按《儿童权利公约》第一部分第一条关于儿童的定义"儿童系指 18 岁以下的任何人,除非对其适用之法律规定成年年龄低于 18 岁",中国儿童保健对象由婴儿扩展到 3 岁内婴幼儿,现已逐步开展 0~18 岁儿童的保健。

儿科学是临床医学中唯一以人的生命发展阶段(年龄)划分的学科,其中儿童保健又是儿科学中最具特色的学科之一,属临床医学的三级学科。儿童保健内容涉及临床儿科学、发育儿科学、预防儿科学、社会儿科等多学科知识。

生长发育是儿童生命过程中最基本的特征。发育儿科学是研究儿童体格生长和神经心理发育规律的一门学科,是儿童保健学的核心学科。儿童为弱势人群,易受疾病、环境等各种不良因素影响造成身心损伤。研究儿童体格生长和神经心理发育规律、影响因素和评价方法,保证和促进儿童身心健康,及时发现生长发育偏离,给予必要的干预处理是儿童保健学的重要的基础组成部分。

预防儿科学是研究提高儿童生命质量的学科,根据疾病发展的规律采取预防措施,防患于未然。近年来医学模式已逐渐从生物医学模式向生物、心理、社会医学模式转变,扩展的预防内容除预防器质性疾病和精神心理、行为问题等,还涉及预防社会、环境等因素所致疾病。预防儿科包括三级:一级预防或基础预防,是疾病发生前的干预、促进性措施,如健康教育、营养、环境保护、心理卫生、预防接种、母亲孕期用药指导等。二级预防是未出现疾病症状前的干预措施,及早发现偏离或异常,包括定期体格检查、生长监测、疾病早期筛查(如新生儿遗传代谢性疾病筛查、听力筛查、语言发育障碍筛查、视力筛查、运动发育障碍筛查、贫血筛查、血铅筛查等)、产前检查,目的是疾病早期阶段诊断、干预与治疗,避免严重后果(如治疗先天性甲状腺功能低下症预防精神发育迟滞)。三级预防即彻底治疗疾病,防止并发症和后遗症,争取全面康复,包括家庭护理、心理治疗和促进功能恢复等措施。预防儿科学是儿童保健学的主要内容。目前,中国儿童保健由单一的传染性疾病预防管理到儿童体格发育、系统疾病筛查与防治,包括体格生长疾病、营养性疾病、心理行为疾病、新生儿疾病、听力及视力疾病、口腔疾病。因此儿童保健涉及的专业也从儿童生长发育、儿童营养、流行病学,逐步扩展到儿童传染病、儿童神经学、儿童心理学、新生儿学、儿童免疫学、儿童皮肤学、儿童五官学、环境医学、青春医学、遗传学、伤害医学等多学科。

社会儿科是建立从关注个体儿童到社区所有儿童的理念,认识到家庭、教育、社会、文化、精神、经济、环境和政治的力量对儿童健康有重要意义作用;将临床实践与公共健康原则中有关儿童保健内容结合;充分利用社区资源与其他专业人员、媒介,父母合作,以获得理想的、高质量的儿童服务。完整的儿科学应是儿科医师的专业知识与社会责任的结合。儿童保健医师面对不同年龄的儿童和不同的家长,需要鉴别疾病,回复、解释儿童和家长的各种生理的、非生理的问题,这是儿童保健专业艺术不同于其他儿科医师的闪光之处。社会儿科是儿童保健的工作范围。

临床儿科学研究儿童疾病发生发展规律、治疗和预后,主要研究疾病的发生发展机理,以个体儿童为主,属三级预防内容。临床儿科学是儿童保健学的基础学科,儿童保健是临床儿科学的基础内容。有丰富临床儿科经历的儿童保健学专业医师在临床实践中可表现较强的疾病鉴别与处理能力,具有较好发展潜力。

儿童保健学是预防儿科学与临床儿科学在新的生物-心理-社会医学模式下整合的新学科,以预防为主、防治结合,群体保健干预和个体保健服务相结合,包括一级、二级预防和部分三级预防内容,关注儿童的整体发展,内涵在实践中不断拓展。为满足社会需求和学科发展,各儿童保健亚专业的发展应在体格生长发育、营养、神经心理行为等基本的内容基础上侧重发展,但亚专业不能替代儿童保健学科的建设。

二、儿童保健工作方法及特点

儿童保健工作的目的是促进或改变儿童健康轨道,包括生命初期的健康准备、生长过程中的健康保护以及健康促进,服务对象是儿童个体,但我国儿童保健的优势是儿童人群大,良好的三级工作网有利于开展多中心研究。同时,儿童保健研究方法适合采用流行病学的研究方法,有别于微观的疾病研究。流行病学最基本的方法学框架也有助儿童保健工作者进行前瞻性的随访观察,评估干预效果,不断修正和优化服务技术。流行病学研究方法主要分为观察性研究和实验流行病学,儿童保健工作者可根据研究内容与条件,选择适合的、可行的方法。

(一)观察性研究

根据对照设计情况分为描述性研究(无对照)与分析性研究(有对照)两类。观察性研究与实验研究的主要区别是有无人为实施暴露因素的分配。

1.描述性研究

利用已有资料(如常规检测记录)或设计调查获得的资料(包括实验室检查结果、门诊调查、人群调查等),按不同地区、不同时间及不同人群特征分组,描述人群中有关疾病或健康状况及暴露因素的分布情况。

描述性研究是流行病学研究方法中最基本的类型,其主要目的是通过对疾病或健康状态及其暴露因素的分布情况进行分析、归纳,初步了解导致疾病发生的可能因素以及对该病防治采取的措施及效果等,从而对所研究的问题提出假设,作为进一步研究的依据或起点。因此,描述性研究是其他研究方法的基础,所利用的数据资料必须真实可靠。

描述性研究包括横断面研究、纵向研究、生态学和病例报告等。横断面研究是儿童保健工作者最常使用的方法。

横断面研究又称为现况研究,是在特定时间段与特定人群范围内开展调查,了解疾病或健康状况及其相关危险因素的分布特征。因收集所观察时点或时间段的资料,既不回顾过去的情况,也不追踪未来的情况,故又称为现况研究。因此,观察指标只能获得某一特定时间内调查群体中某病的患病率,也称患病率研究。

横断面研究根据研究目的确定研究对象,其研究对象包括人群整体,不需要将人群根据暴露状态或疾病状态先进行分组。研究重点关注的是在某一特定时点上或某一特定时期内某一人群中暴露及疾病的联系,特定时点可以是某个疾病的诊断时间,也可以是患者入院时间、出院时间等。横断面研究不能区分暴露与疾病发生的时间关系,因此不能直接推断因果关系;但如暴露因素是研究对象具有疾病发生前就存在的固有因素(如性别、种族、血型、基因型等),且固有因素不因疾病发生而改变时,则横断面研究的结果可提供相对真实的暴露和疾病发生的时间先后顺序关系,有助进行因果推断。如果在同一人群中定期进行重复的横断面研究也可以获得发病率资料。

横断面的研究结果有助于了解儿童的健康和保健水平;确定某种疾病的高危人群,指出当前疾病防治和卫生防疫的主要问题及对象;对某种疾病重复开展多次横断面调查的结果可获得患病率的变化趋势,有助于考核干预措施的效果或评价相关因素的变化对儿童人群发病风险的影响。儿童保健研究中应用横断面研究方法最多,如原国家卫生部自 1975 年以来每 10 年开展的全国性儿童生长发育的调查,至今已累计 4 次;其他,如儿童贫血、佝偻病、食物过敏的患病率调查等。虽然疾病与影响因素处于同一时间点而无法得到因-果结论,但横断面研究可提供病因研究线索。如三聚氰胺污染奶粉与儿童泌尿系统结石关联性的横断面研究,通过比较服用污染奶粉与未污染奶粉两组儿童中泌尿系统结石的患病率,初步获得被三聚氰胺污染奶粉可能是引起儿童泌尿系统结石的初步病因学线索,为进一步病因研究与干预研究提供依据。

2.分析性研究

观察所研究的人群中可疑病因或危险因素与疾病或健康状况之间关系的研究方法。分析性研究的主要目的是检验病因假设,估计危险因素与疾病的关联强度。根据研究的因果时序,分析性研究分为队列研究与病例对照研究。

(1)队列研究:将研究对象按是否暴露于某种因素或暴露的不同水平分组,追踪各组的结局,比较不同组间结局的差异,判断暴露因素与结局关联及关联程度的一种分析性研究方法称为队列研究(cohort study)。

队列研究的特征属于观察性研究方法,按研究对象进入队列时的原始暴露状态分组,暴露为客观存在因素,即非人为分配。研究过程在自然状态中进行,不进行任何干预。因研究暴露因素对疾病的影响,故队列研究需设立对照组,即无暴露因素的人群,比较暴露人群与无暴露因素人群的疾病结局。如 20 世纪 60 年代德国医师 Von Masselbach 教授在产科门诊前瞻性观察 350 位孕妇,其中 7 人为暴露组,即怀孕前半期曾服反应停,其余为非暴露组(对照组)。随访观察发现暴露组共有 3 名出生畸形婴儿,非暴露组无一例畸形婴儿出生。统计学分析显示 2 组差别具有统计学意义,得出孕早期服用反应停可能与婴儿畸形有关的判断。队列研究的设计决定研究方向是纵向的、前瞻性的,由"因"至"果",即首先确认研究对象有暴露,再分别追踪暴露与对照组的结局。队列研究证实暴露与结局的因果关系力度强于横断面研究。队列研究可应用于研究儿童生长发育与疾病自然史,如通过长期随访一群儿童研究生长发育特点与规律;或观察和描述暴露于某种危险因素的儿童疾病发生、发展至结局自然过程,明确疾病自然病史。如芬兰、英国维特岛、丹麦、荷兰和挪威 5 个国家或地区采用出生队列研究获得确切的婴儿牛奶过敏发病率。队列研究是前瞻性研究,可用于探讨多种因素与多种疾病的关联,检验病因假设,如随访观察胚胎期营养不良与成人期非感染性疾病的影响。队列研究可评价预防效果,如观察母亲孕期补充叶酸预防神经管畸形作用的研究中对补充叶酸(暴露组)和未补充叶酸(对照组)的育龄期女性进行登记、随访,结果发现母亲孕期补充叶酸(暴露组)的胎儿神经管畸形发病率低于孕期未补充叶酸(对照组)胎儿,提示孕妇补充叶酸可降低胎儿发生神经管畸形的风险。

队列研究根据研究结局出现时间分为前瞻性队列研究(prospective cohort study)和回顾性队列研究(retrospective cohort study)。前瞻性队列研究开始时无研究结局,据研究对象的暴露状况分组,随访观察一定时间获得研究结局。回顾性队列研究开始时已有研究结局,但需在过去某个时点暴露状况的历史资料基础上开展回顾性队列研究,完成研究结局的测量。如米杰教授团队进行的出生体质量对成人期慢性病发病风险的研究方法即为回顾性队列研究。如在回顾性队列研究基础上再进行前瞻性随访研究对象为双向性队列研究。

(2)病例对照研究:是一种分析性研究方法。按研究对象是否患某病分为病例组与对照组,对照组与病例组在非研究因素(一般为年龄、性别等)之间要具有可比性,回顾性调查两组人群既往暴露于某个(些)因素的情况及暴露程度,以判断暴露因素与该病之间是否存在关联及关联程度。如 1948—1952 年 Doll 与 Hill 两名医师收集伦敦与附近 20 余家医院诊断的肺癌住院患者,每收集到 1 例肺癌患者,选同期住院的其他肿瘤患者为对照,要求年龄、性别、居住地区、经济情况等与肺癌组有可比性。回顾性调查收集两组人群吸烟史和吸烟量。经过比较两组人群既往吸烟情况,发现肺癌组吸烟的比例高于对照组,差别有统计学意义,推断吸烟可能与肺癌发生有关联,结果为病因研究提供证据。

病例对照研究方法属于观察性研究方法,研究对象分组是客观存在的,整个研究过程是在自然状态下进行的,无任何人为干预。对照选择是病例对照研究结果体现真实的因与果关联的关键。因病例对照研究是在疾病发生之后追溯假定的致病因素,故病例对照研究的因果论证强度比队列研究弱。

病例对照研究可用于检验病因假设、疾病预后因素以及遗传流行病学研究。病例对照研究适于研究病因复杂、潜伏期长的罕见病的危险因素研究。采用病例对照研究筛选和评价影响疾病预后的因素时,以发生某种临床结局者作为病例组,未发生该结局者为对照组,回顾性追溯影响 2 组不同结局的有关因素,通过对比分析确定影响疾病预后的主要因素,从而指导临床实践。如研究出生巨大儿(出生体质量≥4 000 g)2 岁时的肥胖状态的影响因素,可以出生巨大儿为研究对象,将 2 岁时是否肥胖分为病例组和对照组,利用儿童保健记录或回顾调查收集生后两年的喂养、体格发育和疾病等因素,通过对比分析以发现影响出生巨大儿 2 岁时肥胖状态的可能因素。另外,遗传关联性研究或全基因组关联分析(genome-wide association study,GWAS)研究的设计多采用病例对照研究的原则。

(二)实验流行病学

据研究目的按设计方案将研究对象随机分为试验组与对照组,研究过程人为给试验组增加或减少某种处理因素,追踪随访该处理因素的结果,比较分析两组或多组人群的结局及效应差异,判断处理因素的效果。实验性流行病学是流行病学研究的重要方法之一,据研究目的和研究对象分为临床试验、现场试验和社区试验。临床试验适用于对治疗措施进行严格的效果评价,而现场试验和社区试验则适用于对儿童保健措施的实施效果进行评价。

1.临床试验

设计是以患者或健康志愿者为受试对象,施加或去除某种干预措施(如药物、检查方法、治疗手段等),追踪随访干预措施对受试对象健康状态或疾病的影响,并对干预措施的效果和安全性进行检验和评价。

临床试验为前瞻性研究,须直接追踪随访受试对象;同时施加一种或多种干预措施;有平行的试验组和对照组。临床试验在人体进行,因研究者将主动实施各项干预措施,受试对象需自愿参加研究,鼓励和劝说受试对象接受新的干预措施,或停用可能影响试验结果的药物或其他措施是不当的。

临床试验据研究对象分组方法分为随机对照临床试验(randomized controlled clinical trail,RCT)和非随机对照临床试验。随机对照临床试验要求研究对象随机分为试验组和对照组,结果更加真实可靠,但设计和实施复杂。非随机对照临床试验中研究对象因客观原因限制或伦理学问题而难以或无法实施随机分组,因此论证强度要低于随机对照临床试验,如非随机同期对照试验、自身前后对照试验、交叉设计对照试验、序贯试验及历史对照试验。

临床试验可用于临床疗效与安全性评价、疾病预后研究以及病因验证。如新药物及治疗方案效果与安全性实验,RCT 被认为是临床疗效评价的金标准。疾病预后指疾病发生后的结局,疾病治疗后的转归包括治愈、缓解、迁延、慢性化、恶化、复发、残疾、发生并发症及死亡。对疾病预后开展临床试验可克服凭临床经验判断预后的局限性,了解影响疾病预后的各种因素,帮助临床医师做出合理的治疗决策,改善并干预疾病结局,促进治疗水平的提高。临床试验用于证实病因假说的真实性是通过对干预组施加或去除某种因素,比较干预组和非干预组人群发病或死亡水平的差异。

2.现场试验和社区试验

研究者在严格控制的现场条件下,以自然人群为研究对象,针对某种疾病的干预措施进行效果评价的试验。其中干预措施包括生物医学治疗或预防措施,健康教育和行为生活方式改变措施,以及生物或社会环境改变措施等。现场试验接受干预措施的基本单位是个体,社区试验接受干预措施的基本单位是社区,有时也可是某一人群的各个亚群。

现场试验和社区试验研究的是预防疾病的发生,不是疾病的后果。因此,现场实验和社区实验的目的是改变人群中某因素暴露情况,观察该因素与某疾病发病率和死亡率的关系,寻找影响疾病发病或死亡的因素。

现场试验和社区试验常用于评价健康人群推行新的预防接种、药物预防以及通过健康教育改变不良行为等措施的效果,效果考核是预防疾病的发生。现场试验和社区试验通常是比较干预后疾病的死亡率、患病率及发病率等,在有统计学显著性差异的情况下计算干预措施的保护率和效果指数。

(三)理论流行病学

理论流行病学是流行病学研究方法的重要组成部分,用数学符号和公示表达疾病及其影响因素之间的关系。采用数学公式明确地和定量地表达病因、宿主和环境之间构成的疾病流行规律、人群健康状况以及卫生事件分布,即理论流行病学从理论上探讨疾病流行的发生机制和评价预防措施的防制效应。

理论流行病学属理论性研究,故研究对象宜标准化、研究状态理想化,即假定研究对象是在某种理想状态下存在的无差异、相对独立的个体;研究因素、研究对象和研究条件均具有相对的独立性。理论流行病学需要有完整的人群发病资料,以比较研究对象发病的理论期望值与实际观察值之间的符合程度,从理论上探讨疾病流行的发生机制。因此,理论流行病学研究结果可预测疾病发展趋势。

理论流行病学模型中的各种参数定量表达各种因素对疾病流行的影响,即可定量研究各种因素对疾病流行的影响。如对年龄、文化水平、生活习惯等可能影响疾病流行的因素给出定量的估计值。理论流行病学设计和评价控制疾病流行的方案,如建立疾病数学模型后,据目标人群中的基本数据模拟某病在该人群中流行过程及转归,然后将不同控制措施输入模型,评价不同控制措施的效果。实际应用中,理论流行病学可用来评价某种治疗方法对疾病的治疗效果和效益,帮助医师做出科学的临床决策。同时,理论流行病学可解析疾病流行过程,预测流行趋势。如更改疾病数学模型的参数,包括易感者比例、有效接触率大小、潜伏期长短等,获得不同参数下各种疾病的流行趋势,结果帮助全面预防疾病。疾病数学模型可用于建立计算机模拟诊断系统,如在模型中输入患者舌象、脉象、消谷善饥等症候表现进行中医的辨证论治,获得有关的中医诊断。远程教育亦可利用数学模型在远离疾病流行现场的环境中模拟各种疾病在人群中的流行过程进行教学和培训。

三、儿童保健发展方向

(一)儿童体格生长资料的积累

生长是几乎涉及每个儿童与家庭的课题,是儿童健康的基础内容。中国 2005 年中国儿童体格生长参数已接近 WHO/NIHS 的标准。因此,中国的儿科/儿童保健医师可根据工作的需要采用 WHO/NIHS 的标准,也可用中国 2005 年中国儿童体格生长参数,从生长水平、生长速度以及匀称状况三方面评价儿童生长发育。在基层儿童保健机构普及体格生长速度与增值评价方法,可帮助基层儿童保健及时发现生长速率异常的儿童。随社会与科学的发展,需要不断深入研究儿童生长发育的规律及其影响因素。中国是人口大国,约 3.6 亿儿童与青少年。2003 年 UNICEF 报告中国每年有 1 870 万新生儿,按 3 岁以下儿童系统管理率 81.5%、每个儿童 7 次体格测量计算,至 2013 年应有 3.5 亿余份 3 岁以下儿童生长资料。但人口大国丰富的儿童生长发育资料未被重视与收集。中国应向先进发达国家学习积累儿童生长发育资料,进行多中心、多学科的纵向研究。应在全国 3 000 余个妇幼保健机构建立体格测量数据的积累保存,其中涉及统一体格测量标准,包括工具、方法、技术。积累儿童生长发育资料将是一个很有价值的、大的基本工程建设,可从各个县妇幼保健机构为龙头的三级儿童保健网局部逐步开展。5 年、10 年后中国儿童生长发育资料基础数据库将是世界上样本量最大的儿童生长资料,将可提供获得许多珍贵的信息,包括不同儿童人群的生长资料,如青少年、早产儿/低出生体质量儿、宫内营养不良儿,也可获得各种急慢性疾病的发生率、患病率、死亡率,如贫血、佝偻病、智力低下、孤独症谱系障碍。

近年早产儿、宫内发育不良儿童的生长结局是一比较棘手的临床问题,包括生长追赶、智能水平。20 世纪 90 年代初提出的"程序化"理论,即胎儿发育关键时期受到不利因素影响胎儿组织器官形态结构、发育与代谢等,造成远期的功能障碍。成年期代谢性疾病与其胎儿起源有关,预防胎儿、成年和老年疾病将成为儿童保健学的一新的研究领域。除了营养和早期干预的介入外,更重要的是需要儿童保健与妇产医学共同研究母亲妊娠期、哺乳期的营养,降低早产儿、宫内发育不良的发生率。

(二)个体化的儿童营养处方

包括婴儿引入其他食物时间与种类、特殊儿童的生长、<5 岁儿童营养不良状况和评估。

近 30 余年人乳喂养、4～6 月龄婴儿引入其他食物、微量营养素的概念已基本深入基层儿童保健医师和每个家庭。但在临床工作中需要研究据儿童的生理发育水平或生理年龄判断给出个体化的儿童营养处方,而不是简单、统一按(实际)年龄处理。儿童的生理发育水平或生理年龄判断包括综合出生时生长水平、生长的速度、消化道发育状况、新陈代谢水平以及神经心理发育水平等。扩大、深化人乳喂养概念,对无法进行人乳喂养的婴儿选择适当的配方喂养,保证婴幼儿生长所需营养。研究儿童平衡饮食、基础食物的选择对儿童生长的作用,不推行以单一营养素,特别是单一微量营养素或某一营养成分的实验室研究结果替代食物的作用。近年的研究已证实蛋白质、能量充足时可满足微营养素的需要,即玉米、大米、小麦、豆子、水果、蔬菜等含有所有微量营养素而不需要另外补充。因此,应以促进以食物为基础的研究代替现在微量营养素补充或强化食物的政策。预防的关键是提高家长的营养知识,改变喂养儿童的行为。

研究食物的营养素密度对儿童生长的作用,包括特殊儿童的营养,如早产儿/低出生体质量儿、宫内生长受限儿以及营养不良儿。婴幼儿喂养是儿童发育的基础保健,研究家长改善喂养方法或行为对改善儿童能量和营养素的摄入的作用。

全世界 5%～15% 的儿童消瘦,多发生 6～24 ms;20%～40% 儿童 2 岁时仍矮小。以证据为基础的干预和治疗营养不足的成本效益分析结果显示胎儿期和生后 24 月龄(1 000 d)是最高的投资回报率的关键期。有资料显示发展中国家儿童发生营养不良的关键年龄为 3 月龄至 18～24 月龄。人力资本核心是提高人口质量与教育,最好的预测因子是 2 岁时的身高。儿童期营养不足的后果是低的人力资本。因此,理想的婴幼儿喂养对儿童的生长非常重要,生后 2 年是预防儿童生长落后的关键期。

经典的按体格发育指标判断<5 岁儿童营养不良状态的指标有 W/age、L(H)/age 和 W/L(H)三种情况,其中一项异常则提示儿童存在营养不良状况。近年有研究显示给低体质量儿童补充能量治疗营养不良时出现超重/肥胖。因此,WHO 建议改进营养评估和营养不良分类方法,即以 W/H 判断<5 岁儿童营养不良状况和评估干预情况,包括营养低下和营养过度(超重/肥胖)两种情况。

达到科学的个体化营养处方的最新方法是进行营养基因组学研究。20 世纪营养学科关注与健康相关的营养问题,维生素、矿物质缺乏性疾病、肥胖和 2 型糖尿病。伴随着基因组学、生物信息学等的迅猛发展及其在生命科学领域的应用,2000 年提出的一种新的营养理论,即从分子水平研究营养素和其他食物的生物活性成分与基因间的关系,研究营养素在分子水平维持细胞、组织、器官和身体的最佳状态。营养研究已从流行病、生理功能转到基因水平,涉及营养学、基因组学、分子生物学、生物化学、生物信息等多学科,产生营养基因组学。营养基因组学中营养素被看成是在身体内的特殊细胞信号,不同的食物可引出不同的基因、蛋白质表达和代谢产物。营养基因组学将促进理解营养素影响代谢的旁路和体内平衡,可预防食物所致的慢性疾病,如肥胖和 2 型糖尿病。同时,营养基因组学研究食物中的营养素及其他天然物质来源的活性成分达到人体最佳状态的基因表现,进而促进身体的健康。营养基因组学将成为营养学研究新的前沿,但目前仍是处于发展初期的新兴学科。

(三)儿童心理、行为发育研究

医学专业的分化是科学发展的必然,如儿科是在成人内科基础上发展的,普儿科又逐渐发展分化以系统为主的各个儿科亚专业,但普儿科仍是各专业的基础。儿童保健深入发展到一定时期则首先分支出发育-行为儿科,同样儿童保健也是发育-行为儿科的基础。与各儿科亚专业一样,发育-行为儿科的专业性强,有条件的儿科专科医院或医学院校应成立发育-行为儿科。儿童的发育与行为问题发生率高而严重度低,需要在一、二级儿童保健网的综合全面保健基础上进行发育和行为筛查,对发育和行为有偏离的儿童进行早期干预,对发展为发育和行为问题的儿童转诊至二级儿童保健机构进行诊断性测试、干预,发展为发育/行为疾病或障碍者转诊至三级或高级发育-行为专科进行评估、诊断、治疗;对健康儿童进行预见性指导、促进早期发展。

1982 年美国成立行为儿科学专业,1994 年更名为发育与行为儿科学会(Society for Development and Behavioral Pediatrics,SDBP)。2011 年中华医学会儿科学分会儿童发育行为学组成立,标志中国儿科学发展完全与国际接轨-已具备同样的专业分支。但相同专业分支不等于有相同的学术水平,需要认识到中、美两国儿科医师有 30 年以上的基础医学差距,我国与国际发育-行为儿科学尚存在明显差距。为与国际同步发展,学科建设任重道远,如规范综合性评估、强化多维度诊断、疗效评价等;同时需要加紧培养中国的高级发育-行为儿科医师,强化专业队伍的基础知识,特别是用神经生理学基础知识解释儿科发育与行为临床现象。

(四)环境安全与儿童健康

儿童环境包括社会与自然环境。社会经济的发展对儿童的健康有正面影响,也有严重的负面影响。确保儿童在良好的环境中健康成长是一重要而艰巨的任务,需要建立有利于儿童健康的社会环境和生活方式。

医学科学的发展过程积累了丰富的控制疾病的经验和理论。健康促进内容比疾病控制复杂,是疾病控制的基础。

有效的健康促进需要指南规范正确的理念、适宜的方法和措施。发达国家医学界制定各类指南,并不断完善。指南使各级医师有章可循,各级医师也视指南为"医学法规"认真执行。美国儿科学会(AAP)制定了各种指南,涉及婴儿喂养、人乳喂养、儿科果汁应用、佝偻病诊治、缺铁性贫血诊治以及儿童的运动方式、运动量等。中国预防医学会儿童保健学分会自 20 世纪 90 年代制定了有关儿童保健评价、体格生长与营养的 4 个常规。2006-2013 年以中国医学会儿科分会儿童保健学组为主制定"儿童注意缺陷多动障碍诊疗建议""儿童缺铁和缺铁性贫血防治建议""维生素 D 缺乏性佝偻病防治建议""婴幼儿喂养建议""婴儿过敏性疾病预防、诊断和治疗专家共识""儿童微量营养素缺乏与防治建议""婴儿食物过敏防治建议""牛奶蛋白过敏防治循证建议"等多项建议。儿童保健实际工作应以指南、建议规范日常工作,同时需要定期组织专家对已发表的常规、建议再进行研究、评价,用新的数据、理论修改。

(郭红霞)

第三节 儿童保健的工作内容

儿童保健服务需按三级处理,因一级儿童保健机构(村卫生室和社区卫生服务站)、二级儿童保健机构(乡、镇卫生院,社区卫生服务中心)和三级儿童保健机构(省、市、县妇幼保健机构,专科或医学院、研究所)有不同的职责与任务。

一、一级儿童保健机构工作内容

(一)基础儿童保健服务

一级儿童保健机构为基层儿童保健机构,在上级儿童保健机构指导下承担基础的儿童保健服务工作,包括收集和上报儿童保健服务与健康状况数据,儿童疾病管理(体格发育异常、营养性疾病、发育-行为异常)。

(二)常规工作内容

参见国家卫生健康委员会《儿童营养性疾病管理技术规范》《儿童健康检查服务技术规范》《儿童喂养与营养指导技术规范》。

1.新生儿家庭访视

新生儿出产院后进行家庭医学访视,了解新生儿健康状况,指导家长做好喂养、护理和疾病预防。通过健康检查,早期发现问题,及时指导和治疗,促进新生儿健康。

2.定期健康检查

通过健康检查,对儿童生长、发育进行定期监测和评价。2015 年《中华儿科杂志》编辑委员会中华医学会儿科学分会儿童保健学组撰写《中国儿童体格生长评价建议》中建议婴儿期 9 次健康检查。

3.生长监测

采用儿童生长曲线图是儿童体格评价常用的方法,追踪儿童体格生长趋势和变化情况,及时发现生长偏离。

4.心理发育-行为监测

常规进行儿童发育和行为筛查,或据家长反映儿童有不明原因的行为"过多"、或睡眠差、喂养困难,日常生活行为中不合作等偏离正常同年龄儿童行为的现象进行随访与早期干预。

5.预见性指导

主要包括营养指导与心理行为发育的预见性指导。即对儿童家长进行乳类喂养(包括人乳、婴儿配方、特殊婴儿配方)、食物转换、平衡膳食、饮食行为等科学喂养知识的指导,以及预防营养性疾病。根据个体化原则,注重儿童发育的连续性和阶段性特点给予科学的预见性指导,如母婴交流、情绪安抚、促进其感知觉的发展、依恋建立、认知训练、生活自理能力与良好行为习惯培养等。

(三)高危儿保健

指产前、产时和产后存在危险因素影响的儿童,包括早产儿、极低体质量儿($<1\ 500\ g$),宫内发育迟缓(IUGR)或小于胎龄儿(SGA);新生儿严重疾病(缺氧缺血性脑病、惊厥、颅内出血、化脓性脑膜炎),持续头颅 B 超 CT/MRI 异常(脑室扩张或不对称、脑室周围白质软化、脑穿通、小脑畸形等);使用 ECMO(体外膜肺),慢性肺部疾病,呼吸机辅助治疗等;持续性喂养问题,持续性低血糖,高胆红素血症,家庭或社会环境差等;母亲孕期感染(TORCH)等医学情况。

1.高危新生儿

出院(或家庭分娩)后 3 d 内进行首次访视,根据具体情况酌情增加访视次数,同时进行专案管理。访视时重点了解疾病发生情况,如呕吐、腹泻等;测体温,指导保暖方法;预防吸吮能力差的极低出生体质量早产儿发生呛奶;监测体质量变化,观察神志、面色、呼吸、吸吮力、皮肤、二便情况,发现疑难病情及异常情况,及时转送医院就诊。

2.听力障碍高危儿

存在听力损失高危因素,如出生体质量$<1\ 500\ g$,Apgar 评分低(1 min 0~4 分或 5 min 0~6 分);住新生儿重症监护室$>24\ h$,机械通气时间$>5\ d$;宫内感染史;颅面形态畸形,包括耳郭和耳道畸形等;高胆红素血症达换血指征;细菌性脑膜炎史;母亲孕期用过耳毒性药物;儿童期永久性听力障碍家族史;临床诊断或疑诊听力障碍的综合征或遗传病以及新生儿听力筛查未通过者,需于 6、12、24 和 36 月龄复查听力。

(四)转诊

基层儿童保健机构的日常基础工作中发现异常情况处理有困难时需及时转诊上级儿童保健机构或专科,同时随访转诊儿童的治疗情况,对提高基层医师、儿童保健医师水平非常重要。

1.体格检查异常情况

如前囟张力过高,颈部活动受限或颈部包块;眼外观异常、视力筛查异常;耳、鼻有异常分泌物,听力复查未通过者;龋齿;心脏杂音;四肢不对称、活动度或肌张力异常,疑发育性髋关节发育不良者。

2.体格发育异常

体质量、身长、头围$<P\ 3^{rd}$,或$>P\ 97^{th}$,体质量或身长向上或向下跨 2 条主百分位线;连续 2 次指导体质量增长不满意者,或营养改善 3~6 月龄后身长或身高仍增长不足者。

3.营养性疾病治疗效果欠佳情况

贫血儿童经铁剂正规治疗 1 个月后无改善或进行性加重者,或重度贫血;活动期佝偻病经维生素 D 治疗 1 个月后症状、体征、实验室检查无改善;肥胖儿童怀疑有病理性因素、存在并发症或经过干预肥胖程度持续增加的肥胖儿童。

4.发育-行为问题

持续偏离者。

二、二级儿童保健机构工作内容

(一)掌握辖区内儿童健康基本情况

完成辖区内各项儿童保健服务与健康状况数据的收集、上报和反馈。

(二)指导和质量控制

对村卫生室、社区卫生服务站的儿童保健服务、信息收集、相关监测等工作进行指导和质量控制。

(三)筛查与初步干预

对一级儿童保健机构转诊体格发育异常、营养性疾病治疗效果欠佳者明确诊断,调整治疗方案;可疑或异常的儿童开展心理发育-行为筛查、初步检查与初步干预。

(四)转诊

(1)生长障碍与疑难疾病。

(2)喂养困难。

(3)疑诊发育-行为异常者。

三、三级儿童保健机构工作内容

(一)技术指导、业务培训和工作评估

承担对社区卫生服务机构、乡(镇)卫生院和其他医疗机构技术指导、业务培训和工作评估,协助开展儿童保健服务。

(二)体格生长、营养问题评估、诊断、治疗

对一、二级儿童保健机构转诊的生长障碍与喂养困难的疑难疾病明确诊断,调整治疗方案后返回一、二级儿童保健机构管理。

(三)发育-行为问题评估、诊断、治疗

对二级儿童保健机构初步诊断有发育-行为问题的儿童采用诊断性技术进行确诊、综合治疗及干预服务,或明确诊断、制定干预方案后返回一、二级儿童保健机构进行干预和管理。

(四)教学与科研

结合儿童保健临床问题,开展教学与相关研究,提高基层儿童保健服务水平。

(五)转诊

涉及相关专业的疾病。

(1)生长障碍与疑难疾病。

(2)喂养困难(难以原发营养不良解释者)。

(郭红霞)

第四节　儿科医师、家长在儿童保健中的作用

一、儿科医师在儿童保健中的作用

社会对健康儿童发育的期望是所有儿童都能正常生长和发育,并顺利进入成人期,为社会发展提供成功的服务,成为一个对社会有益的人。因此,儿童保健医师的主要任务是监测和评估儿童的健康发育状况,针对性地提出有效的建议。但监测儿童健康发育比治疗儿童疾病的内容更广泛,包括对儿童体格生长、认知和心理发育水平的评估,以及鉴别与处理儿童生长发育相关问题。多年来儿童保健已在控制多种传染病和处理某些慢性疾病方面取得显著成绩。但在21世纪新的环境下出现新的儿童健康问题,包括儿童发育、行为以及智力等方面的健康问题。

因此,儿科、儿童保健医师应具备坚实的医学基础知识,以最合理的方案诊治儿童疾病;能利用各种医疗信息系统,如网络和电子健康记录,以最快的速度获得对儿科、儿童保健医师本人以及家长有用的最新知识;有明确的关于健康儿童发育概念,对疾病病理生理的认识已从单一的病因模式转到基因与环境相互作用的新的模式。21世纪的儿科医师还应具有有效与家长交流的能力,能仔细、认真倾听家长对儿童生长发育的意见,给家长提供有关儿童生长发育的知识和教育,并及时给家长预见性指导意见;与家长和儿童建立相互信任的关系;同时,为促进和支持儿童健康,努力获得与其他领域的人士合作的有效技能。

21世纪的社会、经济和人口学的显著变化直接影响到家庭和儿童的健康,儿科医师、儿童保健医师应继续发挥促进儿童健康的作用,采用各种措施减少环境变化对儿童健康的影响,特别是社会、文化的影响。随着儿童与家长医学科普知识的增加,儿童保健的重点亦应随之发生相应的变化,发展以儿童或家长为主的医疗保健中心是重要的内容之一。

(一)生命初期的健康准备

胎儿期是儿童发育最早、最敏感的时期,也是生长发育最迅速的时期,是最易受环境不良因素的干扰和影响而发生缺陷与畸形的时期,又称为致畸敏感期。

胎儿的健康发育与母亲的生理状况、神经精神因素密切相关,如母亲健康与营养状况、疾病、生活环境和情绪等。儿科医师、儿童保健医师需要与产科医师、遗传代谢专家密切配合,监测、保护胎儿健康生长发育、安全出生,属一级预防保健,重点为预防胎儿因环境因素导致的畸形与出生缺陷、宫内发育迟缓、宫内感染、窒息等。

(二)生长过程中的健康保护

1.婴儿

(1)评价神经系统的稳定性:包括交感神经系统和副交感神经系统。通过新生儿家访,检测新生儿心律、呼吸次数、体温控制以及皮肤颜色改变判断。

(2)监测生长与发育:婴儿期是出生后生长和发育最快的时期,尽早发现生长或发育迟缓,及时处理对改善预后可能有积极作用。有效地评估儿童生长与发育则需要定期观察,内容包括测量体质量、身长、头围,记录睾丸下降情况;了解婴儿喂养和睡眠规律;完成免疫接种程序;2岁左右幼儿的如厕训练,以及监测2～3岁儿童性格形成问题等。

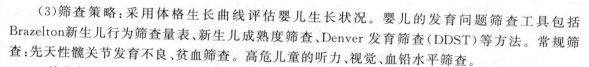

（3）筛查策略：采用体格生长曲线评估婴儿生长状况。婴儿的发育问题筛查工具包括Brazelton新生儿行为筛查量表、新生儿成熟度筛查、Denver 发育筛查（DDST）等方法。常规筛查：先天性髋关节发育不良、贫血筛查。高危儿童的听力、视觉、血铅水平筛查。

2.幼儿与学龄前儿童

（1）加强营养。

（2）监测生长与发育。定期观察，内容包括测量体质量、身长；与家长交流，判断儿童生长、发育状况，早期发现儿童生长或发育问题，包括营养不良问题（营养不足和营养过度）；了解儿童营养与进食行为和睡眠规律，儿童遵守纪律、牙与眼健康（3 岁）情况等；4～6 岁完成免疫接种。

（3）筛查策略：采用体格生长曲线评估幼儿与学龄前儿童的生长状况，特别注意评估身高发育水平与速度的变化。幼儿的发育问题筛查工具多采用"Denver 发育筛查（DDST）""学前儿童学习能力筛查"等可用于发育问题筛查。常规筛查：视力（3 岁）、听力（4 岁）、血压（3 岁后）、贫血（2 岁）、尿筛查（隐匿性泌尿系统疾病）。高危儿童应进一步筛查血铅水平、是否有结核感染。

3.学龄儿童与青少年

（1）监测生长与发育：定期观察，记录身高和性发育阶段；与家长讨论特殊问题，如儿童的学校表现与学习情况，避免药物滥用、饮酒；进行性教育、牙健康、卫生和体育锻炼的指导等。

（2）筛查策略：采用体格生长曲线评估学龄儿童与青少年的生长状况，特别注意评估身高发育水平与速度的变化。学龄儿童的行为发育问题可采用"学前儿童能力筛查（50 项）""绘人测验""图片词汇测验""Conners儿童行为量表"等筛查方法。①常规筛查：脊柱侧弯、贫血（月经期的女童）、尿筛查（隐匿性泌尿系统疾病）、视力、血压。②高危筛查试验：听力、结核感染。

（三）预见性指导

儿科医师与家长交流了解婴儿的生长、发育状况，发现问题，通过教育家长和预见性的指导可使婴儿早期的生长、发育问题获得改善。预见性指导过程可帮助家长学习知识，婴儿的生长、发育状况改善也增加家长的信心和依从性。但要避免给家长过多或复杂的信息，特别是年轻的家长，应进行分阶段、个体化的指导，给家长提供新的、可接受的方法，以达到更好的效果。

（四）健康教育与健康促进

健康教育和健康促进的目的是通过有效的健康促进和教育的形式、内容和手段，消除或减轻影响健康的危险因素，达到预防疾病，促进健康和提高生活质量。通过信息传播和行为干预，帮助个人和群体掌握卫生保健知识，树立健康观念，自愿采纳有利于健康行为和生活方式的教育活动与过程。健康促进与健康教育相辅相成的，目标一致。

儿科医师与儿童抚养人接触过程都需要有效的健康教育。健康教育和健康促进涉及儿童与家庭、社会，方式多种。

1.社会咨询活动及应用传播媒体

效果不确切，不易评估。

2.健康咨询

开设专门的咨询门诊，针对家长提出的问题进行详细的解答，有条件时应该在门诊工作中兼做健康教育工作。医师和家长之间的交流，可随时得到信息反馈，针对性强，家长对所授知识多能接受，效果确切。

3.家长学校（父母学校）

针对某一年龄组儿童家长所面临的主要问题，举办系列健康讲座，并可配合一些实际操作练

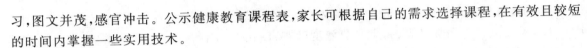

习,图文并茂,感官冲击。公示健康教育课程表,家长可根据自己的需求选择课程,在有效且较短的时间内掌握一些实用技术。

4.小组讨论

由专业人员组织8～10位有共同经历的家长在一起,就一个方面或多个方面的问题展开讨论,提供家长之间互相交流经验的机会,说服力强,并可随时得到专业人员的指导。

二、家长在儿童保健中的作用

儿童健康发育主要依靠家长,因此提高家长对健康的认识和科学知识水平是保证儿童健康发育的关键。

(一)父母对儿童成长负有首要责任

1989年11月20日第44届联合国大会通过《儿童权利公约》中明确规定"父母对儿童成长负有首要责任""儿童有权享有可达到的最高标准的健康;每个儿童均有权享有足以促进其生理、精神、道德和社会发展的生活水平;儿童有受教育的权利;学校执行纪律的方式应符合儿童的人格尊严;教育应本着谅解、和平和宽容的精神培育儿童。"因此,父母需要自己承担抚养儿童的所有义务,没有特殊原因,不可将儿童完全交给祖父母或他人代抚养。

(二)学习婴儿营养、护理、生长、发育的相关知识

儿童生长、抚养中的问题多数是可以避免的,究其原因,主要是父母缺乏相关知识所致,包括很多日常生活中的简单问题。部分父母多从祖父母、邻居、同事,甚至保姆(月嫂)了解抚育儿童的方法。21世纪的生存环境、生活条件改变,卫生、医疗保健和教育的改善,敦促家长学习婴儿营养、护理、生长、发育以及与儿童健康相关的其他知识,使家长有能理解和预见自己婴儿的能力,是积极促进婴儿健康发育的关键。

(三)积极配合定期观察

儿童生长发育过程具有连续、分阶段的特点,特别在生命的早期需要1～2月健康检查,以早期发现问题,早期干预与纠正,促进健康发展。因此,家长的积极配合是儿童保健顺利进行的关键。

(四)与婴儿建立密切关系

1.建立好的依恋关系

父母、祖父母对儿童进入学校顺利学习、成为有自信、具有主动学习能力的人的培养过程具有重要作用,首先需要在婴儿期建立好的依恋关系,支持健康的社会-情感发展是整个儿童期心理健康的基础。

2.每天爱的互动

虽然婴儿尚没有开始学习、读书和书写,但出生后儿童在每天爱的互动中已开始学习语言与言语技能,如唱歌、说话、讲故事、读书,促进儿童认知能力的发展;选择适合儿童年龄的玩具促进动作协调,发展想象、思维能力等。重视与幼儿的语言交流,创造机会让儿童参加各种活动,如通过游戏、讲故事、唱歌等学习语言和交流,促进认知能力的发展;选择促进小肌肉动作协调发育的玩具、形象玩具以发展幼儿想象力和思维能力。

(五)培养自我生活能力

安排有规律的生活,培养儿童独立生活的能力,逐步养成良好的生活习惯,并自觉遵守,准备适应学校生活。

（六）培养学习习惯

提供适宜的学习条件,引导和培养良好的学习兴趣与习惯,注意通过各种形式发展儿童想象力与思维能力,通过游戏、体育活动增强体质,在游戏中学习遵守规则和与人交往,培养合作精神,实现全面发展。

（张艳莉）

第五节 儿童保健的评价指标

通过评价儿童保健状况获得儿童生命、健康信息,为宏观制定儿童卫生发展战略、规划和疾病防治提供依据。

一、生物学指标

生物学指标是评价儿童保健和儿童健康状况最重要指标。

（一）生命指标

反映儿童生存状况。如围产期死亡率、早产儿死亡率、新生儿死亡率、婴儿死亡率、1～4岁儿童死亡率、5岁以下儿童死亡率、5岁以下儿童死亡下降率、死亡率/死因专率（归类死因死亡率）、伤残调整生命年（disability-adjusted life year,DALY）等,其中围产期死亡率、早产儿死亡率、新生儿死亡率是反映妇女保健、产科质量和儿童保健的综合指标。因战争、自然灾害、贫困等首先影响婴儿死亡率;同时婴儿死亡率不受人口构成影响,也是人均期望寿命研究的重要参考数据,故是国际社会衡量一个国家或地区经济、文化、人民健康和卫生保健事业水平重要指标。1987年后UNICEF、WHO更重视5岁以下儿童死亡率,因0～4岁儿童生存状况综合反映一个国家或地区对儿童营养、预防疾病、医疗保健服务投入。

注:①围产儿死亡率＝（胎龄＞28周胎儿死胎数＋出生后7 d内新生儿死亡数总数）/（同年同地区胎龄＞28周胎儿死胎数＋生后7 d内活产新生儿总数）×1 000‰。②婴儿死亡率（infant mortality rate,IMR）＝婴儿死亡数/同年同地区活产婴儿总数×1 000‰。③新生儿死亡率（neonatal mortality rate,NMR）＝＜28 d新生儿死亡数/同年同地区＜28 d活产新生儿×1 000‰。④＜5岁儿童死亡率（under 5 mortality rate,U5MR）＝＜5岁儿童的死亡人数/同年同地区活产新生儿总数×1 000‰。⑤死亡率/死因专率＝某一时期人群中某一疾病死亡人数/同期平均人群患同一疾病的总数（1/10万）。⑥伤残调整生命年（DALY）作为疾病负担的衡量指标。DALY减少是指生命年的丧失或有能力的生命年减少。通过计算DALY可以估计疾病的相对重要性、疾病对社会的整体负担,以及评估干预措施的成本-效益和考虑合理分配健康资源。疾病负担以DALY为单位进行测量,其含义是疾病从其发生到死亡所损失的全部健康生命年,包括早逝生命损失年YLLs和残疾生命损失年YLDs,二者在不同程度上反映了人的健康生命。

（二）疾病指标

最常用的指标是发病率和患病率。发病率是某一时期内（年、季、月）特定儿童人群中发生某种疾病的新发生病例的频率（‰）（增加率的调查）,如急性传染病、急性感染、新生儿破伤风等。患病率是横断面调查受检儿童中某疾病的现患情况（％）,患病率可按观察时间的不同分为期间患病率和时点患病率两种。时点患病率较常用。通常患病率时点在理论上是无长度的,一般不超过一个月。而期间患病率所指的是特定的一段时间,通常多超过一个月。如儿童贫血、佝偻病、龋齿、弱视、伤残等调查。

注:某病的发病率=某新发生病例数/同期平均总人数×1 000‰。

如:新生儿破伤风发病率(‰)=新生儿破伤风病例数/同年活产新生儿数×1 000‰。

时点患病率=某一时点一定人群中现患某病新旧病例数/该时点人口数(被观察人数)×100%。

期间患病率=某观察期间一定人群中现患某病的新旧病例数/同期的平均人口数(被观察人数)×100%。

如:儿童贫血患病率=儿童贫血患病人数/同期同地区儿童血红蛋白检查人数×100%。

儿童超重(肥胖)率=儿童超重/(肥胖)人数/同期同地区儿童体格检查人数×100%。

(三)生长发育和营养状况指标

采用体格发育指标评价儿童生长与营养状况,神经心理行为指标评价儿童发育水平。

注:①儿童低体质量率=儿童低体质量人数/同期同地区儿童体质量检查人数×100%。②儿童生长迟缓率=儿童生长迟缓人数/同期同地区儿童身长/(身高)检查人数×100%。③儿童消瘦率=儿童消瘦人数/同期同地区儿童体格检查人数×100%。

二、工作指标

工作指标是反映儿童保健机构服务能力的指标,如<3岁儿童系统管理率、<7岁儿童保健管理率、<5月龄婴儿人乳喂养率、新生儿访视率、预防接种率等。

<3岁(<36月龄)儿童系统管理率=3岁以下儿童系统管理合格人数/同年同地区3岁以下儿童数×100%。

<7岁(<84月龄)=儿童保健管理率=7岁以下儿童接受≥1次体格检查人数/同年同地区7岁以下儿童总数×100%。

<5月龄(<150d龄)=婴儿人乳喂养率=≤150d龄纯人乳喂养婴儿数/同年同地区<150d龄婴儿总数×100%。

新生儿(0~28d龄)访视率=该年接受≥1次访视的新生儿人数/同期同地区活产新生儿数×100%。

新生儿(0~28d龄)纯人乳喂养率=纯人乳喂养新生儿数/同期同地区<28d龄访视有喂养记录的新生儿数×100%。

某疫苗接种率=按疫苗免疫程序实际接种人数/应该接种人数×100%。

(张艳莉)

第十三章

儿童生长发育及障碍

第一节 体格生长规律

生长与发育存在于从受精卵到成人的整个成熟过程。体格生长是各器官、系统细胞的增殖、分化致身体形态或质量的改变,可反映器官成熟状况。体格生长状况可用数值表示。

发育代表器官功能成熟过程,包括神经-心理行为发育。发育水平可用生理成熟或心理成熟状况评估。体格生长和发育过程同时存在,共同反映身体的动态变化。

儿童体格生长是儿科学的基础。儿科临床疾病的诊断、治疗涉及儿童体格生长,异常的体格生长也可能是某些疾病的唯一临床表现。因此,儿科医师掌握儿童体格生长知识,对临床工作非常重要。

一、体格生长总规律

(一)生长连续性、非匀速性、阶段性

从受精卵到长大成人,儿童的生长在不断进行,即体格生长是一个连续过程。但连续过程中生长速度并不完全相同,呈非匀速性生长,形成不同的生长阶段。如母亲妊娠中期时,胎儿身长增长速度较青春期快 10 倍。胎儿身长的生长速度在母亲妊娠中期达到最大,每月约 10 cm,并逐渐下降至出生时的每年 35 cm;而青春期平均身高的增长每年仅约 9.42 cm。出生后的第 1 年是生后的第 1 个生长高峰,第 2 年后生长速度趋于稳定,青春期生长速度又加快,为生后的第 2 个生长高峰。整个儿童期体格生长速度曲线呈一个横"S"形。

(二)生长程序性

人类进化中逐渐形成的生长程序性受到基因控制。如胚胎3周龄末开始形成中枢神经系统,4 周龄出现心脏和消化系统,胎儿 5 周龄肢体开始分化为上肢、下肢,6～8 周龄的胎儿手指、足趾发育。就身体各部形态发育而言,遵循躯干先于四肢,下肢先于上肢,肢体近端先于远端的程序。因此,胚胎 2 个月龄时头长占总身长的 1/2,出生时头与身长的比例为 1/4,成人头长仅占身高的 1/8。

儿童时期各器官系统发育先后、快慢不一,即发育不平衡,也遵循生长程序性的规律。如神经系统发育较早,生后 2 年内发育最快,2.5～3 岁时脑重已达成人脑重的 75% 左右,6～7 岁时脑的重量已接近成人水平。儿童期淋巴系统生长迅速,青春期前达顶峰,以后逐渐降至成人水平。

生殖系统在青春期前处于静止状态,青春期迅速发育。其他系统,如呼吸、循环、消化、泌尿、肌肉及脂肪的发育与体格生长平行。

(三)个体差异

生长发育有一定的总规律,但受遗传与环境的影响,儿童体格生长存在个体差异。如同性别、同年龄的儿童群体中,每个儿童的生长水平、生长速度、体型特点等都不完全相同,即使是同卵双生子之间也存在差别。因此,连续性观察可全面了解每个儿童的生长状况。

二、体格生长特点

(一)常用指标

体质量、身高(长)、头围、胸围等为儿童体格生长的常用指标。

1.体质量

体质量是身体各组织、器官系统、体液的综合质量,骨骼、内脏、体脂、体液为体质量的主要成分。因体脂和体液重量易受疾病影响,使体质量易于波动,故体质量是反映儿童生长与近期营养状况的重要指标。

2.身材

身长(高)、顶臀长(坐高)等为身材指标。

(1)身长(高):为头、脊柱、下肢的总长度。仰卧位测量为身长,1～2岁的儿童测身长;立位测量为身高,>3岁儿童测身高。同一儿童身长测量值>身高测量值,相差0.7～1 cm。身长的增长又称线性生长,直接反映身体非脂肪组织的增长,非脂肪组织的生长潜能受遗传决定。正常儿童如获得足够的营养,生长潜能应得到发挥,即身长线性生长的速度达到非脂肪组织的生长潜能水平。

(2)顶臀长(坐高):与上部量的意义相同,主要反映脊柱的生长。与身长(高)测量体位一致,婴幼儿测顶臀长,年长儿测坐高。

(3)指距:为双上肢与躯干纵轴垂直伸展时中指间的距离,反映上肢的生长。正常儿童指距小于身长(高)1 cm。

3.头围

头的最大围径为头围,反映2岁内儿童脑发育和颅骨生长的程度。

4.胸围

胸围为平乳头下缘经双肩胛骨角下绕胸部1周的长度,反映胸廓、胸背部肌肉、皮下脂肪和肺的生长。胸围生长与上肢运动、肌肉发育有关。

5.上臂围

上臂中点绕上臂1周的围径为上臂围,反映上臂肌肉、骨骼、皮下脂肪和皮肤的发育情况。

(二)婴儿期体格生长特点

生后第1年是体格生长增长最快的时期,为第1个生长高峰。不同月龄婴儿的体格生长也各具特点。

1.新生儿

出生体质量与胎龄、性别及母亲妊娠期营养状况有关。一般,早产儿体质量较足月儿轻,男童出生体质量比女童出生体质量略重。宫内发育影响新生儿出生体质量,出生后的体质量增长则与营养、疾病等因素密切相关。

出生时身长平均为 50 cm。胎儿期神经系统领先发育,故新生儿出生时头围较大,平均为 34～35 cm。出生时胸围较头围略小 1～2 cm,为 32～33 cm,以利于胎儿娩出。

2.1～4 月龄

此期婴儿体格生长仍然非常迅速,但较新生儿时期略有下降。如 1～3 月龄婴儿体质量每月增长约 0.97 kg,身长每月增长约 3.25 cm;3～4 月龄体质量每月增长约 0.59 kg,身长每月增长约 2.0 cm,以后增长速度随年龄的增加逐渐减慢,呈现非匀速过程。

3.4～12 月龄

3～4 月龄后婴儿的体质量、身长及头围增长减慢,12 月龄时体质量约为出生体质量的 3 倍、身长与头围约为出生时的 1.5 倍。胸围的增长较头围增长稍快,1 岁时胸围约等于头围,即出现头、胸围生长曲线交叉。头、胸围生长曲线交叉年龄与儿童营养状况、胸廓发育情况有关。除营养因素外,可能与不重视爬行训练和胸廓锻炼有关。

三、其他系统发育

(一)舌、腭、牙齿发育

口腔覆盖黏膜,前与唇肤相连,后延续咽部黏膜,是消化道的起始部分,包括唇、颊、舌、腭、涎腺、牙和颌骨部分。

1.舌发育

(1)舌功能:舌的主要功能是参与咀嚼食物、帮助形成食物团块吞咽。舌也是重要的感觉器官(味觉),同时也有清洁牙齿的功能。人类舌的另外一个重要功能是参与语音发音。

(2)舌发育:舌是口腔底部一骨骼肌肉性器官,有丰富的神经和血管,胎儿4～8 周发育。舌来源于第 1、第 2、第 3、第 4 鳃弓的内侧面隆起,胚胎第 4 周末,左右两下颌隆起的内侧面细胞增生,形成 3 个隆起,头侧左右一对隆起较大,称侧舌隆起,尾侧中线隆起一个较小结,称奇结节。左右侧舌隆起迅速增大,并在中线融合,形成舌体;奇结节形成盲孔前方舌体的一部分。第 2、第 3、第 4 对鳃弓腹侧端的间充质增生,形成一凸向咽腔隆起的联合突。联合突的前部发育为舌根,后部发育为会厌。舌根有少量来源于第 4 对鳃弓的内胚层部分。舌根与舌体的愈合线为一条 "V" 形界沟。胚胎第 7 周中胚层头端体节的生肌节细胞迁移分化形成舌肌,舌肌的发育至出生前咀嚼肌完全发育。舌下神经(CN,XII)支配舌内、外肌肉的运动,使舌前伸、后缩、舌形改变。

胚胎第 11 周时,来源于外胚层的第 1 咽弓围绕口咽膜原口形成口腔上皮层、唾液腺、牙的釉质、舌体上皮细胞。胎儿 7 周已证实舌上皮细胞味蕾发育,12 周有成熟的受体。无数个乳头状突起味蕾分布于舌背侧上部表面复层鳞状上皮中;舌界沟前方有 8～12 个形体较大、顶端平坦的轮状乳头,形成倒 "V"。轮状乳头周围的黏膜凹陷形成环沟,沟两侧的上皮内有较多味蕾。固有层中有较多浆液性味腺,导管开口于沟底,味腺分泌的稀薄液体不断冲洗味蕾表面的食物碎渣,以利于味蕾不断接受物质刺激。胎儿 7 周已可证实味蕾出现,12 周有成熟的受体。

系带是胎儿 3 月龄面部形成后残留的胚胎期组织。口腔有 7 个系带,即上颌中系带、下颌中系带、上下左右唇系带和下舌系带。舌系带是舌下延伸到口腔底的具有弹性的条索状的、被黏膜覆盖的小肌肉组织。舌系带的基本功能是维持胎儿唇、舌与骨协调生长。不影响呼吸、进食,从牙齿清理食物时舌的运动为正常舌系带的功能。

(3)舌系带功能评估。儿童的舌系带长于 2 cm 不会发生语言与进食技能问题。舌系带过短使舌的运动受限,包括舌系带的结构异常,如短(<2 cm)、厚、宽、紧,使口腔肌肉运动不协调,致

进食或说话困难。但临床缺乏确切的分类方法。国际上多采用舌系带 Hazelbaker 评分(assessment tool for lingual frenulum function,ATLFF)间接评估舌系带功能。ATLFF 包括 5 项舌外观评估(舌抬高时舌尖外观、舌系带附着舌的部位、系带弹性、下牙槽嵴的舌系带附件、舌抬高时舌系带长度)和 7 项舌功能评估(舌偏侧、舌蠕动、舌抬高、转折、伸舌、呈杯状、舌前部伸展)。采用口腔反射发育检查觅食反射评估舌前部的延伸功能、挤压反射评估伸舌功能、横舌反射评估舌的运动功能。

2.腭发育

(1)腭功能:与舌抵抗、咀嚼、食物团块形成、吞咽、说话有关。

(2)腭发育:胚胎早期原始鼻腔和口腔彼此相通,腭的发育使口腔与鼻腔分开。腭的发育过程分 3 个阶段。①胎儿 5～6 周来自中鼻突的球状突形成 2 个前腭突(原发腭)。②胎儿第 9 周前舌窄位高,充满口鼻腔;前腭突向下与上颌突形成左右 2 个侧腭突(继发腭)会合,2 个侧腭突与前腭突从舌的两边自向外、向内、向后方以倒"△"方式逐渐发育至两侧的腭融合(图 13-1),并与向下生长的鼻中隔融合。③12 周腭在口腔顶部发育完成,形成前硬腭(骨性部分)与后软腭(肌肉部分),被黏膜组织覆盖,使口、鼻腔隔开,上颌牙弓增大(图 13-2)。三叉神经(CNV)分支分布于腭。鼻中隔支持鼻腔的顶部,不影响硬腭发育。但鼻中隔长度发育在一定程度上有助于上腭穹隆拉平。因上颌骨生长发育(上牙弓)与骨、鼻中隔软骨与硬腭同时发育,可影响硬腭发育。

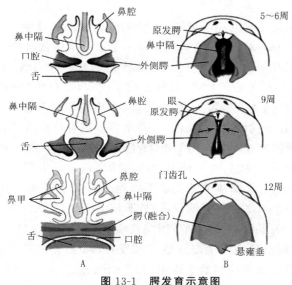

图 13-1　腭发育示意图

A.矢状位;B. 仰卧位

腭的发育为倒"△"的方式,故不同年龄阶段儿童硬腭发育水平不同,年龄越小腭弓越高。如新生儿腭高可达 7.45 mm,腭宽 30.99 mm;9 月龄时腭高增加,维持至 12 月龄;32 月龄后腭宽增加至 38.44 mm,腭高降低。婴儿期腭的最大宽度和腭长度的生长速度相同,即随年龄增长,宽度/长度指数不变。

(3)腭的形态发育评估:婴儿腭的发育存在个体差异,约 7% 的婴儿有腭宽、长差别,10%～12% 的儿童有腭高差别。腭弓发育与牙弓有关,如高腭弓的儿童可能有一个狭窄的上牙弓,狭窄的牙弓有高腭穹隆;牙弓越宽,腭穹隆越平坦。上牙弓,包括腭弓发育过程中将显著增长。因此,高腭弓将随年龄的增长得到改善。有报道人乳喂养的早产儿腭骨化低于配方喂养儿,推测与配方喂养可促进颅面骨和腭骨发育,减少喂养姿势所致的口腔畸形有关。然而,人乳和配方喂养的儿童腭宽度和深度无显著性差异。发生高腭弓的原因有正常变异,或是某些疾病的伴随体征。

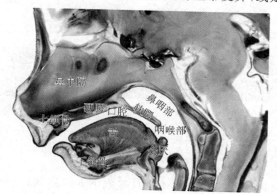

图 13-2　胎儿 12 周龄口腔发育

目前,新生儿上腭的正常形态无统一标准。现有关于新生儿"正常"的腭部形态的知识是基于有限的测量腭的三维形状的方法学,但方法学的不足使研究结果不一致或产生偏差,尤其涉及综合征或早产等病理情况。对多数足月婴儿的研究缺乏可靠的试验,研究腭发育的临床研究前需要发展合理的测量技术和统一"正常腭形态"的定义。

3.牙齿

人类有乳牙和恒牙 2 副牙齿,其共同的功能是咀嚼食物、参与发音与颅面发育。牙齿正常发育有助于语言发育,缺失切牙影响发音。上、下颌排列整齐牙齿使口唇、颊面部丰满;牙齿排列不整齐、反咬合、缺齿使面部变形,影响美观。

牙齿发育包括牙齿矿化、萌出和脱落。每枚牙齿有外部的牙釉质、牙本质、牙骨质、含有神经的牙髓腔以及固定于颌骨的牙根部分。骨骼(中胚层)与牙齿的胚胎(外、中胚层)来源发育不完全相同,成分亦不完全相同。骨骼和牙齿中的主要矿物质均为羟磷灰石$[Ca_{10}(PO_4)6(OH)_2]$,但骨骼含 50％羟磷灰石,牙齿牙釉质 96％是羟磷灰石,是牙和全身最坚硬的部分,其余 4％是水和有机物质;牙本质含 70％羟磷灰石,20％有机物质(主要是蛋白质),10％水;牙骨质含 45％矿物质(主要是磷灰石),33％蛋白质(主要是胶原蛋白),22％水;牙髓中有神经、血管。

(1)乳牙:乳牙发育始于胎儿期,经历 4 个阶段。①乳牙胚形成:胚胎 6 周时口腔黏膜细胞快速增生,形成上、下 2 个弧形牙板;上、下颌牙板中部神经嵴间充质和外胚层之间开始增厚,逐渐向后形成乳牙的原基,8 周时形成上、下各 10 枚牙苞;牙苞外部的外胚层部分形成牙釉质,内部的神经外胚层形成牙髓腔;因牙釉质外部发育快于中间部分,形成帽形、钟形牙苞(图 13-3)。②矿化:胎儿 14 周左右乳牙胚从正中切牙开始至 18～20 周第二乳磨牙逐渐矿化;生后 1.5～11 月龄牙冠逐渐矿化;出生后牙根开始发育,1.5～3.5 岁矿化完全。③萌出:出生时有 20 枚乳牙胚,隐藏在颌骨中,被牙龈所覆盖;婴儿期乳牙萌出,3 岁内 20 枚乳牙完全萌出。④乳牙脱落。

多数婴儿 4～10 月龄时乳牙开始萌出。萌牙顺序为下颌先于上颌、由前向后进行,即下正中切牙、上正中切牙、上侧切牙、下侧切牙、第一乳磨牙、尖牙、第二乳磨牙。乳牙萌出时间、萌出顺序和出齐时间个体差异很大。若 13 月龄后仍未萌牙称为萌牙延迟。萌牙延迟的主要原因可能是特发性的,也可能与遗传、疾病及食物性状有关。

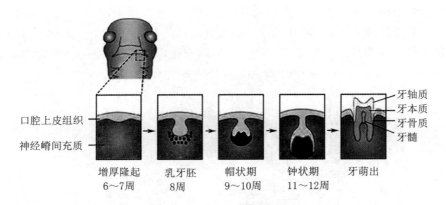

口腔上皮组织

神经嵴间充质

| 增厚隆起 | 乳牙胚 | 帽状期 | 钟状期 | 牙萌出 |
| 6~7周 | 8周 | 9~10周 | 11~12周 | |

牙轴质
牙本质
牙骨质
牙髓

图 13-3　乳牙胚的发育

萌牙为生理现象,但可伴有低热、流涎、烦躁及睡眠不安等症状。健康的牙齿生长与蛋白质、钙、磷、氟、维生素 C、维生素 D 等营养素和甲状腺素有关。咀嚼运动有利于牙齿的生长,牙齿发育异常时应考虑外胚层发育不良、甲状腺功能减低症等。

乳牙功能:人类进化形成乳牙和恒牙 2 副牙齿的原因可能与不成熟的消化系统发育水平有关。颌骨发育成熟前,婴幼儿口腔小,20 枚乳牙可完成半固体食物的咀嚼;儿童期颅面骨、颌骨发育成熟,乳牙逐渐过渡为恒牙。乳牙间距较大有益于随后恒牙的萌出。乳牙还有保留恒牙位置的作用,有助于恒牙健康发育,如第二乳磨牙的存在有助于第一恒磨牙(6 龄磨牙)发育。乳牙发生龋齿或感染可致恒牙以后黑斑。咀嚼食物能促进乳牙牙根的生长发育以及自然吸收、脱落,2~5 岁儿童食物质地太软,咀嚼不足可致换牙期出现双排牙(恒牙萌出、乳牙滞留)。

(2)恒牙。恒牙的矿化从胎儿后期开始,出生时第一恒磨牙已矿化,其他恒牙矿化从3~4 月龄始至2.5 岁,矿化顺序与换牙顺序相同;2.5~3 岁第二恒磨牙、7~9 岁第三恒磨牙开始矿化。恒牙的矿化从2.5~3 岁至 12~16 岁,恒牙的矿化从9~25 岁。

6 岁左右在第二乳磨牙之后萌出第一恒磨牙;7~8 岁时乳牙一般开始脱落,代之以恒牙,换牙顺序与乳牙萌出顺序相同;12 岁左右第二恒磨牙萌出;17~18 岁以后萌出第三恒磨牙(智齿),一般于 20~30 岁时 32 枚恒牙出齐。也有终生不出第三恒磨牙齿者(图 13-4)。

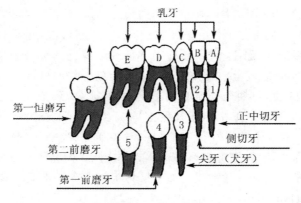

乳牙

第一恒磨牙

第二前磨牙

第一前磨牙

正中切牙

侧切牙

尖牙(犬牙)

图 13-4　恒牙发育时间

恒牙功能:最早萌出的第一恒磨牙(6龄磨牙)对儿童颌面部的生长有定位、定高的作用,同时亦影响其他恒牙的萌出与排列。不同形态的恒牙,处理食物的功能不同,共同完成咀嚼功能,适应固体食物消化。如切牙的功能是可将整块的食物分次切割便于咀嚼,尖牙有撕裂多纤维韧性食物的功能,恒牙的前磨牙和磨牙将各类食物咬碎、磨细,有助于营养吸收。

恒牙发育:每枚恒牙的发育经历8～14年。乳牙胚形成后,牙板的游离缘下端,形成相应的20枚恒牙胚,其发育过程同乳牙胚。恒磨牙牙胚的发生自胚胎20周一直持续到出生后第4年。

(3)影响牙发育的因素:母亲妊娠期良好的营养对胎儿牙齿的发育很重要,应多摄入富含钙、磷、维生素C、维生素D的食物。某些药物,如四环素可影响胎儿牙齿发育。

(二)眼发育

儿童眼胚胎期的发育、出生后的发育、外观形态学的评估与遗传性疾病或综合征有关。

儿童屈光发育的规律,以及屈光不正的变化特点与眼保健有关。

1.眼生理发育

眼结构和功能的发育始于胎儿期(22 d),持续至生后6岁。<3岁儿童双眼视觉功能尚未发育成熟,易受外界不良因素影响,但如及时诊治亦易恢复,或可塑性强,故3岁前被认为是儿童视觉发育的关键期。3岁后儿童双眼单视功能建立,但尚不完善,如受外界不良因素影响恢复较慢,或可塑性较差,故3～10岁为儿童视觉发育敏感期。

(1)胚胎期眼发育:眼外形发育的关键时间是胚胎22～50 d。胚胎第3周时,前脑两侧形成对称的囊状突起,称为视泡。胚胎第5周时眼球各部分组织已具雏形,胚眼形成。眼各部组织的胚胎来源于外胚层和中胚层。

(2)出生后的眼发育:与其他系统相同,儿童眼的解剖发育先于功能。出生时婴儿眼的解剖结构发育基本完成,但生后眼的结构仍会随年龄发生改变。生后第1年儿童眼前节、视网膜和视神经快速发育,使物体能在视网膜上清晰成像。

眼球与眼轴:出生时新生儿眼球的大小接近成人。新生儿的眼轴长为17～18 mm;婴幼儿期为眼轴发育快速生长期,特别是婴儿生长更快,3岁时眼轴长达22.5～23 mm,为成人眼轴的94%～96%(成人24 mm)。4～14岁属于眼轴缓慢生长期,每年增长约0.1 mm,15岁后达成人水平。需要接受人工晶状体术的儿童,眼轴的长度与人工晶状体的选择有关。眼轴发育决定屈光性质。

角膜:新生儿角膜水平直径为9.0～10.5 mm,角膜水平直径>11.0 mm为大角膜,<9.0 mm为小角膜。约20%的小角膜儿童以后可能发生青光眼。角膜屈光力占眼球总屈光力的2/3,是屈光的重要组成部分。1 D为1个屈光度,通称100度。角膜异常、不光滑,如角膜变性、圆锥角膜、白斑、云翳或皮样瘤可致散光,影响视力。

巩膜:新生儿的巩膜厚度为0.45 mm,成人的巩膜厚度增加到1.09 mm。儿童因巩膜薄,透出葡萄膜的颜色而略呈蓝色;婴儿的巩膜也比成人的柔软,软而薄的巩膜使婴幼儿型青光眼眼压升高时发生"牛眼"。

瞳孔:瞳孔大小的调节与外界光线强度有关。在普通光线下,瞳孔的直径为1.8～5.4 mm。出生时瞳孔开大肌发育不成熟,5岁时才发育完全,故新生儿瞳孔较小,对散瞳剂不敏感。瞳孔对光反射消失提示视网膜或视神经病变。

晶状体:是被悬韧带固定悬挂在虹膜之后、玻璃体之前的双凸面透明组织,是眼球屈光系统唯一具有调节能力的屈光间质。晶体通过调节眼轴长度变化影响屈光,调节能力随着年龄的增长而逐渐降低。晶状体的屈光力次于角膜,晶状体异常是儿童视力丧失的重要原因之一,以白内障最常见。

眼底:是眼球内后部的组织,包括视网膜、视盘、黄斑和视网膜中央动静脉。新生儿视网膜色泽较成人浅,呈淡灰色或浅粉红色,脉络膜血管清晰可见。随年龄增长,视网膜色素颗粒增多,逐渐致密,视网膜透明度下降,致使视网膜呈粉红色,并逐渐向橘黄色、橘红色改变,6月龄接近成人视网膜表现。出生时黄斑中心凹的发育尚未成熟,只有一层神经节细胞,色暗红,中央凹的光反射界线不清楚,是新生儿视敏度相对较低的原因。4岁时黄斑中心凹才完全发育成熟,故婴幼儿期是弱视形成的高敏感期。

泪器:婴儿1~1.5周龄后泪腺始分泌泪液。部分新生儿出生时鼻泪管下端膜状物(Hasner瓣)封闭,4周后萎缩消失。正常情况下泪道黏膜完整、引流通畅,泪液有一定抗菌能力,泪囊不易发生炎症。Hasner瓣封闭所致的下泪道阻塞,引起泪液潴留,易于细菌滋生,若发生炎症更促进黏膜的充血水肿,加重阻塞,是诱发泪囊炎的一个重要因素。先天性鼻泪管阻塞是婴儿期最常见的泪道疾病。

眼外肌:双眼注视时双眼视轴应互相平行,运动量相等,为同向运动或共轭运动。每个眼的眼外肌各有4条直肌和2条斜肌产生同向运动或共轭运动。新生儿眼球运动不协调,双眼无共同运动,故出生<1周龄会出现眼内斜视及眼球震颤。4周龄的婴儿眼球运动开始,5~6周龄时眼球追随物体转动,但眼球的运动不稳定。1月龄婴儿眼位可发生由内斜到正位,再向外斜眼位的间歇性变化,为生理性。当婴儿>6月龄,眼斜视角度趋于稳定后再进行眼位评估。任何一条眼外肌或其支配神经的异常都可能引起斜视,继而导致弱视。

(3)屈光系统发育:屈光系统构成,外界光线通过眼的屈光介质折射在视网膜上成像的生理功能称为屈光。按物理学原理,屈光系统是通过凸透镜的折射作用而完成的一个屈光反应过程。眼的屈光系统由角膜、房水、晶状体和玻璃体组成(图13-5)。

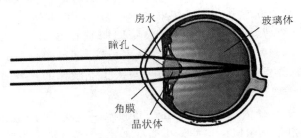

图13-5 眼屈光系统与屈光的形成

屈光系统发育规律:人类眼睛屈光系统随年龄增长,终生变化。眼轴每增长1 mm,约有3.00 D的改变。如发育过早停止,为发育不良,表现为远视状态;如果过度发育,形成近视眼。正视眼是远视眼和近视眼的过渡阶段。2~6岁儿童80%为远视眼,5%为近视眼,只有15%为正视眼。早产儿屈光不正发生率较足月儿高,尤其是中、高度远视和中、高度散光的发生率高。

2.眼解剖

包括眼球、视路和眼附属器。眼球接受外界信息,视路传递视觉信息,眼附属器起到保护和运动眼球的作用。重要的解剖结构如下。

(1)角膜:占眼球前1/6,圆形、透明、无血管、有弹性,即"黑眼球"。角膜的功能是透过光线,组成屈光间质,感知环境及外界刺激,保持眼球形状并保护眼内组织。

（2）晶状体：为双凸透镜，富有弹性，是无色的透明体。晶状体的功能是滤过和调节光线。

（3）视网膜：为一层透明膜，分为后极部、赤道部、周边部。视网膜的功能是接受和传导光刺激。视物最敏感的黄斑区位于视网膜后极部，直径 $1\sim3$ mm，视神经乳头位于黄斑鼻侧 3 mm 处，直径1.5 mm，为视神经穿出眼球的地方。视网膜分为 10 层，视杆细胞位于视网膜周边部，可感受弱光和周边视力；视锥细胞位于视网膜中心部，感强光、中心视力及颜色。

（4）视路：是视觉的神经冲动传导和传递的经路，包括视网膜神经纤维层、视神经、视交叉、视束、外侧膝状体、视放射和大脑枕叶皮质纹状区的视觉中枢。

3.眼外观形态

眼不仅是视觉器官，也是重要的表情器官和面部标志。眼位于眼眶内，眼眶位于面部上份的下 1/3 和面部中份的上 1/3。若以眉线将头面部分为 2 部分，儿童眼的位置约位于面中部。人体测量可获得眼部外观形态，如内眦间距（inner canthal distance，ICD），外眦间距（outer canthal distance，OCD），瞳孔间距（interpupillary distance，IPD），睑裂长度（palpebral fissure length，PFL）＝（外眦间距－内眦间距）/2 等，与儿科临床关系较密切，其他测量临床少用。测量时研究对象仰卧于检查台，安静合作、双眼睁开；助手固定其头部保持向上，测量者将卡尺平行置于研究对象眼部上方约 5 cm 处。读数时测量者眼睛与卡尺及研究对象三者平行。眼部外观形态发育与年龄有关，男、女童无明显差别。儿童眼内宽约为面宽的 1/4，与鼻宽相接近，眼裂约呈水平方向。随着颅骨的发育，眼眶距离逐渐增宽。不同种族眼部间距的差异不明显。

4.视觉发育进程

视力发育是一个非常复杂的逐渐成熟的过程。出生时视觉系统并不成熟，视力大约为 0.05。生后的前几个月，视力和立体视觉在环境的刺激下得以发育。7 岁以下儿童的视力正处于发育阶段，需强调的是要用动态的理念去观察儿童视力发育的进程。儿童在视觉发育过程中表现出具有年龄特征的视觉行为表现，就如里程碑一样指示出儿童视觉发育是否到达应有年龄的水平。

（三）耳解剖生理发育

1.耳发育

（1）胚胎发育：人耳具有位置感觉和听觉 2 种功能，故又称位听感觉器官。耳由外耳、中耳与内耳组成，胚胎起源各不相同。外耳收集声波，头颈部外胚层来源的第一鳃沟及周围发生的 6 个耳结节融合形成；中耳传导声波，由内胚层来源的第一咽囊发育形成；内耳将声波转变成神经冲动信号，由头部外胚层形成的听泡演变而来。在胎儿螺旋器发育的关键时期（8～12 周），若母亲患药物中毒、外伤、梅毒、风疹和流行性感冒等疾病，可影响胎儿螺旋器发育，致生后严重的耳聋。

（2）听觉神经系统胎儿期发育：胚胎 4 周前庭蜗神经的感觉神经节在神经嵴两旁的听囊内侧形成，此后神经节分为前庭神经节和螺旋神经节。据胎儿听觉诱发电位测试研究证实，28 周胎儿已基本建立听觉传导，听阈大约为 75 dB。随胎龄增长，听阈值逐渐下降，35 周时胎儿听阈与成人相近。也有试验证明，母亲妊娠 7 个月时胎儿可对外界声音做出反应，出现肢体运动，或头部转动，或胎心音增强等改变，提示胎儿7个月已具听力。

（3）出生后耳发育：婴幼儿耳的结构虽基本同成人，但存在发育特点。如新生儿咽鼓管长（1.9 cm）约为成人咽鼓管长的一半（3.5～4.0 cm）。婴幼儿咽鼓管短而宽，鼓口与咽口水平接近，咽部感染，或溢出奶液、呕吐物等可进入鼓室，导致中耳感染。

2.耳解剖结构

由外耳、中耳和内耳组成。外耳和中耳为传音结构，内耳为感音结构。

(1)外耳：分为耳郭和外耳道。外耳可收集声波到外耳道并发挥提高声压作用，以及辨别声源方向和保护耳朵深部免受损伤等生理功能。

(2)中耳：由鼓室、咽鼓管、鼓窦和乳突组成，经咽鼓管与鼻咽部相通。中耳的鼓膜和3块听小骨将声波的震动传至内耳，咽鼓管有保持中耳内、外压平衡，引流及防声和防止逆流性感染等生理功能。

(3)内耳：位于颞骨岩部，又称迷路，分为骨迷路和膜迷路。膜迷路位于骨迷路之中，含内淋巴，两迷路之间充满外淋巴，内、外淋巴互不相通。内耳有传音、感音和平衡的生理功能，由3个半规管和耳蜗组成，生后已发育较好。内耳包括听觉感受器和前庭感受器，又称平衡听觉器，兼有听觉和感受位置变动的双重功能。

3.耳外观形态

(1)特点：耳郭位于头颅两侧，左右基本对称，其上端与眉上的水平线齐平，下端位于经过鼻底的水平线上。耳朵与指纹一样，每个人耳的形态、大小和位置不尽相同。右耳在高度和宽度上略大于左耳，先天性耳垂缺失或附着发生率为20%～25%。耳郭异常的突出或凹陷常与耳后肌肉的异常有关。招风耳主要是耳上肌的异常导致。耳部的缺陷有助于各种综合征的诊断，特别是新生儿。

(2)耳外观测量。①耳长与宽度测量：以耳郭最上缘至最下缘的直线距离为耳长（ear length,EL），耳屏点至耳郭最外缘的水平距离为耳宽（ear width,EW）。测量时，助手将研究对象头部转向左侧，完全暴露右耳，测量者用塑料软尺贴于外耳。读数时眼睛与软尺平行，3次取其平均值（精确到0.1 cm）。计算形态耳指数＝形态耳宽/形态耳长×100。耳长、耳宽均随年龄的增加而增长，婴儿期增长最快；儿童耳长、耳宽的性别差异不确定，可能与测量方法有关。不同种族外耳大小及耳长、耳宽的差异可能与遗传、种族有关。②耳位测量：一般双耳螺旋在两眼内眦水平线上，如低于两眼水平线以下则为耳位低。

4.听觉发育进程

婴幼儿的听觉器官在出生时就已基本发育成熟，但是它与大脑皮层的纤维联系是很少的，需要很长时间的发育才能达到成年人的听觉能力。婴儿出生后，因耳内羊水还未清除干净，因而听觉不灵敏。当1周左右羊水完全排除后，听觉就有了显著的改善。在适宜的环境刺激下，儿童的听觉能力随着年龄的增长而提高，能够辨别声音来源和逐渐区分语音，表现出各种具有年龄特征的听觉行为。通过观察行为表现也可以判断其听觉发育。由于听觉是儿童语言发展的必要条件之一，儿童语言发育情况可协助判断其听觉发育水平。

（四）鼻解剖生理发育

1.鼻发育

(1)胚胎发育：鼻发生起源于外胚层和中胚层，胚胎过程包括膜形成期、软骨长入时期及软骨和骨化时期（混合时期）3个时期。鼻的发育与面部和腭的形成有密切关系，如胚胎发育过程中受到某种致畸因素的影响，使得胚胎期颜面原基发育不良或颜面各隆突融合不全，可导致外鼻畸形的发生。鼻的嗅觉系统由嗅觉感受器、嗅球、嗅束及嗅觉皮质区构成，嗅觉系统的发育与中枢神经系统的发育关系极为密切。

(2)生后鼻发育：出生时鼻形态已基本完成，但随面部的逐年生长而变化。胚胎时期少数鼻窦仅有始基，生后鼻窦发育或扩大。胚胎第3个月上颌窦发育，其次为筛窦及额窦，而蝶窦乃由鼻腔软骨壳的后上凹部、顶凹部黏膜所发生。儿童在2～6岁期间鼻咽顶后壁中线的腺样体增生,10岁后逐渐萎缩,成人基本消失。部分儿童腺样体增生过度,可致腺样体肥大症,表现为慢性鼻塞(包括打鼾和习惯性张口呼吸)、流涕和闭塞性鼻音三联征。

2.鼻解剖结构与功能

有外鼻、鼻腔和鼻窦3个部分,主要有呼吸和嗅觉功能。鼻是上呼吸道对外的开端,有2个鼻孔,鼻孔内的鼻毛与鼻腔分泌的黏液有过滤空气的功能。鼻还是嗅觉器官。据研究鼻内壁分布着1 000多万个嗅觉细胞,能灵敏地辨别出几千种气味。

(1)外鼻:由骨性支架(鼻骨、额骨鼻突、上颌骨额)和软骨性支架(鼻中隔软骨,侧鼻软骨,大、小翼软骨)形成略似锥形的外鼻。内眦静脉可经眼上、下静脉与颅内海绵窦相通。面静脉无瓣膜,病菌可直接侵入颅内发生感染。因此,称外鼻前庭和上唇间的三角区为"危险三角区"。

(2)鼻腔:为一顶窄底宽的狭长腔隙,前起于前鼻孔,后止于后鼻孔,与鼻咽部相通。鼻腔被鼻中隔分为2个鼻腔。鼻腔黏膜有嗅区黏膜和呼吸区黏膜。嗅区黏膜有特异性感觉上皮,即嗅器,如嗅沟阻塞、嗅区黏膜萎缩、颅前窝骨折或病变累及嗅觉径路,可导致嗅觉减退或丧失。

(3)鼻窦:是位于鼻腔周围颅骨内的上颌窦(位于鼻腔两侧)、筛窦(位于两眼内侧中间)、额窦(位于前额部),以及蝶窦(位于头骨深部)4对含气空腔。鼻窦的主要功能是产生共鸣,其次可减轻头骨的重量。鼻窦黏膜的纤毛有引流分泌物到鼻腔的作用。初生婴儿只有上颌窦和筛窦。儿童的鼻窦口和漏斗较小,相对较轻的水肿即可造成显著阻塞,且儿童免疫系统不成熟,易频繁感染。

3.鼻的外观形态

(1)外观形态特点:鼻位于面部中央,与额部、眼眶、颧部、口唇相连续,侧面观、正面观、底面观皆不相同。受遗传和环境因素的影响,不同种族外鼻形态区别明显。鼻在青春期后仍继续生长。

(2)外观形态测量:包括鼻高度、鼻小柱长度和鼻宽度。采用游标卡尺测量鼻高度(nasal length,NL)与鼻宽度(nasal width,NW),鼻高度为鼻根部与鼻基部的距离,鼻翼间距离为鼻宽。鼻高度、宽度,男、女童无明显差别。

4.嗅觉发育进程

出生时新生儿嗅觉发育比较成熟,能分辨母亲乳汁的气味找到乳房。对刺激性小的气味无反应或反应弱,但对强烈的气味则能表现出不愉快的情绪,如呼吸节律的改变、屏气或啼哭不止等。7～8月龄婴儿的嗅觉比较灵敏,能分辨出芳香的气味;2岁左右能很好地辨别各种气味。

(五)前囟发育

1.囟门解剖

脑颅骨的顶骨、颞骨、额骨、筛骨、蝶骨、枕骨等各骨间由具有弹性的、较宽的、膜性连接纤维组织连接。颅骨间小的缝隙称为骨缝,包括额缝、冠状缝、矢状缝和人字缝,大的缝隙称为囟门。新生儿有6个囟门,前囟、后囟、2个蝶囟和2个乳突囟。新生儿出生时经过产道和生后脑发育时,骨缝和囟门有使颅骨塑形的作用。

新生儿颅骨未完全骨化,颅骨的骨化包括颅底部分的软骨化骨和颅顶部分的膜化骨。颅骨顶部的膜内成骨又称膜神经颅,即从神经嵴和轴旁中胚层来的间充质干细胞环绕脑形成纤维膜,针状骨针从初级骨化中心向周边伸展,再骨化成扁平的颅骨。扁平骨的特征是出现骨针。

6.3%的正常新生儿可有第三囟门或矢囟。虽然尚无证据提示第三囟门与宫内感染或致畸因素有关,但第三囟门往往被视为婴儿存在"潜在危险"的体征之一,如21-三体综合征、甲状腺

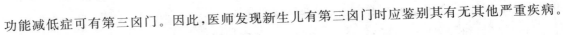

功能减低症可有第三囟门。因此,医师发现新生儿有第三囟门时应鉴别其有无其他严重疾病。

2.骨缝

人类骨缝闭合或骨化较晚。新生儿出生时可触及骨缝,常在生后 2 年内额缝骨性闭合。其余骨缝与身高发育同步,多在 20 岁左右骨性闭合。

3.后囟和其他囟门发育

后囟是由 2 块顶骨和枕骨形成的三角形的间隙,横径约2.5 cm,前、后囟相距约 4 cm。一般 2~3 月龄后囟闭合,蝶囟 6 月龄闭合,乳突囟 6~18 月龄闭合。

4.前囟发育

(1)大小:位于 2 块额骨与 2 块顶骨间形成的间隙为前囟,外形近似菱形或长斜方形,是颅骨最大的缝隙。部分上矢状静脉窦在前囟下。出生时前囟大小有较大差别,平均为 1.5~2 cm。囟门大小与脑发育、硬脑膜的附着程度、骨缝的发育以及骨的生长有关。分娩时婴儿头颅通过产道,故出生时骨缝稍有重叠。生后 2~3 月龄婴儿随颅骨重叠逐渐消失,前囟较出生时大,之后逐渐骨化缩小至闭合。正常儿童前囟大小无性别差异,前囟发育与身长、体质量及头围发育水平无明显相关性。早期 Acheson 的研究亦证实前囟的闭合与乳牙的发育无关。

单一的前囟大小没有任何临床意义,需结合头围、行为发育等其他系统的临床表现判断是否为疾病类型。

(2)闭合:前囟是最后闭合的囟门。临床上,正常儿童前囟可在 4~26 月龄间闭合,平均闭合年龄为 13.8 月龄;约 1% 的婴儿 3 月龄时前囟已闭合,38% 的婴儿 12 月龄闭合,24 月龄时 96% 的儿童前囟均闭合。3 岁后闭合为前囟闭合延迟。与前囟大小一样,单一的前囟没有临床意义。

早产儿与足月儿的前囟大小、关闭年龄规律相似。

(3)表示方法:目前各国有 3 种前囟表示方法,即对边中点的连线表示(ab 或 cd),菱形 2 对角线和的平均值表示[(A+B)/2]或菱形2对角线乘积的平均值表示[(A×B)/2]。但临床工作中难以确定 A,B 的长度,特别是骨缝未闭时,不易操作,误差大,采用对角线和的平均值[(A+B)/2]或乘积的平均值[(A×B)/2]表示的方法结果不准确。对角线表示前囟大小的方法多用于科研。1986 年,Duc 采用"菱形对边中点的连线平均值"的方法研究早产儿、足月儿前囟大小与闭合年龄,Duc 的测量方法、结果至今仍被引用于儿科临床。一般地,前囟 2 对边中点的连线 ab 与 cd 值的差异无统计学意义,提示可采用任意 1 对边中点的连线表示前囟大小。因此,可以对边中点的连线 ab,或 cd,或(ab+cd)/2 表示前囟大小。

(六)皮肤发育

皮肤是人体第一道防线,由表皮、真皮、皮下组织构成。表皮中的角质形成细胞、黑素细胞、朗格汉斯细胞和默克尔细胞具有重要功能。婴儿皮肤相对面积较成人大,屏障功能发育不成熟,易导致药物经皮吸收和体温调节紊乱。毛发的生长有周期性,分为生长期、退行期和休止期。

1.皮肤发育

皮肤是包含多种附属器的复杂器官,位于人体的表面,是人体最大的器官,是人体的第一道防线。

胎儿皮肤发育分为 3 个完全不同、但时间上重叠的阶段,即器官特异性形成:胚胎期至胎儿 2.5 个月、形态发生(胎儿 2~5 个月)和分化成熟(胎儿 5~9 个月)。表皮层源于外胚层,胚胎第 4 周的表皮仅为1 层柱状的基底细胞,上皮细胞覆盖其表面。胚胎期末黑素细胞、朗格汉斯细胞和默克尔细胞 3 种外来细胞迁移至表皮。胎儿 2 个月时表皮开始分层,基底细胞和周皮细胞之间的角质细胞分化增厚,形成棘细胞层和基底膜,真皮层和皮肤附属器开始发育。胎儿晚期的皮肤结构已接近新生儿,表皮细胞完全角质化,颗粒层和角质层形成。表皮细胞胞浆含有大量糖原,角质层细胞的层数比婴儿和成人少。真皮层相对较薄,胶原纤维束为小的弹性纤维。

2.皮肤基本结构和功能

皮肤由表皮层、真皮层、皮下组织以及皮肤附属器(如毛囊、皮脂腺、汗腺、毛发、指/趾)甲组成,有丰富的血管、淋巴管及神经分布。

(1)表皮层:属终末分化的复层鳞状上皮,位于皮肤的最外层。表皮95%以上的细胞为角质形成细胞,基底层、棘细胞层、颗粒层和角质层为角质形成细胞分化成熟的不同阶段。表皮最重要的功能是作为皮肤屏障,阻止外界环境机械、理化因素及微生物的侵袭,维持体温,防止体内各种营养物质、水、电解质的丢失。

表皮的第二大类细胞为树枝状细胞,包括黑素细胞、朗格汉斯细胞、默克尔细胞。黑素细胞主要分布于表皮基底层,约10个基底细胞中可有1个黑素细胞。黑素细胞的功能是产生黑色素,保护身体免受紫外线辐射。黑素细胞与皮肤、毛发和眼睛的颜色,以及黑痣、雀斑等皮肤上的斑点有关。黑素细胞的代谢若是受到破坏或抑制可产生疾病,如遗传疾病白化症与黑色素细胞瘤。朗格汉斯细胞来源于骨髓的免疫活性细胞,是皮肤免疫反应中重要的抗原呈递细胞和单核吞噬细胞。

默克尔细胞常位于皮肤附件和触觉感受器丰富的部位(如掌跖、指或趾、口唇及生殖器等),被认为是一种触觉细胞,并具有神经内分泌功能。近年发现默克尔细胞与轻微接触反应有关。

(2)真皮层:源于中胚层,位于表皮的下方,通过基底膜带与表皮相连。真皮的基本成分是胶原纤维。真皮中同时含有成纤维细胞、肥大细胞、炎性细胞,以及皮肤的附属器、血管、淋巴管及神经。真皮层血管网的舒缩和小汗腺分泌的汗液蒸发起到调节体温的作用,同时与宿主防御、营养等功能有关。

(3)皮下组织:位于真皮下,又称皮下脂肪层或脂膜,具有弹性可缓冲皮肤的机械冲击,贮存能量和起到内分泌器官作用。

3.儿童皮肤特点

(1)皮肤面积相对较大:婴儿皮肤面积/体质量是成人的2.5～3倍,婴儿经皮肤吸收和散热面积相对较大。临床外用药物治疗时需考虑婴儿皮肤面积。

(2)真皮层温控作用较差:婴儿真皮层较薄,乳头层平坦。婴儿体温调节中枢发育不成熟,寒冷环境下真皮层血管的收缩反应弱,环境温度低时,婴儿易丢失热量。

(3)皮肤屏障发育不成熟:婴儿皮肤角质层细胞含水量高、结构松散,皮肤通透性高。胎龄越小,皮肤角质层细胞层数和厚度越薄,通透性越高。经皮失水量(TEWL)是反映皮肤屏障的灵敏指标。足月新生儿TEWL为每小时$4\sim8$ g/m^2,而$24\sim26$周龄的早产儿TEWL可高达每小时100 g/m^2。小分子量(<800 Da)化学物质易经皮吸收引起中毒。

(4)散热差:足月儿汗腺密度高于成人,但有分泌功能的汗腺比例低,诱导出汗的温度阈值高,故热性出汗能力差。生后几日的早产儿因神经调节功能不成熟,几乎无热性出汗。早产儿2周龄后始有出汗能力,但出汗量少,刺激出汗的环境温度高于足月儿。$2\sim3$岁儿童小汗腺的神经调节发育成熟,功能性出汗与成人相似。

(5)皮脂分泌较少:胎儿6月龄皮脂腺发育完成,结构与成人基本相同。出生前受母体雄激素的影响,胎儿皮脂腺增生,生后至1月龄皮脂分泌量与成人相似,因此皮脂腺增生和新生儿痤疮在足月新生儿常见。3～4月龄时皮脂腺的活跃程度下降,儿童期进入静止阶段,仅分泌少量皮脂,直至青春期受雄激素刺激再次活跃。

(6)皮肤酸性微环境易受损:正常皮肤表面偏酸性,pH为5.0～5.5。出生时,新生儿皮肤表面呈中性－碱性,pH为6.2～7.5,生后1周pH开始下降,至4周龄达到正常水平。儿童皮脂分泌少,频繁使用洗浴用品可使皮肤表面的酸性外膜受损。

(七)毛发生理与发育

1.毛发生理

(1)种类与分布:毛发广泛分布于身体各处。人类除掌跖、唇红、龟头、乳头、大小阴唇内侧及阴蒂外,几乎都有毛发生长。毛发的生长始于毛囊,全身皮肤约有500万个毛囊。根据结构和生长特性,将毛发分为3种。①胎毛:胎儿5月龄左右毛囊产生的第一轮毛发为胎毛,胎毛细而软,无髓质和色素,覆盖胎儿与新生儿全身皮肤;胎儿36周始脱落胎毛,部分婴儿出生后几日开始脱落胎毛;某些遗传性疾病如胎毛增多症的患儿胎毛终生存在。②毳毛:体表的胎毛脱落被毳毛替代。毳毛较胎毛短,多数不超出毛孔,细软而无髓质,偶见色素。③终毛:长而粗,有髓质和色素,如头发、眉毛、睫毛等。青春期后腋窝、耻骨、胸部及口唇周围的毳毛受性激素的影响而转变为终毛。

(2)生长与调节:头发生长与毛囊生长周期有关,有一定的周期性,分生长期、退行期和休止期。头皮约有10万个毛囊,85%处于生长期。头皮毛囊生长期较长,平均约为3年;退行期数天;休止期约为3个月。休止期毛囊出现萎缩和吸收,发根部呈较粗的棍棒状以致毛发脱落。头发的每月生长速度约为1 cm。

毛发的生长还受多种内分泌激素的调节,如甲状腺激素、性激素及类固醇皮质激素等。新生儿体内雌激素水平立即下降使毛发很快进入休止期,致胎毛脱落。毛囊破坏或各种疾病造成的内分泌代谢紊乱均可导致毛发生长异常。

2.毛发发育

毛发生长于毛囊内,毛囊的发育始于胚胎9～12周龄。身体各部分毛囊发育有程序性,如头部毛囊形成从前额向后枕部,全身则从头至足,胎儿22周龄全身毛囊形成。胎儿16～22周龄毛囊内毛发开始生长,10～12周龄后可达2～3 cm长,即胎毛。胎儿32～36周龄胎毛按与毛囊形成相同的顺序停止生长并逐渐脱落。因此,足月儿头部毛发经历2轮从前额至后枕顺序生长。婴儿枕部第一轮毛发在生后8～12周龄脱落,而第二轮毛发按前额至后枕顺序尚未达枕部,故可见生理性“枕秃”。第二轮毛发生长有身体部位差异,头皮毛发(终毛)增粗变长,体表部位的毛发(毳毛)较第一轮胎毛短(<1 cm)。生后3～4月龄第二轮生长的毛发逐渐脱落由第三轮替换,此后生长、脱落交替循环。

(八)指(趾)甲发育

1.胚胎发育

胎儿9周龄时指(趾)末端伸面形成指甲的胚芽。13周龄时指(趾)头处可见清晰的甲区域,近端甲皱襞处甲基质胚基出现。14周龄的胎儿甲板从近端甲皱襞下长出并有甲半月和甲基质成分。17周龄胎儿的甲板已覆盖大部分甲床。20周龄后指甲和指头同步生长,甲板接近指头末端并在出生前到达末端。胎儿甲板薄,可在指头表面弯曲呈弧形或凹甲畸形,但出生后随年龄增长而转为正常。

2.生理与功能

指(趾)甲单元由甲板、甲床、甲皱襞和甲基质组成。甲板的主要成分为角蛋白,由甲基质细胞角化形成,一生中持续生长。甲床位于甲板的下方,对甲板起支撑作用,含有大量毛细血管和神经。甲皱襞由近端皱襞和侧方皱襞构成,围绕甲板。甲基质又称甲母,是指甲最重要的部分,是指甲生长的源泉,位于甲板根部下面,从最近端到甲半月边缘,具有上皮样结构。甲母细胞不断角化形成甲板。手指甲的生长速度较足趾甲快,手指甲 3～6 个月可完全再生,足趾甲则需12～18 个月。指(趾)甲增长率与年龄、性别、季节、运动、饮食和遗传性因素有关,如指甲生长在夏季比其他季节更快。

(九)骨骼发育

儿童期骨骼亦处于生长发育过程中,儿童保健医师应在了解正常骨骼发育的基础上注意鉴别异常情况。

1.脊柱发育

(1)脊柱生长:由肌肉和韧带连接椎骨组成。脊柱的发育反映椎骨的生长过程。出生后第一年脊柱的发育先于四肢,以后四肢的增长快于脊柱。椎体的纵向生长有赖于椎体初级骨化中心上下面的软骨区,平均每个椎体每年增长约0.07 cm。腰椎生长速度大于胸椎和颈椎。椎骨的生长完成后,椎间盘的形成使青春后期儿童躯干继续增长。

(2)脊柱生理性弯曲:胎儿脊柱已经形成最初的 4 个弯曲结构。出生时已具有扁平弓的胸曲和腰曲,以及骶骨凹和腰部与骶部之间的曲折。随儿童坐、抬头和站立等大运动发育形成脊柱弯曲(图 13-6),即婴儿 3～4 月龄抬头动作的发育使颈椎前凸,形成颈曲;6～7 月龄婴儿会坐后,胸椎后凸形成胸曲;12 月龄左右儿童开始行走,腰椎前凸逐渐形成腰曲。但婴幼儿时期颈曲、胸曲和腰曲尚未被固定,仰卧时脊柱仍可伸平。脊柱生理性弯曲帮助脊柱吸收、缓冲运动过程中产生的压力,有利于身体保持柔韧性和平衡。儿童 6～7 岁时脊柱生理性弯曲被韧带固定,不正确的站、立、行、走姿势和骨骼疾病均可影响脊柱的正常形态。

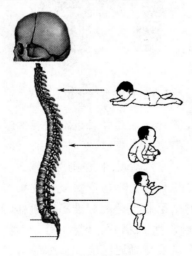

图 13-6　脊柱发育

2.长骨发育

骨龄:骨由间充质发生。长骨的生长是一较长的过程,从胚胎早期间充质向骨原基分化起始,到成人期骨发育成熟即干骺端骨性融合后,长骨即停止生长,约20年。骨的发生有膜内成骨,如顶骨、额骨、部分锁骨;软骨内成骨,如四肢长骨、躯干骨及颅底骨。长骨干骺端的软骨逐渐骨化和骨膜下成骨作用使长骨增长、增粗。儿童较大的长骨可明确分成4个解剖区域,即骨骺、骺板、干骺端和骨干,这4个区域基本上来自软骨内骨化,随后沿骨干由膜内成骨补充,随着生长发育而逐渐成熟。

所有初级骨化中心在胎儿时期形成(图13-7)。出生时除股骨远端外,所有的骨骺都位于长骨的两端,呈完全软骨性结构,称为软骨骺。出生前、出生后数月或数年的时间,骨干两端的软骨中央出现次级骨化中心。次级骨化中心的发生过程与初级骨化中心相似,但骨化从中央呈辐射状向四周进行。长骨干骺端次级骨化中心是生后长骨增长的重要部位,随年龄增长按一定顺序和解剖部位有规律出现,反映长骨的生长发育成熟程度。次级骨化中心随年龄增长逐渐增大,直到骨骼成熟时整个软骨部分由骨组织所替代,只剩下关节软骨,长骨的生长即停止。当骨化中心扩大时,发生结构上的改变,尤其是邻近骺板区域形成与干骺端平行的软骨下板,即骺板,X线称骺线。

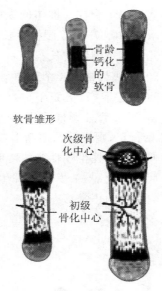

图13-7　初级骨化中心形成

出生时腕部尚无骨化中心,仅股骨远端和胫骨近端出现次级骨化中心。4～6月龄婴儿腕部出现头状骨及钩状骨,2～3岁出现三角骨,4～5岁出现月状骨、舟状骨及大、小多角骨,12月龄出现桡骨远端的骨化中心,尺骨远端的骨化中心则为6～8岁出现,9～13岁时出现豌豆骨(图13-8)。采用X线摄片方法获得不同年龄儿童次级骨化中心出现的年龄、数目、形态变化及融合时间资料,根据统计学分析的结果制定骨龄标准图谱,临床上用以判断骨骼发育情况。如常用的Greulich-Pyle图谱,采用左腕部X线摄片,计算腕骨、掌骨、指骨的次级骨化中心发育来推测骨龄。若临床上考虑婴、幼儿有骨发育延迟时应加摄膝部X线。

骨的成熟与生长有直接关系,骨龄反映的发育成熟度较实际年龄更为准确。正常骨化中心出现的年龄有较大个体差异,骨龄没有性别差异,但有一定的正常值范围,即生理年龄±2 SD。如1岁±2月,2岁±4月,3岁±6月,7岁±10月,7岁后±(12～15)月。

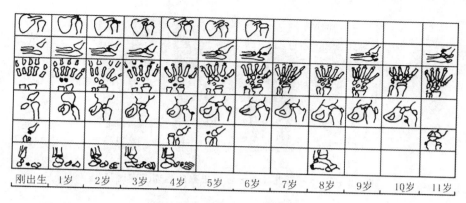

| 刚出生 | 1岁 | 2岁 | 3岁 | 4岁 | 5岁 | 6岁 | 7岁 | 8岁 | 9岁 | 10岁 | 11岁 |

图13-8　次级骨化中心出现顺序

3.下肢发育

(1)下肢的胚胎发育:胚胎第4周末胚体左右外侧壁上先后出现2对小隆起,为上肢芽和下肢芽。第5～6周胎龄时下肢芽远端呈扁平桨板状,随着间充质组织的增殖、分化和迁移,形成早期的肢芽。胎龄第6周末时肢芽变平,形成手足末端和早期的肢体外部形态。胎龄7周左右,上肢与下肢芽的纵轴平行(图13-9)。以后,上肢芽向外旋转,使最初位于头端的拇指转向外侧方的解剖位置;而下肢芽向内旋转,使大拇指从初始的头端转到中线位置。随胎龄增长,胎儿宫内姿势使股骨外旋,胫骨内旋,足部位置则较多变。出生后下肢继续外旋,约8岁时达到成人水平。因此,儿童时期下肢旋转状况与年龄密切相关。发育过程被削弱或加强均可致"旋转问题"。

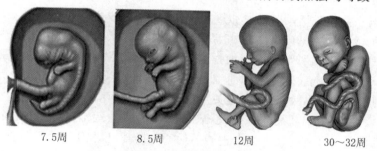

| 7.5周 | 8.5周 | 12周 | 30～32周 |

图13-9　下肢的胚胎发育

(2)下肢生理性弯曲:身材的增长主要与长骨的生长,尤其是下肢骨的生长有关。婴幼儿四肢和躯干相比,相对较短;随着年龄增长,四肢长骨增长速度远较躯干增长迅速。下肢旋转从胚胎时期一直延续到生后,因此在正常发育过程中可见到下肢旋转。儿童生长的不同时期下肢线性排列的生理演化有一定的过程(图13-10)。有学者研究胫骨、股骨夹角的发育证实,下肢力线排列有个自然变化的过程,即新生儿股关节为屈位外展、外旋状使下肢呈"O"形,至婴儿期下肢仍可有约15°的膝内翻("O"形腿),常在18月龄左右改善;至2～3岁幼儿又可出现约15°的膝外翻("X"形腿);7～8岁后儿童下肢线性排列发育接近正常成人水平(男性膝外翻7°,女性8°)。故儿童在特定时期内出现一定程度内的膝内翻或膝外翻多为生理性下肢力线性排列变化,通常不需处理,但临床仍应与疾病状况下的下肢畸形鉴别。

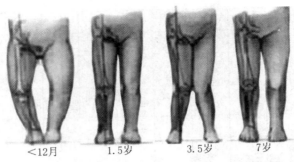

| <12月 | 1.5岁 | 3.5岁 | 7岁 |

图 13-10　生长期儿童下肢线性排列的生理演变过程

(十)肌肉和脂肪组织发育

儿童肌肉的发育程度与年龄、性别、营养状况、生活方式及运动量、疾病有密切的关系。

1.肌肉发育

人类肌肉在出生时组织结构已成熟,但纤维类型的分化远远没有完成。儿童肌肉纤维较细,肌肉蛋白质少,间质组织较多。与成人相比,收缩能力较弱,耐力差,易疲劳,但恢复比成人快。肌肉的生长主要是肌纤维增粗。生后最初几年肌肉发育较缓慢,4岁以后肌肉增长明显,肌肉占体质量的百分比随着年龄的增长而增加。进入学龄期尤其在青春期性成熟时肌肉发育迅速,受性激素影响性别差异明显,男童肌肉占体质量的比例明显高于女童。肌肉组织总量的增加表现为男童的体态比女童壮实,以及肌肉力量高于女童。男童肌力在 14 岁后几乎是女童的 1 倍。

2.肌张力发育

肌张力是肌肉在静止或活动时的紧张度,即被动肌张力或主动肌张力。正常肌张力是维持身体各种姿势及正常运动的基础。胎儿 28 周前肌张力非常低,四肢呈伸展状态,上下肢几乎缺乏肌张力。从 28 周龄开始,肌张力逐渐增强呈尾头方向发展。32～34 周龄下肌张力增高呈屈曲状态,到 36～38 周龄双上肢才表现屈曲,肌张力增加。近足月时胎儿屈肌张力更强,表现为上肢屈曲、内收,手握拳、拇指内收;下肢为髋关节屈曲、轻度外展,膝关节屈曲,呈屈肌优势的屈曲姿势。出生后 2～3 月龄的婴儿屈肌张力逐渐下降,伸肌张力逐渐增强,婴儿伸展的姿势增多。同样,躯干主动肌张力也可见到尾头方向进展。约 6 月龄婴儿非对称性紧张性颈反射消失,手、口、眼协调,主动活动肌张力增强,婴儿姿势向对称性伸肌张力增强的自由伸展阶段发展。

婴儿多以关节伸展角度判断肌张力,但不同月龄的婴儿,关节伸展角度有不同标准。此外,肌张力也可以在姿势变化、自发运动及各种反射中表现出来,如头颈部肌张力低下时,仰卧位不能表现出来,但在仰卧拉起时,即可见到头明显后垂。皮博迪运动发育量表(the Peabody Developmental Motor Scale-second edition,PDMS)、粗大动作发育测试(Test of Gross Motor Development,TGMD)可反映肌肉功能。学者们认为,儿童大肌肉群的运动模式以及手部小肌肉的发育在学龄前变化大,评估学龄前期儿童粗大和精细动作发育水平可了解儿童肌肉发育。

3.脂肪组织发育

人类脂肪细胞起源于中胚层的多能干细胞,经分化为间充质干细胞、成脂细胞、前脂肪细胞,逐渐发育为成熟脂肪细胞。棕色脂肪细胞可能来自肌源性细胞的分化。脂肪分化过程复杂并受到多种转录因子的调控。

(1)脂肪组织基本结构和功能:人类脂肪组织包括白色脂肪组织和棕色脂肪组织 2 种。白色脂肪组织主要分布于人体皮下和内脏,占正常成人体质量的15%～20%,是身体中最大的能量储存和转运器官,调节能量平衡,同时具有内分泌、免疫及机械保护等多种功能。因棕色脂肪组织线粒体含丰富的细胞色素而表现为棕色,肉眼可分辨。棕色脂肪组织主要分布在肾周、主动脉、颈部及纵隔等部位,主要功能是产热。一般认为,棕色脂肪组织仅在婴儿时期发挥作用。出生时棕色脂肪组织占体质量的 2%～5%,持续至 1～2 岁消失。近年来的研究证实,一定条件下白色脂肪细胞可转变为棕色脂肪细胞,成人也可有活跃的棕色脂肪组织。

(2)脂肪组织的发育:脂肪组织的生长发育表现为细胞数目的增加和细胞体积的增大,但细胞数目的增加是不可逆的。胎儿30周龄至生后 18 月龄是脂肪组织生长发育的第 1 个活跃期,对外界各种因素反应最为活跃。脂肪的增加是细胞的增大还是脂肪细胞增生尚存在争议。目前认为,生后 6 月龄内以脂肪细胞容量增大为主,以后以细胞数目的增多为主。生后 6～8 月龄皮下脂肪生长速度最快,以后逐步减慢至生后 28 月龄,学前期增加很少。出生时人体脂肪组织占体质量的比例为 16%,1 岁时为 22%,以后逐渐下降,5 岁时为 12%～15%。脂肪组织发育相对停滞的时期瘦组织增生活跃。青春期开始进入脂肪组织发育的第 2 个活跃时期,脂肪细胞的体积再次增加,数目增多,出现性别差异,女童脂肪占体质量的比例平均为 24.6%,比男童多 2 倍。受性激素水平的影响,女童脂肪组织主要分布在皮下,尤其在臀部、腰部,多于腰部以上,形成女童的体脂分布特征(梨状);男童脂肪主要分布在腹部皮下和腹腔内,渐呈男童的中心型分布(苹果状),但肱三头肌和肩胛间皮下脂肪变化不能反映性别。

有报道称,4 岁前脂肪细胞数目不断增加,至青春期前保持稳定,青春期时再继续增加。也有学者研究显示,13 岁前脂肪细胞持续地逐步增长。不同研究结果反映,脂肪组织在不同情况下产生不同方向变化。因此,人们提出脂肪细胞的数量和体积间存在相互制约和相互影响关系的假说。推测当脂肪细胞增大到一定程度可能刺激细胞分裂,致脂肪细胞数目急剧增加。正常婴儿期和青春期可见脂肪细胞的数量和体积相互制约现象。近年研究证实,脂肪组织细胞的增殖和细胞扩大的生长过程中存在关键时期,可能在胎儿后期、婴儿期和青春期。脂肪细胞在成年期保持相对稳定,每年约有 10% 的脂肪细胞死亡,同时又有相应比例的脂肪细胞再生。因此,白色脂肪组织是一个有动态演变能力的组织。

(3)影响脂肪组织发育的因素:脂肪组织的生长发育与儿童营养状况密切相关。营养不足,尤其是能量缺乏型营养不良可导致脂肪分解增加,体脂肪含量下降;高能量膳食则促进脂肪细胞的增殖、分化和脂质的积聚,尤其在脂肪组织生长关键期。母亲孕期或哺乳期过度营养可以刺激子代前脂肪细胞的增殖和分化,使日后的贮脂能力大大提高,并与成年后肥胖、缺血性心脏病、高血压和糖尿病等密切相关。人体脂肪组织的总量及其在体内的分布是肥胖及其代谢综合征的主要决定因素。早期营养程序化是导致此类疾病发生的重要机制,即在胎儿发育的关键或敏感时期,因不良营养环境而发生一系列代谢和内分泌改变,以应对这些不利的宫内环境。其后果是器官大小和结构的改变,以及多种内分泌轴信号通路调控变化和重整,并引起永久性代谢改变,增加个体在随后生命过程中罹患肥胖、胰岛素抵抗、高血压等慢性疾病的风险,且程序化的敏感时期可能从胎儿期和婴儿期延伸到青少年时期。生后脂肪总量和分布亦与儿童年龄、性别相关,受到内分泌激素水平和药物影响,如糖皮质激素治疗可致向心性肥胖,即库欣综合征。

(4)脂肪组织含量和分布的评价:人体脂肪的 50% 分布于皮下组织,通过测量躯干、四肢不同区域的皮下脂肪厚度可以反映全身皮下脂肪量,也可以借助物理检查方法测定体脂含量和分布。目前认为,MRI 和 CT 是确定腹部皮下和内脏脂肪组织含量的金标准。随着科技的发展,将有新方法应用于体型和身体组分的测量,如 3D 成像。

（十一）生殖系统发育

生殖系统是最后成熟的系统,经历胚胎期(性别、性腺性别分化)、儿童期(静止期)和青春期(表型性别分化)3个阶段。

1.生殖系统发育

(1)胚胎期性发育:包括遗传性别、性腺性别分化。受精后Y染色体决定胚胎的基因性别,胎儿4～6周龄形成原始性腺。1990年,Sinclair从人类Y染色体短臂分离性别决定区(sex-determining region Y,SRY)。SRY决定性腺性别分化,使原始性腺分化为睾丸,胎儿8～12周龄形成附睾、输精管、精囊、前列腺芽胚。受促性腺激素和雄激素的调控,胎儿8月龄睾丸下降进入阴囊,腹膜腔与鞘膜腔通道逐渐闭锁。女性无SRY,原始性腺则分化为卵巢、输卵管及子宫(图13-11)。

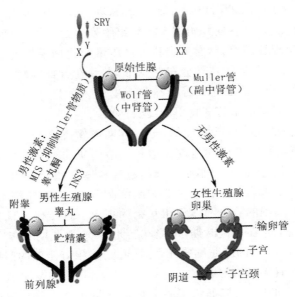

图 13-11 胚胎期性发育

因两性的生殖系统胚胎起源相同,故两性都有相对应器官,或同源器官。如睾丸与卵巢、前庭大腺与尿道球腺、阴茎头与阴蒂头、阴茎海绵体与阴蒂海绵体、阴茎尿道海绵体与前庭球、阴茎腹侧与小阴唇、阴囊与大阴唇、前列腺与尿道旁腺。

(2)儿童期性发育:儿童期下丘脑-垂体促性腺激素-性腺轴无活动,因此,出生到青春期前生殖系统为幼稚状态,功能处于静止期。

(3)青春期性发育:为表型性别分化。通过下丘脑-垂体促性腺激素-性腺轴调控,即青春期开始下丘脑促性腺激素释放激素(GnRH)分泌增加,垂体分泌促卵泡激素(FSH)和促黄体生成激素(LH)增多,生殖系统迅速发育,直至青春期结束(图13-12)。

2.青春期发育

(1)分期:临床上通常按照性发育的程度作为青春发育的分期(Tanner分期),即将外生殖器和性征的发育分成5期。近年来,Cole TJ按照体格生长速度提出新的青春期三分法,即青春发育前期、青春发育期和青春发育后期。TJ Cole方法简单、易判断,性发育分期错分的概率非常低,适合基层医务工作者使用。

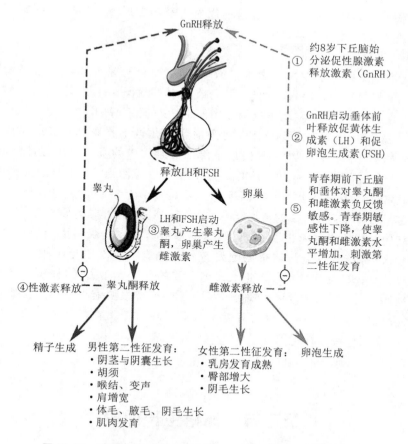

GnRH释放

① 约8岁下丘脑始分泌促性腺激素释放激素（GnRH）

② GnRH启动垂体前叶释放促黄体生成素（LH）和促卵泡生成素(FSH)

释放LH和FSH

睾丸 卵巢

③ LH和FSH启动睾丸产生睾丸酮，卵巢产生雌激素

⑤ 青春期前下丘脑和垂体对睾丸酮和雌激素负反馈敏感。青春期敏感性下降，使睾丸酮和雌激素水平增加，刺激第二性征发育

④性激素释放 睾丸酮释放 雌激素释放

精子生成

男性第二性征发育：
· 阴茎与阴囊生长
· 胡须
· 喉结、变声
· 肩增宽
· 体毛、腋毛、阴毛生长
· 肌肉发育

女性第二性征发育：
· 乳房发育成熟
· 臀部增大
· 阴毛生长

卵泡生成

图 13-12 青春期下丘脑-垂体促性腺激素-性腺轴活动示意图

　　青春期启动的时间及性发育速度与遗传、性别、外界环境及营养有关,发育年龄存在个体差异。青春期开始的年龄与第二性征的出现顺序女童早于男童,青春期发育持续7~8年。

　　(2)女性性征发育。①第二性征:发育的顺序多为乳房发育、阴毛生长和腋毛生长。多数女童一侧乳房先发育,数月后另一侧发育,少数间隔1年。乳房从开始发育到成熟平均为4年(1~9年),乳房发育至初潮呈现经历2~3年。乳房在月经周期中可受卵巢激素分泌影响而出现周期性变化,如月经来潮前1周,感觉乳房胀痛、乳头刺激为正常生理现象,月经来潮后乳房胀痛消失。②月经初潮:即第1次月经,通常于乳房发育后2年左右(Ⅲ~Ⅳ期)出现。近年世界性资料显示,各国女童初潮年龄均有明显提前的趋势。因激素水平不稳定,女童初潮后月经可不规则,甚至隔数月或者半年后才发生第2次月经,是正常生理现象。排卵功能的建立通常在初潮后2年左右。③生殖器官:内、外生殖器官从幼稚型变为成人型。

　　(3)男性性征发育。①第二性征:发育顺序为阴毛、腋毛、胡须及喉结的出现。阴毛发育程序基本同女童,但分布部位和形态不一。②生殖器官:Tanner青春期分期法将男童睾丸发育亦分为5期。睾丸容积(mL)可用 Prader 模具测量。③乳房发育:3/4男童青春早期可出现乳房发育,但仅触及腺结,1~1.5年后多自行消退;持续未消退者,药物无效,需手术处理。男童有较大的乳房时需排除男性乳房相关的疾病。④变声:一般男童13岁后出现变声现象,但有个体差异,不作为发育分期标志。⑤遗精及精尿:首次遗精发生在青春期发动后3~4年,是男性青春期的生理现象,较女性月经初潮晚约 2 年。遗精不代表生殖功能成熟,只是青春后期生殖轴成熟表现。一般 17 岁左右精子才具成年状态。

3.婴儿微小青春期

婴儿微小青春期是婴儿早期性激素水平激增,包括垂体分泌促卵泡激素(FSH)和睾酮,出现一过性第二性征发育现象。除青春期外,下丘脑-垂体-性腺轴(HPG)有 2 次被激活,第 1 次在胎儿期至胎儿中期,由于胎盘激素的负反馈作用使 HPG 的活动静止直到足月;第 2 次在出生后数月内,解除胎盘激素的抑制作用后 HPG 再激活为婴儿微小青春期。HPG 的再激活使生后 3 月龄婴儿体内性腺激素水平增加,6 月龄后下降。女婴体内的垂体分泌促卵泡激素(FSH)持续高至 3～4 岁。生后婴儿期促卵泡激素增高使男、女婴性腺激活,1～3 月龄男婴体内睾酮水平升高,以后随黄体生成素(LH)水平下降而下降。婴儿微小青春期的生物学意义和对发育的长期作用尚不清楚。男婴生后 HPG 的再激活促进阴茎、睾丸生长,对男婴外生殖器发育很重要;促卵泡激素增高使女婴卵巢滤泡发育成熟、雌二醇水平增加致乳腺增生,乳头、乳晕颜色变深。女婴体内雌激素水平波动,可能与卵巢滤泡发育的成熟有关。因胎盘雌激素刺激胎儿的靶器官——乳房,故出生时男、女婴乳房都可增大。但女婴的乳房大于男婴,提示女婴有内源性雌激素作用。胎儿期胎盘雌激素也刺激子宫增大,几个月后子宫很快缩小。早产女婴缺乏宫内雌激素刺激,乳房初发育较足月儿小。2 岁后雌激素水平下降,HPG 静态至青春期。少数儿童 2 岁后乳房持续增大,需随访排除性早熟。

(孙莉芳)

第二节　体格生长评价

一、基本要求

(一)测量工具与方法

WHO 以及各国关于儿童体格生长评估指南(建议)均强调,采用准确的测量工具及规范的测量方法。

(二)参考人群值

2015 年《中华儿科杂志》编辑委员会中华医学会儿科学分会儿童保健学组撰写的《中国儿童体格生长评价建议》中,选择"中国儿童生长参照标准"或2006 年世界卫生组织儿童生长标准。

(三)资料表示方法

1.统计学方法

(1)均值离差法:对于体质量、身高和头围等连续性变量,通常是呈正态分布的,变量值用平均值±标准差(SD)表示。均值±1 个 SD 包括样本的 68.26%,均值±2 个 SD 包括样本的 95.44%,均值±3 个 SD 包括样本的 99.72%。为了更精确反映与均值的距离,可计算偏离的程度,即 Z 评分。Z=(变量值-均值)/SD,变量值等于均值,Z=0;变量值小于均值,Z 为负数;变量值大于均值,Z 为正数。这样利于进行不同组别(年龄、性别、生长指标)之间的比较。

(2)百分位数法:是将某一组变量值(如体质量、身高)按从小到大的顺序排列,将最小值与最大值分为 100 个等份,每一等份为一个百分位,并按序确定各百分位数。当变量呈正态分布时,第 50 百分位相当于均值。第 3 百分位接近于均值减 2 个 SD,P97 接近于均值加 2 个 SD。

2.界值点

通常离差法以均值±2 SD 为正常范围,包括样本的 95%;百分位数法以 P3～P97 为正常范围,包括样本的 94%。也就是说,<P3 或>P97 为异常,小于均值－2 SD 或大于均值＋2 SD 为异常。

二、体格生长评价

(一)结果表示方法

1.等级评价

因方法简单而最常用。将参照值用±SD 或百分位数进行区间分级,有三分法、五分法、六分法(图 13-13)。测量值与参照值等级对应即可判定测量值所在等级。等级评价是人为分级,据实际工作内容选择,常用三分法与五分法。等级评价用于横断面的测量值分析,又称单项分级评价,如生长水平、体型匀称的评价。WHO 将各项指标的人群正常范围设定在±2SD,而美国 AAP 则推荐以第 5 百分位至第 95 百分位之间为正常范围,而国际肥胖工作组(IOFT)、中国肥胖问题工作组(WGOC)及 9 市儿童体格发育调查工作组制定的 BMI 筛查超重/肥胖的界值点采用与成人 BMI 界值点接轨的方法。此外,体重/身高还可以用中位数百分比的方法评价营养状况。

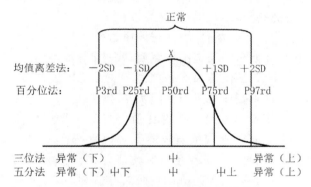

图 13-13　等级评价:三分法、五分法

2.测量值计算

如纵向测量值分析儿童生长速度的评价需计算连续 2 次测量值的差值,与参照值的对应数值比较;或计算坐高与身高的比值评价儿童身材匀称度,或计算体质指数[BMI＝体质量(kg)/身高(m^2)]。

(二)评价内容

儿童体格生长评价应包括生长水平、生长速度以及匀称程度 3 个方面。评价个体儿童体格生长时按临床需要应进行全面评估,或其中 2 个,但生长水平是基本评估内容。群体儿童体格生长评价仅为生长水平。

1.生长水平

将某一年龄时点获得的某一项体格测量值(反映从受精到某个年龄阶段生长的总和)与标准值(参照值)比较,得到该儿童在同年龄同性别人群中所处的位置,即该儿童生长的现实水平。生长水平评价简单易行、直观形象,较准确地反映个体或群体儿童的体格生长水平,但不能反映儿童的生长变化过程或"轨道"。评价结果以等级表示。生长水平为单项指标评估。有些评估发育成熟度的指标也有生长水平的意义,如骨龄、齿龄、体质量的年龄、身长(高)的年龄。

2.生长速度

对某一单项体格生长指标,进行定期连续测量(纵向调查)所获得的该项指标在某一时间段中的增长值,为该项指标的生长速度(如厘米/年)。如出生时身长为 50 cm,1 岁时为 75 cm,第一年身长的生长速度是 25 厘米/年。儿童期不同年龄阶段生长速度不相同,定期连续的生长测量值可计算儿童生长速度,间隔时间可是月、年。生长速度参数有表格与曲线形式。WHO 制定的 0～2 岁儿童身长生长速度标准,生长速度曲线应是倒"S"形。但目前儿童生长的纵向调查资料较少,生长曲线多源于横向调查资料,即不是真正的参照人群相应的生长速度值,儿童定期连续测量获得的生长数据在生长曲线上为生长趋势。如采用体质量、身长(高)、头围生长曲线可较直观地发现个体儿童生长速度的变化,但无具体数据。如生长曲线上某儿童定期测量值各点均在同一等级线,或在 2 条主百分位线内波动说明儿童生长正常;向上或向下超过 2 条主百分位线,或连续 2 次点使曲线变平或下降提示儿童生长出现异常现象。采用生长速度曲线评估的实际可操作性较差,临床上将生长速度计算值与参照人群相应的生长速度值比较,可判断个体儿童在一段时间内生长的趋势,以正常、下降(增长不足)、缓慢、加速等表示即可。

3.匀称度

为体格发育的综合评价。儿童体格生长发育过程中各项体格生长指标间存在一定的联系,可用回归分析方法研究部分体格生长指标的相互关系。

(1)体型匀称:实际工作中采用体质量/身高与体质指数(BMI)表示体型(形态)发育的比例关系,即代表一定身高的相应体质量增长范围。体质量/身高实际测量与参照人群值比较,结果以等级评估。BMI 以第 5 百分位至第 95 百分位之间为正常范围。体型匀称度表示人体各部分之间的比例和相互关系,可由此来判断儿童的营养状况、体型。

(2)身材匀称:以坐高(顶臀高)/身高(长)的比值(SH/H)或躯干/下肢比值从婴儿的 0.68 逐渐下降至青少年的 0.52,提示青春期前下肢较躯干生长快,SH/H 与身高有显著的负相关关系。临床上,可按实际测量坐高、身高的测量值计算比值与参照人群的坐高、身高的比值相比较,实际比值≤参照人群值为身材匀称,实际比值＞参照人群值为不匀称。评估身材匀称的最重要问题是坐高与身长的测量,但易出现误差,影响结果的判断。身材匀称的评价结果可帮助诊断内分泌及骨骼发育异常疾病。

(三)评估流程

儿童体格生长评价是一个比较复杂的临床问题。儿童体格生长状况与疾病有关,如遗传代谢性、内分泌、营养性以及炎症慢性重要脏器疾病。体格生长评估有助于临床筛查营养性疾病、与遗传或内分泌有关的身材异常(矮小、超高)、与头围发育有关的神经系统疾病。按 2015 年《中华儿科杂志》编辑委员会中华医学会儿科学分会儿童保健学组的《中国儿童体格生长评价建议》中建议的,评估流程有体格生长测量→采用参数生长水平评估→发现高危儿童→生长速度与匀称状况评估＋临床资料(病史、体格检查)→初步诊断→选择实验室方法或转诊。

三、评价结果分析与解释

人体测量值的评价是一种临床筛查方法,以早期发现体格生长的高危儿童,不宜作为诊断方法,或简单贴上"营养不良"或"生长异常"的标签,给家庭与儿童带来心理与经济负担。评估时应动态观察,按病史、临床表现、体格检查特点进行生长水平、生长速度和匀称度综合判断,选择相关实验室检查以获得较准确的结论。同时,个体和群体儿童的评价方法也不同。因此,正确进行生长评价并做出合理解释是儿童保健医师及儿科医师必备的基本功。

(一)个体评价

1.生长的个体差异

正常儿童有自己的生长"轨道",生长参照标准的均值或第50百分位线不是儿童应达到的"目标"。为了避免误解第50百分位线为"达标"线,英国的新生长曲线已用虚线替代实线来表示第50百分位线。

2.各生长指标发育均衡

正常儿童各种体格生长指标测量值等级评估应在相近水平,如某一测量值与其他测量值偏离明显,提示可能有问题。

3.出生体质量、身长不能完全预测生长"轨道"

随访中可发现,多数儿童早期体质量和身长测量值不一定沿出生时的水平或"轨道"发育,约2/3的儿童可在2岁前出现体质量或身长回归均值趋势或生长追赶与生长减速。2~3岁后儿童生长的"轨道"较稳定,提示逐渐显示儿童遗传潜力,但需准确测量与复测后,方可确定儿童出现生长追赶或生长减速。

4.喂养方式

人乳喂养婴儿生长与配方喂养婴儿不同,3~4月龄后人乳喂养的婴儿较瘦,评价婴儿生长时应考虑喂养方式的差别,避免不必要的检查、或用配方替代人乳、或过早引进固体食物。

5.青春期的生长

体格生长的第二高峰与性发育时间与遗传因素有关。

(二)群体儿童评价

群体儿童评价是对一人群或亚儿童人群的测量数据进行统计分析,并与营养良好儿童人群的正常参照值进行比较。因此,群体儿童生长发育状况可以反映出一个国家或地区政治、经济和文化教育的综合发展水平,与营养供应、营养学知识、疾病控制情况、医疗卫生保健工作质量有关;结果可帮助决策者和领导机构了解该群体儿童的健康及营养状况,如评价结论"不良"则提示该儿童人群可能存在某些健康和营养问题,应积极寻找儿童营养、环境和生活方式存在的问题,并予以纠正。另外,进行不同地区、不同集体儿童生长状况比较,可给地区社会和经济政策决策者提供反馈信息,寻找存在问题,促进儿童生长。

四、早产儿体格生长评价

(一)出生时评估

1.胎龄评估

出生时的评估需要有准确的胎龄估计。胎龄为胎儿在宫内的发育时间,多以周龄表示,反映胎儿的成熟度。一般以母亲末次月经时间、超声检查胎儿双顶径和股骨长等信息判断胎龄。出生后以早产儿的外表特征和神经系统检查判断胎龄。早产儿出生时的胎龄不同,外表特征和神经系统检查存在明显差异。出生后24 h内进行胎龄评估,判断其宫内发育的成熟度,对早期监测早产儿各器官的功能起到重要的作用。常用的胎龄评估方法有 Dubowitz 评分法和我国简易胎龄评分法等。

（1）Dubowitz 评分法：采用 11 个体表特征评分和 10 个神经肌肉成熟度评分（表 13-1）相结合进行判断，查表得出胎龄（表 13-2）。Dubowitz 评分内容较全面，结果可靠准确，但较复杂，评分操作过程对新生儿干扰较大。

表 13-1　Dubowitz 胎龄评分法-神经系统发育评估评分表

神经体征	评分					
	0	1	2	3	4	5
1.体位	软，伸直	软，稍屈	稍有张力	有张力	张力较高	
2.方格（腕部）	90°	60°	45°	30°	0°	
3.踝背屈	90°	75°	45°	20°	0°	
4.上肢退缩反射	180°	90°～180°	<90°			
5.下肢退缩反射	180°	90°～180°	<90°			
6.腘窝成角	180°	160°	130°	110°	90°	<90°
7.足跟至耳	至耳	接近耳	稍近耳	不至耳	远离耳	
8.围巾征（上肢）	肘至腋前线外	肘至腋前线与中线间	肘至中线	肘不至中线		
9.头部后退	头软后退	头水平位	头稍向前	头向前		
10.腹部悬吊	头软下垂	头稍高，低于水平	头水平位	头稍抬	抬头	

表 13-2　Dubowitz 总分评估胎龄关系

Dubowitz 总分	胎龄/天	胎龄/周+日
10	191	27+2
15	202	28+2
20	210	30
25	221	31+4
30	230	32+6
35	240	34+2
40	248	35+3
45	259	37
50	267	38+1
55	277	39+4
60	287	41
65	296	42+2
70	306	43+5

（2）简易胎龄评分：主要依据新生儿皮肤外观的特征进行评估，临床应用简便（2～3 min），易于推广（表 13-3）。

表 13-3　简易胎龄评估

体征	0分	1分	2分	3分	4分
足底纹理	无	前半部红痕明显	红痕>前半部,褶痕<前 1/3	明显深的褶痕>前 2/3	
乳头形成	难认,无红晕	明显可见,乳头淡,直径<0.75 cm	乳晕呈点状,边缘突,直径>0.75 cm		
指甲	未达指尖	已达指尖	超过指尖		
皮肤组织	薄,胶冻状	薄而光滑	光滑,中等厚度,皮疹或表皮翘起	稍厚,表皮手足皱裂翘起,明显	厚,羊皮纸样,皱裂深浅不一

注:1.若各体征的评分介于两者之间,用均数计算。
　　2.结果判断:胎龄周数=总分+27。

2.生长状况评估

（1）按出生体质量评估:可将早产儿分为超低出生体质量儿（<1 000 g）、极低出生体质量儿（<1 500 g）、低出生体质量儿（<2 500 g）和正常出生体质量儿（2 500～4 000 g）。

（2）按胎龄和出生体质量关系评估:与足月儿一样,可分为小于胎龄（SGA）早产儿、适于胎龄（AGA）早产儿和 大于胎龄（LGA）早产儿。

按照出生体质量评估反映胎儿宫内生长,而按胎龄和出生体质量关系评估反映胎儿宫内的生长与成熟度匹配程度。

3.按匀称度评估

评估胎儿体格生长指标间发育的比例关系,如体质量与身长、或身长与头围比例反映胎儿宫内生长发育状况。常用的指标有 PI 指数以及身长（cm）/头围（cm）比值。

PI 结果表示出生时体质量与身长的关系,类似体质指数（BMI）为匀称度,PI＝出生体重（g）/出生身长（cm³）×100%。胎儿宫内体质量、身长受影响程度的不同使 PI 值不同。正常宫内胎儿身长（cm）/头围（cm）之比约为 1.36。

（二）生后生长评估

1.胎龄矫正

早产儿体格生长发育的评价应据矫正后的胎龄,即以胎龄40周（预产期）为起点计算生理年龄,矫正胎龄后再参照正常婴幼儿的生长指标进行评估。如胎龄 32 周的早产儿实际年龄为 3 月龄,以胎龄 40 周计算,该早产儿矫正后的生理年龄为 1 月龄。评价该 3 月龄的早产儿时应与 1 月龄正常婴儿的生长标准来进行比较。一般情况下,评价早产儿生长时应矫正年龄,但体质量、身长、头围有不同的矫正年龄时间。

2.评价方法

目前尚无"正常"早产儿的生长标准,各国指南对早产儿体格生长的评价依胎龄<40 周、胎龄>40 周采用不同的方法。

（1）胎龄<40 周的早产儿:国际上多采用 Fenton 早产儿生长曲线评价生长。2013 年发表修订后的早产儿生长曲线图（图 13-14、图 13-15）。与 2003 年版相比,新版 Fenton 曲线数据范围更广更新;样本量更大,有近 400 万不同胎龄早产儿的数据分析,增加胎龄<30 周的早产儿比例;有不同性别的区分;胎龄 50 周与 WHO 曲线更接近。

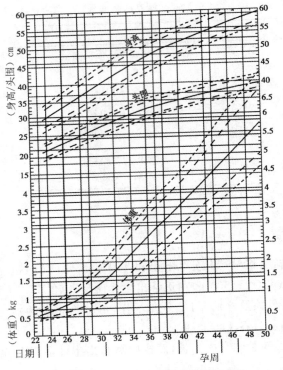

图 13-14　Fenton 早产男婴生长曲线

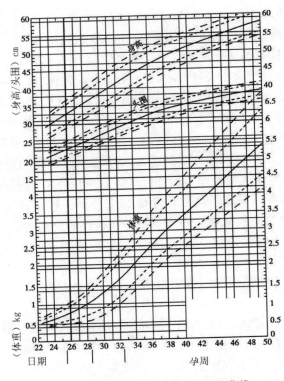

图 13-15　Fenton 早产女婴生长曲线

早期早产儿的生长可参照正常胎儿在宫内的生长速率,即 15~20 g/(kg·d)。因胎儿在宫内的生长是非匀速的,评估不同胎龄早产儿生长速率需参考胎龄。

(2)胎龄>40 周早产儿:校正胎龄后采用正常婴幼儿的生长标准评估,与群体的横向比较采用 2005 年 9 省市儿童体格发育调查制定的中国儿童生长标准,如进行国际比较需采用 2006 年世界卫生组织儿童生长标准,但早产儿追赶性生长期间应超过足月儿的标准。纵向生长速率需准确测量后计算比较。早产儿出院后的生长评价可参照正常胎儿在宫内的生长速率参照值为纵向比较,Fenton 宫内生长曲线和我国不同胎龄新生儿的生长参照值为横向比较。纵向比较反映早产儿个体的生长趋势,横向比较则反映个体早产儿与同胎龄早产儿群体间的差异。

(孙莉芳)

第三节　儿童行为测验

一、2~3 岁儿童行为量表

(一)量表概说

Achenbach 儿童行为量表(Achenbach's Child Behavior Checklist,CBCL)包括 4~16 岁儿童少年部分和 2~3 岁婴幼儿部分。用于筛检儿童行为问题,在美国、法国、加拿大等国应用较多。西安交通大学医学院附属二院儿童行为研究室引进并主持修订了 2~3 岁 CBCL,制定了我国常模,主要用于早期教育中儿童行为异常的评价,为发育行为儿科临床诊断工作及干预效果提供客观依据,并可作为培养儿童健全人格的辅助工具。

(二)量表结构、常模及其特点

该量表由 99 个行为问题项目组成,构成 6 个行为因子,即社交退缩、抑郁、睡眠问题、躯体诉述、攻击行为和破坏行为。每个行为因子包含若干项目,每个项目分三级答案选择并给予计分,"无此行为"计 0 分,"偶然有"计 1 分,"经常有"计 2 分。项目的排列按英文字母顺序进行。每个行为因子的各项目分数加起来即是这个行为因子的总分。社交退缩、抑郁两个行为因子构成内向性,攻击行为和破坏行为构成外向性,所有项目分加起来构成行为问题总分。

常模样本按分层整群随机抽样的原则,来自全国六大行政区 16 个省市 2 573 名 2~3 岁幼儿。常模有两种形式:百分位常模——根据 6 个行为因子的粗分得出百分位常模的剖面图,任何一个行为因子分或行为问题总分超过 P_{98} 即提示行为异常;因子 T 分常模——按 $T=50+10$ $(X-\bar{x})/s$ 公式对 6 个行为因子粗分、内向性粗分、外向性粗分和总粗分进行转换,建立因子 T 分常模,任何一项 T 分超过 70 者提示行为异常。此外,男、女幼儿共用统一常模。

(三)量表的信度、效度及其应用情况

同质信度 Cronbach α 系数为 0.61~0.89,各行为因子、内向性、外向性和因子总分的重测信度在 0.73~0.87 之间,分半信度在 0.53~0.91 之间;采用主试现场观察、教师评定法,同时将教师的评定与父母评定结果做比较,各行为因子分的相关系数在 0.69~0.88 之间,平均为 0.81,说明修订后的 2~3 岁 CBCL 结构效度较好。2~3 岁儿童行为检查表(CBCL)的修订和标准化过程符合心理测量学的要求,信度、效度良好,符合我国文化背景,适用于我国 2~3 岁婴幼儿行为异

常的评价,可为临床诊断和观察干预效果提供客观依据。目前在全国已经得到一定范围的使用。

(四)测验方法

以家长问卷方式对研究对象进行测查,可个体实测或集体实测,要求家长根据孩子目前或最近两个月以内的表现针对每个项目从"无此行为、偶尔有、经常有"这三个等级中选出相应的等级。对于家长在作答过程中出现的疑问,测验者要予以解释。此外,测验前应向家长解释该量表的目的及客观真实作答的意义,获得家长的充分理解和配合。

(五)结果的解释及应用注意事项

各因子的分数越大,行为问题越大,反之则行为问题越小。原作者确定的因子分的正常范围在 69~98 百分位之间,任何一个行为因子分或行为问题总分超过 P_{98} 即提示行为异常。各行为因子在 P_{98} 的分值上限分别是:社交退缩为 17 分,抑郁为 14 分,睡眠问题为 10 分,躯体诉述为 11 分,攻击为 42 分,破坏为 13 分,内向性为 26 分,外向性为 47 分,总分上限为 89 分。

二、克氏行为量表

(一)量表概说

克氏行为量表(Clancy Behavior Rating Scale,CBS)是适合儿童孤独症早期筛查的量表之一。克氏行为量表是 1969 年由 Clancy 编制,用于 2~15 岁儿童的孤独症的筛查。1983 年台湾谢清芬等对该量表进行了修订,将原来的二分法修改为"从不""偶尔"和"经常"三种反应强度。

(二)量表结构、常模及其特点

CBS 由 14 个项目组成,评分方法为二分法:每一项分为是(1 分)、否(0 分),7 分为划分点,能有效区分孤独症与其他儿童。1983 年台湾谢清芬等修订的量表记分方式为"从不"0 分、"偶尔"1 分和"经常"2 分三种反应强度,并认为总分≥14 分为初步筛选孤独症的标准。

(三)量表的信度、效度及其应用情况

国内有学者应用 CBS 比较儿童孤独症和正常儿童发现,孤独症组的克氏行为量表得分显著高于正常对照组,且 14 个项目中除第四条不顾危险外,其余 13 项的得分差异均有显著性。说明克氏行为量表上的 14 项行为特异性高,正常儿童中极少出现。台湾谢清芬等对该量表的效度研究发现其筛选孤独症及孤独症倾向的敏感度较高,但特异性不高。国内陶国泰等也得出同样的结论。

(四)测验方法

克氏行为量表为家长报告的问卷量表,由家长根据儿童的日常行为表现填写量表。实测时间约10 分钟。

(五)结果的解释及应用注意事项

得分 14 分以上,"从不"项目 3 项以下,"经常"项目 6 项以上可作为诊断孤独症的参考。鉴于 CBS 对孤独症及孤独症倾向的敏感度较高,但特异性不高,比较适合流行病学调查,如用于临床诊断,需要结合病史、表现和其他临床检查综合分析进行判断。

三、幼儿孤独症核查表

(一)量表概说

幼儿孤独症核查表(Checklist for Autism in Toddlers,CHAT)由 Baron-Cohen 等于1992 年编制,用于 18 月龄儿童孤独行为的筛查。Robins 等于 2001 年发表了修订的 CHAT,即

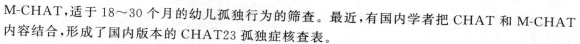

M-CHAT,适于18～30个月的幼儿孤独行为的筛查。最近,有国内学者把 CHAT 和 M-CHAT 内容结合,形成了国内版本的 CHAT23 孤独症核查表。

(二)量表结构、常模及其特点

CHAT 量表对集中于两类行为:联合注意,例如,能把注意集中于家长指向的物体;扮演性游戏,例如,可以假装玩具杯子中有水把水倒出来。

CHAT 包含 14 个项目,前 9 个项目(A 部分)用来询问家长,后 5 个项目(B 部分)由儿童保健工作者通过观察完成。

M-CHAT 采用原 CHAT 量表的 A 部分由家长报告的 9 个项目,另外又增加了在儿童早期会出现孤独症有关症状,共 23 个项目,全部为问卷测评。CHAT23 内容包括 M-CHAT 23 个问卷项目加上 CHAT 第二部分的观察项目。国内复旦大学附属儿科医院在上海市区对 CHAT23 进行了试用研究。

(三)量表的信度、效度及其应用情况

没有 CHAT 的信度资料。在效度方面,在一项对 1·6 千多名 18 个月儿童的筛查测验中,诊断为孤独症的敏感度为 0.18,特异度为 1.0。

M-CHAT 的同质信度为 0.85,效度比较高,对孤独谱系障碍的筛查敏感度为 0.87～0.97,特异度为 0.95～0.99。CHAT23 的重测信度为 0.50,敏感度为 0.78,特异度为 0.95。国内有研究资料显示,CHAT23 的特异度优于 M-CHAT。

(四)测验方法

CHAT 前 9 个项目(A 项目)用来询问家长,后 5 个项目(B 项目)由儿童保健工作者通过观察完成,均采用"是"或"否"两点记录方式。

M-CHAT 全部改为家长报告,也是采用"是"或"否"两点记录方式。

CHA23 的第一部分是 23 个项目的问卷,由家长报告。每道问题的回答据发生频率分为"没有""偶尔""有时""经常"四点计分(除第 16 题:你的孩子会走路吗?此题回答分为"是"和"否")。其中 7 道题目(2、5、7、9、13、15、23 题)为问卷的核心项目。第二部分有 4 个项目由医师填写,通过观察幼儿与医师的互动、联合注意和假扮游戏等行为做出记录。

(五)结果的解释及应用注意事项

CHAT 结果的判定不是按点计分,而是根据五个关键项目通过情况进行判定,其标准是:A5、A7、B2、B3、B4 等五个关键项目不通过为明显高危儿童;前述五个关键项目仅有 2 个或以上不通过但达不到 5 项为一般高危儿童。单独采用 CHAT 的敏感性不高,阳性发现率低。最好结合其他婴幼儿期孤独症筛查量表进行筛查。

M-CHAT 单项阳性判别标准:答案选项为是或否,第 11、18、20、22 项选是,其余各项选否时即判断该项为阳性。总体阳性判别标准:总共 23 项中≥3 项阳性或 2、7、9、13、14、15 项等六个核心项目中≥2 项阳性为孤独症高风险,需进一步电话随访,仍未通过者则需进一步评估。

CHAT23 的 A 部分的"23 项中≥6 项阳性"或"7 项核心项目中≥2 项阳性"为初筛阳性;B 部分的 4 项中有 2 项失败为阳性。

四、孤独症行为核查表

(一)量表概说

孤独症行为核查表(Aberrant Behavior Checklist,ABC)由 Krug DA 等于 1978 年编制,目

的用于孤独症个体孤独症行为的初始筛查。原始量表适合 18 个月以上的儿童。1989 年该量表引入国内。

(二)量表结构、常模及其特点

量表由 57 个描述孤独症症状(行为表现)的条目,涉及感觉、行为、情绪、语言、自理等方面。可归纳为五个因子(分量表),即感觉、交往、躯体运动、语言、生活自理。但各个因子并不能通过因素分析加以验证。

原始量表常模来自教师对 1 049 名 18 个月至 35 岁个体的评价数据。原作者提出该量表的筛查界限分为 53 分,诊断分为 67 分,阳性负荷率达 85%。国内研究认为该量表的筛查界限分 31 分,诊断界限分为 53 分。

(三)量表的信度、效度及其应用情况

原始量表分半信度 0.87。分量表和总量表的效度各个群体间差异较大。国内引进后研究认为信度、效度较好。试用中发现该量表在不同年龄、不同性别的使用上无差异。

(四)测验方法

量表由 57 个条目组成,可由家长或教师填写完成。国内认为儿童父母或与其共同生活 2 周以上的人便可参与评定。每个条目评分根据其在量表中的负荷大小分别计 1～4 分。为了方便应用,量表中的各个条目都标明了所属的因子及其分值,也就是说,一个个体如果有相应的表现,不论轻重均获得标定的分值。各个条目得分相加即为量表总分。

(五)结果的解释及应用注意事项

孤独症行为核查表国内外划界分不同,判断时要注意结合临床其他资料。国内多家报告显示,ABC 量表与孤独症临床诊断的阳性符合率在 80%左右。

(孙莉芳)

第四节 儿童认知的发展

认知指获得和利用知识的过程,是感知觉、注意、记忆、思维等各种认知因素共同参与、相互制约的复杂过程。由于认知涵盖了个体心理活动的很多重要方面并广泛渗透于其他心理过程中,因此认知始终是心理学的重要研究领域。认知过程是一个信息的接受、编码、储存、提取、使用的过程。这个过程可概括为四种系统,即感觉系统、记忆系统、控制系统和反应系统。认知就是在儿童探索活动中能动地发展起来的。

一、感知觉的发展

在婴儿神经心理行为发育过程中感知是一个基本的心理过程。照顾婴儿的行为本身就对婴儿的视、听、嗅、味和触觉提供了刺激,所有这些刺激在婴儿的认知发育中起重要作用。

(一)视感知发展

视觉刺激在儿童和他的环境联系中提供着重要的信息。婴儿出生时,他的眼睛已经有相当好的光学特点,即有瞳孔对光反射,已能看见明、暗及颜色,但新生儿所有的视神经细胞都尚未发育完善,还需要经历一个成熟发展的过程。

儿童视感知发展程序如下。

1 个月:短暂注视,目光缓慢地跟随移动的物体至中线。

2 个月:开始出现头眼协调,目光能水平、上下跟随移动的物体 90°。

4 个月:头眼协调好,目光跟随移动的物体 180°,并且做环形跟随。

6 个月:目光跟随落地的物体,开始能辨别场景的深度。

9 个月:长时间看远处人物的移动。

12 个月:偏爱注视小物品。

18 个月:注意悬挂 3 米处的小玩具。

2 岁:区别直线与横线。

(二)听感知发展

新生儿出生时鼓室没有空气,所以听力低下,听觉阈限高于成人 10~20 分贝。生后 3~7 d 听觉敏锐度有很大提高,2 个月已能区别出笛声和铃声,4 个月以后能按类别区分不同的语音,这种感知不同语言的能力有助于以后语言的学习。

儿童听知觉发展程序如下。

1 个月:对铃声有反应。

2 个月:区别笛声和铃声。

3 个月:头转向声源。

4 个月:听悦耳声音时微笑。

6 个月:对母亲语音有反应。

9 个月:可迅速、直接地寻找声源。

12 个月:听懂自己的名字,对声音的反应可以控制。

18 个月:区别不同的声音,如犬吠声与汽车喇叭声。

2 岁:上述区别较精细,如揉纸声与流水声。

3 岁:区别更精细,如区别"ee"与"er"语音。

正常儿童的听觉强度为 0~20 分贝。如果听觉强度在 20~40 分贝为轻度听觉障碍,40~60 分贝为中度听觉障碍,60~80 分贝为重度听觉障碍,>80 分贝以上为极重度听觉障碍。早期发现儿童先天性和后天性听觉障碍,尽早佩戴助听器,早期进行听力语言康复,就能让大部分聋儿能听、会说,像正常儿童一样健康成长、生活和学习。因此,近几年新生儿、婴幼儿定期的听力筛查已逐步列入儿童健康检查之中,筛查结果可疑和异常者,需通过电反应测听法中的脑干诱发听力电位测定,以早期诊断听力障碍。

二、注意的发展

注意是心理活动的指向和集中。当人的心理活动集中于一定的事物时,这就是注意。注意是一切认识过程的开始,注意本身并不是一种孤立独立的心理过程,而是感觉、知觉、记忆、思维等心理过程的一种共同特征。

(一)注意的分类

注意分为无意注意和有意注意。无意注意是自然发生的,无须意志努力的注意。如儿童听到汽车鸣笛时,不由自主地去注意。有意注意是指自觉的,有预定目的的注意。如学生听课时需要有意地集中注意在老师的讲课上。3 岁以前的儿童基本上还是无意注意,具有无目的、无预见的性质,其注意仍是由客观事物的鲜明性、情绪性和强烈程度等特点所决定。3 岁以后才逐渐发展形成有意注意。

(二)注意的发生与发展

注意是随着年龄的增长而逐渐发展起来的。1~2 个月的婴儿仅为无条件的定向反射,3~4 个月则能较长时间注意一个新鲜事物;6~7 个月对鲜艳的物体和声响产生定向反应,会准确地转头寻找;之后到 1 岁,注意时间延长,并会用手触摸注意的物品,尤其是注意感兴趣的事情;1~2 岁的儿童,不仅能注意当前感知的事物,还能注意成人语言所描述的事情;至 3 岁,儿童的注意进一步发展,能倾听故事、歌谣。学龄前儿童开始能控制自己的注意,学龄初期的儿童集中注意的时间可达 20 min 左右,10~12 岁可达 25~30 min。

注意对儿童认知的发展非常重要,因此从小就应培养。对 3 岁以前的儿童来说,首先要注意给他们提供丰富的环境,扩大经验,增长知识,发展感知觉。人的感知觉越敏锐,他的注意就越易被外界刺激物所引起。而 3 岁以上的儿童,则要注意培养他们的兴趣、意志和自制力,发展有意注意,并逐渐学会控制自己的注意。

三、记忆的发展

记忆是一个重要的心理过程,是对经历过的事物的反映。记忆主要有再认和回忆两种形式。原来感知过的事物在眼前重新出现,而且觉得确实感知过,即称为再认;过去感知过的事物不在眼前,而却在头脑中重现出来,即为回忆。

(一)记忆的发生发展

儿童由于条件反射的建立和发展,记忆能力也随着初步发展起来。婴幼儿的记忆首先出现的是再认。5~6 个月的婴儿能再认妈妈,从复杂的背景中分辨出妈妈的脸,但此时再认的保持时间很短,只有几天,如果离开妈妈一段时间后,婴儿就不认得妈妈了。1 岁的婴儿能再认 10 d 前的事,并开始出现回忆。3 岁的儿童可再认几个月以前的事,回忆可保持几周。而 4 岁的儿童即可再认 1 年前的事,回忆可保持几个月。一般来说,人不能回忆 3 岁以前的事情。

(二)婴幼儿记忆的特点

(1)记忆时间短,仅可保持几天至几星期。

(2)记忆的内容少,限于经常接触的熟悉的事物。

(3)记忆内容多带有情绪色彩,对快乐或恐惧的事情比较容易记住。

(4)记忆的无意性很大,记忆过程缺乏明确的记忆目的,主要凭兴趣进行。随着他们的探索行动,感兴趣的就记住了,不感兴趣的则不屑一顾。

(5)记忆中喜欢背诵,但在理解基础上记忆远比不理解的机械背诵效果好。

(6)记忆的精确性尚差,随着年龄增长而逐渐改善。

在培养婴幼儿记忆的能力时,首先要注意创造一个良好、轻松的情绪环境,丰富的生活内容,便于其记忆。其次通过游戏、生动的玩具、朗朗上口易于理解的儿歌及讲故事,给予必要的刺激,以逐步发展幼儿的有意记忆和记忆的精确性。

四、思维的发展

思维是客观事物在人脑中概括的、间接的反映。从个体角度看,儿童思维的发展经历着从感知动作思维到具体形象思维,再到抽象逻辑思维的过程。年长儿在进行思维时,三种思维往往相

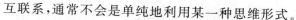

互联系,通常不会是单纯地利用某一种思维形式。

(一)思维的年龄特点

婴幼儿期是人的思维发生和初步发展时期。2～3岁儿童开始产生思维的低级形式——感知动作思维,到学龄前阶段发展起具体形象思维,之后出现思维的高级形式——抽象逻辑思维。

(二)思维的类型特点

所谓感知动作思维,就是思维过程离不开直接的感知和动作,思维在动作中进行,与行动分不开。2～3岁的儿童只有在直接感知具体事物时才能进行思维,他们不能先想好了再行动,而是边做边想。例如,绘画时不是先想好了再画,而是边画边想,边想边画。

儿童从3岁左右,具体形象思维开始发展起来,并在整个学龄前期的思维活动中占据了主导地位。所谓具体形象思维是利用直观形象解决问题的思维,即依靠表象、依靠事物的具体形象的联想进行的思维。例如,学龄前儿童在绘画中可以事先想好事物的形象,然后再根据表象去绘制。具体形象思维是在感知动作思维的基础上形成的,正是感知动作思维使儿童积累了最初的一批事物的表象,为具体形象思维的发展提供了可能性。

抽象逻辑思维是以抽象的概念和理论知识解决问题的思维。在儿童知识经验范围之内,他们能够进行初步的抽象逻辑思维,即依靠概念、通过判断和推理进行思维。例如,学生运用数学符号和概念进行数学运算和推导。5～7岁儿童的思维活动中已经有这种思维的萌芽,这是人类思维的高级形式,其中词起着重要作用。

五、想象的发展

想象是人脑对已有表象进行加工改造而创造出新形象的过程。想象与回忆不同,回忆是指过去感知过的事物形象再现,而想象则是人在已有表象的基础上,根据语言的调节在头脑中形成过去从未感知过的新形象。

(一)想象的发生发展

1岁以前的婴儿没有想象,1～3岁开始有想象的萌芽。例如,拿一块饼干放到娃娃嘴里让娃娃吃,画个圆圈将其转为"太阳"等。想象的内容非常贫乏,想象零散,局限于模拟成人生活中的某些个动作,没有什么创造性成分。进入学龄前期的儿童想象要丰富得多,从日常生活的人和玩具逐渐扩大到社会环境,甚至宇宙。如扮演小司机开火车,与星星、月亮打电话等。不仅想象的对象广了,想象的内容变得完整、细致和系统,并且加入很多创造性成分。

(二)儿童想象的特点

学龄前儿童的想象还有许多不成熟的地方,主要表现:①想象的主体易变化,画画时一会画小人,一会画飞机;②想象有时与现实分不清,经常将童话里的事情当成真实的;③想象具有夸大性,如儿童都喜欢听拔萝卜等夸张性强的故事;④以想象过程为满足,常常没有预定的目的,因而富有幻想的性质。在培养儿童的想象能力时,可以用续讲故事、补画面、提问、听音乐等方法来进行,为以后的创造性思维发展打下基础。

(孙莉芳)

第五节　儿童人格的发展

　　人格是指儿童在自身所处的环境中保持良好的认识水平、平稳的情绪情感、恰当的行为方式和正常的社会交往能力。儿童早期是人格形成的一个关键时期。人格的发展与养育方式密切相关。因此,养育者应注意培养婴幼儿积极的性格特征,了解婴儿的气质特点,对其需求给予敏感的、适宜的、正确的反应,创造一个民主、和睦的环境,培养婴幼儿的爱心,学习分享和互助,发展自信心和自我控制能力,磨炼意志,为健康人格的形成提供有利条件。

一、婴儿气质特点

　　儿童生来就表现出倾向于某种心境和反映方式,而这种倾向我们称之为气质。气质是儿童生来具有的、独特的心理活动的特征,它反映了儿童心理活动的强度、速度、稳定性、灵活性和指向性。气质特点是由人的神经活动的类型所决定的,气质正是反映了一个人的动力性质,或者称之为禀性。它虽然是每个儿童都具有的一种内在的先天的体质性的东西,但其特征是在儿童的外部行为活动中表现出来的。

(一)气质类型

　　婴儿主要有三种气质类型,即困难抚育型、容易抚育型和发动缓慢型。介于三型之间还有两种混合型,即偏易型和偏难型。多数研究证实,大约10%的儿童为困难抚育型,40%为容易抚育型,15%为发动缓慢型,35%为混合型。每一种气质类型均含有积极成分,也含有消极成分。

　　1.困难抚育型

　　此类儿童在生物活动方面无规律,父母无法掌握他们在喂养、睡眠、排便和其他活动中的变化,因此感觉带养困难。此类儿童消极情绪较多、总是不停地哭闹,哄也哄不住。他们常常大惊小怪,害怕陌生人和陌生环境,情感反应强烈,适应新环境的能力很差。困难抚育型的儿童长大后,表现为热情、敏感,但因激发阈低,遇到刺激反应强烈,很多儿童表现为冲动或过激行为,注意力不集中。其中有严重情绪问题的人数比另外两型多,行为障碍发生率也显著高于其他两型。这种情况的产生往往与带养人有关。这类儿童较难带养,其父母有时挫伤他们,用敌视的态度回答他们,更增加了他们原来就有的易激动的特征。如果父母能善待他们,他们会显得活泼、敏捷。

　　2.容易抚育型

　　此类儿童在生物活动方面很有规律,父母很容易就掌握了他们在吃奶、睡眠、排便和其他活动中的规律,带养容易。此类儿童温顺、积极情绪多、情感反应中等,对新环境适应较快,反应积极,容易抚育型儿童长大后,出现行为问题的比例较少。

　　3.发动缓慢型

　　此类儿童在生物活动方面也很有规律,相对来说不够活泼,时而大惊小怪,对新奇的东西倾向于退缩,对外界刺激反应消极或迟钝,适应新环境的速度较慢,只有随着经验的增加,反应才逐渐积极。发动缓慢型儿童长大后,有些表现为稳重,但很多仍表现为胆小、惧怕,进入陌生环境时退缩,个别孤僻,甚至发生精神病。

(二)不同气质类型的养育要点

虽然遗传是决定气质的重要因素,但是环境对气质的品质和表达也具有重要的影响作用。气质虽然是天赋的,但可因环境影响和教育训练使之发生一定改变。气质虽有不同类型之分,但无优劣之别,所有气质类型均属于正常范围。问题的关键是儿童的气质如何与环境很好地相互适应。如果适应良好,这种儿童就相对比较容易抚育;如果适应不好,即使一个过去容易抚养的儿童也会变为抚养困难的儿童。可见,行为方式不是一成不变的,而是随着人与人的交互作用,随着对环境的反应方式的发展而逐渐发展的。

在儿童的早期教育中,教育者首先要认清孩子的气质特征,然后要注意使气质的优点得以发扬,气质中的弱点得以克服。比如照管困难抚育型儿童,首先应不急不躁,给他安排一个安静、舒适的环境,避免不良刺激,保证睡眠,在各项活动中养成规律性,对大一点的儿童则可让他们通过游戏或运动来疏泄旺盛的精力,使儿童逐渐适应社会的需要。而带养一个发动缓慢型的儿童,则要从小用色彩鲜艳的玩具、悦耳的音乐来引发他的兴趣,不厌其烦地对他微笑、说话、逗乐、与他共同游戏,使他活泼起来。如果教养者在照顾儿童的过程中能根据他们的气质特点来正确地调整自己的行为,那么无论是易激惹、还是胆小、适应不良的儿童都可以逐渐变得容易抚育了。

二、意志的发展

意志是指人自觉地克服困难来完成预期的任务和心理的过程,意志是人心理能动性的突出表现形式。

(一)意志品质的特征

意志过程有三个基本特征:①意志行动是有目的的行动;②意志行动体现在克服困难之中;③意志行动是以随意运动作为基础的。三个基本特征互相关联,目的是意志行动的前提,克服困难是意志行动的核心,而随意运动是意志行动的基础。

(二)意志的发展

新生儿没有意志,1~2岁的儿童才出现意志的萌芽表现。例如,按自己的目的抓够远处的玩具;摔倒时自己爬起来等。2岁儿童在成人语言的指导下能调节自己的行动,学会控制自己。3岁时,儿童的各种好的意志品质,如自觉性、坚持性、自制力等逐步明显起来,意志行动开始发展,什么事情都希望自己来,独立性增强。以后儿童开始能使自己的行动服从于别人和自己提出的目的,不仅能控制自己的外部行动,而且也逐步掌握自己内部的心理活动,从而产生了有意注意、有意记忆、有意想象等。然而这个年龄的儿童消极的意志品质,如顽固性、冲动性和依赖性也会出现,有时与成人对抗:"我不要! 不要!"或事事依赖成人去做。因此要注意培养儿童积极的意志品质,克服消极的意志品质,为建立良好的行为习惯打下基础。

(三)挫折教育

挫折教育即根据儿童身心发展的情况,创设或利用某种情景,提出某种难题,让儿童通过动脑、动手来解决矛盾,从而使他逐步形成对困难的承受能力和对环境的适应能力,培养出一种迎难而上的坚强意志。挫折教育首先要破除儿童的依赖性,要让他在各种学习活动中自己感受困难,并为克服困难作出自己的努力。幼儿已有了较好的体力,也具备了与人交往的能力,这就使他有可能去面对一定的困难,并依靠自己的努力去克服困难。幼儿遇到的"困难"和"挫折"大都是日常生活中的事,如把宝宝喜爱的玩具藏起来让他寻找,让他到黑暗的地方取东西等。通过他们自己的努力完成任务,成功的喜悦恰恰来自问题的解决。要注意经常给宝宝鼓励,当幼儿不敢到黑暗的地方时,鼓励他说"别怕,你行!"当战胜困难后,养育者的"你真行"就会变成幼儿心理上的"我真行"。

三、良好性格的形成

性格是人的稳定的心理特征,它表现了人对现实的态度。例如,有的儿童做事认真仔细,有的则马马虎虎;有的儿童对人待物很热情,有的则显得很冷淡。这些就是儿童表现出来的对事、对人和对自己的不同的态度,并且形成习惯的行为方式。

(一)性格的形成

性格并非先天决定,而是在后天的生活环境中形成的。在儿童性格形成的过程中,家庭和幼儿园的影响最为重要。父母和老师通过自己的言行、通过家庭成员之间的关系、通过对孩子的态度、教养方式来影响儿童性格的形成。

(二)影响性格形成的因素

民主型(通情达理、关心爱护、支持行为)的教养者,培养出来的儿童大胆、独立、善于交往、协作、有思考能力,善于处理相互冲突的欲望驱力;严厉型(喜欢惩罚、过分限制)的教养者,培养出来的儿童往往过分运用心理防御机制,变得怯懦或顽固、冷酷无情、倔强、缺乏自尊与自信,并易产生心理行为障碍;溺爱型(一味迁就,总给以特殊的地位)的教养者,培养出来的儿童表现出较多的消极性格特征,如任性、发脾气、情绪不稳定、缺乏独立性、唯我独尊、怕困难等。

(三)良好性格的培养

儿童的性格是在游戏、学习、劳动及日常生活中表现出来的,也是在这些活动中形成和发展起来的,所以养育者应创设良好环境,欣赏音乐、画画、讲童话故事等,陶冶他的情感,利用各种游戏寓教于乐,使幼儿在游戏中得到满足,感到快乐。同时,也逐渐培养起他友爱、互助、齐心协力克服困难、坚持执行游戏规则等优良品质,以达到培养儿童良好性格的目的。

有些婴幼儿是家庭中众多成人关怀、照顾的唯一对象,成人对孩子只求奉献不索回报。这种单向的爱往往使孩子只知享受,行为上的表现是自私、骄纵、不会合作、不懂分享。而同伴交往需要的是合作、共享、谦让、同情、助人、宽容等行为,有的幼儿在与同伴的交往中连连受挫,不断产生矛盾。但是,就在一次次的矛盾过程中,他会慢慢意识到与同伴之间的关系是平等的,一点一滴地学会了与人相处时所需的宽容、谦让、共享与合作,并逐步地懂得了同情和抚慰同伴,关心帮助同伴,设身处地为同伴着想。对于胆小、懦弱的孩子,父母应多给予爱抚、表扬和鼓励,以提高他们的自信心;对争强好胜、霸道的孩子,则应通过故事、游戏多引导、教育,使他懂得谦和和礼让是做人的美德,而霸道、自私则会失去同伴与朋友;对懒惰的孩子,应要求他自己的事情自己做,养成自理的好习惯。

幼儿不会对自己的行为进行评价,他是通过成人对他的评价而评价的。比如,妈妈说"你是一个好孩子",他就会认定自己是个好孩子。如果妈妈说"你是一个坏孩子",他就会认为自己确实是一个坏孩子。如果幼儿受到养育者平等相待,感受到肯定、尊重和温暖时,他往往会积极乐观,充满信心。因此,对于幼儿的微小进步,养育者应及时给予表扬和鼓励,使他在成人赞许的目光中获得自信。同时,还要让幼儿参加劳动,使他体会劳动的快乐,从小养成勤劳善良的优秀品德。

总之,教养者应注意从小对婴幼儿的需求给以敏感的、适宜的、正确的反应,使他生活在一个和睦、相互给予爱的环境之中,为其良好性格的形成提供有利条件。

(鲁 曼)

第六节 儿童社会情感的发展

人的高兴、悲伤、焦虑、恐惧、欢喜等心理现象都是各种形式的情感和情绪,它是人对客观事物态度的一种反应。情绪是人和动物共有的,属于外部表现,具有情境性、暂时性和冲动性,当然是不稳定的;情感是人类所独有的,它具有稳定性和深刻性。情绪是情感的外在表现,情感是情绪的本质内容。

一、依恋的产生与发展

儿童情绪和情感的发展是随年龄的增长而逐步分化、丰富起来的。其中,婴儿依恋的形成和发展对他情绪情感的健康发育至关重要。

新生婴儿对谁都会笑、会发声音,不管是爸爸妈妈、还是陌生人逗引,都会产生同样的反应。但是三个月以后,他开始能在相当的程度上辨别人,对母亲比对别人凝视的时间长,并且有特别的微笑,六个月的婴儿,这种倾向变得非常明显,陌生人抱他就哭,母亲抱他就会立刻不哭;听到母亲的声音就高兴,对母亲微笑、主动发音,而一旦母亲要离去他就会哭着要去追。婴儿自身对母亲或其他特定对象之间所形成的这种感情联结,就是我们所说的"依恋"。婴儿出生后,首先有生理上的需求,即需要有人给他喂奶、为他换尿布、洗澡等,人类还有更高的情感上的需求,即婴儿需要有人对他微笑、说话、抚摸等。而母亲与孩子密切接触,无微不至地关心照料,使孩子的生理需求和情感需求均得到满足,这时婴儿能确认自己是被爱的,就会对爱他的人产生信任,从而形成依恋。有了依恋,才能获得安全感,才能在满足、坦然、愉快的基础上去探索外界环境。如果婴儿早年丧失母爱,未获得生理上、心理上的满足,那么他就建立不起对他人的信任感,也就无感情依恋过程。这样的儿童无安全感、胆小、孤僻、呆板,受到压制、欺侮、虐待则变得敌视。有些成年人个性孤僻、脾气古怪、不能与别人融洽相处、感情脆弱,以至某种精神病的发生,往往可追溯到儿童早期依恋形成的失败或需要受到压抑,比如亲人死亡、父母离异、长期生病住医院、弃婴等。

二、良好情绪情感的发展

情绪是在人的生理需要是否得到满足的情况下产生的,例如,小婴儿不舒服就哭,吃饱、睡醒后就高兴。情感则是人类社会生活中,人对社会性需求是否得到满足而采取的不同态度的反应,例如,年幼的儿童与母亲在一起很高兴,但见到生人马上就表现出不安;尤其是年长儿童逐步发展起来的责任感、荣誉感、道德感,这是人类所独有的。

与母亲形成健康的依恋,对儿童以后的情绪与处理人际关系能力的发展都非常重要。儿童对母亲健康依恋的形成,是他学习爱别人的基础,婴儿从对母亲的依恋开始,逐步扩大依恋的圈子,在成长过程中,逐步学习并掌握了处理好人际关系的能力。所以,儿童对母亲依恋的形成,是儿童一定要完成的最重要的课程。依恋发展的过程,即使儿童向自立发展的过程。

婴儿早期的经验对他一生的发展至关重要。在培养儿童良好的情绪和情感时,首先要注意从小给予他足够的爱,并教他爱父母、爱老师、爱小朋友、爱小动物等;其次,要教他有意识地控制自己情感的外部表现,如摔倒了不哭,玩具可以跟小朋友共享等,来培养儿童稳定、良好的心境;同时还要注意从小培养将来的道德观、荣誉感、责任感等良好情感,正确地引导他克服和抑制嫉妒心、虚荣心等一些不良的情感。

三、社会交往能力的发展

社会交往主要指与人交往的能力,其发展也是小儿智力发展的重要内容。0～3岁儿童的社会交往主要在亲子和同伴间。婴儿早期在与抚养人的交往中建立了最初的感情依恋和交往关系,这就是最初的社会行为。早期亲子交往指儿童与其主要抚养人间的交往,亲子交往不仅有利于小儿注意力与感知力的发展及情绪和情感的稳定,而且对小儿与同伴的交往也有很大影响,甚至影响小儿成年后人际交往的态度和行为。1～2岁幼儿最喜欢与父母一起玩,充分的玩耍将帮助儿童发展自信心和对人的信任。2岁以后儿童身体运动和操作活动的技能增强,尤其在双手摆弄物品方面比以前更加协调。应经常鼓励儿童做他能做到的事情,提高儿童自理能力,以增进自信心。同时要让儿童与同龄儿多接触,模仿他们的行为,鼓励他与其他人分享食物和玩具,逐渐形成和发展谦让、帮助、利他、合作等良好社会性行为。同伴交往是儿童的一种心理需要,幼儿能主动寻找同伴交往,而且与同伴的交往次数日益增多,逐渐地与同伴的交往多于与成人的交往。

同伴交往常常能使幼儿产生快乐的情绪,因为在交往中有许多快乐的因素。快乐有益于宝宝身体健康,有助于他形成乐观、开朗的性格。快乐中包含力量与信心的体验,它能感染、吸引更多的同伴,营造更多的快乐。自我调节能力也是交往所必需的能力。在与同伴的交往中,一些游戏有明显的群体规则和活动秩序。幼儿通过彼此的观察、模仿,自觉地接受和适应群体规则的约束。在这一过程中,幼儿的规则意识、是非观得以初步形成,并以此调控自身行为,自我调控能力由此得到发展。

(鲁 曼)

第七节 环境与儿童健康

一、自然环境

(一)概述

自然环境主要包括胎儿宫内环境、疾病、营养及环境污染、毒物等。出生前后良好的环境有利于儿童的健康成长。但随着工业发展、全球气候变化,与环境污染相关的疾病发生率呈现显著上升的趋势,引起人们越来越多的关注。从近年发生的奶粉"三聚氰胺"污染、"苏丹红""地沟油"、含"双酚A"塑料奶瓶、沙尘暴等事件中可以看出,我国儿童正处于无处不在的环境污染威胁中,宣传环保理念、治理环境污染刻不容缓。

儿童对环境污染的易感性是由其特殊的生理结构及行为决定的。

(1)胎儿及婴幼儿处于快速生长期,细胞增殖及分化速度非常快,如果受到环境中有害物质(如酒精、烟草、可卡因、大麻和鸦片类药物等)的干扰,将造成不可逆的后果,导致生理结构或功能缺陷,如出生缺陷或生长迟缓等。

(2)儿童特殊的行为及代谢:儿童活动量巨大,新陈代谢旺盛,每单位体质量的体表面积比成人大,每单位体质量摄入的空气也是成人的数倍。儿童喜舔、咬物品,手口接触次数频繁,且常坐在地上玩耍或吃东西,此外,儿童由于身高限制或坐于婴儿车内,更接近地面汽车尾气区域,因此易通过皮肤接触、消化道或呼吸道吸收环境中的毒性物质。儿童每单位体质量消耗的水、鱼、蔬菜、水果及乳制品比成人多,残余农药、重金属及乳制品中的脂溶性污染物容易被儿童吸收。但是,儿童肝脏、肾脏等组织的解毒系统尚未成熟,对毒素的解毒功能不足。因此儿童容易比成人吸收更多环境毒素。

(3)神经系统:大脑各部位发育速度不均衡,2岁神经元全部形成,5岁左右突触形成结束,但髓鞘发育可持续到青春期。血-脑脊液屏障直到6个月才发育完善,脂溶性有害物仍可通过血-脑脊液屏障。许多毒素对发育中的神经系统的结构和功能会产生明显的有害影响。

(4)呼吸系统:支气管的发育、分支及肺泡形成在6岁左右才完成,初生婴儿约有2 400万个肺泡,至4周岁可增加到2.57亿个肺泡,成年期可达到6亿个肺泡。儿童气道较成人狭窄,肺发育期若暴露于空气中的毒性物质,易引发呼吸道疾病,如支气管炎、肺炎、哮喘等。

(5)生殖系统:青春前期暴露于具有生殖毒性的物质或外源性激素,可引起青春发育提前或推迟及睾丸、卵巢功能异常。

(6)免疫系统:如发育早期暴露于免疫抑制剂(如紫外线、高剂量电离辐射、二噁英、杀虫剂、重金属及人工合成的免疫抑制剂等),可干扰淋巴细胞的发育,影响免疫系统的建立及成熟,甚至引发自身免疫性疾病。

(二)胎儿酒精综合征

胎儿酒精综合征是由两位美国西雅图华盛顿大学的 Kenneth Lyons Jones 及 David W.Smith 于1973年所命名,是指孕妇饮酒过多,引起胎儿出现以智力发育受损为主的中枢神经系统功能障碍、发育障碍、颜面发育不良等特征性的表现,还可伴有其他畸形。在美国,胎儿酒精综合征的发生率高达0.22%。

胎儿酒精综合征的影响程度取决于摄入酒精的数量和酒精摄入的阶段。在怀孕的头三个月饮酒,对胎儿具有破坏性。同样在3~6个月时饮酒比6~9个月时饮酒对胎儿损害更大。

胎儿酒精综合征有以下临床表现:①发育不良;②面部特征:上颌骨小,短而上翻的鼻子,人中平坦,上唇扁平,眼睛小且上眼睑下垂;③关节、手、足、手指、脚趾发育异常;④协调性差。⑤学习障碍;⑥记忆障碍;⑦心脏缺陷,如房间隔、室间隔缺损;⑧注意力不集中;⑨与他人交往能力差。

孕妇戒酒是防止胎儿酒精综合征的根本措施。

(三)环境内分泌干扰物(endocrine disrupting chemicals,EDCs)

环境内分泌干扰物指广泛存在于环境中、能通过干扰激素分泌功能、引起个体或人群可逆性或不可逆性生物学效应的环境化合物。主要包括:①表面活性剂(洗涤剂)的降解物;②邻苯二甲酸酯类(广泛应用于塑料的增塑剂);③双酚A;④农药、杀虫剂;⑤天然或人工合成雌激素等。

长期暴露于EDC的孕妇容易发生流产、早产、胎儿宫内发育迟缓、出生缺陷等情况。EDC还可导致男婴睾丸发育不全综合征。欧洲研究发现,孕妇接触多氯化联苯基(polychlorinated biphenyls,PCB)可导致婴儿出生低体质量。环境激素与睾丸癌、尿道下裂及性早熟的发生率增加有一定关联。

(四)大气颗粒物污染

大气颗粒物是空气污染的主要来源,且儿童对此种污染特别敏感,是对儿童健康的巨大威胁。大气颗粒物包括大气中的固体及液体颗粒状物质。颗粒物可分为一次颗粒物和二次颗粒物。一次颗粒物是由天然污染源和人为污染源释放到大气中直接造成污染的颗粒物。自然来源则包括风扬尘土、火山灰、森林火灾、漂浮的海盐、花粉、真菌孢子、细菌。人为来源包括道路扬尘、建筑施工扬尘、工业粉尘、厨房烟气、化石燃料(煤、汽油、柴油)的燃烧、生物质(秸秆、木柴)的燃烧、垃圾焚烧等。二次颗粒物是由大气中某些污染气体组分(如二氧化硫、氮氧化物、碳氢化合物等)之间,或这些组分与大气中的正常组分(如氧气)之间通过光化学氧化反应、催化氧化反应或其他化学反应转化生成的颗粒物。

根据颗粒空气动力学直径,可分为粗颗粒、细颗粒(可吸入颗粒物)及超微颗粒。

儿童呼吸道每单位面积的颗粒沉积数量是成人的 $4\sim5$ 倍,因此更易受到颗粒污染的危害。颗粒物的直径越小,进入人体呼吸道部位就越深,对人体的危害就越大。粒径 $10~\mu m$ 以上的颗粒物,会被挡在人的鼻子外面;粗颗粒能够进入上呼吸道,但部分可通过痰液等排出体外,另外也会被鼻腔内部的绒毛阻挡,对人体健康危害相对较小;而粒径在 $2.5~\mu m$ 以下的细颗粒物,直径相当于人类头发直径的 $1/10$ 大小,不易被阻挡,能被吸入人的支气管和肺泡中并沉积下来,引起或加重呼吸系统的疾病,且不经过肝脏解毒直接进入血液循环分布到全身,会损害血红蛋白输送氧的能力,其中的有毒、有害物质、重金属等溶解在血液中,对人体健康的伤害更大。

大气中的细颗粒物可通过孕妇胎盘和脐带对胎儿产生危害。孕母暴露于严重的颗粒物污染时,可能会造成胎儿宫内发育迟缓、低出生体质量、早产、死产和出生畸形等。美国纽约的研究者在新生儿脐血中检测出 200 种环境污染物(主要来自汽车尾气)。妊娠后期,PM10 浓度每增加 $10~\mu g/m^3$,新生儿出生体质量就下降 11 g,且孕妇暴露于高水平 PM10 时,新生儿死亡率比暴露于低水平时增加 10%。PM2.5 浓度每增加 $10~\mu g/m^3$,新生儿死亡率增加 6.9%。

颗粒物对儿童身体的影响主要包括呼吸道疾病、肺功能和免疫功能。国外研究发现,PM2.5 浓度每增加 $10~\mu g/m^3$,患喘息性支气管炎的儿童增加 5%。大气颗粒物污染与儿童肺功能低下(FEV_1 降低)有关系,而改善空气质量与儿童肺功能增强有相关性。汽车尾气相关的颗粒物污染可介导过敏性疾病、增强 IgE 应答(柴油机排出的颗粒物可使机体 IgE 水平增加 50 倍)和提高机体的超敏反应,还可使儿童机体免疫功能不同程度降低,导致对其他疾病的抵抗力下降。氧化应激是大气颗粒物对人体主要的损伤机制,使用抗氧化剂(如维生素 C、维生素 E)可能有助于改善症状。

(五)中毒

儿童中毒为儿童误食、误吸或以其他方式接触毒性物质后,毒性物质进入儿童体内,导致器官和组织功能紊乱或器质性损害,产生一系列症状、体征,甚至导致死亡。儿童认知能力差、好奇心重,自我预防能力差,易发生中毒,可分为急性中毒和慢性中毒。

常见毒性物质包括农药、细菌性食物、毒素、亚硝酸盐、重金属、药物、一氧化碳等。

1.铅中毒

铅是一种有毒的重金属元素,铅对人体无任何生理功能,人体理想的铅水平应为"0",但由于工业化与城市化的发展,人们事实上暴露在一方"铅的世界"里,儿童尤易受到伤害。

美国国家疾病控制中心(CDC)于 1991 年将儿童铅中毒的诊断标准修订为:儿童血铅水平 $\geqslant100~\mu g/L$,不论是否存在临床表现或血液生化改变。这是目前国际上公认的广义"儿童铅中毒"概念。事实上,这一"中毒"概念是基于大量群体研究的结果。仅表明达到这一血铅水平的儿童,其体内铅的浓度可能产生不良的健康效益,并不是儿童血铅水平达到这一程度就需要进行治疗,而我国许多家庭往往将"儿童铅中毒"这一概念与传统的"中毒"相混淆,从而争取不恰当的处理方式。因此,结合我国的实际情况和国际上现有铅对儿童健康危害研究成果,2006年卫生部组织铅中毒防治专家组制定了《中国儿童高铅血症和铅中毒分级原则(试行)》。

当儿童血铅连续测定超过200 μg/L时,可诊断为临床铅中毒,在该血铅水平时,可能伴有食欲下降、胃部不适、便秘、多动、注意力缺陷、易冲动、易疲劳和失眠等非特异性临床表现,也可能仅出现其中某些表现或无任何临床症状,有时即使出现其中某些临床表现,如果没有血铅水平的支持,也不能诊断为临床铅中毒,因为其他很多疾病都有可能伴有上述症状。目前,在中国儿童血铅水平低于100 μg/L,属于是可以接受的血铅水平。在100～199 μg/L 时称为高铅血症,表明这一水平对处于生长发育中的儿童,尤其是0～6岁的儿童具有潜在的健康危害,需要给予重视,并给予必要的指导,同时要随访观察,尽可能避免接触铅源。减少铅暴露,降低血铅水平。

根据2006年卫生部印发的《儿童高铅血症和铅中毒分级原则(试行)》,连续2次静脉血检测结果可作为诊断分级依据,末梢血仅能作为筛查手段。

铅污染主要来源于:①工业污染,铅开采、蓄电池厂、五金加工厂、饰品加工厂、电子回收等均为含铅行业;②含铅汽油也是儿童铅中毒的重要来源,可随汽车尾气排出,但随着无铅汽油的推广应用,很大程度上降低了儿童血铅水平;③生活铅污染,如装修污染(含铅油漆、涂料)、进食高铅食品、用锡壶加热食物、饮用地下水、使用红丹(四氧化三铅)爽身粉、使用劣质塑料制品等情况,也可导致儿童血铅水平超标;④学习用品和玩具的污染,因各类油漆及课本的彩色封面的含铅量很多均超过国家标准。

铅对机体的毒性是多方面的,其中,神经系统、血液系统和免疫系统是铅毒性的最敏感靶器官。不同的血铅含量对儿童体格发育的影响也不一致。妊娠期低水平铅暴露不仅可对胎儿的生长发育及妊娠结局产生不利影响,而且可影响婴儿出生后的生长发育、行为及认知功能。此外,母亲血铅水平与婴儿的血铅水平之间存在显著的正相关性。

儿童铅中毒重在预防,一级预防是确定和根除铅污染源,二级预防是通过一系列干预措施,使儿童铅吸收的量降低到最低的程度,尽可能少受或免受铅中毒的危害。健康教育在儿童高铅血症和各种程度临床铅中毒的干预和治疗上均起着极其重要的作用。尤其在高铅血症的干预中,健康教育尤其重要,因为此血铅水平往往难以找到确定的铅暴露源,同时由于此时机体铅负荷不是太高,对驱铅治疗往往难以达到应有的效果。

对临床铅中毒的治疗应遵守健康教育、环境干预和驱铅治疗相结合的基本原则。对轻度临床铅中毒可在健康教育、环境干预基础上,随访三个月,暂可不考虑用药物驱铅治疗。对中度以上临床铅中毒,在采取上述措施的同时,需给予驱铅治疗,可根据患者具体情况选择二巯基丁二酸(简称DMSA)、依地酸二钠钙等药物。在治疗过程中,应定期复查血铅水平,同时也可服用某些中药辅助治疗。

2.汞中毒

汞是对中枢神经系统有毒性并为人类广泛接触的重金属元素,尽管有关汞的研究不像铅中毒的研究一样广泛与深入,但是汞和铅均被列为地球十大污染物之首。自然界的汞存在的形式主要为中汞元素、无机汞以及有机汞。中汞元素闪闪发亮,银色,无味,温度计中的汞即是中汞元素。无机汞是由汞与无碳的物质结合在一起形成的,最常见的是汞盐。有机汞则是汞和碳连接在一起,最常见的则是甲基汞。

汞的来源:①自然来源,汞是一种天然物质,地壳运动、火山爆发、地震、森林火灾等都可将汞以蒸气的形式释出,排放到大气。②环境污染,汞是燃煤火力发电厂的副产物,煤炭燃烧时,排出的汞经大气循环,降雨过程进入河道水体。在水中含有甲基化辅酶的细菌作用下,可转化为毒性极强的甲基汞。河流、湖泊中的甲基汞被水生植物链富集,浓度升高。处于食物链高端的鱼类,如金枪鱼、鲨鱼等体内含汞量相对较高。由于甲基汞是脂溶性的短链的羟基结构,很容易被消化道吸收进入血液,并可通过胎盘和血-脑脊液屏障,胎盘的汞不能再返回到母亲的血液循环,因此,胎儿体内甲基汞含量总是高于母亲甲基汞含量。胎儿对甲基汞更为敏感,所以摄入一定量的甲基汞时,母亲还没有任何症状,胎儿就可能产生明显的神经损伤。③生活中汞的来源,日常生活中低水平汞暴露普遍存在,某些药物和疫苗的制剂中含有汞,硫柳汞是疫苗防腐剂,而外用红药水(红汞)、牛皮癣药膏和某些消毒剂均含硫柳汞。补牙材料中,含汞合金作为补牙材料已经使用多年,可释放出少量汞。某些化妆品中含有大量的汞,有些甚至超标数千倍。

汞一旦进入人体,会迅速溶解堆积在人的脂肪和骨骼里,并大量聚积在神经胶质细胞中,作用于钠钾泵,增加细胞膜的通透性,导致细胞肿胀。甲基汞能迅速通过血-脑脊液屏障和胎盘,胎儿对甲基汞毒性较为敏感,产生明显的神经损伤。

当前,严重的元素汞或无机汞中毒已较少见,更多的是慢性暴露的有机汞,尤其是食物链导致的甲基汞接触。高水平的甲基汞暴露主要见于日本水俣湾和伊拉克的甲基汞污染事件。根据水俣湾甲基汞中毒流行病学调查,儿童大剂量的甲基汞中毒经过数周或数月的潜伏期呈现出迟发性神经毒性,表现为运动失调、麻痹、步态异常、视听嗅味觉的损伤、记忆丧失、进行性精神障碍甚至死亡。胎儿最易受到毒性影响,出生时表现为低体质量、小头畸形、多种发育迟缓、脑瘫、耳聋、失明和癫痫等。长期低水平甲基汞暴露也可以引起儿童的神经发育障碍,包括注意力、记忆力、语言、精细动作、听力和视味觉等方面的异常。

汞是一种易于蓄积的重金属,长期低剂量暴露可导致慢性中毒,临床上,主要分急性汞中毒和慢性汞中毒。

目前汞中毒的诊断主要依据接触史、临床表现、实验室检查。急慢性汞暴露史是诊断的关键,仅依据实验室的阴性结果,不能完全排除汞中毒。机体汞负荷的指标主要如下:

(1)无机汞检测:可通过测定尿液中汞的水平进行评估,尤其是 24 h 尿。24 h 尿汞水平 $>10\ \mu g/L$,即可认为有汞的过量暴露,而神经系统毒性症状,则要在 24 h 尿汞水平 $>100\ \mu g/L$ 时才会表现,如果单纯尿汞高,无临床症状,可继续观察。尿汞的检测无法评估慢性汞中毒以及汞中毒的严重程度。

(2)有机汞检测:有机汞化合物主要存在于红细胞中,可用全血汞测定进行评估。在美国,$1\sim5$ 岁儿童中,血汞的几何均数为 $0.34\ \mu g/L$,而 $16\sim49$ 岁女性中则为 $1.02\ \mu g/L$。在非暴露人群中,血汞水平很少 $>1.5\ \mu g/L$。若血汞水平 $\geqslant5\ \mu g/L$,可出现毒性症状。甲基汞可存在于生长的头发中,人群中发汞的水平常小于 1 ppm。无论是测定全血,还是发汞,均需严格的无汞采集环境和严格的污染控制程序,通常在正规的实验室才能进行。

儿童汞中毒比较少见,防治汞污染的根本途径是治理环境、根除汞污染、禁止食用汞类污染的水源及食物。急性汞中毒者,应立即灌肠洗胃,将未吸收的含汞毒物洗出,可用蛋清、牛奶保护胃黏膜,亦可加活性炭吸附,注意护理,并予适当的支持疗法。儿童避免接触含汞的油漆、墙纸和家具。防止孕妇、乳母及儿童摄食被污染的贝壳、鱼类。驱汞治疗可采用二巯基丁二酸、二巯丙醇等螯合剂。

3.砷中毒

砷具有很强的生物毒性,被国际癌症机构定为一类致癌物,主要用于杀虫剂、木材防腐剂及颜料、烟火制造、养殖业的抗生素、军事、半导体制造等。广泛存在于岩石、石油、水、空气、动植物中,最常见的是无机砷酸盐,包括三氧化二砷与五氧化二砷,极易溶于水并生成酸性化合物。

(1)砷的来源主要有:①饮用水中的砷。以地下水为主要饮水来源的国家与地区,经常会遇到区域性的砷中毒。在孟加拉国、印度、越南、柬埔寨、中国、智利、阿根廷、墨西哥,甚至在德国和美国等发达国家,饮水中的砷,影响到约一亿人的健康。在中国的新疆、内蒙古、山西、吉林、青海、宁夏等省份都曾发生过区域性饮用水砷中毒事件,特别是在农村地区。②空气中的砷。煤炭中砷的含量,与煤炭的地理位置密切相关。东北和南部地区的煤含砷量较高。烧煤厨房空气中的砷含量可达到 $0.46\ mg/m^3$。煤炭中砷引起的砷中毒是中国特殊的健康问题。另外,垃圾燃烧,采矿,熔炼,造纸,玻璃与水泥制造过程中,都可以产生砷。③食物中的砷。海水中(如金枪鱼)和贝壳类水生物总的砷含量最高。每星期吃鱼少于一次的儿童,尿砷水平为 $5.9\ \mu g/L$,而在一次以上者,则为 $10.5\ \mu g/L$。

(2)毒性作用:主要表现为致畸、致突变及致癌性,砷化物(三氧化二砷)进入人体,在体内转化成亚砷酸盐,后者快速作用于细胞与组织,产生活性氧和自由基,引起氧化应激提高,影响亚铁血红蛋白的生物合成,导致细胞膜的过氧化,线粒体相关的细胞凋亡,DNA 的氧化损伤而产生基因突变。并可抑制许多功能酶类,甲基化和去甲基化的三价砷剂具有非常强的细胞毒性、基因毒性和酶抑制作用。长期砷暴露,可造成人体皮肤损伤、高血压、动脉粥样硬化等心血管疾病,增加患皮肤癌、肺癌和膀胱癌的风险。在亚急性砷中毒患者,可表现腹痛、腹泻、消化不良等胃肠道反应,以及白细胞减少、肝脏、肾脏受损的表现,继而可发生严重的周围神经系统病变。砷中毒还可导致儿童认知发育迟缓、智力发育受损伤、记忆功能低下和学习能力下降等。无机砷可穿过人体胎盘,随着饮用水或者空气中的砷水平增加,自然流产、出生缺陷或死产的风险也增加。而出生前暴露于高剂量无机砷,可导致神经管畸形、生长发育迟缓和死胎等。

目前,砷中毒诊断主要依据接触史、临床表现与实验室检查而定。砷主要经肾脏排泄,而在血液中的半衰期非常短,故不推荐进行血砷的检查,头发与指甲的砷检测也不推荐。因为头发与指甲的外部砷污染很难除去。因此,诊断砷中毒主要依靠尿液检测,尿液采集简单方便,基质干扰小。在成人是收集一次尿液,校正肌酐后得出相应值。在儿童则推荐收集 8~24 h 的尿液。此外,无机砷与有机砷的毒性差异很大,要在尿液收集前 2~5 d,记录人体的饮食,以排除食用海产品对测定结果的影响,并帮助判断尿液中的砷来源。除测定尿液之外,还可以测定尿液中砷的代谢相关的生理生化指标,提示砷中毒或更具体的何种类型损伤。

砷中毒一旦诊断,首先要查明砷的可能来源,避免砷的再暴露,同时可用螯合剂进行治疗。常用的螯合剂有二巯丙醇、d-青霉胺以及二巯基丁二酸等。砷中毒,不仅取决于砷的暴露程度和暴露形态,而且还与环境因素、暴露主体的基因、营养等因素密切相关。硒与砷有拮抗作用,低硒的摄入,抑制了无机砷在人体内的生物甲基化,提高了砷引起的皮肤损伤风险。补充叶酸可以减轻亚砷酸盐引起的肝细胞毒性。

防治砷中毒的根本途径是治理环境。消除砷污染,重点是对水质中砷的监控。世界卫生组织推荐的水中砷含量为 10 ppb,在高度怀疑水中砷超标的地区,可使用净化水或饮用瓶装水。要根据地域差异和种族差异制定不同的砷摄入安全标准,建立和完善降低饮用水中砷的方法与技术。

（六）自然灾害

主要包括地震、台风、洪灾、山崩、泥石流、冰雹、海啸、火灾、旱灾等。儿童缺少自我保护的意识和能力，在灾害中较成人更易受到伤害。

受灾难儿童可能经历身体伤害、灾后传染病流行、营养不良及心理伤害。需要临床医师、心理治疗师、老师及家长共同进行生理治疗及心理行为指导。

二、社会环境

主要包括家庭类型、父母育儿方式、父母婚姻状况、亲子关系、家庭家外条件、家庭功能和功能失调、学校环境与学校教育、电子媒介、儿童医疗保健、意外伤害、战争与社会动乱等，直接影响儿童的早期发展和健康。下面重点介绍一下儿童虐待的情况。

（一）儿童虐待的分型

儿童虐待现象是一个严重的公共卫生问题，即使在现代文明高度发达的今天，仍普遍存在。2002 年世界卫生组织（WHO）出版的《世界暴力与卫生报告》一书中指出："2000 年，约有57 000 名儿童被杀害，其中，0～4 岁儿童的危险性最高，更多的儿童遭受非致死性的暴力和忽视"。美国的研究显示，每年有200 万儿童遭受虐待。其中 16.9 万儿童受到严重的外伤或剥削，更多的儿童遭受非致死性虐待和忽视。目前，对于儿童虐待的定义，不同种族、不同文化的国家和地区，有不同的见解。1999 年，世界卫生组织对儿童虐待的定义是：儿童虐待指对儿童有义务抚养、监管及有操纵权的人，做出足以对儿童的健康、生存、生长发育及尊严造成实际的或潜在的伤害行为，包括各种形式的躯体虐待、情感虐待、性虐待、忽视及对其进行经济性剥削。已有证据表明，各种形式的虐待都与成年后的情绪障碍、酒精和物质滥用及人格障碍有关。儿童虐待主要表现为以下四种类型。

1.躯体虐待

不同的国家对这一虐待形式有不同的定义，一般指对儿童造成身体伤害或痛苦，或不作任何预防使儿童受伤或遭受痛苦。亚洲一些国家认为儿童须服从家长，而对儿童有意地施加体罚可培养儿童忍耐力，使其变得坚强，因此体罚常常被父母和老师用作管教孩子的重要手段，以此来培养孩子的性格，而不被视为身体虐待。儿童躯体虐待可使儿童身体不同程度受伤，最常见的致死性躯体虐待是头部外伤，其次是腹内损伤。受虐儿童可能会选择离家出走逃避躯体虐待。

2.精神虐待

精神虐待往往通过羞辱、恐吓、拒绝、孤立、藐视、剥夺等方式危害儿童的情感需求，并潜在而长期地影响儿童心理发展。但精神虐待存在界定困难，主要是因为没有可观察的具体表现，细节回忆困难及难以通过实验手段检测等。

3.性虐待

对这一虐待形式，国际上有较统一的认识，即无论儿童是否同意，任何人在任何地方对儿童直接或间接做出的性利用或性侵犯都视为性虐待，它包括所有形式的性活动。例如，让儿童接触淫秽书刊或利用儿童制作色情制品等。

4.忽视

儿童忽视是一种特殊形式的虐待，但是国际上也缺乏明确的定义和科学的判断标准。忽视可概括为：严重地或长期地，有意忽略儿童的基本需要，以致危害了儿童的健康或发展；或在本来可以避免的情况下使儿童面对极大的威胁。目前普遍认为忽视应包括身体、情感、医疗、教育、安全及社会等多个领域。

各种虐待形式中，一半以上是躯体虐待，两种或多种虐待形式可共存，任何形式的虐待都包含一定的精神虐待。研究发现任何形式的虐待都会增加成年后轴Ⅰ和轴Ⅱ精神类疾病的可能性。

目前国内的研究主要集中于体罚和忽视方面，由于文化的差异，对于精神虐待和性虐待的研究很少。

（二）儿童虐待的高危因素

1.社会因素

不同人种、国籍，不同文化背景、经济状况以及社会的稳定程度，均会影响教育儿童的观点，进而影响虐待的发生。

2.家庭因素

社会经济地位低下、居住环境不固定者，失业者，单亲、暴力家庭，家庭中有酗酒、吸毒、人格障碍者及有儿童虐待史的家庭发生率高。

3.儿童方面

具有身体残疾、学校表现差、智能低下的儿童容易受到虐待和忽视。学龄期儿童受到体罚的发生率最高。麻烦型气质儿童，由于固执、我行我素，经常打架、惹祸，多次说服仍不服从者，易招致虐待。另外，遗弃儿童、留守儿童情感缺失严重。

（三）儿童虐待的危害

1.身体伤害

主要表现为儿童身体受伤。由轻（如擦伤）到重（如硬脑膜下血肿等）。儿童被忽视常见烧伤、摔伤、溺水，甚至终身残疾或死亡。严重的儿童虐待可破坏儿童正常的生理功能，免疫力下降，可继发多种疾病。

2.精神心理伤害

包括儿童的精神、情感、认知、行为、社会能力等。与同样社会经济文化背景的正常儿童相比，经历过虐待的儿童表现出更多不利于适应的功能。受虐经历会直接或潜在地给儿童的认知、语言、情绪、社交以及精神生理等方面的发展带来后遗症。甚至使这些儿童处于一系列行为问题，精神失调以及病态人格等发展危机之中。

（四）儿童虐待的预防干预

制定保护儿童免受虐待的相关法律，大力发展教育、经济、文化事业，消除种族、性别歧视，建设稳定和谐的社会环境和家庭环境，均有利于保护和促进儿童健康，预防和减少儿童虐待的发生。

预防言语和躯体虐待应加强对成人的教育，尤其是家庭主要成员（如父母），平常注意自己的言行，禁止在家庭中使用暴力、严格侮辱儿童人格。教育儿童警惕、躲避可能的虐待，特别是性虐待。建立儿童保护机构，提供举报电话。及时发现，迅速干预使受害者尽快脱离危险环境，对情感虐待和性虐待尤其重要，以便使远期不良影响减至最低限度。

矫正性干预强调应将目标锁定在已经确认的受虐儿童。开展针对性的干预，重现心理治疗，情感关怀。预防性干预应着重于对潜在的儿童虐待问题的控制。同时,更应强调全社会特别是通过提高儿童所在家庭早期依恋关系达到减少或消除虐待现象的发生。

(鲁 曼)

第八节 运动发育和运动障碍

一、概述

婴儿期及儿童期是一个生长与发育充满变数的时期,神经发育及体格生长以有序及可预测的固有模式进行。技能的进步从头到脚,从近端到远端,从普通的、以刺激为基础的反射,到逐渐精确的、以具体目标为取向的反应。如 Lipsitt 所述:"婴儿(及儿童)在他们成长的过程中是非常有序的,他们实际上的行为(及发育)按照法则可以探索、发现、确认、重新确认。"这些神经发育的"法则"或次序常用传统的发育里程碑来描述。发育里程碑提供一个框架,用来观察及监测儿童随时间而发育的生长过程。

(一)发育进程

关注发育进程,应理解 2 个重要的概念,即中位数年龄及极限年龄。中位数年龄指一个标准的儿童人群 1/2 达到相应发育水平的年龄,如 50% 儿童独走的年龄是 12 月龄;极限年龄(指均数加上 2 个标准差的年龄)指本应该达到的发育水平的年龄,如 97.5% 的儿童独走的年龄是 18 月龄。那些达到极限年龄还不会独走的儿童,许多之后仍可正常独走,但有一定比例的儿童将可能患有潜在的医学问题,如脑瘫、原发性肌肉障碍或全面发育迟缓等。因此,任何儿童如果在 18 月龄还不会独走应接受进一步的评估及检查。如非特指,文中所提的发育里程碑皆指中位数年龄。

(1)粗大运动发育进程:粗大运动发育终极目标是获得独立及随意的运动。新生儿很少有自主的运动能力,且被原始反射所限制。原始反射在妊娠时发育,出生后持续数月。这些脑干及脊髓的反射是针对具体感觉刺激的反应,产生刻板的运动,如拥抱反射(Moro 反射)、不对称颈强直反射(ATNR)及阳性支持反射等。原始反射的生理意义体现在:一种避开有害刺激或保持生存状态的本能反应;标志着运动的发育,决定了中枢神经系统的成熟度;它的消失则标志着中枢神经系统发育分化的过程。随着中枢神经系统的成熟,原始反射被抑制,使得婴儿能够执行有目的的运动。例如,在 ATNR 持续的时间段,婴儿无法从背部向腹部翻身,将手移到中线位,或伸手拿物。这一反射在 4~6 月龄消失,而在同一时间段,上述技能(如翻身)开始出现;拥抱反射干扰了头控及坐姿平衡。6 月龄时因为这些反射减弱及消失,儿童获得了坐姿稳定性方面的进展。

除外原始反射,对姿势反应,如保护反应,出生时并没有出现,但随后在 3~10 月龄发育。当保持头及躯体伸直及转向,姿势反应允许功能性运动的发育。这些反应在中脑水平介导,针对头及躯体正常的空间关系,相互作用。保护性伸展反应,例如,当往前、向侧或向后倒,允许婴儿能够保护自己。这些反应在 6~9 个月发育,在同样的时间段,婴儿学会了坐的姿势、随后的递物及跪地等行为。随后不久,更高的皮层中心介导了平衡反应的发育,使得婴儿在 9 月龄能站立,在 12 月龄开始走。

出生后的第 1 年,婴儿通过运动发育能够从躺到翻身,逐渐用手撑起至坐位,然后过渡到跪位或拉双手站起,以及独立行走的能力。必须注意的是,爬行并不是行走的一个必要条件,而拉手站起是婴儿能够开始迈出第一步之前,必须发育的运动技能。出生后的第 2 年,随着平衡反应的进一步发育,更加复杂的双足运动能够执行,如前后移动、跑及跳等。

大运动发育在随后的岁月中,在平衡、协调及力量等方面持续精细化地微调:12 月龄时的下肢较分开的步态、轻微的蹲伏、断续的步态,逐渐向流畅的、直立的及下肢正常的步态过渡;手臂姿势从内收及轻微抬高,向交互摇摆的方式过渡。3 岁时步态达到成人模式。

(2)精细运动发育进程:精细运动技能与使用上肢相关。对一个人执行自我帮助任务、玩及完成工作,它们是必需的。如同所有的发育流,精细运动发育进程并非孤立地发展,它与其他相关的技能同步发展,包括大运动、认知及视觉感知技能等。上肢在平衡及灵活性方面扮演着重要角色。手被用来支持,首先是俯卧姿势,然后是坐姿;手臂帮助翻身及爬,然后拉着站立。婴儿开始使用他们的手来探索,甚至在仰卧姿势的时候。当大运动技能已经发展,婴儿直立的姿势更加稳定及能够更加容易地活动,手就可进行更有意义的探索。

(二)运动发育评估

现代发育评估很大程度上基于 Dr Arnold Gesell 的研究,其建立了 5 个发育流的第一个常模。运动发育始于宫内时期,儿童期延续,成年早期完成,分为粗大运动与精细运动发育。粗大运动发育关注粗大的全身运动,主要涉及躯干及腿部发育,与坐、爬、走及跑等运动密切相关;精细运动发育关注肩膀、手臂及手的使用,将运动细化至手及手臂运动,如抓、握、捏及掷物;在运动发育的各环节,不同体位或精细动作之间的转换都可能发生运动障碍。

得出一份合格的运动能力评估报告需获得及整合以下资料,包括病史、体格检查及神经发育检查。神经发育检查又包括:①运动发育里程碑;②传统神经学检查;③大脑神经运动成熟标志(原始反射及姿势反应)。

运动进程可从发育史及运动发育检查期间的观察中得出。父母通常能够较好地提供粗大运动进程的历史,但精细运动进程的历史有时也许较难准确提供。这样,在运动发育评估期间,精细运动技能进程应该在评估时尽可能诱导出来。

运动进程评估的结果最好能够总结成运动年龄,并转化为运动商(MQ)[MQ=(运动执行年龄/实足年龄)×100]。MQ 超过 80 为正常,小于 70 为异常,70～80 为临界。运动里程碑评估的不足之处,在于对儿童运动能力的质量性的评判兼顾不足。

传统神经学评估运动能力的措施,包括静态观察、步态、肌张力、肌力、深肌腱反射及协调性,是对运动能力质量特征的进一步评估。自发的或立即的运动活动(如坐或站位重量的承载),需要足够的力量。识别无力最好是观察静态姿势及动作过渡的质量。Gower 征(具体表现为先翻身呈俯卧位,接着屈膝及髋关节,用手支撑躯干成俯跪位,并用手推离地面,再用手按压膝部身体呈深鞠躬位,然后用手去"攀升"腿支撑躯干,最后才达到直立位)就是一个典型的例子,提示骨盆带及股四头肌的无力。针对肌张力低下/肌无力及痉挛性高张力,自发姿势(如蛙腿,下肢剪刀状腿)提供了一个可视的线索。对比婴儿期,2～3 岁之后,因为儿童体检配合性的进步,神经学体检变得更加容易,检查结果也更加有意义。

运动神经成熟标志是原始反射及姿势反应。拥抱反射、紧张性膜迷路反射、非对称性颈强直反射及阳性支持反射是临床上较多应用到的原始反射。正常婴儿非持续及短暂展示这些反射,尽管那些存在神经损伤的婴儿展示更强及持续的原始反射。

姿势反应主要涉及扶正、保护及平衡能力,通常在婴儿 3 月龄之后有序出现,能够提供更深层次的、有关婴儿运动潜力的信息。对比原始反射,这些姿势反应很少是刻板的。在正常婴儿当中,姿势反应容易诱出,但在神经系统损伤的儿童当中,它们的诱出显著变慢。

典型的原始反射及姿势反应是对称的,明显及持续的不对称提示更少反应的那一侧存在异常的可能。例如,Moro 反射在一侧持续完整及典型存在,但在另外一侧迟钝,提示锁骨骨折、臂丛神经损害或一侧脑损伤可能。

值得一提的是,因为左右利手在 1~2 岁前或之后尚未获得,1 岁之内不对称性的运动技能总是异常的,也许提示了一个潜在的偏瘫可能。

(三)运动发育损害

运动发育异常可能表现为运动发育里程碑获得的延迟,如抬头、翻身、坐、站、走或具有平衡问题、异常步态、不对称手的使用、不自主的运动或仅仅损失了运动技能等。关注运动发育常常出现在 6 月龄至 2 岁的年龄,它是运动技能发育最迅速的时期。粗大运动技能是发育初始进步最明显的领域,假如不能达到里程碑,可能成为发育迟缓的最初始的指征。体检可能发现潜在的、异常的运动体征。

因神经系统(中枢和/或外周)和/或骨骼系统发育缓慢或成熟障碍,导致获得运动技能的年龄延迟,可导致各种运动谱系障碍。谱系范围可包括轻度的运动协调障碍;以中枢神经系统非进行性损害为基础的疾病,如脑性瘫痪;以进行性运动单位损害为基础的神经肌肉性疾病,如进行性肌营养不良(肌肉)、脊肌萎缩症(脊髓前角);以周围神经损害为基础的疾病,如遗传性感觉运动神经病,以及因先天异常所致先天神经运动障碍如脊柱裂,或者只是全面性发育迟缓,综合征或未明原因疾病当中的一个临床表型。有些运动障碍是暂时的,随着原发病的治愈而消失;有些运动障碍,特别是神经系统或肌肉骨骼系统发育所致运动障碍可能持续时间相当长,甚至终生。

这一节将论述一些常见的运动障碍性疾病:脑性瘫痪、神经肌肉疾病(Duchenne 型肌营养不良和脊髓性肌萎缩症)及脊柱裂与遗传性感觉运动神经病。

二、脑性瘫痪

脑性瘫痪(简称脑瘫),传统定义是指出生前到出生后 1 个月内各种原因所致的非进行性的脑损伤,主要表现为中枢性运动障碍及姿势异常。这一定义除外了进行性疾病(如各种代谢病或变性疾病)所致的中枢性瘫痪及正常小儿一过性发育落后。新建议的脑瘫定义是指一组持续存在的导致活动受限制的运动及姿势发育障碍综合征,该综合征是因发育中的胎儿或婴儿脑部受到非进行性损伤而导致的。脑瘫的运动障碍常伴随感觉、感知、认知、沟通、行为障碍和/或癫痫及继发性肌肉骨骼障碍。运动的损害通常在 18 月龄前出现。

(一)病因

脑损伤或发育缺陷导致脑瘫可能发生在出生前、围产期或出生后。出生前危险因素包括:极低出生体质量、多胎、绒毛膜羊膜炎、母亲感染、产前阴道出血、第 2 产程持续超过 4 h、胎儿生长受限、胎儿感染(包括神经系统感染)及致畸物或药物的暴露等。围产期脑损伤包括缺血缺氧性脑病、产伤、新生儿脑卒中、颅内出血等。出生后脑损伤包括高胆红素血症、中枢神经系统感染(脑膜炎、脑炎及脑病)、头创伤(意外或非意外)、症状性低血糖、脑积水等。早产相关脑损伤包括与足月正常体质量儿相比,早产儿及极低体质量儿,尤其易遭受脑损伤,罹患脑瘫的危险性急剧增加,主要为脑室周围软化(PVL)及脑室内出血。先天发育异常包括脑发育畸形(妊娠期间皮

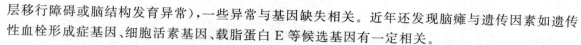

层移行障碍或脑结构发育异常），一些异常与基因缺失相关。近年还发现脑瘫与遗传因素如遗传性血栓形成症基因、细胞活素基因、载脂蛋白E等候选基因有一定相关。

（二）流行病学

脑瘫患病率介于(1.5～2.5)/1 000，是目前小儿时期最主要的运动功能伤残疾病。国内报道6省区脑瘫患病率为1.92/1 000。低出生体质量儿成活率的改善造成了这一群体脑瘫患病率的提高，但出生体质量2 500 g或更高的儿童脑瘫的患病率总的来说保持不变。出生后致病因素仅约占10%的比例，包括严重的新生儿感染、脑梗死、代谢疾病或创伤。研究发现，除外出生后因素，出生前及围产期因素各占22%和47%，剩下的病例致病原因不明。低出生体质量儿组别，59%有围产期致病因素。一般而言，患PVL的早产婴儿占35%～40%患脑瘫的儿童。早产出生及低出生体质量(<1 500 g)是造成脑瘫最密切相关的危险因素，28周前出生的婴儿每1 000个中有100个会发生脑瘫。

（三）诊断

脑瘫临床症状多样，但运动功能障碍是本病的特征，主要表现为运动发育落后，粗大运动如抬头、翻身、坐、站立、行走，以及精细运动指标不同程度地落后于同龄儿，而且主动活动减少；反射异常，如原始反射延迟或消失，保护性反射减弱或不出现；肌张力异常及姿势异常。不同年(月)龄肌张力表现有所不同。异常姿势多种多样，与肌张力异常及原始反射延迟消失有关，如头控差、皮质拇指、角弓反张、双腿交叉呈剪刀状；异常的神经学检查，表现为原始反射保留，反射不对称，反射亢进和/或持续的踝阵挛等。

根据神经系统累及类型、功能障碍解剖学分布情况，脑瘫分类如下。

1.按运动障碍的特征分类

存在3个主要的脑瘫临床类型，每个反映了一个具体运动通路的失功能，即痉挛型(70%)、共济失调低张力(10%)、肌张力障碍型(10%)及混合型(10%)。

(1)痉挛型：主要累及锥体系统。表现为肌肉僵硬，上肢屈曲，下肢内收或交叉，足尖着地，行走时呈踮足、剪刀样步态。腱反射亢进或活跃，踝阵挛阳性，2岁后巴宾斯基征仍阳性。

(2)手足徐动型：主要累及锥体外系，表现为难以用意志控制的不自主运动。单纯手足徐动型脑瘫腱反射不亢进，巴宾斯基征阴性，肌张力呈齿轮状增高。

(3)共济失调型：表现为小脑症状，步态不稳，走路摇晃，四肢动作不协调，上肢常有意向性震颤，肌张力低下。

(4)肌张力低下型：表现为肌张力低下，四肢呈软瘫状，仰卧位时四肢呈外展外旋位，好似仰翻青蛙。此型常为婴幼儿型脑瘫暂时阶段，以后多转为痉挛型或手足徐动型。

(5)混合型：同时患有2种或多种类型，如痉挛型伴手足徐动型。

2.按瘫痪部位分类

(1)四肢瘫：四肢及躯干均受累，上下肢受累程度相类似。

(2)双瘫：四肢受累，但以双下肢受累为主，上肢及躯干比较轻。

(3)截瘫：双下肢受累明显，躯干及上肢正常。

(4)偏瘫：一侧肢体及躯干受累，有时上肢损害较明显。

(5)三肢瘫：1个上肢及2个下肢受累。

(6)单瘫：单个肢体受累。此型较少见。

3.脑瘫共患病

脑瘫患儿常与多种及一些严重的共患病相关联。与脑瘫相关联的躯体问题包括因超高或异常的低肌张力所导致的骨畸形及肌腱和肌肉挛缩。脑瘫儿童的运动障碍常包括口咽运动功能失调,表现为流涎、呼吸道分泌物处理困难,咀嚼和吞咽障碍,以及构音障碍;生长及营养问题常在脑瘫患儿身上发现,也许与多种共病相关联,生长缓慢及与进食相关的咳嗽应该开展吞咽功能失调的评估。此外,即使缺少咳嗽或被噎到的现象,因脑瘫患儿球功能失调常见及可能存在没有被认识到的误吸,能够导致显著的呼吸道发病率及死亡率,在临床上应提高警惕,关注存在静默误吸的可能性。

许多患有痉挛性脑瘫的儿童也许继发于能量消耗的增加,存在单纯体质量增加困难。因肠道运动性也受到神经系统损伤的影响,脑瘫患儿常有继发性胃肠道运动损害的并发症。胃食管反流是一种严重的延迟了胃排空的并发症,也常常影响脑瘫儿童,相关的疼痛也许限制了口腔的吞咽。便秘在脑瘫当中很常见,可能是因为肠道蠕动功能失调和/或躯体活动减少。它能导致疼痛症状,增加痉挛,减少口部吸入,造成呕吐,以及在非常严重的情况下,造成肠道穿孔。便秘的症状能容易被发现:通过询问排便次数,排便是否疼痛,粪便是否硬或非常粗大等。假如需要,腹部平片能够进一步帮助诊断。

脑瘫患儿有相关神经并发症风险,包括惊厥障碍、智力障碍、行为问题和感觉损害及视觉和听觉问题。儿童患有更多严重运动损害增加了智力障碍的风险。此外,脑瘫患儿常见的医学共患病还包括龋齿、皮肤破损、骨质疏松及尿道功能失调等。

4.早期识别

脑瘫在出生时症状常常不明显。新生儿及婴儿早期,轻型脑瘫患儿的识别较为困难,因此必须对具有显著危险因素的婴幼儿进行密切的早期监测。儿童具有明确的危险因子,尤其是婴儿在32周之前出生,应该考虑具有患脑瘫的风险,即使缺少 MRI 的异常。早期发现患脑瘫的婴儿及幼儿,除外运动里程碑的评估及传统神经学检查,还有赖于在不同年龄段反复的评估及评估的质量。重要的运动模式包括原始反射,如非对称性颈强直反射,随着发育成熟而消失;姿势反应,如躯干平衡反应及降落伞反应,随着年龄增长而出现。常用筛查评估项目包括 Alberta 婴儿运动量表,Chandler 运动评估婴儿筛查测验等。预测发育最好的结果是基于纵向的系列评估。

超声检查发现持续的脑室扩张,囊性 PVL 及Ⅲ～Ⅳ级颅内出血,高度预测随后脑瘫的发生。美国神经病学会及小儿神经病学学会建议,对所有小于 30 周孕龄的极低出生体质量儿,在第7～14 天常规进行头颅超声检查,并最好在第36周及足月之间重复 1 次。MRI 包括弥散加权成像(DWI)关注内囊后肢在妊娠 36～40 周髓鞘化情况,具有早期发现 PVL 及预测之后可能发生脑瘫价值。它比颅脑超声能更好地发现早产儿弥漫性的 PVL,并在评估早产婴儿患急性缺血方面有帮助。神经影像学的应用可能是目前早期诊断脑瘫与判断预后最有前景的诊断工具。

5.诊断

诊断主要依靠临床病史、体检及辅助检查,特别应注意四肢及躯干肌张力的评估、姿势、手功能及步态。美国神经学会及小儿神经学学会实践委员会建议,对所有脑瘫患儿,如病因不明确,应行神经影像学检查如 MRI 检查,并对偏瘫性脑瘫及不能解释的出血性梗死患儿考虑行出凝血检测;额外的检查,包括遗传的(当儿童表现出畸形的特征)或代谢的检查(肌张力不全脑瘫的病例,没有明确的脑病病史),基于个体化的原则,应该被执行;分清神经运动损害的类型及分布,发现致病原因及发病时间,筛查相关健康问题,如智力障碍、视力损害、听力损伤,营养、生长及吞咽失

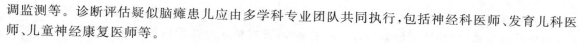

调监测等。诊断评估疑似脑瘫患儿应由多学科专业团队共同执行,包括神经科医师、发育儿科医师、儿童神经康复医师等。

(四)鉴别诊断

许多不同的鉴别诊断也许与脑瘫相混淆,包括其他静态的障碍如习惯性足趾尖行走。临床医师可能将习惯性的足趾尖行走误认为是轻度的痉挛性双瘫痪,这些儿童没有痉挛性证据或其他神经学疾病,或许没有跟腱挛缩及可能有足趾尖行走阳性的家族史,肌电图可帮助疑难病例区分两者的不同;多巴胺反应性肌张力不全发病初期常被误诊为脑瘫,它是常染色体显性遗传病(源自 *GCH-1* 基因的突变),对低剂量的 *L*-多巴胺的反应迅速;如疾病表现为神经系统进展性及退行性病变,应考虑有家族性痉挛性截瘫或共济失调毛细血管扩张症的可能。

(五)治疗

脑瘫的干预需要多学科的协作,包括儿童保健、矫形外科、物理治疗师、神经医师、发育行为儿科医师,以及在照顾运动障碍儿童方面有经验的治疗师等。患者所累及的范畴是复杂的,干预模式的选择需综合考虑。

脑瘫损害包括口腔运动失调、关节挛缩、髋关节半脱位与脱臼及脊柱形状的改变(脊柱侧弯、脊柱后弯及脊柱前弯)。功能问题包括喂养失调、言语延迟、独立活动受限、书写障碍及自我照顾困难。造成脑瘫患儿损害及功能问题的原因可能是因 1 种或多种的病理生理性损害:高张性(痉挛性与张力障碍)及低张性,肌无力及易疲劳,失去选择性运动控制,平衡损害及不自主运动。健康相关问题,如不合适的营养及难于控制的惊厥发作可能严重影响脑瘫患儿的功能。

1.评估

通常要求脑瘫患儿每 6～12 个月进行重新评估或监测他们的运动进展情况、相关健康问题及治疗后的再评估。评估的内容包括肌张力、步态及生命质量评估等。

(1)肌张力:张力增高也许是因为强直、痉挛、张力障碍或所有这些障碍的综合,张力评估可通过 Ashworth 量表、改良 Ashworth 量表及 Tardieu 量表执行。张力障碍的严重性可通过 Barry Albright 张力障碍量表定量。痉挛及张力障碍的鉴别对治疗计划的确定是重要的。

(2)步态分析:三维计算机步态分析能够帮助制订手术前的计划,特别是多水平段骨科手术,以及能够记录手术及非手术治疗之前及之后的变化。步态分析的组成包括肌电图分析、运动学录像评估(关节角度及速度)和动力学(关节的运动力,以及场地反应力、反作用力测定板分析及有氧耗量)。标准步态参数包括踏步及跨步长度、步态速度及步调。试验步态分析补充了儿童的临床评估。

(3)生命质量量表:生命质量评估对重症脑瘫患儿的家庭特别重要。例如,针对儿童粗大运动量表(GMFM)分类为Ⅴ级脑瘫及正在接受鞘内巴氯芬治疗的脑瘫患儿,其目的是能够更容易照顾及帮助患儿睡眠,减少疼痛及不适,并非以改善功能技能为首要目的。疼痛对儿童或成人脑瘫而言是一种共同的经历。虽然已认识到生命质量及疼痛评估的重要性,但当前评价生命质量及与健康相关生命质量量表存在局限性。儿童健康问卷是生命质量测定的例子,正在发展几个针对脑瘫儿童评估健康相关生命质量及疼痛量表。

2.干预

痉挛干预的目的在于改善功能,维持运动范围,减少疼痛,增加照顾的容易度,以及阻止畸形。干预的程度是依赖于痉挛的程度,通常先执行更少的侵袭性的方法。一线的干预涉及具体的伸展及活动的锻炼。有时候物理治疗师能帮助这些活动,但总是涉及家庭的参与。脑瘫治疗计划包括物理与职业治疗,支架及适应性器材,坐具及定位装置,口服、肌内、鞘内的药物治疗,矫形及神经外科手术,其他治疗如电刺激。总的来说,针对脑瘫患儿的各种治疗,循证基础支持仍有限,但已有进步。此外,许多干预的循证基础还是粗略的。

(1)物理与作业治疗:物理与作业治疗的指征是指学龄前常规治疗及之后间断的治疗服务,用来改善肌力、耐力及速度;有循证基础支持物理及职业治疗的功效,但是有限。有研究报道,物理治疗有增强脑瘫儿童肌力的功效,包括功能改善、活动水平增加。美国脑瘫及发育医学协会治疗结果委员会发现,针对患脑瘫患儿,还没有足够证据支持神经发育疗法的功效。其他研究报道一种相对新的针对偏瘫患儿的治疗方法,即限制引导治疗。这一治疗方法是将没受到影响的手臂限制在石膏中或用其他的方法限制,为了强迫儿童使用受到影响的手及手臂。

(2)支架、适应性器械及姿势装置:上下肢支架(矫形器)可维持关节正常位置,阻止畸形及改善功能。但支持一种支架好过另外一种支架的研究证据有限,故目前多依据临床经验来决定矫形器的选择。有相当多的证据支持患动力性马蹄足患儿使用踝足矫形器优于裸足行走。适应性坐姿对改善一些患脑瘫患儿(GMFM 水平 Ⅳ 及 Ⅴ 级)的功能十分关键,包括喂养及言语,改善生命质量,阻止继发性问题进展,如脊柱侧弯,以及提供安全独立的活动机会。

(3)张力治疗:早期张力治疗的目的是阻止矫形科并发症,如屈曲挛缩,以便回避之后可能需要矫形外科手术需要。张力治疗的计划包括口服药物、肌内注射肉毒素、苯酚或乙醇神经阻滞,鞘内注射巴氯芬,以及选择性脊髓后根离断术(SDR)。显著痉挛和/或张力障碍的儿童可能得益于这些治疗的组合。有研究报道,早期如经过积极的张力治疗计划,8 岁时,针对挛缩及骨骼扭转畸形的手术发生率由 40% 减少至 15%。

口服药物:治疗痉挛性及张力障碍的口服药物包括巴氯芬、苯二氮䓬类、丹曲林、替扎尼定、加巴喷丁,以及其他针对肌痉挛 α_2-肾上腺激动剂与左旋多巴-卡比多巴及苯海索。一个关于口服抗肌痉挛性药物的系统综述发现,证据尚缺乏及微弱。一个小样本的随机对照研究发现夜间给予地西泮显著减低了张力,改善了脑瘫患儿的活动程度,这种方法也许对那些无法使用其他治疗方法(如肉毒素及鞘注巴氯芬)的患者是有益的。使用丹曲林及替扎尼定已经发现与肝功能失调相关,必须监测肝功能。

肉毒毒素、苯酚及乙醇注射:患儿具有局部痉挛,局部治疗优于系统性给药。传统上,苯酚及乙醇已被采用注射到运动点或在运动神经上,用来减少痉挛状态,可造成所支持的肌肉组织的神经坏死,从而达到减少痉挛的目的。因轴索可再生,需要重复注射。治疗的指征包括改善对痉挛状态的照顾、改善步态及治疗继发于痉挛状态的疼痛,但存在慢性疼痛或感觉障碍风险。肉毒毒素已成为神经肌肉阻滞规程的选择,因其易操作、不良反应低及起效快速,在神经肌肉接头处与释放乙酰胆碱相互作用。使用肉毒毒素的主要限制是疗程相对短(从起始注射后达到 3 个月),有限数量的肌肉能够 1 次接受注射。2 个血清型(A 及 B)当前适合临床使用,且它们的剂量及作用的期限不同,已有剂量使用指引。

鞘注巴氯芬:患儿有显著的下肢痉挛,不太适合给予口服制剂也许得益于鞘注巴氯酚的注射剂使用。这一模式对轮椅的患者最有用,他们在卫生或移动方面困难,因为继发于极端下肢痉挛。该技术涉及在腹部外科植入 1 个泵装置,可持续地注入巴氯芬。因直接给药,全身不良反应最小,虽然它们还是可能发生。巴氯芬是 GABA 激动剂,它的激动部位是脊髓,能够给予鞘内注射小的剂量以达到最大的益处及限制不良反应。单独巴氯芬鞘内注射的作用仅持续数小时,所以,它需要通过持续的泵注给药。美国脑瘫及发育医学协会治疗结果委员会发表系统综述发现,巴氯芬鞘内注射可减轻上下肢肌张力,改善照顾容易度及睡眠,减少疼痛,且减轻躯干张力。需要注意的是,突然的巴氯芬撤药能够导致严重的不良反应,最常见的原因与鞘注巴氯芬泵系统的硬件功能失调相关,是最为严重及潜在的致命并发症,包括瘙痒症、痉挛状态增加、意识错乱、幻觉及惊厥发作。在急诊或 ICU 快速地认识这一症状及治疗有重要的防止潜的生命威胁的作用。重置鞘内注射泵是最终的治疗,但在紧急情况下,可使用口服或肠道巴氯芬、口服或静脉注射苯二氮䓬类。

选择性背根切断术(SDR):SDR 是一个治疗痉挛性脑瘫的神经外科规程,对张力障碍无效。它涉及从 $L_2 \sim S_1$ 或 S_2 水平割断背根脊神经根,但每个中心针对切断神经根数量及其他程序问题不同。理想的 SDR 候选者为早产患儿,患痉挛性双瘫,活动能力受限或没有躯干无力。手术之后数周,多数患儿可出现显著无力,最大限度的功能改善要到术后 6～12 个月才发生。SDR 之后的功能改变随时间持续。SDR 禁忌证包括患儿具有手足徐动症、共济失调、肌无力及严重的固定的挛缩。值得注意的是,患儿行 SDR 人数显著减少,而鞘内注射巴氯芬人数在增加。少有研究对比 SDR、鞘内注射巴氯芬或矫形干预的疗效。

(4)矫形外科治疗:脑瘫患儿肌肉骨骼问题包括髋关节半脱位及脱位、脊柱侧弯及其他脊髓畸形、屈曲挛缩、足及踝变形、腿旋转变形、手及手臂变形、下肢不等长、高位髌骨、骨质减少及骨折、关节疼痛、术后肥大性骨化。临床步态异常包括蜷缩步态及膝僵硬步态。矫形外科是多数这些问题治疗方法的选择之一。针对轻度的挛缩,特别是在较年幼的儿童,将手术推迟是优先的选择,系列的挛缩关节的石膏治疗可以先努力尝试。总的来说,除非结构问题确实需要早期手术来确保功能,矫形手术常在 5～8 岁之后进行,腿的所有方面的畸形可在同一个时间处理(多水平的手术)。

(5)相关问题:儿童脑瘫相关健康问题包括骨质减少、体质量不增、口腔运动失调、胃食管反流、失禁、便秘、流涎、惊厥发作、疼痛及构音障碍等。脑瘫患儿的骨质减少是因骨矿化作用生长速率慢,治疗包括维生素 D、钙添加及站立计划。针对单纯体质量增加困难,在不显著增加食物容积需求的前提下,增加最大的热量及食物的营养内容。口腔运动失调征象包括唇闭合差、流涎及无能力处理分泌、吮吸差、缺少年龄相适应的咀嚼、强直性地咬和伸舌、喂养时咳嗽及作呕,处理不同质地食物及稀的流质困难。喂养问题在脑瘫患儿当中常见,与健康状况差及营养不良高度相关。患有严重口腔运动失调的患儿也许需要肠道喂养以保持合适营养;脑瘫患儿流涎来自口腔运动失调,不是因为唾液过度分泌。流涎治疗需要个体化,包括作业治疗、药物、注射肉毒毒素及外科手术。格隆溴铵是常用的药物,因为它没有其他抗胆碱能药物所致的中枢神经不良反应。腺体内肉毒毒素注射是相对新的干预措施。外科手术干预包括唾液腺切除及唾液管道结扎。胃食管反流在神经损伤儿童当中常见,也常与营养差及口腔运动失调及误吸危险相关联,给予少量、稠厚的喂养食物及姿势矫正也许能改善胃食管反流;持续胃食管反流的儿童需药物,如质子泵抑制剂来减少胃酸、中和胃酸或增加肠蠕动性;患严重胃食管反流婴儿可能需要 Nissan 胃底折叠术。多数脑瘫患儿成功如厕训练年龄显著延迟,约 1/3 的脑瘫患儿有排泄失调。治疗需要个体化及主要涉及使用抗胆碱能药物,在个别病例,需要间断地插管;慢性便秘是很常见的疾病状况,发病率为 70%～90%。治疗慢性便秘及继发性嵌塞包括评估上厕所姿势及坐姿的调整,分析行为问题,改变食物,对有嵌塞的儿童实施"清除"计划(灌肠、口服刺激剂或聚乙二醇),以及开始每天维持计划(添加纤维及流质,矿物油、山梨醇、乳果糖或聚乙二醇)。基于脑瘫的解剖类型及是否合并智力障碍,脑瘫患儿癫痫发病率显著不同。20%～40%患脑瘫及智力障碍患儿患癫痫。患四肢瘫的脑瘫患儿更易患癫痫,且更难控制。疼痛关注也很重要,但此类研究偏少。一个研究分析了 43 个家庭,67% 的父母报告他们的孩子在过去 1 个月里有疼痛。辅助牵张是最常与疼痛相关联的生活活动。另一个研究发现,11% 脑瘫患儿(GMFM 水平Ⅲ～Ⅴ级)的父母报告他们的孩子每天都有疼痛。疼痛与运动损害严重性及缺课天数相关。儿童患脑瘫疼痛的评估是困难的,因为它们可能与沟通或认知缺陷相关。对具有显著的构音障碍的患儿,潜在地给予扩增的沟通工具的使用,在一定程度上可改善他们的交往能力及生命的质量。

(6)补充及替代疗法:补充及替代疗法(CAM)在儿童患慢性病及残疾中常用,包括脑瘫。56% 的脑瘫患儿的家庭使用 1 个或更多 CAM 治疗。患四肢瘫不能自由活动的儿童更常使用CAM 治疗。研究报道,常用的补充及替代疗法包括顺势疗法、针灸、中药、高压氧、阈值电刺激、颅骶治疗、按摩疗法、水疗等。目前,少有针对脑瘫患儿循证依据高的 CAM 研究。

(7)发育及精神健康问题:脑瘫患儿可能合并注意力缺陷多动障碍(ADHD)及学习障碍或患有智力障碍。儿童患脑瘫及智力障碍比其他患儿更易患癫痫及其他慢性健康问题,如胃食管反流。青少年脑瘫患者与他们的同辈相比较,自信心更低,在社交上更易被孤立。虽然他们认为有朋友非常重要,但在校外与他们朋友的联系是有限的。此外,早期识别潜在的感觉损害,通过正式的听及视觉评估,将帮助优化学习。

(六)预防

近年来,有研究开始关注脑瘫预防。早产儿脑瘫病因研究已经关注脑损害的 2 个机制:母亲的或新生儿感染潜在地触发了脑灌注不足及细胞因子介导损害。例如,许多研究已经表明,在绒毛膜羊膜炎(感染)、炎症细胞因子及白质损害之间存在关联。

三、神经肌肉疾病

儿童患神经肌肉疾病可能表现为单纯运动迟缓或伴有全面性迟缓,包括认知损害。损害部位可能位于脊髓前角细胞(脊肌萎缩症),神经肌肉接头或肌肉纤维(进行性肌营养不良),病程可呈进行性。患者常表现为无力、失去运动技能或获得运动技能障碍。过去诊断这些疾病,除了病史、体格及神经学检查,还需行肌活检、肌电图或神经传导研究等。当前,对于许多疑似病例,分子及遗传学研究已可帮助确诊。

(一)Duchenne 型肌营养不良

1.病因及流行病学

进行性肌营养不良是一类因基因缺陷导致的 X 连锁隐性遗传病,男性发病,女性携带基因,以进行性加重的肌肉无力和萎缩为主要临床表现。根据临床表现和基因缺陷的不同,临床上将其分为多种类型。Duchenne 型肌营养不良(Duchenne muscular dystrophy,DMD)是其中最为常见的一种,又被称为假肥大型肌营养不良,发病率为 1/3 500 男性活产婴儿。Becker 型肌营养不良(Becker muscular dystrophy)发病率更低,具有 1/30 000 的发病率。两者都是因为肌营养不良蛋白的基因突变所致。肌细胞膜缺少肌营养不良蛋白造成骨骼肌及心肌破坏。

2.诊断

(1)临床表现:患 DMD 的男孩通常因为他们趾尖行走,或者无法跟上他们同龄人的运动发育,在 3～5 岁就诊。体检时,他们可能有腓肠肌及前臂的假性肥大,以及近端无力,肩特别是髋带的无力。多数患儿从地板上起身困难,Gower 征阳性及跑步困难。在疾病早期,反射存在,但随着肌肉组织无力的进展,仅有踝反射存在。多数男孩渐失去行走能力,在 10～13 岁要坐轮椅。

死亡通常因为心脏或呼吸衰竭,发生在青少年晚期或 20～30 岁。

(2)实验室检查:诊断 DMD 可通过突变基因检测来确诊。在 DMD 当中,肌酸激酶(CK)升高超过正常值的 100～1 000 倍。临床上除外横纹肌溶解,很少有其他疾病肌酸激酶升高幅度如此高。80% 的男孩出现肌营养不良蛋白基因的缺失,多数病例肌肉活检已不再需要。

3.治疗

因肋间肌及骨骼肌无力,肌营养不良易发生呼吸感染及进行性呼吸衰竭等并发症。使用糖皮质激素可以提供暂时的改善。男孩在 10 岁时,有发展成扩张型心肌病的可能,早期干预是需要的。另外,估计携带者母亲有 10%～15% 的心肌病发病率,也需要跟踪观察。进展性的脊柱侧弯通常在青少年时期不能行走时发展。合适的锻炼可帮助维持肌力和活动性,延缓脊柱侧弯的起始时间。

脊髓融合术改善坐姿的舒适度及肺功能。2/3 的男孩有学习障碍,注意力障碍或认知迟缓,鼓励开展早期干预及个体的教育计划。因注意力问题使用兴奋性药物(如哌甲酯)在 DMD 的患者来说不是禁忌证,且能给予很大帮助。许多男孩将经历抑郁,特别在中学时期,给予心理咨询及谨慎使用抗抑郁药,如选择性血清素再吸收抑制剂,通常能够帮助男孩及其家庭度过这一时期。

(二)脊髓性肌萎缩症

1.病因与流行病学

脊髓性肌萎缩症(SMA)是一种常见的遗传性神经肌肉病,因脊髓前角细胞退化,导致进行性无力及骨骼肌萎缩。遗传方式以常染色体隐性遗传为主,活产婴儿的发病率为 1/10 000～1/6 000。SMA 的致病基因定位于 5q11.2～5q13.3。该基因座区域检测到 4 个不同的 cDNA 克隆,证实运动神经元存活基因(SMN)是致病基因。SMN 基因全长约 27 kb,含 9 个外显子,有 2 个高度同源拷贝 SMN1 和 SMN2。神经元凋亡抑制基因(NAIP)编码神经元凋亡抑制蛋白,是 SMA 的修饰基因。SMN1 基因的缺失是 SMA 的基础发病机制,SMN2 基因和 NAIP 基因的异常则与疾病严重程度相关。研究报道,中国南方 SMA 致病基因 SMN1 携带者率为 1/80～1/35,与国外学者报道的携带者发生率 1/60～1/40 相类似。

2.诊断

(1)临床表现:通过发病年龄及功能损害严重程度分类,国际 SMA 协会将其分为 4 种类型:SMA Ⅰ型,为最严重亚型(重型),也称为严重婴儿型或 Werdnig-Hoffmann 病,是婴儿早期出现的非常严重的进行性障碍。孕时胎动减少,出生时可能出现关节挛缩(肢体姿势性变形,伴随至少 2 个关节挛缩)。此型发病急、进展快,一般在出生 6 个月之内发病,典型的体征包括肌肉弛缓、张力极低、腱反射消失、肋间肌凹入及舌颤。这些婴儿无法抬头,如无帮助,无法独坐,多因喂养和呼吸衰竭,在 2 岁之前死亡。SMA Ⅱ型,又称 Dubowitz 病,为慢性婴儿型(中间型),通常在 7～18 个月内发病,患者能坐但不能站立行走,大多可以生存至 10～20 岁。SMA Ⅲ型,又称 Kugelberg-Welander 病,为青少年型(轻型),其症状表现具有很大的异质性,根据发病时间和行走能力再分型,例如,在出生后 3 年内发病为 a 型,有 44% 的患者 20 岁之前可以行走;出生 3 年后发病为 b 型,90% 的患者能够在 20 岁前站立和行走。此型病情发展缓慢,患者肌肉无力,但寿命不受影响。SMA Ⅳ型,为成年型(极轻型),一般于 20～30 岁以后发病,主要表现为缓慢发生的上下肢近端无力和肌肉萎缩,成年期都能够行走,寿命正常。认知及心脏问题在这一疾病中不常见。应注意因无力及早发脊柱侧弯而致活动困难的患儿存在呼吸功能不足及骨质疏松的可能。

（2）实验室检查：肌酸激酶水平正常或仅轻微增高。目前临床上诊断 SMA 的"金标准"是基因诊断。约 95％SMA 患者是由于 *SMN1* 基因第 7 外显子纯合缺失造成的，其他 5％患者是 *SMN1* 基因点突变造成的。因此，检测 *SMN1* 基因第 7 外显子是否存在纯合缺失或 *SMN1* 基因是否存在影响功能的点突变，可以对 SMA 进行明确诊断。疾病严重程度与 *SMN1* 拷贝数相关，大部分Ⅰ型患者有 2 个拷贝数，Ⅱ型患者有 3 个拷贝数，Ⅲ型和Ⅳ型有 3～4 个拷贝数。*NAIP* 基因的第 5、第 6 外显子可能与 SMA 的临床表型有关。

3.治疗

本病无特效治疗，主要为对症支持疗法。可服用 B 族维生素。心理治疗尤为重要。适度运动除能保护关节的活动度和防止挛缩外，还可增强残存运动单位的功能。干细胞治疗及基因治疗是较有前景的治疗方法。防治 SMA 的有效途径是进行产前诊断，避免患儿的出生，或通过辅助生育技术进行植入前诊断。

四、脊髓及外周神经损伤

（一）脊柱裂

很少有疾病类似脊柱裂能够影响儿童的诸多器官及功能。脊髓脊膜膨出症及相关神经管缺陷（NTDs）是最常见的影响儿童的复杂畸形。

1.病因与流行病学

脊髓畸形发生在胚胎发育早期。开放性脊柱裂包括脑膜膨出和脊髓脊膜膨出症，隐性脊柱裂的缺损隐藏在皮肤下。有 2 个主要类型的隐性脊柱裂，最常见的类型是腰骶部脊柱后弓孤立的融合失败。这在普通人群当中非常普遍，且多无临床表现。其他类型是以后弓及涉及其他组织为特征的一组畸形。许多这一类型的患者在低位腰骶皮肤或皮下组织有异常，如深的骶骨的浅凹、血管瘤、一小片的毛发、一团脂肪。脂肪性脊膜膨出，团块仅包括单独脂肪组织。脂肪瘤型脊髓脊膜膨出也包括一些脊髓。其他闭合性脊柱裂的例子可能是简单的神经管闭合不全状态，如终丝牵拉、硬脑膜内脂肪瘤、永存终末腔、皮下窦道或更复杂畸形，如脊柱纵裂。其他脊柱畸形与脊索形成相关，包括尾部发育不全及脊柱节段性发育不全。无脑畸形是最严重的 NTDs 形式。

2.诊断及评估

当前，孕妇筛查包括 3 个指标筛查（α-甲胎蛋白、人绒毛膜促性腺激素及非结合雌三醇）。常规筛查在妊娠 15 周和 18 周进行。假如母亲 α-甲胎蛋白水平增加，开放性脊柱裂早期诊断或无脑儿将被怀疑。假如水平是增高的，应行高分辨率超声检查。这一研究能够帮助分辨其他相关异常，如脑积水、Chiari 畸形及脊柱畸形。美国产科及妇科医师学院指引介绍，假如 α-甲胎蛋白水平增高，应行羊膜腔穿刺术。在羊水中，高水平的 α-甲胎蛋白及乙酰胆碱酯酶能够确诊 NTDs。假如脊柱缺陷位于胸部水平，很可能对运动有很大限制或使下肢不能活动。多数患有骶部缺陷儿童的活动性预后好。当缺陷发生在腰部，较难决定预后，应视具体椎体受损情况决定。虽然并不推荐孕期常规检查，MRI 可能提供一个对缺陷及相关畸形更详细的评估。婴儿脊柱裂应该包括整个中枢神经系统的影像学检查，如头颅 MRI，以及之后系列的头围测量以监测进行性脑积水情况，不管婴儿已经被引流还是没有。此外，超声及尿动力学的研究应该被执行用来衡量泌尿系统功能的失调继发于神经性膀胱。

3.治疗

运动处理的主要目标是功能能力最大化，即独立行走及自我照顾。为了达到这些目标，患者需要好的运动及合适的姿势,以及可能需要行走帮助或轮椅。维持运动范围需要终生关注。矫正性修补在出生后 48 h 内常规执行,以预防开放性损伤的感染。假如出生时就出现脑积水,在初始手术时,应先给予引流处理。总的来说,外科手术针对胎儿期开放性脊柱裂是无效的。脊柱缺陷的胎儿手术确实减少了脑积水的发病率,但针对感觉运动功能没有改变。剖宫产较阴道分娩的益处尚有争议。

　　合适的姿势依赖于脊髓脊膜膨出的功能及合适的矫形外科。理想的状态是,治疗计划跟随正常发育阶段:直立姿势、站立及活动。患腰部及胸部高位缺损的儿童在 12 个月使用站立器能够帮助站立姿势的成功。在 2～3 岁,高位腰部缺损的儿童,需要高水平的矫形及步态训练以获得独立运动能力,并使用轮椅提供独立的活动性。周期性的躯体及职业治疗评估应该是所有患脊髓脊膜膨出症治疗的一部分,应评估运动范围、肌力及功能。脊髓脊膜膨出正规的物理及职业治疗评估的提供应始于婴儿期。

　　4.预防与管理

　　(1)预防:现已认识到叶酸添加可有效地减少 NTDs。1992 年,美国公共健康服务部门推荐孕龄的妇女增加维生素叶酸的消耗,减少了脊柱裂及无脑畸形的发病率。美国食品药物管理局(FDA)从 1998 年1月开始,强制性使用叶酸强化谷类。脊柱裂发病率从1991－2001 年减少了20％。当前介绍针对所有生产妇女每天服用 0.4 mg 的叶酸,有高风险妇女应该每天服用 1～4 mg的叶酸。高风险妇女是那些之前有过 NTD,相对风险是肥胖、糖尿病或服用丙戊酸或其他抗癫痫药物。避免其他已知致畸物,如酒精、高剂量维生素 A、异维 A 酸或阿维 A 酯是重要的。中国妇女妊娠前后每天服用叶酸 0.4 mg 能降低婴儿患 NTDs 的危险。产前诊断和人群干预相结合是降低神经管缺陷发生的有效措施。

　　(2)初期保健:出生后及心肺功能稳定时,应进行仔细的体检,以避免囊损伤。如囊是开放的,须立即关闭。当缺损完整覆盖皮肤时,可在数天或数周之后关闭。初始评估应包括完全神经学检查,如上下肢运动观察及使用针刺评估感觉功能。这一检查可能帮助预测将来的运动功能。骨骼检查可能揭示脊柱及下肢畸形。假如患儿有其他与缺失不相关的躯体异常,染色体分析及遗传学咨询应被执行。

　　(3)多学科保健:基于健康问题数量及复杂性,要求多学科队伍关注。神经外科专家关注在新生儿期关闭缺损及脑积水。肾盂积水须行紧急手术,而尿及大便失禁可延迟到学龄前。矫形问题较罕见,需紧急关注。控制及处理关节和脊柱侧弯问题需动态跟踪。发育问题可能出现在任何年龄,虽然严重发育延迟需在婴儿期关注,轻度学习问题可能在青少年期才显著。

　　(4)运动功能:下肢运动强度允许对患儿功能水平进行评估。胸部水平缺失的患儿不能控制下肢的运动,导致他们独立活动预后差。患儿具有高位腰部 L_1 和 L_2 运动功能及一些 L_3 的功能,可有一些髋部活动能力。52％～67％患有高位腰部或轻度腰部缺损者可具有成功的活动能力。患儿患 L_4 运动水平缺损者需要低水平支架,或者是膝踝足矫形器或一个踝-足矫形器,以支持他们的足;患 L_5 运动水平缺损的大多数儿童,功能可独立,仅需 1 个低水平支架(踝-足支架)。患儿患低腰缺损有好的预后,85％～95％能够行走。骶部缺损的患儿预后好,85％～95％能够自由行走。骶部缺损的儿童可能有足部足内肌的无力,但无行走能力的限制。

　　(二)遗传性感觉运动神经病

　　1.病因及流行病学

　　遗传性感觉运动神经病(HMSN)或 Charcot-Marie-Tooth 病(CMT,夏科-马里-图斯病),由

Charcot、Marie 及 Tooth 3 位学者在 1868 年首先描述而被命名，因患者多有腓骨肌萎缩，故又称腓骨肌萎缩症，是最常见的儿童周围神经病。总的患病率是 1/2 500，其中 CMT1 的发病率约为 15/100 000，CMT2 的发病率约为 7/100 000，目前国内尚无 CMT 的流行病学资料报道。这一疾病有多种遗传模式，具有显著的遗传异质性。目前研究显示，CMT 病至少与 70 多种致病基因相关，但多数 CMT 临床表型和基因表型之间关系不明确，且存在一定的重叠性。Charcot-Marie-Tooth 病 1A 型是最常见的模式，为显性遗传性疾病，系周围神经髓鞘蛋白 22（PMP22）基因重复突变所致。

2.诊断

临床症状表现为进行性的远端无力、足内肌和腓骨肌萎缩及感觉减退，随着病情的进展渐累及肢体近端。表现为弓形足、锤状指、足跌落，跨域步态，趾尖行走，随后渐累及小腿和大腿的下 1/3，出现双下肢典型的"鹤腿征"，手内肌也可能累及。感觉神经的病变发展过程同上类似，主要累及双手和双足，并可伴感觉性共济失调。腱反射呈长度依赖性，由远及近发展，逐渐减弱至消失。骨骼畸形主要累及双足，可有骨盆发育畸形及脊柱侧弯，发生率为 25%。体格检查特征性的体征包括鹤腿、高弓足畸形、锤状趾及小鱼际肌肉消瘦等。然而 CMT 的临床存在着显著的异质性，增加了临床诊断的复杂性，也增加了基因诊断的难度。随着基因确诊病例的积累，有些 CMT 亚型除了有典型的周围神经损害之外，还伴随一些特征性的临床症状，如 CMT1E、CMT4D、CMT2J、CMTX4、CMTX5 等亚型都会出现不同程度的听力障碍，这些相对特征性的临床表现对 CMT 亚型的确立有很大的帮助作用。

3.治疗

无特效的治疗方法，强调支持疗法。本病早期要求患儿加强下肢及足的锻炼，加强伸展双足可能有益。CMT 为一种慢性进行性发展的神经肌肉病，可导致患儿功能障碍，包括行走、跑跳能力等，严重影响其生活质量。规范化的疾病管理对 CMT 患儿长期预后的改善具有重大意义。功能障碍评估方面，CMT 儿童量表已推出，已较广泛地应用于临床及相关的科研工作中，虽然尚有一定的局限性。

五、常见问题和误区防范

（一）将运动模式的变异当成"运动发育异常"

神经发育遵循了一个可预测的过程，内在及外部的影响因素相互作用形成了个体的变异性，使得每个儿童的发育具有一个独特的路径。内在影响因素包括遗传决定归属（如体格特征、气质）及总的健康状态；婴儿及儿童期外部的影响因素主要源自家庭，父母及兄弟性格、照管者使用的养育方法、文化环境及家庭的社会经济状态皆在儿童发育过程中发挥了作用。

儿童之间存在运动发育模式的变异。例如，正常的运动发育是从不能移动到能够走动的进展，但并不是所有的儿童都以同样的方式达到。大多数儿童先经过四肢"爬行"方式阶段（83%），之后能够独走；另外一些则经过"臀部慢慢挪动"的方式，或经过腹部在地板上爬行，所谓"匍匐"方式；非常少的儿童可直接站立及行走。不同的运动模式（如爬行、匍匐、臀部挪动、直接站立）决定了不同的坐、站或走的年龄。

18 个月作为行走极限年龄主要是指那些将四肢爬行作为早期移动模式的儿童。那些臀部慢慢挪动或匍匐爬行的儿童倾向于较四肢爬行的儿童独走的时间更迟，所以那些在 18 个月还不会行走的儿童将出现运动变异的模式，而他们的运动发育进展还是正常的。

精细动作发育同样也存在变异。个别小儿早在 3 个月时便可以随意握物,也有正常足月儿 6 个月时还不会随意握物。同样智力水平的小儿,手的操作技能也不一定相同。

许多父母关注的他们孩子的运动发育迟缓最终被发现是正常的变异,在这种情形当中,应重新评估父母的运动发育史。假如怀疑存在变异,应动态观察孩子的进步时间。

(二)单靠"发育里程碑"的知识就能早期识别存在运动发育问题的儿童

通过发育里程碑的知识,明白什么是"正常"或"典型",临床工作者能够更敏锐地识别什么是异常或迟缓。必须强调的是,即便是有经验的发育行为儿科医师也不能单靠发育里程碑的知识来识别存在发育问题的儿童。发育行为障碍的早期识别依赖于早期监测与筛查。监测分为结构化(使用标准化工具定期筛查)与非结构化(主观印象及随机观察),结构化监测对发育行为障碍的早期识别优于非结构化监测。美国儿科协会建议使用标准化的工具在 9 月龄、18 月龄、24 月龄及 30 月龄健康随访时进行正式的筛查,以识别存在发育障碍风险的儿童,包括运动发育障碍的儿童。

(鲁 曼)

第九节　认知发育和智力障碍

一、认知发育的概述

认知是指人类的认识活动及获得并运用知识解决问题的心理过程。认知发育是指人类从生命开始理解和适应环境的过程,主要包括注意、知觉、学习、思维和记忆过程中发生的变化。

(一)认知发育的基本理论

1.皮亚杰的认知发展理论

皮亚杰的认知发展理论把智力定义为促进儿童适应环境的一种基本生命功能,指出一个人内部的心理图式(即已有知识)和外界环境的不匹配能促进认知活动和智力的发展。在皮亚杰的认知发展理论中,智力基础是图式,是一种无法观察到的心理系统,一个图式就是一种思维或者活动的模式,而认知就是通过心理结构或者图式的改进和转换得以发展的。在皮亚杰的认知发展理论中,儿童是积极主动的探索者,能建构图式以达到思维和经验间的认知平衡,并通过组织和适应的过程中对图式进行构建和修改,从而使得认知不断发展。

2.维果斯基的社会文化观

维果斯基的社会文化观认为认知发展发生于社会文化背景下,社会文化对认知发展产生影响作用;认为儿童在通过与拥有更丰富知识的社会成员的合作交往沟通中获得他们的文化价值观、信仰和问题解决策略。维果斯基的社会文化观强调了社会和文化对认知发展的影响。认为对儿童的认知发展应该从与儿童生活环境相互作用的 4 个紧密联系的层面来评价发展,即微观发生学、个体发生学、种系发生学和社会文化层面。每种文化都把信仰、价值观、习惯的思维方式或问题解决方法——即它的智力适应工具传递给下一代人,因此,文化教会了儿童思考什么及如何去思考。维果斯基认为,只有把认知发展放到个体所处的社会和文化情境中去研究才能得到最好的诠释。

3.认知发展的信息加工理论

信息加工理论虽然至今尚未形成一个统一的信息加工理论体系,但核心内容是一致的,即人体在一个容量有限的系统中,通过使用不同的认知操作或策略对信息进行加工。1968年,心理学家阿特金森和希弗林提出了信息加工系统的多重存储模型,认为认知发展是由3个基本结构成分组成:①感觉记忆。即将感觉到的原始信息(外界刺激)当作一种影像暂时存储起来,等待进一步加工,这是信息加工的第一步。②短时(工作)记忆。信息加工的第二步,外界刺激被处理和短暂存储。在这个单元能暂时存储一定数量的信息,并运用这些信息帮助机体做一些特定的事情。③长时记忆。信息在这个单元被评估和分析,并且储备起来以备将来使用。长时记忆内容包括个体掌握的知识、个体对过去经历事件的印象及个体在加工信息和解决问题时运用的策略。此外,信息加工过程中还存在执行控制过程,即调节注意、决定如何处理从长时记忆中提取信息的过程。信息加工理论关注的是具体认知过程发展,把发展看作不同领域的技能的逐步掌握过程。

(二)认知发育的基本规律

根据皮亚杰认知发展的理论,将认知发育分为4个阶段:感知运动阶段(0~2岁)、前运算阶段(2~7岁)、具体运算阶段(7~11岁)、形式运算阶段(11岁以后)。这些认知发育阶段是代表了认知功能和形式的不同质的水平,每一阶段都是建立在前一阶段发展完成的基础之上,继续向前发展的。

1.感知运动阶段(0~2岁)

感知运动阶段是指出生至2岁,这时婴儿依靠行为图式来探索和理解周围环境。在这个阶段,婴儿能协调感觉输入与运动能力,形成行为图式,从而理解并影响周围环境。这个阶段婴儿认知发展迅速,尤其是感知运动发展中3个重要方面的发展,即问题解决技能、模仿和客体概念的发展。感知运动阶段是婴儿从反射性的有机体逐渐发展到反应性有机体的过程。

2.前运算阶段(2~7岁)

前运算阶段是指2~7岁这个阶段,这一阶段的儿童能够在符号水平上进行思维,即儿童能用某一事物代表或象征其他事物,如词汇或物体,从而使得他从有很强的好奇心、凡事都要动手操纵的婴幼儿,转变为使用符号且有思维能力的学前儿童。其中,语言可能是年幼儿童表现符号化的最明显的形式。前运算阶段的第2个重要特征是象征性游戏(假装游戏)的大量出现。这些象征性游戏积极促进了儿童社会性、情绪和智力的发展。

3.具体运算阶段(7~11岁)

具体运算阶段是指7~11岁这个阶段,此阶段儿童获得了认知操作能力,能够修改和重组已有的表象和符号,并能运用这些重要的新技能对客观事物和经验进行更有逻辑的思考。

4.形式运算阶段(11岁以后)

形式运算阶段是认知发展的最后一个阶段,出现在儿童11岁以后,这个阶段儿童开始更加理性和系统地去思考抽象概念和假设命题。形式运算的标志是假设演绎推理能力的发展,并逐渐出现归纳推理能力。皮亚杰认为,从具体运算推理到形式运算推理的转变是非常缓慢的,对刚进入形式运算阶段的儿童来说,也许需要3~4年的时间才能达到有计划的系统推理水平。

二、智力障碍的概述

智力障碍又称智力发育障碍,是指个体在发育时期智力明显落后于同龄正常水平,并有以社

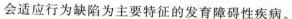

会适应行为缺陷为主要特征的发育障碍性疾病。

(一)病因及发病机制

智力障碍的发生是大脑在出生前、出生时和出生后的发育过程中受到单个或多个因素损害的结果,由遗传、环境及两者共同作用所致。

整个大脑发育时期,是神经细胞进行增值、分化、突触形成、神经元之间相互连接的重要发生时期,此过程中的任何一个环节受到干扰和抑制,都有可能严重影响大脑的发育成熟,从而导致智力障碍(智力发育障碍)。世界卫生组织编制的《智力障碍术语和分类手册》中,将智力障碍的病因分为 10 类:①感染和中毒;②外伤和物理因素;③代谢障碍和营养;④生后大脑损伤;⑤原因不明的产前因素和疾病;⑥染色体异常;⑦未成熟;⑧严重精神障碍;⑨心理社会剥夺;⑩其他和非特异性的原因。在临床上做病因分类时,通常按病因的作用时间进行分类,即按出生前、出生时/围产期和出生后因素来分类。

(1)出生前因素包括遗传因素和母孕期所有的环境有害因素,如感染、毒物、严重疾病、酗酒、吸烟、胎盘功能低下、放射性照射等。

(2)出生时/围产期因素包括各种原因致围产期缺氧、分娩时产伤等。

(3)出生后因素包括各种中枢神经系统感染、严重颅外伤、毒物、药物中毒、各种原因导致脑缺氧、退行性疾病、社会心理因素等。

(二)流行病学

智力障碍是儿童时期常见的严重疾病和残疾之一。由于调查方法和诊断标准的不同,各国家、各地区报道的患病率各不相同。据估计,智力障碍的患病率在 1‰~3‰,其中轻度占到85%,中度占 10%,重度占 5%。在发展中国家,智力障碍的患病率相对发达国家高,巴基斯坦报道的智力障碍患病率高达 8%,而北欧发达国家报道的智力障碍患病率相对较低,均小于 1%。

智力障碍的特殊病因如下。

1.常见的染色体疾病

(1)Down 综合征(21-三体综合征):Down 综合征是染色体病中最常见的一种类型,是生殖细胞在减数分裂过程中,由于某些因素的影响发生 21 号染色体不分离所致。按核型分型,可分为标准型、易位型和嵌合体型 3 类。在活婴中发生率为 1/(600~800)。病因与母亲妊娠年龄、遗传因素、妊娠时使用化学药物、放射性照射及病毒感染等有关。其发病率随母亲妊娠年龄的增长而增高。

1)发育行为表型:标准型和易位型在表型上不易区分,嵌合体的临床表现示正常细胞所占比例而定,可以从接近正常到典型表现。出生时已有明显的特殊面容:眼距宽,眼裂小,外眼角上斜,有内眦赘皮,鼻梁低平,外耳小,舌常伸出口外,流涎较多。患儿体格发育迟缓,出生体质量较正常儿低,骨龄滞后。乳牙萌出晚,囟门闭合晚。手指粗短,小指向内弯曲。

随着年龄增长,其智能低下表现逐渐明显。智商通常是中度低下,主要表现为口语记忆能力和口语处理能力的缺陷。语言能力比一般认知能力差,词汇理解力在成年早期还能继续提高。如果存活到成人期,常在 30 岁后出现老年性痴呆症状。大多数性情温和。

约 50%患儿伴有先天性心脏病,主要是室间隔缺损、房间隔缺损和动脉导管未闭。因免疫功能低下,易患各种感染,白血病的发生率也增高 10~30 倍。有的患儿可伴癫痫症状或甲状腺功能减退。男性无生育能力,女性有极少数可生育的报道。

2)发育行为儿科的关注重点:应定期进行健康检查,包括先天性心脏病、眼科疾病、听觉损失和甲状腺功能减退等检查。随着先天性心脏病的诊断和手术干预技术的进步,患儿的预期寿命和生活质量明显提高。重要的是促进沟通能力的发育,以促进其他方面的发育,同时避免行为并发症。患儿学手语比口语容易,同时并不降低最终的口语水平。

(2)47,XXY综合征(Klinefelter综合征):47,XXY在男婴中的发生率是1/700。典型的临床表现随年龄而异,现已成为最主要的性腺发育不全和不育的原因。染色体分析发现47,XXY即可确诊,其原因可能是父方第1次减数分裂出现错误,也可能是由于母亲第1次减数分裂或第2次减数分裂异常,还有一小部分原因是合子形成后有丝分裂异常。

1)发育行为表型:XXY男性并无显著的五官畸形,可在童年出现轻度肌张力低下、斜颈、膝外翻和平足,高身材是下肢长度增加并持续到青春期所致。青春期和成年男子可能出现窄肩、缺乏男子气概的体形、乳房发育(30%~50%)、肌肉储备减少。睾丸曲细精管逐步纤维化导致微小睾丸,青春期和成年期睾丸激素产生不足,通常不育。受影响的成年男性还有乳腺癌、骨质疏松症、糖尿病、甲状腺功能减退症和自身免疫性疾病的风险。

早期发育延迟可表现为语言、大运动的发育延迟,语言表达往往比语言理解更差。前瞻性研究显示,高达75%的XXY患儿有以语言障碍为基础的学习障碍和阅读障碍。智商范围在均值上下,总智商介于85~90。

XXY的行为和情绪症状并不普遍,可有焦虑症状、注意缺陷(35%有注意缺陷/多动障碍)、社会退缩、相对同伴和社会的不成熟。

2)发育行为儿科的关注重点:研究发现,在儿童期对XXY综合征的确诊有助于11~12岁时对其进行前瞻性睾酮替代治疗,有助于患儿男性体征的形成。而确诊发育迟缓的,应对言语、运动发育实施早期干预。XXY的适龄儿童应进行语言、心理教育评估,学习障碍和阅读障碍评估。普遍存在的运动协调缺陷和书写问题,可接受课堂辅助。有行为问题时应接受行为评估和必要的干预。

(3)47,XYY综合征:男婴中的发生率为1/1 000,但患儿直至成年都很少被察觉。其诊断一般是由于偶然性的产前诊断或有发育延迟或行为困难时行基因检测时确诊。多余的Y染色体是父源性的,与高龄产妇无相关性。

1)发育行为表型:大多数47,XYY男性表型正常。最一致的临床特征是身材高大,多数在第75百分位或以上。肌肉骨骼表现包括平足、运动痉挛性抽搐和原发性震颤。青春期发育与睾酮产生正常,生育一般不受影响。

对新生儿筛查确诊为XYY的患儿进行前瞻性研究表明,患儿认知水平在正常范围,但伴有语言学习障碍的轻度风险。更为常见的是动作协调障碍、书写运动问题。对产前与产后诊断的病例对比研究表明,出生后确诊的病例有更多的神经发育问题,包括发育迟缓、学习障碍、多动症和孤独症谱系障碍。XYY可以有注意缺陷多动障碍的行为表现,包括多动、冲动和焦虑。47,XYY男性的跟踪调查显示,患儿在儿童期和青春期并没有严重行为问题,10%诊断为XYY的儿童有孤独症谱系障碍。

2)发育行为儿科的关注重点:患儿有发育迟缓的风险,故产前确诊病例应密切监测,从6~12个月开始进行发育评估,并早期干预。对于出生后诊断的患儿,应进行全面的语言和运动的评估、干预。伴有行为问题的患儿建议在指导下进行评估和行为干预,必要时予以药物治疗注意力缺陷多动症(ADHD)和其他情绪及行为症状。有社会交往缺陷的XYY儿童应进行孤独症谱系障碍的评估和训练。

（4）Turner综合征（45,X综合征）：又称先天性卵巢发育不良,是一种性染色体全部或部分缺失引起的先天性疾病。多数45,X孕体在妊娠早期即死亡,活产女婴中发病率约为1/2 500,与精子/卵子在减数分裂或受精卵在有丝分裂时,性染色体不分离有关;某些患儿有一部分细胞的染色体缺失,而另一部分细胞染色体完全正常,称为嵌合体,如45,X/46,XX。此外,X染色体结构发生改变,如长臂或短臂缺失、等臂染色体、环状染色体,也可引起本病。

1）发育行为表型：出生时即身材矮小,出生后身高增长缓慢,成年最终身高为135～140 cm。典型的体征包括后发际低、颈短、乳距宽,肘外翻、膝外翻、脊柱可有后凸或侧弯畸形。约35%伴有先天性心脏病。患儿平均智商约为90,但可能有空间知觉异常,导致出现学习困难。卵巢未发育或发育不全,青少年出现原发性或继发性闭经或缺乏第二性征,大部分患儿不能生育。特纳综合征患儿易合并自身免疫性疾病,桥本甲状腺炎多见,并常导致原发性甲状腺功能减退。患儿常有自卑、害羞、焦虑等表现,这是因为患儿对此病认识不多、不知如何面对所致。

2）发育行为儿科的关注重点：由于儿童期性腺发育不全不明显,因此任何不明原因的矮小女孩,若有可疑临床表型,均应进行染色体检查。在儿科内分泌医师的监测下使用生长激素、雌激素治疗,可使许多患儿达到正常成人的高度和第二性征的发育。10%～30%的患儿会发展为甲状腺功能减退,建议每1～2年进行甲状腺功能的筛查。注意加强健康教育,鼓励和支持患儿参与社会活动。

（5）脆性X综合征（FXS）：脆性X综合征是最常见的X连锁智力低下遗传病,也是与孤独症谱系障碍最相关的单基因突变性疾病。国外报道0.4‰～0.8‰的男性和0.2‰～0.6‰的女性患有FXS。其发病机制是FMR1蛋白基因5'末端非转录区的三联体质量复扩增所致。"前突变携带者"三联体质量复程度为中度扩增,其后代重复扩增风险很高,其结果是基因超甲基化,导致不能产生FMR1蛋白。

目前的诊断需要做DNA检测。通常$FMR1$基因CGG在5～44之间重复。FMRP是由这个基因产生的蛋白质,是传递突触成熟和可塑性的许多重要信息的转录调节因子。前突变（55～200 CGG重复）在普通人群中常见（在130～250位女性中有1位和800位男性中有1位）,并且是不稳定的,以至于女性的携带者可将全突变（大于200的重复）传给她的后代,男性的携带者仅传给他的女儿,因为精子只能在X染色体中携带这种前突变。全突变通常由于甲基化所致,这个基因很少或不产生mRNA,因此很少或无FMRP产生。FMRP的缺失或不足将出现FXS。FMRP水平的不足与IQ相关,FMRP越少,IQ越低。

1）发育行为表现：FXS的身体特征包括大或突出的外耳,过长的脸,过度伸展的指关节。几乎所有这些男性在青春期开始前出现大睾丸。但是30%的FXS患儿没有很明显的身体特征,所以DNA检测不一定必须依靠这些身体特征,任何一个孩子出现不明原因的发育迟缓都应该进行DNA检测。

大多FXS的男性患儿有智力障碍,大部分为中度智力低下。近15%的男性没有智力障碍,但有ADHD和学习障碍。在学龄期,FXS男性有3/4表现出明显行为问题,包括刻板行为、ADHD、攻击行为和纪律问题。FXS女性在认知和行为方面的异常通常比男性症状轻,通常不会有智力障碍,但会表现为学习障碍、注意力问题或ADHD并伴有害羞和社会焦虑。重复性语言在FXS的患儿中很常见。近30%的FXS的男孩有孤独症表现,另外20%患儿符合广泛性发育障碍未分类的诊断标准,2%～6%存在孤独症表现的儿童都有X染色体脆性突变。即使没有孤独症的患儿也通常表现出眼神交流少,手部动作如拍手、咬手或重复性语言。所有孤独症谱系障碍或智力障碍的孩子都应做脆性 X 染色体 DNA 检查,以排除 *FMR1* 的突变。

2)发育行为儿科的关注重点:尽早诊断才能更好地给予 FXS 患儿相应干预。根据认知损害程度和类型采取不同干预措施进行训练和教育,包括语音和语言训练、特殊教育支持。很多 FXS 患儿可针对性给予 ADHD 药物治疗,选择性 5-羟色胺再吸收抑制剂用以对抗焦虑,非典型的抗精神病药物用来治疗情绪不稳或过度兴奋等症状。大部分研究未能证实叶酸对行为和认知有确定的疗效。FXS 为单基因缺陷,将来存在基因治疗的可能。

2.常见的遗传综合征

遗传综合征是指若干种症状同时遗传的疾病,大多是由 1 个或多个基因缺陷或染色体结构畸变或数目异常所致。可能是遗传所致,也可能是散发。以下简要介绍较常见的与发育行为相关的遗传综合征。

(1)Angelman 综合征:发病率为 1/(12 000~20 000)。引起本病的遗传因素涉及染色体 15q11-q13 区,绝大多数为散发。临床特点为共济失调和急速的上臂运动类似于"木偶样"动作,头颅短小,下颌前突,频繁的阵发性大笑。神经系统问题包括震颤、癫痫和共济失调。有严重的智力低下,伴有明显的运动技能发育延迟。

(2)Prader-Willi 综合征:发病率为 1/25 000。Prader-Willi 综合征致病基因位于 15q11-13,50%存在父源染色体 15q11-13 缺失。临床特点为婴儿期生长障碍,随之饮食无节制导致明显肥胖,常伴身材矮小、手足异常(手足小)、特殊外貌及性腺发育落后。婴儿早期呈严重的肌张力减退。常伴不同程度的智力低下、行为问题、易怒、倔强和强迫症。

(3)Williams 综合征:发病率为 1/20 000。大多为散发,也有由父母遗传给子女的报道。遗传性和散发病例均由 7q11.23 区域微缺失所致。临床特点包括特殊面容:塌鼻梁、眼眶周围皮下组织肿胀、星状虹膜、嘴唇突出等,新生儿高钙血症和高钙尿症,心脏杂音(典型的主动脉瓣狭窄),发育迟缓,身材矮小,肌无力,关节松弛,疝气,胃食管反流等。童年后期出现性早熟和高血压;青春期血压可能升高,并出现高频感音神经性听力损失;成年时期可能伴有明显肾衰竭。常伴智力低下,个性友善。

(4)DiGeorge 综合征:目前估计的发病率约为 1/6 000,由于 22q11.2 邻近基因缺失所致。临床特点包括生长迟缓、圆锥动脉干心脏缺陷(法洛四联症、主动脉弓中断、室间隔缺损、动脉干)、腭咽闭合不全和腭弓异常、相对宽的眼距、鼻梁扁平、小下颌等其他特殊面容。甲状旁腺发育不全或缺如,导致婴儿期严重的低钙血症和抽搐。胸腺发育不全或缺如,可导致严重的感染性疾病。常伴有轻至中度智力低下或特殊性非语言学习障碍。

(5)Rett 综合征:女性发病率为 1/(8 000~10 000),是 Xq28 区的 *MECP2* 基因突变所致。99.5%的突变为散发。患儿出生后 6~9 个月前通常发育正常;9~16 个月时发育进程受阻,并有癫痫发作的可能。头围增长缓慢,逐渐出现小头畸形。2~3 岁时丧失已获得的有目的的手的技能,出现手部无目的的刻板动作,如扭曲手指、拍手、搓手或洗手样动作;出现孤独症样表现,丧失言语语言、社会交往的能力。5~7 岁时症状相对稳定,表现为严重智力低下和身体姿势异常。7~15 岁及成年表现为躯干运动共济失调和失用,以及进行性脊柱侧弯和后凸,一些患儿失去行走能力,但交流、认知功能及手的技能不再倒退,手的刻板动作较之前减少。

三、智力障碍的诊断与鉴别诊断

(一)诊断

1.智力障碍的诊断标准

根据 DSM-V 的诊断标准,智力障碍(智力发育障碍)是指在发育阶段发生的障碍,包括智力和适应功能两方面的缺陷,表现在概念、社交和实用的领域中。必须符合下列 3 项诊断标准。

(1)经过临床评估和个体化、标准分的智力测验确认的智力功能缺陷,如推理、问题解决、计划、抽象思维、判断、学业学习和从经验中学习。

(2)适应功能的缺陷导致未能达到个人的独立性和社会责任方面的发育水平和社会文化标准。在没有持续支持的情况下,适应缺陷导致 1 个或多个日常生活功能受限,如交流、社会参与和独立生活,且在多个环境中,如家庭、学校、工作和社区。

(3)智力和适应缺陷在发育阶段发生,临床上可根据其智力功能受损的严重程度,分为轻度、中度、重度和极重度 4 个等级。

与智力障碍诊断相关的其他两个专业术语包括全面发育迟缓、未特定的智力障碍。①全面发育迟缓:专用于 5 岁以下个体,当其临床严重程度不能在儿童早期可靠地进行评估时。个体在智力功能的若干方面都无法符合预期的发育进程,且无法接受系统性智力功能评估,包括因年龄太小而无法参与标准化测试的儿童。通常这类儿童需要一段时间后再评估。②未特定的智力障碍(智力发育障碍):专用于 5 岁以上个体,因为伴随感觉或躯体障碍,如失明或学语前聋,特定运动障碍或存在严重的问题行为或同时出现精神障碍,其智力缺陷(智力发育障碍)程度的评估使用只在当地可以采用的程度存在困难或不能进行。此诊断只应在特殊情况下使用,且需要一段时间后的再评估。

2.临床诊断基本路径

(1)一般病史询问及体格检查。①病史采集:家族遗传史(三代家属史),产前、产时、产后的各种不良事件,生长发育史。②体格检查:特殊面容、行为特征、反应、视力、听力、皮肤毛发、肌力及神经反射等。

(2)发育和智力评估。筛查量表包括 DDST、DDST-Ⅱ、DST 等;诊断量表包括 Bayley 婴儿发育量表、Gesell 发育量表、Griffths 发育量表等;必要时,还可以进行其他针对特定能区的评估,如婴幼儿粗大/精细运动及平衡能力发育-Peabody 运动量表、婴幼儿语言发育水平评价-早期语言发展量表(LMS)、文莱社会适应行为量表、韦氏智力量表等。

(3)病因学检测:相应的实验室及影像学检查,包括遗传类检查,如染色体、脉络膜新生血管(CNV)、基因检测;放射性核素检测内分泌系统疾病;血尿生化代谢物测定遗传代谢性疾病;头颅脑 CT 和 MRI 及脑电图和脑诱发电位检测等。

(4)严重程度评估:包括功能受损评估、社会功能评估、提供治疗及康复的方案,必要时进行预后分析等。

(二)鉴别诊断

智力障碍需与以下疾病作鉴别。

1.孤独症谱系障碍

孤独症谱系障碍儿童大部分有不同程度的智力障碍,但孤独症谱系障碍儿童以社会性和沟通能力缺陷为其主要特征,伴有刻板重复行为和狭隘的兴趣。而智力障碍儿童的社会性和沟通能力往往和其智力水平相符合,较少有刻板重复行为。

2.注意力缺陷多动障碍

常有注意力易分散、多动、自控能力差,导致学习成绩差、适应社会能力差等,但检查其智力水平在正常范围内。

3.儿童精神分裂症

主要是精神活动的异常,临床表现为感知觉障碍(多有幻听、幻想),思维、情感障碍,性格异常等,可有学习成绩差,对周围环境接触及适应不良。但智力水平在正常范围内。

4.言语障碍

表现为明显的言语功能低下,如开口延迟、词汇贫乏、词不达意;在生活环境中常不能进行有效沟通而不合群,甚至出现行为问题。在智力测验中,语言智商明显低于操作智商,通常在1个标准差以上,但操作智商在正常范围内。智力障碍是全面能力的落后。

四、智力障碍的治疗决策

智力障碍(MR)病因繁多,尚有不少病因不详,治疗的选择有一定困难。目前的治疗原则是以教育训练为主,药物治疗为辅。方式可选择住院或门诊治疗;以学校为基础,以社区为基础,社团组织参与的治疗。

治疗以医学治疗和康复治疗为主。

(一)医学治疗措施

(1)病因治疗:如先天性代谢病、甲状腺功能减退等,早期采用饮食疗法和甲状腺素类药物可以及早防止 MR 的发生。

(2)对症治疗:如活动过度、注意障碍等可用中枢神经兴奋剂或其他精神药物,合并癫痫可用抗癫痫药物。

(3)药物治疗:可用神经营养药物辅助治疗。

(4)饮食治疗:对某些疾病(如苯丙酮尿症)患儿,要提供特殊饮食。

(5)教育培训:特殊教育训练年龄越早,效果越好。最好是有计划、有目标地系统训练,按照 MR 疾病严重程度采用不同的训练方法,定期评估,有助于制订下一步的训练计划。

(二)康复治疗措施

如针灸、肢体训练、理疗等。智力障碍的干预强调医教结合,特别是进入特殊教育的智力障碍学生,界定其发育水平有利于教育目标的制定。

(三)随访

定期随访,以便了解治疗效果,制订新的治疗计划。一般最少3个月随访1次。随访的目的是为评估前一阶段治疗训练的效果,制订后一阶段的治疗训练方案。

(四)预防

(1)一级预防:规范婚前、产前检查,做好遗传性疾病的产前诊断。

(2)二级预防:①对婴幼儿定期进行检查和随访,及早发现发育偏离或异常,早期干预;②对环境因素导致的 MR 及早进行强化教育训练;③积极防治 MR 的各类情绪和行为障碍,与家长沟通,使家长在治疗中积极配合。

(3)三级预防:减少残疾,对症处理,达到或恢复最佳功能状态。

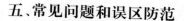

五、常见问题和误区防范

在诊疗过程中,对早期的发育迟缓常存在着一个认识上的误区,即认为"发育迟缓是暂时的,年龄大了,慢慢会好的"。儿童早期的全面发育迟缓,虽然症状相对较轻,与其年龄要求相对应,影响儿童日常生活功能也不是非常明显,字面上也容易给人暗示这可能是"暂时性"的,并且大脑有较强的可塑性和代偿性,可能随着年龄的增长,情况会有所改善,婴幼儿早期的发育迟缓并不一定都会变成精神发育迟滞/智力障碍,但是需要提醒的是,绝大部分的早期全面发育迟缓不会随着年龄的增长,自动弥补或追赶上其早期发育落后的缺口,相反,会随着年龄的增长,与正常发育儿童的差距越来越大。早期的全面发育迟缓,如果没有及时科学系统的康复干预,大多数发育迟缓幼儿随着年龄的增长,到了儿童后期和成年后会出现不可逆转的发育缺陷,最终发展成智力障碍。

针对儿童早期的全面发育迟缓,除了有医疗、康复和教育专业人员的系统专业指导和干预外,家庭康复、父母参与也非常重要。只有父母的参与,才能对儿童做到真正全方位、全天候、高强度的干预训练,同时能将儿童训练后获得的技能泛化,并应用到日常生活中,变成儿童真正掌握的技能。

此外,在婴幼儿发育迟缓/智力障碍诊断和治疗过程中,尚需要考虑相关神经、精神和行为方面的问题,需要及时进行共病的诊治,包括癫痫、痉挛性疾病、行为问题、注意力问题、精神疾病和感觉障碍等疾病,从而更好地提高患儿的生存质量。

(鲁　曼)

第十四章

儿童预防接种

第一节　预防接种的发展史与研究现状

一、发展史

(一)经验免疫预防

公元 10 世纪后我国唐宋时代已有接种人痘的记载,是世界上最早采用人工免疫预防天花的国家。随着我国种痘技术日趋完善,相继传入俄罗斯、土耳其和英国,后又传入日本和朝鲜等国家。18 世纪(1796 年)英国医师爱德华·琴纳(Edward Jenner)从牧场挤奶女工通过患牛痘母牛感染牛痘不再感染天花的现象得到启发,将青年挤奶女工手感染的牛痘浆液接种于一名 8 岁男童左臂,7 周后接种部位感染牛痘、结痂;2 个月后再将天花脓疱液接种男童右臂,因男童已获得免疫力未发生天花。琴纳的实验证实种痘能预防天花,为发明牛痘疫苗预防天花的方法。琴纳的种痘实验开创人工免疫的先河,以后所有现代接种法都源于琴纳第一次的伟大发现,因此也是免疫学科建立的初始。拉丁语 vacca 是"牛"的意思,牛痘为 vaccina。琴纳把接种牛痘获得天花免疫力的方法称"vaccination",沿用至今。

(二)实验免疫预防

19 世纪中期科学家认识到病原体感染恢复健康患者可获得抵御同样病原体再次感染的抵抗力,称之为免疫(immunity)。1881 年巴斯德(Pasteur)应用高温培养法获得炭疽菌的减毒株,制备炭疽疫苗,开始实验免疫预防,也是第一次疫苗革命的开始。后又将狂犬病毒在兔体内连续传代获得减毒株,研制出狂犬巴氏减毒疫苗,奠定试验免疫学的基础。同时,人们认识到琴纳接种牛痘预防天花的科学性和重大意义,将疫苗称之为"vaccine"表示纪念,推动疫苗的研制和广泛使用。自此,微生物学和免疫学迅速发展,大批灭活疫苗问世。

(三)近代免疫预防

二次世界大战后疫苗的研发发展很快,脊髓灰质炎、风疹、腮腺炎和水痘减毒活疫苗相继问世。20 世纪 80 年代进入疫苗的第二次革命时代,即不再采用完整的细菌和病毒,而是从细菌或病毒中提取所需成分,灭活疫苗和提纯疫苗开始用于人类疾病预防。以后又发展多糖与蛋白载体结合的联合疫苗(如 Hib 疫苗)、纯化的蛋白疫苗(如无细胞的百日咳疫苗)等。1978 年和 1980 年分别成功研制肺炎链球菌和 Hib 疫苗。但 1985 年后成功研发的疫苗较少,甚至 1998 年研发的重组莱姆病疫苗也因可能的不良反应于 2000 年停用。

1962 年始进行基因重组疫苗研制,即利用细菌或真核细胞克隆表达的病原体抗原(某种表达蛋白质)作为疫苗。基因技术的运用使禽流感病毒疫苗研制有新的突破。2004 年 WHO 专家 Webster 成功研制 H5N1 病毒疫苗,2005 年 H7N1 型禽流感病毒疫苗也研制成功。2007 年美国 FDA 正式批准 H5N1 禽流感疫苗用于 18～64 岁高危人群的禽流感预防。近年新出现的核酸疫苗是含有编码病原体抗原基因序列的质粒载体,经肌内注射、微弹轰击等方法导入体内;疫苗通过宿主细胞系统表达抗原蛋白,诱导宿主产生对该抗原蛋白的免疫应答,形成对相应病原的免疫保护作用。目前此种技术仅用于动物疫苗的研制。有学者将以重组 DNA 技术为代表的基因工程疫苗称为疫苗的第三次革命。随着生命科学的发展,疫苗的研制理论和技术得到极大的改善,疫苗学已形成一独立学科。

二、疫苗接种策略

(一)国际

1974 年 WHO 提出 扩大免疫规划(Expanded programme on immunization,EPI),即至 1990 年全球>80%的儿童都应接种卡介苗、百白破、脊髓灰质炎三型混合疫苗和麻疹减毒活疫苗;1992 年婴儿应普遍接种乙肝疫苗;1998 年有条件的国家将 Hib 疫苗纳入儿童常规免疫; 2006 年全球都应开展 Hib 疫苗接种。2005 年 WHO、UNICEF 与合作伙伴共同制定 2006— 2015 年全球预防接种策略(GIVS),要求每位适宜接种人都能得到免疫接种服务,并将 GIVS 用于各国制定国家综合计划。为减少漏种率,WHO 提高常规免疫接种率的主要政策还包括开展预防接种活动的预算。近年,美国儿科学会感染病委员会(Committee on Infectious Diseases)和美国免疫实施咨询委员会(ACIP)亦据实际应用情况不断更新免疫接种指南与儿童疫苗接种建议。

(二)中国

1978 年始在全国推行计划免疫。1982 年卫生部颁布《全国计划免疫工作条例》,制定儿童基础免疫程序。1986 年制定新的儿童基础免疫程序,确定 4 月 25 日为全国儿童预防接种日。 2004 年新修订的《传染病防治法》规定"对儿童实行预防接种证制度",儿童注射疫苗需持正式登记本。为贯彻《疫苗流通和预防接种管理条例》,2006 年 9 月执行入托/学需接受儿童预防接种证检查的措施,提高强制计划免疫接种率,发现漏种疫苗,有效降低学校传染病的发生。同时,当时卫生部组织编写《预防接种工作规范》,对疫苗使用管理、冷链系统管理、预防接种服务、预防接种异常反应与事故的报告与处理等有详细规定,同时涉及接种率和免疫水平监测、与国家免疫规划疫苗有关的传染病监测与控制;设立预防接种门诊参考标准,规范预防接种技术操作要点与常见疑似预防接种异常反应的诊治原则。2008 年卫生部颁布《扩大国家免疫规划实施方案》,将甲型肝炎、流行性脑膜炎等 15 种传染病疫苗纳入国家免疫规划。

(郭红霞)

第二节　与预防接种相关的免疫学知识

一、免疫防御

免疫防御即免疫预防,是宿主抵御、清除入侵病原微生物的免疫防护作用,也即通常所指的

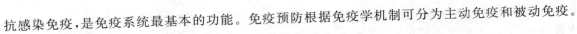

抗感染免疫,是免疫系统最基本的功能。免疫预防根据免疫学机制可分为主动免疫和被动免疫。

(一)主动免疫

通过抗原物质刺激机体产生免疫反应。主动免疫有天然和人工主动免疫。

天然主动免疫时间持续长,免疫效果好。自然感染疾病是获得天然主动免疫的主要方式,如麻疹患者产生对麻疹病毒的免疫力,终身不再患麻疹。人工主动免疫制剂具有抗原性,机体接种后产生特异性自动免疫力,包括灭活疫苗、减毒活疫苗及组分疫苗(亚单位疫苗、基因工程疫苗、合成疫苗)。疫苗引起类似于自然患病所获得的免疫记忆,但受种者不发生疾病及潜在的并发症。如接种麻疹疫苗使机体产生抗麻疹的抗体则属主动特异性免疫。疫苗接种引起的免疫反应受到许多因素的影响,包括母体抗体、抗原的性质和剂量、接种途径、佐剂等机体因素如年龄、营养状况、遗传及潜在疾病等。

(二)被动免疫

为机体被动接受抗体、致敏淋巴细胞或其产物获得特异性免疫的能力。被动免疫效应快,但维持时间短,也分天然和人工被动免疫。

妊娠后期 1～2 个月母亲抗体通过胎盘传递给胎儿,使足月婴儿具有与母亲相同的抗体,即为天然被动免疫。胎儿从母亲获得的抗体可在生后早期(6 月龄左右)保护婴儿免于某些感染性疾病。人工被动免疫则采用抗原或病原特异性免疫效应制剂作用于机体预防疾病发生。被动免疫制剂属特异性免疫球蛋白,具有抗体属性,使机体产生被动免疫力,达到预防疾病的目的,包括抗毒素、异体高价免疫血清和特异性免疫球蛋白(免疫球蛋白制剂、人高价免疫球蛋白)等。人工被动免疫多用于需配合主动特异性免疫措施的高危人群,如免疫球蛋白制剂主要用于甲型肝炎和麻疹暴露后的预防和某些先天性免疫球蛋白不足的治疗;人高价免疫球蛋白用于疾病暴露后的预防,如乙型肝炎、狂犬病、破伤风和水痘;异体高价免疫血清也被称为抗毒素,用于治疗肉毒中毒和白喉。

二、免疫应答

免疫应答是机体免疫系统对抗原刺激产生排除抗原的过程,包括抗原递呈、淋巴细胞活化、免疫分子形成及免疫效应发生等一系列保护机体的生理反应。接种疫苗后的免疫反应,使机体产生对某种病原微生物感染的特异性抵抗能力,并有免疫记忆,可避免感染相应的疾病。

(一)抗原提呈

抗原提呈是抗原提呈细胞(APC)在感染或炎症局部摄取抗原,在细胞内将抗原加工、处理成抗原多肽片段,并以抗原肽-MHC 复合物的形式表达于细胞表面,然后被 T 细胞表面受体(TCR)识别,从而将抗原信息传递给 T 细胞,引起 T 细胞活化的过程。

(二)淋巴细胞活化

APC 通过细胞表面的 MHC-抗原肽复合物与 T 细胞表面的 TCR 特异性结合即为抗原识别过程,产生第一信号分子与 APC 分泌的 IL-1 等细胞因子(第二信号分子)协同作用于 T 细胞,使 T 细胞活化、增殖,并分化为不同的功能亚群。

(三)免疫效应

包括活化的 T 细胞通过释放细胞因子产生抗感染效应,直接识别和杀伤受感染的细胞;同时辅助性 T 细胞通过 TCR、CD40L 及 IL-4 等细胞因子作用于 B 细胞,B 细胞活化、增殖、分化为浆细胞,合成并分泌抗体与血液、淋巴和组织中存在的特异性抗原结合发挥免疫效应。

三、疫苗诱导的免疫效应

(一)免疫效应

疫苗产生的免疫反应是人工诱导宿主对特异性病原产生特异性反应,预防感染,与自然感染引起的免疫反应一致。疫苗中的致病原蛋白(多肽、肽)、多糖或核酸,以单一成分或含有效成分的复杂颗粒形式,或活的减毒致病原或载体,进入机体后产生灭活、破坏或抑制致病原的特异性免疫应答。疫苗通常由免疫原和佐剂组成。免疫原决定免疫反应的特异性、保护性和效果,选择优势抗原、保护性抗原、保守性强的抗原或表位和能引发长期记忆的抗原或表位。佐剂可以提高疫苗的免疫原性和免疫反应效果,目前有提高抗体应答为主的 Th2 极化佐剂和以提高细胞免疫为主的 Th1 极化佐剂两类。

(二)免疫效果

疫苗接种的早期预防效果主要是抗原诱导的抗原-抗体免疫反应。判断疫苗效果不是疫苗诱导抗体滴定度而是更多抗体介导的保护作用,即抗体反应水平或有效性是决定疫苗效果的关键因素。疫苗长期的预防作用取决抗体水平,当微生物不断暴露时可迅速、有效再激活记忆性免疫细胞。诱导记忆性免疫细胞的决定因素与维持有效的抗体水平是评估疫苗长期效果的重要参数。T 细胞可诱导有高度亲和力的抗体和记忆性免疫细胞。目前多数疫苗对疾病的保护作用都是抗体依赖型,但对于某些重要疾病(如艾滋病、结核病、疟疾等)抗体不能起到很好的保护作用,需记忆性 T 细胞参与。

有两种不同功能和移行特性定义的记忆性细胞。即中心记忆 T 细胞(T centralmemory,T_{CM})和效应型记忆 T 细胞(effector and memory T cells,T_{EM})。T_{CM} 主要存在淋巴器官,一般不立即活化;T_{EM} 主要存在周围组织和感染部位,可迅速表现效应功能。理论上,记忆性 $CD8^+$ T 细胞的数量越多,质量越好,则维持免疫记忆的效果越长久。故设计和评价疫苗的关键是诱导产生足够数量和质量的 $CD8^+$ 记忆性 T 细胞,即新型疫苗的免疫目标可能主要取决于 T 细胞作用。

多数微生物感染中 T 淋巴细胞是产生免疫预防的关键。免疫反应包括 APC 识别和传递抗原信息、淋巴细胞增殖分化和免疫效应 3 个阶段。接种后,树突状细胞(dendritic cells,DC)获取疫苗中的微生物抗原,抗原信息至淋巴结中的纯真 T 细胞(naïve T cells),刺激纯真 T 细胞增殖,分化为 T_{EM}。淋巴结中激活的 T_{EM} 帮助转运 B 细胞至感染部位,分泌抗微生物的细胞因子,杀伤感染细胞。

四、儿童免疫特点与预防接种

(一)预防接种

经典的或传统的预防接种泛指采用人工制备的疫苗类制剂(抗原)或免疫血清类制剂(抗体)通过适宜的途径接种到机体,使个体和群体产生对某种传染病的主动免疫或被动免疫。广义预防接种包括所有人群使用疫苗,如儿童计划免疫,成人常规接种和应急接种;免疫血清类制品的临床治疗和免疫预防;体内用诊断用品的使用方法等。正常的免疫系统可识别侵入的病原体(细菌、病毒),诱导产生抗体,杀灭病原体。免疫接种,或疫苗接种即刺激免疫系统。免疫接种抗病毒采用死的或弱的疫苗,一般抗细菌感染采用死菌的部分成分刺激抗体形成。儿童预防接种的基础免疫包括人体初次、全程和剂量等涉及影响儿童疫苗免疫应答的因素。

1.决定初次接种反应的因素

初始接种疫苗效果与疫苗类型、抗原特性、接种间隔时间、遗传、环境及接种年龄有关。如活疫苗有更高强度的内在反应、体内复制后有更多抗原,较长期的抗原刺激产生较高水平的抗体反应;多糖抗原不能诱导生发中心,限制免疫原性;较高的抗原剂量增加附着于激活 B/T 细胞的能力,包括滤泡树突状细胞(FDC)。疫苗效果与接种 间隔时间有关,一般初始接种与第 2 次接种最少应间隔 3 周,避免初始接种反应连续抗体高峰波的竞争。与 B/T 细胞激活/分化有关的重要分子的基因多态性可影响抗体反应,早期免疫发育不成熟或与年龄相关的免疫衰退也可影响抗体反应。

从进化的角度看母体 IgG 通过胎盘进入胎儿体内,在婴儿自身产生 IgG 水平以前可帮助婴儿抵抗感染。>6 月龄婴儿自身产生 IgG 水平逐渐增加,婴儿体内的母体 IgG 逐渐消退,至10～12 月龄婴儿体内 IgG 均为自身产生,8～10 岁时达成人水平。因此,理想的儿童预防接种年龄与儿童体内的母体抗体消退水平及儿童产生免疫应答能力的年龄有关。如新生儿对结核病无先天免疫,出生即易感染,但新生儿细胞免疫发育已较成熟,故新生儿出生后即可接种卡介苗。新生儿从母体获得脊髓灰质炎和百日咳被动免疫抗体很短暂,婴儿早期即可发病,故规定 2 月龄开始接种脊髓灰质炎疫苗,3 月龄开始接种百白破疫苗。

2.接种间隔时间

取决疫苗产生抗体的反应时间,与疫苗类型、接种程序等有关。如活疫苗在机体诱导较多稳定水平的抗体。多糖抗原不能诱导生发中心,限制诱导免疫回忆反应和附着生命期长的浆细胞能力。抗体反应时间与接种疫苗刺激产生生命周期长的浆细胞数目成比例,如缺乏抗原再暴露,疫苗接种后 6～12 个月检测抗体滴定度即生命期短的浆细胞反应末期,可预测抗体水平维持情况。为促进 B 细胞回忆反应成熟,初次接种和大剂量抗原暴露至少间隔 4 个月,可出现高水平的第二次反应。为避免干扰初次接种特异性抗体的出现,间隔初始接种时间至少 3 周。特殊情况,如旅游前初次接种的最小间隔时间可为 1～2 周,但产生的免疫反应时间较间隔 1～2 个月的免疫反应弱。维持抗体持续存在的疫苗大剂量标准世界各国尚不统一。疫苗接种年龄影响疫苗抗体持续,如生命早期免疫发育不成熟或老年人免疫衰退时均限制诱导持续产生生命期长的浆细胞。

临床上,婴儿初次免疫后甚至几十年后记忆细胞仍然能持续和再激活 HBsAg-特异性记忆 B 细胞。HB 疫苗接种后 2 年内抗-HBs 的效价下降较迅速,以后抗-HBs 的效价缓慢下降。抗-HBs的效价下降速率与初免的抗-HBs 水平、性别、年龄无显著关系,而抗-HBs 持续时间与初免后抗-HBs 应答峰有关。多数研究表明尽管有时疫苗应答者的抗-HBs 下降到保护水平以下或检测不到,因免疫记忆的存在,仍有保护作用。有学者证实 HB 疫苗接种 12 年后体内仍存在免疫记忆。因此,不能以是否检测到抗-HBs 为判断疫苗免疫效果,而是以抗 HBV 感染为判断标准。

尽管疫苗接种后缺乏抗原反复再暴露,特异性抗体效应 T 细胞反应时间较短暂,多数效应 T 细胞(>90%)几日后凋亡死亡,但少数免疫记忆对维持 T 细胞疫苗的效果很重要。活减毒疫苗可作为终身免疫典型的诱导剂,如麻疹、风疹疫苗。

3.基础免疫和加强免疫

基础免疫是人体初次接受某种疫苗全程足量的预防接种。疫苗的接种次数与疫苗性质有关,活疫苗(菌苗)接种后在体内能繁殖,保持较高抗原水平,产生持久免疫力。死疫苗(菌苗)需多次接种,即必须经抗原的多次刺激才能使抗体形成较稳定的免疫力。各种疫苗基础免疫的次

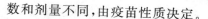

数和剂量不同,由疫苗性质决定。

基础免疫疫苗接种一段时间后体内免疫力逐渐减弱或消失,为维持机体的免疫力,据不同疫苗的免疫特性进行适时的再次接种,即 加强免疫。加强免疫刺激机体产生回忆性免疫反应(IgG二次反应),使抗体增长并维持较长时间。各种疫苗的加强免疫年限有具体规定,如百白破混合疫苗 3 针基础免疫完成后,第 2 年进行 1 次加强免疫。

4.疫苗复种或补种

部分疫苗不需要进行加强免疫,但需 复种或免疫失败后的补种。如预防个体麻疹感染可通过强化免疫再次接种麻疹疫苗,即儿童 18～24 月龄进行麻疹复种;或给漏种麻疹疫苗与接种后失败的儿童补种。

5.补充免疫

补充免疫亦称强化免疫。补充免疫是国家或地区针对某种传染病的发病或流行情况及人群对该传染病的免疫状况进行分析后,决定在短时间内对某年龄段人群进行普遍免疫,即对常规免疫的加强,与计划免疫共同构成计划免疫体系。如预防人群麻疹感染需要＞95％的人体内有麻疹抗体才能形成有效免疫屏障,阻断麻疹病毒传播。因此,强化免疫对于免疫史不详或未完成 2 剂次免疫的人群尤为必要。如中国《2006－2012 年全国消除麻疹行动计划》目标是 2012 年麻疹发病率控制＜1/100 万,不考虑目标人群麻疹疫苗免疫史,每年对所有＜4 岁儿童接种 1 剂麻疹疫苗,为麻疹强化免疫。2000 年我国向 WHO 宣布消灭脊髓灰质炎,因此自 1990 年每年进行一次脊髓灰质炎强化免疫活动。

6.扫荡式免疫

WHO 定义扫荡式免疫是对某特殊地区进行挨家挨户免疫接种,是对强化免疫的补充。特殊地区标准是指 3 年前曾发现脊髓灰质炎病毒,存在病毒感染的危险,但该地区保健措施较差;或该地区人口密集,死亡率高,卫生条件差,免疫接种率低。如各国阻断野生脊髓灰质炎病毒传播的 4 个主要策略包括儿童常规接种脊髓灰质炎减毒活疫苗(OPV),达到高免疫覆盖率;给特定年龄组儿童服用口服 OPV 强化免疫;通过报告和实验室检测所有＜15 岁儿童急性弛缓性麻痹(AFP)病例,监测脊髓灰质炎野病毒病例;当野生脊髓灰质炎病毒传播限制在某一特定地区后进行有目标的"扫荡"式免疫。

7.联合免疫

因人工主动免疫制剂逐渐增多,往往需要在同时(年龄)接种几种疫苗。近年发展含有二个或多个活的、灭活的生物体,或同一生物体不同种或不同血清型提纯抗原疫苗同时接种的 联合疫苗,诱导 T 淋巴细胞免疫反应,高亲和力的强免疫反应,提高疫苗效果。联合疫苗可适当减少疫苗剂量,简化免疫程序,改进疫苗质量,如无细胞百白破三联疫苗(DTaP),麻疹、风疹二联疫苗(MR)、麻疹、风疹、腮腺炎三联疫苗(MMR)、多价肺炎疫苗和流脑 A＋C 联合疫苗及百白破、B 型嗜血流感杆菌和脊髓灰质炎五联疫苗。

(二)疫苗分类

疫苗分类方法多种。按剂型可分为液体疫苗或冻干疫苗;按成分可分为普通疫苗或提纯疫苗;按品种分为单价疫苗或多价疫苗;按用途可分为预防性疫苗和治疗性疫苗;按使用方法分为注射疫苗、划痕疫苗、口服疫苗或喷雾疫苗。最常用的是按疫苗的性质分为灭活疫苗、减毒活疫苗和重组疫苗。

1.减毒活疫苗

实验室传代培养野生型或致病性病毒或细菌使致病性减弱,将有免疫原性、减毒或无毒的病原微生物制成疫苗。减毒活疫苗接种后微生物在受种者体内生长繁殖,产生足够抗原量刺激机体发生免疫反应。减毒活疫苗引起的免疫反应类似自然感染免疫反应,但无野生型微生物致病反应,可获得长期或终生保护作用。减毒活疫苗接种可出现疫苗不良反应,类似相应疾病表现,但症状较自然疾病轻微。减毒活疫苗具有潜在致病危险,如在人体内发生突变恢复毒力。发生无免疫应答或无效接种原因与微生物损伤(如光和热),或干扰微生物体内繁殖有关(如循环中的相应抗体);免疫缺陷患者接种减毒活疫苗的病毒在机体内复制和繁殖失控,可致严重或致命的反应。

2.灭活疫苗

将培养的细菌和病毒加热或采用化学制剂(常是福尔马林)灭活制成的疫苗为灭活疫苗。灭活疫苗可由全病毒或细菌或裂解片段组成,包括蛋白质疫苗、多糖疫苗和结合疫苗(多糖与蛋白质结合的疫苗)。

灭活疫苗首剂不产生具有保护作用的免疫力,故需多次接种,接种第2剂次或第3剂次后产生保护性免疫反应。灭活抗原的抗体滴度逐渐下降,部分灭活疫苗需定期加强接种以提高或增强抗体滴度。目前均使用为灭活的全病毒疫苗,不主张使用灭活全病毒流感疫苗和全细胞灭活细菌疫苗(百日咳、伤寒、霍乱和鼠疫)。灭活疫苗抗原均可通过注射方式接种,即使接种于免疫缺陷者也不会造成感染而致病。

3.多糖疫苗

多糖疫苗是唯一由某些细菌外膜的长链糖分子组成的灭活亚单位疫苗。目前纯化的多糖疫苗(polysaccharide vaccine,PS)用于预防肺炎球菌、脑膜炎球菌和伤寒沙门杆菌引起的疾病。纯化多糖疫苗引起的免疫反应是典型的非 T 细胞依赖型免疫反应(独立 T 细胞抗原反应),即纯化多糖疫苗能无辅助 T 细胞的帮助刺激 B 细胞。

多数 PS 疫苗免疫应答产生的抗体主要是 IgM 与少量 IgG,故 PS 疫苗诱导的抗体比蛋白抗原诱导的抗体活性低,重复接种 PS 疫苗不产生抗体滴度的升高或效力增强。PS 疫苗包括 B 型流感嗜血杆菌疫苗(Hib)、肺炎球菌结合疫苗和脑膜炎结合疫苗。

4.重组疫苗

采用基因工程生产的疫苗。重组疫苗分为以下三大类。①应用重组 DNA 技术从酵母菌生产疫苗:即将病毒的基因片断插入到酵母细胞的基因后进行克隆扩增产生的 DNA 重组疫苗,如乙肝疫苗和人乳头瘤病毒疫苗(HPV)。②消除和修饰病原微生物致病性基因制备疫苗:如轮状病毒疫苗、活伤寒疫苗(Ty21a)和减毒流感活疫苗(在鼻咽部黏膜内有效繁殖)。③非致病性微生物:如病毒体内插入病原微生物某个基因,被修饰的病毒为携带者或载体表达病原微生物基因,诱导免疫反应。目前正用于 HIV 疫苗研制。

(郭红霞)

第三节　各种预防接种疫苗的应用

一、应用疫苗分类

我国疫苗应用分一类疫苗和二类疫苗。

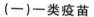

（一）一类疫苗

包括预防传染力强、危害严重的 7 类疾病,国家免费强制性要求全部儿童注射,又称为"计划免疫类疫苗",目前包括 10/11 类疫苗覆盖 15 种疾病。一类疫苗均为国内自己生产的疫苗,已使用较长时间、效果好、价廉。

1.卡介苗（BCG）

卡介苗用活的无毒牛型结核分枝杆菌制成,接种 4~8 周产生免疫力,特异性免疫约需 3 个月,但 BCG 的预防时间尚不清楚。BCG 对结核性脑膜炎和播散性结核有较好预防作用。BCG 为诱导机体 T 细胞免疫反应,新生儿细胞免疫发育成熟,接种 BCG 反应好。我国 BCG 有冻干制剂和注射剂,皮内注射接种。BCG 接种前不需作结核菌素皮肤试验,不推荐 BCG 复种。接种后偶见局部淋巴结炎症、类狼疮反应、瘢痕形成等不良反应发生。2004 年 WHO 的文件建议在结核病发病率高的地区与国家仍应在婴儿出生后尽早接种 BCG。

2.乙肝疫苗

乙肝疫苗有血源乙肝疫苗及基因重组（转基因）乙肝疫苗两种类型,目前我国多采用基因重组（转基因）乙肝疫苗,有儿童和成人两种剂型,分别用于 18 岁以下的儿童和成人,肌内注射。新生儿应尽早接种乙型肝炎疫苗（<24 h）。乙肝疫苗接种后反应轻微,一般 1~2 d 消失。酵母重组乙肝疫苗可与 Hib、BCG、甲肝、脊髓灰质炎、麻疹、流行性腮腺炎、风疹、DTP 等疫苗分不同部位同时接种。

3.脊髓灰质炎疫苗

脊髓灰质炎疫苗有口服脊髓灰质炎减毒活疫苗（oral poliovirus vaccine,OPV）与脊髓灰质炎灭活疫苗（inactivated poliovirus vaccine,IPV）两种疫苗。我国目前使用的"糖丸"即 OPV,是由减毒的活病毒株制成,多为 Ⅰ 型/Ⅱ 型/Ⅲ 型三价疫苗。IPV 是采用 Ⅰ 型（Mahoney 株）、Ⅱ 型（MEF-1 株）、Ⅲ 型（Saukett 株）脊髓灰质炎病毒经灭活后按比例混合制成的 3 价液体疫苗。OPV 第 1 剂约 50% 儿童产生免疫,3 次全程基础免疫后>95% 儿童产生免疫。因为口服脊髓灰质炎疫苗遇热失效,应直接含服或凉开水溶化后服用;服疫苗后半小时内不要吸吮人乳（可用牛奶或其他代乳品）;IPV 为大腿外侧或三角肌肌内注射。

4.百白破三联疫苗

百白破三联疫苗由百日咳疫苗、精制白喉和破伤风类毒素按比例配制。有全细胞百白破疫苗（wDTP）和无细胞百白破疫苗（DTaP）2 种。wDTP 接种不良反应较多,严重者可出现皮疹,甚至神经血管性水肿或过敏性休克,神经系统异常反应或低张力低应答反应（休克样综合征）。全程 DTP 接种后（基础＋加强）免疫力可持续维持>6 年。1~7 岁儿童延迟或中断接种 DTP 者需再接种 3 次,未接种 DTP 的 7 岁儿童宜接种 TD（白喉、破伤风）疫苗。因母亲不能为婴儿提供足够的抗百日咳的抗体。2005 年美国免疫工作咨询委员会（ACIP）建议未接种百日咳疫苗的母亲、新生儿及家庭成员应接种 TDaP 联合疫苗。2012 年再次建议未接种百日咳疫苗的妊娠妇女需在妊娠后期接种 TDaPP 联合疫苗。

5.麻疹疫苗/麻风疫苗

麻疹减毒活疫苗用麻疹病毒减毒株接种鸡胚细胞经培养收获病毒液后冻干制成。麻疹风疹联合减毒活疫苗（MR）系用麻疹病毒减毒株和风疹病毒减毒株冻干制成。用于接种>8 月龄易感者,1 周后始产生抗体,1 个月达高峰,阳转率>95%。少数儿童接种后 5~12 d 出现发热（≥38.3 ℃）及皮疹。

6.流脑疫苗

包括 A 群流脑疫苗和 A＋C 群流脑疫苗,均为菌体提纯后的多糖疫苗。A 群流脑疫苗主要用于 6 月龄～18 月龄的儿童,A＋C 群流脑疫苗用于＞2 岁儿童及成年人。＞2 岁儿童接种 1 剂A＋C 群多糖疫苗可提供至少 3 年的保护作用。

7.乙脑疫苗

乙脑疫苗有灭活疫苗和减毒活疫苗两种。乙脑减毒活疫苗系用流行性乙型脑炎病毒SA14-14-2减毒株接种原代地鼠肾细胞制成,灭活疫苗系由乙脑病毒灭活后制成,用于＞8 月龄健康儿童、非疫区进入疫区的儿童和成人。减毒活疫苗一次注射后中和抗体阳转率可＞80％,第二年加强后可达＞90％。灭活疫苗经 2 针基础免疫后中和抗体阳转率为 60％～85％,次年加强注射后阳转率可达＞90％,且可维持较长时间。

8.甲肝疫苗

甲肝疫苗有甲肝病毒减毒株制成的甲肝减毒活疫苗和灭活甲型肝炎病毒株制备甲肝灭活疫苗两种。甲肝减毒活疫苗又据保存时间和要求条件分为普通减毒活疫苗和冻干减毒活疫苗。1 岁以上儿童、成人的甲肝病毒易感者均应接种甲肝疫苗。接种后 8 周机体抗体阳性率可达98％～100％;免疫力一般可维持5～10 年后补种一针可获得长期免疫作用。

9.流行性出血热疫苗

流行性出血热疫苗有 Ⅰ 型和 Ⅱ 型两种灭活疫苗,有一定程度交叉保护。Ⅰ 型用 Ⅰ 型(野鼠型)出血热 Z10 毒株感染沙鼠肾原代细胞或者直接取脑组织提取病毒囊膜糖蛋白(G1P、G2P)和核蛋白(NP)等有效成分制备而成,保护率可达 90％左右。Ⅱ 型用 Ⅱ 型(家鼠型)出血热病毒感染原代地鼠肾细胞培养后制备而成,接种后血清抗体阳转率＞90％。

10.炭疽疫苗

用炭疽弱毒(A16R)株生产,为 50％甘泊芽孢悬液。划痕接种,如 24 h 划痕局部无任何反应(包括创伤反应)应重新接种。接种后 1 周产生免疫力,2 周达保护水平,约维持 1 年,故对高危人群者宜每年接种 1 次。因划痕疫苗剂量较皮下注射大(约 80 倍),故严禁注射。

11.钩端螺旋体疫苗

钩端螺旋体疫苗有钩端螺旋体流行菌株制成单价或多价疫苗的全菌体灭活疫苗与提取钩端螺旋体外膜抗原制成的外膜疫苗(亚单位疫苗)两种。全菌体灭活疫苗保护率为 85.3％～100％,外膜疫苗的阳性率＞95％。适用流行地区 7～60 岁人群。

(二)二类疫苗

为“计划免疫外疫苗”,政府不强制全部儿童接种,包括流感嗜血杆菌、水痘、肺炎球菌、流感及特殊情况应用疫苗等 10 余种。二类疫苗接种与疾病流行地域(如钩端螺旋体病疫苗)或某些疾病危害性较低(如风疹、水痘等)有关。少数疫苗价格较贵、产量有限(如肺炎疫苗),尚不能免费接种也属二类疫苗。二类疫苗还包括部分效果不确定、未普遍接种的疫苗(如伤寒、痢疾等疫苗)。

1.B 型流感嗜血杆菌疫苗

由纯化的 B 型流感嗜血杆菌(Hib)荚膜多糖与破伤风类毒素共价结合生产的结合疫苗。用于＞2 月龄儿童接种预防 Hib 感染。基础免疫 1 个月后95％～100％的婴儿产生免疫作用,加强免疫 1 个月后免疫保护达 100％。

2.水痘疫苗

可预防水痘和水痘-带状疱疹病毒所致并发症。水痘疫苗(VAR)用水痘-带状疱疹减毒活病毒制备。无水痘史的成人和青少年均应接种。接种 6 周后血清阳转率均＞98％,＞13 岁人群接种 2 剂(两针间隔 6～10 周)血清阳转率可达 100％;5 年后仍有 93％的儿童和 94％的成人可检测体内水痘-带状疱疹病毒抗体,87％儿童和 94％成人具有细胞介导的免疫力。

3.轮状病毒疫苗

口服轮状病毒疫苗(RV)后可刺激机体产生对 A 群轮状病毒的免疫力,用于预防婴幼儿 A 群轮状病毒引起的腹泻,保护期＞1.5 年。目前全世界有比利时的单价的(RV1)、美国的五价的(RV5)轮状病毒疫苗和中国兰州羔羊轮状病毒疫苗(LLR)3 种口服减毒活轮状病毒疫苗(RV)。国内主要用 LLR。2013 年WHO 的立场性文件建议所有国家的免疫计划中应包括 RV,特别在发展中国家;适用于 2～24 月龄婴幼儿;婴儿 6 周龄后尽早口服 RV。

4.流感疫苗

目前流感疫苗有三价灭活疫苗(TIV)、减毒活流感疫苗(LAIV)。TIV 包括 2 个甲型流感病毒和 1 个乙型流感病毒,有全病毒灭活疫苗、裂解疫苗和亚单位疫苗 3 型。多数国家采用裂解疫苗和亚单位疫苗。2012 年美国有四价的鼻喷 LAIV。流感疫苗适用于流感高危人群,特别是6～35 月龄的婴幼儿。1～15 岁儿童接种流感疫苗的免疫效力为 77％～91％,＜65 岁成人接种流感疫苗可减少 87％流感相关疾病住院率。流感流行高峰前 1～2 个月接种流感疫苗,更有效发挥疫苗的保护作用。流感疫苗接种后 2 周内产生保护性抗体,持续 1 年。

5.肺炎球菌疫苗

目前有两种肺炎球菌疫苗类型,23 价肺炎双球菌多糖疫苗(PPV23)和肺炎结合疫苗 PCV(PCV11 和 PCV13,PCV7 已逐渐由 PCV11 所替代)。PPSV 覆盖了 23 种经常引起肺炎球菌感染的血清型,约 90％的肺炎是由这 23 种血清型引起的。PPV23 对＜2 岁的婴幼儿免疫效果较差。2012 年 WHO 的立场性文件建议所有国家的免疫计划中应包括 PCVs,特别在儿童死亡率较高的地区与国家优先采用多成分的 PCVs。

6.狂犬疫苗

1882 年法国化学家、微生物学家路易·巴斯德首次研制人用狂犬病疫苗。目前技术采用原代地鼠肾细胞、鸡胚细胞、人二倍体细胞和 Vero 细胞培养的纯化疫苗。狂犬疫苗的预防效果以中和抗体水平和保护率为主要指标。中国疾病预防控制中心参考世界卫生组织和美国疾控中心的技术指南制定《狂犬病预防控制技术指南(2016 版)》建议通过检测中和抗体,监测暴露前抗体背景及暴露后疫苗注射的免疫效果。WHO 建议接种者体内中和抗体水平≥0.5 U/mL 为有效保护能力;如中和抗体水＜0.5 U/mL 需加强免疫,至有效保护水平。如全程接种半年后再次被动物咬伤者需重新进行全程免疫。WHO 推荐的暴露后免疫肌内注射程序包括"5 针法"(Essen法)、"2-1-1"程序(Zagreb法),2009 年美国免疫实施顾问委员会推荐"简易 4 针法"。《狂犬病预防控制技术指南(2016 版)》建议狂犬病疫苗的暴露后免疫程序包括"5 针法"和"2-1-1"程序。狂犬病是致命性疾病,被有狂犬病毒感染的动物咬后无任何预防禁忌。

二、特殊人群接种

(一)早产儿/低出生体质量儿

美国儿科学会(AAP)和免疫工作咨询委员会(ACIP)建议按早产儿实际年龄接种,与正常同龄儿相同疫苗的常规剂量接种;体质量不是影响接种的因素,但是出生体质量<2 000 g可能影响乙肝抗体产生,故建议2 000 g以上接种乙肝疫苗。

母亲HBsAg(一):早产儿生命体征稳定、出生体质量≥2 000 g时,按3针方案接种,最好1～2岁加强1次;如早产儿<2 000 g,待体质量达2 000 g后接种第1针(如出院前体质量未达到2 000 g,在出院前接种第1针);1～2月后再重新按3针方案接种。母亲HBsAg(+):生后12 h内立即肌内注射乙型肝炎免疫球蛋白(HBIG)和乙肝疫苗;1月龄注射一次HBIG,按3针方案接种乙肝疫苗。如生命体征稳定,尽快接种第1针疫苗。如生命体征不稳定,待稳定后尽早接种第1针;体质量达2 000 g后再重新按3针方案接种。

早产儿如住院超过6周以上,建议推迟轮状病毒疫苗。建议早产婴儿6月龄后接种两剂流感疫苗,两剂间隔1个月;同时,建议接触早产婴儿的家庭成员也接受流感疫苗的接种。

(二)妊娠妇女预防接种

一般妊娠期常规接种疫苗是比较安全的,如白喉、破伤风、流感、乙型肝炎疫苗。

WHO建议妊娠妇女优先接种流感疫苗,可预防母亲与胎儿感染流感,TIV可在妊娠任何阶段接种,但妇女妊娠接种LAIV的安全性资料不足。

麻疹、腮腺炎、风疹疫苗对胎儿有潜在的影响而不宜接种,如妇女孕前3个月与妊娠期不宜接种麻疹减毒疫苗。育龄妇女在接种麻疹、腮腺炎、风疹三联疫苗后1～3个月受孕。妊娠妇女慎用甲型肝炎疫苗,有感染甲型肝炎危险时注射免疫球蛋白。BCG对胎儿的有害作用尚不清楚,但建议母亲妊娠期不接种BCG疫苗。水痘疫苗可能对胎儿有潜在的影响。

三、预防接种不良反应

预防接种对象主要是健康人群,公众对预防接种的期望值很高,一旦出现问题往往难以接受。疫苗接种安全与国家控制疾病的项目一样重要,是各国家卫生行政部门重点关注问题。2010年卫生部和国家食品药品监督局组织制定《全国疑似预防接种异常反应监测方案》以规范预防接种异常反应监测工作,调查预防接种异常反应原因。美国NIH过敏和传染病研究所(NIAID)也发布临床评估分级的参考资料《儿童及婴幼儿不良反应及毒性分级表》进行安全性评估。

(一)定义

2014年WHO定义预防接种异常反应(adverse event following immunization,AEFI)是"任何发生在预防接种后的不良医学事件,但不一定与疫苗接种有因果关系"。不良事件可有任何不适或体征或一个症状与疾病、异常的实验室发现。因是"事件",首先需要报告,其次需要调查原因(直接、间接或无法评估),确定存在的因果关系。

(二)预防接种不良反应原因与程度分类

1.原因分类

有5类AEFI。疫苗生产与质量问题是较少见的AEFI。少数个体可出现对疫苗的固有属性发生反应,与疫苗的制备、转运、操作等程序无关。目前对发生与疫苗产品相关反应的机制尚不清楚,可能发生特发性的免疫调节反应(如严重变态反应),或疫苗相关微生物剂复制(如OPV接种后发生的脊髓灰质炎)有关。与疫苗产品相关的反应只在高危者发生的概率较高。与疫苗质量缺陷相关的反应近年已较少发生。

2.程度分类

（1）一般反应：症状一般轻微或自限性。预防接种后发生的一过性生理功能障碍反应，由疫苗本身所固有的特性所致。一般反应主要有发热和局部红肿，同时可能伴有全身不适、倦怠、食欲缺乏、乏力等综合症状。局部可出现注射局部红肿浸润，根据纵横平均直径分为弱反应（≤2.5 cm）、中反应（2.6～5.0 cm）和强反应（＞5.0 cm），伴局部淋巴管/淋巴结炎者为局部重反应。

（2）少见或严重反应：多由疫苗本身所固有的特性引起的相对罕见、严重的不良反应，常与疫苗毒株、纯度、生产工艺、疫苗附加物（防腐剂、稳定剂、佐剂等）等有关。严重异常反应包括过敏性休克、过敏性喉头水肿、过敏性紫癜、血小板减少性紫癜、局部过敏坏死反应（Arthus 反应）、热性惊厥、癫痫、臂丛神经炎、多发性神经炎、吉兰-巴雷综合征、脑病、脑炎和脑膜炎、疫苗相关麻痹型脊髓灰质炎、卡介苗骨髓炎、全身播散性卡介苗感染等。

（三）预防接种不良反应评估

2014 年 WHO 建议评估预防接种不良反应原因的步骤有 4 个，如多个疫苗同时接种需分别评估。

1.合格评估

确定符合 AEFI 原因评估的最低标准，即有明确诊断或事件与疫苗接种的因果关系的资料。

2.问题清单

包括与可能引起 AEFI 问题的相关信息。

3.分类

确定与 AEFI 相关的基础问题。

（郭红霞）

第四节　疾病状态下的预防接种

一、常见疾病的预防接种

（一）感染急性期

对上呼吸道感染急性期患者，特别是伴高热者建议应暂缓接种疫苗。因有的疫苗可出现类似上呼吸道感染的症状，影响对呼吸道感染病情的正确判断。

（二）过敏性疾病

过敏性疾病包括过敏性鼻炎、变应性皮炎、哮喘与食物过敏。一方面，患过敏性疾病的儿童需接种疫苗预防某些传染病，另一方面，过敏体质的儿童有对疫苗成分过敏或接种后发生变态反应的高危因素。因此，接种过程需兼顾二者。一般，有过敏性疾病的儿童应与正常儿童一样的常规预防接种。但对任何疫苗有变态反应者应禁忌同样疫苗的接种，需注意询问家长儿童既往疫苗相应成分的过敏史，特别是对于过敏体质的儿童。对曾发生疫苗引起的 IgE 介导的速发型变态反应者，基层儿科医师、儿童保健医师应请变态反应科医师评估儿童进行预防接种的安全性。如特别需要接种时，可进行有关成分的皮肤试验，必要时可采用分级剂量的方法进行分次注射。

1.易引起过敏的疫苗成分

易引起过敏的疫苗成分包括凝胶、鸡蛋、酵母、乳胶、新霉素和硫柳汞。含有凝胶的疫苗有DTaP、流感、乙脑、MMR、狂犬病、伤寒、水痘、黄热病和单纯疱疹疫苗,特别是 MMR、水痘和乙脑。乙肝疫苗和 HPV 含有酵母成分,但很少发生与酵母过敏有关的疫苗反应。疫苗安瓿的瓶塞或者注射器的柱塞可能有橡胶成分,对乳胶过敏的儿童可能有潜在风险。个别报告 MMR 和流感疫苗变态反应可能与新霉素和硫柳汞有关。

含有鸡蛋蛋白的疫苗有麻疹、风疹、部分狂犬病疫苗、流感和黄热病疫苗。其中麻疹、风疹和部分狂犬病疫苗是在鸡胚胎纤维细胞中培养,鸡蛋蛋白含量为纳克级,可正常接种。ACIP、AAP、2010 年美国食物过敏指南专家组均认为鸡蛋过敏儿童,甚至有严重反应的儿童进行麻疹、腮腺炎、风疹(MMR)或 MMR+水痘(MMRV)接种是安全的,单价水痘疫苗不含鸡蛋蛋白。过去因 MMR 中卵清清蛋白诱发的不良事件,除非对疫苗中的成分过敏,如明胶。

关于流感疫苗接种尚存在争议。因流感疫苗和黄热病疫苗含有鸡蛋蛋白为微克级(流感疫苗鸡蛋蛋白 $1.2 \sim 42~\mu g/mL$),可能导致鸡蛋过敏儿童的变态反应。接种时需注意询问家长,儿童既往接种两种疫苗或者对鸡蛋的过敏史,包括对生鸡蛋过敏情况。因部分儿童食用熟鸡蛋不发生过敏,但对生鸡蛋过敏,疫苗中的鸡蛋成分未经加热,儿童可能发生过敏。如接种时有对生鸡蛋过敏的儿童,基层儿科医师、儿童保健医师应请免疫科医师对儿童发生过敏的可能性进行评估。

近年关于鸡蛋过敏儿童接种流感疫苗安全性有新的进展。美国 CDC、美国儿科学会(AAP),美国过敏、哮喘和免疫学学院(AACAAI)已不再认为鸡蛋过敏的儿童需禁止接种流感疫苗,也不需要先做皮肤筛查检测(SPT)后再接种。有研究证实 SPT(+)并不能预测发生疫苗反应,分 2 次接种证据不足,即使有鸡蛋严重过敏史的儿童 1 次接种仍是安全的。因现在疫苗中的卵清清蛋白很少($<1~\mu g/mL$),较以前更低。较轻反应或局部反应者不是禁忌对象。

2.谨慎接种情况

活的减毒流感疫苗(LAIV)可能在鼻腔中复制而诱发哮喘发作,故<2 岁婴幼儿、哮喘或反应性气道疾病,或者既往 12 个月内有喘息或哮喘发作的 2~4 岁的儿童均不用 LAIV。患湿疹的儿童应尽量查找和避免接触变应原;急性期特别是伴有发热时不能接种疫苗,病情稳定时可尝试接种疫苗,但应密切观察皮疹情况。

(三)先天性心脏病

文献分析近 20 年美国因疫苗接种发生儿童死亡的死因,未证实与先天性心脏病并发症有关。WHO 认为澳大利亚、欧洲报告的心脏病疫苗接种后死亡很少,死亡可能与心肌病有关。美国心脏病学会认为有先天性心脏病的儿童不仅应常规接种疫苗,还应增加免疫接种,如流感疫苗。冬季应接种疫苗预防病毒(RSV)感冒。

(四)糖皮质激素应用

2014 年 AAP 提出局部的类固醇治疗(如雾化吸入)不影响预防接种。一般短期采用糖皮质激素治疗不影响流感或肺炎球菌疫苗接种,除非用药数月。糖皮质激素治疗期儿童与减毒活疫苗接种情况与疾病、激素剂量、治疗时间等因素有关。患有免疫抑制疾病且接受激素治疗的儿童,禁忌所有活的病毒疫苗。

(五)惊厥

惊厥家族史和/或神经系统疾病家族史,不影响儿童常规免疫接种。儿科医师需与家长讨论有惊厥高危因素儿童的免疫接种风险-效益,接种前可采用抗惊厥药物预防;有惊厥家族史的儿童可适当给予解热镇痛药(如对乙酰氨基酚)。

二、慢性疾病的预防接种

慢性疾病状态的儿童预防接种较正常儿童复杂,儿科医师、儿童保健医师临床工作需正确处理。

(一)慢性肾脏病

慢性肾脏病(CKD)患者存在细胞及体液免疫功能受损、免疫细胞活性下降、营养状况差等病理状况,接种疫苗后出现血清转化率低、抗体峰值浓度低、抗体浓度下降速度快及维持时间短等问题,故不适用常用的疫苗接种模式。美国CDC的免疫接种顾问委员会(ACIP)制订慢性肾脏病及透析患者疫苗接种指南。如无特别禁忌情况儿童CKD患者应按年龄接种相应疫苗;但慢性肾脏病患者属于免疫低下人群,只能接种灭活疫苗,不能接种减毒活疫苗;强烈推荐慢性肾脏病患者接种乙肝、流感和肺炎球菌疫苗。如日本透析患者强制接种乙肝疫苗,且需每年测定乙肝表面抗体水平,当乙肝表面抗体水平<10 IU/L时需加强剂量接种;建议接种IPV、DTaP、水痘-带状疱疹疫苗、麻疹、MMR、甲肝疫苗、乙肝疫苗、Hib、肺炎链球菌疫苗及流感疫苗。

(二)血液系统疾病

1.急性白血病与恶性肿瘤

原则上建议所有活疫苗均在结束化疗3个月后接种。部分灭活的疫苗在肿瘤化疗期间可按免疫计划接种,但因免疫功能抑制可能有效抗体保护不足。如化疗方案中有抗B淋巴细胞的抗体(如利妥昔单抗注射液),则化疗结束6个月病情稳定后接种疫苗。家庭成员可接种IPV,禁止接种OPV,避免病毒泄露后致儿童患病。

2.出血性疾病

接受抗凝治疗儿童避免肌内注射,可采用细针头皮内或皮下注射,按压2 min;如采用凝血因子治疗者宜给凝血因子后尽快预防接种。

3.原发性免疫缺陷病

2015年中华医学会儿科分会免疫学组与中华儿科杂志编辑委员会参考2013美国感染疾病学会(IDSA)的《免疫功能低下宿主疫苗接种临床指南》撰写《免疫功能异常患儿预防接种专家共识:原发性免疫缺乏病》。IDSA指南建议原发性免疫缺陷病(PID)儿童禁忌接种活疫苗;免疫功能低下儿童接种灭活疫苗较安全,可常规接种,但免疫反应强度和持久性可降低;原发性补体缺乏症等轻度免疫抑制者按常规免疫接种。儿童免疫抑制治疗前≥4周接种活疫苗,避免免疫抑制治疗开始2周内接种;免疫抑制前≥2周接种灭活疫苗。联合免疫缺陷症儿童免疫球蛋白治疗前可常规接种灭活的疫苗,产生抗体的能力为评估免疫反应的参考指标。

(四)艾滋病HIV感染

可安全接种疫苗,所有灭活的疫苗原则上应按免疫计划常规接种。如艾滋病(HIV)儿童接种其他疫苗可预防疾病,应进行被动免疫预防治疗。HIV感染的患者疫苗的免疫反应与CD4$^+$T细胞的数及血浆中的病毒载量明显相关,同时稳定的嵌合抗原受体T细胞免疫疗法(CART)治疗对抗体的产生也很重要

1.一类疫苗

不建议接种口服的脊髓灰质炎糖丸,也不建议接种卡介苗。因HIV患者接种乙肝疫苗后抗体很快下降,建议应完成3个剂量的接种后6~12个月检测相应抗体,如乙肝抗体<10 mU/mL,建

议进行第二次的 3 剂标准剂量的乙肝疫苗接种。>12 岁的 HIV 青少年可接种 3 剂甲乙肝联合疫苗(包含 20 μg 的乙肝表面抗原)。建议未接种 Hib 的>59 月龄的 HIV 患儿接种一剂 Hib 疫苗;临床上无症状,或症状较轻,且 CD4 阳性细胞>15%者接种麻腮风三联疫苗(MMR);感染 HIV 的 11～18 岁儿童、青少年至少间隔 2 月接种两次流行性脑膜炎疫苗(MCV4),如果第一剂流脑疫苗在 11～12 岁时接种,则 16 岁时接种第三剂流脑疫苗。

2.二类疫苗

建议接触或感染 HIV 的婴儿接种轮状病毒疫苗;每年接种流感疫苗,但不接种活的增强流感疫苗(LAIV);建议临床上无症状,或症状较轻,CD4 阳性细胞>15%者接种水痘疫苗,2 剂水痘疫苗至少间隔 3 个月,但不建议接种麻腮风水痘(MMRV)的联合疫苗。HIV 感染患者最好在 CART 治疗≥3 个月,特别是 $CD4^+T$ 细胞数量明显改善(≥15%),以及血浆病毒载量明显下降($<10^3$ copies/mL)时再进行预防接种。

(郭红霞)

第十五章

各年龄期儿童的保健

第一节　胎儿期的特点与保健

　　《中国儿童发展纲要(2001—2010年)》要求婴儿和5岁以下儿童死亡率以2000年为基数分别下降1/5。达到目标的关键在于降低新生儿死亡率,而出生7 d内死亡者又占新生儿死亡总数的70%～80%,显然胎儿的健康发育是非常重要的。纲要还要求农村孕产妇住院分娩率达到65%,农村消毒接生率达到95%以上。我国80%以上的出生人口在农村,而农村的围产期死亡率又显著高于城市,所以加强胎儿期保健的重点应在农村。

　　胎儿由于生理功能的发育尚未成熟,具有相当程度的脆弱性,特别容易受内外环境中不利因素影响而发生病理变化。这些不利因素会使胎儿发病,严重时导致死胎、死产或早期新生儿死亡,有时也可能损害胎儿脑组织、身体的重要器官及身体各部分,引起智能发育障碍、各种功能障碍,最终形成终身残疾残障。因此,胎儿期的特点决定孕母与胎儿双方都需要特殊保健,才能保障胎儿的安全。而加强胎儿期保健就是要降低发病率和死亡率,减少致残性损伤的发生,提高健康水平和生命的质量。

一、胚胎形成与胎儿发育

　　胎儿期是指从受精卵发育成胚胎直到胎儿娩出的这一时期。通常将胚胎发育分为两个时期。

(一)胚胎期(1～8周)

　　胚胎期为细胞和组织分化,主要器官系统雏形形成期。受精卵形成各个器官的胚芽,脐带、胎盘、羊膜囊已经形成。外胚层发育,形成最初的皮肤、感觉细胞、神经细胞、肌细胞和内脏细胞。此期是主要器官系统雏形形成时期,对环境的影响十分敏感,如受有害因素的作用,胎儿容易发生先天畸形。

(二)胎儿期(9周至出生)

　　胎儿期为器官和功能分化期。胚胎外形和各器官系统已成形,组织、器官生长迅速,一些器官已表现一定的功能活动,并逐渐成熟。8～10周是胎儿神经管发育的敏感时期,也是发育危险期。胎儿身长在4～6个月增长约27.5 cm,占正常新生儿身长的一半以上,是一生中生长最快的阶段。体质量在胎儿7～9个月增长约2.3 kg,占正常新生儿体质量的2/3以上,也是一生中增长最快的阶段。

二、胚胎期危险因素

胎儿期危险因素是指在胚胎期对胎儿有害的因素。

(一)遗传因素

遗传因素的作用包括主要基因、特异性基因和染色体畸变。而以遗传因素为主引起的疾病有单基因遗传病、多基因遗传病和染色体病3大类。

1.单基因遗传病

常染色体显性遗传病:这类疾病已达1 700多种,如家族性多发性结肠息肉、多指等。遗传谱系特点是遗传与性别无关。患者的双亲往往一方有病。患者常为杂合型,如与正常人结婚,子女有50%的患病概率。常见连续的遗传。

常染色体隐性遗传病:已确定的疾病约1 200多种,如白化病、苯丙酮尿症等。遗传谱系特点是遗传与性别无关。父母双方为无病携带者,子女有25%的发病概率。常为越代遗传。如近亲结婚时其子女的隐性遗传患病率大为增加。

性连锁遗传病:已确定的疾病近200种,红绿色盲、血友病等。致病基因常是父传女、母传子,也可隔代遗传,人群中患者男性远多于女性。

2.多基因遗传病

冠心病、高血压、糖尿病、精神分裂症及智力缺陷等都有多对基因遗传的基础,其遗传方式复杂。多基因遗传病的亲属发病率与群体发病率有关。一级亲属发病率高于二级、二级高于三级。一级亲属发病率愈高,下代的发病率愈高。

3.染色体病

由于染色体的数目和结构异常引起机体结构和功能异常的疾病,约300多种,如21-三体综合征、5p-综合征等。

(二)孕妇方面的危险因素

1.孕母年龄和身材

一般认为妇女最佳生育年龄为25～29岁。此时期妇女身体发育完全成熟,生育能力旺盛,卵细胞质量最高,并有能力哺育婴儿。生育年龄低于18岁或超过35岁时,对胎儿的不利影响最常见的为早产儿、低出生体质量儿等。同时,婴儿遗传病、先天性缺陷疾病发生率相对增加。早于18岁生育还易致难产和婴儿夭折,这是因为母体发育尚未成熟,也不具备哺育孩子的相应能力。女子超过35岁才生育,由于阴道和子宫颈组织弹性减弱,使产程延长,难产率升高,妊娠和分娩的并发症增多。此外,因为此时卵细胞发生畸变的可能性增加,出生缺陷发生的可能性也增大。身高低于145 cm与骨盆狭窄变形者,容易发生难产。

2.异常孕产史

曾有习惯性流产、早产、死胎、死产等,以及分娩过畸胎儿、巨大儿和低出生体质量儿等异常孕产史的孕妇,发生异常儿的可能性增加。

3.孕妇患病

孕妇有心脏、肾脏、肝脏、糖尿病、结核和肝炎等慢性传染病,都可能对胎儿带来影响。若有妇科疾病,如子宫肌瘤、卵巢囊肿或子宫发育不良、畸形,可使胎儿宫内生长迟缓。孕妇严重的妊娠高血压综合征可使胎儿宫内生长迟缓,严重者可遗留脑性瘫痪、智能障碍等中枢神经系统后遗症等。

4.孕妇长期用药

不少常用药物可以通过胎盘对各期胎儿造成伤害，尤其是长期使用。孕期对胎儿质量肯定有害的药物有激素类药物、抗癌药类及某些抗生素（四环素、氯霉素、链霉素等），镇静药及退烧镇痛药类也应慎用。因此，在怀孕前和怀孕过程中要谨慎用药，以免影响孕妇和胎儿的安全。

5.烟酒

烟酒对生殖功能有不良影响。主动吸烟或被动吸烟都可影响精子质量，从而影响胎儿发育，造成流产、早产、死胎，还可导致低体质量儿、生长发育迟缓、先天性心脏病等。酒精可导致胎儿酒精综合征，引起胎儿畸形、智力低下等。

6.有害物质

高温环境、噪声、放射线照射、铅苯等毒物都可损伤生殖功能，造成流产、死胎、死产、早产、新生儿出生缺陷等。多种农药也可致胎儿发育异常，如致畸、生长发育迟缓等。

7.病原微生物

病原微生物对胎儿的影响可以是直接或间接作用。风疹病毒、巨细胞病毒、单纯疱疹病毒、弓形虫、梅毒螺旋体等均可由母婴宫内传播使胚胎畸变、胎儿宫内生长迟缓。有的出生后不久虽无症状，但以后出现大脑发育不全，听、视觉障碍等中枢神经系统后遗症。

8.异常分娩

孕妇如前置胎盘、羊膜早破、产前出血、难产等，都可能引起新生儿缺氧、窒息等。

9.孕妇营养

孕母营养不良主要是热量及蛋白质的不足，严重时造成新生儿出生体质量低。低体质量儿伴先天异常者较正常儿多8倍。新生儿死亡率上升。此外，营养不良儿有30％存在神经和智力方面的问题。

孕期缺乏叶酸可致流产、死胎或畸胎等异常。孕妇碘缺乏可导致胎儿流产、死胎、先天异常、甲状腺功能低下、神经运动损伤和新生儿死亡增加。孕母缺锌易造成习惯性流产、死胎、畸胎及胎儿宫内发育迟缓等。缺铁可影响胎儿的生长发育，常造成胎儿早产和低出生体质量，严重贫血可增加母亲死亡率。

孕妇食用有害化学物质污染的食物，如黄曲霉素污染的五谷杂粮、甲基汞污染的海产品、含有硝酸盐和亚硝酸盐的腌制品等都可能使胎儿死亡、畸形或发生肿瘤。

10.情绪因素

孕妇长期处在焦虑、恐惧、抑郁的恶劣情绪中，将影响胎儿的正常发育，甚至产生严重的发育缺陷。如果在孕3个月时遭受严重的精神打击，或经常焦虑和抑郁，就有可能增加胎儿神经畸形的发生率。

（三）胎儿方面的危险因素

多胎、先天畸形、巨大儿、羊水过多、羊水过少、宫内生长迟缓、胎位异常、脐带绕颈、宫内缺氧、窒息等都是影响胎儿发育的危险因素。

三、胚胎期保健

胎儿的发育与孕母的身心健康、营养状况、疾病、生活环境等密切相关，所以胎儿期保健即孕妇的保健。胎儿期保健就是通过对母亲孕期的系统保健，保护胎儿健康生长、安全出生，达到优生优育目的,属Ⅰ级预防保健。胎儿保健的重点在于预防先天性发育不全、先天性营养不良和低出生体质量、宫内感染、畸形、脑发育不全、缺氧窒息等,以保障胎儿脑、其他各器官系统和身体的正常生长发育。

由于胎儿期的特点,决定了在胚胎期和胎儿期早期的保健重点是预防先天性发育不全的发生。在胎儿中、后期保健主要是为了保证胎儿健康快速地生长。孕妇要加强营养,远离烟、酒、一些药物和毒品,安排合理的生活制度和预防感染。同时,进行自我监护(母子安全)及注意胎教。

(一)预防遗传性疾病和先天性发育不全

1.预防遗传性疾病

有人可能携带某种遗传病的基因,但不发病,成为"隐性遗传病携带者"。但当他们与有相同血缘的、也带有遗传病基因的近亲结合,他们的子代就会将父母隐性遗传病外显出来成为显性,临床上即表现为疾病。如果他和非相同血缘的人结合,他们的后代患遗传病的概率就会减少。因此,预防遗传性疾病应避免近亲结婚。此外,对确诊或疑似遗传性疾病患者的家庭,可通过遗传咨询、预测风险、产前诊断的综合判断,决定是否要保留胎儿。同时,婚前还应对青年男女进行遗传咨询、婚前检查,尽量减少遗传病的发生。

2.预防感染

孕母在妊娠早期预防各种病毒性感染非常重要。在胚胎期和胎儿器官形成期,如果孕妇患病毒性感染(如风疹、巨细胞病毒等)及弓形体病等都可能引起宫内感染,而引起胎儿早产、死产、生长发育迟缓、多种畸形,或围产期儿死亡率升高。

3.慎用药物

药物对胚胎、胎儿的影响和用药的孕周及药物种类有关。受精卵在着床阶段对一些药物很敏感,轻微的伤害可导致胚胎死亡(流产)。在器官形成期一些药物可使胚胎发生畸形。而3个月后除性激素类药物外,一般药物不再致畸,但可能影响胎儿的生长发育与器官功能发育。原因是很多药物可通过胎盘进入胎儿体内,而胎儿各系统器官功能尚不成熟,排泄功能差,解毒能力弱,如抗肿瘤药物、雄激素、黄体酮、磺胺、抗甲状腺药物等可通过胎盘进入胎儿体内,导致胎儿畸变或损害胎儿器官功能。孕妇在孕早期服四环素可影响胎儿牙齿、骨骼和脑部的发育。链霉素损害胎儿第Ⅷ对脑神经。卡那霉素可致胎儿听觉障碍。孕母服过量抗甲状腺药物可致胎儿甲状腺功能低下、甲状腺肿。抗癫痫药物可致唇裂、腭裂、先天性心脏病。大量服用可的松类激素可致胎儿腭裂、无脑儿等畸形。抗代谢药物或免疫抑制剂也可导致各类畸形等。

(二)避免不良因素的影响

1.烟酒

烟草中有数以千计的有毒物质。不管主动吸烟或被动吸烟都可影响胎儿的发育。居室中燃煤炉、煤气炉产生的有害气体也影响胎儿的宫内发育。孕母慢性乙醇中毒可致胎儿发生中枢神经系统障碍、畸形、生长迟缓的胎儿乙醇综合征。因此,夫妇双方在计划受孕前3个月必须戒烟酒。

2.农药

多种农药可致胎儿发育异常,如致畸、生长迟缓等。

3.职业性有害因素

工作环境中的高温环境、噪声、放射线照射、铅苯等毒物都可损伤人的生殖功能,引起胎儿流产、早产、死产及新生儿出生缺陷等。因此,夫妇双方在计划受孕前、妇女受孕后直至哺乳期都应避免接触。

胎儿尤其在胎龄 16 周之前对放射线十分敏感,可引起神经系统、眼部及骨骼系统等畸形,甚至导致死亡。孕母应尽可能避免接触各类放射线,特别在妊娠早期。

铅、镉、汞、苯等化学毒物污染环境,可引起孕妇急、慢性中毒,导致胎儿生长发育障碍或发生先天畸形。如重金属铅可能通过胎盘屏障在胎儿体内蓄积,对发育中的神经系统有很强的毒性,抑制神经细胞存活及分化。对胎儿生长发育产生危害,并可能致畸。因此,妇女怀孕前后应立即离开污染环境,避免接触有毒化学物质。

(三)预防早产、积极治疗孕妇的慢性疾病

早产儿由于体内各系统和器官的生理功能尚未成熟,适应能力差,出生以后易发生窒息、呼吸窘迫综合征、感染等疾病而死亡。早产儿死亡率约占围生儿死亡率的 50%,所以要降低新生儿死亡率,预防早产是十分重要的。早产的发生常与下列情况有关:孕妇患有如子宫肌瘤、子宫畸形、胎盘功能不良等生殖器官疾病;妊娠并发症或妊娠高血压综合征;母亲患有心、肾、肝等急慢性疾病,或急性感染、高热、外伤等;孕母过度疲劳、精神紧张、营养不足等;胎儿畸形、羊膜早破、多胎等也易发生早产。因此,预防早产必须重视孕妇保健。孕前积极治疗各种疾病,孕期预防急性感染及妊娠并发症。定期进行产前检查,发现问题积极处理。孕妇注意劳逸结合、心情愉快、营养充足并搭配合理。避免不良因素的影响,防止早产现象的发生。

母亲健康对胎儿影响极大,保障孕母健康就是保障胎儿的安全。患有心肾肝疾病、糖尿病、甲状腺功能亢进、结核病等慢性疾病的孕妇必须在医师指导下进行积极的治疗,高危孕妇应定期进行产前检查,必要时终止妊娠。

(四)保证充足营养

大脑神经组织要经历增殖、增殖并增大、增大和逐渐成熟 4 个生长阶段。其中,前两个阶段出现在胎儿中后期到出生后 6 个月,是脑组织生长关键期。此时若发生严重的蛋白质营养不良或病变,脑细胞的分裂、增殖速度会减慢,患儿的智力将可能受到较严重的影响。因此,孕后期母亲要保证饮食的质和量,以满足胎儿生长发育所需营养和产后泌乳储备所需的能量。当然孕妇营养应做到膳食平衡,在食物的配制中除要满足量的需要外,特别要注意各种营养素的合理搭配,每天饮食中有动物蛋白和/或植物蛋白、新鲜深色蔬菜和水果、奶类等食物。

同时,此期补充铁和钙是十分重要的。贫血可增加母体感染的机会,常常发生胎儿早产和低出生体质量儿。重度贫血可引起胎儿缺氧、窘迫,甚至窒息,使胎儿脑发育障碍。胎儿过早发生贫血,降低免疫功能,今后还会出现认知、注意记忆及情绪障碍等。缺钙增加新生儿得佝偻病及低血钙的可能。所以我国北部寒冷地区,如孕妇不能接受足够的日光照射,孕后期可考虑利用保健药物补充。因此,妊后期孕妇要加强铁、锌、钙和维生素 D 等重要微量营养素的补充。

(五)注意劳逸结合、保持愉快心情

孕妇要保持愉快、乐观的情绪,这对胎儿营养吸收、激素分泌和生理平衡都有很大益处。还要注意劳逸结合,减少精神负担,增强自身的抵抗力。

(六)胎教

研究发现,3 个月胎儿的眼、耳、鼻等感觉器官能对声音作出反应,6 个月胎儿的活动强度可随母亲的情绪改变而发生变化。因此,孕妇欣赏优美的音乐有利于平和的心境和愉悦的情绪,有利于胎儿的心理正常发育。

产时的胎儿保健中心是"安全"的,无论农村或城市一般均应住院分娩、科学接生。其重点包括预防并及时救治缺氧或宫内窒息的胎儿,防止产伤,预防感染,也要避免产妇用药对胎儿造成的不良影响。

（熊　平）

第二节　新生儿期的特点与保健

从胎儿娩出结扎脐带开始至生后 28 d,称为新生儿期。从出生到足 7 d 以内,称为新生儿早期。从出生足 7 d 到足 28 d 内,称为新生儿晚期。在新生儿期,小儿为了适应子宫外新的环境,需要发挥全身各器官和各系统的生理功能。但此时其身体各器官的功能发育尚不完善,对外界环境的适应能力差,抗病的能力弱,如果护理不当,易患各种疾病且病情变化快、死亡率高。新生儿早期是适应的关键期,也是生命的最脆弱时期。因此,生后第 1 周的新生儿保健尤为重要。

新生儿保健是儿童保健的重要内容,保健的重点是使新生儿适应新的宫外环境,预防感染和伤害,建立健康的亲子关系。其目的是保护和促进新生儿正常的生长发育、降低发病率和死亡率。

一、新生儿分类

（一）根据胎龄分类

1.足月产儿

足月产儿指胎龄满 37 周至不满 42 足周内娩出的新生儿。

2.早产儿

早产儿指胎龄满 28 周至不满 37 足周内娩出的新生儿。

3.过期产儿

过期产儿指胎龄满 42 周及以上娩出的新生儿。

（二）根据体质量分类

1.正常体质量儿

正常体质量儿指出生 1 h 内体质量在 2 500～3 999 g 之间的新生儿。

2.低出生体质量儿

低出生体质量儿指出生 1 h 内体质量不足 2 500 g 的新生儿。凡体质量不足 1 500 g 者又称极低出生体质量儿。

3.巨大儿

巨大儿指出生体质量超过 4 000 g 的新生儿。

（三）根据体质量与胎龄的关系分类

1.小于胎龄儿

小于胎龄儿指出生体质量在同胎龄平均体质量第 10 百分位以下的新生儿。我国将胎龄已超过 37 周体质量在 2 500 g 以下的新生儿称为足月小样儿。

2.适于胎龄儿

适于胎龄儿指出生体质量在同胎龄平均体质量第 10～90 百分位的新生儿。

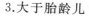

3.大于胎龄儿

大于胎龄儿指出生体质量在同胎龄平均体质量第 90 百分位以上的新生儿。

（四）其他

1.早期新生儿

早期新生儿指出生后 1 周以内的新生儿。

2.晚期新生儿

晚期新生儿指出生后 2～4 周的新生儿。

3.高危新生儿

高危新生儿指已经发生或可能发生危重疾病的新生儿。以下情况可列为高危儿。

（1）孕妇有过死胎、死产史，吸烟、吸毒、酗酒史，孕期阴道出血史、感染史等情况。

（2）孕母有妊高征、先兆子痫、子痫、羊膜早破、各种难产等异常分娩史。

（3）孕妇出现早产、各种先天性重症畸形等出生异常情况等。

二、新生儿期的特点及特殊生理状态

（一）新生儿期的特点

1.外观特点

新生儿皮肤呈粉红色。基本上没有胎毛，全身皮肤覆盖着一层薄的白色胎脂。耳壳软骨发育良好，轮廓清楚。其头约占身长的 1/4，头围超过胸围。新生儿腹部膨隆，但摸起来柔软，肝脏较大。四肢较短，呈外展屈曲。指甲长到指端或长过指端，足底有较多的足纹。女童大阴唇完全遮盖小阴唇，男童阴囊多皱褶，睾丸已下降。

2.循环、呼吸系统

胎儿出生后血流动力学发生了重大变化，由胎儿循环向成人循环转变。新生儿心率为120～140 次/分钟。

胎儿 13 周时已有微弱的呼吸运动，但真正的呼吸从出生后开始。新生儿呼吸主要靠膈肌的升降，呼吸节律不规则，呼吸较表浅而频率快，30～50 次/分钟。

3.消化系统

新生儿吸吮及吞咽功能完善。由于消化道面积相对较大，肌层薄，可适应生后纯乳汁的营养摄入，故娩出后即可哺乳。但新生儿胃容量较小并呈水平位，贲门括约肌尚不能完全关闭，所以容易发生溢乳。

新生儿期蛋白酶活性较好，对蛋白质的消化好。消化吸收单糖、双糖的酶发育较成熟，而多糖酶活性低，消化淀粉能力差。消化吸收脂肪能力也较差。因此，新生儿能很好地消化吸收母奶中的营养物质，满足身体生长发育的需要。

新生儿绝大多数在出生后 12 h 内开始排出墨绿色胎便，随着哺乳的进行，转为黄色含奶块的过渡性大便，胎粪于出生 3～4 d 排尽。

4.泌尿系统

新生儿肾脏已具有成人相同数目的肾单位，虽功能还不完善，但可适应一般的正常需要。其肾稀释功能与成人相当，但肾小球滤过功能低下，肾浓缩功能和肾排泄过剩钠能力不足，且排磷能力差。因此，选用蛋白质、矿物质（磷）高的牛乳喂养新生儿对肾有潜在的损害。新生儿多在出生时或生后 6 h 内排尿。

5.神经系统

出生时新生儿脑重为 $350\sim400$ g,是成人脑重的 $1/4$。脑细胞数已达成人水平,中枢神经系统已具备一定功能,视、听、嗅、触、温度觉都有了一定发展,并对刺激能作出相应的反应,具备了接受早期教养的可能性。但新生儿大脑皮质兴奋性低,功能易抑制,对外界刺激反应易疲劳,每天睡眠时间需 20 h 以上。

新生儿已有视觉感应功能,瞳孔有对光反应,可注视人脸,用眼追随移动着的物体。听觉和嗅觉已发育成熟,会对不同味觉产生不同的反应。痛觉反应较迟钝,而温度觉较敏感。对触觉高度敏感,多抚摸有利于情感发育。

6.免疫系统

由于胎儿可从母体通过胎盘获得 IgG,所以新生儿及生后数月的婴儿对一些传染病具有天然被动免疫力。但新生儿非特异性和特异性免疫功能发育不成熟,IgA 和 IgM 不能通过胎盘屏障,新生儿自身产生 IgA 和 IgM 能力弱,因而新生儿易患肺部和肠道细菌性感染。人乳(特别是初乳)中 IgA 含量高,且耐酸,在胃中不被破坏,可提高新生儿抵抗力。

7.代谢

新生儿能量代谢较旺盛,产热能源主要来源于糖代谢。但出生时肝糖原储备不多,仅能维持 12 h 的需要,头几天机体要动用脂肪和蛋白质产热。因此,新生儿也要及时开奶喂食,否则容易发生低血糖。新生儿血钾也较高,而血钙较低。

8.体温调节

胎儿的宫内环境温度较恒定,娩出后体表温度下降,出现生理性体温降低。而此时新生儿体温调节中枢发育尚不成熟,外界环境温度过高或过低均可影响其正常的生理活动,对低出生体质量儿或早产儿的影响更大。

新生儿皮下脂肪较薄,体表面积相对较大,皮下毛细血管丰富,易散热。另一方面汗腺发育不全,排汗、散热功能不佳,体温不稳定。如在寒冷的冬季,若不注意保暖,小儿的体温就会下降,皮肤就可能发生冻伤或硬肿症。如在炎热的夏季,若不注意散热,小儿就可能中暑,此时体内水分不足,血液溶质过多,小儿会发生"脱水热"。所以,新生儿的保暖、散热工作非常重要。

9.皮肤、黏膜、脐带

新生儿出生时皮肤上覆有一层胎脂,具有保护皮肤和保暖的作用,生后数小时开始逐渐吸收,但需将头皮、耳后、腋下及其他皱褶处的胎脂轻轻揩去。新生儿皮肤薄嫩,容易受损伤而导致感染,严重者可发展为败血症而危及生命。新生儿口腔上的"板牙"或"马牙"可于生后数周至数月内自行消失。新生儿两颊部的脂肪垫有利于吸奶,不应挑割,以免发生感染。脐带经无菌结扎后可于 $1\sim7$ d 内自行脱落。

10.体格发育

新生儿身高、体质量生长发育与新生儿的胎次、胎龄、性别及宫内营养状况有关,也与生后的营养、疾病等因素密切相关。新生儿体质量减少是由于摄取水分和食物减少、体液丧失,通常在出生后的第 2 周恢复到出生时体质量。一般新生儿生后第 1 年中身长增长 $20\sim25$ cm,为出生时的 $40\%\sim50\%$。体质量增长 $6\sim7$ kg,约为出生时的 2 倍,是出生后生长最快的一年。

(二)新生儿几种特殊生理状态

1.生理性黄疸

新生儿每天胆红素生成较多,而肝脏摄取胆红素、形成结合胆红素和排泄胆红素功能差,仅

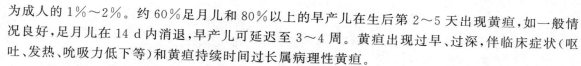

为成人的 1%～2%。约 60% 足月儿和 80% 以上的早产儿在生后第 2～5 天出现黄疸,如一般情况良好,足月儿在 14 d 内消退,早产儿可延迟至 3～4 周。黄疸出现过早、过深,伴临床症状(呕吐、发热、吮吸力低下等)和黄疸持续时间过长属病理性黄疸。

2.假月经(生理性阴道出血)

由于母亲雌激素在孕期进入胎儿体内,出生后突然中断,使部分女婴出生后 5～7 d 可见少量阴道出血,持续 1～3 d 自止,这种情况一般不必处理。但同时伴有新生儿出血症时,要按新生儿出血症来处理。

3.生理性乳腺肿大

男女足月新生儿均可在出生后 3～5 d 出现生理性乳腺肿大,如蚕豆或大至鸽蛋,多于 2～3 周内消退,不需特殊处理,不可挤压。原因是母亲的孕酮和催乳素经胎盘进入胎儿体内,生后突然中断所致。

4.生理性体质量下降

几乎所有新生儿由于排出胎粪,皮肤也开始排泄水分,一般吃奶又较少,使体质量在生后开始下降,第 3～4 天达到最低限度,第 7～10 天则又恢复到出生时体质量。下降幅度一般在 3%～9% 之间,不超过 10%。如体质量下降幅度过大,恢复超过 3 周则属不正常现象,一般是由于疾病或喂养不足引起的。

三、新生儿期保健要点及措施

(一)保暖

新生儿由于自身体温调节功能差,对外界环境适应能力弱,体温随外界气温的波动而波动,因此,注意保暖是非常重要的。

胎儿在母亲子宫里的体温比母亲体温略高,无须自身调节体温。出生后,由于蒸发散热,体温明显下降。以后体温逐渐回升,波动在 36 ℃～37 ℃。居住环境温度对新生儿体温影响非常大,新生儿在适中温度下使产热和散热保持平衡,肛温保持在 36.5 ℃左右,手足温暖,无寒冷损害发生。若体温降至 32 ℃以下,则可能发生寒冷损伤,严重时可导致硬肿症。新生儿居室的温度宜保持在 24 ℃～26 ℃,湿度保持在 50%～60%。

新生儿居室的温度与湿度应随气候温度变化而调节,保暖的方法应根据居室环境的大气候和新生儿局部保暖情况而定。城市居室的保暖多采用暖气、空调等。农村多采用火墙、地炕和室内生炉子等办法。热水式采暖,温度波动较小,利用空调机来调节室内温度可保持恒温,但造价高。北方农村采用的火墙和地炕形式的采暖,室内温度较均匀。而火炉形式的采暖一定要注意安全,防止一氧化碳中毒和烫伤的发生,并预防火灾。新生儿局部保暖是指医疗保健机构使用的恒温箱取暖。家庭中常用的有襁褓法(俗称蜡包)、新生儿睡袋、母亲怀抱、热水袋等。襁褓法保暖是我国民间传统的保暖方法。但不要包裹得过紧,限制新生儿手足活动,使产热减少,不利于保暖,也不利于神经系统和体格发育。

总之,冬季居室温度过低可使新生儿体温过低,影响代谢和血液循环,故要强调保暖。夏季居室温度过高、衣被过厚、包裹过紧,又易引起发热,要强调散热。因此,要随着气温的高低,及时增减衣被。同时,还要保持室内卫生,空气新鲜,经常开窗通风。

(二)喂养

新生儿娩出后应尽早吸吮母奶,医师要指导母亲正确的哺乳方法,保证良好的乳汁分泌以满足新生儿生长所需。指导母亲按需哺乳,喂奶的时间和次数以新生儿的需要为准,一昼夜不应少于 8 次。所谓按需哺乳是指新生儿期喂母乳可按新生儿需要随时哺乳。如新生儿哺乳后能安静入睡、大小便正常、体质量增加正常,就是母乳充足的表现。如母乳不足应设法增加孩子吮吸次数,乳母要增加营养的摄入、保证良好的睡眠和保持愉快的心情。如母乳确实不足或无法进行母奶喂养的小儿,可混合喂养。混合喂养比母乳喂养差,但比完全人工喂养好。若由于工作关系,则可在两次母乳喂养之间加一次人工喂养。若母乳不足,小儿每次先喂母乳,再给予人工喂养。

母乳是新生儿最理想的食物,含有所有的基本营养物质,其成分和比例对于这个年龄小儿消化和吸收最为适宜。它含有许多抗体,帮助小儿抵抗疾病。小儿从母亲处摄取无菌乳汁,安全卫生。母乳喂养还有助于建立母子间感情,对小儿健康成长起到巨大的作用。用母乳喂养的小儿较混合喂养或人工喂养的小儿发育得好,不易生病,即使生病,也好得快。

每次喂奶前,母亲都要洗干净手,再用清洁的淡盐水湿纱布擦乳头,然后喂新生儿吃。哺乳时母亲应取半坐姿势,用上臂托住小儿头颈,用中指和示指轻夹住乳房,将乳头放入新生儿嘴里,乳房不要触及小儿的鼻子,以免妨碍呼吸。每次喂奶,应先喂空一只乳房,再喂另一只乳房,吃不完的余奶要挤出,以防以后乳量减少。每次喂完奶后,应将小儿立起轻拍背部,使吞入的空气排出,防止溢奶。

当产妇有化脓性乳腺炎、肝炎、活动性肺结核、严重心脏病、癌症及精神病等疾病时,都应禁止喂奶。乳腺炎治愈后可喂奶。当产妇感冒发热时,应在戴多层口罩的情况下喂奶。

(三)护理

1.脐带

新生儿脐带剪断后残端应立即消毒,用消毒过的线进行结扎,然后用消毒的纱布和脐带布进行包扎。脐带未脱落前要保持脐部清洁,防止沾水和污染脐带布。如脐带布沾湿,要消毒并更换新的消毒纱布。脐带脱落后,根部痂皮让其自行剥离。脱落后如脐窝潮湿或有浆液状分泌物,每天可用 75% 乙醇将脐窝擦净,再盖上新的消毒干纱布,几天即好。如脐窝已有肉芽组织形成,处理仅需用硝酸银涂抹使其干燥,但不要碰到正常皮肤。

2.衣服和尿布

尿布用柔软、耐洗、易干、吸水性强的棉布制成,也可用商店出售的质量好的一次性尿布。尿布要勤洗勤换,日光下晒干。每次换尿布或大便后,用温开水清洗小儿臀部,预防尿布疹(红臀)的发生。

新生儿的衣服宜选用单色、淡色、不易褪色、轻软的棉布制作。不必做领子,不用纽扣。衣服要稍宽大些,易穿易脱。干燥清洁,冬衣要能保暖。新生儿的包裹也应宽松,使新生儿手足能活动,有利于生长发育。

3.皮肤护理

新生儿出生后第 2 天就可洗澡,这样既可清洁皮肤,又可检查身体状况。在脐带未脱落前不可将小儿全身浸入水中,防止脐带沾水、受污染而引起感染。洗澡的水温不宜过冷或过热,以略高于体温为宜。洗澡时可用纱布擦脸、手和身体,可用中性的婴儿肥皂。洗后要用干布迅速轻轻擦干,尤其是腋窝、颈下、腹股沟部和手臂、大腿的皮肤皱褶处。擦干后扑些爽身粉保持皮肤干燥,预防褶烂的发生,然后用清洁而干燥的衣服包好,并在易湿烂处擦上凡士林或葵花籽油。

新生儿特别容易呕吐或溢奶。奶汁流到衣服上、颈部、头发中,易细菌繁殖。小儿容易出汗,皮肤腺分泌多,大小便的次数又多,所以小儿的皮肤是比较脏的。另外,新生儿皮肤薄嫩,皮下毛

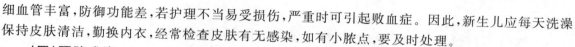

细血管丰富,防御功能差,若护理不当易受损伤,严重时可引起败血症。因此,新生儿应每天洗澡保持皮肤清洁,勤换内衣,经常检查皮肤有无感染,如有小脓点,要及时处理。

(四)预防感染

新生儿免疫力弱,预防感染十分重要。新生儿居室要经常通风换气,冬季也要定时开窗换气,保持空气清新。新生儿期尽量减少亲友探望,避免亲吻,防止交叉感染。凡患有皮肤病、呼吸道和消化道感染及其他传染病者,不能接触新生儿。新生儿一切用具要经常煮沸消毒,洗脸与洗臀部的毛巾要分开。新生儿如有体温升高或不适,家长不要随便给新生儿用药,应去医院在医师的指导下治疗。此外,出生后24 h以内要为新生儿接种卡介苗和乙肝疫苗。

(五)新生儿疾病筛查

生后及时筛查,尽早诊断,减少发育中的后遗症。

通过听力筛查,尽可能发现有听力障碍的新生儿,尽早进行适当的干预,使语音发育不受损害。进行遗传、代谢、内分泌疾病筛查(我国目前主要是苯丙酮尿症和先天性甲状腺功能低下),以早期发现、早期诊断,预防疾病发生带来的严重后果。

(六)感知觉刺激和早期教养

感觉是人类最简单、最低级的心理活动,也是心理活动最基本的指标。感知觉的发展对认知、语言和学习等都起着重要的促进作用。新生儿的视、听、触觉已初步发展,具备了接受早期教养的基础,可以通过反复的视觉、听觉和触觉训练,培养新生儿对周围环境的定向和反应能力,促进手眼协调动作。母亲通过哺喂、怀抱、抚摩、说话、唱歌、微笑等行为建立和培养母子依恋感情,促进婴儿智力发育,是早期教育的开始。

良好的亲子依恋关系可使新生儿得到安全感,更好地熟悉、认识和适应新的环境,为今后语言、运动和理解等能力的发展打下良好的基础。否则就可能影响儿童的身心发育,导致儿童情绪和行为障碍的发生。

因此,母亲产后尽快给孩子哺乳,在为新生儿提供了营养丰富初乳的同时,也使新生儿得到了温暖和安全感,这种身体和视觉上的接触,是日后良好依恋关系建立的基础。同时要为产妇提供心理支持,帮助产妇克服遇到的困难。

(七)正常新生儿家庭访视

为了防止交叉感染,正常新生儿自医院返家后很少再到有关机构进行保健检查。而新生儿家庭访视是降低新生儿发病率、死亡率的一个重要保健措施。

新生儿自生后或出院后1个月内家庭访视应不少于3～4次,即生后1～2 d或出院后1～2 d的初访,生后5～7 d的周访,生后10～14 d的半月访和生后27～28 d的满月访。若发生异常情况,应增加访视次数。

1.初访

在新生儿出院后1～2 d内进行。访视内容主要为以下几种。

(1)新生儿居室的室温、湿度、通风状况等情况,孩子用具是否清洁,新生儿的衣被及尿布是否合乎卫生要求等。

(2)新生儿出生时体质量和身长值,顺产或难产、有无窒息,以及新生儿吸吮、睡眠、哭声、大小便性状等,是否接种乙肝疫苗和卡介苗。

(3)测量新生儿的身长和体质量,进行全身检查。检查时要注意身体各部位有无畸形、皮肤有无糜烂、有无红臀、脐部有无分泌物或感染,观察新生儿面部及全身皮肤的颜色和四肢活动情况等。

(4)宣传指导母乳喂养的好处,指导喂养方法和乳房护理及预防感染等方法。

2.周访

在出院后 5～7 d 进行。观察新生儿一般健康状况,如黄疸是否消退,脐带是否脱落。测量体质量。了解新生儿吮奶、哭声、大小便情况及护理中是否存在问题。初访及周访是家庭访视的重点,如发现异常问题应增加访视次数。

3.半月访

在出院后 10～14 d 进行。记录新生儿在安静状态下每分钟呼吸次数。测量体质量,了解体质量是否恢复到出生时体质量,若未恢复应分析原因,给予指导。了解喂养和护理的情况,并针对存在的问题给予指导。此外,对在北方冬季出生的新生儿要指导补充维生素 D 制剂的方法和剂量,以预防佝偻病的发生。

4.满月访

在出院后 27～28 d 进行。除了解喂养、护理等情况外,对孩子测量体质量和进行全面的体格检查。满月访视结束后,填写儿童健康档案,撰写访视小结,并指导家长进行生长发育监测和定期体格检查,并转入婴幼儿系统保健管理。

妇幼保健机构专业工作者每次访视应有重点,根据新生儿、孕母和家庭的具体情况进行有针对性的指导。在家庭访视中若发现新生儿和孕妇有异常情况要早诊断、早治疗,并做详细记录。如发现新生儿疾病的常见表现和危重信号(发热或体温不升、喂奶量减少甚至不吃等),应及时转院。在新生儿转院过程中随时观察病情变化,以确保安全。

(熊 平)

第三节 婴儿期的特点与保健

婴儿期指出生至未满 1 周岁的时期。这一年是生后体格发育最快的一年,也是动作和语言发展、智力和个性发展的关键时期。

一、婴儿期特点

(一)身长和体质量

出生后增长速度开始减慢,但第一年中身长仍增长 20～25 cm,为出生时的 40%～50%。体质量增长 6～7 kg,约为出生时的 2 倍,是出生后生长最快的一年。

(二)皮肤、肌肉、骨骼

婴儿皮肤层薄嫩,皮下血管丰富。而汗腺功能差,体温调节不佳易使婴儿着凉或受热,也易使皮肤遭受损伤和发生感染。

婴儿肌纤维较细,间质组织较多。出生一两个月的婴儿,屈肌紧张性较高,四肢总是蜷曲的。随着月龄的增长,躯干和下肢的肌肉会逐渐发达起来。

婴儿骨骼水分较多,而固体物质和无机盐成分很少。富有弹性,不易折断,但压迫时较易变形。随着小儿抬头、会坐和行走时,分别形成颈曲、胸曲和腰曲。如此期母亲营养不良,婴儿户外活动的时间少,又没及时地添加辅食,极容易患佝偻病。

(三)乳牙生长特点

乳牙早者 4 个月、晚者 9～10 个月,一般 6～7 个月萌出。最先长出的是下切牙,然后是上切牙。周岁左右长出 6～8 个切牙。出牙的时候,一般没有不良反应,如个别出现发热、腹泻、流口水等症状时,应当就医诊治。

(四)消化系统特点

婴儿在最初的 3 个月,唾液分泌极少。4～5 个月,唾液分泌增多。因不能完全吞入胃内,出现流涎现象。6 个月后逐渐添加辅食,唾液起到分解淀粉和帮助吞咽的作用。

婴儿在头 3 个月时,吸饱奶后常有溢奶现象,这对婴儿的营养和生长并无影响。3 个月以后,随着胃神经调节功能的加强,胃由出生时横置逐渐变为直立,溢奶现象也就自行消失。

婴儿肠的长度超过了身长 6 倍。由于婴儿肠神经支配尚未完善,消化力差,如辅食添加过多,很容易引起腹泻。又由于婴儿肠道黏膜层发达而肌肉层薄,易发生腹胀。加之肠肌壁的渗透性高,因而消化不完全的产物或肠毒素,易被吸收入血液,引起中毒。

婴儿肝脏占体质量的 4%～5%。肝脏将血液中营养物加工与合成,为身体所利用,同时将带毒物质进行解毒,经肾随尿排出或随胆汁一起从粪便中排出。

婴儿期生长速度快,对能量和蛋白质的需求特别高。若能量和蛋白质供给不足,又由于消化功能尚未发育成熟,易患消化紊乱、腹泻、营养不良等疾病或发育落后。而婴儿铁贮备在生后4～6 个月常常耗竭,最易缺乏的营养素是铁。缺铁性贫血不仅影响婴儿大脑发育和认知能力,同时还会降低机体免疫功能,造成反复感染。

(五)呼吸系统特点

婴儿鼻腔短小,鼻道窄,黏膜柔嫩,富于血管。发炎时由于黏膜充血肿胀,常使鼻腔发生闭塞,出现呼吸困难。耳咽管宽而短,呈水平位,如感染后很容易从咽部侵入中耳,并发中耳炎。喉腔也较窄,富于淋巴组织和血管,当有炎症时,容易引起呼吸困难。右侧支气管较易吸入异物或病原体,易发生炎症,并导致呼吸困难。

婴儿由于呼吸道的管腔狭小,肺泡数目又较少,常用增加呼吸次数来补偿气体交换不充分。当小儿患有呼吸道疾病时,由于组织缺氧,而呼出二氧化碳不足,常表现为呼吸困难、口周发青,在口唇及指端等末梢出现明显的青紫。

(六)免疫系统特点

6 个月后从母体获得的被动免疫抗体逐渐消失,而主动免疫功能尚未成熟,易患感染性疾病。儿童计划免疫的实施使一些传染病通过预防接种得到有效预防。但许多疾病尚缺乏有效的预防措施,所以婴幼儿期的感染性疾病的发病率和死亡率仍较高。

(七)神经系统发育

婴儿神经系统的发育还不成熟,大脑皮质的功能是随着小儿的发育而逐渐完善的。随着月龄的增加,应从视、听、嗅、味、触等方面给婴儿以适当的训练,使大脑对外界刺激的反应逐渐提高,也可促进了大脑的发育。

随着神经系统的发育和智力的发展,小儿清醒的时间越来越长,认识的东西越来越多,大脑的分析和综合能力也越来越完善。此期不能过长时间和小儿谈话或活动,但周围太不安静对小儿也是有害的。

(八)感知觉的发育

视觉在婴儿6个月前发展非常迅速,是视力发育的敏感期,12个月时视觉调节能力基本完成。4～12周的婴儿两眼能追随物体移动180°,3个月能主动搜寻视觉刺激物,3～4个月对明亮、鲜艳的色彩,尤其是红色感兴趣。10～12个月的婴儿可以根据成人的表情作出不同的行为反应。

婴儿对语言声音反应敏感,2个月的婴儿已能辨别不同人说话的声音。6个月龄时能区分父母的声音。8个月时眼和头能同时转向声源。而12个月时对声音的反应可以控制。

人类的味觉系统在婴幼儿期最发达,3～4个月龄时能区别愉快和不愉快的气味,4～5个月龄婴儿对食物的任何改变会表现出非常敏锐的反应,7～8个月龄时开始分辨出芳香的刺激。

(九)动作的发育

运动的发育与大脑的发育、肌肉的功能有密切的关系,并遵循一定的规律。1个月的婴儿俯卧时稍能抬头。3个月时可以控制头部和抬胸。4个月时能够翻身,并能抓住玩具。5个月时能从仰卧翻成俯卧,而6个月时能从俯卧翻到仰卧,此时能独自玩弄小玩具,并可从一只手换到另一只手。8个月时可以坐得很稳,开始用上肢向前爬。9个月时可以灵活地使用拇指和示指捡拿物品或撕纸。10个月可拉着双手向前走。12个月时可以独自站立行走。此时的婴儿在开始抓握物体之前可以对物体进行准确的定位。

(十)语言的发展

婴儿期是语言的准备期,主要是通过哭、表情变化和身体接触与大人交流。婴儿在1个月以内哭是与人交流的主要手段。5个月左右开始出现咿呀学语,9个月时达到了高峰。8～9个月已能听懂大人的一些语言,并作出反应。9～12个月能够辨别母语中的各种音素,经常模仿成人的语音。11个月才真正理解词的意义。大多数12个月的小儿开始会说第一个与特定对象相联系的词。

(十一)情绪和气质的特点

情绪是人们对事情或观念所引起的主观体现和客观表达,并通过内在或外在的活动及行动表现出来。婴幼儿良好的情绪表现为依恋、高兴、喜悦、愉快。不良的情绪主要有恐惧、焦虑、愤怒、嫉妒等。小儿7～8周出现第一次社会微笑。2～3个月对人的接近和语音产生了兴趣,2～7个月婴儿可能会出现快乐、惊奇、愤怒、悲伤和恐惧情绪,但看见熟悉的面孔会发出有意识的微笑。婴儿在6个月时,可区分母亲和陌生人,对母亲有一种特殊的亲热感,7个月左右对家庭成员亲密感也增加。但6～8个月时见陌生人可能出现焦虑的情绪。8～10个月的婴儿在不确定的情况下,能开始根据他人的情绪线索作出相应的反应。

气质是婴儿出生后最早表现出来的一种较为明显而稳定的个人特征,是人格发展的基础。一般将婴儿气质类型划分为容易型、困难型、迟缓型和混合型。易于抚养型婴儿情绪愉快,作息制度规律,能很快地接受新的事物,参加活动的愿望高。抚养困难型的婴儿表现为情绪消极,作息制度不规律,适应新环境慢,哭闹无常、烦躁易怒。迟缓型表现为情绪消极,对新环境适应较慢,活动水平低,反应强度弱。

二、婴儿期保健要点和保健措施

促进儿童早期健康发展是婴儿期保健的重点,包括婴儿的营养、体格锻炼、卫生保健、情感关爱、生活技能培养及智力早期开发。家庭是婴儿期保健的主要场所,提高家长的科学育儿知识水

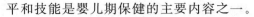

平和技能是婴儿期保健的主要内容之一。

(一)合理喂养

婴儿期合理喂养应根据婴儿的生长发育特点和营养需要,在足量的基础上保证质的营养供给,其中特别要满足热能和蛋白质的需要。通过宣传使家长了解婴儿喂养知识和技术,自觉地实行母乳喂养。通过生长发育监测和体格检查,早期发现营养不良、肥胖症、佝偻病等,及时进行干预和纠正。

婴儿喂养分母乳喂养、混合喂养与人工喂养3种,母乳喂养是最合理的喂养方式。

1.母乳喂养

人乳含乳蛋白多、脂肪颗粒小,易于消化吸收,并含有各种必需脂肪酸,对脑和神经的发育极为重要。人乳的乳糖含量比牛乳含量高。人乳中钾、钠、镁、钙、磷等的含量比牛奶少,可减轻婴儿肾脏负担。人乳温度适宜、新鲜,污染机会少。并可增强婴儿对某些疾病的抵抗能力。哺喂可以密切母子关系,可能使母亲再次受孕有某种程度的推迟等。

一般母乳从产后15 d到9个月,分泌量逐渐增多,质量也不断提高。9个月以后奶汁的质和量都有所下降。当奶量不足时,婴儿常常睡眠不安,哭闹,体质量减轻,皮下脂肪减少。在出现上述中任何一种症状时,应查找原因,如母亲奶量不足,应用奶粉或牛奶补充,或适当地添加辅食。

周岁左右断奶最为适宜。断奶太早,由于婴儿的消化功能不强,会引起消化不良、腹泻,甚至营养不良等。断奶太晚,又不添辅食或添加不合理,婴儿就会消瘦、体弱多病,也会影响母亲的健康。断奶应在春秋季逐步进行,逐渐以辅食代替母奶,一岁左右用辅食做主食。断奶后,每天仍要给牛奶和其他富于营养、容易消化的食物。

2.混合喂养和人工喂养

当母乳不足或缺乏时,用牛、羊乳或用其他代乳品喂养婴儿,称人工喂养。用部分兽奶以补充母乳不足称为混合喂养。

当母乳不足或其他原因不能纯母乳喂养时,可以根据婴儿的月龄和奶量缺少的情况,添加代乳品或辅食,但必须喂完母乳后再补充。

人工喂养是一种不得已的办法。只有母亲确实缺奶,或有结核病、急慢性传染病或严重贫血等疾病而不能喂养时才采取的方法。最常用的食品是牛奶、羊奶、奶粉或大豆制品。

人工喂养时需注意以下问题:奶的质量。奶头、奶瓶等用具每天都要清洗消毒。人工奶头孔不宜过大。时常观察婴儿大便是否正常,这与奶的调配关系很大。如奶中脂肪过多,婴儿不仅大便增多,而且出现不消化的奶瓣。如蛋白质过多,糖量过少,大便容易干燥。如糖过多,大便会发酵而稀,而且有泡沫和气体。一天所需奶量,2～4个月,约等于体质量的1/6。6个月时,约为体质量的1/7。7～12个月,约为体质量的1/8。

3.辅食

周岁以内的婴儿是以奶为主食,除奶以外添加的食品都叫辅食。4个月以内的婴儿可进行纯母乳喂养,以后逐渐开始添加辅食。

1～3个月龄的婴儿,主要添加含维生素类食品。喂鲜橘、橙等水果汁和菜汁。开始每天添加鱼肝油(尤其北方冬季出生的孩子)。人工喂养的婴儿最好满月后即开始补充鱼肝油、维生素C等。4～6个月,应及时添加蛋黄,以补充铁质。先将1/4煮熟的蛋黄压碎,混在米汤或牛奶中哺喂,以后再增加到半个至整个蛋黄。5～6个月后,每天可喂稀粥、米糊、营养米粉、面片、豆腐、菜泥、水果泥等。7～8个月,可喂馒头片或饼干,促进牙的生长。8个月后,可喂肉末、肝泥、鱼肉,1~2次软稠的食品。10~12个月,每天可喂软饭、馒头、面条、面包及碎菜和碎肉等食品。

辅食的添加必须与婴儿的月龄相适应。过早添加不适合婴儿消化的辅食,会造成消化紊乱。添加过晚,会出现营养不佳。在添加辅食时,必须遵循由少量到多量、由细到粗、由稀到稠的原则,一种食物接受后再添加另一种食物,并注意观察婴儿的大便,以了解食物的消化情况。

(二)婴儿的卫生及衣着

每天早晨,在哺喂之前先用温水给婴儿洗脸,而后用软毛巾擦干。不要涂化妆品。鼻腔、口腔一般不宜洗,耳朵防止灌水。大小便后要清洗大腿根部和臀部,最好每天洗澡,不要用肥皂,可用刺激性弱的婴儿皂。婴儿住处要清洁,阳光充足,空气新鲜。

婴儿的衣服要用浅色的棉布、法兰绒、厚绒布来缝制,衣服接缝要平展,纽扣、系带尽量少用,便于穿脱。婴儿的鞋不要紧小,也不要太大。尿布要用浅色、易吸水的棉布或一次性的尿布。衣服和尿布要经常换洗,尤其要用专用盆洗涤,不残留洗涤液,日光下晒干。

(三)婴儿的睡眠

周岁以内的小儿一定要保证有充足的睡眠,这样才能有利于婴儿大脑和身体的发育。月龄越小,需要睡眠的时间也越长。新生儿一昼夜要睡 20 h。到 2 个月时,每天除饥饿、大小便后觉醒外,大部分时间也在睡觉。3~6 个月时昼夜睡眠总量 17 h。6~10 个月时 16 h。10 个月后 15 h。因此,从 2 个月开始,就要养成定时睡眠的良好习惯。

(四)体格锻炼

婴儿的体格锻炼主要是通过日常生活来进行,如晒太阳、呼吸新鲜空气、户外活动、接受一些不同温度的冷热刺激。锻炼要循序渐进,经常坚持,并同合理的生活制度、正确护理和教养相结合。这样不仅能使小儿身体健壮,减少疾病,而且能够锻炼意志。

1.婴儿体操

婴儿在出生 2 个月后就可开始做体操。婴儿体操共分 16 节,其中 8 节完全在成人的帮助下进行,称为被动操,适用于 6 个月以内的婴儿。另外 8 节需成人稍加帮助,婴儿自己就能完成,叫作主动操,适用于 6 个月以上的婴儿。体操主要是促进基本动作的发展,增强骨骼、肌肉的发育,增强心肺功能,促进新陈代谢。同时,促进婴儿的语言、意志、情绪和注意力的发展。

被动体操主要做胸部、上肢、肘关节、肩关节、下肢、膝关节、髋关节和举腿运动。主动操主要做牵双臂坐起,牵单臂坐起、脊椎后屈及顿足运动。扶腰部站立,做跳跃运动。

做操的房间室温为 18 ℃~20 ℃,空气要新鲜。高于 20 ℃可在户外进行。时间一般安排在喂奶前、后 30 min 到 1 h 为宜,每天做 1~2 次。婴儿衣服要宽大、轻便。做操前应先和小儿说话,使之情绪愉快。做完后让小儿躺在床上休息一会。

2.户外活动

户外活动可以让小儿更早地认识外界环境。接受阳光和空气的刺激,增强身体对环境的适应力和机体的新陈代谢,并可促进生长发育、预防佝偻病的发生。

户外活动要根据小儿的月龄、身体健康状况及当地气候条件而定。一般每天 2 次,小于 6 个月的孩子每次 10~15 min,逐渐增加到 2 h。6 个月以上可 3 h。

3.开窗睡眠和户外睡眠

开窗睡眠可使孩子呼吸新鲜的空气,皮肤和呼吸道受到凉气流的刺激,可以增强呼吸系统的抵抗力和新陈代谢。

开窗睡眠要从夏季开始,逐渐过渡到冬季(室温不低于 15 ℃),常年坚持。但在寒冷的北方开窗换气要在孩子不在屋时进行。遇到孩子有病、大风和大雨时不要进行。如发现孩子发抖、口唇发青时要停止。

户外睡眠是在开窗睡眠基础上的进一步锻炼，一般在午睡时进行，但要避免阳光直射，仔细观察孩子的反应。

另外，还可用冷水给小儿洗脸和洗手，增强体质，预防呼吸道疾病的发生。

(五)预防疾病和意外伤害、做好口腔保健

预防感染首先提倡母乳喂养，培养婴儿良好的卫生习惯，并按计划进行卡介苗、脊髓灰质炎、百白破、麻疹、乙型肝炎等疫苗的免疫接种。必须积极预防影响婴儿生长发育和健康的常见病、多发病，如呼吸道感染、腹泻等感染性疾病，以及贫血、佝偻病等营养性疾病。

婴儿期常见的意外伤害有从床上跌落、吞进异物、婴儿窒息等。预防主要是加强家长的安全意识教育，减少婴儿周围环境中存在的危险因素。

婴儿在长牙前就应进行口腔保健。餐后或吃甜点心后，给婴儿喝一些温开水。乳牙萌出后，每晚睡觉前要用柔软的婴儿用指套牙刷清理牙上的附着物。婴儿不要含乳头入睡，以免影响乳牙发育，避免婴儿不良吸吮习惯的形成。

(六)婴儿期的早期教育

婴儿的早期教育以感知觉和动作训练为主，及早进行语言训练，并通过生活环节提高认知能力、培养良好的亲子关系及与小朋友之间的关系。

1.建立合理的生活制度，养成良好习惯

可根据小儿自身的特点，通过有规律的作息时间，养成按时睡眠、吃饭、定时大小便，以及爱清洁、讲卫生的良好习惯。这些习惯的培养有利于小儿独立能力、控制情绪能力和适应社会能力的发展，是婴儿期最早和最重要的教育内容。

2.视听能力训练

(1)出生至3个月：最初的3个月中，主要是通过看和听从外界向大脑输入信号，发展婴儿心理。此期可以在儿童床上方悬挂颜色鲜艳的物品或能发声的鲜艳玩具，训练小儿两眼视物的习惯，并刺激脑部功能。父母要经常面对面地与小儿亲切交谈、唱歌或念儿歌。每天定时放悦耳的音乐等。

(2)4~6个月：玩具宜挂低些，使婴儿伸手就能碰到，开始可能是偶然碰一下，以后就会有意识地去玩。还可选择体积稍大、色泽鲜艳、不同形状(如各种动物)、带声响的吹塑玩具和可以摇响的玩具，逗引小儿看、摸和倾听，继续训练视听觉能力。也可以选择手摇铃或能捏响的小玩具，放在婴儿能拿到的地方，以训练手的抓握能力。

(3)7~12个月：小儿仍为无意注意，要引导他们观察周围事物，培养注意力，并逐渐认识周围的事物。随着听觉及运动能力加强，开始学爬行，此时可选择塑料、绒毛、皮球及能敲打的玩具。10~12个月时婴儿手的动作逐渐加强，并开始学走路，可选择小推车、滚动玩具及手拉玩具等，以训练小儿行走及手的活动能力。12个月后，要注意培养小儿爱护玩具和爱好整洁的习惯。

3.促进婴儿的动作发育

动作的发育与神经系统日臻成熟有着密切关系，它可促进小儿心理发展和体格发育，也可培养小儿观察力、与人交往的能力和活泼、勇敢、坚毅等优良品质。婴儿期是动作发育的重要阶段，重点发展粗大动作和手及手指的精细动作。

(1)粗大动作：小儿满月后开始训练抬头，可在喂奶前让他俯卧，此时小儿会主动抬头。2个月开始训练翻身,可用一个鲜艳、带响的玩具,从小儿的一侧向另一侧移动,帮助小儿由仰卧转为侧卧再到俯卧,完成翻身动作。4 个月开始训练拉坐,每次时间不要太长。5 个月开始训练爬,可用玩具在前方吸引他向前爬,但要注意安全。8 个月开始训练扶站。10 个月开始练习牵走,并逐步过渡到独立行走。

(2)精细动作:3 个月时,用颜色鲜艳、有响声、带柄的玩具吸引小儿伸手,或放在孩子的手里,训练用手抓物。6～10 个月可训练用手指捏取小的物体,促进精细动作的发展。

4.促进婴儿的语言发育

小儿的语言能力是其智力水平的主要标志。促进小儿语言发育最简便方法是成人多与小儿说话、唱歌、讲故事,对婴儿自发的"baba""mama"之类语言,应及时给予应答或微笑。在日常生活中把语言与人物、事物、动作等联系起来,为语言发展打好基础。

5.交往能力的培养

良好的亲子关系是未来与他人进行交往的基础。家长应通过生活上细心的照顾、亲切的语言交流、愉快的共同玩耍和游戏与小儿建立良好的依恋感情,帮助他们逐渐认识周围世界。

(七)预防接种

预防接种是预防传染病的有效手段之一。我国计划免疫程序要求在 1 岁内接种乙型肝炎疫苗、卡介苗、脊髓灰质炎疫苗、白喉、百日咳、破伤风疫苗、麻疹疫苗、流脑疫苗和乙脑疫苗。家长要按时带孩子到所属机构进行预防免疫接种。

(八)生长监测和定期体检

定期对婴儿身高、体质量等指标进行生长监测,通过评价发育曲线的走势,早期发现生长发育缓慢现象,及时分析原因,采取相应的措施干预,保证小儿健康的生长。

每 3 个月对儿童进行一次健康检查,包括:问诊、体格测量、全身检查及必要的实验室检查。检查小儿体格心理发育和神经精神发育状况,了解在护理、喂养、教养中存在的问题,及时进行治疗和指导。

此外,大多数的婴儿是散居在家,不仅人数众多、居住分散,而且家长的文化水平和家庭环境条件各不相同。因此,需要儿童保健工作者为他们提供必要的服务。为了使小儿从初生到 7 周岁都能得到连续的、系统的保健服务,在城市应完善地段儿童保健医师负责制,在农村建立完善的乡村妇幼医师负责制度。认真开展儿童保健系统管理。加强对早产和低出生体质量儿的管理,对高危儿进行智力监测。采取综合措施防治常见病和传染病。及时为适龄婴儿进行各种疫苗的预防接种。对家长进行必要的健康教育。

(熊　平)

第四节　幼儿期的特点与保健

幼儿是指 1～3 岁的小儿,其体格生长速度较婴儿期缓慢,但语言和动作能力快速发展。由于活动范围扩大而没有安全感,其意外伤害开始多发。又由于接触感染的机会增多,必须注意预防传染病的发生。

一、幼儿期的特点

（一）身高和体质量发育特点

生后第 2 年，身长约增 10 cm，体质量增 2～3 kg，2 岁后生长速度急剧下降，并保持相对稳定，平均每年身长增加 4～5 cm，体质量增加 1.5～2 kg。

（二）牙的生长和视觉发育

周岁时，已有 6～8 个切牙，1.5 岁已有 12 个牙，2 岁时已有 16 个牙，2.5 岁 20 个乳牙都出齐了。

由于婴幼儿时期的眼轴较短，物体成像于视网膜后，多表现为生理性的远视，随着年龄的增加而逐渐改善。6～7 岁时多数小儿从远视逐渐发展为正视，少数仍可能为远视。也有小儿不注意用眼卫生，可能形成近视。

（三）神经系统发育

幼儿期仍是脑发育的快速增长时期。2～3 岁幼儿的脑重已增加到 1 000 g 左右，相当于成人脑重的 2/3。2 岁时，主要的运动神经已经髓鞘化，3 岁时细胞分化基本完成。神经细胞突触数量增多，长度增加，向皮质各层深入。2 岁前，神经纤维的延伸呈水平方向，2 岁以后则有斜行和垂直纤维向皮质深入，3 岁时已完成 80%。此外，儿童认知能力和动作协调性不断增加，情绪反应越来越稳定等。

（四）动作和语言发育

幼儿脑功能发育已较成熟，四肢活动更加灵活，能双脚交替上下楼梯、奔跑、双脚跳，能不扶东西迈过矮的障碍物。会用勺子吃饭，并做简单的游戏。3 岁时，能独立玩耍，自己会洗脸，在大人帮助下脱穿简单的衣服等。但此时小儿要注意营养均衡、睡眠充足，既防止出现营养不良，也要预防单纯肥胖。同时，要防止意外事故的发生。

2～3 岁是口头语言发育的快速期，从简单发声到会讲完整语句，语言能力得到迅速发展。1～5 岁时，能听懂成人告诉他生活中的一些事情。2 岁时能说出自己的姓名和年龄，能用简单的语言来表达自己的意思。3 岁时已能说出较长的句子，会唱歌、跳舞。

（五）感知觉和认知发育

幼儿期的感知觉和认知能力发育迅速，智力发展也很快，是智力开发的最佳时期。1.5 岁的幼儿能注视 3 m 远的小玩具。2～3 岁能分辨物体的大小、方向、距离和位置，能辨别各种物体的属性（如冷、热、硬等），能认识日常生活中的物品，识别几种基本颜色，分辨男女。

1 岁左右的幼儿出现随意注意的萌芽，但不稳定易被分散或转移，对感兴趣的事情注意力能集中较长时间。1 岁左右随意注意不超过 15 min，2～3 岁能集中注意 10～20 min。幼儿期的记忆多为自然记忆，不持久，容易遗忘。1 岁以内小儿只有再认而无再现，1 岁再认潜伏期是几天，2 岁可达几个星期，3 岁可保持几个月。而 2 岁时再现潜伏期只有几天，3 岁时可延至几个星期。1 岁以后小儿才出现具有一定形象性思维活动，2～3 岁时的思维具有直观性。1～2 岁是仅有想象的萌芽，3 岁后想象进一步发展，有意想象已初步形成，如喜欢做象征性游戏。

（六）情绪和社会行为发育

幼儿期的情绪是一种原始的简单感情，如喜、怒、哀、乐、悲、恐、惊。随着年龄的增长，情绪进一步分化，社会感情增多，得到表扬和称赞就高兴，受到责备就会伤心或愤怒。如 12 个月的婴儿已具备兴奋、愉快、苦恼、喜爱、得意、厌恶、愤怒等各种情绪体验，1 岁半至 2 岁左右又分化为嫉炉和喜悦。3 岁时儿童对物体、动物、黑暗等客观环境容易产生恐惧。在 2～3 岁时幼儿产生了自我意识,自主性逐渐增强,进入"第一反抗期"。

幼儿的游戏以平行性游戏为主要特征。幼儿游戏有 5 种主要形式:感觉性游戏、运动性游戏、模仿性游戏、受容性游戏和构建性游戏。他们喜欢触摸振动的物体。喜欢摇铃、丢球、推玩具车、滑滑梯、骑三轮车。玩过家家,扮演医师护士,模仿歌星唱歌的游戏。爱看电视和电影、听故事、看图画书,以及搭积木、堆沙、玩黏土、折纸等游戏。

二、幼儿期保健要点和保健措施

幼儿良好的发育是婴儿良好发育的继续,也为学龄前期儿童的良好发育奠定了基础。其保健内容与婴儿期大体相同。

(一)合理安排膳食

幼儿的膳食要注意合理营养、膳食平衡,提供足量的热量和各种必需营养素,以满足身体发育和活动增多的需要。

安排此期膳食的原则如下:膳食必须保证足够的热能和营养素。一般认为,蛋白质供给热能应占总热能的 12%～15%、脂肪应占 20%～30%、糖类应占 50%～60%。食品要易消化、多样化、感官性状良好,以增进孩子食欲。1～2 岁孩子采取三餐二点制,3 岁以上应三餐一点制。严格保证食品卫生,防止食物中毒。经常更换食谱,定期监测儿童生长发育水平,以便不断改进和提高小儿营养水平。

此外,小儿不要摄入过多的食盐、脂肪等,也不宜多吃糖果、巧克力、糕点等零食。吃零食习惯是造成食欲缺乏的主要原因之一。偏食同样也会对小儿的营养和健康产生不良的影响。

(二)口腔保健

目前我国乳牙龋齿十分普遍,而且充填率很低,这必须引起家长的足够重视。乳牙龋齿影响幼儿的咀嚼功能、食物的消化吸收,还易形成恒牙咬合畸形。因此,父母可以用指套牙刷或小牙刷帮助幼儿刷牙,每晚一次。父母要督促幼儿做到饭后或吃甜点心后及时漱口或刷牙。孩子要少吃过于精细且糖分高的食品,如糕点。1 岁半以后,每半年检查口腔 1 次,早期发现牙齿及口腔发育的异常情况,及时进行矫治和治疗。

(三)生长发育监测及疾病筛查

1～2 岁幼儿每 3 个月体检 1 次,2～3 岁每半年体检 1 次,体检后应对幼儿的生长发育情况进行评定,及时发现生长偏离。

每年做 1～2 次有关缺铁性贫血及佝偻病的健康检查,进行一次视力筛查,做一次尿、大便常规检查。另外,检查 2 岁后的男童外生殖器发育有无包茎、小阴茎等。

(四)预防接种及预防意外事故的发生

要根据每种菌苗或疫苗接种后的免疫持续时间,定期进行加强免疫。根据传染病流行病学、卫生资源、经济水平、家长的自我保健需求接种乙脑、流脑、风疹、腮腺炎、水痘等疫苗。

意外伤害已成为我国 1～4 岁儿童的第一位死因。由于幼儿判断能力差、缺乏识别危险能力、缺乏安全意识和生活经验,无自我保护能力,以及家长安全意识淡薄,使幼儿成为意外伤害的高危人群之一。因此,采取积极的预防措施非常重要。

父母应提供给幼儿安全的环境,注意避免幼儿活动环境与设施中有致幼儿发生危险的因素,如烫伤、跌伤、溺水、触电等。

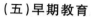

（五）早期教育

1～2岁幼儿教育的重点是接触周围的实际生活，了解周围环境，发展认知能力，提高运动功能和语言表达能力。2岁以上的小儿与外界的交往增多，神经心理得到进一步发展，教养要进一步加强。

1.建立合理的生活制度和培养必要的生活技能

建立合理的生活制度，培养幼儿独立生活能力和养成良好的生活习惯，为适应幼儿园的生活做好准备。规律的生活一旦形成，要严格遵守，不要轻易改变。

1～3岁前是儿童各种习惯形成的重要时期，是在成人的训练和影响下，通过日常生活逐渐养成的，是保证孩子健康的关键。如每天洗脸、洗手、饭后漱口或刷牙、不随地吐痰的卫生习惯，不挑食、不偏食的饮食习惯，良好睡眠、排泄习惯的培养等。

鼓励小儿做其力所能及的事，训练穿脱衣服、鞋袜，解纽扣和系鞋带，学会自我进食等。15～18个月是学习进食的关键期，父母不要怕麻烦，要让幼儿自己吃饭。此期也是训练大小便的关键时期，通常大便训练在1岁至1岁半，小便训练约在2岁左右进行。要鼓励小儿树立克服困难的信心，当其遇到困难时，教育者不要马上伸手相助，应鼓励其进行尝试。小儿经尝试获得成功后，对将来智能发展和意志力的培养有积极的促进作用。

2.促进语言发展

出生后的第2～3年是口头语言形成的关键时期，及时训练小儿说话能力是此期的重要任务。1～2岁主要培养和加深其对语言的理解和简单的表达能力。多让小儿观看图片、实物，教小儿认识周围的人和物。成人多与孩子做游戏、多进行语言交流，要鼓励孩子多说话，并及时纠正错误发音，但切忌讥笑他，否则会造成小儿心理紧张，易引起口吃。随着语言理解能力的不断提高，可教小儿念儿歌。复述简单的故事等。

2～3岁的小儿生活内容逐渐丰富，与外界交流的机会也日益增多。此时一定要教小儿说普通话，发音要正确，语句要连贯完整，不断丰富小儿的词汇量等。

3.进行动作训练

1～2岁小儿，主要应加强独立行走、稳定性、运动协调性和躯体平衡能力的训练，克服怕跌跤的恐惧心理。1岁半后，在走稳的基础上，训练小儿跑、跳、跳跃和攀登的能力，促进大动作的发育。鼓励小儿用匙自己吃饭，也可通过学搭积木、用塑料绳穿有孔玩具等，训练小儿手部精细动作的灵活性和准确性。还可通过游戏、做手工等促进手的稳定性和协调性的发育。

2～3岁小儿通过活动性游戏、体育活动、自由活动，在发展基本动作的基础上，训练随意跑、跳的能力。鼓励小儿独自上、下楼梯，练习两脚交替独站、双足离地蹦跳、从台阶跳下或跳远。教小儿骑三轮童车，既培养胆大心细、集中注意力的良好习惯，又可训练小儿动作的协调性、敏捷性和良好的反应能力，并帮助小儿了解交通常识。利用玩具和教具，如串塑料珠、拣豆豆、画画、折纸等发展精细动作。通过玩球、堆积木等游戏促进小肌肉动作协调发育，也可发展幼儿的想象力、创造力、思维能力。

4.认识能力的培养

在发展感知觉的基础上，逐步培养小儿注意、记忆、观察、思维等能力。1～2岁时主动引导小儿观察动物、植物及周围的一切事物，通过实物进行记忆练习和强化训练，或教小儿念儿歌，由简到难，促进记忆力的提高。训练小儿较长时间注意于一个物体或做游戏。通过看书、看图片、手影表演等来培养其想象力。有意识、有计划地培养小儿绘画，欣赏音乐，培养鉴赏艺术美、自然美和社会生活美的能力。

2～3岁时继续培养观察能力,培养小儿注意的持久性和集中性。让小儿复述成人讲的小故事、说过的话,来强化其机械记忆能力。根据故事或童话的情节和内容,让小儿模仿表演,发展想象力和创造能力。通过绘画可以提高小儿手眼动作的协调性,通过听歌和唱歌训练听觉和欣赏音乐的能力,并激发幼儿的想象力。

5.交往能力的培养

对1～2岁小儿来说,亲子交往非常重要,父母会向小儿传授道德准则、行为规范和社会交往的技能。家为小儿提供练习有关社交行为和技能的场所。亲子交往对小儿与同伴交往有很大影响,甚至影响成年后人际交往的能力。2～3岁时可让小儿与其他伙伴一起做游戏,教育他们懂得遵守一定规则,并通过游戏建立与同龄伙伴的关系,培养小儿良好的道德品质和情感。

6.玩具和图书在早期教育中的作用

在婴幼儿的早期教育中玩具和图书是必不可少的工具。利用适合的玩具可发展小儿的感官、动作和语言,也可以帮助小儿认识周围事物。此期的小儿可选择球类、拖拉车、积木、木马、滑梯、形象玩具(积木、娃娃等)、能拆能装的玩具、三轮车、攀登架等做各种游戏,促进动作发育,提高注意、想象、思维等能力。玩具要符合小儿心理和年龄特点,并被喜爱,具有教育性及符合卫生、安全的要求。

图书可使儿童增长知识,促进其语言发育,培养高尚情操,还有利于小儿和父母的交流。选择图书一定要根据孩子的年龄特点,具有教育性和启发性,故事生动有趣、语言简短。

(六)预防心理卫生问题

断奶对儿童来说是件大事,应在断奶之前两三个月里就有计划地添加辅食,使断奶"水到渠成"。如处理不当可能会对小孩的心理造成重大的精神刺激。

此期易出现分离焦虑,表现为幼儿在父母或养育者不在身边时出现的一种恐惧、悲伤等情绪反应。出现的原因是幼儿与父母已建立了良好的依恋关系。养育不良往往会使幼儿出现反应性依恋障碍或脱抑制性依恋障碍。此期也易出现反抗,它是幼儿自主性和独立性的表现。此时父母既要让幼儿有自主和独立选择做事或做决定的机会,又要给予适当的限制,防止幼儿从小养成霸道行为。

(熊　平)

第五节　学龄前期的特点与保健

学龄前儿童是指3～6岁的儿童,这一时期大部分儿童进入幼儿园过集体生活,也有部分散居儿童。此期体格生长较以前缓慢,但儿童智力、语言、动作等发育较快。游戏是他们的中心活动,在游戏活动中思维能力、想象能力、观察能力等都得到了发展。并在与社会的不断适应过程中形成初步的道德意识。同时,此期要非常重视学前教育,使他们能在学龄期很好地适应学校生活。

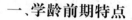

一、学龄前期特点

（一）身高和体质量的发育

学龄前儿童的身高、体质量发育速度比较平稳，每年身高平均增长 4～5 cm，体质量增加 1.5～2 kg。

（二）牙的发育

小儿到 5～6 岁时，乳牙开始松动脱落，新的恒牙开始长出，一般要到 12 岁全部乳牙更换为恒牙。先在乳牙的第二磨牙的后面长出第一恒牙，以后按乳牙先后生长的顺序脱落换牙。

孩子体内缺乏钙、磷和维生素 A、维生素 D 等，都可使牙发育不良。乳牙过早或过晚的脱落，也会影响恒牙的生长。如乳牙过早脱落而恒牙又没及时长出，会影响幼儿的咀嚼。乳牙过晚脱落，恒牙就从旁边长出，会影响牙的正常位置。另外，学龄前儿童乳牙患龋率较高。龋齿不仅使儿童疼痛难忍，而且影响食欲、咀嚼和消化功能。因此，学龄前儿童防治龋齿很重要。

（三）动作和语言发育

由于肌肉组织进一步发育和肌肉神经调节系统的形成，小儿能完成各种需高度协调的体育动作，学会快跑和跳跃、能自如地上下楼梯、玩乐器、能绘画、做手工及参加一些轻微的劳动。儿童参加各种体育与游戏性的活动增多，促进了社会行为的发展和思维与想象能力的发育。

1～2 岁的幼儿掌握的词汇开始迅速增加，3 岁时增加更快，5～6 岁时增加速度开始减慢。3 岁时约能听懂 8 000 个单词，会使用 300～500 个词，说出 3～4 个词的句子。4 岁时能简单叙述不久前发生的事，说出许多实物的用途，读 100 以内的数。6 岁时说话已流利，句法正确。

学龄前儿童是口吃的高发年龄。父母对幼儿的口吃不要刻意矫正或批评，应分散儿童的注意力，一般绝大多数儿童的口吃可以逐渐自行消除。

（四）情绪发育

3～6 岁儿童的情绪体验已经非常丰富，如恐惧、抑郁、焦虑、愤怒、嫉妒、爱等，也出现高级情感如信任、同情、道德等。此时儿童的冲动性行为和发脾气仍然很明显，但逐渐学会了忍耐、自制、坚持等品质。父母要为儿童提供良好的情感环境，积极引导儿童减少焦虑和抑郁等负性情绪的发生，培养积极向上的乐观情绪。

（五）性别社会化与性别认同

一个婴儿降生到世界上来，根据外生殖器官而辨认为"男孩"或"女孩"，这就是"性别标识"。男女具有不同的性腺、性激素、性生殖器官和第二性征，这都属于生物学上的差异，是生物遗传所致，谁都无法选择。但性别心理、性别智力、性别行为、性别角色分工及两性能力和地位的差异，则主要是后天的性别社会化内容所致。如父母的抚养方式就已经有性别差异，给男童选择玩具时往往是汽车、手枪、刀剑，而女童是洋娃娃、炊具等。父母更是为女童选择鲜艳的服装，男童衣服要素些。对淘气的男孩持赞同的态度、对男孩优柔寡断持反对态度，对女孩要求是温柔、文静的性格，而反对女孩具有攻击性行为。社会和父母的教养方式塑造和强化了男童和女童不同的性别角色。

学龄前儿童对性别概念的理解和性角色的认同得到发展，3 岁儿童可通过衣着、发型等外部特征判定男女。3～4 岁儿童出现行为上的性别倾向，在衣着、玩具选择和游戏内容及活动特点上都明显表现出不同性别特点倾向。4～5 岁能够准确理解性别概念。6～7 岁知道性别是天生的、不可改变的，必须遵循对不同性别的要求去行事。但学龄前儿童多数喜欢与同性伙伴在一起玩耍。学龄前儿童的活动除幼儿园组织的做操、跑步等运动外就是游戏，也就是说学龄前儿童把大部分时间花在游戏上。对儿童来说游戏不仅具有娱乐功能，还有学习的功能。

学龄前儿童开始喜欢与其他人玩合作性游戏，如 3～4 岁儿童在一起玩过家家、玩医师与患者、警察与小偷的模仿游戏，使他们的想象力和模仿力得到很大的发挥和提高。4～5 岁儿童喜欢听情节精彩的故事，也能复述并自己编故事。自己搭积木、做手工等，既促进了手部精细运动和手眼协调能力的发展，又发展了语言、思维和想象能力。这时的儿童还非常喜欢在室外骑车、玩沙、滑滑梯、奔跑、翻滚、玩水等。5～6 岁儿童喜欢合作性游戏，喜欢表演、听故事、讲故事、朗诵儿歌、背唐诗、唱歌等。

二、学龄前期保健要点和保健措施

保健措施与婴儿期和幼儿期的保健措施大致相同。

(一)合理营养

学龄前儿童活动量大，要保证热能和蛋白质的摄入。做到每天"三餐一点心"，主食以普通米饭、面食为主，菜肴同成人一样，但要避免过于油腻和过于酸辣的食品。膳食结构合理、多样化，荤素搭配，营养丰富。学龄前儿童的饮食行为和对食物的态度会持续终生。因此，父母要以身作则，培养小儿良好的饮食习惯，不挑食、不偏食、不贪食。减少饮用碳酸性饮料和糖分含量高的饮料，鼓励喝牛奶、果汁，尽量少摄入含糖分太高的点心、糖果等。同时，父母要为儿童创造宽松的就餐环境。

(二)体格锻炼

学龄前儿童的体格锻炼可结合户外活动、游戏和日常生活进行，充分利用自然因素，因地制宜地进行。如进行三浴锻炼、做操、跳皮筋、做游戏、玩篮球、踢足球、打乒乓球等体育活动。活动持续时间，3～5 岁儿童为 20～25 min，6～7 岁为 30～35 min。在温暖的季节，应发展运动技能的训练，多在户外进行。活动时所穿的服装应宽松轻便，便于动作的伸展。在冬季，条件许可的话，北方的孩子可开展冰上、雪上运动。最初孩子滑雪或滑冰的时间不得超过 10 min，以后，4～5 岁儿童时间可延长至 15～20 min，6～7 岁可延至 30 min，每周滑冰不宜超过 3 次。

三浴锻炼是利用空气、水、日光等自然因素进行锻炼的方法。进行三浴锻炼，应注意循序渐进、经常坚持、综合性地进行，并照顾儿童个体特点，同时与合理的生活制度结合起来。

1.空气浴

新鲜的、凉的空气对呼吸系统、皮肤感受器有良好的刺激作用，可以加快物质代谢，增强神经系统反应和心血管系统的活力。方法有户外活动、游戏、体操，一年四季开窗睡觉等。时间最好从夏季开始，过渡到冬天。一般先从室内锻炼，习惯后再到室外进行。空气浴开始时产生冷的感觉，但以反应良好，不引起"鸡皮疙瘩"发生为适宜温度，要注意结合游戏或体育活动进行，使机体产生热量。如有寒战感觉就应停止。患急性呼吸道疾病、各种急性传染病、急慢性肾炎、化脓和炎症过程及代偿不全的心瓣膜病等患儿应禁止锻炼。

2.水浴

利用身体表面和水的温差刺激全身或局部皮肤，促进血液循环和新陈代谢，增强体温的调节功能。方法是用冷水擦身或冷水淋浴。先习惯冷水擦身后，再改为冷水淋浴，也可游泳。健康的孩子，一年四季都可以利用冷水锻炼身体。锻炼过程中，如孩子出现皮肤苍白，同时感受寒冷为第一期。但不应出现"第二次寒战"，表现为脸色苍白，出现"鸡皮疙瘩"、口唇发青、全身发冷等。

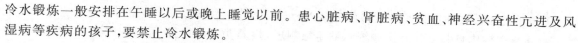

冷水锻炼一般安排在午睡以后或晚上睡觉以前。患心脏病、肾脏病、贫血、神经兴奋性亢进及风湿病等疾病的孩子，要禁止冷水锻炼。

3.日光浴

进行适当的日光照射，对儿童少年的生长发育具有促进作用，可提高基础代谢，刺激造血功能，提高皮肤的防御能力和人体的免疫功能。实施日光浴之前，应先做健康检查，并进行 5～7 d 的空气浴。日光浴场所最好选择清洁、平坦、干燥、绿化较好、空气流畅但又避开强风的地方。儿童尽量在裸露状态下进行，躺在床上或席子上，头上方应有遮阴的凉帽或设备。在日光浴现场，如儿童出现虚弱感、头晕头痛、睡眠障碍、食欲减退、神经兴奋、心跳加速等症状，应限制日光浴量或停止进行。活动性肺结核、心脏病、重症贫血、消化系统功能紊乱、体温调节功能不完善、身体特别虚弱或神经极易兴奋的儿童应禁止。

（三）生长发育监测及疾病防治

每年进行 1～2 次体格发育测量，以评价身高、体质量的发育等级和营养状况，分析生长曲线的变化趋势。每次做定期健康检查时，托幼机构要对贫血、肠道寄生虫病进行普查普治。重点防治缺铁性贫血、龋齿、沙眼、肠道寄生虫病（蛔虫病、蛲虫病）、甲型肝炎、营养不良等。对某些传染病如腮腺炎、水痘、风疹、痢疾等要加强流行季节的防范措施，做到早发现、早隔离、早治疗。

（四）预防意外伤害的发生

学龄前儿童活泼淘气，是意外伤害的高发年龄。防止车祸、溺水、电击等意外伤害的发生，主要是加强宣传教育。家长不要将学龄前儿童单独留在家中。家庭和幼儿园要将刀剪、火柴、电器插座、药品等远离儿童的视线，不让孩子轻易拿到。教育儿童不单独上街，不在公路上骑三轮车，不在公路旁玩球。教育儿童不单独下河塘戏水、不玩火和电器、不玩尖锐物品、不吃不清洁的东西。另外，农村家庭不要将农药放在屋内，防止儿童接触农药而中毒。

（五）健康教育

学龄前儿童的健康教育对象包括儿童和家长两方面。大多数学龄前儿童教育主要在幼儿园进行，而家长的教育可通过家长学校和社会媒体宣传、专业机构的培训等方式进行。儿童教育内容主要包括个人卫生、饮食卫生和习惯的培养，预防意外伤害和意外事故的知识，道德品质、意志毅力的教育，记忆、思维等能力的培养等，尽量结合游戏和日常活动进行。家长主要了解孩子生长发育的规律，掌握良好的教养方式及教育方法，不娇纵、不溺爱，摒弃打骂粗暴的不良方法。同时，要求家长学习一些简单实用的儿童保健知识和技术，提高健康意识，做好儿童的家庭保健，促进孩子身心健康发展。

（六）入学前准备

从学龄前儿童到小学生是人生中的一个重要转折，使儿童生活的许多方面发生了变化。学龄前儿童每天游戏占了大部分时间，学习时间很少。生活主要由成人来照料，孩子的依赖性强、独立性差。成为小学生后，学习成为他们的主要活动，与幼儿园的游戏有本质的区别。他们要自己上学、回家，独自完成作业。另外，入学前儿童只学习和使用口头语言，而入学后开始学习和使用书面语言，并逐渐由具体形象思维向抽象逻辑思维过渡，并开始参加集体生活，要求他们懂得遵守学校纪律，处理好与老师、同学的关系等。因此，在学龄前期对孩子进行入学前教育是非常必要的。

为了帮助儿童在入学后能尽快适应小学生活，家长和幼儿园老师要对儿童进行入学前教育，做好各种入学前准备。

1.培养基本的生活能力和环境适应的能力

建立与学校作息制度相互协调统一的生活制度,培养儿童自己照顾自己的能力,如洗脸、刷牙、穿脱衣服鞋袜、收拾书包和文具等能力。提前领他们认识去学校的路,帮助儿童熟悉和适应学校环境。同时,学习遵守交通规则的知识。

2.学习能力的准备

培养儿童学习和阅读的习惯,激发他们读书、写字的热情。训练儿童上课时认真听讲的能力,还要培养他们用语言表达自己思想的能力,培养儿童放学回家后自觉做作业的习惯等。

3.人际关系的培养

通过游戏、体育活动不仅可以增强体质,还可以在活动中学习遵守规则和与人交往的技能。教育儿童主动和新伙伴打招呼、鼓励他们与小朋友之间的合作,共同做游戏。教导他们尊重老师,和教师建立友好的关系,为今后建立良好人际关系打下基础。

4.学习用具的准备

各种文具要适用,不要功能太多、过于艳丽新奇,以免上课时分散注意力。书包要双背带的,有利于双肩平衡发展等。

（熊　　平）

第六节　　学龄期的特点与保健

6～12岁相当于小学年龄段。学龄期的儿童大脑皮质功能更加发达,儿童的认知能力有了质的变化,理解能力更强。同时,此期沙眼、龋齿等学生常见病患病率很高,卫生保健需求大,是接受健康教育最为迫切的时期。此期儿童的主要活动是学习,学习的成功会使儿童获得自信。而学习的失误,有可能使他们自卑。因此,学校环境、老师的态度和教育方式是儿童心理健康成长的重要影响因素。

一、学龄期特点

(一)身体发育

未进入青春期的学龄期儿童体格生长稳定增长,平均每年身高增长 4～5 cm,体质量增长 1.5～2.0 kg。部分女生在学龄期的中后期、少部分男生在学龄期的后期进入青春期,对这部分学生应给予关注,提供必要知识和帮助。

儿童骨骼含有机成分多,无机成分少,因此骨骼弹性大,不易骨折,但易变形。呼吸系统已发育成熟,肺活量不断增大。心率、脉搏随年龄增大而下降,血压随年龄增大而上升。恒牙在 6 岁左右开始萌出,13 岁左右除第三恒磨牙外,全部恒牙萌出完毕。儿童的肝脏对病毒和其他化学毒物比较敏感,解毒能力差,但再生能力强。儿童年龄越小,不成熟和不起作用的肾单位愈多,如儿童时期患肾脏病时,不仅肾功能受损,且影响肾的发育。6 岁儿童脑的重量 1 200 g,为成人脑质量的 80%,7～8 岁儿童的脑质量已接近正常成人,9 岁后大脑皮质内部结构和功能进一步复杂化。此外,儿童如不讲究用眼卫生,易发生近视。

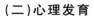

(二)心理发育

童年期是心理发育的重要转折时期。随着儿童进入小学,学习取代游戏,成为主导活动形式。小学低年龄时期,注意力、观察力、记忆力等能力全面发展。记忆也从无意识向有意识快速发展,10岁时机械记忆能力达到一生的最高峰。小学生仍然喜做集体游戏,但他们的伙伴关系不稳定。情绪易波动。低年级小学生的模仿能力很强,想象力的发展也以模仿性想象为主。因此,成人的言行及其行为有楷模作用。

高年级小学生随着口头语言向书面语言的发展,从具体思维形象向抽象逻辑思维发展。在情绪发育深化的同时,责任感、义务感、社会道德等高级情感开始落实在行为表现上。情绪的稳定性和调控能力逐渐增强,冲动行为减少。但如受到不良因素的影响,也可能同时滋长一些消极的、不健康的情绪和情感。

二、学龄期保健要点和保健措施

(一)保证营养,加强体育锻炼

学龄期学生膳食要在营养的质和量方面给予保证,每天提供足够量的各种食物、营养种类齐全、比例合适,遵守合理营养、平衡膳食的原则。此期的学生一定要吃好高质量的早餐,重视营养午餐。要培养良好的饮食卫生习惯,纠正偏食、吃零食、暴饮暴食等不良习惯。

小学生的体育锻炼主要是依靠体育课、课外体育活动,有系统地学习体育锻炼的方法和技巧,改善身体素质,增强体质。

(二)生长发育监测及疾病防治

小学生每年要进行一次体格检查,监测生长发育情况,及时发现体格生长偏离及异常,以便及早进行干预。

通过定期的、全面的体格检查,及时发现各种急、慢性疾病,并采取相应的防治措施。积极地做好传染病的预防工作。做好近视、龋齿、脊柱弯曲、扁平足等常见病的预防和矫治,同时有计划地开展视、听和口腔保健的宣传教育工作。在儿童时期积极对成年时期的常见病进行早期预防和干预工作。

(三)健康教育

要充分利用学校板报、刊物、电视、广播、电影和健康教育课等形式向儿童少年进行法制教育,增加儿童法律知识。积极宣传卫生知识,培养他们良好的卫生习惯。要适当进行性卫生知识教育,抵制不良因素的影响。同时,专业工作者要对学校卫生工作进行预防性和经常性卫生监督,保障广大学生的身体健康,也保证学校各项卫生工作的顺利进行。

(四)提供适宜的学习条件

要为学生提供适宜的学习条件和良好的学校环境。对学校网点规划,对新建、改建、扩建的普通学校的选址,建筑设计的审查和建筑用房的验收等实行预防性卫生监督。对学校内影响学生健康的学习、生活、劳动、环境、食品等方面的卫生和传染病防治工作,对学生使用的文具、娱乐器具、保健用品等实行经常性卫生监督,以适合儿童少年的学习和生长发育的需要。

要防止学习负担过重,反对只强调文化课而忽视体育锻炼的倾向,注意学习、休息、课外活动、劳动、文娱的合理安排,营造一个适合年龄特点的、科学的、有规律、有节奏的生活学习环境,以达到培养现代化人才的需要。

(五)学校适应能力

儿童从幼儿园或家庭进入学校,以游戏为主导活动转变为以学习为主导活动需要一个过渡,所以尽快让儿童适应学校生活,对儿童顺利完成学业、身心的健康发展具有重要作用。因此,此期是儿童生活中的一个重大转折。

要让学生做好生理、心理及物质准备。首先,孩子要身体健康,调整好生活规律,尽可能与学校日程同步。提前向儿童介绍学校的环境,以及学校和幼儿园的区别。增加儿童的交通安全知识,遇到紧急情况知道如何寻求帮助。其次,要培养儿童热爱学校生活,提高他们对学习的兴趣和积极性,养成良好的学习习惯。采用正确的方法训练儿童听、说、读、写、算的能力,培养儿童的语言表达能力、注意力和思维能力等各种能力。同时,培养儿童与老师、同学的交往能力。

如果在学龄前期没有做好入学的准备,学生会在学龄期出现害怕去学校,不愿与老师和同学交往,或出现交往障碍等问题。因此,要积极引导和提供帮助,使儿童能够迅速适应学校生活。

(熊　平)

参 考 文 献

[1] 赵静.现代儿科疾病治疗与预防[M].开封:河南大学出版社,2020.

[2] 李斌.儿科疾病临床诊疗实践[M].开封:河南大学出版社,2020.

[3] 王燕.临床用药与儿科疾病诊疗[M].长春:吉林科学技术出版社,2020.

[4] 凌春雨.儿科疾病应用与进展[M].天津:天津科学技术出版社,2020.

[5] 于欣.实用儿科疾病诊治基础与进展[M].天津:天津科学技术出版社,2019.

[6] 谢晓平.实用儿科疾病诊治方法及要点[M].天津:天津科学技术出版社,2019.

[7] 郝菊美.现代儿科疾病诊疗[M].沈阳:沈阳出版社,2020.

[8] 戚晓红.实用儿科疾病诊治[M].上海:上海交通大学出版社,2020.

[9] 周春清.儿科疾病救治与保健[M].南昌:江西科学技术出版社,2020.

[10] 王艳霞.儿科疾病诊断要点[M].长春:吉林科学技术出版社,2020.

[11] 齐玉敏.儿科疾病救治关键[M].哈尔滨:黑龙江科学技术出版社,2020.

[12] 王显鹤.现代儿科疾病诊治与急症急救[M].长春:吉林科学技术出版社,2019.

[13] 杨红新,邓亚宁.儿科常见病临证经验[M].郑州:河南科学技术出版社,2019.

[14] 张淼.儿科疾病治疗与保健[M].南昌:江西科学技术出版社,2020.

[15] 董玉珍.常见儿科疾病治疗精粹[M].哈尔滨:黑龙江科学技术出版社,2020.

[16] 孙广斐.临床儿科疾病诊断与治疗[M].沈阳:沈阳出版社,2020.

[17] 郭润国.现代儿科疾病治疗进展[M].哈尔滨:黑龙江科学技术出版社,2020.

[18] 宁君.儿科疾病诊断与治疗策略[M].北京:科学技术文献出版社,2020.

[19] 王惠萍.临床儿科疾病治疗学[M].北京:中国纺织出版社,2020.

[20] 王亚林.儿科疾病诊治新进展[M].天津:天津科学技术出版社,2020.

[21] 周嘉云.实用儿科疾病诊断与治疗[M].北京:科学出版社,2020.

[22] 孙荣荣.临床儿科诊疗进展[M].青岛:中国海洋大学出版社,2019.

[23] 王艳霞.精编儿科疾病诊断与治疗[M].长春:吉林科学技术出版社,2020.

[24] 张学会.临床儿科疾病诊疗实践[M].北京:科学技术文献出版社,2020.

[25] 杨卫.儿科常见病诊治[M].长春:吉林科学技术出版社,2019.

[26] 郝德华.儿科常见病诊疗[M].长春:吉林科学技术出版社,2019.

[27] 董洪贞.实用临床儿科疾病诊疗思维与实践[M].长春:吉林科学技术出版社,2020.

［28］张成红.实用临床儿科疾病诊疗常规［M］.哈尔滨:黑龙江科学技术出版社,2020.

［29］许铖.现代临床儿科疾病诊疗学［M］.天津:天津科学技术出版社,2020.

［30］王晓昆.儿科疾病治疗与急危重症监护［M］.哈尔滨:黑龙江科学技术出版社,2020.

［31］徐明.儿科疾病基础与临床诊疗学［M］.天津:天津科学技术出版社,2020.

［32］赵华锋.儿科疾病临床诊治与病例解析［M］.北京:科学技术文献出版社,2019.

［33］马燕杰.新编儿科疾病临床诊治方法［M］.北京:科学技术文献出版社,2019.

［34］田静.实用常见儿科疾病诊治学［M］.天津:天津科学技术出版社,2020.

［35］粟顺概.小儿热性惊厥的诊治进展［J］.中外医疗,2021,40(2):193-195.

［36］黄娟,王桂兰,刘翔腾.学龄前儿童反复呼吸道感染的基础疾病谱及危险因素［J］.广西医学,2021,43(1):84-88.

［37］库尔班江·阿布都西库尔,王建设.关注儿童肝脏疾病［J］.中华肝脏病杂志,2021,29(1):5-8.

［38］沈茜.儿童泌尿道感染诊治规范［J］.中华实用儿科临床杂志,2021,36(5):337-341.

［39］李丽,杨波,高翔羽.晚期新生儿中性粒细胞减少症的危险因素分析［J］.中国当代儿科杂志,2021,23(4):375-380.

［40］宫红梅,丁鹏,马兵超.不同强度蓝光治疗新生儿高胆红素血症的疗效分析［J］.罕少疾病杂志,2021,28(2):105-106.